公認心理師技法ガイド

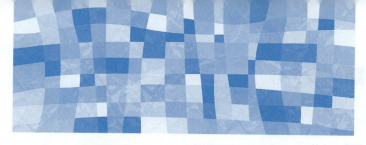

公認心理師
技法ガイド

臨床の場で役立つ実践のすべて

編集主幹
下山晴彦

編　集
伊藤絵美
黒田美保
鈴木伸一
松田　修

文光堂

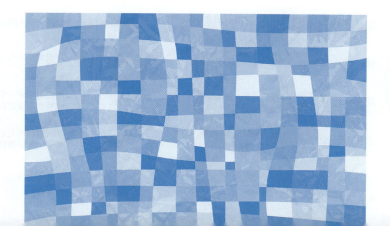

■編集主幹

下山　晴彦　東京大学大学院教育学研究科臨床心理学コース教授

■編集(五十音順)

伊藤　絵美　洗足ストレスコーピング・サポートオフィス所長

鈴木　伸一　早稲田大学人間科学学術院教授

黒田　美保　名古屋学芸大学ヒューマンケア学部子どもケア学科教授

松田　修　上智大学総合人間科学部心理学科教授

■執筆者一覧(執筆順)

下山　晴彦　東京大学大学院教育学研究科臨床心理学コース教授

村山　恭朗　神戸学院大学心理学部心理学科准教授

原田　隆之　筑波大学人間系心理学域教授

諏訪　利明　川崎医療福祉大学医療福祉学部医療福祉学科准教授

金沢　吉展　明治学院大学心理学部心理学科教授

大六　一志　NPO法人LD・Dyslexiaセンター顧問

岩滿　優美　北里大学大学院医療系研究科医療心理学教授

山中　克夫　筑波大学人間系障害科学域准教授

高橋　美保　東京大学大学院教育学研究科臨床心理学コース教授

大川　一郎　筑波大学人間系心理学域教授

冨岡　直　三井記念病院精神科

中村　淳子　松蔭大学コミュニケーション文化学部子ども学科教授

田中　恒彦　新潟大学教育学部教育科学講座准教授

小野　純平　法政大学現代福祉学部臨床心理学科教授

松見　淳子　関西学院大学文学部総合心理科学科名誉教授

岡崎　慎治　筑波大学人間系障害科学域准教授

林　潤一郎　成蹊大学経済学部経済経営学科准教授(兼 学生相談室専任カウンセラー)

清水　里美　平安女学院大学短期大学部保育科教授

花村　温子　JCHO埼玉メディカルセンター心理療法室

片桐　正敏　北海道教育大学旭川校教育発達専攻特別支援教育分野准教授

吉田　沙蘭　東北大学大学院教育学研究科臨床心理学コース准教授

萩原　拓　北海道教育大学旭川校教育発達専攻特別支援教育分野教授

船曳	康子	京都大学総合人間学部認知情報学系認知・行動科学教授	青木 みのり	日本女子大学人間社会学部心理学科教授
田中	志帆	文教大学人間科学部臨床心理学科准教授	国里 愛彦	専修大学人間科学部心理学科准教授
黒田	美保	名古屋学芸大学ヒューマンケア学部子どもケア学科教授	首藤 祐介	広島国際大学心理学部心理学科講師
土屋	賢治	浜松医科大学子どものこころの発達研究センター特任教授	伊藤 拓	明治学院大学心理学部心理学科教授
安達	潤	北海道大学大学院教育学研究院特殊教育・臨床心理学教室教授	大月 友	早稲田大学人間科学学術院准教授
稲田	尚子	帝京大学文学部心理学科講師	伊藤 義徳	琉球大学人文社会学部人間社会学科准教授
田中	康雄	こころとそだちのクリニックむすびめ院長	宗	未来	東京歯科大学市川総合病院精神科講師
染木	史緒	Assistant Professor College of Staten Island, City University of New York	黒沢	幸子	目白大学人間学部心理カウンセリング学科特任教授
海津 亜希子		国立特別支援教育総合研究所主任研究員	松永	美希	立教大学現代心理学部心理学科准教授
川﨑	聡大	東北大学大学院教育学研究科教育心理学コース准教授	日下 華奈子		東京認知行動療法センター
松﨑	泰	東北大学加齢医学研究所認知機能発達寄附研究部門	久保田 幹子		法政大学大学院人間社会研究科臨床心理学専攻教授
中井	昭夫	武庫川女子大学教育研究所／大学院臨床教育学研究科／子ども発達科学研究センター教授	久羽	康	神奈川大学心理相談センター
市倉 加奈子		北里大学医療衛生学部健康科学科講師	日笠	摩子	大正大学心理社会学部臨床心理学科教授
松田	修	上智大学総合人間科学部心理学科教授	藤岡	勲	同志社大学心理学部心理学科准教授
佐藤	睦子	総合南東北病院神経心理学研究部門科長	岡嶋	美代	BTCセンター東京代表
中嶋	義文	三井記念病院精神科部長	小関	俊祐	桜美林大学心理・教育学系講師
鈴木	伸一	早稲田大学人間科学学術院教授	髙垣	耕企	広島大学保健管理センター

沢宮 容子	筑波大学人間系心理学域教授		市井 雅哉	兵庫教育大学大学院学校教育研究科人間発達教育専攻教授
本岡 寛子	近畿大学総合社会学部心理系専攻准教授		古村 健	独立行政法人国立病院機構東尾張病院
伊藤 絵美	洗足ストレスコーピング・サポートオフィス所長		石垣 琢麿	東京大学大学院総合文化研究科認知行動科学教授
三田村 仰	立命館大学総合心理学部総合心理学科准教授		薛 陸景	社会医療法人公徳会佐藤病院
長谷川恵美子	聖学院大学心理福祉学部心理福祉学科教授		中里 道子	国際医療福祉大学医学部精神医学主任教授
長谷川明弘	東洋英和女学院大学人間科学部人間科学科准教授		岡島 義	東京家政大学人文学部心理カウンセリング学科准教授
井上 忠典	東京成徳大学応用心理学部臨床心理学科教授		蒲生 裕司	こころのホスピタル町田
小倉加奈子	成仁病院こころの発達支援室		石丸径一郎	お茶の水女子大学生活科学部心理学科准教授
山崎 修道	東京都医学総合研究所精神行動医学研究分野主席研究員		遊佐安一郎	長谷川メンタルヘルス研究所所長
髙岡 昂太	国立研究開発法人産業技術総合研究所人工知能研究センター研究員		金 外淑	兵庫県立大学看護学部心理学系教授
西尾 雅明	東北福祉大学せんだんホスピタル副院長		巣黒慎太郎	一般財団法人住友病院臨床心理科
杉山 崇	神奈川大学人間科学部人間科学科教授		庵地 雄太	神戸百年記念病院心大血管疾患リハビリテーションセンター
越川 房子	早稲田大学文学学術院教授		平井 啓	大阪大学大学院人間科学研究科教育学系臨床教育学講座准教授
竹林 唯	福島県立医科大学医学部災害こころの医学講座		五十嵐友里	東京家政大学人文学部心理カウンセリング学科講師
関 陽一	千葉大学医学部附属病院認知行動療法センター		藤森麻衣子	国立研究開発法人国立がん研究センター社会と健康研究センター
原井 宏明	原井クリニック院長		井上 雅彦	鳥取大学大学院医学系研究科臨床心理学専攻教授
小林奈穂美	一般社団法人新潟トラウマ支援センターさくら代表理事		三宅 篤子	東京都特別支援教育心理研究センター長

明翫 光宜	中京大学心理学部臨床心理学領域准教授	山口加代子	横浜市総合リハビリテーションセンター
井澗 知美	大正大学心理社会学部臨床心理学科准教授	飯干紀代子	志學館大学人間関係学部心理臨床学科教授
浜田 恵	名古屋学芸大学ヒューマンケア学部子どもケア学科講師	宮森 孝史	田園調布学園大学人間科学部心理学科教授
辻井 正次	中京大学現代社会学部コミュニティ学専攻教授	上田 幸彦	沖縄国際大学総合文化学部人間福祉学科教授
山本 淳一	慶應義塾大学文学部心理学専攻教授	小堀 彩子	新潟大学人文社会科学系准教授
服巻 智子	心と発達の相談支援 another planet/ 大阪大学連合大学院	川畑 隆	京都学園大学人文学部心理学科教授
藤野 博	東京学芸大学総合教育科学系特別支援科学講座教授	加藤 伸司	東北福祉大学総合福祉学部福祉心理学科教授
黒川由紀子	上智大学名誉教授/慶成会老年学研究所所長	種市康太郎	桜美林大学リベラルアーツ学群教授
若松 直樹	新潟リハビリテーション大学医療学部リハビリテーション学科准教授	原田 杏子	八王子少年鑑別所
宮 裕昭	市立福知山市民病院精神神経科	富家 直明	北海道医療大学心理科学部臨床心理学科教授
小野寺敦志	国際医療福祉大学赤坂心理・医療福祉マネジメント学部心理学科准教授	上田 淳子	東京大学医学部附属病院総合研修センター
河野 禎之	筑波大学人間系障害科学域	羽澄 恵	国立精神・神経医療研究センター精神保健研究所精神医療政策研究部
野口 代	筑波大学人間系障害科学域	佐藤さやか	国立精神・神経医療研究センター精神保健研究所地域・司法精神医療研究部臨床援助技術研究室長
坂爪 一幸	早稲田大学教育・総合科学学術院教授	境 泉洋	宮崎大学教育学部発達支援教育コース子ども理解専攻准教授
中島 恵子	帝京平成大学大学院臨床心理学研究科教授		

序　文

　最初に本書の狙いについて，簡単に説明をさせていただきます．
　本書は，公認心理師になるための教科書ではなく，専門職として優れた仕事をするための実践ガイドブックです．あなたの目標が，より専門的な実践心理職（practitioner psychologist）として活躍できるようになることであれば，本書はベストなテキストです．現場で必要となる専門技能がすべて網羅されているからです．

　公認心理師の資格取得は，実践心理職としてスタート台に立つということです．現場で適切な実践を行うためには，さらに専門的知識を学び，さまざまな技法を習得し，実践し，見直して自らの技能を磨いていくことになります．
　すでに心理職として働いてきた経験のある皆さんにとっても，同様のことがいえます．公認心理師の時代となり，心理職に求められる知識や技法は基本的に変わりました．社会的責任を担う専門職として，有効性が実証されている技法を用い，他職と連携して活動することが実践の基本となっています．公認心理師は，多職種協働チームにおいて信頼される心理職としてエビデンス・ベイスト・プラクティスを実践することが求められているのです．

　本書は，まさにそのための知識と技法を体系的に解説しています．実践心理職としての成長をきめ細やかにガイドするのが本書なのです．現場での実践で困ったときにひも解くガイドとして，さらにはご自身の専門職としての成長を見守るガイドとして，本書を傍らに置いていただければ幸いです．

　編集にあたっては，心理職をめぐる日本の事情も考慮しました．現代社会は，様々なメンタルヘルス問題を抱えています．多くの先進国では，心理職はメンタルヘルス問題の解決のリーダーの役割を担っています．そのため心理職資格を得るには，高度な専門知識と臨床技法を習得しなければなりません．

そこで本書では，世界標準の実践心理職の専門技能を提供することを目標としました．編集会議において議論に議論を重ねたことで，その目標を達成する内容となったと自負しております．ですから，本書をしっかりとマスターしておけば，どのような現場でも，どのような地域（海外も含めて）でも専門的な実践心理職として自信をもって働くことができます．

　まさに「この一冊があれば安心！」という，心強いガイドブックになっています．ぜひ，メンタルヘルスの活動に携わる，多くの皆様にご活用をいただければと願っております．

　2019年2月　草青むのを待ちつつ

編者を代表して
下山　晴彦

公認心理師技法ガイド　**目次**

1章　公認心理師の専門性に関する知識と技法

1 臨床心理技能 ────────────────── 下山 晴彦 ────── 2

2 科学者―実践者モデル
　1）エビデンス・ベイスト・プラクティスとは ── 原田 隆之 ────── 6
　2）臨床研究の方法 ───────────── 原田 隆之 ────── 10
　3）ランダム化比較試験 ─────────── 原田 隆之 ────── 14
　4）メタアナリシスとシステマティックレビュー ── 原田 隆之 ────── 19

3 倫理実践
　1）スキルとしての職業倫理 ────────── 金沢 吉展 ────── 23
　2）倫理の基本的枠組み ─────────── 金沢 吉展 ────── 26
　3）倫理の実践技法 ───────────── 金沢 吉展 ────── 33

4 多職種連携
　1）コーディネーション ─────────── 岩滿 優美 ────── 39
　2）チームワーク ────────────── 高橋 美保 ────── 43
　3）リーダーシップ ───────────── 高橋 美保 ────── 48
　4）ケースマネジメント ─────────── 下山 晴彦 ────── 53

5 教育訓練のプロセス
　1）ケースカンファレンス ────────── 下山 晴彦 ────── 56
　2）インターンシップ ──────────── 冨岡　直 ────── 59
　3）スーパーヴィジョン ─────────── 田中 恒彦 ────── 63

2章　アセスメント技法

1 アセスメントの基本 ──────────── 松見 淳子 ────── 68

2 基本情報の収集
　1）コミュニケーションの基本技能 ────── 林 潤一郎 ────── 74
　2）予診面接 ──────────────── 花村 温子 ────── 79
　3）初回面接 ──────────────── 下山 晴彦 ────── 82
　4）関係者との面接 ───────────── 吉田 沙蘭 ────── 86
　5）一般的な行動観察 ──────────── 村山 恭朗 ────── 90
　6）行動の機能アセスメント ───────── 諏訪 利明 ────── 95

3 基盤特性の検査
　A．知能・認知機能検査
　　1）WISC ────────────────── 大六 一志 ────── 99
　　2）WAIS ────────────────── 山中 克夫 ────── 104
　　3）田中ビネー ───────────── 大川 一郎・中村 淳子 ────── 109

4）KABC-Ⅱ 日本版 KABC-Ⅱ心理・教育アセスメントバッテリー
　　　　　　　　　　　　　　　　　　　　　　　　　　　小野 純平 …… 116
　　5）DN-CAS　　　　　　　　　　　　　　　　　　　　岡崎 慎治 …… 122
　B．発達検査
　　1）新版K式発達検査　　　　　　　　　　　　　　　　清水 里美 …… 128
　　2）Bayley-Ⅲ乳幼児発達検査　　　　　　　　　　　　　片桐 正敏 …… 134
　C．適応行動検査
　　1）Vineland-Ⅱ適応行動尺度　　　　　　　　　　　　　萩原　拓 …… 141
　　2）ASEBA行動チェックリスト　　　　　　　　　　　　船曳 康子 …… 146
　D．パーソナリティ検査　　　　　　　　　　　　　　　　　田中 志帆 …… 151

4 発達障害の評価
　A．自閉スペクトラム症の検査
　　1）ADOS-2 自閉症診断観察検査 日本語版 第2版　　　　黒田 美保 …… 160
　　2）ADI-R 自閉症診断面接 改訂版 日本語版　　　　　　　土屋 賢治 …… 164
　　3）PARS-TR　　　　　　　　　　　　　　　　　　　　安達　潤 …… 169
　　4）M-CHAT と AQ　　　　　　　　　　　　　　　　　稲田 尚子 …… 176
　B．ADHD（注意欠如多動症）の検査
　　1）ADHD-RS　　　　　　　　　　　　　　　　　　　田中 康雄 …… 181
　　2）Conners 3　　　　　　　　　　　　　　　　　　　田中 康雄 …… 184
　　3）CAARS・CAADID　　　　　　　　　　　　　　　　染木 史緒 …… 188
　C．SLD（特異的学習症）の検査
　　1）LDI-R　　　　　　　　　　　　　　　　　　　　　海津 亜希子 …… 193
　　2）ディスレクシアの検査　　　　　　　　　　　　　　川崎 聡大・松崎　泰 …… 198
　D．その他の発達障害の検査
　　1）発達障害の特性別評価法　　　　　　　　　　　　　船曳 康子 …… 209
　　2）感覚プロファイル・シリーズ　　　　　　　　　　　萩原　拓 …… 214
　　3）発達性協調運動障害の検査　　　　　　　　　　　　中井 昭夫 …… 220

5 症状評価
　　1）症状評価尺度　　　　　　　　　　　　　　　　　　市倉 加奈子 …… 228
　　2）認知症の評価　　　　　　　　　　　　　　　　　　松田　修 …… 234
　　3）神経心理学的検査　　　　　　　　　　　　　　　　佐藤 睦子 …… 239
　　4）脳画像検査　　　　　　　　　　　　　　　　　　　中嶋 義文 …… 245
　　5）操作的診断マニュアルの活用法　　　　　　　　　　市倉 加奈子 …… 251

6 ケースフォーミュレーションとフィードバック
　　1）ケースフォーミュレーションの基本　　　　　　　　鈴木 伸一 …… 255
　　2）心理教育とセラピーの動機づけ　　　　　　　　　　田中 恒彦 …… 260
　　3）報告書の書き方　　　　　　　　　　　　　　　　　花村 温子 …… 264

公認心理師技法ガイド　目次

3章　介入技法

1 理論・モデル・アプローチ

A．カウンセリング
1）カウンセリングの理論 ── 青木 みのり ……… 270

B．認知行動療法
1）レスポンデント学習の理論モデル ── 国里 愛彦 ……… 275
2）レスポンデント学習の理論モデルに基づく
　　ケースフォーミュレーション ── 国里 愛彦 ……… 280
3）オペラント学習の理論モデル ── 首藤 祐介 ……… 285
4）オペラント学習の理論モデルに基づく
　　ケースフォーミュレーション ── 首藤 祐介 ……… 290
5）認知療法の理論モデル ── 伊藤 拓 ……… 294
6）認知療法の理論モデルに基づく
　　ケースフォーミュレーション ── 伊藤 拓 ……… 298
7）臨床行動分析の理論モデル ── 大月 友 ……… 302
8）マインドフルネスの理論モデル ── 伊藤 義徳 ……… 306

C．その他の心理療法
1）精神分析のアプローチ ── 田中 志帆 ……… 312
2）対人関係療法のアプローチ ── 宗 未来 ……… 317
3）ブリーフセラピーのアプローチ ── 黒沢 幸子 ……… 322
4）グループ療法のアプローチ ── 松永 美希 ……… 326
5）家族療法のアプローチ ── 日下 華奈子 ……… 331
6）森田療法のアプローチ ── 久保田 幹子 ……… 337
7）内観療法のアプローチ ── 高橋 美保 ……… 341

2 各種技法

A．カウンセリング
1）カウンセリングの基本技法 ── 青木 みのり ……… 345
2）フォーカシング ── 久羽 康・日笠 摩子 ……… 351
3）ナラティヴ・アプローチ ── 藤岡 勲 ……… 357
4）動機づけ面接 ── 林 潤一郎 ……… 363

B．認知行動療法
1）エクスポージャー療法 ── 岡嶋 美代 ……… 368
2）応用行動分析 ── 大月 友 ……… 375
3）ソーシャルスキルトレーニング ── 小関 俊祐 ……… 382
4）行動活性化療法 ── 髙垣 耕企 ……… 388
5）セルフモニタリング ── 沢宮 容子 ……… 394
6）認知再構成法 ── 沢宮 容子 ……… 399
7）問題解決療法 ── 本岡 寛子 ……… 405

- 8）スキーマ療法 ────────────── 伊藤 絵美 ……………… 410
- 9）ACT ─────────────────── 三田村 仰 ……………… 416
- 10）マインドフルネス ─────────── 伊藤 義徳 ……………… 422

C．その他の心理療法
- 1）リラクセーション ───────────── 長谷川 恵美子 …………… 429
- 2）催眠法 ──────────────── 長谷川 明弘 ……………… 435
- 3）イメージ療法 ──────────── 井上 忠典 ……………… 444
- 4）プレイセラピー ─────────── 小倉 加奈子 ……………… 449

4章　コミュニティ・アプローチ技法

- **1** コンサルテーション ───────────── 冨岡 直 ……………… 456
- **2** リエゾン ─────────────── 冨岡 直 ……………… 460
- **3** リファー ─────────────── 吉田 沙蘭 ……………… 464
- **4** 危機介入 ─────────────── 山崎 修道 ……………… 469
- **5** ネットワーキング ───────────── 髙岡 昂太 ……………… 474
- **6** アウトリーチ ─────────────── 髙岡 昂太 ……………… 478
- **7** 包括型地域生活支援 ─────────── 西尾 雅明 ……………… 482
- **8** 予防啓発 ─────────────── 山崎 修道 ……………… 488
- **9** アドボカシー ─────────────── 髙岡 昂太 ……………… 492
- **10** 政策立案 ─────────────── 山崎 修道 ……………… 496

5章　疾患・問題別の専門技法

1 うつ病
- 1）うつ病の認知行動療法 ─────────── 杉山 崇 ……………… 502
- 2）うつ病の行動活性化療法 ────────── 髙垣 耕企 ……………… 508
- 3）うつ病の対人関係療法 ─────────── 宗 未来 ……………… 514
- 4）うつ病のマインドフルネス認知療法 ────── 越川 房子 ……………… 520

2 不安関連障害
- 1）パニック症の認知行動療法 ─────────── 竹林 唯 ……………… 528
- 2）社交不安症の認知行動療法 ────────── 関 陽一 ……………… 535
- 3）強迫症の認知行動療法 ─────────── 原井 宏明 ……………… 542
- 4）PTSD の持続エクスポージャー療法 ────── 小林 奈穂美 …………… 549
- 5）PTSD の EMDR ───────────── 市井 雅哉 ……………… 554

3 統合失調症
1）幻聴の認知行動療法 ──── 古村　健・石垣 琢麿 ……… 560
2）妄想の認知行動療法 ──── 古村　健・石垣 琢麿 ……… 566
3）陰性症状の認知行動療法 ── 古村　健・石垣 琢麿 ……… 572

4 摂食障害
1）摂食障害の認知行動療法 ──── 薛　陸景・中里 道子 ……… 578

5 睡眠障害 ──────── 岡島　義 ……… 586

6 アディクション ──────── 蒲生 裕司 ……… 593

7 性に関する障害 ──────── 石丸 径一郎 ……… 599

8 パーソナリティ障害
1）パーソナリティ障害の弁証法的行動療法 ── 遊佐 安一郎 ……… 604
2）パーソナリティ障害のスキーマ療法 ──── 伊藤 絵美 ……… 612

9 身体疾患
1）痛みの緩和 ──────────────── 金　外淑 ……… 618
2）生活習慣病へのアプローチ ────────── 巣黒 慎太郎 ……… 625
3）心疾患へのアプローチ ──────────── 庵地 雄太 ……… 632
4）がん患者に対する心理的適応支援 ────── 平井　啓 ……… 645
5）がん患者の家族支援 ──────────── 五十嵐 友里 ……… 651
6）SHARE プロトコール ──────────── 藤森 麻衣子 ……… 658

10 発達障害
1）応用行動分析による早期高密度行動介入プログラム 井上 雅彦 ……… 665
2）TEACCH プログラム ──────────── 三宅 篤子 ……… 672
3）発達障害の認知行動療法 ──────────── 明翫 光宜 ……… 679
4）ペアレント・トレーニング ──────────── 井澗 知美 ……… 685
5）ペアレント・プログラム ──────────── 浜田　恵・辻井 正次 ……… 690
6）不連続試行法（DTT）と
　　自然な発達的行動介入法（NDBI）の統合 ── 山本 淳一 ……… 696
7）ESDM：自閉スペクトラム症 ──────────── 服巻 智子 ……… 703
8）自閉スペクトラム症の早期支援：
　　JASPER プログラム ──────────── 黒田 美保 ……… 710
9）ソーシャルストーリーとコミック会話 ──── 藤野　博 ……… 716

11 認知症
1）回想法 ──────────────────── 黒川 由紀子 ……… 721
2）認知活性化療法 ──────────────── 山中 克夫 ……… 728
3）リアリティ・オリエンテーション ──────── 若松 直樹 ……… 732
4）認知症の応用行動分析 ──────────── 宮　裕昭 ……… 738
5）認知症者の家族支援 ──────────── 小野寺 敦志 ……… 745
6）認知症ケアスタッフに対する支援 ──────── 河野 禎之・野口 代 ……… 752

12 高次脳機能障害
　　1）記憶障害のリハビリテーション ───────────── 坂爪 一幸 ……………… 758
　　2）注意障害のリハビリテーション ───────────── 中島 恵子 ……………… 765
　　3）実行機能/遂行機能障害のリハビリテーション ─── 坂爪 一幸 ……………… 771
　　4）社会的行動障害のリハビリテーション ───────── 山口 加代子 …………… 778
　　5）言語・コミュニケーション障害の
　　　　リハビリテーション ──────────────────── 飯干 紀代子 …………… 786
　　6）視覚─運動機能障害のリハビリテーション ────── 宮森 孝史 ……………… 794
　　7）高次脳機能障害患者の家族支援 ───────────── 上田 幸彦 ……………… 799

6章　公認心理師の諸領域

1 チーム医療における心理師の役割 ──────────── 吉田 沙蘭 ……………… 806
2 学校における心理師の役割 ───────────────── 小堀 彩子 ……………… 811
3 児童福祉における心理師の役割 ──────────── 川畑　隆 ………………… 815
4 高齢者福祉における心理師の役割 ────────────── 加藤 伸司 ……………… 819
5 産業における心理師の役割 ───────────────── 種市 康太郎 …………… 824
6 司法における心理師の役割 ───────────────── 原田 杏子 ……………… 828
7 行動医学 ──────────────────────────── 富家 直明 ……………… 833
8 サイコオンコロジー ────────────────────── 上田 淳子 ……………… 838
9 アドヒアランス ───────────────────────── 羽澄　恵 ………………… 843
10 精神科デイケア ──────────────────────── 佐藤 さやか …………… 849
11 ひきこもり支援 ───────────────────────── 境　泉洋 ………………… 854

索引 ……………………………………………………………………………………………… 859

1章 公認心理師の専門性に関する知識と技法

1 臨床心理技能

下山晴彦

Key word コミュニケーション／ケースマネジメント／システムオーガニゼーション／コンピテンシー

要点整理

- 公認心理師は，専門性を高めるためにカウンセリングの基本技能に加えて臨床心理学の専門技能を学ぶ．
- 臨床心理学は，実践活動，研究活動，専門活動から構成され，エビデンス・ベイスト・プラクティスを前提とする．
- 実践技能は，コミュニケーション，ケースマネジメント，システムオーガニゼーションの各技法から構成される．
- 臨床心理技能を構成する知識，技法，態度はコンピテンシーとしてまとめられる．

表1 公認心理師法における心理師の目的と定義

【目的】公認心理師の資格を定めて，その業務の適正を図り，もって国民の心の健康の保持増進に寄与する（第1条）

【定義】公認心理師の名称を用いて，保健医療，福祉，教育その他の分野において，心理学に関する専門知識及び技術をもって，次に掲げる行為を行うことを業とする者（第2条）

1. 心理支援を要する者の心理状態の観察，その結果を分析
2. 心理支援を要する者の，心理に関する相談，助言，指導その他の援助
3. 心理支援を要する者の関係者に対する相談，助言，指導その他の援助
4. 心の健康に関する知識の普及を図るための教育及び情報の提供

1 公認心理師法と心理職の技能

2015年に公布された公認心理師法では，公認心理師（以下心理師）の目的と定義は**表1**のように規定されている．そこで定義されている心理師に必要な"心理学に関する専門知識と技術"は，「1. アセスメント技能」，「2. 本人（当事者）の心理支援の技能」，「3. 関係者支援技能」，「4. コミュニティ活動技能」ということになる．

また，心理師は，医療・福祉領域に加えて福祉，教育などの幅広い領域をカバーする汎用資格となっている．そのため心理師が学ぶべき技能は，多様な領域に共通する基本的な知識と技法となる．つまり，**表1**で規定されている知識と技術は，心理職が習得すべきミニマムエッセンスであり，専門技能をすべて網羅しているわけではない．

ここで，心理職が習得すべき技能を考える上で重要となるのが「心理カウンセリング」，「心理療法」，「臨床心理学」の違いである．「心理カウンセリング」は，人間の成長力を信頼し，カウンセラーの人間性と，さまざまな領域に共通する心理支援の基本技法を重視する．「心理療法」は，特定の学派の理論モデルに基づく心理支援の技法を重視し，学派ごとの教育訓練を前提とする．「臨床心理学」は，心理学としての実証性と専門性に基づき，客観的データに基づくアセスメントと，有効性の認められた心理支援の技法を用いた介入を重視する[1]．

多様な領域に共通する基本技能の習得が

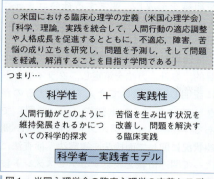

図1　米国心理学会の臨床心理学の定義とモデル

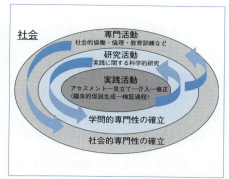

図2　臨床心理学の構造
（文献1）より一部修正して引用）

求められる心理師がまず学ばなければならないのは，心理カウンセリングの知識と技法である（p.74, p.270, p.345参照）．しかし，心理師が医療・保健といった特定の領域において専門職として活躍するためには，心理カウンセリングの技能に加えて臨床心理学の知識と技法が求められる．そこで本項では，臨床心理学に基づく心理師の専門技能を解説する．

2 臨床心理学の専門性の枠組み

図1に米国心理学会の臨床心理学の定義を示した．その特徴は，人間の行動がどのように維持発展されるのかについての科学的な心理学研究の成果に基づき，問題解決に向けて専門的援助活動を実践する実践者―科学者モデル（p.6参照）が前提となっていることである．

このような臨床心理学は，実践活動，研究活動，専門活動から構成される．図2に示すように，これらの活動を統合することで臨床心理学の専門性を高める．特に臨床心理学が心理カウンセリングや心理療法と異なるのは，単に実践活動をするだけでなく，研究活動と専門活動を通して社会に対

表2　臨床心理技能のフレームワーク

<専門性> 専門職の価値と態度 個人文化の多様性理解 倫理，法律，政策の意識 内省，自己評価，自己ケア	<実践性> エビデンスに基づく 実践，アセスメント，介入 コンサルテーション
<関係性> 人間関係重視	<教育性> 教えること スーパビジョン
<科学性> 科学的知識と方法 研究／評価	<組織性> 他学問や職種との協働 マネジメント／組織運営 アドボカシー

（文献2）より一部修正して引用）

する説明責任をしっかりと示すエビデンス・ベイスト・プラクティス（p.6参照）を基本とする点である．また，高度職業専門職として職業倫理，多職種連携，教育訓練が重視される（p.23〜66参照）．

| MEMO | 心理技能のフレームワーク

　米国の心理学会では，臨床心理技能を実践するのに必要な事柄を心理専門職のフレームワーク（framework）として示している（表2）．そこに記載された内容からわかるように技能を適切に実践するためには，単に知識や技法を身につけるだけでなく，価値や態度，倫理，政策の意識などの，幅広い特性を習得する必要があることが理解できる．

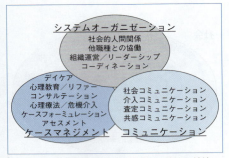

図3 臨床心理学に基づく心理師の技能と技法
（文献1）より一部修正して引用）

3 臨床心理学の実践技能

　臨床心理学を専門とする心理師は，複雑な問題状況に対応するために，図3に示すような，①関係を形成するコミュニケーション技能，②問題解決を実行するケースマネジメント技能，③活動を組織化するシステムオーガニゼーション技能を適宜組み合わせて実践活動を進める[3]．

1）コミュニケーション技能

　心理師は，コミュニケーション技能を用いて問題に関連する人々と専門的関係を形成し，それを媒介として実践活動を遂行する．このコミュニケーション技能は，次の4つの次元から構成される．①クライアントと信頼関係を形成し，問題解決に向けて協働関係を構築する共感コミュニケーション技法（p.74参照），②問題のアセスメントを行うために，関連する生物―心理―社会的情報を収集する査定コミュニケーション技法（p.79〜98参照），③問題解決に向けての方法を説明し，同意を得て介入技法を実施する介入コミュニケーション技法（3章と4章参照），④同僚や他職種と協働し，問題解決に有効なチームや組織を形成し，運営する社会コミュニケーション技法（p.39〜66参照）がある．

2）ケースマネジメント技能

　問題状況を把握し，解決に向けて介入の目的，方針，方法を策定し，クライアントに説明し，協働して介入を実行するのがケースマネジメント技能（p.53参照）である．ケースマネジメント技能は，①問題状況に即して面接法，観察法，検査法によって関連情報を収集するアセスメント技法（p.68〜250参照），②アセスメント情報を分析し，生物―心理―社会モデルの観点から問題の成り立ちを明らかにするケースフォーミュレーション技法（p.251〜267参照），③問題解決に有効な方法を用いる介入技法（3章と4章参照）から構成される．なお，介入技法は，個人心理療法だけでなく，家族，集団，社会システムに介入する技法が含まれる．また，介入に際しては，エビデンス・ベイスト・プラクティス（p.6参照）として，疾患や問題に対して有効性が実証されている技法（5章参照）を用いることが推奨される．

3）システムオーガニゼーション技能

　問題解決を図る臨床活動を社会活動として組織化していくのがシステムオーガニゼーション技能である．①問題の当事者（患者・クライアント），家族，治療者，支援者などの媒介となって実践環境を整えるコーディネーション技法，②実践活動を他職種と連携や協働して進めるチーム技法（p.39〜53およびp.456〜487参照），③活動の社会化技法（p.488〜499参照）から構成される．

臨床心理学に基づく心理師のコンピテンシー

　以上見てきたように臨床心理学に基づく

表3	臨床心理学に基づく心理職のコンピテンシー
技能の前提となる基本的態度	エビデンスに基づく判断,心理学的知識に基づく推論 自己を内省する力 心理学的考えをわかりやすく伝えるコミュニケーション力
心理学的アセスメント	多様なアセスメント技法を選択し,解釈する能力 面接法,検査法,観察法などの構造化された方法を用いる
心理学的フォーミュレーション	ケースフォーミュレーションを作成し,利用者(患者や関係者)と共有し,修正し,介入に向けて活用する能力 多面的要素を統合した観点を備えた理論的枠組を活用し,利用者と協働して構成する
心理学的介入	正式な心理学の方法として認められた心理療法の理論と技法に基づく介入を実践する能力 認知行動療法の実践能力は必須であり,それ以外の心理療法モデルをひとつ以上実践する能力を備え,さまざまな問題(不安,気分,適応,摂食,精神病,物質関連,身体症状関連,性関連,発達,パーソナリティ,神経認知)に適した方法を用いて介入できる ① 個人,② カップル・家族・集団や,③ 社会活動・組織に対して介入できる
評価	介入の効果と広範な影響を測定評価するのに適した方法を選択し,実践する能力
研究	研究のエビデンスを批判的に評価する能力.独創的研究を立案し,計画し,実行できる能力 少数事例研究,パイロットスタディ,実行可能性調査,活動の効果評価を遂行できる能力
専門職としての価値観と人間的成長	専門職に関連する倫理,パワーバランス,多様性と不平等,自己の価値観への影響を理解する能力 技能の限界を意識し,更なる学習意欲を調整し,スーパービジョンを活用し,レジリエンスとセルフケアを発展させる能力
コミュニケーションと教育	さまざまな人々と効果的にコミュニケーションができ,適切に心理学の方法を教え,スーパービジョンの過程を理解し,学習を支援する能力
組織,社会的影響力,リーダーシップ	リーダーシップの理論とモデルを理解し,サービスの開発と運営においてリーダーシップを発揮できる能力 法制度と政策立案の文脈を意識できる能力 サービスの質を保持しながら組織の改善を進め,サービス・システムを有効に運営する能力 多職種協働のチームで活動し,サービスの利用者や関係者と協力してサービスを企画し,展開する能力

(文献2)より転載)

 心理師の専門技能は多岐にわたる.これらの技能を整理する概念として,近年コンピテンシー(competency)が提案されている.これは,大学院などの教育内容を対象としたプログラム評価研究によって,心理職の専門職訓練においてどのような知識,技術,態度の教育が必要であるのかを明らかにし,整理したものである[4].表3に英国心理学会がまとめた心理職のコンピテンシーのリストを示した.

 わが国においても心理師が専門性を高め,社会のニーズに適切に応えることができる専門職になるためには,単に法律で規定されるレベルにとどまらず,臨床心理学に基づくコンピテンシーを習得することが必須となる.

文献

1) 下山晴彦:臨床心理学をまなぶ 1. これからの臨床心理学,東京大学出版会,東京,25-39,2010
2) 下山晴彦ほか:公認心理師必携 精神医療・臨床心理の知識と技法,医学書院,東京,170-172,2016
3) 下山晴彦:臨床心理学をまなぶ 2. 実践の基本,東京大学出版会,東京,99-112,2014
4) 金沢吉展:医療領域における心理職に求められる知識・スキル・態度に関する研究.心理学紀要(明治学院大学)24:21-34,2014

1) エビデンス・ベイスト・プラクティスとは

原田隆之

Key word 科学者―実践者モデル／エビデンスのヒエラルキー／ナラティブ／科学的リテラシー

要点整理

- 公認心理師は，科学者―実践者モデルに基づき，科学的研究と連携した臨床活動を行うことが必要である．
- エビデンス・ベイスト・プラクティス（EBP）とは，最新最善のエビデンス，クライアントの価値観，背景，好み（ナラティブ），そして臨床技能を統合したものである．
- エビデンスにはヒエラルキーがあり，EBPではできるだけ質の高いエビデンスを用いなければならない．心理師はその質を見きわめることのできる科学的リテラシーを身につける必要がある．
- EBPとは，単に理念的なものではなく，それを遂行するためには多様な技能を身につけることが求められ，われわれに臨床態度の変革を求めるものでもある．

1 科学者―実践者モデル

これからの心理師は，「実践者」であることはもちろん，それに加えて「科学者」であることも求められる．なぜならば，科学的な研究によって導き出された知見を実践に活かして，常に最新最善の研究に導かれた介入を実施することが臨床の真髄であり，さらには，臨床心理学が真にクライアントや社会の役に立つ学問となるために必須のことだからである．公認心理師，さらにはそれを目指す多くの人は，実践者としてのアイデンティティは有していても，同時に「あなたは科学者ですか？」と問われたとき，即座に「イエス」と答えられる人は少ないかもしれない．

一方，アメリカではいち早く，1940年代末に心理師の訓練モデルとして「科学者―実践者モデル」（scientist-practitioner model）が提唱された．そこで期待される心理師は，科学的な研究を自ら遂行し，その知見を広く発表するとともに，臨床においては科学的な研究の知見を適用し，さらには介入の効果を科学的に評価できる必要がある．また，受容や傾聴などのカウンセリングの基本的技能とともに，物事を科学的にとらえ，科学の言葉で語ることのできる科学的リテラシーも身につける必要がある．まさに，このような姿勢こそ，エビデンス・ベイスト・プラクティス（evidence-based practice：EBP）において求められる理想的な心理師である．

2 EBPの3要素

臨床心理分野におけるEBPの源流は，言うまでもなく医療分野にある．医療分野では，McMaster大学のGuyattが，1991年に初めてエビデンスに基づく医療（evidence-based medicine：EBM）という用語を提唱した．それは，医療における意思決定は，厳密な科学的エビデンスに基づいて行うこと，その際に用いるエビデンスのハードルはできるだけ高くすること，患者

の価値観や背景を十分に考慮すること，これらを適切に行うにはさまざまな技能が必要であることなどが強調された[1]．これを受けて，Sackettらは，「EBMとは，研究による最善のエビデンスと臨床的技能，および患者の価値観を統合するものである」と簡潔に定義した[2]．

アメリカ心理学会（APA）は，EBMの基本的な定義を踏襲して，臨床心理分野におけるEBPを「心理学におけるエビデンスに基づく実践とは，患者の特性，文化，好みに照らし合わせて，活用できる最善の研究成果を臨床技能と統合することである」と定義している[3]．

これらの定義から明らかになることは，EBPには，「エビデンス」「クライアントの背景」「臨床技能」の3つの要素があるということである（図1）．EBPというと，ともすればデータやエビデンスだけに偏重した臨床であると誤解されがちであるが，実はエビデンスはEBPのなかの1要素にすぎない．エビデンスが重要なことは言うまでもないが，それと同様にクライアントの価値観，背景，好み（換言すると，クライアントのナラティブといえるだろう），および臨床技能（コンピテンシー）が重要となる．これらのどの1つを欠いてもEBPではない．以下に，その要素の1つ1つについて述べていきたい．

3 最新最善のエビデンス

かつて臨床上の意思決定は，心理師の好み，臨床経験，慣習，権威主義などに基づいてなされることが多かった．例えば，介入アプローチや技法を選択するとき，データに基づく「効果」よりも，個人的臨床経験やその方法への心理師の選好によって決められることが多かった．

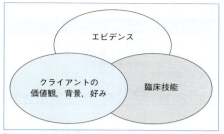

図1　EBPの3要素

EBPでは，そのような主観的で不確実なものを根拠とするのではなく，科学的研究に基づいて，明確な効果が定量的に示されているもの，すなわち効果の「エビデンス」を拠り所として意思決定することが求められる．ただし，データであれば何でもエビデンスとなるわけではないことに注意が必要である．EBPにおけるエビデンスは，最新最善のエビデンスでなければならない．

最新のエビデンスが重要であるのは，研究と実践の積み重ねによって，臨床心理学は日々進歩しているのであるから，古いデータを根拠とするのは危険であるということがその理由である．かつて正しいと思われていたことが，最新の研究では否定されたり修正されたりするのは珍しいことではない．したがって，学生時代の教科書や何年も前の論文を拠り所にしてはならない．常に最新の論文を読み，学会に出かけ，最新の研究知見を学ぶようにする必要がある．また，英語の学術誌を読む習慣を身につける必要もある．最新の研究は，まず英語で発表されるからである．

次に，最善のエビデンスとは何だろうか．エビデンスの質は，それが導き出された研究法の質に依存する．次節で詳しく述べるが，質の低い研究は，数々のバイアスの脅

表1　エビデンスのヒエラルキー

レベル	研究デザイン
1	RCTの系統的レビュー（メタアナリシス）
2	個々のランダム化比較試験（RCT）
3	準実験（前後比較研究など）
4	観察研究
5	事例研究
6	専門家の意見（研究データに基づかないもの）

威に曝されており，その結果の妥当性が劣る．したがって，エビデンスにはヒエラルキーがあり，それに関して現時点でのコンセンサスは，表1のとおりである．通常，EBPにおいてエビデンスと呼べるのは，ランダム化比較試験，またはそのメタアナリシスの知見である．一方，事例研究，観察研究，準実験などの知見をエビデンスにするべきではない．

4　クライアントの背景

EBPを推奨する者のなかには，残念ながら，データ偏重，エビデンス偏重の傾向がある者がいる．このような人々は，エビデンスがわかれば治療方法が決まる，エビデンスは心理師が何をすべきかを教えてくれるものだと思いがちである．しかし，それは正しくない．エビデンスは治療の選択肢を教えてくれるものでしかなく，実際にどのような方法を用いるかは，クライアントの価値観，背景，好みなどを丹念に傾聴したうえで決めなければならない．エビデンスはあくまでクライアントのためにあるものだからである．このように，EBPにおいては，エビデンスとナラティブの融合が必須である．

一方，EBPに反対する者は，しばしばEBPに対抗するために，ナラティブ・ベイスト・プラクティスを持ち出すことがある．つまり，データなどに頼る「非人間的な」アプローチではなく，クライアントのナラティブに寄り添って治療を進めるべきだという主張をする．しかし，これも間違いである．そもそも，ナラティブはエビデンスと並んで重要なのであり，これらは相反するものではない．だからこそ，EBPの定義にはこの両者が含まれているのである．

心理師としては，エビデンスのある治療法をクライアントに説明を尽くし，勧めることはしても，押し付けるべきではない．効果が最も確実である治療法をクライアントに勧めることが，合理的な選択であることは間違いないが，クライアントの価値観や生き方，置かれた状況などを考慮しないと，目の前にいる個別具体的なクライアントには何が最適かはわからない．とはいえ，エビデンスを軽視して，クライアントに迎合するのも，専門職としての責任放棄である．エビデンスを示す一方で，相手の不安，希望などを傾聴し，それを受容して寄り添いながら，何がそのクライアントにとって一番良い選択なのかを協働作業で決めていくことが，望ましいEBPのあり方である．

5　臨床技能

最後に臨床技能であるが，これは前項（p.2）でも述べられているとおり，EBPにおいて専門職としての心理師は，常に研鑽に励み，数多くの臨床技能を身につける必要がある．それらの技能には，アプローチの違いにかかわらず必要な一般的技能，特定の技法を実施するのに必要な特定技能，そしてEBPを実行するのに必要な科学的技能がある．

もちろん，これまでも心理師養成の過程においては，さまざまな臨床技能の訓練がなされてきた．傾聴，無条件の受容などのカウンセリング技能などは，その最たるも

のであり，それは EBP においてもきわめて重要な一般的技能である．加えて，特定のアセスメントや介入技法を実施するための特定技能の訓練も盛んに行われている．

一方，これまではあまり重要視されてこなかった，あるいは教育されてこなかった技能も多い．科学者―実践者モデルにおいて，特に「科学者」たるに必要な技能がそれにあたる．これを EBP との関連で説明すると，エビデンスには「つくる」「つかう」「つたえる」の 3 つの様相があり，それぞれに必要な技能がある[4]．

まず，エビデンスを「つくる」技能であるが，これは臨床研究（効果の評価）を実施するための技能であり，具体的にはランダム化比較試験のような頑健な研究を遂行できる技能である（p.10～18 を参照）．次に，エビデンスを「つかう」技能であるが，これは，クライアントの状態に適した最新最善のエビデンスを検索し，その妥当性を検証する技能である．PsychINFO，MEDLINE などの論文データベースから適切な論文を検索し，その論文の妥当性や質を評価する技能などが含まれる．また，データをもとに，クライアントの背景を勘案しながら，わかりやすい言葉でクライアントに説明する技能も重要である．最後に，「つたえる」ための技能とは，メタアナリシスによるシステマティックレビュー（p.19 参照）を執筆するなどによって，研究から見出されたエビデンスを広くクライアントや他の専門職がアクセスできるようにする技能である（表2）．

これらの技能をいかに身につけていくかは，心理師本人はもとより，心理師を養成，教育する側にも今後重要な課題となる．こうした幅広い技能が求められることを知るとき，EBP とは単に理念的なものではな

表2　EBP のために必要とされる技能

エビデンスをつくる技能（臨床研究）
- RCT をはじめとする臨床研究を立案，遂行する能力
- 論文を書き，学会や学術誌で発表する能力

エビデンスをつかう技能（臨床活動）
- クライアントに適した最新最善のエビデンスを検索する能力
- 臨床研究やメタアナリシスの論文を読み込む能力
- エビデンスの質を吟味する能力
- エビデンスをクライアントにわかりやすく説明する能力
- クライアントの背景を考慮しながら，介入方法を決定する能力
- エビデンスのある方法を実施する能力

エビデンスをつたえる能力（システマティックレビュー）
- 妥当なレビュー・クエスチョンを策定する能力
- システマティックレビューのためのプロトコールを策定する能力
- システマティックレビューに含む一次研究の質を吟味する能力
- メタアナリシスなどの統計的解析を実施する能力
- システマティックレビューを執筆，発表する能力

く，われわれ心理師 1 人ひとりに対して，その臨床態度や行動の変容を迫るものであるということがわかるだろう[5]．

文献

1) Guyatt GH：Evidence-based medicine. ACP Journal Club March/April：A-16, 1991
2) Sackett DL, et al：Evidence-Based Medicine：How to Practice and Teach EBM, 2nd ed, Churchill Livingstone, London, 2000
3) American Psychological Association Presidential Task Force on Evidence-Based Practice：Evidence-based practice in psychology. Am Psychol 61：271-285, 2006
4) 津谷喜一郎ほか：EBM のための情報戦略―エビデンスをつくる，つたえる，つかう，中外医学社，東京，2000
5) 原田隆之：心理職のためのエビデンス・ベイスト・プラクティス入門―エビデンスをまなぶ，つくる，つかう，金剛出版，東京，2015

2) 臨床研究の方法

原田隆之

Key word 事例研究／前後比較研究／内的妥当性／外的妥当性

要点整理

- 心理療法の効果を検証するには，主観や経験に基づくのではなく，臨床研究を実施し，バイアスのない方法で効果を定量的に把握する必要がある．
- わが国の臨床現場では，わが国独自のエビデンスが皆無に近い状態のまま心理療法が実施されており，倫理的に許されない現状が続いている．
- 事例研究や，前後比較研究のような準実験は，内的妥当性や外的妥当性が非常に低く，バイアスの脅威を免れないため，その知見をエビデンスとすることはできない．

1 かつての方法とエビデンス・ベイスト・プラクティス時代の方法

かつて，「心理療法には効果がある」と疑いもせずに信じていた時代があった．それは，1つには大学や学会で権威ある先生から習ったことや，教科書に書いてあることは正しいとナイーブに信じ込んでいたからであろう．また1つには，日々の臨床活動のなかで，目の前のクライアントが良くなるのを見て，それが「論より証拠」であったのだろう．

しかし，これらはいずれもエビデンスではない．どれだけ高名な権威の意見であろうと，データに基づいていないものは「ただの意見」にすぎない．教科書に書いてあることは，必ずしも「最新」のことばかりではないし，データを無視した記述も多い．

また，自分の臨床経験によって「確かにこの療法には効果がある」と実感したとしても，それは単なる主観にすぎず，そのようなものに頼ることは危険である．なぜなら，都合のよい事例ばかりを記憶していて，効果がみられなかった事例を忘れていたり，あるいは「効果が見られないのは，クライアントのモチベーションが低かったからだ」などと都合のよい理由づけをすることもあるからだ．ほかにも，さまざまな意識的，無意識的なプロセスによって「実感」や「記憶」はゆがめられる．

このような「平和な時代」を打ち砕いたのは，Eysenck によって1965年に発表された衝撃的な論文だった[1]．彼は，心理療法を受けたクライアントと無治療のクライアントを比較して，その治癒率に変化がないことを見出した．さらに，心理療法にはすべてに効果がないわけではなく，アプローチによって明確に差があること，すなわち行動療法的アプローチには効果があり，精神力動的アプローチには効果がないことをデータによって示したのである．

エビデンス・ベイスト・プラクティス（evidence-based practice：EBP）時代の臨床では，まず健全な科学的懐疑心をもって，1つ1つの療法や治療アプローチには本当に効果があるのか，厳密なエビデンスに支持されているのかを見きわめたうえで

治療の選択をすることが求められる．すでに広く用いられている療法であれば，論文を検索するとエビデンスを見つけることができるだろう．その場合は，安心してその介入を実施すればよい．一方，慣れ親しんだ介入法に「エビデンスがない」ことがわかる場合もある．その場合は，その介入をやめて別のエビデンスのある方法に替えるか，臨床研究を実施してエビデンスを「つくる」必要がある．

　新しい治療を行う場合は，臨床現場で活用する前に，必ず臨床研究を実施する必要がある．これは倫理的にも必須のことである．なぜなら，エビデンスのない方法，効果の実証されていない方法をクライアントに実施することは，人体実験と同じであり，「ヘルシンキ宣言」をはじめ，医療や臨床の倫理綱領では厳しく禁じられていることだからである．

　ここでいう新しい治療には，さまざまなものが含まれる．自らが開発した治療は言うに及ばず，すでに確立された治療を改変したり，対象や場面を変えて実施したりする場合や，海外から「輸入」した治療を実施する場合などが含まれる．

　EBPでは，エビデンスのある治療を選択することが求められると同時に，エビデンスがないものについては，先述のように臨床研究によってエビデンスを「つくる」ことも求められる．これも「科学者―実践者モデル」の要請するところである．しかも，それは客観的かつ定量的なものである必要があるし，頑健な方法に基づく質の高いエビデンスでなければならない．ここでも，研究によるデータであれば何でもエビデンスになるわけではないことに注意が必要である．

　もちろん，これまでも心理師はさまざまな方法で，介入効果を評価しようとしてきた．ただし，わが国の場合，それは事例研究であったり，前後比較のような準実験的方法であったりすることがほとんどで，言い換えれば「質の低い」エビデンスしか存在しない状態である．一方，欧米諸国では，ランダム化比較試験やメタアナリシスが盛んに実施され，信頼に足る質の高いエビデンスが日々産出されており，その差は歴然としている．現在のところ，わが国の心理師は，海外でつくられたエビデンスに依拠している状態であるが，それがそのままわが国のクライアントにも適用できるという保証はどこにもなく，いわば，エビデンスを欠いた臨床が日常的になっているという倫理的に許されない状況が続いている．

2 事例研究

　事例研究には，大きな価値があることは確かである．とはいえ，それは主として心理師の養成や訓練の場面で，ケースフォーミュレーションの仕方，面接の進め方，技法の具体的な適用方法などを，いわば「手本」を見ながら習得したり，あるいはそのケース理解や介入が適切であったのかなどについて，新たな視点で検証したりするなどの目的に限定される．さらには，珍しい事例や失敗事例の紹介としても，一定の価値はあるだろう．

　一方，EBPにおけるエビデンスとして，事例研究の結果を活用することはできない．それには多くの理由があるが，まず外的妥当性の問題である．外的妥当性とは，研究知見が一般化できるかどうかということを指す．言うまでもなく，1つまたは少数の事例にあてはまったことが，他の多くの事例にもあてはまるとは限らない．つまり，事例研究は外的妥当性がきわめて低い．

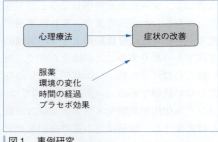

図1 事例研究

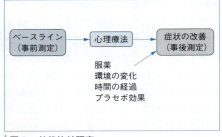

図2 前後比較研究

次に，内的妥当性の問題も顕著である．内的妥当性とは，研究が見きわめようとする因果関係の確証の度合いを示す．一般に臨床研究とは，介入とクライエントの状態に因果関係があるかどうか，換言すれば，介入を原因として，症状の軽快または治癒という結果が導かれたのかを検証することを目的とした研究である．事例研究では，介入の方法とクライエントの症状の変化が詳細に質的に記述されるが，その両者に因果関係があることが暗黙の前提となっている．しかし，事例研究は多種多様なバイアスの脅威にさらされており，そのような推論はできない．例えば，介入以外にもクライエントは多くのことが生じている．薬を飲んでいるかもしれないし，職場の人間関係が好転したのかもしれないし，宝くじに当たったのかもしれない．このような，介入とは関係のないところで生じた要因が，症状に影響を及ぼしている可能性が否定できない．さらに，単なる時間の経過によって症状が改善する（自然治癒）ことや，プラセボ効果にすぎないこともある（図1）．実際のところ，これらは介入による影響よりも大きいとも考えられている．

これら介入以外の影響のことをバイアスと呼ぶ．言うまでもなく，バイアスは介入と症状との間の因果関係を推論するための脅威となり，バイアスが大きいほど内的妥当性は下がる．事例研究では，バイアスの影響が全くといってよいほど統制されておらず，そのため，介入の結果として症状が良くなったと結論することはできない．このように，事例研究は，外的妥当性も内的妥当性も著しく低いため，その結果をエビデンスとして用いてはならないのである[2]．

3 前後比較研究

わが国の臨床研究で，事例研究に次いで多いのが，前後比較研究などの準実験である．準実験とは，次項で述べるランダム化比較試験以外の介入研究をいう．つまり，ランダム化された対照群を欠いた実験デザインのことである．その中でも心理療法の臨床研究のデザインとして多用されるのが，前後比較研究である．その基本的デザインは，1群の研究参加者のベースラインを測定し，介入を実施した後，再度同じ測定をして，介入前後のアウトカムを比較するというものである（図2）．

例えば，うつ病に対する認知行動療法の効果を検討する場合，ベースライン測定としてベック抑うつ尺度（Beck depression inventory：BDI）などの質問紙などを用いてうつ病のスコアを測定する．そしてあらかじめ決めたセッション数の認知行動療法による介入を行い，治療後再びBDIを実施する．介入前後のスコアを比較することによって，例えばスコアが有意に改善していたら，介入に効果があったと結論される．

しかし，この研究デザインも内的妥当性が低いことが問題である．事例研究のところで述べたようなさまざまなバイアスの影響を排除できないのはこの場合も同じであり，もし参加者の症状の変化が観察されたとしても，それが介入の効果なのか，別の原因によるのか推定できない．

さらに，治療効果に影響を与える可能性のあるクライアント自身の要因（共変量），例えば，症状の重篤度，治療へのモチベーションなどの影響も排除することができない．もともと症状が軽く，モチベーションが高いクライアントばかりを集めたとき，治療効果が見られたとしても，クライアントの有する共変量の効果によって，効果が過大に見積もられる危険性がある．あるいは，実際に介入自体には効果がないのに，共変量に由来する自然な経過などで症状が良くなったものを，介入の結果だと誤って因果関係の推論をすることもある．加えて，多くの前後比較研究は，一般にサンプルサイズが小さすぎ，サンプルが母集団を代表していない場合が多い．その場合，外的妥当性も低くなる．

したがって前後比較研究による知見は，エビデンスのヒエラルキーが低く，「最善」のデータとはいえないので，その知見をもって効果のエビデンスとすることはできないし，してはならない．

4 臨床技能としての科学的リテラシー

このように，臨床研究にはさまざまなデザインがある．これまで説明してきたデザインは，よく用いられているものであるが，そこから得られた知見をエビデンスとするには，いずれもバイアスが大きすぎて不適切である．

科学者―実践者モデルの訓練を受けた公認心理師は，臨床研究におけるバイアスの脅威やその対処の仕方を熟知したうえで，研究を遂行することができなければならない．また，研究論文を臨床に活かす際にも，その論文がどのような研究デザインによるものであり，内的妥当性や外的妥当性の問題はどうかということなどに着目しながら，論文の批判的吟味を行い，その質を見きわめることができなければならない．これらを軽視することは，誤った根拠に基づいて臨床活動を行うことにつながり，最悪の場合，クライアントに害をもたらす結果となってしまう．つまり，科学的なリテラシーを高めることは，倫理的な臨床にもつながるのだということを認識しておく必要がある．

それでは，次項からバイアスの小さい質の高い研究デザインについて解説する．

文献

1) Eysenck HJ：The effects of psychotherapy：An evaluation. Int J Psychiatry 1：99-178, 1965
2) Hulley SB, et al：Designing Clinical Research, 4th ed, Lippincott Williams & Wilkins, Philadelphia, 2013

3) ランダム化比較試験

原田隆之

Key word CONSORT 声明／盲検化／効果量／信頼区間

要点整理

- 心理療法の効果を検証するための臨床研究のゴールドスタンダードは，ランダム化比較試験（RCT）であり，現時点では最もバイアスの小さい頑健な方法である．
- RCT は実施が難しく，大きな費用がかかるという誤解があるが，必ずしもそうではない．
- RCT を適切に実施するためには，国際的なガイドラインである CONSORT 声明を遵守する必要がある．

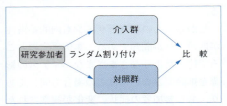

図1　ランダム化比較試験（RCT）の基本デザイン

1 RCT の基本

臨床研究のゴールド・スタンダードは，ランダム化比較試験（randomized controlled trial：RCT）である．「2-1）エビデンス・ベイスト・プラクティスとは」で，エビデンスのヒエラルキーを紹介した際に，RCT はその上位にあることを示したが，RCT が重要なのは，内的妥当性が高く，バイアスが少ない頑健な研究法だからである[1]．

RCT の基本的なデザインは，**図1**のとおりである．研究参加者をランダムに2つ（以上）の群に分ける．1つの群には，効果を検討したい介入を実施し（介入群，実験群），他方の群には比較対照の介入やプラセボ介入（場合によっては，無治療，治療待機などの場合もある）を実施する（対照群，コントロール群）．介入実施後の適宜な時点で，両群のアウトカムを比較し，有意な差があれば，相当な確実性をもって介入の違いに帰することができる．

前項で述べたように，参加者は介入以外にもさまざまな要因に曝露されているため，これらの影響を排除しないと，介入後に観察された変化が真に介入によるのか，それとも他の要因によるのかがわからなくなる．事例研究，観察研究，準実験（前後比較）などの場合は，介入の影響とこれら他要因（バイアス）の影響とを区別することができない．

それでは，RCT ではどうだろうか．まず RCT では，ランダム割り付けによって均等な2群ができているため，ベースラインにおける共変量の差（年齢，性別，重症度，パーソナリティ，モチベーションなど）はないので，それがアウトカムに与える影響は無視できる．一方，RCT においても，介入プロセスと同時に介入以外の要因は当然生じているし，参加者はそれらに曝露されている．しかし，重要な点は，こうした

曝露は両群の参加者に均等に生じているということである．例えば，介入群の参加者のなかに対人関係上の問題が改善され，それが症状の改善に影響を与えている者がいたとする．しかし，対照群の参加者にも，そのような変化は同程度生じていると推論できる．つまり，バイアスの脅威は両群で均等に生じているため，それらの影響は相殺される．その結果，両群間の唯一の違いは，介入の違いだけということになる．したがって，介入後の両群のアウトカムに有意差が見られたならば，それは介入の違いによると推論できるわけである．このように，参加者をランダムに割り付けるというきわめてシンプルな手続きによって，既知のバイアスはもちろん，未知のバイアスまで統制できる．これがRCTというデザインのエレガントなところである．

2 わが国でRCTの実施が少ないのはなぜか

わが国の臨床心理学分野における臨床研究では，本稿執筆時点では，RCTが実施されることが非常に少ない．バイアスが大きく，エビデンスとして活用できない事例研究や前後比較研究ばかりに資源を傾けることは，大きな無駄であるだけでなく，参加者の好意を無にするという意味で倫理的にも問題である．今後はこれらの研究に費やしていた資源を，RCTの実施に傾注すべきである．

RCTが実施されていない理由として，いくつかのことが考えられる．1つは，RCTへの心理的な敷居の高さである．このデザインが，大学や大学院でもほとんど指導されないため，「難しそうだ」という誤解が蔓延している．しかし，先ほど説明したように，RCTの基本的な手続きはきわめてシンプルである．もちろん，RCTを厳密に実施するには，後述のように一定の手続きやルールを遵守する必要があるが，これは質的研究を含め，どの研究デザインでも同じであろう．

2つ目は，「RCTは対照群の参加者に効果のある介入を実施しないので，非倫理的だ」という誤解がある．これも大きな間違いである．なぜRCTを実施するかというと，効果があるかないか，科学的に検証してみないとわからないからである．そもそも効果のわかっている介入であれば，RCTに限らず，どんな臨床研究も必要なく，それを実施することは確かに倫理的な問題がある．しかし，「新しい介入」を実施するには，それに先だってRCTを実施しないことのほうが，むしろ非倫理的である．RCTを実施するとき，介入群に実施する介入は，効果が期待されているかもしれないが，まだこの時点では効果があるかどうかわからないし，逆に害があるかもしれない．したがって，介入群も対照群も，どちらかがプラスでどちらかがマイナスであるといった不公平な状態ではない．

第3は，現実的な理由であり，「RCTを実施するには多くの資金が必要だ」と考えている人も多い．確かに，薬の臨床試験のように多くの参加者を長期間にわたってフォローアップしたり，検査をしたりする場合は，膨大な研究費が必要であろうが，心理療法のRCTの場合，他の研究法に比べて著しく費用がかかるということはあまり考えられない．

このように考えると，もはや残るのは心理的な障壁だけである．エビデンス・ベイスト・プラクティス（EBP）時代を生きる科学者―実践者モデルに沿った心理師は，RCTによる臨床研究を実施し，エビ

表1 CONSORT 声明

論文のセクション	チェックすべき項目
タイトル・抄録	タイトルにランダム化比較試験であることを記載
はじめに	
背景・目的	背景と論拠の説明，目的または仮説
方　法	
参加者	参加者の適格基準，データが収集された場面と場所
介入	再現可能となるように詳細な各群の介入
アウトカム	事前に特定され明確に定義された主要・副次的アウトカム
サンプルサイズ	どのように目標サンプルサイズが決められたか
ランダム化	
割り付けの作成	割り付けを作成した方法，割り付けのタイプ
割り付けの隠匿	隠匿されていたか，どのようなメカニズムを用いたか
割り付けの実施	誰が割り付けを作成し，誰が参加者を組み入れ，誰が割り付けたか
盲検化	誰がどのように盲検化されていたか
統計的手法	主要・副次的アウトカムの群間比較に用いられた統計的手法
結　果	
参加者の流れ	ランダム割り付けされた人数，治療を受けた人数，主要アウトカムの解析に用いられた人数（フローチャート）
ベースライン・データ	ベースラインにおけるデモグラフィックデータ，臨床的特性
解析された人数	それぞれの解析における参加者数，ITT 解析であるか
アウトカムと推定	介入の効果の推定とその精度（95％信頼区間など）
害	すべての重要な害，または意図しない効果
考　察	
限界	試験の限界，可能性のあるバイアスや精度低下の要因
一般化可能性	試験結果の一般化可能性（外的妥当性，適用性）
解釈	結果の解釈，有益性と有害性のバランス，他の関連するエビデンス
その他の情報	
登録	登録番号と試験登録名
プロトコール	可能であれば，完全なプロトコールの入手方法
資金提供者	資金提供者と他の支援者

（文献2）より抜粋）

デンスの産出に貢献する責任がある．

3 CONSORT 声明

　それでは RCT を実施するために遵守すべきルールを述べる．これは，国際的に定められたルールがあるので，これに沿って説明したい．RCT の質を担保するために世界中で広く用いられているガイドラインが，CONSORT（Consolidated Standards of Reporting Trials：臨床試験報告に関する統合基準）声明である[2]（表1）．名称のとおり，元来は RCT 報告（論文）の質を高めるためのものであるが，そもそもこれに沿って RCT を実施していなければ，報告の質も高まるはずがない．したがって，これは RCT 実施のためのガイドラインと考えても差し支えない．

1）参加者の決定とランダム化の手続き

　まず，どのような参加者を募集するか，その適格基準をあらかじめ明確に決めておく必要がある．年齢，症状の重篤度，服薬の有無など，研究の目的に応じて設定すればよいが，参加者を限定しすぎると，当然のことながら外的妥当性が低くなる．

　また，サンプルサイズをあらかじめ決めておく必要がある．欧米の学術誌では，サンプルサイズの設定根拠を求めるものが増えている．

　次に，参加者をランダムに割り振るための方法であるが，古典的にはサイコロを振ったり，くじ引きをしたりという方法がある．もう少し洗練された方法としては，コンピューターで乱数表を作って，それに基づいて割り付けるなどの方法がある．一方，参加者を ID 番号の奇数偶数，研究に組み入れた順番，名前や誕生月などに基づいて割り振るのは，ランダム割り付けではない．そのような方法には一定のルールが

あり，割り付けが予想できるからである．

2）ランダム化の隠匿

ランダム化の手続きにおいて一番大切なのは，参加者や研究実施者に，乱数表や割り付けを記載した表など，割り付けの方法を隠匿しておくことである．これがわかってしまうと，割り付けが崩れてしまう恐れがあるからである．例えば，参加者は自分が望むほうの群に入りたいあまり，割り付けの順番がわかってしまうと，参加を辞退したり，順番を他の参加者に譲ったりするかもしれない．研究者のほうも，都合のよい参加者を介入群に割り振ってしまうかもしれない．このようなことが生じると，参加者の偏り（選択バイアス）が生じてしまう．したがって，独立した別の研究者または研究協力者が割り付けを行い，参加者を群に組み入れる直前に割り付けを聞くようにするのが理想的である．

3）盲検化

もう1つ重要な手続きは盲検化（blinding）である．盲検化には2種類があり，まずは研究参加者の盲検化である．すなわち，参加者に自分がどの群に割り振られたかを教えないということである．もし介入群を希望していた参加者がいたとして，自分が対照群に割り振られたとわかると，モチベーションが低下し，研究から脱落したり，症状に影響を与えたりする恐れがある．

しかし，薬の治験ならともかく，心理療法の臨床試験では，参加者はある程度，自分がどの群に割り振られているか自覚できるであろうから，参加者の盲検化は困難な場合が多い．もちろん，工夫をすれば盲検化は不可能ではないし，完全な盲検化はできなくても，モチベーションの低下を防ぐことは可能である．

第2は，アウトカム評定者の盲検化である．研究者が，介入実施後のアウトカムを評定するときに，その参加者がどちらの群の参加者であるかがわかれば，評定に影響を与える恐れがある．したがって，アウトカム評定を担当する研究者にも，割り付けを伏せておく必要がある．理想的には，これら両者を盲検化することであり，それを二重盲検化という．

4）解析と結果の報告

RCTで統計解析を行う際に重要なことが3点ある．第1に，ITT解析（intention-to-treat analysis）を行うことである．これは，割り付けの意図どおりに解析することである．例えば，介入群の参加者が最初から脱落し，何の治療も受けなかったとする．研究者としては，この参加者は介入を受けていないのだから，対照群のほうに組み込んで解析したいところであるが，これはルール違反である．なぜなら，これを行うと最初のランダム割り付けが崩れてしまうからである．脱落者は，何らかの点で共通した特徴を有しているかもしれず，このような参加者を対照群に組み込むと，そこに何らかのバイアスを持ち込む危険がある．介入を受けていない者を介入群として解析することは，介入の効果を薄めてしまう恐れはあるが，少なくともバイアスを持ち込むことにはならない．

第2は，効果量の計算をすることである．これもまた欧米の学術誌では標準になっている．効果量とは，文字通り効果の大きさを表す指標であり，これを報告していない論文では，後述するメタアナリシスができなくなる．わが国でも効果量の報告を必須にすべきである．

第3は，信頼区間の報告である．p値や効果量は，1つの数値で効果の推定をする指標なので，点推定と呼ばれるのに対し，

信頼区間は幅を持って効果を推定するため、区間推定と呼ばれる。通常は、95％信頼区間が用いられるが、これは同様の研究を複数回繰り返しその信頼区間を求めると、その95％は真の効果量を含むという意味である。当然のことながら、信頼区間が狭いほど推定の精度が高い。

5) 倫理審査と臨床試験登録

最後に、RCTを実施する際に必ず行うべき、重要な手続きについて触れておきたい。まずは倫理審査である。RCTに限らず、臨床心理学の研究は人間を対象とするのであるから、倫理審査を受けることは必須である。RCTの場合は、これまで述べてきたことを含め、CONSORT声明に挙げられている項目をプロトコールに明記したうえで、倫理審査を受ける必要がある。

また、RCTを実施する場合は、実施に先立って臨床試験登録をする必要がある[3]。なぜ臨床試験を登録する必要があるのか、それには大きく2つの理由がある。第1は、倫理的理由である。研究内容や手続きを透明化することで、参加者を保護するとともに、同様の試験の乱立を防ぎ、参加者に不要な負担を求めることを防ぐことになる。

第2は、科学的理由である。プロトコールをあらかじめ公表することによって、研究者が恣意的に研究方法を変更することが防止できる。また、臨床試験を実施したとしても、結果に有意な知見がなければ（いわゆるネガティブ試験）、その結果が公表されないケースが多くなる。ネガティブな知見とはいえ、重要な知見であることは間違いないので、あらかじめ登録しておくことで、万が一公表されなくても、結果を知りたいときは、その研究者にアクセス可能になる。

わが国で最も広く活用されているのは、UMIN臨床試験登録システム（UMIN-CTR）である（http://www.umin.ac.jp/ctr/index-j.htm）。RCTを実施する際には、このようなサイトを活用して、研究を登録することが大切である。それはまた、RCTという厳密な研究の知見を研究者、実践者、そして人類全体の共有財産とすることにもつながる。

文献

1) Torgerson DJ, et al：ランダム化比較試験（RCT）の設計：ヒューマンサービス、社会科学領域における活用のために、原田隆之ほか監訳、日本評論社、東京、2010
2) Schulz KF, et al：CONSORT 2010 statement：Updated guidelines for reporting parallel group randomised trials. Br Med J 340：698-702, 2010
3) 西内 啓ほか：臨床試験登録の必要性―現状とその展望．臨床薬理 40：111-117, 2009

1章 公認心理師の専門性に関する知識と技法

2 科学者―実践者モデル

4) メタアナリシスとシステマティックレビュー

原田隆之

Key word フォレストプロット／コクラン共同計画／キャンベル共同計画／効果量

要点整理

- 過去に実施された複数の研究を統合する手法をメタアナリシスと呼び，その手法を用いて書かれた展望論文をシステマティックレビューと呼ぶ．ランダム化比較試験（RCT）のメタアナリシスが，現在のところ最も質の高いエビデンスとされている．
- メタアナリシスは，事前にそのプロトコールを決めて，それに従って一次研究を検索し，ふるいにかけた後，統合する．その結果は，フォレストプロットと呼ばれるグラフで表される．
- コクラン共同計画，キャンベル共同計画は，良質なシステマティックレビューへのアクセスを高める目的で作られた国際組織である．介入を実施する際には，それにエビデンスがあるか否かをコクランレビューなどでチェックすべきである．

1 メタアナリシス，システマティックレビューとは

エビデンスのヒエラルキーのなかで，現在のところ最上位に位置するのがメタアナリシスである．メタアナリシスとは，複数の研究を統合するための統計的手法のことである．単独の研究法としては，RCTが最も上位にあるが，複数のRCTを統合したメタアナリシスのほうが，よりエビデンスの質が高くなる．そして，メタアナリシスの手法を用いて書かれたレビュー論文をシステマティックレビュー（systematic review）と呼ぶ[1]．

RCTがいくら質の高い方法だといっても，わずか1つのRCTの知見をエビデンスとすることは危険である．サンプル数が十分に大きくないこともあるし，サンプルが偏っている場合もある．したがって，できるだけ多くの多様なRCTを集めて，そのデータを統合すれば，あたかも1つの大きなRCTのようになり，より結果に対する妥当性が高まる．そのための方法がメタアナリシスである．

これまでのレビュー論文は，あるテーマに基づいて，レビュー著者が著者独自の視点で論文を選び，その内容を紹介しつつ展望するというのが一般的であった．これを記述的レビューと呼ぶ．しかし，この方法は，ともすれば著者の恣意的な判断で論文の取捨選択がなされやすい．そのため，著者が元来有していた意見を支持する論文ばかりを選ぶ可能性がきわめて大きい．とすると，場合によってはミスリーディングになってしまうこともある．例えば，新しい治療法を考案した本人が，自分自身や関連する研究者による論文ばかりを集めてレビューし，その治療に効果があることを説いたとしても，そのようなレビューをそのまま信頼することは危険であるし，利益相反の観点からも問題である．

それに対して，システマティックレ

表1 メタアナリシスのプロトコール

項目	内容	例
タイトルと目的	対象とする状態（疾患・問題）と介入を明確にする	PTSDに対する曝露療法の効果を検討する
一次研究の包含基準	研究デザイン，参加者，介入，対照，アウトカム	RCTのみ，成人のPTSD患者，曝露療法とそれ以外の療法との比較，治癒率，PTSD評価尺度のスコア
文献検索の方法	使用するデータベース，ハンドサーチ	MEDLINE，PsychINFO，学会抄録や学術誌の検索，論文著者に照会
研究の質の評価方法	誰がどのように実施するか 不一致の場合の対処	著者2人が独立して，ランダム化の隠匿，盲検化，不完全アウトカム報告の有無，ITT解析の有無などを評価する
解析の方法	メタアナリシスの方法，効果量の指標	ランダム効果モデル，標準化平均差およびリスク比，感度分析を実施する

ビューの場合は，あるテーマに基づいて論文を選んで紹介し，展望をするという骨格は同じであるが，手続きが大きく異なる．まず，重要な点は，レビューのプロトコールをあらかじめ厳密に決めておいて，場合によってはそれを事前に公表し，それに従って論文の検索，解析，展望を行うということである．通常，システマティックレビューのプロトコールに必要なことは，**表1**のようなものである．

2 システマティックレビューの方法

ここでは，システマティックレビューの書き方の基本を解説するが，これはシステマティックレビューを読むときにも必要になる「技能」である．エビデンス・ベイスト・プラクティス（EBP）においては，システマティックレビューをエビデンスとして「つかう」ことが最も多くなるはずであるから，こうした技能を身につけておくことは必須である．

システマティックレビューでは，当然ながら，まず何をテーマとしてレビューを書くのかを決めることから始める．これをレビュークエスチョンという．「曝露療法は心的外傷後ストレス障害（PTSD）に効果があるか」「ロールシャッハテストはパーソナリティを明らかにできるか」「虐待は非行の要因であるか」など，さまざまなレビュークエスチョンが考えられるが，ここでは介入のレビューについて考えてみよう．

例えば，「曝露療法はPTSDに効果があるか」というのがレビュークエスチョンであるとする．そうすると，PTSDに対して曝露療法を実施し，その効果を検討したRCT論文を，論文データベースなどで検索する．レビューに含める論文は，必ずしもRCTに限定する必要はないが，最も質のヒエラルキーが高いのは「RCTのメタアナリシス」であるので，可能な限りそのようにするべきである．

次に，検索で得られた論文をふるいにかける．これが手続きのなかで最も重要な作業である．なぜなら，RCTであれば何でもレビューに含めてよいかというと，そうとは限らないからである．RCTのなかにも質の高低は厳然と存在するため，レビューの質を高めるには，そこに含める論文（一次研究）の質を厳しく見きわめる必要がある．特に，前項で述べたRCTの手続きを厳守しているかどうかは，重要なポイントになる．決められた手続きを逸脱す

ればするほど，バイアスが大きくなるからである．

レビューに含める論文が決まれば，次はいよいよメタアナリシスを実施することになるが，そのときはアウトカムごとにデータを統合する．例えば，曝露療法がPTSDに効果があるかどうかを検討するとき，一次研究では効果の指標として，さまざまなアウトカム（従属変数）を用いているはずである．標準化された尺度を用いているものもあれば，医師の診断（症状軽快，寛解，治癒など），職場復帰などの行動指標，QOLのような生活の質全般を用いているものもある．これらはいずれも，効果の指標として重要なものであるが，当然ながら異なった指標同士を統合することはできない．一次研究のデータを見て，同じアウトカム指標を用いているものだけをピックアップして，それらのデータを統合する．

ごく簡単な例を挙げれば，医師の診断による「治癒率」をアウトカムとして統合する場合，研究A，Bという2つの研究があったとすると，表2のような結果となる．研究Aでは，介入群の治癒率が60％（N＝50）であるため，治癒したのは30人である．研究Bでは，介入群の治癒率50％（N＝120）であるため，治癒は60人となる．これらのデータを統合すると，N＝170で治癒が90人であるため，治癒率を計算すると90/170で52.9％となる．対照群も同様に統合した治癒率を求め，その両者を比較する．実際の計算は統計ソフトで実施すればよいが，このように基本的な計算は取り立てて複雑なものではない．

最後に，結果の表示であるが，それは通常フォレストプロットと呼ばれるグラフで表示される．図1は架空のメタアナリシスのフォレストプロットである．介入Aと

表2　メタアナリシスの一例

	治癒率	
	介入群	対照群
研究A	60％（N＝ 50）	40％（N＝ 50）
研究B	50％（N＝120）	30％（N＝100）
メタアナリシス	53％（N＝170）	33％（N＝150）

介入Bの2群を比較し，アウトカム指標として自尊心尺度のスコアを用いたRCTのメタアナリシスであるとする．効果量としては，標準化平均差（介入群のスコアの平均値から，対照群のスコアの平均値を引いて，その差を標準偏差で除したもの）を用いている．この値が0のときは，両群のスコアに差がなかったことになり，0より大きい場合は治療群のほうのスコアが良かったことになる．したがって，効果量の値が0より大きければ，治療群に効果があったということができる．

図1を見ると，まず一番左の列に並んでいるのが一次研究の著者名である．このメタアナリシスには，3つの一次研究が含まれていることがわかる．研究者名の横には，参加者の数が記載されている．そして，その横に真ん中に青い四角のある横線が記載されているが，四角が効果量を表し，横線は95％信頼区間を表す．Nが大きいほど，それに比例して四角が大きく表示され，信頼区間は狭くなる．真ん中の縦の点線は0を表しているので，各研究の効果量が右にプロットされているなら，効果量は正の値であるため，介入群のほうの効果が大きかったことを意味している．左にプロットされている場合は，その逆である．また，信頼区間が0をまたいでいるかどうかも重要なポイントであり，0をまたいでいればその効果は有意ではなく，またいでいなければ有意であると見なされる．

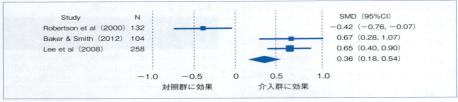

図1　フォレストプロット

　例えば，一番上のRobertsonらでは，効果量が−0.42で，信頼区間は−0.76〜−0.07である．効果量が負の値であるので，このRCTでは対照群のほうに効果があったということである．しかも，信頼区間が0をまたいでいないので，その効果は有意である．この図で一番重要なのは，一番下の行である．これら4研究を統合した効果量が，一番下にひし形で表されており，ひし形の横の長さが信頼区間となっている．当然，Nは一番大きいので，信頼区間も一番狭い．また，効果量は正の値を取っているので，介入群に効果があったことがわかる．さらに，効果量の信頼区間が0をまたいでいないので，有意な効果であると見なす．一番の上の研究では，介入群に有意な効果なしとの結果であったが，残り2つの研究では効果が認められていたため，これらをメタアナリシスによって統合したより頑健な結果では，介入に有意な効果があることがわかった．

2　コクラン共同計画，キャンベル共同計画

　システマティックレビューは，最も質の高いエビデンスを提供するものであるが，重要なことは，システマティックレビューへのアクセスを高めること，つまりエビデンスを「つたえる」ことである．必要とする者が，すぐにエビデンスにアクセスできなければ，EBPは絵に描いた餅となる．特に，クライアントがエビデンスにアクセスできるようにすることが最も重要である．なぜなら，エビデンスはクライアントのためにあるものだからである．

　システマティックレビューへのアクセスを高めることを目的として，1993年にコクラン共同計画が設立された．これは，医療分野でのエビデンスをつくり，つたえるための研究者による国際組織である．また，コクラン共同計画に遅れること6年，1999年に社会科学分野における姉妹組織として，キャンベル共同計画が設立された．

　コクランやキャンベルのレビューは，ウェブ上で公開されているので，誰でも簡単にアクセスできる．本文を読むのは有料の場合もあるが，要約であればすべて無料である．また，一般向けに専門用語を排した要約も用意されている．さらに，日本語への翻訳作業も進められている．EBP時代の心理師は，これらの良質なエビデンスを活用し，それをクライアントと共有しながら，臨床を進めることが必要である．

文献

1) Higgins J, et al：Cochrane handbook for Systematic Reviews of Interventions, Chichester：Wiley, 2008

3 倫理実践

1）スキルとしての職業倫理

金沢吉展

Key word 社会的契約／倫理綱領／倫理規程／コンピテンシーモデル

要点整理

- 職業倫理は心理師にとって必須の知識・スキルである．
- 職業倫理とは，それぞれの専門職が自分たちで定め，自分たちの行動を規定する行動規範である．
- 職業倫理は，現実の問題解決の指針となる．
- 北米の心理職教育においては職業倫理教育が義務づけられているが，日本では学ぶ機会が乏しい．

1 職業倫理とは何か

心理師はさまざまな状況に遭遇する．例えば，クライアントの家族と名乗る人物から，クライアントについて困っている，どのような対応をすれば良いかと尋ねる電話が入る．面接中にメモを取っていると，クライアントがそれを見て，何を書いているのか見たいと尋ねてくる．勤務先のクリニックを退所した後，近くのコンビニエンスストアで買い物をしていると，自分が担当しているクライアントが店に入って来る．

あるいは，ロールシャッハ検査を行っている時に，クライアントが，図版の裏を見て，何かコメントするかもしれない．心理面接を行っていても，クライアントが急に立ち上がるかもしれない．クライアントは心理師の予想とは異なる行動をすることがあり，その場合も，心理師は一人でその場で対応しなければならない．

心理師にとって難しいのは，遭遇する状況は多様であって同一のものはなく，また，その場で，待ったなしの状況で，しかもたった一人で考えて対応しなくてはならないという現実である．

このロールシャッハ検査の状況や心理面接場面での状況について，心理師一人ひとりの対応が全く異なるようでは，そもそも専門職として問題がある．専門職には，一定の知識や行動，すなわちスキルが求められるのであって，皆バラバラ，好き勝手な対応を行うようであっては，そもそも専門職として成り立たない．

職業倫理とは，ある特定の職業（または職能）集団が自分たちで定め，その集団の構成員間の行為，あるいは，その集団の構成員が社会に対して行う行為について規定し，律する行動規範であると共に，現実の問題解決の指針となるものである[1]．この行動規範，すなわち行動のルールを文字にして示したものが，それぞれの職業（職能）集団の倫理綱領（団体によっては倫理規程など，他の名称が用いられることもある）と呼ばれるものである．したがって，職業倫理とは，その職業（職能）集団が社会に対して示す約束であり，社会との間に交わす「社会的契約」[2]であるといえる．

どんな職業（または職能）集団であっても，その集団単独では存在することができ

表1　北米の心理職資格試験（筆記試験）の内容

領域	内容	割合(%)
1	行動の生物学的基礎（10%）	10
2	行動の認知的・情動的基礎（13%）	13
3	行動の社会的・文化的基礎	11
4	成長と生涯発達	12
5	アセスメントと診断	16
6	治療、介入、および予防とスーパービジョン	15
7	研究法と統計	7
8	職業倫理的・法的・専門職としての問題（課題）	16

注：2018年2月15日以降実施の試験に適用。
(Association of State and Provincial Psychology Boards, 2017 を基に作成)

ない．心理師の場合は，現在のクライアント，これからクライアントになり得る人々，他職種，そして市民の方々という大勢の人々と関わることがなければ存在することができない．このことを考えると，社会全体のルールを守りながら，一方で，自分たちが自分たちを律することができるということを社会に対して示すことも必要であることが理解できよう．

2　職業倫理の重要性

このように職業倫理は心理師にとって重要であるが，これまで日本の心理職の間では職業倫理に関する関心は乏しいというのが実態であった．

一方，海外の心理職を見ると，職業倫理は日本よりもはるかに重視されていることがわかる．北米各州の心理職資格試験において用いられる筆記試験の内容を見ると，法と倫理に関する領域（領域8）の問題の割合は16%と，アセスメントと診断（領域5）と並んで最多問題数の出題領域となっている（表1）．ちなみに，2018年2月14日実施までの試験においては領域8の出題割合は15%と，8つの領域の中で最多の問題数であった[3]．

3　コンピテンシーとしての職業倫理

近年，心理学領域の教育においては，実践技能を重視したコンピテンシーモデルが注目されている．コンピテンシーモデルの特徴は，「何を教えるか」ではなく，その教育や研修を受けた修了生や心理職に実際に何ができるかを主眼にして教育訓練の内容を構築することである[4]．よく知られているコンピテンシーモデル（Cube Model）[5]では，職業倫理は心理職の基盤となるコンピテンシーの中に位置づけられている．

アメリカ心理学会 American Psychological Association（APA）が定めるカリキュラムにもコンピテンシーモデルが反映されている．北米における心理職の教育は大学院博士課程（通常は前期・後期一貫課程）レベルで行われているが，APAが定めるカリキュラムにおいては，大学院・インターンシップ・ポストドクトラル（博士課程修了後）トレーニングのいずれにおいても，職業倫理の教育は義務づけられており，学生はその課程における教育を受けた結果，職業倫理に関する実践能力（コンピテンシー）を示すことができなければならないと定められている[6]．

このように，海外においては，アセスメントや心理療法などと同様，職業倫理は心理職にとって必須の知識・スキルであることが明確にされている．

しかし日本においては，職業倫理の重要性に関する認識は未だ乏しい．臨床心理士を対象とした調査によると，職業倫理に関

する教育が不十分であることが指摘されている[7]．この調査によれば，大学・大学院において，職業倫理のみを扱う講義を受けたと回答した人の割合は6.96%，一方，教員が講義の中で適宜触れたとの回答は55.06%であった．また卒後教育においても，職業倫理については「別の研修会の中で触れられた」とする回答が56.33%であったのに対して，職業倫理の研修会への出席は46.20%にとどまっていることが報告されている．

一方，臨床心理士養成のための指定大学院の教員を対象とした調査では，「倫理」を標榜した授業を実施しているとの回答はわずか4.1%であり，「いずれかの授業の中で必ず1コマは取り上げる」が68.4%，職業倫理教育の実施予定なしとの回答は14.5%であったことが示されている[8]．

職業倫理に関わる問題の発生を防ぐには，職業倫理教育以外に方法がない．日本におけるこのような職業倫理の軽視は，国内における職業倫理的問題が発生し続ける土壌を作るだけであり，海外の状況と比較してみても極めて遺憾であると言わざるを得ない．

文献

1) 金沢吉展：臨床心理学の倫理をまなぶ，東京大学出版会，東京，2006
2) Canadian Psychological Association：Canadian Code of Ethics for Psychologists, 3rd ed, Ottawa, 2000
3) Association of State and Provincial Psychology Boards：EPPP Candidate Handbook, Tyrone, 2017
4) 金沢吉展：コンピテンシー・モデル．臨床心理学 17：542-543，2017
5) Fouad NA, et al：Competency benchmarks：A model for understanding and measuring competence in professional psychology across training levels. Training and Education in Professional Psychology, 3：S5-S26, 2009
6) American Psychological Association, Commission on Accreditation：Standards of Accreditation for Health Service Psychology, Washington DC, 2015
7) 慶野遥香：臨床心理士の出会う倫理的困難に関する実態把握．心理臨床学研究 30：934-939，2013
8) 兒玉憲一ほか：臨床心理士養成指定大学院教員の倫理教育に関する意識調査．広島大学大学院教育学研究科紀要　第三部　教育人間科学関連領域 55：209-217，2006

2) 倫理の基本的枠組み

金沢吉展

Key word 専門的能力／多重関係／秘密保持／インフォームド・コンセント

要点整理

- 職業倫理には，理想追求倫理と命令倫理の2つの側面がある．
- 心理職の職業倫理は7つの原則にまとめることができる．
- 原則を知識として知るだけではなく，実践状況で用いることができるよう，アクティブラーニングなどの方法によって身につけることが求められる．
- 裁判の判決や法律の知識も必要となる．

1 職業倫理の2層性

職業倫理には，「すべき・すべきではない」という「命令倫理」だけではなく，「理想追求倫理」という側面もある[1]．APAの倫理綱領[2]を例にとって説明しよう．APAの倫理綱領は，「序論および適用性」，「前文」，「一般原則」，および「倫理基準」から成る．冒頭の「序論および適用性」において，「前文」と「一般原則」は「心理学の最高の理想に向かってサイコロジストを導く，強い願望的な目標」であり，「倫理的な行動のしかたについて決定する上で十分に検討する必要がある」と明記されている．一方「倫理基準」は「サイコロジストとしての行いに対して適用される実効力のある規則」であることが示されている．このようにAPAの倫理綱領では，「最高の理想に向かってサイコロジストを導く，強い願望的な目標」と，具体的で「実効力のある規則」との両者が含まれていることが明確に記されている．続く「一般原則」では「善行，および，害を及ぼすことの禁止」「忠誠と責任」「人々の権利と尊厳の尊重」などの5つの原則が挙げられている．APAの会員はこの倫理綱領を守る義務を課せられているが，そのことは，具体的な行動レベルの「倫理基準」，すなわち命令倫理[1]を守るだけではなく，「前文」や「一般原則」に明示されている価値を共有し，理想追求倫理を目標として邁進することも義務づけられているということができる．

2 職業倫理の「中身」とは何か

臨床心理学を含むメンタルヘルス領域の職業倫理は以下の7つの原則にまとめることができる（**表1**）．

表1の内容を実際に臨床実践の中で用いるためには，単に知識として理解するだけではなく，各原則の中身について，文献に触れて詳しく知る必要がある．さらに，架空事例などを用いた練習問題に取り組むことや，アクティブラーニングのような体験的な学習によって，職業倫理を実践的な状況で用いることができるよう，学んでおく必要がある．

紙幅の都合上，7原則すべてについての詳細な説明は省くが，ここでは次の5つについて説明したい．

1）相手を傷つけるおそれのある言動の禁止

相手に対する差別や暴力などのように，

表1 職業倫理の7原則

第1原則：相手を見捨てない，同僚が非倫理的に行動した場合にその同僚の行動を改めさせる，など

第2原則：十分な教育・訓練によって身につけた専門的な行動の範囲内で，相手の健康と福祉に寄与する
効果について研究の十分な裏付けのある技法を用いる．心理検査の施行方法を順守し，マニュアルから逸脱した使用法は用いない．自分の能力の範囲内で行動し，常に研鑽を怠らない．心理師自身の心身の健康を維持し，自身の健康状態が不十分な時には心理師としての活動を控える．専門スキルやその結果として生じたもの（例えば心理検査の結果，心理教育などによって一般の人々へ提供される専門的知識）が悪用・誤用されないよう注意する．自身の専門技能・スキルの誇張や虚偽の宣伝は行わない．専門的に認められた資格がない場合，必要とされている知識・スキル・能力がない場合，自身の知識やスキルなどがその分野での規準を満たさない場合は心理師としての活動を行わず，他の専門家にリファーするなどの処置をとる，など

第3原則：相手を利己的に利用しない
多重関係を避ける．クライアントと物を売買しない．物々交換や身体的接触を避ける．勧誘（リファーなどの際に，クライアントに対して特定の機関に相談するよう勧めること）を行わない，など

第4原則：一人ひとりを人間として尊重する
冷たくあしらわない．心理師自身の感情をある程度相手に伝える．相手を欺かない，など

第5原則：秘密を守る
秘密保持には限界がある．本人の承諾なしに心理師がクライアントの秘密を漏らす（あるいは開示する）場合は，明確で差し迫った生命の危険があり相手が特定されている場合，虐待が疑われる場合，そのクライアントのケアなどに直接かかわっている専門家などの間で話し合う場合（例えば相談室内のケース・カンファレンスなど）などに限られる．ただし，いずれの場合も，クライアントの承諾が得られるようにしなければならない．また，記録を机の上に置いたままにしない，待合室などで他の人にクライアントの名前などが聞かれることのないよう注意する，といった現実的な配慮も忘れてはならない．なお，他人に知らせることをクライアント本人が自身の自由意思で強制されることなく許可した場合は守秘義務違反にはならない

第6原則：インフォームド・コンセントを得，相手の自己決定権を尊重する
十分に説明した上で本人が合意することのみを行う．相手が拒否することは行わない（強制しない）．記録を本人が見ることができるようにする，など

第7原則：すべての人々を公平に扱い，社会的な正義と公正・平等の精神を具現する
差別や嫌がらせを行わない．経済的理由などの理由によって援助を拒否してはならない．一人ひとりに合ったアセスメントや援助を行う．社会的な問題への介入も行う，など

（文献3）より引用一部改変）

明らかに「傷つける」言動のほかに，相手を傷つけるおそれのある言動として「相手を見捨てること」[3)]が挙げられる．以下に具体例として，リファーと心理師の不在に関する注意点を挙げておきたい．

まずリファーの時期であるが，インフォームドコンセントの原則を踏まえ，リファーはできるだけ早い時期，可能な限り初回の時点で行う必要がある[2)]．早い段階でのリファーに関する判断を可能にするためには，初回面接における的確なアセスメントが不可欠である．

一方，心理師が不在となる状況のように，クライアントとある程度の期間面接などを行ってからリファーしなければならない場合もある．不在がある程度の時間的余裕をもって判明する場合（心理師の退職，育児休暇など）には，退職などが確定後，できるだけ早い時点でクライアントに説明し，当該心理師の不在がクライアントにとってどのような意味や影響があるか，当初に設定した目標はどの程度達成することができたのか，今後の課題は何かなどについて話し合うことが必要である．その上で，リファーあるいは終結など，クライアントにとって何が最も適切か，互いに合意を得ることが求められる．

一方，心理師の急病などによる突然の不在の場合は，本人あるいは家族が職場に連絡してその旨を伝え，伝えられた職場の同

僚などが，予約の変更などの対応を行うことが一般的であろう．しかし，長期の不在や，最悪の場合は心理師が亡くなるという事態もあり得る．心理師が突然不在となった場合にどうするか，あらかじめその相談室・機関としての対応について，マニュアルを作成しておくことが必要である．そして，相談室の対応の内容についてクライアントと話し合い，それぞれのクライアントが希望する対応方法を明確にしておくこと，その話し合いの内容を記録に明記しておくこと，そして，突然の不在という事態が起こった場合には，クライアント一人ひとりの意思を尊重して対応することが必要である．

他機関にリファーを行う場合には，インフォームドコンセントの原則から，複数のリファー先を心理師が提示して，クライアントが次の機関・心理師などを自身で決めることができるよう，援助する必要がある[3]．また，この場合には，次の機関・心理師などへクライアントについて情報提供を行う場合があるが，この情報提供についてもクライアントの承諾を得た上で行わなければならない．

2) 自身の専門的能力の範囲内において援助を行うこと

心理師には，十分な教育訓練によって習得した自身の専門的能力の範囲内において援助を行うことが求められており，範囲外の事柄については，その事柄について適切に対応できる人に依頼しなければならない[3]．自身の専門的能力の範囲内で援助を行うためには，クライアントの状態・状況について的確にアセスメントを行い，自分自身が対応できる範囲内の事柄なのか，迅速に判断する必要がある．この際の判断基準としては，法的な視点である「注意の標準」と倫理綱領に見られる基準を基にした判断の2つがある[3]．

「注意の標準」とは，医療における「医療水準」の考え方に準じた判断の仕方である．「注意の標準」は「特定の情況のもとでの過失の有無を判定するための標準」であり，通常は，「その情況におかれた通常人が払うと考えられる注意の程度が基準となる」が，「医師のように特別の技量を要する職業にある者の業務に関しては，その職業に従事する者としての通常人の基準による」とされている[4]．

心理職の場合，「注意の標準」の重要な判断基準とみなされるのは，さまざまな研究成果を基にして国内外の学会などが作成している種々のガイドラインといえよう．心理師は，常に新たな知識・技術を修得し，国内外の種々のガイドラインや実証的研究の内容を理解した上で，常にその時点の実践上の水準に達すべき義務を負っているといえる．

法的概念である注意義務を基本とした「注意の標準」に対して，心理学の職業倫理として示される基準は，自身がこれまで受けてきた教育（主として座学で行われる教育）・訓練（通常の大学院教育においては「実習」）・経験（スーパービジョンを受けて得られた実務上の経験）を基にした判断である．今このクライアントに対して何を行うことが適切なのか，自分は一人で対応することが可能なのか，判断することが求められる[3]．

3) 相手を利己的に利用することの禁止

クライアントは自身にとって最善の対応を受ける権利を有しており，心理師は，心理師側の利益のために行動することは禁じられている．したがって，利益誘導と解されるような行為（例えば，リファーの際に，

特定の機関（例：心理師自身が勤務している別の相談機関）にクライアントをリファーする）や商取引および物々交換は行ってはならない[3]。

この原則に関する状況として，多重関係の問題が知られている．例えば，心理師とクライアントという二人が，相談室での心理師-クライアント関係だけではなく，学生時代の同級生同士，あるいは，教員と学生である，といった具合に，心理師とクライアントが，二重あるいはそれ以上の関係を持ってしまう場合である[5]．

心理師-クライアントという関係に加えて，それ以外の関係・役割が加わることによって，心理師-クライアント関係に必要な中立性や客観性が侵され，利害の対立や個人的な意見がからむおそれがある．自分がすでに知っている人物をクライアントとして受け入れた場合，心理師の側には，以前から持っている関係や知識あるいは印象から，すでに「予断」や「偏見」をもっている可能性がある．クライアントの秘密や心理内的葛藤などを知ることによってクライアントを一層弱い立場に陥れる可能性がある一方，クライアント側から見ると，面接の場で話す事柄がどこまでそれ以外のクライアントの生活にかかわってくるか混乱し，十分な自己開示ができなくなる恐れがある．このようにさまざまなリスクが生じることから，多重関係は問題とされ禁じられている[5,6]．

多重関係の問題として心理師-クライアント間の性的関係が知られているが，性的多重関係と非性的多重関係は質的に異なるものではない．性的多重関係の問題が生じた当事者間には，性的多重関係の前にさまざまな非性的多重関係あるいは境界越え行動（例えば，心理師が自身の個人的事柄に

表2 秘密保持の例外状況

1. 明確で差し迫った生命の危険があり，攻撃される相手が特定されている場合
2. 自殺など，自分自身に対して深刻な危害を加えるおそれのある緊急事態
3. 虐待が疑われる場合
4. そのクライアントのケアなどに直接かかわっている専門家同士で話し合う場合（相談室内のケース・カンファレンスなど）
5. 法による定めがある場合
6. 医療保険による支払いが行われる場合
7. クライアントが，自分自身の精神状態や心理的な問題に関連する訴えを裁判などによって提起した場合
8. クライアントによる明示的な意思表示がある場合

（文献3）を基に作成）

ついての話をする）が行われていたことが示されている[6,7]．したがって，非性的多重関係を避けることが性的多重関係の防止につながるといえる．

4）秘密を守る

秘密保持に関する現在の考え方は，秘密を守ることを基本とするが，一定の条件のもとにおいては，クライアントなどの秘密を他者に漏らすことが認められる（場合によっては必要とされる）という条件付き（あるいは限定的）秘密保持の考え方である[3]．現時点における秘密保持の例外状況を表2に示す．

これらの例外状況のうち，ここでは次の2つの状況について説明したい．

（1）自傷・他害の明確で切迫した危険への対応

自身あるいは他者の生命に関する明確かつ切迫した危険が存する状況は，有名な「タラソフ判決」[8]から導き出された警告義務（あるいは保護義務）が適用される状況である．タラソフ事件は殺人事件であったことから，この判決は，患者（クライアント）が他者に対する暴力という点で深刻な危険を呈していると判断される場合，犠牲者となり得る人に警告するよう，専門職に対し

て以下の義務を求めた[8]．
(1) 犠牲者となり得る人（本人）に対し，その危険について警告する．
(2) 犠牲者となり得る人に対して危険を知らせる可能性のある人たち（例えば，その人の家族や親しい友人など）に警告する．
(3) 警察に通告する．
(4) ほかに，その状況下で合理的に必要と判断される方法を，どのような方法であっても実行する．

タラソフ判決以後の判決は，警告にとどまらずに犠牲者となり得る人を積極的に保護することを求めていることから，「保護義務」と呼ばれるようになっている．また，生命の危険という点では自殺も同様であるため，この義務は現在では自殺についても適用される[3]．

保護義務が発生する状況は，① 当事者間に特別の信頼に裏づけられた関係が存在する状況において，② 犠牲者となり得る人が特定できること（ただし，自殺の場合にはすでに特定されている），かつ，③ 明確で切迫した危険が存在する，また，その危険が予測できる場合である[9]．したがって心理師は，状況に応じて，他殺あるいは自殺の危険についてアセスメントを行い，危険が明確かつ時間的に切迫していると判断された場合は，最終的に上述の保護義務を履行する必要がある．

もっとも，保護義務は心理師でなくとも可能な行いである．保護義務の履行にとどまらず，医師との連携を密にする，危険行為を行うような場所を与えない，心理的援助をより集中的に行うなどのリスクマネジメントと，自身が行った事柄の明確な記録が心理師には求められる[10]．

(2) そのクライアントのケアなどに直接かかわっている専門職同士で話し合う場合

今日，さまざまな問題についてチームによる援助を行うことが増えているものの，これらの援助チームには，職業倫理上あるいは法律上の秘密保持規定を有しない職種が含まれていたり，場合によっては一般の人がチームに加わることもある．また，一口に秘密保持規定を有する職種といっても，職種によって，また，個人によって，「秘密」をどのように扱うかについては違いがある．単純に考えても，秘密にすべき事柄を共有する人が増えることは，漏洩のリスクが高まることにつながる．

「個人情報の保護に関する法律」は，個人に関する情報を取得する際に取得目的を特定することや，本人の同意なしに本人に関するデータを第三者に提供することの禁止などを定めている．さらに，APAの倫理綱領では，他者への報告やコンサルテーションに際しては，その目的に必要な情報のみを伝え，当該の問題に明らかに関係していると判断される人々との間でのみ，また，科学的あるいは専門的な目的のためにのみ，秘密の情報を話し合うこと，情報を開示する場合はクライアントの同意が必要であること，同意なしに開示する場合は，法律によって義務づけられている場合または法律上認められている場合に限る[2] と明記されている．

すなわち，クライアントに関する情報を第三者に提供する必要のある場合は，その理由・目的・伝えられる内容・伝えられる相手をクライアント本人に示したうえで同意を得ること，提供する情報は，その目的のために必要な情報に限定し，提供する相手を，当該の問題・対応に明らかに関係していると判断される人々に限定すること，

| 表3　インフォームドコンセントの具体的内容

1　援助の内容・方法について
　1）援助の内容，方法，形態，および目的・目標は何か
　2）その援助法の効果とリスク，およびそれらが示される根拠は何か
　3）他に可能な援助方法とそれぞれの効果とリスク，および，他の方法と比較した場合の効果などの違い，およびそれらが示される根拠は何か
　4）心理師が何の援助も行わない場合のリスクと益は何か
2　秘密保持について
　1）秘密の守られ方と秘密保持の限界について
　2）どのような場合に面接内容が他に漏らされる，あるいは，開示されるのか
　3）記録には誰がアクセスするのか
3　費用について
　1）費用とその支払い方法（キャンセルした場合や電話・電子メールでの相談などの場合も含めて）はどのようにすればよいのか
　2）クライアントが費用を支払わなかった場合，相談室はどのように対応するか
4　時間的側面について
　1）援助の時・時間，場所，期間について
　2）予約が必要であれば，クライアントはどのように予約をすればよいのか
　3）クライアントが予約をキャンセルする場合や変更する場合はどのようにすればよいのか
　4）予約時以外にクライアントから相談室あるいは担当の心理師に連絡をする必要が生じた場合にはどのようにすればよいのか
5　心理師の訓練などについて
　1）心理師の訓練，経験，資格，職種，倫理的立場などについて
　2）当該の相談室（など）の規定・決まりごとなどについて
6　質問・苦情などについて
　1）クライアントから苦情がある場合や，行われている援助に効果が見られない場合には，クライアントはどうすれば良いか
　2）クライアントからの質問・疑問に対しては，相談室・心理師はいつでも答えるということ
　3）カウンセリング（など）はいつでも中止することができるということ
7　その他
　1）当該相談室は，電話やインターネット，電子メールでの心理サービスを行っているか
　2）（クライアントが医学的治療を受けている最中，あるいは，医学的治療が必要であれば）当該相談室は担当医師とどのように連携をとりながら援助を行うのか

（文献3）より引用一部改変）

すなわちインフォームドコンセントに基づく情報提供でなければならない[3]．加えて援助チーム内において，情報を共有するメンバーを最低限必要なメンバーに限定すること，さらに，共有したメンバーから情報が漏れることのないよう，援助チーム各メンバーの情報の扱い方について，具体的にルールを定めておくことが必要である[11]．

5）インフォームドコンセント

インフォームドコンセントは，心理師-クライアント間の契約に関わることである．したがって，表3に示される事柄について心理師が説明し，クライアントから同意を得ることは，両者の関係のできるだけ早い時点で行う必要がある[2]．心理師が説明する際には，クライアントが強制されることなく自由意思で同意する（あるいは拒否する）権利を保障しなければならない．そして，インフォームドコンセントのやり取りについて，明確に記録しておくことが必要である．

とりわけ秘密保持に関する状況は心理師が戸惑いやすい状況である．したがって，問い合わせを受けて慌てて漏洩してしまうことのないよう，少なくとも秘密の扱われ方に関する説明は，クライアントとの関係の開始時点において行うことが必要である[2]．

文献

1) ジェラルド・コウリーほか：援助専門家のための倫理問題ワークブック，村本詔司監訳，創元社，大阪，2004
2) American Psychological Association：Ethical Principles of Psychologists and Code of Conduct, 2017
3) 金沢吉展：臨床心理学の倫理をまなぶ，東京大学出版会，東京，2006
4) 田中英夫編集代表：英米法辞典，東京大学出版会，東京，1991
5) Sonne JL：Multiple relationships：Does the new ethics code answer the right questions? Prof Psychol Res Pr 25：336-343, 1994
6) Borys DS, et al：Dual relationships between therapist and client：A national study of psychologists, psychiatrists, and social workers. Prof Psychol Res Pr 20：283-293, 1989
7) Lamb DH, et al：Sexual and nonsexual boundary violations involving psychologists, clients, supervisees, and students：Implications for professional practice. Prof Psychol Res Pr 29：498-503, 1998
8) Tarasoff v. The Regents of the University of California, 17 Cal. 3d 425, 551 P.2d 334, 131 Cal. Rptr. 14（Cal. 1976）
9) Knapp S, et al：Application of the duty to protect to HIV-positive patients. Prof Psychol Res Pr 21：161-166, 1990
10) Monahan J：Limiting therapist exposure to Tarasoff liability：Guidelines for risk containment. American Psychologist 48：242-250, 1993
11) 秀嶋ゆかり：「秘密保持」と「手続の透明性」を巡って．臨床心理学 17：38-43，2017

3）倫理の実践技法

金沢吉展

Key word 倫理的アセスメント／倫理的見立て／倫理的問題解決／リスクマネジメント

要点整理

- まず職業倫理に関する知的スキルを習得したうえで，現実状況の中で倫理的見立てを行い，対応策の案出と実行を行った後，事後のアセスメントを行うというプロセスを踏む．
- 実践においては，一人で抱え込まずに他者に相談することがしばしば有益である．
- 自己への気づきは，職業倫理の実践においても重要である．
- 幅広い臨床的知識・スキルは，職業倫理実践の前提となる．

職業倫理は臨床実践という状況の中で実践されるものである．この実践プロセスを図1に示す．まず，現実状況に直面する前の段階（準備段階）と，現実状況に入ってからの段階という大きく2つの段階に分けることができる[1]．

1 準備段階

職業倫理についての知的スキルを習得する段階である．まず初めに，学部や大学院での職業倫理教育，そしてその後に行われる職業倫理についての生涯教育が挙げられる．ここでは，職業倫理綱領，倫理綱領の背景となっている職業倫理原則，関係する法律や法規，自分が所属する組織の規約などについて熟知することが求められる．「1) スキルとしての職業倫理」において述べたような，職業倫理の命令的側面を学ぶことが中心となるのであるが，そのような学習を通じて，命令倫理の背景にある価値，すなわち理想追求倫理も知る必要がある．さらに，さまざまな研究や文献を通して，倫理的問題がどのような時に生じやすいか，知ることも大切である．架空状況などの具体例を用いて，職業倫理綱領や職業倫理原則を現実の中でどのように用いていけばよいのか，倫理的な問題を分析する方法を身につけることも必要である．そして，生じた問題に対してどのように対応すればよいか，考えることも学習体験として必要である．このようなプロセスを通じて，自分自身のもつ価値観を吟味することもできよう．また，職業倫理の実践は臨床実践という形で行われるため，多様な臨床的スキルも身につけておく必要がある．

次に，現実の状況，すなわちクライアントと接する段階に入る．

2 倫理的要素の探索

まず初めに，現実状況の中において，いったい何が起きているのか，何がどうなっているのかを知ること，つまり倫理的な意味でのアセスメントを行う．倫理的問題が存在しているのか存在していないのか，倫理的問題があるとすればどのような問題なのか，現実状況の中から見出すのである．

心理師にとってアセスメントという視点は馴染み深いものである．クライアントと

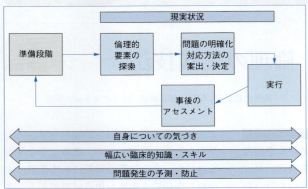

図1　職業倫理の実践プロセス
(文献1) より引用一部修正)

面接を行いながら，クライアントの成育歴，これまでの対人関係，主訴とその経緯などを尋ね，クライアントとクライアントが置かれている状況や，主訴についての理解を得る．そして，臨床的な言葉を用いてクライアントやクライアントの主訴，周囲の状況などについて描写し理解する．これが臨床的アセスメントである．倫理的アセスメントも同様である．クライアントとのかかわりを通じて，クライアントの置かれている状況や主訴について理解することに加えて，クライアントと心理師自身との間に行われていることについて，また，今後起こり得ることについて，職業倫理の言葉を用いて理解し予想するのである．

例えば，面接の最中に，クライアントが，心理師がメモをとっていることに気がつき，「先生，何を書いているのですか．見ても良いですか？」と尋ねたとする．このクライアントの質問について，臨床的な意味合いをさまざま考え，対応することも重要であろう．それに加えて，この質問については職業倫理的にはどのような原則が関係しているのか考える必要がある．ここでインフォームドコンセントという原則がま

ず挙げられる．あるいは，クライアントが食欲不振，睡眠不足，抑うつ気分を訴える時，ここでタラソフ原則を頭に浮かべることができるだろうか．また，このようなクライアントに対応する専門的能力を自身が持ち合わせているかどうか判断できるだろうか．

このように多面的な判断を行うためには，既述の準備段階において，しっかりとした知識を有していることが必須である．

問題の明確化と対応方法の案出・決定

現実状況について情報を収集し，どのような倫理的問題・課題があるのか，明確にすることができたなら，その次には，何を行う必要があるかを考えなくてはならない．対応方法を案出し決定する段階である．ここでまず行うことは，ブレインストーミングである．職業倫理原則・倫理綱領や法・規約，これまでの文献，現実状況などを基にして，可能な解決策を挙げる．そして，倫理的意思決定によって影響を受ける可能性のある人々は誰か，それらの人々はどのような影響を受けるのか，問題の深刻さは

どの程度かなど，それぞれの選択肢・方策を実行した場合の結果を列挙し，それぞれの選択肢を採用した場合のベネフィットとリスクを分析する．その上で，どの方策をとるかを選択する．合理的な問題解決を行う段階である．

この段階においても，職業倫理原則，倫理綱領，法律や，これまでの文献，職能団体などが発表する諸基準・ガイドラインなどを基に判断する必要がある．加えて，自分自身の偏見，価値観，信念，ストレス，私利私欲，外的なプレッシャーがどのように意思決定に影響を与えるかも理解し考慮する必要がある．一人で抱え込まずに，第三者や他の心理師あるいは専門職に相談することが有益である場合が多い．

例えば，クライアントが心理師に対して贈り物を持ってきた場合を考えてみる．これは職業倫理原則のどの原則に関係するだろうか．職業倫理綱領のどの条文に関係するだろうか．贈り物を心理師に持参することについて，当然ながら，臨床的な意味合いを考える必要がある．一方，この状況は，多重関係に関わる状況である．贈り物の授受は心理師－クライアント間に，専門的な関係以外の社会的あるいは社交的関係をもたらすという，多重関係の問題が生じる状況である．この状況において，多重関係を避けることは職業倫理上，心理師に求められている．したがって，贈り物を断るという判断をすることとなる．

あるいは先述のように，クライアントが強い抑うつ状態にあると判断される場合，自殺・自傷の可能性を考え，それについてアセスメントを行うことが必要になる．さらに，自身の専門的能力で対応することが適切かどうか判断し，自身の能力が不十分と判断される場合は，どうすれば良いのか，リファーを行うのか，その場合は誰にリファーすることが適切なのか，考えなくてはならない．

この2）と3）は，通常の臨床実践で言えば「見立て」に相当する．そこで筆者は，この二つの段階を「倫理の見立て」と呼んでいる[2]．

4 実行

上記の段階において明らかにされた問題に対する対応方法を実行する段階である．ここでは，実施するうえで必要なアサーションだけではなく，周囲のサポートと理解を得る努力も求められる．すなわち，職場の同僚，雇用者，他職種，連携する相手の人々，関係者から，臨床心理学における職業倫理についての共通理解が得られるよう努めるのである．

現在の心理師は単独で仕事をするのではなく，多職種から構成されるチームの一員として仕事をする場合が多い．また，クライアントに対する援助のために他職種から助力を得ることが必要な場合もある．職種によって，また個人によって，職業倫理についての理解やとらえ方は異なる．さらには，心理師が共に仕事を行うチームの中には，職業倫理を有しない職種もある．そのような人たちに，心理師の職業倫理について，当該の状況への心理師としての対応について，理解していただく必要もある．多職種から構成されるチームにおいては，互いを尊重しながら，その一方で，各職種の業務が適切に行われるよう，心理師には，心理師が依拠する職業倫理を踏まえた対応が求められる．

例えば，上述の贈り物の状況を考えてみる．既述のように，多重関係にかかわる状況であるから，贈り物を断ることは職業倫

理上適切な行いである．その一方で，クライアントが，持参した贈り物を断られることをどのようにとらえるかも考えなくてはならない．心理師−クライアント関係において，なぜ，今，このクライアントは贈り物を持ってきたのだろうか．その意味を考えるとともに，贈り物を断られることをクライアントがどのように受け止めるか，取り上げるのである[3]．

さらには，贈り物を断ることを心理師自身がどのように受け止めるか，断る自分をどのように自分が受け止めるか，自身の中での葛藤を扱うことも必要である．心理師は，その教育の中で，クライアントを受け入れ，受容し，共感的にかかわることを学ぶ．相手が持参してきたものを断ることは，受容共感的な心理師の自己像とは相反する行いである．心理師自身はこのような自分の行いをどう受け止めるだろうか．

5 事後のアセスメント

上記で案出した対応を実施し，その結果何が起きたか，状況にどのような変化が見られるか，確認する．そして，必要に応じてさらなる対応を行うことが求められる．

例えば，クライアントが持参した贈り物を心理師が断った場合，クライアントは，断られたことに対して憤るかもしれない．断られたことにショックを受けて，落胆の表情を浮かべるかもしれない．ここで心理師としては，クライアントが贈り物を持参しようと思った動機について取り上げて話し合うだけではなく，クライアントが，断られたことをどう受け止めているかを話し合うことも必要である．そして，クライアントのこれまでの他者との関係の中で，自身が思ったことや期待したことが実を結ばなかった体験や受容されなかった体験について話し合うことが有益である．

贈り物について，心理師自身は受け取らないが，受付あるいは同一施設内の他の人に持っていくように伝えるという対応を行う場合もあるかもしれない[4]．機関によっては，そもそも贈り物自体を機関として受け取らないと定めているところもあろう．受け取る受け取らないという点だけではなく，受け取らないという心理師側の体験と，受け取ってもらえなかった結果，何が起きたのか，心理師・クライアント両者の体験と両者の関係を扱うことが心理師には求められる．

アセスメントの結果，今まで気がつかなかった課題や問題を知ることがある．その場合は，職業倫理などに関する文献や研修などを通じて，理解を広げることが必要となる．

6 自身についての気づき

心理師自身の感情や内的な体験などについて気づくことは，心理師にとって基本的に大切な事柄である．この点は職業倫理の実践においても同様である．

例えば，被虐待体験を有している依存的なクライアントに対して，心理師が保護的な気持ちを抱き，そのクライアントを助けてあげよう，守ってあげたいと感じていたとする．そのように感じている心理師は，自身の専門的能力を越えて，いわゆる一人で抱え込んでしまう対応をとってしまうかもしれない．あるいは，通常の心理的援助の枠を越えて，クライアントに肩入れをしたり，クライアントとの間に密接な関係を築いたりしてしまうかもしれない．

泣き崩れているクライアントを目の前にしたとき，例えば，かわいそうと感じていると，相手との距離を近くするような働き

かけを行うかもしれない．その気持ちに押され，クライアントの側に座って，肩を抱いてしまうかもしれない．あるいは逆に，強い感情の発露に対して距離をとってしまい，冷淡な対応を行ってしまうかもしれない．このような心の動きが相手との関係ややり取りにどのような影響を与えるか，心理師としては十分に気づくことが必要である．

職場内での関係も心理師に影響を与える．職場内において，自分より職位も年齢も上の人から不適切な依頼を受けた場合，それを断ることができるだろうか．同僚がクライアントの秘密を漏らしそうになった場合，職場の人間関係を悪くするリスクと，クライアントに生じる問題のどちらを優先させるだろうか．もちろん心理師に求められるのは，クライアントを守ることであるから，同僚が秘密を漏らさないように働きかけることが必要なのであるが，その結果，同僚との関係を悪くしてしまうかもしれない．このような不安を感じて，この同僚に対して何のアクションも起こさない心理師もいるかもしれない．心理師には，眼前の困難にもかかわらず，クライアントを守ることが求められるのである．

7 幅広い臨床的知識・スキル

職業倫理を実践するには，職業倫理や法律についての知識は無論必要であるが，それが実践されるのは臨床場面である．心理師は，クライアントや周囲の人々との間で行われることについて，自身についての十分な気づきを得ながら，その時その時に心理師としての適切な行動をとることが必要である．そのためには，幅広い臨床的な知識とスキルを有していることが前提となる．

8 問題発生の予測・防止

職業倫理上の問題は，発生してから対応するという事態になりがちである．しかし，どのような状況において問題が生じやすいかを知っておくことや，想像力を働かせることにより，問題発生を防ぐこともできる[1]．例えば中学校の生徒がカウンセラー室を訪れた際，この生徒が普段いるはずの教室ではどのようなことが起きているのか，担任教師は知っているのだろうか，と想像することができる．会社員が昼の時間に心理師のもとを訪れたとすると，勤務先ではこのクライアントの来談について知っているのだろうかと心理師は疑問を持つ必要がある．疑問を持ったなら，クライアントに尋ね，情報の扱い方や，職場の上司などによる側面的な援助の可能性について，心理師の側から提案して話し合うことができる．

想像力を働かせるだけではなく，文献から得られる知識も有用である．学校領域においては，学校内で情報を共有することが教師にとって通常の業務の仕方であり，また教師は，生徒が心理職に相談したのかどうかなどについて疑問を持ったとしても，生徒に直接尋ねることは少ないことが調査によって示されている[5]．心理職の過半数は，家族や学校などのクライアントの周囲の人たちから問い合わせを受けて困惑していることも別の調査によって明らかにされている[6]．このような調査結果を見ると，第三者から頻繁に，クライアントについての問い合わせが寄せられること，職種によって「秘密」の扱い方が異なることがわかる．したがって，クライアントについての問い合わせが来ることを予想して，他者から問い合わせが寄せられた場合にはどう

するか，初回面接の時点でクライアントとの間で話し合い，合意に達する必要がある[1]．クライアントとの間で，情報の扱い方や，当該の心理職以外の他者（例えば，クライアントの担任教師，クライアントの職場の上司など）にも援助を依頼するかどうかなど，初回の時点で話し合って合意に達することは，トラブルを未然に防ぐことにつながるといえる．

またリスクマネジメントの視点も重要である．例えば，タラソフ原則を履行する条件を完全には満たしていないものの，自殺のリスクが一定以上考えられる状況も起こり得る．その場合，クライアントのこれまでの行動化の状況，既往歴，現在の心理的状況，抑うつの程度，アルコールなどの使用状況，周囲のソーシャルサポートなど，さまざまな点を考慮した上で，医療との連携を密に行うこと，心理職の援助を頻回に行うことなど，自殺リスクを減じる手段を執ることが求められる[7,8]．タラソフ原則は，履行するか否かという択一的な判断になりやすい．しかし現実にはリスクの程度が中間に位置する場合も多い．心理職ができる範囲内のことを行い，他職種などとの連携を得ながら，リスクをコントロールし，リスクを減じるという対応は大切である．

文献

1) 金沢吉展：臨床心理学の倫理をまなぶ，東京大学出版会，東京，2006
2) 金沢吉展：倫理の視点をどうスキルアップに活かすか？ 臨床心理学 15：700-703，2015
3) 日本心理臨床学会：日本心理臨床学会会員のための倫理基準，日本心理臨床学会，2000
4) バーナード・ロウ：医療の倫理ジレンマ解決への手引き－患者の心を理解するために，北野喜良ほか監訳，西村書店，新潟，2003
5) 北添紀子ほか：学校臨床における守秘義務および他職種との連携に関する意識調査：教員，臨床心理士，精神科医の比較．心理臨床学研究 23：118-123，2005
6) 倫理委員会：倫理問題に関する基礎調査（1995年）の結果報告．心理臨床学研究 17：97-100，1999
7) Bennett BE, et al：Professional liability and risk management. American Psychological Association, Washington, DC, 1990
8) Monahan J：Limiting therapist exposure to Tarasoff liability：Guidelines for risk containment. American Psychologist 48：242-250, 1993

1）コーディネーション

岩滿優美

Key word 多職種連携／多職種チーム／生物ー心理ー社会モデル／コーディネーションのコンピテンシー

要点整理

- クライアントの問題を，生物ー心理ー社会モデルによる多角的な視点からとらえ，チームとしての共通目標をもって対応する多職種連携では，多職種のコーディネーションが欠かせない．
- このコーディネーションでは，チーム内の軋轢や葛藤を率直に議論しあい，まとまりのあるチームへと導いていく．
- 心理師としては，他職種を理解し尊重し，心の専門職として中立的な立場でさまざまな人々をつなぐコーディネーション力が求められる．
- 一方，コーディネーションに必要なコンピテンシーの獲得には，経験やトレーニングを要する．

1 多職種連携

各専門職が多職種との十分な情報共有なしに，あるいは十分な連携なしに，その専門性をもって対応しても，クライアントの問題を効果的に解決することはできない．例えば，近年，医療においては，従来の疾病治療を中心とした「医学モデル」ではなく，クライアントが持っている機能を最大限に生かした生活の質（QOL）をも含めた「生活モデル」への転換，すなわちcureからcareの視点が求められている[1]．こういった現象は，医療に限ったことでなく，福祉や教育など他分野でも同様である．

そのため，多職種連携は，クライアントのQOLを含めた生活全体を支援するためには欠かせないアプローチである．

多職種連携とは，さまざまな専門職が，専門職独自の知識や技術を身につけ，クライアントの問題を多角的な視点からとらえ，チームとして共通の目標をもって課題解決に向けて連携することである[1]．一方，多職種連携を実施しようとすると，各職種の価値観や認識の違い，アセスメントの手順や方法の違い，専門用語の使用，これまで受けてきた教育や背景の違いなどから，多職種による連携が円滑に進まないといった問題が生じる[2]．「言った」「聞いていない」といった多職種間の情報交換の不十分さや，表面的あるいは形式的なコミュニケーションなどから，職種間では軋轢が生じやすく，多職種チームとしての目的や各職種の役割分担もあいまいとなり，連携が滞る．多職種がうまく協働する，あるいは連携するためには，こういった軋轢が生じないよう，多職種チームを上手くコーディネートする役割を担う者が必要である．

2 生物ー心理ー社会モデル

多職種連携を考える際には生物ー心理ー社会モデル（図1）[3]が基本となる．心理師は心理専門職であるが，クライアントの支援を実施する際には，心理学的視点だけではなく，生物，社会といった多角的な視点が必要とされる．すべての専門職がこの

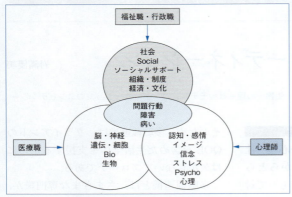

図1 多職種連携と生物―心理―社会モデル
(文献3)より引用)

生物―心理―社会モデルに従ってクライアントの問題に取り組むことにより，今を生きているクライアント全体を支えることができる．生物的要因では神経，細胞，遺伝子，細菌やウイルスなどを，医療職や看護職が中心に関わっていく．心理的要因では，認知，信念，感情，ストレス，対人関係，対処行動などを，主に心理師が関わっていく．社会的要因では，家族や地域の人びとのソーシャルネットワーク，生活環境，貧困や雇用などの経済状況，人種や文化，教育などを，主に福祉職や行政職が関わっていく．そして，ここで必要になるのが，これらをつなぐコーディネーションである．クライアントが一人でそれぞれの支援や治療を求めてさまようことがないように，各専門家は自身の専門だけに焦点をあてるのではなく，他分野についてもアセスメントを実施し，必要に応じて他職種につないでいく．この生物―心理―社会をつなぐコーディネーションの役割を，心理師が担うことがある．

3 コーディネーション

1) コーディネーションとは？

コーディネートとは，デジタル大辞泉によると「① 各部を調整し，全体をまとめること」，「② 服装・インテリアなどで，色柄・素材・形などが調和するように組み合わせること」とある．これをもとに多職種連携について考えると，① 各専門職を調整し，全体をまとめること，② さまざまな専門職がその専門性を活かすことができるよう調整することとなる．

2) チームの葛藤マネージメントとしてのコーディネーション

多職種チームが成熟し機能するためには，チームとしていくつかの発展段階を経ることになる[4]．前述したように，多職種が集まった際には，それぞれの価値観などの違いから，職種間の軋轢や葛藤が生じやすい．各職種が自身の専門性を大事にすればするほど，抑制された軋轢や葛藤は潜在的に大きくなる．また，チームとしての共通の目標を見出せない場合にも同様であり，基本的ルールや共通の役割を明確にすることにより，その場をやり過ごそうとする．しかし，メンバー間の力関係が明らかになってくると，抑制された軋轢や葛藤が顕在化し，多職種チームは混乱をきたし，チームとしてうまく機能しなくなる．このような状態にチームが陥らないためにも，

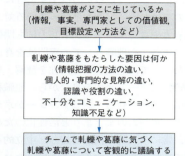

図2 多職種チームに生じた軋轢と葛藤に対するマネージメントのポイント
（文献1）より引用）

表1 多職種チームにおける心理師の役割

他職種とクライアント・家族をつなぐ調整的役割
　他職種とクライアント・家族をつなぐ調整的機能
　クライアントの気持ちや意向を他職種に伝える

多職種チーム全体に対する支援
　中立性を維持し，多職種チーム全体を見立て，直接的・間接的に支援
　クライアントを取り巻く環境やチームを対象に見立て，直接的・間接的に支援

他職種へのコンサルテーション
　問題解決に向けて他職種を支援
　他職種に情報提供やアドバイスを行う

心理師として他職種へフィードバック
　クライアントの性格や心理状態などを心理アセスメントし，他職種に伝える
　クライアントの生活や人生を含めた心理アセスメントを他職種に伝える

抑制された軋轢や葛藤に目を背けることなく，建設的に向き合う姿勢が重要である．そのためには，チームのマネージメント，あるいはチームのコーディネーションが必要となる（図2）[1]．心理アセスメントやカウンセリングを専門とする心理師だからこそ，チームをアセスメントし，チームの問題を解決するための調整役に十分になり得る．チームメンバーが抑制された軋轢や葛藤に気づき，言語化し，チーム全体で解決方法について検討することができるようなコーディネート力を心理師が習得することが求められる[5]．

3）多職種チームを支えるコーディネーション

心理師は必ずしもクライアントを直接的に支援するとは限らず，間接的に支援することも多い．チーム医療における心理師の役割に関するレビュー研究[6]などを参考に，表1では多職種チームにおける心理師の役割について示した．

多職種協働における心理師の役割として，以下の4つが考えられる．①他職種とクライアント・家族をつなげるための調整，②多職種チーム全体に対する支援，③他職種へのコンサルテーション，④心理師としての他職種へのフィードバック．

心理師は心理アセスメントやクライアントから得た情報をもとに，多職種チームがうまく機能できるよう，心の専門家としてチーム全体をコーディネートし，支えるという重要な役割を担っている．

> **MEMO　多職種連携に必要なコンピテンシー**
>
> アメリカでは，多職種連携実践のためのコアコンピテンシーとして，「価値観/倫理」「役割と責任」「コミュニケーション」「チーム/チームワーク」の4領域が報告されており，専門職の資格取得前にはこれらのコンピテンシーを習得することが推奨されている．カナダでは，多職種連携コンピテンシーフレームワークとして，「役割の明確化」「チーム機能の理解」「連携的リーダーシップ」「職種間の葛藤解決」の4領域を，さらにこの4領域をサポートし影響を与えるものとして「職種間のコミュニケーション」「クライアント/家族/コミュニティ中心ケア」を挙げている．

表2 コーディネーションのコンピテンシー

コーディネーション力	具体的な内容
説明力	活動に対する協力・理解を得る
分析力	どのようなケアやケアシステムが必要かを見出す
企画力	分析したことを形にできる
交渉力	どのように運用していくかを取り決め,協力を依頼する
調整力	さまざまな職種のつながりを取り持つ
統率力	チームメンバーの足並みを揃え,同じ方向へと歩めるように導く
育む力	チームメンバーの良さを見極め,良さを引き出し活かす
支援力	チームメンバーのさまざまな思いを支える

(文献7)より引用)

4 コーディネーションに必要なコンピテンシー(技能)

1) 専門職として必要なコンピテンシー

コーディネーションにおけるコンピテンシーを身につける前に,まず,挨拶をする,しっかりと話を聴く,不快な感情を表出しない,わかりやすく説明するなど,社会人としての基本的な対人関係能力やコミュニケーション力が必要である.そして,心理アセスメントやカウンセリングができるといった心理師としての専門性を身につけること,さらに他職種を理解し尊重するといった,他職種と協働する力が必要である.

なお,欧米では,多職種連携に必要なコンピテンシーを習得するための教育が実施されている.

2) コーディネーションに必要なコンピテンシー

表2[7)]は,コーディネーションに必要なコンピテンシーをまとめたものである.コーディネートに必要な力として,説明力,分析力,企画力,交渉力,調整力,統率力,育む力,支援力といった8つが挙げられている.ただ,こういった力はすぐに身につくものではない.もともと持っている対人関係能力やコミュニケーション力にも関係する.また,心理師としての専門性を身につけたうえで,他職種の専門性を理解・尊重し,常にチーム全体を見ながら,他職種の関係を調和させるコンピテンシーが求められる.チームのまとまりと活性化のためには,常に多角的な視点を持ち,中立的な態度で多職種を調整する.こういったコンピテンシーの習得は,個々人の経験とトレーニング,そしてチームの経験とトレーニングを要する.

文献

1) 松岡千代:多職種連携の新時代に向けて:実践・研究・教育の課題と展望.リハビリテーション連携科学 14:181-194,2013
2) 津川律子ほか:臨床心理学キーワード―チーム医療・多職種協働・臨床心理士の役割と専門性―.臨床心理学 11:762-765,2011
3) 下山晴彦:第1章 今,日本の心理職に求められていること.今,心理職に求められていること―医療と福祉の現場から,下山晴彦ほか編,誠信書房,東京,1-10,2010
4) 藤井明日香ほか:特別支援学校高等部の就労支援における関係機関との連携―多機関・多職種連携を困難にする要因の考察から―.特別支援教育実践センター研究紀要 10:15-23,2012
5) 河野壮子:第1章多職種支援における心理士の役割.心理臨床における多職種との連携と協働―つなぎ手としての心理師をめざして―,本城秀次監修,河野壮子ほか編,岩崎学術出版社,東京,1-12,2015
6) 三谷真優ほか:医療領域における臨床心理士の在り方に関する研究展望.名古屋大学大学院教育発達科学研究科紀要.心理発達科学 62:107-115,2015
7) 佐藤真理子:チームならできる!チームアプローチの実際とチーム医療コーディネーション.糖尿病診療マスター 14:124-127,2016

2) チームワーク

高橋美保

Key word 多職種協働目標／協働の知識／協働の態度／関係スキル

要点整理

- 心理師がチームの一員として効果的に仕事をするには，専門性だけでなく，メタスキルとしてのチームワーク力を身につけておく必要がある．
- 心理師はチーム全体のビジョンに基づき，自らの役割を認識し，実践する能力を持たなくてはならない．
- チームワーク力を高めるためには，多職種協働のための知識・態度・スキルを身につける必要がある．
- チームを効果的に維持・運営するために，タスクと社会的関係性の両面から，チームの振り返りを行う必要がある．

1 チームの必要性

医療領域ではチーム医療が保険点数化され，教育領域でもチーム学校が推進されるなど，心理師が働く職場にも"チーム"という概念が広がりつつある．これはチームでの援助が各専門職が単独で行う援助よりも上質のサービスが提供できるからに他ならない．公認心理師のカリキュラムにも，「心理に関する支援を要する者へのチームアプローチ」や「多職種連携及び地域連携」が含まれるように，今や心理師は専門職としての個別の専門性を高めるだけではなく，それを多職種から成るチームの中でより効果的に発揮するためのメタスキルとしての"チームワーク力"を身につける必要がある．

2 チームワークとは

チームとは「価値ある共通の目標や目的，ミッションの達成に向けて，力動的で相互依存，そして適応的に相互に影響を及ぼし合う2名以上の人々で構成される識別可能な集合である．また，各メンバーは課題を遂行するために特定の役割や職能を割り当てられており，メンバーとして所属する期間には一定の期限がある」[1]と定義されている．また，チームワークについてはWestの定義を簡潔にまとめると，「チームワークとは，個人が単独で行うよりもより効率的に業務を遂行するために，集団で業務に取り組むことである．メンバーはチームが持つ目標に向かって協働し，メンバーには目標達成に必要な権限や自律性，資源が与えられる」[2]と定義される．

いずれの定義でも欠かせないのが，「目標がある」という点である．ただし，目標は脈絡なく掲げられるものではなく，チームのビジョン，ミッションから導き出されるものであり，その目標の下に，より詳細なアクションプランが立てられる．つまり，個々が行う日々の業務はチーム全体のビジョンに紐づけられたものなのである．

心理師においても，所属する組織の一員として仕事をしている場合にはもちろんのこと，所属している組織がなかったり，一人職場の場合にも，一人のクライアントを

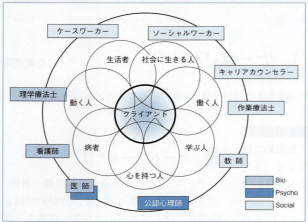

図1 クライアントの多面的な理解と援助のモデル
(文献3) より引用)

援助する際には，クライアントを支える他の専門職などの関係者がチームとなって有機的に仕事をすることはあるであろう．チームは固定的な組織の中にも存在するが，臨床実践ではケースごとに流動的に立ち現れるものでもある．いずれにしても，心理的援助を目的としたチームでは，チームはクライアントに益するビジョンを掲げ，その達成のために必要な専門職がチームメンバーとして構成され，個々のメンバーによる協働が行われる．その際に必要なのは，クライアントの多面的な理解とその理解に基づいて形成された援助チームの全体像を把握しておくことである（図1）[3]．心理職は状況の変化も鑑みながら，チーム全体のビジョンが何か，そして自身は援助チーム全体のどの部分をどのような目標を持って担うのかについて，常に自覚していなくてはならない．

3 効果的なチームを作るために

チームはチームでしかなしえない業務を行う時にその効果を最大限に発揮する．しかし一方で，チームであることによって，社会的手抜きや集団思考，責任の拡散などにより意思決定の質が落ちるリスクやデメリットも孕んでいるため，注意が必要である．

効果的なチームを作るためには，以下の要素が必要とされている[2]．① 明確で効果的なリーダーシップ，② チームが置かれた環境や状況に応じて的確に適応する能力，③ 個々の仕事に対するモニタリングとフィードバックを行うこと，④ 相互に支え合うこと，⑤ 互いの業務や役割についての共通理解をすること，⑥ 効果的なコミュニケーションを行うこと，⑦ メンバー全員がサポーティブで信頼できること．

プライベートプラクティスをベースとする心理師にとって，"チーム"の感覚を持つことは容易ではないかもしれない．しかし，特に多職種連携においては，チームが効果的に機能するために，平素の何げないやりとりにも心を配り，努力を積み重ねることが不可欠なのである．

多職種協働のためのチームワーク力とは

では，多職種協働を効果的にするためには何をどう努力すればよいのだろうか．ここでは，Keeping が挙げている知識，態度，関係スキルを紹介する．

1）知識

知識とは，協働する他職種の業務内容や専門性を理解するとともに，どこまでがその職種の専門領域かを理解することである．図1に示したように，援助者の業務の射程は相互に重なり合う部分がある．だからこそ漏れのない援助が可能となるともいえるが，時として，どちらが行うかといったコンフリクトが生じる可能性がある．その際，まずは相手の専門領域と限界を正しく理解しておく必要がある．と同時に，自身の専門性と限界も自覚し，それを他職種に適切に伝えることが必要である．これは効果的なチームを作るための要素の⑤に相当する．しかし，互いの業務や役割の共通理解は人が集まれば自然と起こるわけではなく，チームの一員としての自覚を持ち，互いを理解するために努力する必要がある．

2）態度

態度とは，まずはチームに参加する意欲を持つことから始まる．心理師がチームに必要とされていても，心理師自身がチームへの参加は自身の本来業務ではないという意識を持っていると，適切なチームが形成されないばかりか，クライアントの不利益にもつながる．

また，参加する際には，ただ参加するだけでなく，他の職種やチームメンバーに対する積極的な関心と信頼感を持ち，互いにリスペクトすることが重要である．自身もチームの他のメンバーから専門性を認められ，自信を持つことで良い仕事ができるであろう．これらは，効果的なチームを作るための要素の④および⑦に関連するものである．

3）関係スキル

関係スキルには，オープンで正直なコミュニケーションをするスキルとチームワークスキルの二つがある．

コミュニケーションには困難や意見対立を克服するスキル，専門的視点からの情報をわかりやすく伝達するスキルなどが含まれている．心理師の重要な業務の一つに心理検査があるが，心理検査報告書で使う用語が専門用語の羅列になり，他の専門職に理解できないことがある．また，情報共有の際にも専門用語を使った説明を行うことで，情報が共有されないだけでなく，チームワーク感覚が乏しい職種であるというネガティブなイメージを抱かれるリスクもある．

専門性が高いということは，他の専門職にわからない言葉を使うことではなく，他の専門職には見えない視点から見えることを，他の専門職にわかるように伝えることである．それはクライアントやチームメンバーに対する説明責任を果たすことにもなる．

また，チームワークスキルには，チーム内のコミュニケーションに極力参加し，良くても悪くてもいかなるフィードバックもしっかりと受けとめること，そしてコンフリクトが起こる可能性がある場合にもきちんと話し合うことが含まれる．コンフリクトは多職種では当然起こり得ることから，コンフリクトに対する構えはチームワークを形成する上で極めて重要となる．特に人の思いや気持ちを翻訳する役割を担うこと

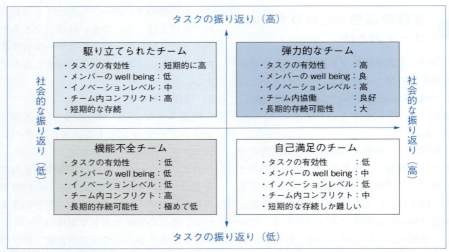

図2 チームの4つのタイプ
(文献2) より引用)

の多い心理師にはチームの潤滑油としての機能も期待される．コンフリクトを超える際にも，1対1の関係性から，チーム全体のビジョンに今一度立ち返り，そこからの視点を持つことが有効となるであろう．これは効果的なチームを作るための要素の③と⑥に関連するものといえる．

| MEMO | チームワークのためのKSA評価

Stevens and Campion[6] は，知識(Knowledge)，スキル(Skill)，態度(Attitude)(頭文字をとってKSA)を測定する14項目から成る簡便な質問紙を作成している．KSAは，対人関係に関するもの(コンフリクトの解決，協働的な問題解決，コミュニケーション)，自己管理に関するもの(目標設定とパフォーマンス，計画とタスクの調整)から構成される．

5 チームの振り返り

チームについては，「どう作るか」について論じられることが多いが，チームは形成期，ストーミング期，統一期，遂行期，解散期と段階的に発達するため[5]，それに応じて柔軟に変化する必要がある．また，心理師が関わるチームも業務に応じてプロジェクト的に形成されたり，解消されたり，あるいはメンバーが入れ替わったり，関わる専門職が増えたり，減ったりすることがある．このような変化の中でチームを維持・運営するためには，時折チームを振り返る必要がある．

チームの振り返りは，業務(タスクの振り返り)だけでなく，人間関係など社会的な関係性(社会的な振り返り)の両面から行われる[2]．チームは「タスクの有効性」「メンバーのウェルビーイング」「チームの存続」「チームのイノベーション」「チーム内の協働」の5つの要素から検討され，その組み合わせによって，「弾力的なチーム」「自己満足のチーム」「機能不全チーム」「駆り立てられたチーム」の4つのタイプに分けることができる(図2)[2]．

心理職は，既存のチームに入れてもらう

という受動的な関わりではなく，時としてチームのリーダーとして，上記の2側面から定期的にチームを振り返り，チームがより効果的に機能するためのマネジメントをする必要もある．

6 チームワークを高めるための教育

専門職が社会でその価値を認められるためには，まずは協働仲間であるチームメンバーに自身の専門性を認められる必要がある．そのためには，専門性だけでなくチームで専門性を活かすためのチームワーク力を獲得する必要がある．しかし，チームワーク力は誰にでも最初から備わっているわけではない．そのため知識，態度，関係スキルを獲得し，チームワーク力を高めるための教育を行う必要がある．

知識や関係スキルは教育機関の授業で意識的に教育されているが，態度に関する教育プログラムは確立していない．専門職である前に，まずは一社会人として他の専門職に認められるための社会人教育を行い，チームメンバーとしてふさわしい態度を身につける必要があるであろう．

文献

1) Salas E, et al：Toward an understanding of team performance and training. Teams：Their Training and Performance, Swezey RW, et al eds, Ablex Publishing Corporation, Norwood, 3-29, 1992
2) West MA：Effective Teamwork：Practical Lessons from Organizational Research. John Wiley & Sons, 2012（チームワークの心理学―エビデンスに基づいた実践へのヒント，下山晴彦監修，高橋美保訳，東京大学出版会，東京，2014）
3) 高橋美保：大学教員として臨床心理学の発展を考える（2）特集：今，臨床心理学に求められていること．臨床心理学 11：50-55，2011
4) Keeping C：The processes required for effective interprofessional working. Interprofesional Working in Health and Social Care, Thomas J, et al eds, Palgrave Macmillan, Hampshire, 2010
5) Tuckman MW, et al：Stages of small group development revisited. Group and Organization Studies 2：419-427, 1977
6) Stevens MJ, et al：The knowledge, skill, and ability requirements for teamwork：Implications for human resource management. Journal of Management 20：503-530, 1994

3) リーダーシップ

高橋美保

Key word リーダー／チーム／人的特性による権威／3つのタスク

要点整理

- 心理師もチームのリーダーとしての自覚を持ち、リーダーシップを発揮することを求められる．
- 変革型のリーダーシップでは，メンバーがリーダーシップを持ったり，メンバー間でリーダーシップをシェアすることがある．
- リーダーはオープンな姿勢を持つことによって，チームの情緒的な雰囲気を良いものにすることができる．
- リーダーがなすべき3つのタスクを遂行するためには，Leading, Managing, Coaching が必要となる．

1 心理師とリーダーシップ

伝統的な心理療法では，心理的援助は個室で行われることが多いため心理師もチームの一員という感覚が乏しいかもしれないが，実際の職場ではチームで仕事をする機会は決して少なくない．チームの一員として，専門性を十分に果たすことが求められるなか，必要に応じて，心理師がリーダーとしての役割を担うこともある．特に医療領域のチームでは医師をリーダーとすることが多いため，チームの中で働く経験を持つ心理師でも，リーダーという意識は乏しいかもしれない．しかし，現代のチームでは，チームのどのメンバーもリーダーとしての役割を担う可能性があるのである．

その背景には，リーダーシップ理論の発展がある．リーダーシップ論は1900年代から経営学で研究され，さまざまに発展してきたが，チーム形態が多様化する現代では，リーダーシップについても新しい枠組みが提示されている．

チームで働く心理師も，新たなリーダーシップのあり方を理解しておくことが必要である．

2 リーダーシップとは

リーダーは複数の人から構成されるチームにとって不可欠な存在である．Salas らがチームの中核的要素の第1にリーダーシップを挙げているように，リーダーシップはチームワークの要であり，リーダーにはチームワークを効果的に遂行するためのリーダーシップが求められる[1]．

一般的にリーダーシップとは「集団の達成に向けてなされる集団の諸活動に影響を与える過程」と定義される[2]．従来，リーダーは経営者やマネージャーなど公的な役職や組織で高い地位にある人が想定されてきたが，山口はメンバーが成熟化したチームでは，「メンバーも発揮しうるチームの機能としてのリーダーシップを考える必要がある」と述べ，「リーダーシップとは，ある地位についているリーダー（管理職など）だけでなく，チームのメンバーも発揮することができるものである」としている[3]．また，West も，リーダーシップに

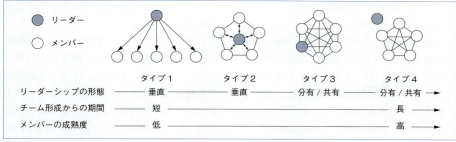

図1　4つのチームタイプ
（文献3）より転載）

ついて、「チームがタスクを成し遂げるために役に立つ情報の検索と構造化、問題解決のための情報利用、チームメンバーのマネジメント、資源のマネジメントを総括する」とした上で、「チームがある特定のタスクを遂行するためには、リーダーシップの機能がメンバーに移行することや、チーム内でシェアされることもある」と述べている[4]．伝統的なパラダイムに則ったリーダーシップから、チームの成熟度やタスクに応じて、メンバーがリーダーシップを持ったり（分有）、メンバー間でシェアする（共有）ような柔軟なモデルが提示されている．

心理師が組織の中で役職についている場合には、従来の伝統的なリーダーシップモデルのリーダーとしての役割を担う必要があるであろう．しかし、それ以外にも、例えば心理的援助を主たる目標として複数の専門職で業務を遂行する場合や、高度な専門性を持つメンバーによってチームワークを重ねてきた成熟したチームで仕事をする場合には、心理師もリーダーシップを発揮する必要がある．

3 リーダーが持つ権威

伝統的なリーダーシップのモデルでは、リーダーは権威主義的な存在とされてきたため、心理師に中には、リーダーとしての権威を持つことに戸惑いや違和感を持つ人もいるかもしれない．

Reedは精神保健サービスにおけるリーダーの権威について、①肩書や役職などの地位から生じる権威、②技術的専門的な知識から生じる権威に加え、③仕事の進め方や同僚とのかかわり方などの人的特性から生じる権威を挙げている[5]．これは医師をイメージしたものであるが、心理師も専門職であるというだけで、上記の②の意味におけるある種の権威を持ちうると考えられる．心理師が国家資格として仕事をするとなおさらであろう．このような権威は機能的な意味がある一方で、権威主義に陥らないよう、自身が役割や立場上持ちうるパワーに対して、常に自覚的でなくてはならない．

これに関して、West[4]は「リーダーはイライラする同僚に対して寛大で外交的であれとか、作り笑いをするべき」ということではなく、「メンバーの貢献をきちんと評価すること、アイデアや学び、他者に対してオープンであること、仕事の仕方やチームワークの在り方に関する、新たな改善方法に好奇心を持ち、同僚への対応は親

切で，やり取りをする際には誠実で純粋であること[6]」を重視している．

つまり，リーダーには必ずある種の権威があるが，それは権威主義的な高圧的なものだけでなく，オープンな姿勢を持つことによってチームの情緒的な雰囲気を高めるというものも含まれる．対人関係やコミュニケーションをテーマに心理的援助を行うこともある心理師には，③の人的特性による権威をより援助的に活用することが期待される．

4 リーダーがなすべき3つのタスク

では，リーダーは何をしなくてはならないのか．リーダーがなすべきタスクとして，以下の3つが挙げられる[4]．

1）チームが仕事ができるような状況を作る

リーダーは，チームが仕事をするために必要な予算や設備などの資源を獲得する必要がある．また，チームの枠を明確化し，誰がチームメンバーかをはっきりしておく必要がある．

2）課題を遂行するためのチームを形成・維持する

リーダーはチームに必要なスキルや技術を持った多様なメンバーでチームを構成しなくてはならない．メンバーを集めるだけではよいチームにはならないため，リーダーは各メンバーが各々の専門性を発揮するように，チームワークを高めるための訓練を行う必要がある．

3）チームが成功するように指導・サポートする

リーダーはチームメンバーと直接やり取りをして，チームに方向性とサポートを与える必要がある．さらに，チームメンバーが個々のスキルや能力を発展させるようにサポートし，必要な学習機会を与えることもある．

いずれのタスクも，すでにリーダー的役割を担っている心理師は，実施していることかもしれない．しかし，今後，心理師が多職種連携によるチームで仕事をする機会が増えるなか，自身の専門性を高めるだけでなく，リーダーシップのセンスを持ち，リーダーとしてのタスクを遂行する能力を意識的に身につけることが求められる．

5 チームをリードするために

上記の3つのタスクを遂行するために必要なこととして，West[4]は以下の3つを挙げている．

1）Leading（リードすること）

長期にわたって，戦略的な方向性に焦点を当て，人材管理やパワー，コントロールといった問題について考えなくてはならない．単に仲が良くて雰囲気の良い職場であるということではなく，チームが業務を効果的に遂行できるように，チームのビジョンを提示し，そのビジョンを達成するために必要なチームをデザイン，サポートし，トレーニングをする必要がある．状況に応じて，タイミング良く適切な介入を行う必要もある．また，チームが長期化する場合には，定期的に振り返りを行い，チームの再編の必要性を検討し続けなくてはならない．

2）Managing（マネージすること）

チームの目標を設定するとともに，各々のメンバーの役割を明確化する必要がある．さらに，個々のメンバーに意味がある役割を与え，本当に興味を持てるタスクを担ってもらうことで動機づけやコミットメントを保つ必要がある．同時に，スキルの向上や能力を伸ばす機会を与える必要があ

る．また，個々のメンバーの仕事がチーム全体にどの程度貢献しているかに加え，チーム全体のパフォーマンスについてもフィードバックを与える．ここでもチームのプロセスや戦略目標を見直すために，チームの振り返りを行うことが必要である．

3）Coaching（コーチすること）

チームが目標を達成し，能力を発揮できるようにするためにリーダーが行う日々の業務として，以下の4つが挙げられる．

(1) 傾聴する

メンバーの話に耳を傾け，解決策を提示するのではなく，メンバーが問題について探索できるように関わる．その際，オープンクエスチョンによって，自分の考えや気持ちを探索して表現できるように関わることが重要である．また，そのようなやり取りの中で理解したことをきちんと要約して伝え返す必要がある．

(2) 感情を認めて開示する

感情的な問題がある時には，感情を表出することが重要である．一般的に感情に焦点化すると事実が明らかになる上，感情表出はウェルビーイングにもよい．また，リーダー自身が感情を表出する際には，建設的な形で，批判的にならないようにすべきである．うまく表現できれば，チームにポジティブな雰囲気を生み出し，より良い仕事につなげることができる．

(3) フィードバックする

チームのパフォーマンスを強め，改善することを目的として，メンバーの行動やその行動の結果に具体的に注目し，それを建設的な形で示す．フィードバックを与えるべき行動が生じた直後に，ポジティブな形で行うことが有効である．

表1　リーダーシップの誤り

誤った信念	誤った信念の内容
利己心の誤り	重大な決定を下す時に，リーダーが，チーム全体ではなく，自分自身の興味や必要性に基づいて判断してしまう
全知の誤り	リーダーは多くのことを知っているかもしれないが，すべてのことを知っていると考えてしまう
全能の誤り	リーダーが最強で，何でもできると考えてしまい，行動の合法性や道徳性について十分に考えられなくなる
弱みはないという誤り	リーダーが，自分がやりたいことは何でもやれると考えてしまう

（文献7）を基に著者改変）

(4) 目標を共有する

チームやメンバーが常にチームの方向性や目標を理解しているかどうかを確認する必要がある．また，メンバーが自身の目標を明確にし，それに納得できるようにする必要もある．

Leading, Managing, Coaching のうち，Coaching については心理師の専門性で対処できる部分が大きいと考えられる．一方で，Leading, Managing については組織やチームの視点を持ち，意識的に習得する必要がある．いつでもどこでもリーダーになる必要はないが，チームの中で必要とされる時に，適切にリーダーシップが発揮できないと，チーム内で専門性をも発揮できないことになる．チームで働く専門職の素養として身につけておくべきものといえよう．

> **MEMO　リーダーが抱く誤った信念**
>
> Sternberg はリーダーが抱きやすい誤った信念について，表1のように4つに分類している[7]．このような誤った信念を持たないためには「自分自身の興味関心と他者の興味関心のバランスをとり，モラルや倫理観を持つことで，知能や創造性を，公共の益のために使うこと」の重要性を指摘している．

文献

1) Salas E, et al：The wisdom of collectives in organizations：An update of competencies. Team Effectiveness in Complex Organizations, Cross-Disciplinary Perspectives and Approaches, Salas E, et al eds, Psychology Press, New York, 2009
2) Stogdill RM：Handbook of Leadership：A Survey of Theory and Research, Free Press, New York, 1974
3) 山口裕幸：朝倉実践心理学講座6　コンピテンシーとチーム・マネジメントの心理学, 朝倉書店, 東京, 2009
4) West MA：Effective Teamwork：Practical Lessons from Organizational Research. John Wiley & Sons, 2012（チームワークの心理学—エビデンスに基づいた実践へのヒント, 下山晴彦監修, 高橋美保訳, 東京大学出版会, 東京, 2014）
5) Reed J：Leadership in the mental health service：What role for doctors? Psychiatric Bulletin 19：67-72, 1995
6) Frederickson BL：Positivity：Groundbreaking Research Reveals How to Embrace the Hidden Strength of Positive Emotions, Overcome Negativity, and Thrive, Crown, New York, 2009
7) Sternberg RJ：Wisdom, Intelligence, and Creativity Synthesized, Cambridge University Press, New York, 2003

4) ケースマネジメント

下山晴彦

Key word 支援ニーズ／心理社会的アセスメント／包括的支援／リーダーシップ

要点整理

- ケースマネジメントは，従来の心理支援を心理社会的枠組みで発展させた活動である．
- クライアントの個人的，対人的，社会地域的資源をつなぎ，包括的な支援を提供する．
- 病気や障害からの回復だけでなく，社会参加と健康な生活の支援を目的とする．
- 社会的連携を前提とする包括的な支援を段階的に進める．
- ケースマネジメントには，コーディネーションやリーダーシップの技能が必要となる．

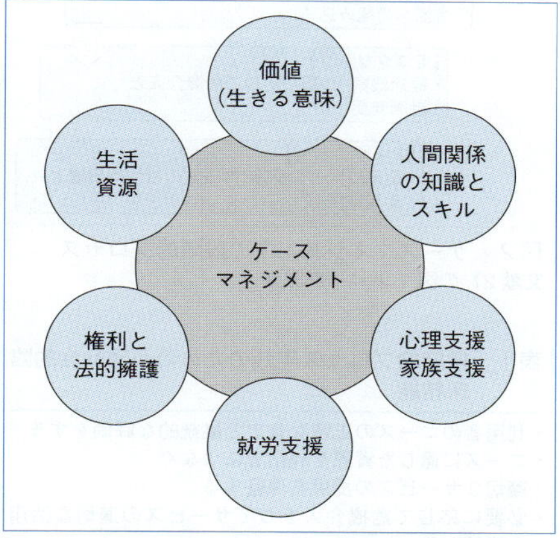

図1 ケースマネジメントで調整する領域
（文献2）の図2より一部改変）

1 目的と意義

ケースマネジメントは，クライアントとその家族のニーズに応えるために個人的資源，対人的資源，社会地域的資源をつなぎ，包括的な支援サービスを提供する活動である．図1に示す多様な心理社会的な支援と資源をまとめ，病気や障害からの回復だけでなく，個人の健康や成長，社会参加を促すことを目的とする．それは，近年のメンタルヘルス活動で重視される生活機能の支援を多職種協働で実践するための活動であり，心理師が個人心理療法の枠組みを越えて多様な心理社会的支援サービスを展開するために必須となる[1]．ケースマネジメントの意義は，支援活動の全体を見渡し，長期的なプランに基づいてクライアントの適応と成長の支援を可能とすることである．また，医療や心理支援では経済的効率化のために短期的対応を優先しがちであるのに対して，長期的包括的支援が必要な場合において，それを補う意義もある．

> **MEMO　日本のメンタルヘルス職の課題**
>
> 日本のメンタルヘルスは，医療面では医師中心の医学治療モデル，心理面ではカウンセリング／心理療法モデルが主流であった．そのため前者では入院治療や薬物療法が，後者では面接室内での内的世界への理解が中心的活動となっていた．しかし，近年では，それに替わるものとして脱施設化や地域ケアに基づく生活機能の支援がメンタルヘルスサービスの中心的課題となっている．生活機能の支援を実行するために必要となるのがケースマネジメントである．

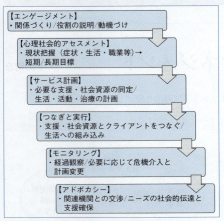

図2 ケースマネジメントの段階的プロセス
（文献2）の図1より一部改変）

表1　段階的プロセス実践のための心理社会的臨床技能
・利用者のニーズの正確な査定と継続的な評価をする
・ニーズに適した資源を利用者につなぐ
・適切なサービスの提供を保証する
・必要に応じて危機介入をしてサービスの適切な活用を維持する
・介入の効果や結果を評価する
（文献3）を参照して作成）

2　ケースマネジメントの進め方

　ケースマネジメントは，個人内の変容を目的とした従来の心理療法の閉鎖的枠組みを越えて，社会的連携を前提とする包括的な支援を段階的に進める（図2）．まず「エンゲージメント」で，クライアントが支援活動に主体的に参加するための協働関係を形成する．「心理社会的アセスメント」では心理社会的な情報を収集し，問題を把握・定義し，その深刻度を評価し，問題の発生要因や理由に関する仮説を立て介入目標を定める．事例の深刻度によって短期目標と長期目標を定める．次に「サービス計画」では，目標達成に関連するさまざまな専門職や支援機関・資源の活用を含むサービス介入計画を立てる．「つなぎと実行」では，クライアントと，支援のための専門職や機関の関係を調整し，計画を実行する．「モニタリング」では目標の達成度を評価し，効果が出ていない場合には計画を変更して再実行する．「アドボカシー」では，クライアントの社会的資源へのアクセスや回復を阻害するバリアを取り払うための交渉や意見表明を行う（p.492参照）．

> **アドバイス　心理師のレパートリー発展**
>
> 　ケースマネジメントは，ケアマネジメントと混同され，社会福祉士，ケースワーカー，介護職の活動として理解される傾向がある．しかし，図2に示したケースマネジメントの進め方は，「アセスメント→ケースフォーミュレーション→介入方針の策定→説明と合意→介入実施→介入の効果評価と修正」という心理支援プロセスと同一ラインにある．ただし，従来の心理支援が心理モデルに基づいていたのに対してケースマネジメントは心理社会モデルに基づく．その点でケースマネジメントは，従来の心理師の活動の発展系として理解し，活用することが重要となる．心理師が従来の個人心理療法モデルの限界を越えて，生物−心理−社会モデルに基づき，社会システムに開かれた多職種協働の活動を発展させるための必須レパートリーである．

3　ケースマネジメントの技能

　ケースマネジメントの技能としては，段階的プロセス（図2）を実践する心理社会的臨床技能（表1）[3]が必要となる．それは，従来の心理支援の技能を心理社会的な方面に発展させたものである．心理社会的要素として，心理療法モデルに基づく直接的な個別支援だけでなく，危機介入（p.469参照）や生活支援においてはコンサルテーション（p.456参照）やアウトリーチ（p.478参照）といった間接的支援の技能が重要となる．

それに加えてケースマネジメント特有の技能が求められる。ケースマネジメントにおいては病気の治療が中心課題ではない。疾病や障害を抱えていたとしてもクライアントが社会参加をし、健康な生活を送ることができるように個人の心理や社会的資源に介入し、両者の相互関係を調整することで生活機能の向上を支援する。それを個人の側から進めるのが心理師であり、社会環境の側から進めるのが社会福祉職である。いずれの場合もケースマネジメントの活動の中心にあるのは、医師、心理師、社会福祉士といった専門職ではない。中心にあるのは、サービスの利用者であり、その利用者の問題解決を支援するためにさまざまな専門職が連携・協働する体制を整えることになる。したがって、ケースマネジメントの技能としては、多職種のチームをまとめるマネージャーとしての技能が必要となる。マネージャーの技能としては、職種間をつなぎ、それぞれの役割やサービスを調整するコーディネーション技能（表2）と、参加メンバーに援助方針を示し、チームをまとめ、運営するリーダーシップ技能（表3）が重要となる（p.39, p.48参照）。

> **アドバイス　適用テーマ**
>
> ケースマネジメントは、さまざまな領域で実践されてきており、その有効性を示すエビデンスも出されている。先駆的なものとしては、重度の精神障害者の生活支援のための包括型地域生活支援プログラム（Assertive Community Treatment：ACT）がある[4]。このほか、PTSD（心的外傷後ストレス障害）、物質関連障害、発達障害、被害者支援、慢性病併発患者といった、長期的支援を必要とする場合に特に適用となる（p.482参照）。

表2　コーディネーションの技能
・サービスに関連する職種間およびクライアントの間をつなぐ ・さまざまな職種の役割やサービスを調整する ・メンバー間のコンフリクトを調整し、チームをまとめる

表3　リーダーシップの技能
・多様な情報をまとめ、責任者として介入の目標を定める ・メンバーに支援の方針を示し、チームの動機づけを高める ・チーム内の情報を共有管理し、チームの活動を運営する ・活動の実現のために社会的な交渉をし、クライアントの権利擁護の主張をする

文献

1) 下山晴彦：臨床心理学をまなぶ 1. これからの臨床心理学，東京大学出版会，東京，2010
2) 岩壁　茂：トータルなアセスメントとケースマネジメント，一般社団法人日本心理研修センター編，臨床心理学臨時増刊号　公認心理師，金剛出版，東京，112-116，2016
3) Frankel AF, et al：Case Management：An Introduction to Concept and Skills, 2nd ed, Lyceum Books, Inc, 2004（野中猛監訳：ケースマネジメントの技術，金剛出版，東京，2006）
4) 西尾雅明：ACT入門―精神障害者のための包括的地域生活支援プログラム，金剛出版，東京，2004
5) 下山晴彦：臨床心理学をまなぶ 2. 実践の基本，東京大学出版会，東京，2014

5 教育訓練のプロセス

1) ケースカンファレンス

下山晴彦

Key word 事例検討会／技能研修／チーム育成／ケースマネジメント

要点整理

- ケースマネジメント経過を見直し，改善することを目的とする．
- 技能研修，研究促進，チーム育成といった機能をもつ．
- 開会→事例提示→事例情報の共有→論点抽出→論点明確化→論点検討→閉会と進む．
- 事例提示では，介入を経てどのような変化があったのかの経過を具体的に示す．
- 個人情報の保護と秘密保持に最大限の注意を払う．

1 目的と意義

　ケースカンファレンス（事例検討会）の目的は，特定の問題の解決・改善を目指す臨床活動の経過を事例として提示し，複数の参加メンバーでその経過を見直すことを通して，問題理解を深め，より有効なケースマネジメントの方法を見出していくことである．事例担当者は，自らの理解や介入方法に拘ったり，問題のあり方に巻き込まれたりしてケースマネジメントのあり方が固定化し，柔軟に対応できていない場合が多い．そこで事例を発表し，参加メンバーから他者の視点を得ることで，自らの固定した見方から自由になり，より効果的な実践に向けてケースマネジメントのあり方を調整していくことが可能になる．

2 ケースカンファレンスの機能

　ケースカンファレンスには，発表者の臨床訓練[1]として機能以外にもさまざまなものがある（図1）．参加者は，事例の経過を知ることでケースマネジメントの重要性を学習する．事例の進め方の評価と改善方法の提示をすることで発表者と参加者の教育の場となる．また，その場の議論から新しい方法や一般的な原理を見出す研究としての意義もある．さらに，参加者が多職種や多機関のスタッフで構成されている場合，情報を共有することでメンバーが事例に対応する際の連携や協働を強化し，チーム実践の基盤を形成する機能をもつ．

| MEMO | 事例検討のテーマ

　ケースカンファレンスではケースマネジメント（p.53参照）の構成要素である，担当心理師とクライアントとのコミュニケーション，アセスメント，ケースフォーミュレーション，介入方針，介入技法と実施方法，さらには多職種との連携や協働のあり方が検討対象となる．

3 ケースカンファレンスの進め方

　一般的にケースカンファレンスは，事務局，事例発表者，参加者，司会者（進行係），助言者，記録係から構成される構造となる（表1）．また，進行は，開会→事例提示→事例情報の共有，論点抽出→論点明確化→論点検討→残された論点の検討→まとめと

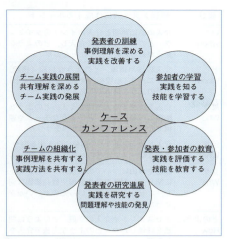

図1 ケースカンファレンスの機能

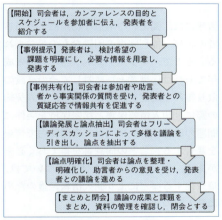

図2 ケースカンファレンスの進行

閉会となる（**図2**）．実際の構成や進め方は，どの機能（**図1**）に重点を置くかで適宜調整する[2]．

> **アドバイス　チーム育成のための活用**
>
> 所属が異なるメンバーの場合，他職種や他機関の取組や技法を知ることができ，参加者間の連携や協働を深め，チーム育成に役立つ．特に同一事例を開始時点から継続的に事例検討することは，メンバー間の関与度を高めるとともに，ケースカンファレンスそのものがチームで実践を組み立てる場となる．

表1　ケースカンファレンスの構成要素

事務局	開催の通知，会場の確保と準備，事例の選択と事例発表者の決定，事例発表者のサポート，助言者の決定とその打ち合わせ，資料の印刷と配布，記録の保管，プライバシーの保護・管理
事例発表者	目的に沿った事例の選択（通常は1事例．研究目的の場合は複数事例を比較することも）．事例の当事者の許可（専門職の間で共有されることへの同意），発表資料の作成（プライバシーの保護および秘密保持の徹底．個人情報の処理．事例経過を具体的に共有できる事例情報提示資料の作成），当日発表の練習
参加者	自由な討論をするためには10〜15名が望ましい．20名を超えると発言がしにくくなる．教育や研究の目的が強い場合は，多人数になりがち．自由な討論のために小グループに分ける工夫も．他職種や他機関所属の参加者が多い場合には，基本情報の共有を重視する．事例の当事者が参加する方法もあるが，その場合には工夫が必要．当事者を傷つけない．むしろ，益がある議論．当事者研究の目的も
司会者（進行係）	時間管理．発表内容を事前に把握し，発表者のサポート．参加者が意見を出しやすい雰囲気をつくる．論点の抽出，明確化．検討では，議論を刺激し，整理して議論をリードする．議論が錯綜しないようにコントロールをする
助言者	助言者を置かない場合がある．助言者を置く場合には，スーパーヴァイザーの場合は，指導および教育的目的が強くなる．コメンテーターは，議論に新たな視点を加える．議論の活性化．どちらの助言者とするか，あるいは置かない場合も
記録係	事例のプライバシーに配慮しつつ議論の要点を記録する．特に研究機能を重視する場合には知見の蓄積のために重要となる

（文献2）を参照して作成）

4　発表資料の作成：事例のまとめ方

"どのような人の，どのような問題"が，"どのような介入"で"どのように変化"したのかを具体的に提示することが資料作

表2　発表資料における情報提示のポイント

タイトル	検討課題となる問題や介入のテーマが参加者にわかるタイトルとする
はじめに	発表者が事例を選択した理由，検討課題とその背景を簡潔に説明し，議論のテーマを参加者や助言者と共有する
介入前	① 事例の紹介：事例当事者の年齢，性別，社会状況（学年，職種，福祉利用など），家族状況，事例開始時の主訴と問題状況（現症歴を含む） ② 介入に至る経緯（自発来談，関係者・行政の紹介や依頼，緊急対応など） ③ 生活歴（生活史，発達歴，問題歴，症歴，治療相談歴，家族歴，学歴，職歴など）
介入経過	① アセスメント：問題の分析と評価，検査結果，診断など，② ケースフォーミュレーション：介入仮説や方針，③ 経過説明：介入の経過を時系列に沿って説明する検討テーマに焦点があたるように，「経過全体の概略」と「特定の介入による変化」を適宜組み合わせて事実経過を伝える 経過は，事例関係者の主観的語り情報だけでなく，録画・録音・写真などによる映像情報や，出来事の生起頻度や検査結果などの客観的変化情報を図表で示すことも重要
今後に向けて	事例をまとめてみての所感と今後の展望を述べ，検討希望課題を示す

表3　介入経過を具体的に作成するポイント

いつ When	介入の開始時期と介入ポイントのタイミング．どのような状況で介入し，どのような変化があったのか，なかったのか
どこで Where	介入の場や環境．どのような施設（病院，クリニック，心理相談機関，福祉機関など）のどのような環境で実施されたか
誰が Who	介入を実施する人や関わる人．どのような職種と役割の人が，どのようなチームや連携で介入したか．初心者かベテランか
何を What	介入対象：問題のどの部分に介入するのか．複雑なケースではどこから介入したか
なぜ Why	原因や理由についての仮説．アセスメントに関しては問題の発生要因や維持要因は何か，なぜ介入は上手くいったのか，いかなかったのか
どのように How	アセスメントや介入の手段．どのように問題を評価したか，どのような方法で介入をしたか

（文献3）より引用）

成の要諦である[3]．発表資料では，「タイトル」と「はじめに」の後に，「介入前」→「介入経過」→「今後に向けて」の情報を記載する．実際に起きた出来事や検査データといった客観的事実と，事例提供者の仮説，方針，解釈といった主観的見解を混合しないように注意する（表2）．介入経過は，5W1Hを意識して具体的に記述する（表3）．また，パワーポイントや映像動画などのメディアを活用してプレゼンテーションの仕方を工夫することもできる．

5　個人情報の取扱い

ケースカンファレンスでは，事例情報の共有を通して他人が容易に知り得ない個人情報を知り得ることになる．取り扱う個人情報には，漏えいや不当な利用による当事者の苦痛，権利回復の困難なものが含まれる．そこで，クライアント（当事者が未成年であれば保護者と）に対してその施設の取り組みや規定を説明した上で，介入契約の際に「個人情報保護と秘密保持を条件に問題の改善・解決に向けて専門職内で情報を共有する」ことの同意書を得ておく必要がある．提供事例の個人情報については，暗号化するなどにより個人情報保護のために最大限の注意をする．

文献

1) 山上敏子ほか：山上敏子の行動療法カンファレンス with 下山研究室，岩崎学術出版社，東京，2014
2) 岩間伸之：援助を深める事例研究の方法，第2版，ミネルヴァ書房，京都，2005
3) 飯倉康郎：（認知）行動療法から学ぶ精神科臨床プレゼンテーションの技術，金剛出版，東京，2010

5 教育訓練のプロセス

2）インターンシップ

冨岡　直

Key word　学外実習／アウトカム基盤型教育／学習者中心性／実践型プログラム

要点整理

- 公認心理師の学外実習は，医療機関を含む複数領域での実践的な支援が求められる．
- アウトカム基盤型教育では，到達目標を明確化し，説明責任をもって教育を提供する．
- 公認心理師の実習プログラムにおいて，学習者中心性が基本理念とされる．
- 実習プログラムには，あらかじめ到達目標や教育方略，評価が明示されることが望ましい．

1 公認心理師法とインターンシップ（学外実習）

1）臨床心理士の学外実習

2017年9月に公認心理師法が公布され，そのカリキュラムの整備が進められているが，初めに，心理専門職の代表的存在としてあった臨床心理士の養成カリキュラムにおける学外実習の状況について述べる．

指定大学院においては，学外実習施設として，「医療，福祉，教育などの領域から2領域以上を確保」し，専門職大学院では「医療，教育，福祉の3領域に属する施設」を設置することが規定されており，多くの大学院生は精神科医療現場での実習経験を有している．

このような精神科実習においては，精神科面接の基本や精神疾患の診断，薬物療法をはじめとする治療について主に学ぶ．医療従事者としておさえておくべき医療安全や感染制御，医療倫理についても学び，また，チームアプローチやコミュニティアプローチの実際を体験的に学ぶ場でもある[1]．

2）公認心理師のカリキュラムにおける実習

公認心理師のカリキュラムは，アウトカム基盤型教育（outcome-based education：OBE）（後に詳述）の理論に基づき，資格を得たときの姿を踏まえて，卒業時到達目標を達成できるように作成されている．

大学院における「心理実践演習」においては，保健医療，福祉，教育，司法・犯罪，産業・労働のうち，3分野以上の施設で実習を受けることが望まれ，医療機関（病院または診療所）は必須とされている．実習指導者の指導を受けながら，90時間以上は，見学だけでなく，支援を実践することが求められている．

2 学外実習のプログラムのあり方

1）OBE

OBEとは，「修了者が到達すべき目標を明確化し，これらの目標を達成できるような教育の提供を，説明責任を持って行うもの」と定義される[2]．近年，医学教育において，"どのように教育する"から，"卒業生は何ができる"のかを教育成果（＝アウトカム）として社会に説明することが求められるようになり[3]，OBEの重要性が謳

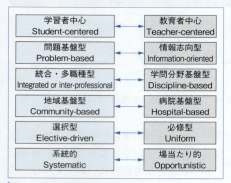

図1 教育方略における SPICES モデル
(文献4)より引用)

コンピテンシーは，Frank らによって，「医療従事者の観察できる能力であり，知識，技能，価値観，態度などの複数の要素が統合されたもの」であり，「コンピテンシーは観察可能であるため，測定，評価して修得を保証できるもの」と定義されている[5]。

また，カリキュラムの鍵を握る要素ともいえる教育方略としては，Harden の SPICES モデルが有名である（図1）[4]．なかでも，学習者中心（student-centered）のアプローチは，日本の医学教育においても，「診療参加型臨床実習」として普及しつつある．公認心理師の実習プログラムにおいても，学習者中心性を基本理念とすることが重視される．

評価方法には，直接観察を通してその場で行われる形成的評価と，一定期間後に基準に照らして達成度を評価する達成的評価の2種類がある．また，自己評価と第三者評価の双方がなされることが望まれる．

われている．

公認心理師法の目的は，資格を定め，業務の適正を図ることで「国民の心の健康の保持増進に寄与すること」にあることから，心理職はこれまで以上に，支援に用いる理論や技法の妥当性に関する説明責任を自覚する必要がある．

2）カリキュラムの構成

カリキュラムには以下の側面が含まれる[4]．

- 学習アウトカム（learning outcomes）
- 教育・学習方法（teaching and learning methods）
- 教育方略（educational strategies）
- 学習のコンテクスト（context for the learning）
- 学習環境（learning environment）
- 評価手順（assessment procedures）

アウトカムとなる到達目標としては，コンピテンシー，つまりは，学生が卒業時までに習得して身につけておくべき実践的能力を明確にし，客観的に評価することが必須である．

> **MEMO 正当な評価のために**
>
> 評価が正当であるためには，以下が条件となる[6]．
> ・研修開始時より研修の達成目標が明示されている．
> ・評価基準と評価様式があればそれを受け取っている．
> ・特定の行動目標に関して望ましい行動などが例示されている．
> ・事前目標に対する進捗状況についてフィードバックを受ける．
> ・成功する機会を十分に与えられ改善のための提案を得られる．

インターンシップ制度による実践型プログラムの一例―三井記念病院における取り組みから―

筆者の所属する医療機関では公認心理師

法における実習のモデルとなるインターンシップ制度を取っており，ここに紹介する．

1）心理インターンシップ制度の概要

三井記念病院において心理インターンシップ制度が開始されたのは2006年であり，その背景には2004年の新医師臨床研修制度の制定と，同時期に前期研修医のローテートが開始されたことがあげられる．それまでも見学型の実習は実施されていたが，参加型の研修プログラムを構築すべく，当制度が導入された．

三井記念病院は地域の中核的役割を担う総合病院であり，研修は精神科（無床）で行われる．研修期間は半年間であり，1クールに3〜5名程度の修士課程2年目以降の大学院生が参加している．

研修内容は主に，① 精神科外来でのインテーク，② メモリー外来患者の認知機能・生活機能評価，患者・家族支援，③ コンサルテーション・リエゾン活動（以下，CL）であり，そのうちCLに費やされる時間は研修時間全体の6〜7割を占める．

CLは心理臨床として応用的な活動であるため，インターンシップへの参加要件を，研修開始時に，① 基礎的な精神医学的知識を有していること，② 精神科外来における予診経験があること，③ 医療の構造にある程度慣れていることとしている．

研修における達成目標は「どのようなケースに」「誰とどのような対応ができたのか」，その遂行能力を基準として定め，インターンシップ制度導入時には「比較的単純な事例」への対応を単独遂行できることとした．これはCLの四象限モデル（p.460参照）にて捉えることができる．

研修方略としては，課題に沿ったレポート作成や推薦図書による自己学習，初期研修医との交流（相互のミニ講義）を介し，知識習得，心理教育実践を促した．課題は医療保健以外の領域（福祉，教育，産業，司法）の知識の自己学習，精神医学，臨床心理学の知識のアップデート，利用者目線の資料作成が意図された．ミニ講義は他専門職にわかりやすく教育する機会となるよう設計した．また，指導者の実践の観察に始まり，実際に事例への対応を行っては指導を受けることを繰り返し，技能面の習得を目指した．

研修に対する評価方法としては，形成的評価が中心的であった．

2）心理インターンシップ制度の変遷

研修プログラムは，実行後にそれ自体を評価し，絶えず改善を図ることが肝要である．本プログラムも，改良を求めてその形を変えてきた．その変遷は大きく3期に分けられる．

(1) 第Ⅰ期（2006〜2008年度）

第Ⅰ期の研修期間は，週2日（1日8時間），3ヵ月間（240時間相当）であった．しかし，この研修期間では，CL活動を行ううえで最低限必要な医学・医療知識の習得も，CLの概要理解も不十分であった．また，指導内容において，教育者の未成熟に伴う課題も見受けられた．

(2) 第Ⅱ期（2009〜2010年度）

これを受けて，2009年度，研修期間を4ヵ月間（320時間相当）に延長した．達成目標の具体化，明確化を図るべきThe Practicum Competencies Outline[7]に沿って能力要件を分類・整理し，一般医療領域における心理臨床研修の達成目標を作成した．また，インターンシップ修了者を対象に行った調査から，コアコンピテンスを整理した（表1）．

これらの見直し作業を経て，達成目標としての「比較的単純な事例」を定義し直し

表1 一般医療領域における心理臨床研修の達成目標とコアコンピテンス

〈達成目標〉
 (1) 対人能力
 (2) 知識
 (3) 心理学的評価の能力
 (4) 介入のスキル
 (5) コンサルテーションのスキル/他職種との協働
 (6) 倫理
 (7) 研究を活用する能力

〈コアコンピテンス〉
 (1) 多角的理解力
 (2) 力動理解と協働能力
 (3) 疎通困難な患者との疎通能力

た．第三象限の事例の中でも，医学的複雑さ，心理社会的複雑さ共に増した第二象限に近い症例に対して，指導者の助言を適宜得ながらも行動自体は単独で行えることを目標とした．しかし，4ヵ月間の研修では，症例に十分対応するための時間の不足が示唆された．

研修方略に関しては，事例を離れ，改めて必要な知識や技能の習得度を確認し，補完するような指導の機会は設けておらず，つまり，形成的評価は行われた一方で，達成的評価は行われていなかったため，指導のあり方にも課題が残った．

(3) 第Ⅲ期（2011年度～）

2011年度にはさらに6ヵ月間（480時間相当）に研修時間を延長し，掲げた目標の達成が可能となった．限られた時間内での研修方略の工夫として，症例を介した形で心理インターンと研修医との相互交流強化，症例の見立てや方針の言語化促進を図った．

評価方法としては，形成的評価の場として，日常的な指導の継続と同時に，研修期間の序盤・中盤・終盤の3回，定期的なスーパーヴィジョンも導入された．心理インターンから目標到達度の自己評価や今後の課題を聴取したうえで，知識・技能・態度それぞれの側面において指導者側の評価を伝えた．また，指導内容や方法に対する要望も尋ねた．これは達成的評価にも繋がるものである．

文献
1) 下山晴彦：大学院カリキュラムと研修プログラム．臨床心理学 15：54-58，2015
2) 大西弘高：アウトカム基盤型教育の歴史，概念，理論．アウトカム基盤型教育の理論と実践，田邊正裕編，篠原出版新社，東京，3-38，2013
3) 田邊正裕ほか：アウトカム基盤型教育—その系譜と実践，医学のあゆみ 257：323-329，2016
4) Harden RM, et al：カリキュラムの構成．医学教育を学び始める人のために，大西弘高監訳，篠原出版新社，東京，75-153，2013
5) Frank JR, et al：Competency-based medical education：theory to practice. Medical Teacher 32：638-645, 2010
6) Campbell JM：Essentials of Clinical Supervision, Wiley, Hoboken, 2000
7) Hatcher RL, et al：Initial training in professional psychology：The Practicum Competencies Outline. Training and Education in Professional Psychology 1：49-63, 2007

3) スーパーヴィジョン

田中恒彦

Key word スーパーヴィジョン指針／スーパーヴィジョン契約／ゲートキーパー／スーパーヴァイザーの養成

要点整理

- スーパーヴィジョンは臨床実践を行う上で必須の訓練である．
- スーパーヴァイザーはヴァイジーが担当するクライアントが不利益を被らないように，常にヴァイジーのセラピーについて評価を行うなど，ゲートキーパーとしてセラピーに一定の責任を負う．
- スーパーヴィジョンはヴァイザーとヴァイジーによる対等なスーパーヴィジョン契約に基づいて行われる．
- 日本においてスーパーヴィジョン体制の整備は喫緊の課題で，特にヴァイザーの養成制度を整えることが求められている．

1 スーパーヴィジョン（SV）とは

スーパーヴィジョンはすべての心の問題に関わる専門職にとって不可欠な訓練である．実際にセラピーを提供したことがあれば容易に共有できる感覚であろうが，良いセラピーを継続して提供し続けることは簡単なことではない．有効な訓練は長期にわたり行われる必要があり，臨床的なスーパーヴィジョンは，このように継続的に行われる訓練の方法の一つである．Bernad & Goodyear[1]はスーパーヴィジョンを「同じ専門職の上位に当たるメンバー（スーパーヴァイザー）から，下位あるいは同等のメンバー（スーパーヴァイジー）によって提供される介入である．この関係は，評価的でヒエラルキーがあり，一定期間続けられ，後輩の専門機能を高め，クライアントに提供される専門的支援の質を観察し，特定の専門職に就く者に対してゲートキーパーとなる目的をもつ」と定義しており，訓練の中核をなすものとしている．スーパーヴィジョンの重要性は初学者に限定されたものではなく，適切なサービスを提供するために，相当の経験年数を経てなおスーパーヴィジョンを受け続けることが推奨されている[2]．スーパーヴィジョンは目的によって3種類に分類できる（図1）．このうちマネージメントスーパーヴィジョン以外のスーパーヴィジョンについては，ヴァイジーとヴァイザーがスーパーヴィジョン契約を結ぶことで行われる．一般的にスーパーヴィジョン契約には期間が定められており，その期間が修了するとヴァイジーはスーパーヴィジョン関係を続けるかどうかを選択できるようになっている．日本においてはスーパーヴァイザーを担当できる者が少ないことや，スーパーヴィジョンについての法的根拠や斡旋の制度が定まっていないことなどから，養成機関などでの徒弟関係がそのままスーパーヴィジョン関係に移行する，いわゆる徒弟制度でスーパーヴィジョンが提供されることが多い．

2 スーパーヴィジョンの目的とヴァイザー・ヴァイジーの役割

スーパーヴィジョンの目的において第一

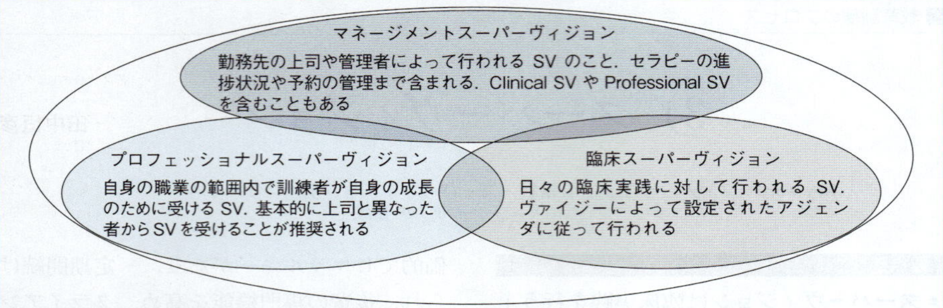

図1　スーパーヴィジョンの種類

マネージメントスーパーヴィジョン
勤務先の上司や管理者によって行われる SV のこと．セラピーの進捗状況や予約の管理まで含まれる．Clinical SV や Professional SV を含むこともある

プロフェッショナルスーパーヴィジョン
自身の職業の範囲内で訓練者が自身の成長のために受ける SV．基本的に上司と異なった者からSVを受けることが推奨される

臨床スーパーヴィジョン
日々の臨床実践に対して行われる SV．ヴァイジーによって設定されたアジェンダに従って行われる

表1　スーパーヴァイザーが留意すべきポイント

A）クライアントに関するアセスメント
① 事例のケースフォーミュレーションと介入計画
② ケースフォーミュレーションと介入計画を立てるために，さらに必要な情報はなにか？

B）スーパーヴァイジーに関するアセスメント
① 事例のケースフォーミュレーションと介入計画の理解度
② 上記をスキルとして実践できているか
③ クライアント−セラピスト間の相互作用として起こる感情の問題（いわゆる転移の問題）
④ 法的・倫理的問題（例：希死念慮や虐待への対応）
⑤ 言葉の使い方と基本的な接し方

C）その他
① スーパーヴァイジーが行えていたポジティブな点はなにか？
② スーパーヴァイジーがさらに学ぶべきことはなにか？
③ 次のセッションはどのような展開になりそうか？

(Beck JS, et al: Psychotherapy-based approaches to supervision. Casebook for Clinical Supervision, APA, 2009 より引用)

に重要な事項は，心理的問題を持つクライアントに対するセラピーが安全かつ的確に提供されることである．クライアントに関わる実践は，ものづくりの際に許されるような試行錯誤の繰り返しは許されない．そのためスーパーヴィジョンはクライアントの安全を守り，より良いケアが提供されることが前提となっている必要がある．このため，スーパーヴァイザーはゲートキーパーとしてセラピーの進行を管理する権限を持っており，ヴァイジーはヴァイザーから常に評価を受けることになる．ヴァイザーが専門的能力に問題があると判断した場合は，ヴァイジーに対して追加トレーニングを課したり面接を中断させることがある．一方，ヴァイザーは常にヴァイジーの訓練に関するニーズを確認し，心理師の成長を促すような関わりを持つことが求められるのと同時に，次の面接に活きるような指導を行う必要がある．表1にスーパーヴァイザーが留意すべきポイントを挙げる．

また，スーパーヴァイザーはヴァイジーにとっての専門職としてのロールモデルであることが求められる．スーパーヴィジョンにおけるヴァイザーとヴァイジーの関係性がヴァイジーが提供するセラピーのなかで再現されることが知られている．例えばヴァイザーが守秘義務を軽く扱うような言動を見せる場合には，ヴァイジーも同様の行動をとりがちであるし，高圧的なスーパーヴィジョン体験は，ヴァイジーのクライアントへの態度を高圧的にすることが知られている．ヴァイザーは自身のふるまいがヴァイジーのモデルとなっていることに自覚的でなければならない．

スーパーヴィジョンは協働的な作業である．このためスーパーヴァイジーもまた責

任を担うこととなる．特に重要なことは，スーパーヴィジョンが効率的に行われるために事前準備を行うことと，ヴァイザーに対して自身の面接の問題点を含んだ正確な情報を提供することである．海外では，ワンウェイミラーを通してヴァイザーが面接を観察したり，録音や録画データを用いてスーパーヴィジョンを行うことなどが一般的に行われている．また，ヴァイザーからの助言を受け入れ，自身の面接に取り入れることも重要である．ヴァイザーから助言を受けたとしても，それが実際の面接で活用されないならば無意味であるからである．そのためにも，スーパーヴィジョンは継続して行われることとなる．

諸外国では，スーパーヴィジョンのプロセスが評価されることもある．すなわち，ヴァイザー自身がスーパーヴィジョン指針に従って適切にスーパーヴィジョンを提供しているかが評価されることとなる．これは，スーパーヴィジョンにおいてしばしばハラスメントの問題が起こってきたことに起因している（MEMO 参照）．ヴァイジーは自身がヴァイザーから受けているサービスがスーパーヴィジョンとして成立していないと感じたときにはヴァイザーに対してそのことを指摘することもできる．以下に英国 NHS にて定められているスーパーヴィジョンの成立条件を示す（**表2**）．

| MEMO | スーパーヴィジョンの暗黒面 |

スーパーヴィジョン関係がハラスメントや人権侵害に繋がることがある．心理職の訓練はこれまでもカルト化してしまう問題と向き合い続けてきた．Raubolt（2006）による編著 Power Games（太田裕一訳　スーパーヴィジョンのパワーゲーム，2015）では，スーパーヴィジョンやセラピーの訓練関係の中で起こった問題の具体的事例が多数報告されている．これらの例を知ると，スーパーヴィジョン契約や，スー

表2　NHS（英国保健医療サービス）における　スーパーヴィジョンの成立条件

1. BABCP において正式に認可を受けた実践者が担当しなければならない
2. Professional もしくは Managerial SV と混同しない（同じスーパーヴァイザーによって行われるとしても）
3. 音声やビデオなど"生（Live）"の素材を使用して行う場面が必ず入る（すべてを見せる必要はない）
4. CTS-R などの面接評価尺度を用いた技術評価を推奨する
5. 最低 1 週間あたり 1 時間提供される
6. トレーニングを修了した実践者の場合は，最低 1 カ月につき 1 時間（平均は隔週 1 時間程度）
7. グループ SV のみは認められない．必ず個人 SV を含める
8. グループ SV では，すべてのメンバーが自分の事例を取り上げなければならない

（NHS Supervision policy, 2014 より）

パーヴィジョンの課程の評価の重要性を改めて感じることができる．

3　スーパーヴィジョンの形式と方法

スーパヴィジョンにはいくつかの形式が存在する．代表的なものは個人スーパーヴィジョンである．これは，ヴァイザーとヴァイジーが一対一で行う形で進められる．他にはグループによるスーパーヴィジョンという形もある．これは，一人（時には複数）のスーパーヴァイザーに対して，複数のヴァイジーが相談する形で行われる．日本においては，大学院の訓練課程や相談機関などで実際に行われているスーパーヴィジョンにはグループによるものが多い．グループスーパーヴィジョンの特徴として，ヴァイジーが共同スーパーヴァイザーになることが挙げられる．これは，閉鎖的関係になりがちなスーパーヴィジョンにおいて多様性を持たせる重要な機能である一方で，ヴァイザーはグループメンバー間の相互作用を促進しつつ，異なる課題を

表3 スーパーヴィジョンを促進するスーパーヴァイザー・ヴァイジーの関係

要素	定義・例
A. 促進的な条件	
安全な環境	スーパーヴァイザーが支持的で信頼でき，スーパーヴァイジーにきちんと対応できること：スーパーヴァイジーが，自分を認められ，尊重され，安全と感じられること
構造	境界設定を守る，時間を守るなど
コミットメント	スーパーヴァイザーが関心を持ってスーパーヴィジョンに臨んでいる
B. 目標と課題	
ロールモデル	スーパーヴァイザーがロールモデルとなる（スキル，知識，尊敬に値する態度）
内省的な教育	スーパーヴァイジーの内省を通じた学習：スーパーヴァイジーの不安への配慮
明確なフィードバック	スーパーヴァイジーの発達段階に応じた，建設的・定期的なフィードバック（正も負も含む）

（文献3）より引用）

もつメンバーの目標・課題を把握し遂行するという難しい役割を担うことになる．

スーパーヴィジョンはその方法において基本的に問題解決モデルに基づいていることが求められる．ヴァイザーはヴァイジーの報告をもとに，クライアントについてアセスメントを行っていく．特に初学者を対象にスーパーヴィジョンを行う場合，必要な情報が足りないことがしばしばある．その場合，ヴァイジーに対して必要な情報を確認させることになる．ある程度の情報が得られていれば，集まった情報をもとに事例をケースフォーミュレートしていく．定式化が進むと介入仮説が立てられるので仮説をもとに介入計画を策定する．こういったやりとりについてロールプレイなども用いて体験しつつ，ヴァイジーの実践能力をアセスメントしていくこととなる．スキルとして実践する能力が不十分な場合は，ト

レーニングを行うか，ヴァイジーが実施できる他の方法を探すことになる．このようにして，実際のセラピーと同様にスーパーヴィジョンは行われていくこととなる．良いスーパーヴィジョンが提供されている場合，ヴァイジーは自身がセラピーにおいて感じていた課題についてある程度明確に方針を立てることができるようになっている．

ヴァイザーとヴァイジーの関係性はスーパーヴィジョンに大きな影響を与える．Palomo[3]はスーパーヴィジョンを促進するヴァイザーとヴァイジーの関係についてまとめている（表3）．

4 日本におけるスーパーヴィジョンの課題

スーパーヴィジョンは臨床教育において非常に重要なプロセスである．しかし，我が国では十分にそのシステム作りが進んでいるわけではない．ヴァイザーについては法的責任についての規定もなく，ヴァイザーとしての教育制度も整っているわけではない．公認心理師法の成立を機に，ヴァイザー養成についての充実が求められていくことになるであろう．

文献

1) Bernard JM, et al：Fundamentals of Clinical Supervision, 5th ed, Pearson Education, Upper Saddle River, 2014
2) Prasko J, et al：Principles of supervision in cognitive behavioural therapy. Biomed Pap Med Fac Univ Palacky Olomouc Czech Repub 156：70-79, 2012
3) Palomo M, et al：Development and validation of the Supervisory Relationship Questionnaire (SRQ) in UK trainee clinical psychologists. Br J Clin Psychol 49：131-149, 2010

2章　アセスメント技法

1 アセスメントの基本

松見淳子

Key word　生物―心理―社会モデル／エビデンス・ベイスト・アセスメント／心理検査／
ケースフォーミュレーション

要点整理

- アセスメントは，ケースフォーミュレーション，介入経過のモニター，および介入結果の評価を目的として実施する．
- クライアントの問題を明らかにするために，生物―心理―社会モデルに基づき，個人と環境との相互作用を調べ，アセスメント結果を介入に活用する．
- アセスメント法には，法則定立的アプローチと個性記述的アプローチがある．
- アセスメント技法の信頼性と妥当性を評価する．
- ケースフォーミュレーションで生成された作業仮説を検証し，介入経過と結果をモニターする．

1　目的と意義

　心理アセスメントとは，評価，査定を意味する．アセスメントの方法は事前に決まっているわけではない．このためアセスメントには多くの専門的な意思決定を必要とする．提示された問題に関連して収集したさまざまな情報を統合する中で，クライアントの問題の解決に向けて見通しをつけるための実践活動である[1]．アセスメントの主な目的は3つある．それらは，① ケースフォーミュレーションを行うこと，② 介入経過をモニターすること，そして③ 介入結果を評価することである．心理アセスメントの対象となる問題は幅広い分野に及ぶ．精神医学の診断基準を満たす問題から教育，産業労働，保健医療，司法犯罪，福祉分野などで査定と支援が必要になるような問題が挙げられる．エビデンスに基づく心理学的実践の視点より，アセスメントを実施し，結果を治療的介入計画へと結びつけていくことが望まれる．

　クライアントの何について知りたいのか，どのような方法によって必要な情報を得ることができるのか，得られた情報をどのように分析し，利用するのか，情報に信頼性はあるか，情報は正確か，といった問いかけを行い，仮説生成を繰り返し，クライアントの問題解決の方法を検討する．精神医学的診断上は，症状が類似し，同じ診断名のある場合でも，患者の具体的な困りごとも，生活歴も生活環境も，パーソナリティも異なる．心理アセスメントでは，DSMなどの診断基準に定められた症状だけでなく，個人の生活環境の中でそれらの症状が環境とどのような相互作用を起こしているかを調べることが必要である．

1）生物―心理―社会モデル（図1）

　心理臨床現場で遭遇するクライアントの問題は多元的で多様である．Engelによると，心の問題は，生物的，社会的，心理的な要因の相互作用により発生することから，心身の健康を理解するためには生物学に由来する医学モデルでは不十分であることを指摘し，代わりに生物―心理―社会モデルを提唱した[2]．クライアント個人内

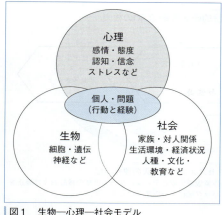

図1　生物―心理―社会モデル

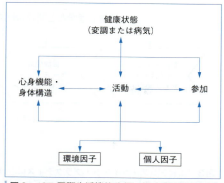

図2　ICF 国際生活機能分類：構成要素間の相互作用
（文献3）より引用）

の生物医学的な要因だけでなく，問題が生じてきた生活状況や問題が維持されている社会環境要因をも考慮し，それらの相互作用についてアセスメントを行う．

クライアントが経験する多様なストレス事象，怒り，抑うつ，不安などの感情，個人のパーソナリティ特性，コーピングスキル，および社会的環境を含む複合的な要因が心身の健康に関係することが明らかにされている．心の問題が身体的な異常を引き起こし，生理的，行動的な変化を生じさせることから，人が社会的役割を日常的に果たせなくなるような事態が生じ，専門職の援助が必要になる．生物―心理―社会モデルに基づく研究では，日常生活の心理的ストレスが人の免疫機能にまで影響を及ぼすこともわかっている．心理師は，クライアントとの協働作業により，問題が形成され維持されていることを明らかにするために適切なデータを収集し確かめていく．

世界保健機関が2001年に改訂したICF国際生活機能分類は，個人と環境との相互作用のアセスメントを踏まえ，生活機能を総合的に評価するシステムである[3]．図2に示されるように，ICFでは心身の健康と疾病を分類するため，生活機能のさまざまな観点を統合し，生物―心理―社会的アプローチを用いることになった．ICFは人間（心身機能，活動，社会参加）と環境との相互作用を枠組みとして，個人の健康状態のアセスメントを行う．ICFに取り入れられた生物―心理―社会モデルは，今後の心理アセスメントにも影響することが予測され，エビデンスに基づく心理アセスメントと介入の実施が推奨される（図2）．

2）エビデンス・ベイスト・アセスメント

エビデンス・ベイスト・アセスメントは，エビデンス・ベイスト・プラクティスの一環として行われる[4]（図3）．エビデンス・ベイスト・プラクティスとは，科学的根拠に基づいた判断によって，クライアントの問題を解決することを目標とするアプローチを指す[4,5]．このアプローチでは，クライアントの価値観と志向性への配慮，専門職とクライアントのコミュニケーション，協働関係，および臨床技能が重視される．問題の発生と維持・結果に関する作業仮説を生成し，データに照らし合わせ，アセス

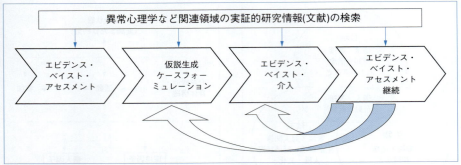

図3 エビデンス・ベイスト・プラクティスにおけるアセスメントと介入の連携過程
エビデンス・ベイスト・プラクティスにおけるアセスメントは作業仮説生成とデータに基づく仮説の検証および修正を繰り返し行う．図はアセスメントが継続的に行われ，フィードバック過程を形成することを示す．
(文献4) Figure1, 筆者による日本語訳)

表1 基本的な心理測定の信頼性と妥当性

信頼性	測定値の一貫性と安定性 ・内的整合性：項目内容の一貫性 ・再検査信頼性：一定の期間を経た安定性
妥当性	測定したいことを本当に含んでいること ・内容妥当性：項目が測定したい内容を含んでいること ・基準関連妥当性 　○併存的妥当性：同時に測定した外的指標との関連性 　○予測的妥当性：将来の外部基準との予測的関連性 ・構成概念妥当性：理論的予測と尺度による測定結果との整合性

メントを繰り返す．

臨床現場でアセスメントツールを選択する際には，信頼性や妥当性のエビデンスに注目し，特定のクライアントの問題を明らかにする上で最適なアセスメント法を選ぶ．面接法は心理臨床で最も頻繁に使われているアセスメント法であるが，質問の仕方一つでクライアントの答えが変わる場合がある．また，行動観察を行う際にも，観察の対象となる標的行動の定義が具体的で明確でないと，観察者は主観的な判断に頼ることになり，得られたデータの信頼性(観察者一致度)が低下する．アセスメントは介入の有効性にも影響するため，特定の問題に対して信頼性と妥当性の高いアセスメント技法を選別することが肝要である[2]．表1に基本的な信頼性と妥当性の種類を示した．

医療ではEBM(evidence-based medicine)が主流の現在，心理学でもエビデンスのあるアセスメントが求められる．科学者―実践者として最新最善のエビデンスを検索し臨床現場で活用する方針がアセスメントの質を保証することになるため，技法のエビデンスに加え，アセスメント法のエビデンスを示していくことが必要である[4]．

3) 法則定立的アプローチと個性記述的アプローチの使い分け

アセスメント技法には，面接法，観察法，あるいは検査法などが含まれ，それぞれにおいて多種多様なツールが開発されている(表2)．アセスメント法は，法則定立的アプローチ(nomothetic approach)と個性記述的アプローチ(idiographic approach)に大別される．心理学では1937年Gordon W. Allportがパーソナリティ研究で紹介した対照的なアプローチであるが，アセスメント目的に応じて使い分ける．

法則定立的アプローチは，類別化が目標であり，個人のアセスメントデータの一般化・普遍性を目指し，測定変数に関わる「法則」を妥当化するアプローチである．法則定立的アプローチでは，尺度構成法に基づき測度を作成し，測定の対象となる構成概念（不安，抑うつ，パーソナリティ特性など）の妥当性と信頼性を証明する．臨床場面では，基準値により特定の心理学的問題がある人を判別するため，結果の感度と特異度にも注目し検査法を選択する．例えば児童向けウェクスラー式知能検査が挙げられるが，6〜16歳までを対象とし個別に実施される．テストは標準化され，信頼性と妥当性が確保されているため，年齢層における個人の知能を相対的に評価することができる．

一方，個性記述的アプローチは，個人の介入のために具体的な指標を設けデータを収集し，治療による変化をモニターするのに適している．面接法は個人のデータを収集するために心理臨床実践では最もよく利用率が高い個性記述的アプローチである．機能分析は標的行動の個人内変動に影響を及ぼす環境要因を推定する際に有効であり，一事例実験デザインを用いた事例介入に適している．個性記述的アプローチの例として，特定のクライアントに1週間に体験したパニック発作の回数と発作の前後状況を日誌法でモニターしてもらうとしよう．この場合，データは個人に特化したものであり，パニック発作の出現と維持に関わる仮説生成に必要なデータを集め，介入計画を立てる上で有効である．

2 アセスメントの進め方

アセスメントは，一般に，1）データ収集計画，2）データ収集，3）データ分析，4）ケースフォーミュレーション，5）結果を伝えること（フィードバック）を中心作業として進められる（図4）．クライアントとの協働関係がアセスメントに影響を及ぼすため，アセスメントの前提として臨床家の一般的技能であるコミュニケーション

表2 多様なアセスメント法，法則定立的アプローチ（N），個性記述的アプローチ（I）

1	面接法（I） クライアントとの協働関係の下に実施する 構造化の程度はアセスメントの目的に応じて変わる
2	観察法（I） ・自己観察による記録 　セルフモニタリング法によりクライアントが自分の行動を記録する ・チェックリスト 　具体的な行動項目によりクライアントまたは関係者がその有無を記録する ・計画的な自然観察 　実際にクライエントの問題行動が起こる環境において行動観察を行う ・シミュレーション観察 　問題行動が起こるような状況を設定し，クライアントの行動を観察する ・ロールプレイ 　問題に関連するシナリオを作成し，クライアントに役割行動を演じてもらう
3	機能分析（I） 介入の対象となる標的行動とその先行事象および結果の関係を分析する 行動アセスメント
4	検査法（N） 専門家が実施する標準化された検査法（知能検査，発達検査など） 自己評定尺度（不安，抑うつなど個人の心理的状態を測定する）
5	神経心理学的検査法（I/N） 脳の損傷や認知症などによって生じた言語・思考・記憶・注意・行為などの高次脳機能の障害を評価する
6	生理的反応の測定（I/N） クライアントの心拍，血圧など問題に関連する生理的反応を測定する
7	精神医学的診断マニュアルの活用（N） DSM-5（精神障害の診断と統計マニュアル第5版），ICD-10（国際疾病分類第10版），ICF 国際生活機能分類など

（I）：主にIdiographic（個性記述的），（N）：主にNomothetic（法則定立的），（I/N）：用途による

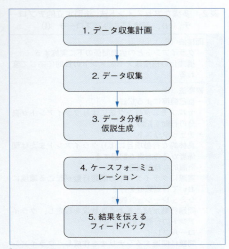

図4　心理アセスメントの一般的な流れ

と傾聴を重視する．次に，アセスメントの進め方を具体化するために，認知行動療法のアプローチを例示する．

| MEMO | アセスメントにおける配慮

アセスメントと支援を必要とする当事者が面接に参加することが困難な場合，関係者がアセスメントを補助することになる．ここでは，主に，当事者を対象としたアセスメントの進め方を解説する．また，幼児，子どもの発達検査，高齢者を対象としたアセスメントも同様に専門的な配慮が必要である．本書の関連項目を参照していただきたい．

1）データ収集計画：主訴の明確化

第1ステップではクライアントの主訴を明確化するため，クライアントが提示する問題とその状況を具体的に聞き取り記述する．クライアントの生活に直結した問題を特定化するように努める．

面接では他のアセスメント法との組み合わせによりデータ収集が行われることがよくある．例えば，面接にロールプレイを導入し，簡単なシナリオに基づいてクライアントに実際に役割行動を演じてもらい，そのときの発言内容，声や表情などを観察する．また，質問紙を用いてクライアントに不安や抑うつ気分の自己評定をしてもらうなど，多角的に有効なアセスメント法を併用することで臨床判断をより確かなものにする．

上述の個性記述的アプローチと併行し，問題を客観的に評価するため，臨床基準値が伴い標準化された心理検査法の施行が推奨される．同じ診断名をもつ人の問題と結果を比較することができ，エビデンスの蓄積が進むと，普遍性を検証することが可能になる．

2）データ収集：標的行動の選択と定義

クライアントの問題が具体化してくると，介入のための標的行動を選定する．指針としては，大きな目標とそれに至る具体的な目標をクライアントの合意の下に選定する．クライアントと共通言語でコミュニケーションができるように教育的配慮を行う．どのような状況の下に，クライアントの問題が出現し，それは認知，行動，情動とどのような相互関係があるのか，といった現実的な問題を明らかにするためにデータを収集する．

3）データ分析と仮説生成：機能分析

機能分析は，問題の出現と維持に関わるメカニズムを推定し，介入計画を立てる上で有効なアセスメント法である．機能分析の目的は，介入の対象となる標的行動を定義し，クライアントの日常環境における標的行動の文脈（コンテキスト）を探る方法である．先述した生物―心理―社会モデルおよびICF国際生活機能分類で重視される個人と環境との相互作用の評価が必要な場合，機能分析は実証的なアセスメントに通じるというメリットがある．機能分析で

は，標的行動が出現する手掛かりとなる弁別刺激（A：antecedent），標的行動（B：behavior），結果（C：consequence）の連鎖を探り，問題行動の出現と維持に関わる仮説を生成する．行動分析ではこれらABCの関係を三項随伴性と呼ぶ．

例えば，うつ病と診断され，その症状が報告されていても，クライアントの抑うつ気分は環境の中でその日の活動により変動する．抑うつ気分を毎日モニターし記録をとってもらうと，活動により気分が変化することが明らかになる．活動と気分には機能的な関係があるという作業仮説を立てることができる．うつ病に対してエビデンスが認められている認知療法と行動活性化法などには，機能分析的なアセスメントが必ず含まれている．

4）ケースフォーミュレーション：介入計画を立てる

ケースフォーミュレーションの目的は，事例の定式化を行うことである．クライアントの問題について適切な情報を収集し，介入の対象となる問題を明らかにし，それを維持しているメカニズムについて仮説を立て，介入計画を立てる一連の作業が含まれる．

この場合もクライアントと話し合い，交渉するような形で事例を定式化することが望ましい．その際，クライアントの多様性を尊重する現代社会では，クライアントの価値観や好みと一致した目標と介入方法を提案することが強く期待される（p.255〜267参照）．エビデンス・ベイスト・介入法の種類も数も増加している．アメリカ心理学会やイギリスのNICE国立医療技術評価機構などは，問題別に実証的研究のエビデンスがある心理学的介入法について最新の情報を公開しているので参考になる．

5）アセスメント結果を伝える：フィードバック

アセスメントの依頼理由を明らかにする．次に，アセスメント方法の説明，結果の解釈，問題への対応方法を具体的に示す．結果のフィードバックには心理教育の要素が含まれるが，クライアントと関係者に納得してもらえるような説明をする．

3 アセスメントの社会的妥当性

社会的妥当性とは，アセスメント法や介入について利用者が評価する受容性と満足度を意味する．アセスメントの対象となる問題がクライアントの日常生活機能に関連したものであれば[4]，生活場面への介入効果の般化が期待できる．社会的妥当性が高い場合，クライアントの介入への動機づけが高まり，介入効果の維持と生活環境への般化が促進されるだろう．利用者の受容性を高めるために，アセスメントの簡便性にも配慮し社会的妥当性を評価する．

文献

1) 下山晴彦：臨床心理アセスメント入門―臨床心理学はどのように問題を把握するか，金剛出版，東京，2008
2) Engel GL：The need of a new medical model. Science 196：129-136, 1977
3) 世界保健機関（WHO）：ICF 国際生活機能分類―国際障害分類改訂版，障害者福祉研究会訳，中央法規出版，東京，2002
4) Christon LM, et al：Evidence-based assessment meets evidence-based treatment：An approach to science-informed case conceptualization. Cognitive and Behavioral Practice 22：36-48, 2015
5) Hunsley J, et al：Evidence-based assessment. Annu Rev Clin Psychol 3：29-51, 2007

1) コミュニケーションの基本技能

林 潤一郎

Key word ヘルピング・スキル／関係性構築／言語的コミュニケーション／非言語的コミュニケーション

要点整理

- どのようなアセスメントを行う場合であっても，その前提となる基本技能として，コミュニケーションスキルを身に着けておくことが不可欠である．
- コミュニケーションスキルの代表的なレパートリーを学び，各スキルの機能や使い所の典型例を理解することで，アセスメント実施時におけるクライアントへの援助的なかかわり（質問の仕方や情報提供の伝え方など）が提供しやすくなる．
- コミュニケーションスキル習熟のために役立つ心得も知っておくことが望ましい．

1 目的と意義

アセスメントは，標準化された心理検査を用いる場合もあれば，カウンセリングなどのやり取りの中で，クライアントが発する言動に着目し，そうした情報をもとに統合的に見立てをたてていく場合もある．どちらもアセスメントのために有益な手法であるが，いずれの場合であれ，アセスメント実施の前提となる基礎技能として，コミュニケーションスキルを身に着けておくことが有益である．その理由には次の2点があげられる[1]．

第一に，情報収集時における関係性構築の重要さである．適切にアセスメントをすすめていこうとする場合，その土台として，クライアントと心理師との間に，関係性（信頼関係や協働関係）が構築されている（もしくは育まれてきている）ことが望ましい．こうした関係性が育まれることではじめて，クライアントは素の自分を心理師に安心して見せ，伝えることができる．一方で，関係性の構築が不十分である場合，クライアントはアセスメントされることに警戒し，場合によっては心理師からの批判やダメだしを恐れて，自らの素の情報を提供しにくくなり，アセスメントに必要な情報が得られなくなる．そのため，アセスメントには安定した関係性の構築が不可欠であり，そのために必要となるコミュニケーションを心理師が取れるようになっておくことが求められる．

第二に，アセスメント実施者の言動（伝え方）のニュアンスや工夫が及ぼすクライアントへの影響の大きさが挙げられる．アセスメント実施時に，どのようなかかわりや言葉かけを用いて情報を収集するのか，もしくは，結果をフィードバックするのかによって，アセスメントそれ自体が及ぼすクライアントへの影響に大きな違いが生じることがある．例えば検査結果をフィードバックする際に，配慮の不足した伝え方をすることで，クライアントに必要な情報が伝わらないだけでなく，過度な不安や落胆を与えたり，不必要な混乱を生んでしまい，クライアントの予後に悪影響を及ぼしてしまうことさえある．そのため，アセスメン

ト実施時には，クライアント個々の状況や特徴にあわせて，どのような言葉を使い，どのような態度やニュアンスでかかわっていくことが援助的なのかについて心理師はその都度検討していくことが望ましい．そして，そのためには，代表的なコミュニケーションスキルを学ぶとともに，自分自身のコミュニケーションの癖を知り，アセスメント時に適切なコミュニケーションを取れるように訓練しておくことが大切となる．

2 アセスメントの進め方

標準化された心理検査を用いる場合であれ，そうでない場合であれ，アセスメントには，次の2つの段階が含まれる（図1）．

第一段階は，関係性を構築しながら，適切な情報を収集し，評価するプロセスである．第二段階は，評価結果（解釈や見通し）をフィードバックするプロセスである（図1）．そこで，エビデンスからも支持されており，心理師が身につけるべき代表的なコミュニケーションスキルを学ぶ教育モデルの一つに位置づく「ヘルピング・スキル（ヒル）[1]」の知見（MEMO）を参考に，アセスメントの各段階で有益と思われる代表的なコミュニケーションスキルを紹介する．

なお，典型的なアセスメントの形として，標準化された心理検査を用いる場合とカウンセリング等のやり取りに基づく場合があり，双方で用いられるコミュニケーションスキルの強弱が異なると考えられる．またコミュニケーションには言語的なものと非言語的なものがある．そのため，それぞれに場合に分けた形で，有用と思われるスキルを抜粋しながら整理したものを表1にまとめた．

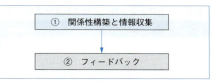

図1　アセスメントの進め方

| MEMO | ヒル[2]のヘルピング・スキル

本項では，アセスメントと直結するスキルに主に焦点を当てているが，ヒルの知見は対人援助の始まりから，気づきを経て，行動変化を支え，終結に至るまでの面接プロセスと各プロセスにおけるスキルを学ぶことができるものである．そのため，本項で紹介しきれないスキルについては各自で学ぶことを推奨したい．また，ヒルは，その都度のコミュニケーションの選択基準として，「援助者側の要因（心理師のパーソナリティや価値観など）」，「クライアントの要因（クライアントのパーソナリティや援助への期待など）」，「文脈要因（協働関係が築けているか，など）」，「その瞬間瞬間の相互作用に関する要因（その瞬間に心理師が何を意図していたか，など）」を挙げており，自分のコミュニケーション選択の癖を振り返る際の参照枠としても有益なものである．

1）関係性構築と情報収集

第一段階では，心理師はクライアントとの間の信頼関係や協力関係を育みながら，アセスメントに必要な情報を収集する．この時，クライアントが自分の体験や思い（心理検査の場合は問いへの返答）を安心して心理師に伝えることができるように，心理師は自らの非言語的コミュニケーションと言語的コミュニケーションの双方に気を配ることが求められる．

ヒル[2]の分類に基づけば，非言語的なコミュニケーションスキルとして心理師がまず気を配るべきは『かかわりと傾聴行動（傾聴していることをクライアントに伝えたり，援助関係を育む際に大切な態度面でのスキル）』である．これは標準化された

表1　アセスメント時に活用される代表的コミュニケーションスキルの例

		①関係性構築と情報収集	②フィードバック
言語的な コミュニケーションスキル	標準化された 心理検査に 基づくアセスメント	主に： ・（検査についての）情報提供 ・開かれた質問 ・閉ざされた質問 ・言い換え 適時： ・是認—保証 ・感情の反映 ・探究を促す自己開示 ・沈黙	①のスキルに加えて 主に： ・解釈 適時： ・即時性 ・洞察の自己開示 ・挑戦
	カウンセリング等の やり取りに基づく アセスメント	主に： ・開かれた質問 ・言い換え ・感情の反映 適時： ・（アセスメントの進め方についての）情報提供 ・是認—保証 ・閉ざされた質問 ・探究を促す自己開示 ・沈黙	
非言語的な コミュニケーションスキル		・かかわりと傾聴行動 　　アイコンタクト 　　表情表出 　　うなずき 　　クライアントへの姿勢 　　クライアントとの距離	

心理検査であれ，カウンセリングなどのやり取りであれ，アセスメントをすすめるために必須スキルといえる．具体的には，アイコンタクト，表情表出，うなずき，クライアントへの姿勢，クライアントとの距離などを適切に用いること（または，意図せずに不適切なかかわりをしてしまうことをできるだけ減らせるようになること）である．あわせて，クライアントの発する言語的および非言語的メッセージの両方に積極的に耳を傾け，その人の考えていることや伝えたいと思っていること（その内容やその内容の本人にとっての意味）を見極めようと関わる態度である．

どのようなアセスメントを行おうとしても，こうした基本的な非言語的なスキルが出来ていない場合，そもそもの信頼関係が構築されなくなるため，収集された情報の信頼性が低下したり，もしくは，アセスメントが悪影響を持つ（例：一方的に詮索されて不快に感じ，心理師に抵抗感や拒否感が生じる）こともある．こうした場合，アセスメント自体が望ましいものであっても，その援助的活用可能性は限定的なものとなる．

また，この段階で気を配るべき言語的なコミュニケーションスキルとしては，カウンセリングなどのやり取りからアセスメントする場合，『開かれた質問（クライアントが自らの考えや気持ちを自身の言葉で答

えられるように質問するスキル)』,『言い換え(クライアントの返答の意味や内容を,繰り返したり,言い換えて,伝え返すスキル)』,『感情の反映(クライアントによって言語的もしくは非言語的に表現される感情をくみ取り,もしくは推測し,それをクライアントに伝え返すスキル』を主として用いる.それとともに,適時『アセスメント(目的や意図や進め方など)についての情報提供』や『是認―保証(アセスメントにチャレンジしているクライアントに対する情緒的サポート,保証,勇気づけ,強化を直接的に伝えるスキル)』,『閉ざされた質問(「はい」や「いいえ」,もしくは一言で答えられる質問を用いて,特定の情報を収集するスキル』,『探求を促す自己開示(探究を促すために心理師の自己開示を用いるスキル)』,『沈黙(必要に応じて沈黙のまま様子を見るスキル)』などのスキルを使っていくことが有益と考えられる.

一方,標準化された心理検査に基づくアセスメントの場合には,先ほど付加的なスキルとして紹介したスキル(例えば,アセスメントについての情報提供,閉ざされた質問など)が標準化された実施法として主に用いられることになる場合もある.しかしながら,その場合であっても,先ほど主として紹介した各スキル(例えば言い換えや感情の反映)をその都度用いながら検査をすすめていくことはアセスメントを援助的にすすめることが上手になる秘訣といえる.こうした配慮ができることにより,検査実施がスムーズで,クライアントにとって違和感の少ない援助的なものになる.

2) フィードバック

第二段階では,心理師はアセスメントで収集された情報を分析したり,解釈したりして,結果(解釈や見通し)をフィードバックする.

クライアントが,自分自身や自分の問題にまつわる情報を整理できるようになり,それらについての見通しや今後の変化の可能性について気づきを得る段階といえる.

ヒル[2]の分類に基づけば,この段階では第一段階で有用視された非言語的および言語的コミュニケーションスキルを土台としながらそれらに加えて,新たな言語的コミュニケーションスキルの発揮が求められる.具体的には『解釈』『洞察の自己開示』『挑戦』『即時性』と分類されるものである.

標準化された心理検査を通したアセスメントであれ,カウンセリングなどのやり取りに基づくアセスメントであれ,まず『解釈(クライアントが表面上述べていることや認識していること以上の理解・説明・意味づけを伝えて,クライアントとともに検討するスキル)』のノウハウが役立つ.具体的には心理師としての見立てや仮説を伝える際の心配りや伝え方のニュアンスの参考になる.

また,フィードバックの目的によってその比重は異なるものの,目的に沿う形で『洞察の自己開示(クライアントが気づきを得やすいように,自分の体験や例え話をモデルとして提示するスキル)』や『挑戦(クライアントが望む方向へ変化するために必要となる気づきを得ることを目的とした不一致や矛盾を指摘するスキル)』や『即時性(その瞬間に心理師が感じたクライアント(もしくは心理師とクライアントの関係性)に対する思いや理解を,クライアントに伝えるスキル』も適時用いていくことがクライアントの自己理解を深めるとともに,アセスメントを援助的につなげていくために有効な技術となる.

なお,第二段階で付加されたこれらのス

キルは，第一段階で紹介したスキルと比較すると，クライアントのこれまでの考え方を揺さぶる作用を持ち，変化を促す恣意性の高いものに位置づく．それゆえ，クライアントに役立つものとなるように（例えば，想定外の不必要な抵抗を生み，不幸な援助関係の崩壊が起こらないように），より共感的で協働的な態度や治療や援助の動機づけにつながるような言葉づかいに最大限留意しながら慎重に用いていくことが推奨されている．

3 コミュニケーションスキル習得のための心得や練習時の留意点

最後にスキル習得のための心得や留意点のいくつかをまとめておく．

第一に，心理師がもともと持っているコミュニケーションスキルの活かし方である．神田橋[3]にも同様の指摘がある通り，コミュニケーションスキルを学ぶ際に，心理師自身のもともと持っているスキルやこれまで養ってきたスタイルは自然なものとして大切にして，それを土台に利用しながら過不足を調整していくことが定石のようである．そのため，すでにあるスキルは活かしながら，自分のコミュニケーションが意図していない影響を与えていないかを振り返り，自分の持ち前のスキルが裏目にでる場面に気づけるようになったり，不足している必要なスキルを補っていくスタンスが推奨されている．

第二に，スキル習熟の大切さである．こうしたスキルは知識として学ぶだけでは不十分である．そのため，ロールプレイや録音・録画を用いたトレーニングやスーパーヴィジョンを受けることが推奨されている．アセスメントを援助的に実践場面で活用できるようになるためにも，熟練者の指導を受けながら訓練を積んでいくことが理想であろう．

> **アドバイス** その他の教育モデルによる学習の有用性
>
> コミュニケーションスキルの分類や種類は専門職ごとで異なる部分があり，今回紹介した以外のものについて学ぶことも有益と考えられる．例えば，「変化へのアンビバレンスを抱えるクライアント」に対する有効な面接技術をまとめた「動機づけ面接」では，動機づけに関する適切な理解と対応のための理論と様々な技術がまとめられており，その有効性も支持されている（例えば，ミラー＆ロルニック[4]，原井[5]）．もともと意欲的でないクライアントやアンビバレンスがあるために一義的には意欲的になれていないクライアントにおけるアセスメント場面などでは，こうしたコミュニケーションスキルを学ぶことも有用だろう．

文献

1) 下山晴彦：臨床心理学をまなぶ 2．実践の基本，東京大学出版会，東京，2014
2) クララ・E・ヒル：ヘルピング・スキル［第2版］―探求・洞察・行動のためのこころの援助法，藤生英行監訳，岡本吉生ほか訳，金子書房，東京，2014
3) 神田橋條治：精神科診断面接のコツ，岩崎学術出版社，東京，1990
4) ウイリアム・R・ミラーほか：動機づけ面接法基礎・実践編，松島義博ほか訳，星和書店，東京，2007
5) 原井宏明：方法としての動機づけ面接―面接によって人と関わるすべての人のために―，岩崎学術出版社，東京，2012

2) 予診面接

花村温子

Key word 受理面接／問診票／初診／初期治療

要点整理

- 予診面接は，医療の入り口として重要な機能を果たすため，そこでの対応が初期治療やその後の心理支援にスムーズに移行できるかのポイントとなる．
- 問診票や，事前に得られている情報から本人像や状態像を想像し，来院目的などについて深めていく．
- あくまで予診なので，その時点での概要がわかれば可とし，あまり時間をかけすぎない．最大20分程度で収める．
- その後の経過を追うことができれば予診時点での見立てが検証できる．

1 目的と意義

本項での「予診面接」は，すでに医療機関に受診する意志があって来院し，このあとに医師の初診が控えている，その前段階の面談を想定して説明する．医療機関でない場に置き換える場合には，受理面接に近いものと捉えて読みかえていただきたい．予診は施設によってさまざまな方法をとるが，以下に述べることは筆者が勤務する施設で概ねこのように行っている，という例である．

病院，とくに精神科では，予診の前に問診票に記入してもらうスタイルが多い．問診票に名前，年齢，主訴（現在の症状），いつからその症状が始まったのか，症状化するきっかけと思われるものがあればその内容，自分の意志で来院したのか，精神科に限らない病歴，精神科既往歴や通院の有無，家族の精神科既往歴の有無，家族の精神科に限らない病歴，学歴，職歴，婚姻歴，家族状況，身長・体重，酒やタバコなどの嗜好，などを書き込んでもらう．記入された問診票に沿って，クライアント本人または家族から話を聞いていくことになる．

そこで注意したいのは，はじめて精神神経科に来られた方が事務手続きなどを経て最初に出会うのが予診面接担当者であるということである．「病院」や「精神科」に対するイメージはポジティブではない場合が多いだろうから，予診の場で「安心して話せた」という体験をクライアントに持ってほしい．そうすると，その後の治療にもつながりやすいと考えられる[1]．

2 アセスメントの進め方

予診は，初診の方向性を決める情報を得る，アセスメント面接と考えて良いだろう．まず，クライアントが記入した問診票を得たら，以下の流れで進めていく．

① 問診票を確認し，すでに他の科で治療を受けているならその概要や，紹介状など事前に得られている情報に目を通す．筆跡や記入内容から自分のことばで説明できそうな患者かどうか，推測する．慣れるまでは，問診票が出来上がってきた時点で予診時に聞くべきポイントを上級者や初診担当の医師に聞くのも良い．

表1 予診面接で聞くべきポイント，注意すべきポイント

なぜこの科（精神科）を受診したか	精神科を選んでいるということは，何らかの精神的，心理的な要因があって自分の症状が起きていると考えていると思われるため，その面を詳しく聞く．本人や家族が思いこみによる心因論を展開することもある．何を期待して受診したのかもきけると良い
主に困っていることは何か	主訴が抽象的にしか書かれていなかったり，様々なことが記入されていて最も訴えたいことがわかりにくい場合，明確にする必要がある
症状はいつからなのか	だいぶ前から症状があったなら，今まではどうしていたのか，我慢して対応していたのか，治療歴があるのであったら，どのような治療を受けてきたのか，そこではどうだったのかを聞く
クライアントや同行者の第一印象と態度の観察	重要な情報であり，例えば明るいのか，真面目そうなのか，といったパーソナリティ理解に繋がるような情報を掴む．明るいといっても主訴に書いてある内容がひどいうつ状態であるのに，元気に明るく語るのでは違和感があるがそういった情報も診断に繋がるため，気をつけておく．その他，「だらしない感じ」「派手な感じ」「大げさ」「作り笑顔」「清潔感がない」など，病状の重さを量るサインとして，見た目から受ける情報も重要である．誰が同行してきたかも，家族関係を推察するポイントであるし，例えば「家族ばかり話す」などは，本人と家族の関係をアセスメントする情報として重要である．予診時の態度も観察が必要
本人の語る症状発症のきっかけが，第三者から見て了解可能か	自分の症状をどう理解しているか．偏った思いこみから本人が症状を訴えてはいないか．そのあたりを見極めることでパーソナリティ傾向が理解できる場合もある
対人交流	もともとどのような対人交流パターンの人なのか，対人関係の癖を知る上で重要である．親しい友人はいるのか，親密なパートナーはいるのか，家族との関係は疎遠ではないのか．今回受診に至るような状態を，周囲はどう理解しているのか
家族歴	家族は健康に過ごして来たのか，本人の幼少時に親（とくに母親）が精神的不調を抱えていなかったか，家族との関係は良好であるのかなどを聞く．結婚している場合は，夫婦関係は良好であるのか，自分の子どもとの関係はどうであるのか，実家の家族や婚家との関係はどうであるのか，性生活はどうであるのかも聞いておく場合もある．性生活が結べない場合は精神的不調で性的な面の関心が薄れているのか，それとも単に夫婦関係の問題なのか，また，精神的に成熟しておらずに異性との関係がうまく結べない場合もあるので，家族という凝縮された関係の中で人間関係がどのように絡んでいるのかを聞いていく
学歴と職歴	社会適応を見ていく上で重要な情報である．学業成績，通っていた高校や大学，職場の世間的な評価，偏差値などを知ることが出来ると，本人の理解力などを推察することが出来る．受験に耐えられたかなどの情報も，ストレス耐性について知るために重要である．学校や職場での過ごし方，選んだクラブ活動など交友関係に関する情報も，どのような対人コミュニケーションを取るのか知るために重要である
身体疾患の有無	他の疾患から来る精神的不調はないのか，治療中の薬剤の影響がないのかといったことも，精神症状に影響を及ぼすため聞いていく．アルコール摂取の状況と絡むこともある
嗜好	アルコールやタバコ，コーヒーなど，嗜好については，本人は問題と思っていないため語らずに過ぎることも多いが，ここに問題が隠れていることもある
自分の考える自分の性格	自分自身をどう見ているのか語ってもらう．過剰に自信喪失や過小評価していないか，またその逆はないのかなど，現実検討力の推測にも繋がる
趣味	楽しんでいたことは，今できるのか，できていないのか．取り組みたい気持ちは出るのか，出ないのか，によって，現在のエネルギー水準を推測できるし，もとの活動性も推測できる

（文献2）より引用）

② 本人を部屋に招き入れる．家族同伴の場合，家族なしでは予診が進まないこともあるし，その逆もある．まずは本人に家族同席についてどうするか尋ねてからはじめる．その時の態度，表情の観察も重要である．

③ 「初診担当医の診察前に，お話を聞かせていただく」ことを告げ，了承を取る．

④ 相手の名前を確認し，自己紹介をする．「○○さんでいらっしゃいますね，心理師の○○です」場合によっては，名前を自分で言ってもらったり，生年月日を言っ

てもらうなどして本人確認を行う．

　⑤　予診面接を開始し，問診票に記入されていることに従ってなるべく自然な流れで，本人の言葉で語ってもらう．症状を詳しく聞きたくなるものであるが，主訴として書いてある症状の解消が，来院の目的ではないこともあるので注意する．例えば，「検査」だけの目的で紹介されて来ていたり，すでに認知症と言われてはいるが，その治療ではなく介護保険の申請を求めての来院などもある．そのため，来院理由をはっきりさせるため問診票に書いてある内容と照らし合わせながら，何を病院に期待しているかを聞いていく．そして，その人にとって重要なテーマになっていそうなこと，疑われる疾患名を裏付ける内容についても深めて聞いていく．聞きながら時系列を整理することも必要である．

　⑥　終了したら「これから，今お聞きした情報をもとに初診医が診察する」旨を伝える．予診は初診前の入り口であるので15〜20分以内に収める．いらぬ期待を抱かせすぎないことも大切である．終了時に初診の部屋は案内しておく．

　⑦　予診面接終了後には，当日の初診担当医に概要を伝え，予診担当者なりの見立てを伝える．聞けなくとも気になった点は初診担当医に伝える．

　以上，医療機関でない場合は，「受理面接」と置き換え，③，⑥，⑦は省略となる．

3　予診終了後

　予診が終了し，さらに初診終了時には，どんな流れで診断に至ったかを初診担当医に聞くと良い．できれば，カルテ上でそれ以降の診察経過も追えると良い．各種検査（CT，MRI，脳波検査，心理検査など）がオーダーされた場合，それらの情報がどう統合されて診断や治療に活かされていくのかもみていけると良い．この診断で，投薬を開始して次回来院時にどうなっているのか，1ヵ月後は，3ヵ月後は…，と追っていくことで，自分の見立ては正しかったのか，どんな治療の方向性が良かったのか，などが検証できる．

　可能であれば，個人情報に留意した上で，自分が予診で話を聞きながら何を感じたかも含めて記録しておくと自己研鑽に役立つ．予診を通して，心理師として自分はどういうクライアントが苦手なのか，どういう人には肩入れしてしまいやすいのか，どういう点を見落としてしまいやすいのか，といった自分の癖について気が付く振り返りの材料になる．

おわりに

　今までに述べてきたことは，成人を想定しているが，児童・思春期の場合などは親からの情報，親子関係，学校での適応状況，教員からの評価など，聞くべき内容が加わる．見立てを行うにあたっては本人，家族や関わりを持つ支援者を含め複数人の情報を統合していくことが求められる．

> **MEMO　記録とその保存について**
> 　予診で得られた内容をどう記録するかは，その施設によるが，問診票上に書き加えていくのでも良いだろう．予診時に，予測される疾患に関する質問紙検査を実施することもあるため，その結果もあわせて初診担当医に報告できるようにしておく．問診票や受診記録はスキャンするなどしてカルテ内に保存する．

文献
1）　笠原　嘉：精神科における予診・初診・初期治療，星和書店，東京，2007
2）　下山晴彦ほか編集：公認心理師必携　精神医療・臨床心理の知識と技法，医学書院，東京，2016

3）初回面接

下山晴彦

Key word 協働関係（ラポール）／主訴／現症歴／ケースフォーミュレーション

要点整理

- クライエントとの協働関係形成，問題の成り立ち把握，対応方針の合意を目的とする．
- 主訴は，対処すべき問題への入り口であって問題状況そのものではない．
- 問題状況は，医学的症状だけでなく，心理社会的問題を含むものとする．
- 問題状況を確定し，ケースフォーミュレーションを暫定的に作成し，対応方針を策定し，クライエントに説明し，合意を得る作業である．
- 生物，心理，社会的な側面に関する包括的情報を系統的に聴取する．

1 目的と意義

目的は，クライエント（事例の当事者や関係者）と協働関係（ラポール）を形成し，それを基盤として問題に関する情報を聴き取り，問題の成り立ちを把握し，問題解決に向けての対応方針を策定し，それをクライエントに伝えて合意を得ることである．作業内容は図1に示す構造となっており，複雑な問題に関しては複数回に分けて行うことがある．問題情報を収集するだけの"受理面接"と，情報を総合して対処伝達を含む"初回面接"を区別する場合もある．心理師から問題の理解と対応方針の説明を受けて，クライエントが問題に取り組む見通しと動機づけをもてることが初回面接の意義である．

> **MEMO** 医療機関での留意
>
> 予診面接（2-2-2参照）を経て医師が診断と治療方針を決める初診（診断）面接後に心理支援を開始する医療機関では，心理師が心理支援のために最初にクライエントと会う面接が初回面接となる．受理面接や初診面接の後の初回面接ではクライエントから同じ情報を繰り返し聞かないよう取得済み情報を整理・確認しておく．

2 アセスメントの進め方

下記6段階を経て作業を進めることが望ましい．ただし，緊急対応や危機介入（p.469参照）の場合は，この限りではない．

1）面接開始前：準備

面接を実施するのに適切な場所と時間を確保し，必要な道具（時計，記録用具，説明書類など）を準備する．事前情報（表1）を確認し，予測できることを整理し，必要な質問事項を想定しておく．待合室に迎えに行き，そこでの様子の観察も参考情報とする．

2）面接の初期：関係構築と主訴の確認

表2の事項に留意してクライエントの緊張を解き，心理師との間で安心して問題に取り組む協働関係を形成する．それとともに問題に関する情報収集として表3の手続きに従い，カウンセリング技法（p.345参照）を用いて，クライエントの主観的困り事である主訴を共感的に聴き取る．

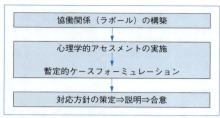

図1 初回面接の構造

表1 事前に確認しておくべき情報
・相談申込票（記載者も含めて）の記載内容
・受付申込，受理面接，予診・初診面接の記録
・紹介状の内容，事前実施の検査や質問票の結果

表2 協働関係を形成するためのポイント
・温かく礼儀正しい挨拶と自己紹介
・面接の目的と所用時間を伝える
・家族などの関係者がいる場合，面接の順番を決める
・これまでの努力と来談をねぎらう
・安心できる雰囲気作り
・クライアントの理解できる言葉で話す
・共感的コミュニケーションを用いる
・問題を理解する専門性を示し，専門職として信頼を得る

アドバイス　抵抗に関する対応

問題の否認や面接への抵抗がある場合は，その理由を推測し，話したくない気持ちに共感し，まずは安心できる関係構築を優先する．その際には動機づけ面接（p.363参照）が役立つ．

表3 主訴を聴き取る手続き
・すでに得られている情報で開示可能な内容を伝え，共有する
・来談の経緯と理由を尋ね，主訴（困り事）について質問をする
・非指示的で自由回答型の質問を用いる
・カウンセリング技法を用いてクライアントの語りを傾聴する
・ボディランゲージに注目し，クライアントの言外の心理状態を推測する

MEMO　症状聴取

症状の存在が疑われる場合には，症状に関連するエピソードが起きた状況を具体的に調べて現症歴を確認する．症状の重症度を評価するとともに自傷他害や自殺念慮について確認する．それらの症状が問題形成にどのような影響があるかを調べる．

表4 具体的な問題状況を確認する手続き
・知りたい事柄について心理師が質問することでクライアントの具体的陳述を引き出す
・個人の問題であれば，状況を刺激場面－反応－結果の枠組みで具体的に把握する
→刺激場面：問題はどのような場面で起きるのか
→問題の当事者の反応：反応を認知，感情，生理，行動の各側面から把握する．その場面で，どのように考え（認知），どのような気分（感情）となり，どのような身体反応（生理）があり，どのような行動をとるのか
→結果：反応した結果どのようなことが起きるか
・問題の維持，悪化あるいは軽減に関連する要因を検討する

3）面接の前半：語りサポートと問題状況の確定（症状確認を含む）

クライアントの語っていることを是認・受容し，語りをサポートし，面接が進んでいることを保証することで関係構築を進める．主訴は相談のきっかけにすぎず，対処すべき問題そのものとは限らない．そこで，関連する問題を幅広く聴き取り，表4の手続きに従って問題状況を具体的に確定していく．心理師は，具体的な問題状況に関して「～について詳しく教えてください」と，クライアントの陳述を引き出す質問（陳述引き出し型質問）を用いて会話をリードする．現在起きている問題を中心に聞き，問題が複数ある場合にはそれぞれの状況を調べていく．自律神経症状（睡眠，食欲，体重変化，エネルギーレベルなど）をチェックするとともに問題状況に精神症状が含まれていないかを調べる（p.79参照）．

4）面接の中盤：問題の成り立ちに関する包括的情報の系統的収集

確定した問題状況がどのような経過を辿って形成されてきたのかを調べ，問題の

表5　生物・病理的側面に関連する情報の確認事項
・見落としている症状がないかを系統的レビューでチェックする⇒不安/気分（うつと躁）/精神病/強迫/心的外傷/解離/食行動/物質および他の嗜癖/身体への懸念/パーソナリティ障害/身体疾患の系統的チェック ・既往歴と治療歴，現在の医療サポートの状況 ・薬物療法の内容と副作用 ・遺伝負因

表6　心理・発達的側面に関連する情報の確認事項
・妊娠・出産・乳児期に関連する問題 ・発達課題の遅れや偏りの評価とその影響 ・発達障害特性の評価とその影響 ・知的能力・学力の評価とその影響 ・虐待，いじめ，事件などによるトラウマの存在とその影響の評価 ・家族関係・親子関係の状態とその影響 ・問題歴と相談歴，現在の心理サポートの状況 ・発達歴，教育歴，職歴，問題歴

表7　社会・生活的側面に関連する情報の確認事項
・社会経済的状況とその影響 ・生活機能の評価 ・学校・職場での活動状況 ・社会的サポートネットワーク ・活用できる社会的資源 ・受けている福祉・行政サポート

成り立ちを確認していく．まず問題が発生した状況とそのきっかけを調べる．次に問題が発展し，現在に至る経緯を調べる．その間，問題にどのように対処してきたのかを，相談歴や治療歴を含めて確認し，対処経験が問題の発展に及ぼした影響を検討する．それと関連してクライアントの問題対処の仕方（コーピングスタイル）を確認する．また，問題形成に関連する包括的情報として生活史，発達歴，家族歴，教育歴，職歴，問題歴，症歴（既往歴），犯罪歴，物質使用歴などを確認する．

MEMO　包括的情報の系統的調査
包括的情報の確認にあたっては，生物-心理-社会モデル（p.68参照）に基づいて問題関連の情報を系統的に調べていく．表5の生物・病理的側面，表6の心理・発達的側面，表7の社会・生活的側面を確認していく．ハイ・イイエで答える選択回答型の質問を用い，ハイと答えた項目について詳しく調べる．

5）面接の後半：暫定的ケースフォーミュレーションの形成と対応方針の策定

収集された情報に基づき，問題の成り立ちに関する仮説であるケースフォーミュレーションを暫定的に形成する．問題がどのような要因によって構成され，維持されているのか，それはどのように発生し，発展してきたのかがケースフォーミュレーションの構成要素となる．次に暫定的ケースフォーミュレーションに基づいて対応方針を策定する．複数問題がある場合には最初に対処すべき問題は何かを選択する．問題を維持させている要因を改善する方策を中心に対応方針を策定し，それを実行するための方法を選択する．

MEMO　支援方法
心理療法のほかに医療/福祉/行政などの他機関や他部署へのリファー（p.464参照），他職との連携やチーム対応，検査や行動観察の実施，家族に会う，危機介入などがある．

6）面接の終期

心理師が暫定的ケースフォーミュレーションと，それに基づく対応方針をクライアントに説明し，質疑応答を行う．話し合いの結果，同意の得られた方法を実施することにして，そのスケジュールを確認して終了とする．心理師あるいはクライアントが継続対応の必要がないと判断した場合は初回のみで終了となる．

3 初回面接を実施する際の留意点

1）対応する問題の範囲

心理師が実施する心理学的初回面接は，医師が行う医学的初回面接[1]と共通点はあるものの，目的や方法は異なる．医師は，病理的診断を目的として問診を行う[2]．それに対して心理師は，ケースフォーミュレーション形成を目指して心理学的アセスメントを行う．心理学的初回面接は，症状や病理的診断を排除するものではなく，それらを含む幅広い問題を扱う．病気だけでなく，悩みや心配，あるいは人間関係の葛藤や社会活動のトラブルも対処すべき問題として扱う．治療だけでなく，自己理解や葛藤解決も目指される[3]．

> **MEMO｜心理学的問題判断**
>
> 心理学的アセスメントの問題判断基準は，適応的基準（適応―不適応），理念的基準（規範―逸脱），標準的基準（平均―偏り），病理的基準（健康―疾病）である．医学的初回面接がテーマとする病理的基準はその一部となる[3]．

2）支援モデル

公認心理師が行う初回面接は，生物的な器質障害（impairment）が原因となり能力障害（disability）や社会不利（handicaps）が起きるとする医学（病理）モデルではなく，器質障害があっても心理（個人）・社会（環境）的要因を改善し，活動可能となれば健康的な生活ができるとする生活機能モデルに基づき問題の理解と解決支援を目指す．

> **アドバイス｜支援計画**
>
> 病気を患っていても，その病気を心理的にどのように受け止め，どのような社会的生活を送るのかという心理社会的側面を含めて支援を立案する．その点で生物，心理，社会的側面を含む包括情報に基づく問題理解と支援が重要となる．

文献

1）Morrison J：The First Interview, 4th ed, Guilford Press, 2014（髙橋祥友監訳：精神科初回面接，医学書院，東京，2015）
2）Nussbaum AM：The Pocket Guide to the DSM-5 Diagnostic Exam, American Psychiatric Publishing, 2013（髙橋三郎監訳：DSM-5診断面接ポケットマニュアル，医学書院，東京，2015）
3）下山晴彦：臨床心理アセスメント入門：臨床心理学は問題をどのように把握するのか，金剛出版，東京，2008

4) 関係者との面接

吉田沙蘭

Key word 多面的理解／客観性／枠組み／情報の相違

要点整理

- 関係者との面接には大きく分けて，① 自然発生的な関係者との面接，② 心理師が設定した関係者との面接，③ クライアントが来談しない場合の関係者との面接が考えられる．
- 関係者との面接の前には枠組みの設定，およびクライアントへの説明が重要である．
- クライアントからの情報と関係者からの情報を照らし合わせることで，より多面的なアセスメントが可能になる．

表1　関係者との面接が特に重要となる場面

クライアントに問題意識や来談動機がない	・年少である ・病識がない ・クライアント自身が来談しない　など
クライアントが自身の状態を言語化することが困難である	・年少である ・知的障害・認知機能障害・思考障害がある　など
クライアントから得た情報だけでは不十分・不明瞭な点がある	・年少である ・知的障害・認知機能障害・思考障害がある ・クライアントの発言が一貫しない ・生育歴などクライアントが把握していない情報が必要である　など
客観的な情報が必要である	・クライアントから得た情報の裏づけが必要である　など

1 目的と意義

　アセスメントにおいて，最も重要なのはクライアント本人との面接である．しかし同時に，家族をはじめとする関係者との面接からも，重要な情報やアセスメントに必要な情報が得られる場合が多い．関係者との面接には状況に応じてさまざまな目的があるが，本項は，「アセスメント技法」の一貫として位置づけられているため，ここでは，クライアントに関する客観的な情報の収集，という点にしぼってまとめる．

　関係者との面接を行うことで，クライアントから得た情報だけでは不十分な点を補完することができたり，より精緻な，あるいはより多面的な見立てが可能になったりする．したがって，関係者から得られる客観的な情報は，どのようなクライアントの場合にも有用である．しかし特に，表1のような状況の場合などには，関係者からの情報収集の重要性が増す．この点とも関連し，関係者との面接には大きく分けて，① 自然発生的な関係者との面接，② 心理師が設定した関係者との面接，③ クライアントが来談しない場合の関係者との面接，という3つの場合が想定される．ここでいう関係者は多くの場合家族を指すが，場合によっては職場の上司や人事担当者などが該当することもある．本項では，この3つの場面に分け，関係者との面接についてまとめる．なお，②の場合，情報収集を意図して面接を行う関係者は家族などの非専門職だけではなく，他の専門職種も含まれるが，本項ではスペースの都合上，非専門職の関係者に限定する．他職種からの

情報収集については，第4章を参照されたい．

アセスメントの進め方

1）自然発生的な関係者との面接
(1) 枠組みの設定
　クライアントが来談する際，その付き添いとして関係者が来談する場合がある．付き添いで関係者がいたからといって，必ずしも関係者と面接を行わなければならないわけではない．したがって，面接の前に，まずは枠組みを設定することが必要となる．この際に行う枠組みの設定は，関係者との面接を行う上で非常に重要なプロセスである．具体的には，クライアント単独で面接を行う，関係者同席で面接を行う，あるいはクライアント，関係者それぞれと別々に面接を行う，といった選択肢が考えられる．また，これらを組み合わせて面接を行う場合もある．例えば，最初はクライアントのみと面接を行った後，後半はクライアント，関係者同席で面接を行う，といった形式である．特に予診や初回面接において，関係者との面接を行うことが望ましいとする主張もあれば[1]，まずはクライアントだけとの面接を行うべきであるとする主張もあり[2]，専門職の中でも意見が分かれる．枠組み設定の判断は，クライアントの年齢や病態，クライアントと関係者との関係性などによってさまざまに異なるため，一様には決まらない．ただし，通常面接の対象はあくまでクライアントであり，枠組みの設定についても，基本的にはクライアントの意向を尊重することが望ましい．なお，関係者が面接を希望するという可能性も想定されるため，その場合は可能な範囲で関係者の意向も考慮する．

　クライアント，関係者同席での面接となった場合，面接を行いながら両者の発言のバランスを調整することが必要となる．関係者が同席する場合であっても，主体はクライアントに置くという意識が必要であり，関係者からの情報収集はあくまで，クライアントからの情報を補完するものとして位置づける．そのため，同席で面接を開始したものの，クライアントの発言を遮って関係者が発言し，クライアントからの情報収集が阻害されるような際には，クライアント，関係者別々での面接を提案することも検討する．

(2) 情報収集のポイント
　関係者から情報収集を行う際，主にはクライアントから得た情報を補完することを目的とする．したがって情報収集の内容は基本的に，クライアントとの面接（2）予診面接および3）初回面接）の内容に準ずる．

　クライアント自身と関係者との間で，同じ点について語っているにもかかわらず内容が異なる場合，アセスメントにおいて重要なポイントとなる．こうした状況が生じた場合，**表2**にまとめたような点に留意しながらアセスメントを行う．主観的な内容，例えば症状の度合い，それに伴うつらさの程度，といった点については，症状を訴えるクライアント本人と，客観的に見ている関係者との間で相違が生じやすい．この相違が，クライアントに「わかってもらえない」という感覚を抱かせるなど，関係者との関係性に影響する場合もあるため，そうした二次的な影響も含めてアセスメントを行うことが必要になる．

　この場合，クライアントと関係者が同席している場で双方の主張を聴くことで対立的になり面接の継続が困難になったり，相手のいる場では本心が語りづらくなったり

表 2	クライアント,関係者双方から情報収集する場合の留意点
主観的な内容について情報の相違がある場合	・それぞれの主観を尊重する ・相違があることによりクライアントと関係者との関係に影響が生じていないかどうかアセスメントする ・面接場面で対立構造が発生しないよう配慮する
客観的な内容について情報の相違がある場合	・どちらか一方がその事実を知らないことによる相違なのか,知っているが認識が違うことによる相違なのかアセスメントする ・何らかの精神症状の影響がないかアセスメントする ・どちらか一方の困り感が高いことによる影響がないかアセスメントする ・一方の言い分を安易に否定しないよう配慮する

する可能性がある．その際には，クライアントと関係者に対してそれぞれ別々に面接を行うことで，双方の主張を十分に聴くことが可能になる．

また，客観的な事実について，双方から異なる情報が得られる場合，それらを組み合わせてより多面的に状況を捉えることが可能になる．特に留意すべきなのは，どちらか一方，主にはクライアントの側に何らかの精神症状が認められるかどうかという点である．例えば，思考障害や注意力障害の影響により事実を認識する際の視野が極端に狭くなっている，あるいは多面的に捉えることが困難になっている，または認知機能障害により記憶が保持されていないなど，さまざまな精神症状が影響している場合が考えられる．このように，双方から得られた情報の相違は，クライアントの精神症状のアセスメントを行う手がかりとなる．

反対に，関係者の困り感が強く，問題を誇張して報告する場合もある．なおその際，一方の主張を安易に間違いであるとすることは，クライアントや関係者とのラポールの構築の妨げになったり，自尊心を傷つけたりする危険性があるため，注意が必要である．この場合，当初予定していなかった場合であっても，次項で述べる関係者のみとの面接を別途設けることが役に立つ可能性がある．

2) 心理師が設定した関係者との面接
(1) 枠組みの設定

表1に例示したような事情により，心理師が目的をもって関係者との面接を設定する際には，クライアントとは独立に面接を行う方が望ましいことが多い．クライアント不在の場で関係者と面接を行う場合，その旨について可能な限りクライアントにも説明し，同意を得るよう努める．なかには，自身が不在の場で面接が行われることに対して不安や不信を抱くクライアントもいる．その際には，面接の目的に加え，クライアントに不利益が生じないことなどを十分に説明し，不安や不信の解消に努めるなどの配慮が必要となる．

(2) 情報収集のポイント

前項の場合と異なり，心理師に関係者との面接を実施する目的がある場合，その点に重点をおいた情報収集を行う．具体的には，**表3**のような項目について，意識的に聞いていくことが役に立つと考えられる．

まずは，問題となっている症状や状態，現在の生活状況について，客観的な情報を得る．特に，クライアントが年少であって説明が困難な場合や，うつや認知症，せん妄などの症状によって客観的に自身の状態を捉えることが困難である場合，クライアントに病識がなく自身の状態について理解していない場合，摂食障害や物質依存などを抱えておりクライアントの報告が正確でない可能性がある場合などには，関係者か

ら得る情報の重要性が増す．症状の経過について関係者の視点からの情報を丁寧に聴き取るのと合わせて，クライアントから得た情報と照らし合わせながら話をすることで，クライアントの症状や状態に対する理解を深めることができる．

また，クライアント自身が問題であると認識していること以外にも，関係者の視点から見ると問題であると認識されていることがある場合もある．そのため，クライアントの主訴のみに焦点を当てるのではなく，幅広く情報収集を行うことが役立つ．

関係者への面接では，現在のクライアントの状態だけでなく，従来の，あるいは幼少期のクライアントに関する情報を得るということも重要になる．現在生じている問題が，もともとのクライアントの特性によるものなのか，あるいは一時的な精神症状であるのか，を判断するためには，問題が生じる以前について理解することが必要となる．また，発達障害などが疑われる場合には，生育歴に関する情報がアセスメントのために必要となる．特にクライアントの幼少期に関する情報は，クライアント自身から得ることは難しい場合もあるため，関係者との面接が活用される．

3) クライアントが来談しない場合の関係者との面接

(1) 情報収集のポイント

クライアントが来談しない場合，関係者との面接がすべての情報源となる．ここでも基本的にはクライアントとの面接（2) 予診面接および 3) 初回面接）の内容に準ずる．しかしそれに加え，クライアントが

表3　関係者との面接の要点

問題となっている症状・状態について	・主訴となっている状態はいつ頃から始まったのか ・現在に至るまでどのように変化してきているのか ・日や時間によって状態に波はあるのか ・クライアントから得た情報について関係者の認識と異なる点はあるか ・クライアントから得た情報以外で気がかりな点はあるか　など
現在の生活について	・クライアントはどのような生活を送っているか ・問題となっている症状・状態がどの程度支障をきたしているか ・どのようなことができて，どのようなことができないか　など
問題が生じる前の状態について	・それ以前のクライアントと比較して，どの部分がどのように変わったのか ・以前にも似たようなことが生じたことはあったのか　など
生育歴について	・出生児，幼少期に気がかりだったことはあるか ・学童期，思春期に気がかりだったことはあるか　など

来談する可能性についても情報収集を行う．クライアント自身が来談するか否かは，面接の方針に直接的に関わるためである．仮にクライアントが来談する可能性がない，となれば，来談している関係者の困りごとに焦点を当て，来談者をクライアントとして面接を行うことも検討する．

文献

1) 笠原　嘉：精神科における予診・初診・初期治療，星和書店，東京，6-14，2007
2) 中安信夫：精神科臨床を始める人のために，星和書店，東京，2007

5）一般的な行動観察

村山恭朗

Key word インフォーマルなアセスメント／見立て／信頼性／トップダウンとボトムアップ

要点整理

- 行動観察はフォーマルな検査（標準化された数値で結果が出る）ではないが，非常に重要である．
- 行動観察では，心理師はクライアントの「何を」と「どのように」に着目する．
- 行動観察では，心理師はクライアントが示すデータの信頼性を検証する．
- 行動観察は，ボトムアップとトップダウンで行う．
- 行動観察の際，心理師はクライアントと心理師の相互作用と心理師自身のバイアスを考慮する必要がある．

1 目的と意義

行動観察はフォーマルな検査ではない，つまりインフォーマルなアセスメントだが，心理師にとって，欠かすことができない業務の一つである．心理師がクライアントに対して治療的介入を行う際，その介入のあり方（アプローチや目的）は心理師が形作る「見立て」（認知行動療法でいえば，ケースフォーミュレーション）によって決定される．「見立て」とは，クライアントの状態に関する心理的な診断や介入後の予後を含む，包括的な治療過程の見通しのことである．つまり，「見立て」はクライアントが良好なメンタルヘルスやQOLにたどり着くためのロードマップともいえよう．当然のことながら，その「見立て」を描くうえで，クライアントの病態や心理的状態，習慣的な行動や思考傾向を適切に，そして妥当に把握する必要がある．心理師のオリエンテーションが認知行動療法であろうとも，精神分析であろうともクライアントの見立てを構築する作業は，欠かすことができないことを踏まえれば，「見立て」の前提である行動観察は心理師の必須の業務であり，不可欠な職業スキルといえる．言い換えれば，何らかの理由によって，行動観察が不適切になされる（もしくは，行動観察の結果が心理師によって不適切に歪曲される）場合には，不適当な「見立て」が構築され，クライアントの改善が妨げられる恐れがある．

2 アセスメントの進め方

1）行動観察のターゲット

行動観察のターゲットは，クライアントが「何を」して，それを「どのように」したかについてである（図1）．「何を」はクライアントがどのような容姿（何を身につけているかなど）をしているか，どのような行動を示しているか（何をしたかなど），どのような話をしたか（何を発言したかなど）についての情報である．つまり，「何を」はクライアントの外見，行動，言葉（発言した内容）など，クライアントの表面に現れる情報である．

外見の具体例としては，服装や髪型などが挙げられる．一概にはいえないが，これ

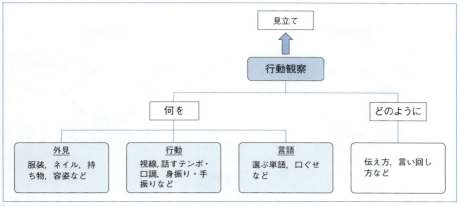

図1　行動観察における要素

らはクライアントの文化的な背景，生活水準，興味・関心，自己概念，そのときの心理状態が反映され得る．例えば，毎回，整えられたつけ爪の手指，キッチリとした化粧のクライアントは，美を崩してはいけない文化で育ってきた生活歴があるかもしれないし，美に対する劣等感が潜在しているかもしれない．クライアントの整えられていない髪型は，身だしなみに気をつかうエネルギーすらない心理状態を現しているのかもしれないし，他者視点を取れない傾向を示唆しているかもしれない．

クライアントが示す行動も「何を」にあたる．話す際の身振り・手振り，視線が合う程度，話すテンポや口調などが一例であろう．会話する際に，身振り・手振りが全くない場合には，エネルギーがないほどの抑うつ状態であるか，自閉スペクトラム症（autism spectrum disorder：ASD）特性を有していることが示唆されよう．話すテンポについては，心理師が話し終わる前にクライアントが話し始める場合には，クライアントの衝動性や社会性の低さを反映しているかもしれないし，クライアントが触れたくない話題の回避を示唆しているかもしれない．

クライアントの言語（言語行動）も観察するべきターゲットである．クライアントがどのような言葉を選択するか，どのような口癖があるかなどである．心理師との会話で，非日常的な用語（例えば，「責務」や「認否」など）を多用する場合には，その人の職業性を反映したり，パーソナリティの"固さ"を示唆したりするかもしれない．「結局は〜になっちゃうんですよね」や「わからないです」などの口癖は，クライアントのあきらめの気持ちや回避傾向などを反映しているかもしれない．

上述した行動観察のターゲットは「何を」に関するものであるが，心理師は「どのように」にも注意を払うべきである．なぜなら，クライアントのあり様は「何を」よりも「どのように」から把握されやすいためである．例えば，心理師が「孤独ですね」とクライアントに共感しようとした際，クライアントが「孤立ですね」と言い直した場合を考えてみよう．この場合，「何を」は，クライアントが「孤立」と発言したことで

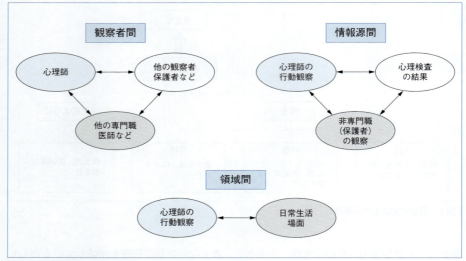
図2　行動観察における信頼性の検証プロセス

ある．一方で，「どのように」とは，心理師の発言に対して，「孤立」と言い直したことにあたる．このような場合，「どのように」に焦点をあてることで，クライアントのこころの中で「孤独」と「孤立」は同義ではないこと，クライアントが考える両単語の意味の違いは明確でなくとも，「孤立」がよりクライアントの現状を反映していること，それを心理師に伝えようとしていることが推察できる．このように，「どのように」に着目することで，クライアントのあり様をより適切に把握することが可能になる．

2）信頼性の検証

心理師は占い師ではない．そのため，行動観察で把握された一つの情報（例えば，クライアントの服装）から，クライアントの生活歴，興味・関心，パーソナリティ，現在の心理的状態が評価できるはずがない．そのため，心理師はクライアントが示すデータ（「何を」と「どのように」）の信頼性を検証する必要がある．

信頼性とは，データの一貫性や安定性の程度を表す指標である．行動観察における信頼性とは，行動観察で得られたデータとそのデータから心理師が導き出した仮説が他の場面でも確認できること，他の観察者も同様の観察データ（もしくは仮説）を報告することである（図2）．具体的には，心理師が行動観察で得た情報，そこから導き出された仮説（例えば，「このクライアントは衝動性が高い」）は，日常生活場面でのクライアントの行動傾向と類似していなければならないし，クライアントに施行された心理検査の結果ともある程度の一致をみなければならない．また，子どもの場合には，保護者や他の成人（例えば，保育士や担任教師）から同様の報告がなされなければならない．

筆者が経験した例を挙げよう．書字障害の疑いがある子ども（小学校1年生）のケースである．保護者は子どもの書字の悪さを

心理師に訴え，そのエビデンスとして，学校で使用している子どもの連絡帳を持参した．一方，心理師が当該児童に対して行った書字のアセスメント中，その児童から丁寧にきれいな文字を書く姿が観察され，書字障害の所見は一切認められなかった．このケースでは，「書字障害」を支持するデータは保護者の報告や学校場面では一貫していたが，子どもに行われた心理検査の結果からは，その仮説は支持されなかった．つまり，このケースでは，「書字障害」を支持するデータの信頼性は低く，「書字障害」の仮説は棄却されることになった．このように，クライアントの「見立て」を構築するうえで，行動観察から得られたデータと導き出された仮説の一貫性や安定性を検証することは重要である．

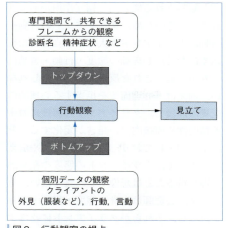

図3 行動観察の視点

3) トップダウンとボトムアップの視点

行動観察では，トップダウンまたはボトムアップ形式のいずれかのみに依存する行動観察は避けなければならない．つまり，行動観察では，クライアントの態度，行動，言動など，クライアントが示す各データに基づくボトムアップ形式の観察のみならず，診断などの専門職が共有する一定のフレーム（トップダウン）からの観察も必要である（図3）．

例えば，ASDの診断がある子どもに対してトップダウン形式の行動観察のみを行ってしまうと，ASDの診断基準と一致する子どもの行動や言動ばかりを拾い上げる可能性が高まる．ASDは他の発達障害と併存しやすいこと[1]から，トップダウン形式の行動観察のみでは，心理師はASDの診断基準に捉われ，子ども（クライアント）の行動特性を適切に把握することができなくなってしまう．このような場合，心理師は適切で，妥当な「見立て」を構築できない．

一方，ボトムアップ形式のみに依存する行動観察では，心理師はクライアントが示す外見，行動，言動を一つずつ列挙し，それらを報告することになろう．このような観察では，個々のデータが一定のまとまりを形成しない恐れがある．それゆえ，ボトムアップ形式のみに基づく報告書では，専門職間でクライアントの情報を共有することは困難になる．そのため，専門職間で共有可能なフレーム（例えば，「ASD」や「情緒不安定」）を適宜用いて，クライアントが示す個々のデータを観察し，クライアントの「見立て」を構築する必要がある．

3 行動観察での留意点

1) クライアントと心理師の相互作用

心理業務において行動観察がなされる場面は，予診や心理面接など，クライアントと心理師が1対1で話し合う場面や子どもが心理師の存在に気づきながら遊ぶ場面であろう．このような行動観察は参与観察に位置づけられる．参与観察では，観察する

側と観察される側の間で相互作用が形成される[2]. そのため，クライアントの行動や言動はクライアント本人による自発的な反応ではなく，心理師の態度・行動・言動により引き起こされた反応であるかもしれない. 例えば，心理面接を担当する心理師の変更の前後で，クライアントの面接に対する積極性や面接内での発言が変化することはよく知られており，心理師の発言や伝え方によって，クライアントの態度や発言が変容し得ることは想像するに難くない. それゆえ，心理師は自身の態度・行動・発言を俯瞰し，それらがクライアントに及ぼす影響を考慮しつつ，行動観察を行う必要がある.

> アドバイス 応用行動分析
>
> 　心理師とクライアントの相互作用を詳細に把握する場合には，応用行動分析が有用である. それは，クライアントの言動や行動の前後の心理師の態度・行動・言動がクライアントに与える影響や心理師の態度・行動・言動の機能を把握することと等価であるためである. 応用行動分析の詳細は，本書の「応用行動分析」を参照して頂きたい.

2）心理師のバイアス

　上述したことと関連するが，心理師の知識や経験が行動観察を歪めてしまうこともある. 例えば，発達障害を専門とする心理師は発達障害の知識に長けていよう. そのため，行動観察で得られるあらゆるデータは「発達障害」と関連づけられてしまい，自動的に他の可能性は排除される恐れがある. このようなリスクを抑えるためには，心理師が自分のバイアスを認識すること，行動観察で得られたデータ（実際に確認された現象）とそこから導き出された仮説を明確に弁別する必要がある. 行動観察において，心理師は"自己"にとらわれず，目の前の現象をありのままに観察する態度が求められる.

文献

1) Grzadzinski R, et al：Examining autistic traits in children with ADHD：does the autism spectrum extend to ADHD？ J Autism Dev Disord 41：1178-1191, 2011
2) 中澤　潤：人間行動の理解と観察法. 参加観察法とエスノメソドロジーの理論と技法. 心理学マニュアル　観察法, 中澤　潤ほか編, 北大路書房, 京都, 1997

6）行動の機能アセスメント

諏訪利明

Key word 応用行動分析学／行動と環境／サマリー仮説／ABC分析

要点整理

- 行動の機能アセスメントは，行動と環境との間の相互作用を解き明かすプロセスである．
- 行動の機能アセスメントの方法としては，本人や関係者へのインタビューや直接観察，機能分析を行うことがあげられる．
- その行動が生じる直前のきっかけ，対象となる行動，その結果としてどうしたか，という流れをまとめたものがサマリー仮説である．

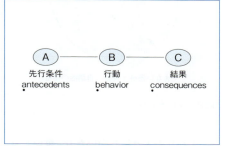

図1　三項随伴性

1 目的と意義

応用行動分析学においては，行動は，個人の内的な原因で起こるものとしてではなく，常に場面や状況との関連の中で起きるものとしてとらえられている[1]．つまり，行動は，環境的な事象との相互作用によって引き起こされているものである．また行動は，望ましい行動であれ，望ましくない行動であれ，どれも社会的，物理的環境との相互作用を通して学習され，維持される．こうした行動と環境の相互作用は，応用行動分析学では，正の強化随伴性か負の強化随伴性として記述される[2]．行動は「何かを手に入れる」ことか，もしくは「何かから逃れる」ことによって強められていると考えることができる．

こうした考え方の背後には，先行条件（A：antecedents）―行動（B：behavior）―結果（C：consequences）の3つの枠組みで行動をとらえる考え方があり，こうしたとらえ方を三項随伴性と呼ぶ（図1）．応用行動分析学ではこのことをABC分析と呼ぶ．

行動の機能アセスメントは，行動機能査定（functional behavior assessment：FBA）[3]のことであり，こうした行動と特定の種類の環境事象との間の関係について，仮説を作る試みのことである．考えの根底には，行動と環境との関係を見ていくプロセスがあり，その目的は，単にその行動を減らすということだけではなく，行動の機能や構造をとらえ，効果的な他の適切な行動を教えたり，促進したりすることにある．機能アセスメントは，こうした行動が起きる論理を理解するための試みである．

例えば，ある人がかんしゃくを起こす

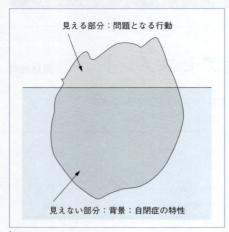

図2 氷山モデル

と，まわりの人は振り向いたり，驚いたり，叱ったり，なだめたり，その人に即座に注意を向ける．もしそのことによってかんしゃくが全く改善されないとするなら，こうした周囲の行動は問題行動に対して正の強化として働いているかもしれない．この場合の対応法としては，かかわるのではなく，むしろ反応しないでいること，そして注目を得るための代わりの行動を教えていくことにあるかもしれない．行動と環境との関係が正しく理解できていないと，しばしば逆効果になることを実施してしまうことがある．周囲からのかかわりも環境の一つととらえるなら，行動の機能アセスメントを行うことによって，心理師としてどのようにかかわるのが望ましいのか，がみえてくる．またその結果として，クライアントに対するかかわりを計画的に正しいものにしていくことができる．

| MEMO | 氷山モデル (iceberg model)（図2）
TEACCH Autism Program の考え方のひとつ．問題行動を理解していく時に，その問題行動の背景にあるものは何か，を探っていく考え方である．目につく行動の背景は，直接的には観察されないことが多く，海に浮かんだ氷山も，実は大部分が海に沈んでいて見えないというところから「氷山モデル」とされた．TEACCH Autism Program では，この背景にあたる部分に「自閉症の文化」を挙げて，自閉症に特有の認知の仕方がこうした行動の背景にあたると考えた．例えば，暗黙の了解ができないことや物事の全体ではなく一部しか見ていないこと，計画を立てることが苦手であること，順番に物事に取り組むことができないこと，聴覚的な情報処理能力が弱いこと，感覚的な過敏さなどが，本人のストレスや不安，混乱を生み，問題行動を起こしている，と考える[4]．

2 アセスメントの進め方

行動の機能アセスメントにおいて，情報を収集する進め方としては，1) 本人や関係者からの情報収集，2) 直接観察，3) 機能分析の3つの方略が挙げられる[2]．

1）本人や関係者からの情報収集

情報収集（インタビュー）を行う目的は，その文脈の中で，その行動と関連していると思われるものが，何であるのかを，クライアント，あるいはクライアントを良く知っている人から集めた日常生活の中にあるたくさんの手がかりやきっかけの中で，特定していくということである．

こうした情報収集のためのインタビュー用紙や質問紙にはさまざまなものがあるが，共通して以下のような項目に関する情報を収集することを強調している．

(1) 心配となる気になる行動は何か？

(2) 問題行動が起こるかなり前の出来事や，本人の身体上の状態のうち，その後に問題行動が起こるという予測性の高いものは何か？

ここで重要な情報としては，1) 薬の服用の有無，2) 医学的・身体的問題の有無，3) 睡眠サイクル，4) 食事の日課とダイ

エットの実施の有無，5）毎日の生活スケジュール，6）まわりにいる人の数，7）スタッフの配置パターンとやり取りの仕方などがあげられる．

（3）問題行動が起こる場合の直前のきっかけや周囲の状況で，確実に問題行動が起こることを予測させるものは何か？　また逆に起こらないと予測させるものは何か？

問題行動が①いつ（1日の時間帯），②どこ（場所）で起こり，③誰と一緒の時に（周りの人）起こるのか，また④特定の活動の何が問題なのか，ということを探るということであり，こうした4つの状況と問題行動が関係することはよくある．丁寧に情報を聞き取ることで，問題行動が起こる状況との関連がみえてくる．

（4）問題行動が起こった場合の特定の状況で，明らかに問題行動を維持していると思われる結果事象は何か？

問題行動は，しばしばその後の対応がその行動を強化している場合がある．その対応の結果を得る（もしくは避ける）ためにその行動が起きている，という発想で考えることが重要である．結果から行動を考えるという視点である．

（5）他の適切な行動で，問題行動を維持している結果事象と同じ結果事象が得られるものは何か？

もしも問題行動を起こさなくても，その対応の結果を得ることができるのであれば，問題行動の代替行動として新たに教えるべき課題がみえてくることになる．

（6）それまでに実施した行動支援方法で，効果的でなかったもの，部分的にしか効果的でなかったもの，短時間のみ効果的であったものから，どのようなことが考えられるか？

効果的でなかった，というのは，行動と

表1　行動の機能分析（例）

主な意味	行動
ものや活動の要求	・スーパーのお菓子売り場に来ると，きまってぐずぐずし始める ・教室で大声を出してまわりからうるさがられ，その結果，いつも廊下に出されるなど
注目の要求	・退屈になってくると，わざわざ危険な行動をして，周りにアピールする ・母親が夕食の支度を始めると，途端に不機嫌になってイライラするなど
逃避・回避	・授業中，自分があてられそうになると頻繁にトイレに行く ・難しい課題が与えられると，手を噛むことが増えるなど
自己刺激	・人と話をしている時に，しきりに髪をいじる ・何かをぼんやり考えている時に，いつも鉛筆を噛んでいるなど

その環境との間でたてられた仮説を見直すことが必要であることを示している．行動と環境との相互作用について他の見方ができないか考えることが重要である．

2）直接観察

この方法は，日常生活の中で問題行動を起こしている人を計画的に観察することである．問題行動が起きた時の直前と直後に起こったこと，そして観察者からみたその時の問題行動の機能は何かを記録していくことになる．ひとつの問題行動について，こうした情報が10〜15ほど収集できた時に，以下の事が確定できるようなパターンを見つけ出すことができる．

（1）どの問題行動とどの問題行動が一緒に起こっているか？

（2）問題行動は，いつ，どこで，誰といるとき，どういう活動の時に一番起こりやすいか？

（3）問題行動を維持していると思われる結果事象は何か？

3）機能分析（表1）

インタビューや直接観察から得られる情

報を集約することで，サマリー仮説を作ることができる．サマリー仮説とは，問題行動の事前のきっかけや，問題行動を維持させている結果事象，あるいは問題行動の機能に関する明らかなパターンを特定したものである．

しかし，その仮説が本当に正しいのかどうか，環境内の出来事と問題行動との関連性を特定するために計画的に行われるのが機能分析である．

例えば，あるクライアントが難しい課題を与えられた時に，手を噛み，自分の髪の毛を引っ張るという問題行動を示すことが多くみられ，おそらくその問題行動は難しい課題からの逃避によって維持されている，というサマリー仮説があったときに，検証としては一定の時間，易しい課題を与えられた時と難しい課題を与えられた時のクライアントの行動比較をする方法がある．易しい課題の時より難しい課題の時の方が，問題行動が多く観察され，しかも課題を取り去ったときに問題行動が一時的に急激に減少するようなことがあれば，その仮説は機能分析によってより確かに検証されたことになるだろう．

機能分析とは問題行動が起きやすいと予測された状況が，本当に問題行動が起きることと関連しているかを検証することであり，逆に，問題行動が起きないだろうと予測された状況では，本当に問題行動の起きるレベルが低いものであるかどうか，という関連性も見ることが重要である．機能分析を実施することで，行動と環境の間の真の機能的な関係を示すことができる．インタビューと直接観察でみえた問題行動がいつ，どこで，なぜ起きるのかを機能分析を経て理解することが，最大限正確で信頼性のあるものとなる．

> **アドバイス　機能分析を行うにあたって**
>
> 機能分析の実施については，専門職から直接指導を受けた経験を持つ人が，そのプロセスの道案内をすることが重要である．深刻な問題行動が起こることもあるので，適切な安全措置が確保できないうちは，機能分析は実施するべきではない．研究のレベルでなければ，インタビューと直接観察で十分にサマリー仮説を立てることができるであろう．

文献

1) Carr JE, et al：入門・問題行動の機能的アセスメントと介入，園山繁樹訳，二瓶社，大阪，14-25，2002
2) O'nell RE, et al：子どもの視点で考える問題行動解決支援ハンドブック，茨木俊夫監修，三田地昭典ほか監訳，学苑社，東京，4-13，2003
3) Cooper JO, et al：応用行動分析学，中野良顯訳，明石書店，東京，822-860，2013
4) Mesibov GB, et al：自閉症スペクトラム障害の人へのトータル・アプローチ　TEACCHとは何か，服巻智子ほか訳，エンパワメント研究所，東京，49-54，2007

1）WISC

大六一志

Key word IQ／指標得点／個人内差／CHC理論

> ### 要点整理
> - WISCを実施する目的は，主訴に対する能力的な原因，および効果的な対応策に使える能力を知ることである．
> - 得点の低い指標，下位検査は，主訴の原因となる能力を測定しており，一方，得点の高い指標，下位検査は，対応策に使える能力を測定しているはずである．
> - WISCですべての主訴の原因と対応を明らかにできるわけではないので，CHC理論などに基づきWISCで測定できる能力の範囲を理解し，他検査とバッテリーを組むことが望ましい．

1 目的と意義

1）概要

WISC（Wechsler Intelligence Scale for Children）は，1949年に米国のDavid Wechslerによって作られた子ども用の知能検査である．Wechslerが開発した知能検査は，IQだけでなく，個人内における多種の知的能力の強弱，すなわち個人内差をも測定できるように作られた，史上初めての知能検査である．約30の国や地域で翻訳され，世界的に広く使用されている．

一般的に，知能検査は定期的に改訂されることになっている．その理由は，①IQの平均が1年につき0.3点上昇するフリン効果が知られており，年とともに得点の意味が変わること，②一部の検査問題は文化の影響を強く受けるため，時代とともに問題の意味が変わり，場合によっては問題の差し替えが必要になること，③検査の基礎となる知能理論が変化した場合，それに対応する必要があること，などである．

米国では2014年より改訂第5版であるWISC-Vが使われており，日本では2018年現在，第4版であるWISC-IV（ウィスク・フォー）が使われている．

> **MEMO** 知能（intelligence）
> 知能には多くの定義が存在するが，今日の知能検査が準拠する定義は，1986年アメリカ心理学会において行われた専門家に対する調査に基づいている．それによると，95％の専門家が知能の要素として認めたものは，抽象的思考・推論，問題解決能力，および新しい知識を獲得する能力（学習能力）であった．また，70〜80％の専門家が認めた要素は，記憶，環境への適応力，および心的スピードであった．これらをまとめて，知能は以下のように定義された．「知能とは一般的な知的能力であり，とりわけ推論し，計画し，問題を解き，抽象的に考え，複雑な観念を理解し，敏速に学習し，経験から学習する能力を含んでいる」

2）適用年齢

日本版では5〜16歳，米国原版は6〜16歳に適用される．成人用のWAIS，幼児用のWPPSIとともにWechsler式知能検査と総称され，これら3検査でほぼ全年齢をカバーできるようになっている．

なお，年齢が5歳であっても，能力的に5歳に達していない受検者の場合，WISCの実施には適していない．WPPSIなど，

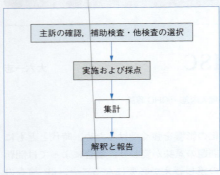

図1 WISC-IV実施の準備から報告までの流れ

より年少の子どももカバーしている他検査を実施するべきである.

3）目的

20世紀初頭，知能検査誕生当初における知能検査の目的は，知的発達の遅れの判定であった．また，1960年代以降におけるWISCの目的として，知能と学力の解離に基づく学習障害の判定や，言語性知能と非言語性知能の個人内差による学習障害の種別の判定が加わった．日本では依然として，療育手帳の判定や特別支援学級・学校利用の判定の中心として知能検査が用いられているが，21世紀に入って，世界的には知的障害の診断の根拠としてIQは重視されなくなっている．また，学習障害の判定は，知能と学力の解離を根拠とはしなくなり，学習障害の種別の判定も過去のものとなっている．今日知能検査に求められている役割は，主訴に対する能力的な原因の解明，および効果的な対応策に使える能力を知ることである.

原因と対応を明らかにするためにはエビデンスが必要であり，そのためWISC-IVでは各種臨床群における特徴をマニュアルで公表するとともに，CHC理論に準拠するように作られている．WISC単独ですべての主訴の原因と対応を明らかにするのは不可能であるが，CHC理論を知ることによりWISCでは測定できない能力がわかり，それを補うために実施するべき他検査を知ることもできる．WISC-IVで測定できるCHC理論の知能因子は表3（後出）に示した.

2 アセスメントの進め方（図1）

1）準備

WISC-IVは表1に示す15種類の検査のバッテリーという構成になっており，これらは下位検査と呼ばれる．このうち実施が必須である10検査は基本検査と呼ばれ，所要時間は60〜80分である．実施にあたってはまず受検者の主訴を確認し，観察視点や実施すべき補助検査，あるいは実施すべき他検査を確認する.

実施にあたっては，検査器具，記録用紙，2種のワークブックのほかに，黒および赤の鉛筆とストップウォッチを用意する.

一般的に，知能検査を短期間で繰り返し受検すると得点は上昇してしまう（履歴効果という）．後述するように受検者に正解を教えないことになってはいるが，受検者が正解するためのコツをつかんだり，検査後に正解を知ったりするためである．履歴効果は2年程度残る[1]ことから，再度受検させる際にはなるべく2年以上の間隔をあけることが望ましい.

2）検査実施および採点

検査は，気を散らすものがない落ち着ける部屋で，受検者と検査者が1対1で，机を挟んで対面して実施する．検査者が口頭あるいは図版で提示した問題に対し，受検者が口頭や指さし，あるいは処理速度の下位検査では筆記で回答する.

下位検査の実施順序や概要は表1に示し

表1　日本版 WISC-Ⅳ の構成

実施順序	指標	下位検査名	概　　要
2	言語理解	類似	共通点ないし共通の概念を持つ2つの言葉を口頭で提示し，その共通点ないし共通の概念を答えさせる
6		単語	絵の課題では，絵を提示し，その名称を答えさせる．語の課題では，単語を口頭および文字で提示し，その意味を答えさせる
9		理解	日常的な問題の解決や社会的なルールなどについての質問をし，それに答えさせる
13*		知識	日常的な事柄や場所，歴史上の人物など，一般的な知識に関する質問をし，それに答えさせる
15*		語の推理	いくつかのヒントを口頭で提示し，そのヒントが示す物や概念を答えさせる
1	知覚推理	積木模様	積木またはカードで提示されたモデルにならい，所定の数の積木を用いて，同じ模様を制限時間内に作成させる
4		絵の概念	2～3段に並んだ複数の絵を提示し，共通の特徴をもつ絵を各段から1つずつ選ばせる
8		行列推理	一部分が空欄になっている図版を見せ，その空欄にあてはまる図版を5つの選択肢から選ばせる
11*		絵画完成	絵を見せ，その絵の中で足りない重要な部分を，指さし，または言葉で答えさせる
3	ワーキングメモリー	数唱	検査者が決められた数字（数系列）を読み上げ，それと同じ順序（順唱），または逆の順序（逆唱）で，その数字を言わせる
7		語音整列	数とカナが混じった系列を読み上げ，数は昇順に，カナは五十音順に並べかえて言わせる
14*		算数	算数の問題を口頭で提示し，紙や鉛筆を使わずに暗算で，制限時間内に答えさせる
5	処理速度	符号	5～7歳では，見本にならい，数十個の幾何図形の中に，対応する記号をできるだけ速くたくさん書かせる．8～16歳では，見本にならい，百個以上の数字の下に，対応する記号をできるだけ速くたくさん書かせる
10		記号探し	左側の見本の記号が，右側の記号グループの中にあるか否かを判断させ，回答欄の「ある」「ない」を○で囲ませる．できるだけ速くたくさん記入させる
12*		絵の抹消	多くの絵が不規則に，あるいは規則的に配置されたワークシートの中から，動物の絵を探して線を引かせて

実施順序に*が付されている下位検査は補助検査で，主訴に応じ選んで実施し，通常は IQ や指標得点の算出には関与しない．*が付されていない下位検査は，実施が必須の基本検査である．

た通りであり，各下位検査は実施・採点マニュアル[2]に従って実施する．記録用紙は実施の要点がわかるように作られている．

言語理解，知覚推理，およびワーキングメモリーの各下位検査は，難易度順に並べられた数十個の問題で構成されており，易しい問題から難しい問題へと進めていく．各問題に対する回答は1点満点，あるいは2点満点で採点される．多くの下位検査で年齢により開始する問題が異なっており，また，難しい問題で0点が一定数連続するとその下位検査を終了する．なお，言語理解の下位検査における言語回答は，それ自体が子どもの特徴を理解するための重要な資料となるため，記録用紙に逐語で記録する．

処理速度の各下位検査は，単純な視覚刺激に関する単調な筆記作業を所定の時間続ける課題になっている．

練習問題および所定の教習問題を除き，受検者に正解を教えたり正誤をフィードバックしたりしてはならない．後年再度受検する際に，実力が反映されにくくなるからである．

表2 検査結果の解釈の流れ

ステップ	内容
1	全検査IQ（FSIQ）の報告・記述
2	言語理解指標（VCI）の報告・記述
3	知覚推理指標（PRI）の報告・記述
4	ワーキングメモリ指標（WMI）の報告・記述
5	処理速度指標（PSI）の報告・記述
6	指標間の得点の差を評価
7	高い下位検査（S）と低い下位検査（W）の評価
8	下位検査間の得点の差を評価
9	下位検査内の得点パターンの評価（プロセス分析），特徴的行動の評価（プロセス観察）

（文献3）より引用）

3）集計

記録用紙の表紙，および表紙裏の分析ページを用いて集計する．

まず，下位検査ごとに合計点（粗点という）を算出し，表紙に転記する．次いで実施・採点マニュアル巻末にある換算表を参照し，各下位検査の粗点を評価点に換算する．換算表は5歳0ヵ月から16歳11ヵ月まで4ヵ月きざみで36種類用意されており，受検者の年齢に該当する換算表を用いる．さらに，指標ごとに基本検査の評価点を合計して指標得点に換算し，また，基本検査10の評価点を合計してIQに換算する．この指標得点やIQへの換算表は，すべての年齢で同じものを用いる．指標得点とIQは，誤差とともに報告することが不可欠であることから，必ず信頼区間を併記することになっている．

なお，基本検査に実施ミスや受検者の手続きの無理解，感覚・運動障害による実施不可，粗点0点などがあった場合は，同じ指標に属する補助検査で代替し，指標得点やIQを算出する．

下位検査の評価点は平均10，標準偏差3で統一されており，下位検査相互が比較可能になっている．また，指標得点および IQはまとめて合成得点と呼ばれ，平均100，標準偏差15に統一されている．指標得点は相互に比較可能である．合成得点および評価点は，正規分布を仮定した標準得点であり，ある受検者が同年齢の集団の中で他児と同じペースで成長している場合，WISCを繰り返し受検しても合成得点および評価点は変動しないことになる．

表紙裏の分析ページでは，① 指標得点間，あるいは下位検査間に有意な差が見られるか，見られるとすればその差の出現率はどの程度か，② 評価点平均に比べ，有意に高い，あるいは低い下位検査はあるか，あるとすればその高さ/低さの出現率はどの程度か，を検討するとともに，③ 積木模様，数唱，絵の抹消の3検査については，下位検査内を細かく検討するプロセス分析を行うことができる．

4）解釈

理論・解釈マニュアル[3]に記載されている解釈の流れは，表2の通りである．まずIQの解釈が最優先であり，次いで指標得点の解釈が優先される．下位検査の解釈はステップ7～9であるが，ステップ7程度に留めることが推奨されている．それは，複数の下位検査で構成された指標得点の方が，単独の下位検査の得点よりも信頼性，妥当性が高いからである．

> **アドバイス　得点に差の見られない検査結果**
>
> 指標や下位検査に高低差の見られない，フラットな検査結果が得られることがある．実はこのような結果は，定型発達児者では比較的少ない．明確な主訴が存在するにもかかわらず検査結果に高低差がない受検者の場合，① WISCで測定できる範囲外に主訴の原因が存在する，あるいは，② すべての指標および下位検査が主訴の原因に同程度に関与している，という可能性が考えられる．この場合，CHC理論を参照するなどして他の検査を追加実施し，因と対応を探求する必要がある．

表3 合成得点の意味

尺度名	CHC理論における 対応する知能因子*	主要な解釈**
全検査IQ（FSIQ）	一般知能因子g （第Ⅲ層）	全体的知的発達水準を示す．境界域（70〜79）より低い場合や，非常に高い場合（120以上）は，知的発達水準に合わせた課題設定が望ましい
指標得点 言語理解（VCI）	結晶性能力（Gc）	言語能力，および言語による知識の水準を示す．ことばの概念の理解（語彙力），言語による推理，および習得知識（日常的，社会的，教科的）などが含まれる．養育不全により低得点になることがある
指標得点 知覚推理（PRI）	視覚処理（Gv）	視空間認知，および視覚－運動統合の水準を示す
	流動性推理能力（Gf）	視覚や直観など，非言語的な推理能力の水準を示す．流動性推理能力は，応用問題の解決において必要な能力である
指標得点 ワーキングメモリー（WMI）	短期記憶（Gsm）	聴覚的ワーキングメモリの水準を示す．短期記憶の容量や，記憶の整理・操作・変換に加え，注意力・集中力（妨害に耐える力），実行機能なども含まれる．音韻情報処理の影響を受けることから，発達性ディスレクシアにおいて低得点になることがある
指標得点 処理速度（PSI）	処理速度（Gs）	単純な視覚刺激に関する単調な筆記作業を，集中して手際よく速やかに進める力の水準を示す．視覚弁別が苦手な人，筆記が苦手な人，集中が続かない人，手際が悪く作業が遅い人などでは，低得点になる

*CHC理論における対応する知能因子は文献4）などを参考に作成．一般知能因子g以外は，CHC理論の第Ⅱ層の能力である．
**主要な解釈については，文献3），5）を参考に作成．

合成得点の主要な解釈を表3に示した．解釈に際し留意すべきことは，この表やマニュアル，解説書に書かれている解釈が，一人の個人にすべてあてはまるわけではないということである．例えば，言語理解指標（VCI）の得点が低い受検者がいたとして，その受検者はことばの概念の理解，言語による推理，日常的知識，社会的知識，教科的知識のすべてが低いとは限らない．例えば，口頭指示の理解が苦手である場合は，ことばの概念の理解や言語による推理が影響している可能性が高く，また，不登校などにより長期間学習をしなかった場合，ことばの概念や教科的知識が低下しやすいであろう．主訴の状況や日常の様子，検査中の行動観察，他検査の結果などを考慮し，その受検者に当てはまる解釈を選び出す必要があるのである．

一般的には，得点の低い指標，下位検査は，主訴の原因となる能力を測定しているはずである．また，得点の高い指標，下位検査は，対応策に使える能力を測定しているはずである．

文献

1) 岡田 智ほか：発達障害の子どもの日本版WISC-Ⅲ知能検査法の再検査間隔に関する研究：練習効果と安定性について．児童青年精神医学とその近接領域 51：31-43, 2010
2) Wechsler D：日本版WISC-Ⅳ実施・採点マニュアル，日本版WISC-Ⅳ刊行委員会訳編，日本文化科学社，東京，2010
3) Wechsler D：日本版WISC-Ⅳ理論・解釈マニュアル，日本版WISC-Ⅳ刊行委員会訳編，日本文化科学社，東京，2010
4) Flanagan DP, et al：Essentials of WISC-IV Assessment, 2nd ed, John Wiley & Sons, Hoboken, 2009（上野一彦ほか訳：エッセンシャルズ WISC-Ⅳによる心理アセスメント，日本文化科学社，東京，2014）
5) 上野一彦ほか：日本版WISC-Ⅳによる発達障害のアセスメント―代表的な指標パターンの解釈と事例紹介，日本文化科学社，東京，2015

2）WAIS

山中克夫

Key word 全検査IQ（FSIQ）／指標得点／プロセス分析／一般知的能力指標（GAI）

要点整理

- 日本版WAIS-IVは16〜90歳に適用でき，15の下位検査から構成される知能検査バッテリーである．
- 全検査IQ（FSIQ）を算出し，知能の全体的な水準を把握するとともに，4つの指標得点（言語理解指標，知覚推理指標，ワーキングメモリー指標，処理速度指標）の高低から，受検者の認知機能の特徴を導き出すことができる．
- その他にも，下位検査の評価点の分析（強みと弱みやディスクレパンシーの分析），下位検査内の得点パターンの分析，プロセス分析，一般知的能力指標（GAI）を用いた分析を行うことができる．

1 目的と意義

1）知的能力の状態把握の重要性

知的能力（認知機能）の状態把握は，今や発達障害や高次脳機能障害のアセスメントに欠かせないものとなっている．それ以外にも例えば，高齢期の不安やうつは記憶や遂行機能などの知的能力の低下と関係が，また認知行動療法では認知的柔軟性をはじめとする個人の知的能力と深い関係があるといわれている．このようにセラピーを進めるうえでも，クライアントの基礎資料として，知的能力や知的加齢（認知的加齢）の状態を把握しておくことが大切である．

WAIS（最新版はWAIS-IV）は，地域，年齢，性別，教育歴が考慮され，層化割り当てされたサンプリングをもとに頑健なノルムが作成されている知能検査である．こうしたノルムをもとに，全体的，要素的，精査的と，さまざまな段階や角度から，受検者の能力を分析できる．また，適用年齢が幅広い点も大きな特徴で，WAIS-IVは16〜90歳まで適用できる．WAISの用途は，①医療場面での診断資料として，②リハビリテーションの場面などで能力・機能の状態把握のため，③教育や訓練で方針や方略を探るため，④就労場面で配慮や工夫する点を探るため，⑤生活上で配慮や工夫する点を探るためなどである．

2）WAISで測定される知能の要素

知能検査にはさまざまなものが存在しているが，主要検査では知能は複数の要素から構成されると考えられている点が共通している．知能検査では，単に知能指数から受検者の知能の全体的な水準を知るだけではなく，そうした要素ごとに特徴をとらえることが重要となる．ただし，すべての要素を網羅できる知能検査は存在していないので，各知能検査が重視している要素を理解したうえで利用していくことが大切である．

近年，知能の全体構造をとらえるモデルとして，Cattell-Horn-Carroll（CHC）モデルが有力視されている．図1[1]が示すようにこのモデルでは，知能は第I層から

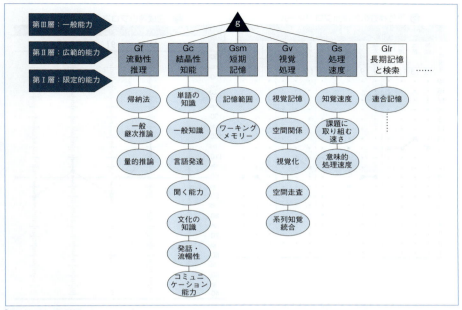

図1　CHC モデル
（文献1），p7，図1-1に日本文化科学社より許可を得て筆者が一部加筆）

第Ⅲ層の3層構造からなると考えられている．このうち，知能の構成概念の骨格をなすのは，第Ⅱ層の広範的能力の部分であり，数多くの要素から構成されている．

Flanagan ら[2]によれば，広範的能力のうち，WAIS が測定可能な広範的能力は，「結晶性知能（Gc）」（WAIS の「言語理解」が相当），「流動性推理（Gf）」および「視覚処理（Gv）」（WAIS の「知覚推理」が相当），「短期記憶（Gsm）」（WAIS の「ワーキングメモリー」が相当），「処理速度（Gs）」（WAIS の「処理速度」が相当）の5つ（図1の■）であるとされている[2]．

2　アセスメントの進め方

1）実施・採点方法

検査の実施は実施・採点マニュアル[3]の説明に沿って行う．採点も同じく実施・採点マニュアルの採点方法や基準に沿って行い，下位検査ごとに粗点を算出する．次にそれらの粗点を年齢群ごとに評価点（平均＝10，標準偏差＝3）に換算する．そして，全検査 IQ（FSIQ）と4つの指標得点（言語理解：VCI，知覚推理：PRI，ワーキングメモリー：WMI，処理速度：PSI）を構成する下位検査の評価点をそれぞれ合計し，ノルムをもとに合成得点（平均＝100，標準偏差＝15）に換算する．

図2は，日本版 WAIS-Ⅳのプロフィールの例を示している．これは上述の各下位検査の評価点および FSIQ と4つの指標得点の合成得点を視覚化したものである．WAIS では，こうした各得点の水準や差異から受検者の知的な特徴をとらえていく．

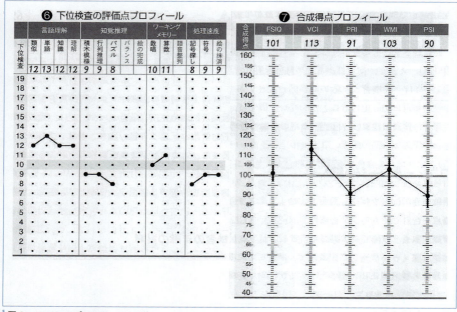

図2　WAIS-Ⅳプロフィールの例
(文献3), p36, 図2.10を日本文化科学社より許可を得て改変して引用. © 2018 NCS Pearson, Inc.)

2) 解釈の基本的方向性

結果を解釈する過程で最も大切な点は，より全般的な点から細かい点へと分析を行っていくことである．また理論ベースの分析も大切であるが，妥当性が検証された分析法（指標得点を用いるもの）を優先することが重要である．日本版WAIS-Ⅳでは，以下の手順に沿って解釈を進める[4]．

(1) FSIQによる知能の全体的水準の把握

最初にFSIQとその信頼区間を確認し，受検者の知能の全体的な水準を把握する．

(2) 指標得点による分析

各指標得点の水準や得点間の差（ディスクレパンシー）をもとに受検者の知的能力の特徴をとらえる．以下は各指標得点が測定している能力と，それらの値が低かった場合に配慮すべき点の例を示している．

- **言語理解**

言葉を理解したり，言葉を使って推理したり，意見や考えを伝えたりする能力のことである．「言語理解」の指標得点が低い場合，例えば「よりわかりやすく具体的な言葉で本人に説明する」「視覚的手がかりを利用する（知覚推理が比較的強い場合）」などの配慮が考えられる．

- **知覚推理**

視覚や視覚－運動に基づく情報処理を行うこと，そうした情報をもとに推理する能力（例えば法則性や論理的な関係性を導き出す）のことである．「知覚推理」の指標得点が低い場合，「全体を把握しやすい図やモデルを提示する」「視覚的にわかりやすく，単純な仕組みや環境を心がける」などの配慮が考えられる．

- ワーキングメモリー

短期記憶の概念を発展させたものであり，情報を積極的に維持し，それらの情報を使って処理・操作し，結果を導き出す能力のことである．「ワーキングメモリー」の指標得点が低い場合には，例えば，「頭の中だけで処理せずメモをとること，書いて考えることを習慣化する」「本人が作業をしている途中では，周りの人は用事を伝えない」などの配慮が考えられる．

- 処理速度

情報処理のスピードのことである．「処理速度」の指標得点が低い場合には，例えば，「時間にあまり制限のない作業や活動を選ぶ」「時間内に実施可能な作業量や内容を吟味する」「作業工程を単純化する」などの配慮が考えられる．

(3) 下位検査の評価点の分析

指標得点だけではとらえ切れない下位検査の評価点の高低について，下位検査ごとの強みと弱みの判定（SとWの判定）や，下位検査間のディスクレパンシーをもとに分析する．その際，理論・解釈マニュアルの「WAIS-IVの下位検査の内容」（p12～17）をもとに，各下位検査がどういった能力や影響因と関係しているのかを踏まえて検討する．例えば，強みと弱みの判定で，FSIQを構成する10基本検査の評価点平均よりも「知識」の評価点が高かった場合には，解釈の一つとして，一般的な事実に関する知識が豊富であることが考えられる．

(4) 下位検査内の得点パターンの分析

同じ下位検査内であっても，得点パターンを分析することが受検者の特徴を把握するうえで有効なことがある．同じ粗点であっても，例えば正答が続いた後に誤答が続き中止条件に至る場合もあれば，回答にむらがあり正答と誤答を繰り返し中止条件に至る場合もある．後者の場合には集中力に何らかの問題を持っているかもしれない．また言語理解の下位検査でむらのある回答パターンがみられた場合には，偏った語彙や知識の獲得がみられるかもしれない．

(5) プロセス分析

WAIS-IVでは，「積木模様」「数唱」「語音整列」に関しては，得点が低かった場合にどういった処理過程に問題があったのかを分析する手続き（プロセス分析）が用意されている．例えば，「積木模様」であれば，時間割増の加点を踏まえた標準的な評価点と時間割増なしの評価点との差をみることができる．運動に制限のある場合をはじめ，受検者が制限時間の影響を受ける特徴を持っている場合には，プロセス分析の前後で得点に変化がみられるかどうかを検討するとよい．

(6) 一般知的能力指標（GAI）による分析

GAIはWAIS-IVから採用された指標であり，言語理解と知覚推理の指標得点を構成する下位検査に基づく理論ベースの合成得点である（換算法は理論・解釈マニュアルを参照[4]）．

ADHD，外傷性脳損傷，認知症などの神経心理学的問題をかかえる受検者では，ワーキングメモリーや処理速度が低いことが多い．GAIはFSIQからそれらの能力の影響を取り除き，知能のより核心的な部分と考えられる知識と推理の力を示す指標である．より具体的には，知識の蓄えの程度や知識をもとに考える力，与えられた情報や状況から推理・問題解決を行う力をみていると考えられる．

こうした神経心理学的問題をかかえる受検者で，例えば指標得点でワーキングメモ

リーや処理速度の得点が低く，言語理解＞ワーキングメモリー，あるいは知覚推理＞処理速度のディスクレパンシーがみられる場合には，GAIを算出しFSIQと得点を比べる．GAI＞FSIQで両者の差が大きい場合には，ワーキングメモリーや処理速度の低さが，知能全般に及ぼす影響が大きいと考えられる．また知能のより核心的な部分と考えられるGAIと，ワーキングメモリーや処理速度の得点を見比べることで，受検者の強みと弱みのよりよい理解につながると思われる．

(7) 解釈の裏付け

検査者はWAIS-IVの結果をもとに行った解釈の妥当性を高めるため，受検者の背景情報，検査中の言動の特徴，問題への回答・反応，他検査の結果などから解釈を傍証するエピソードを探す．処理速度が他の指標得点で測定される能力より低いことを示す背景情報としては，「普段の生活では理解にとても時間がかかり，作業のテンポも遅いほうである」などの例が挙げられる．

文献

1) 藤田和弘：WAISの変遷と理論的背景．日本版WAIS-IIIの解釈事例と臨床研究，藤田和弘ほか編著，日本文化科学社, 3-11, 2011
2) Flanagan JL, et al：Essentials of Cross-Battery Assessment, Wiley, New Jersey, 51, 207, 2007
3) Wechsler D：日本版WAIS-IV知能検査実施・採点マニュアル，日本文化科学社, 2018
4) Wechsler D：日本版WAIS-IV知能検査理論・解釈マニュアル，日本文化科学社, 2018

3) 田中ビネー

大川一郎・中村淳子

Key word 個別式知能検査／精神年齢・IQ／問題分析／行動観察

要点整理

- 1905年，Binetにより「知能測定尺度」が開発され，精神水準（精神年齢）という概念が導入された．またたくまに，世界中に広がり，現在の知能検査の発展につながっている．
- 田中ビネー知能検査は，田中寛一により1947年に刊行され，1954年，1970年，1987年，2003年と田中教育研究所によって改訂され，日本で最もよく使われている個別式知能検査の1つとなっている．
- 田中ビネー知能検査（2003）の適用は，2歳から成人と幅が広く，検査自体は，1歳級～13歳級の年齢級に基づく問題群（96問）と成人級の問題群（17問）から構成されている．
- 田中ビネー知能検査の結果に基づくアセスメントは，大きく「知能指数IQ・精神年齢MAに基づく分析」「合格問題・不合格問題に基づく全体的分析」「各問題に対する分析」「行動観察の記録などからの分析」の4つの側面から行われる必要がある．

1 目的と意義

1）田中ビネー知能検査の歴史

田中ビネー知能検査の基盤は，フランスのBinetとその協力者であるSimonにより1905年に開発された「知能測定尺度」にある．この尺度は，1908年，1911年と改訂されている．Binetらの知能測定尺度の開発の目的は，知的に遅れが疑われる「子どもの知能水準の判定」であり，それらの結果に基づく「一人ひとりの子どもの個性に合わせた教育」にあった．このために，多種多様な知能検査問題を広範な年齢の子どもたちに実施し，生活年齢を基準においてそれらの問題の出来具合に応じて，各問題のレベルを特定していった．精神水準（精神年齢）という概念の導入である．

> **MEMO | Binetの作成した問題**
>
> 1905年版においては，知能尺度を構成される30問の問題が難易度別に並べられていたにすぎなかったが，1908年版，1911年版においては，生活年齢に対応した難易度別（年齢級）に配列され，直感的に子どもの知能の水準が把握しやすい尺度構成へと変わっていった．なお，Binetの作ったこれらの検査問題の一部は，現在でも田中ビネー知能検査の問題として使われ続けている．

> **MEMO | Binetの知能観**
>
> Binetは，記憶力，弁別力，推理力などさまざまな能力の基礎となる精神機能が存在すると考え，その統一体を一般知能として捉え，その一般知能を測定しようとした．また，子どもが問題に取り組むときの活動を詳細に分析し，問題解決にあたって重要となる3要素を指摘している．すなわち，①方向性：問題がなにかを理解し，解決に向けて方向づける能力，②目的性：問題が方向づけられた上で，問題解決に向けて結果が得られるまで目的を失わずに反応し続ける能力，③自己批判性：自分の問題解決の結果が適切なのかどうか自己批判する能力である．上記の知能観のもと，ビネー法の特徴である年齢級ごとにさまざまな問題により構

成される尺度の開発を行っていったが，1911年版の完成のすぐ後，54歳で死去した．

Binetらの開発したこの尺度は，知能の発達水準を客観的に測定できる尺度としてヨーロッパやアメリカなど多くの国で翻訳され，また，それぞれの国の文化に合うように問題を改訂，あるいは，新たに作成した上で標準化も行われていった．この中で世界的に大きな標準化を行ったのがBinetの1908年版を基盤にしてアメリカのTermanを中心として開発されたスタンフォード・ビネー法（Stanford-Binet Intelligence Scale, 1916）である．スタンフォード・ビネー法の大きな特徴は，ビネーの年齢級を導入したこと，問題を新たに作成し子どもに親しみやすい図版などを用いたこと，各年齢級の問題を10歳級までは6問に揃え，実施法，採点法，結果の表示を整備しなおしたこと，ドイツのSternにより提唱された精神年齢と生活年齢との比で求める知能指数 intelligence quotient（IQ）を導入したことなどにある．

このようなBinetの開発した知能尺度を巡る世界的な動きの中で，日本においても三宅紘一（1908），久保良平（1918），鈴木治太郎（1925）らが，それぞれビネー法に基づく知能検査の作成を行い，適宜，改訂も行っていた．そして，1937年版のスタンフォード・ビネー法を参考にしながら，1947年に田中寛一により日本独自のビネー法としてはじめて発刊したのが「田中びねー式智能検査法」である．しかし，この時点では，日本にいくつかある知能検査の一つに過ぎなかった．1954年に初めての改訂が行われ，田中寛一の死後は，田中教育研究所によって1970年，1987年，2003年と改訂が行われていく中で，現在，日本において広く使われている個別式知能検査の一つとして数えられるに至っている．その理由は，何より発刊以来，時代の変化，それに伴う子どもの変化に合わせて，問題の内容，絵カードや図版，正答基準，合格基準などを見直し，適宜，新作問題も含めて問題の入れ替えを行い，また，その時々で標準化を行っていることにある．

2）田中ビネー知能検査（2003年版）の構造と妥当性・信頼性

ここでは2003年版である田中ビネー知能検査Vについて，その構造について説明していく．

本検査の適応年齢は，2歳～成人であり，そのことに伴い問題数は多く，大きくは96問より構成される1歳級～13歳級の問題群と17問から構成される成人級の問題群の2つに分かれる．表1に田中ビネー知能検査Vの全検査の問題名を示す（アセスメントシートの一部を抜粋）．

1歳級から13歳級の問題においては，それぞれの生活年齢級に相応した問題により構成されていること，日常生活にかかわる内容の問題が多いこと，多種多様な問題により構成されていることなどがその特徴としてあげられる．各年齢級の問題の選択は，被検査者の各々の問題に対する合格率を縦軸に，生活年齢を横軸にとった発達曲線に基づいている．成人級の問題においては，発達につれて知的機能が分化していくことに伴い，年齢ごとの問題の配置という考えはとらず，結晶性知能，流動性知能，記憶，論理推理という4領域からなる13の下位検査により構成されている．

検査自体の妥当性については，上述したように発達曲線に基づいた問題の選択を行っていること，また，WISC-Ⅲの3つのIQ（言語性，動作性，全検査）との相

表1　田中ビネー知能検査Ⅴのアセスメントシート（一部抜粋）

＊合格問題の番号欄に〇印をつける

	番号	問題名		番号	問題名	番号	下位検査名		得点
1歳級	1	チップ差し★11	6歳級	49	絵の不合理★44	A01	抽象語		
	2	犬さがし		50	曜日	A06	概念の共通点		
	3	身体各部の指示（容体）		51	ひし形模写	A08	文の構成		
	4	語彙（物）★14		52	理解（問題場面への対応）	A10	ことわざの解釈		
	5	積木つみ		53	数の比較★58	A15	概念の区別		
	6	名称による物の指示★12		54	打数数え	A03	積木の立体構成		
	7	簡単な指図に従う★19	7歳級	55	関係類推	A13	マトリックス		
	8	3種の型のはめこみ		56	記憶によるひもとおし	A11	語の記憶		
	9	用途による物の指示★21		57	共通点（A）	A14	場面の記憶		
	10	語彙（絵）★24, 25, 37		58	数の比較★53	A16	数の順唱		
	11	チップ差し★1		59	頭文字の同じ単語	A17	数の逆唱		
	12	名称による物の指示★6		60	話の不合理（A）	A02	関係推理	（順番）	
2歳級	13	動物の見分け	8歳級	61	短文の復唱	A04		（時間）	
	14	語彙（物）★4		62	語順の並べ換え（A）	A05		（ネットワーク）	
	15	大きさの比較		63	数的思考（A）	A07		（種目）	
	16	2語文の復唱		64	短文作り	A09	数量の推理	（工夫）	
	17	色分け		65	垂直と水平の推理	A12		（木の伸び）	
	18	身体各部の指示（主体）		66	共通点（B）			合計得点	
	19	簡単な指図に従う★7	9歳級	67	絵の解釈（A）				
	20	縦の線を引く		68	数的思考（B）				
	21	用途による物の指示★9		69	差異点と共通点				
	22	トンネル作り		70	図形の記憶（A）				
	23	絵の組み合わせ		71	話の不合理（B）				
	24	語彙（絵）★10, 25, 37		72	単語の列挙				
3歳級	25	語彙（絵）★10, 24, 37	10歳級	73	絵の解釈（B）				
	26	小鳥の絵の完成		74	話の記憶（A）				
	27	短文の復唱（A）		75	ボールさがし				
	28	属性による物の指示		76	数的思考（C）				
	29	位置の記憶		77	文の完成				
	30	数概念（2個）		78	積木の数（A）				
	31	物の定義	11歳級	79	語の意味★85				
	32	絵の異同弁別		80	形と位置の推理★90				
	33	理解（基本的生活習慣）		81	話の記憶（B）				
	34	円を描く		82	数的思考（D）				
	35	反対類推（A）		83	木偏・人偏のつく漢字				
	36	数概念（3個）		84	話の不合理（C）				
4歳級	37	語彙（絵）★10, 24, 25	12歳級	85	語の意味★79				
	38	順序の記憶		86	分類				
	39	理解（身体機能）		87	数的思考（E）				
	40	数概念（1対1の対応）		88	図形の記憶（B）				
	41	長方形の組み合わせ		89	語順の並べ換え（B）				
	42	反対類推（B）		90	形と位置の推理★80				
5歳級	43	数概念（10個まで）	13歳級	91	共通点（C）				
	44	絵の不合理★49		92	暗号				
	45	三角形模写		93	方角				
	46	絵の欠所発見		94	積木の数（B）				
	47	模倣によるひもとおし		95	話の不合理（D）				
	48	左右の弁別		96	三段論法				

（文献1）より引用）

関は，0.59～0.69の間にあったなどのことから確保されているものと判断される．また，信頼性については，6ヵ月の間をおいて再検査を行ったところ，IQの相関は，74であった．

3）実施方法

田中ビネー知能検査の一般的な実施方法は，以下の通りである．

(1) 検査の開始と打ち切り

生活年齢2歳0ヵ月から13歳11ヵ月の場合：被検査者の生活年齢に等しい年齢級から開始し，一つでも合格できない問題があったら，下の年齢級へ下がって，全問題を合格する年齢級（下限年齢級という）まで行う．下限年齢級が確定できたら，上の年齢級に進み，全問題が不合格になる年齢級（上限年齢級とする）まで問題を実施していく．全問題が不合格になった時点で，検査を終了する．13歳級の問題までいき，1問でも合格があった場合，成人級の問題をすべて実施する．

生活年齢14歳0ヵ月以上の場合：原則として成人級の17問の問題をすべて実施する．通常は下の年齢級に下がって実施することはしない．

(2) 検査者の反応の観察と詳細な記録

検査中は，問題に対する回答はもちろんのこと，それ以外にも被検査者の反応を観察し，気になる反応があれば記録用紙に逐次記録をとるようにする．これらの記録を丁寧に行うことによって，後のアセスメントにおける行動観察からの反応分析などが充実することになる．

4）精神年齢とIQの算出

検査終了後は，各問題の採点基準に従って合否を判断し，適宜，以下の規定に従い精神年齢（MA：mental age），知能指数（IQ：Intelligence Quotient）を算出することになる．

1歳級〜13歳級までで下限年齢級が押さえられた場合：MAは，基底年齢プラス加算月数で算出される．基底年齢は，下限年齢級プラス1となる．つまり，ある年齢級の問題がすべて合格できたならば，その年齢級にはすでに達していると考え，1をプラスする．これに加算月数を加える．加算月数は，1歳級から3歳級の問題は，それぞれ12問あるため1問合格するごとに1月を加算する．4歳級から13歳級まではそれぞれ6問の問題があるため，1問合格するごとに2月を加算する．

> **MEMO** 精神年齢（MA），知能指数（IQ）の算出例
>
> 生活年齢が，4歳2ヵ月の子どもで，2歳級の問題が全問合格だった場合，ここが下限年齢級となり，基底年齢は3歳0ヵ月になる．そして，3歳級の問題が5問，4歳級の問題が3問，5歳級の問題が1問合格で，6歳級の問題が全問不合格だった場合，加算月数として，1月×5ヵ月プラス2月×4ヵ月で13ヵ月を基底年齢に加えることになる．この子どもの場合，精神年齢は4歳1ヵ月になる．
>
> IQは，公式に基づき，月齢に計算し直した生活年齢をMAで除して，小数点以下を四捨五入して算出する．生活年齢とMAの比を基準とした指標ということができる．この子どもの場合，IQは，98ということになる．また，必要に応じて，DIQも公式に基づき算出される．

14歳以上の場合：基本的には成人級問題だけでの結果の集計となる．成人級の場合，MAは算出されず，下位検査の得点に基づき評価点を算出し，さらに4領域ごとの評価点合計に基づき，領域別のDIQ（偏差知能指数：Deviation IQ；同年齢集団内での位置を基準とした指標．ウェクスラー系をはじめとした知能検査はこの指標を採用している），および総合DIQが算出される．

実施が，1歳級〜13歳級と成人級にまたがった場合：1歳級〜13歳級における基底年齢と加算月数に成人級における評価点合計から算出された加算月数を加えて，MAを算出することになる．IQの算出は，

1歳級～13歳級に準じる．

2 アセスメントの進め方

上記の実施が終わり，行動観察の記録，数値的算出が終わったのち，アセスメントがなされることになる．田中ビネー知能検査におけるアセスメントは，大きく「知能指数IQ・精神年齢MAに基づく分析」「合格問題・不合格問題に基づく全体的分析」「各問題に対する分析」「行動観察の記録などからの分析」の4つの側面から行われていく．

1）IQとMAに基づく分析

IQは知能検査において最も一般的な数値としての指標であり，わかりやすい指標でもある．まず，この数値によってだいたいの知能のレベルが推測できる．ただ，個人内での数値の変動性が想定されるため，細かい数字にとらわれずアセスメントシートにある「知能区分」などでの大きな区分で把握しておくことが重要である．田中ビネー知能検査においては，田中ビネー法では従来の比例のIQを基準としながらもDIQも算出できるようになっている．

MAという指標は，発達途上にある幼児期，学童期の知能の発達状況を理解するためには，「○○歳レベルには達している」など，直感的にわかりやすく，子どもの知能の発達状況の理解や対応を助ける指標でもある．ビネー法の検査結果の指標として大きな特徴にもなっている．

2）合格問題・不合格問題に基づく全体的分析

年齢級に対応してレベルの異なる，また，多様な問題によって検査が構成されていることのメリットして，下記のような視点から分析を行うことによって，より詳細に被検査者の知的発達のレベル，および，発達上の傾向を理解することができる．また，このことによって，対応について手がかりを得ることもできる．

(1) 実施年齢範囲

先述したように田中ビネー知能検査においては，下限年齢（級）と上限年齢（級），そして，基底年齢を押さえることができる．基底年齢が生活年齢より高いのか低いのか，上限年齢は生活年齢と比べてどうなのか，実施範囲はどこまで広がっているのか，広がっているとすれば特定の問題に対しての合否の傾向があるのか，また，その広がりは，生活年齢より下の年齢級に多いのか上の年齢級に多いのかなど，これらの分析からもたらされる情報により，IQやMAだけからは窺うことのできない，被検査者の発達上の特徴を知ることができる．

(2) 各年齢級内の合否傾向

実施した問題範囲内での合格と不合格の割合（傾向）を年齢級ごとに分析する．例えば，「5歳級は合格数が6問中4問であるが，6歳級では1問しか合格せず…」のようにどの年齢級で対象者が余裕をもって取り組めたのか，歯が立たなくなる年齢級はどのあたりかを検討するのである．これによってMAの裏づけができたり，あるいは偏りはあったとしてもベースとなる年齢レベルの手がかりを得ることができる．

(3) 年齢級を超えた合格・不合格の問題の傾向

田中ビネー知能検査は，因子分析などによる枠組みに基づいて検査自体が構成されているわけではない．しかし，問題作成にあたっては，① 問題の刺激材料が音声によって提供されるのか，カードなどで視覚刺激によって提供されるのか，② 被検査者の反応が言語によるものなのか，また，③ 問題自体で測定しようとしている能力は，

一般知能の測定を念頭に置きながらも，流動性知能，結晶性知能，記憶，論理推理，空間知覚などの能力の測定も意図している．したがって，検査開発にあたってはこれらの能力を測定できる多様な問題が各年齢級にバランスよく配置されるようにしている．

合格した問題を記録用紙に記載されている各年齢級ごとの合否の状況を俯瞰してみていったときに，例えば，結晶性能力にかかわる言語性の問題であれば，生活年齢より4歳も上の年齢級の問題でも合格していたとか，記憶にかかわる問題は他の問題が不合格になっても最後まで合格していたとか，問題で測定しようとしている能力の類型別に発達上の特徴を推測することができるのである．このことは，不合格になっている問題の分析においても同様である．

| MEMO | 田中ビネー知能検査における「合格・不合格」「正解・不正解」の違い |

田中ビネー知能検査において，各問題の実施後に，まず，その問題および，問題が複数により構成される場合はその小問ごとに，あらかじめ定められている「正答基準」に基づき「正」「誤」の判定が検査者によりなされ，その問題の正答数が決まる．そして問題の小問の数が1問の場合は，そのまま，その問題は合格になるが，小問の数が2問とか，3問とか，複数よりなる場合は，あらかじめ問題ごとに定められている合格基準（小問3問のうち2問以上正答を合格とするなど）に照らして，検査問題としての「合」「否」が判断されることになる．

3）各問題に対する分析

上記の検査問題の合格，不合格についての全体的分析に加えて，各問題ごとの正解，不正解についての分析も被検査者の理解において重要な情報をもたらす．

まず，その問題の合否が，どのようなレベルで決定されたかを押さえておく必要がある．田中ビネー知能検査の場合，先述したように，問題の合格・不合格はその年齢級での問題の正答数によって決定される．1歳級～13歳級で，複数の小問より構成される問題の場合，小問数は2～18問など，幅が広い．したがって，例えば，「語彙（絵）」の場合，2歳級での合格基準は，14問以上となっているが，同じ，不合格でも3問しか正答できなかった場合と，13問の正答とでは不合格の意味合いが違ってくる．同じIQ，MAであっても，その正答数の違いからもその発達上の違いを推測できるのである．

また，各問題の反応についての分析を行うことによって，被検査者の能力の特徴を分析することも可能である．例えば，カードをみたりしながら論理的に考え，答える問題については，9歳級，10歳級の問題にも合格できているのだが，「一人の男の人が，両手をポケットに入れて杖をつきながら歩いていました（話に不合理・7歳級）」という音声刺激だけによって提供されて解答を求められる問題には多く失敗している．「絵の不合理」「絵の解釈」などの絵カードをみて，絵の不合理な部分や絵の内容について説明する問題で，絵の中の微細な細かい部分にのみ反応していて，絵全体に関しての説明がなく，他の問題からも同様の傾向がみられる，などのように細かく不合格問題の反応を分析することで，その能力のある方向での特徴を推測することができる．

4）行動観察からのアセスメント

標準化された検査は，当然ながら，「誰が何度実施しても，ほぼ同様の結果が出る」ことが求められている．しかし，個別検査において検査者の影響は否定できない．したがって，実施にあたっては，検査に精通し，スキルが高く，被検査者の状況に合わせて柔軟に対応できる，観察力に優れた，臨床経験豊富な検査者が実施することが求

められるところである．

田中ビネー知能検査では，記録用紙の最初の部分にアセスメントシートが準備してあり，そこに「行動観察の記録」欄が設けられている．また，それぞれの年齢級ごとの記録欄も設けられてある．余白も大きくとってある．この記録欄に検査中の回答や正誤，適宜，回答にかかった所要時間などを記入する欄も設けてある．また，欄外に余白も大きくとってあり，ここに気になったりした被検査者の行動の様子などを逐一記録していく．これらの行動にかかわる記録から得られる情報は個別式検査であるからこそのものであり，数値だけからはうかがうことのできない貴重な情報をもたらしてくれる．

5) 行動の傾向

検査の導入部分での行動はどうだったのか，例えば，「スムーズに入室できたのか」「嫌がってなかなか入ろうとしなかったのか」「そわそわしていたのか」「場面の変化に無頓着だったのか」．また，全体を通しての行動の変化はどうだったのか，「終始，リラックスしていたのか」「最初は熱心にやっていたが，次第に飽きたのか」「最初はいやいやだったが，途中で熱心になってきたのか」など，アセスメントシートにいくつかのチェック項目があげてある．被検査者の特定の場面での行動傾向をうかがう情報となろう．

問題に対する取り組みについても，① 意欲，② 反応速度，③ 集中力，④ 粘り強さ，⑤ 言語の明瞭さ，⑥ 言語の表現力，⑦ 手先の器用さ，⑧ 作業速度のそれぞれについて5段階評定を行う欄，また，①「話をよく聞くのか，聞かないのか」「問題の了解がスムーズなのか，そうでないのか」「よく考えて反応するのか，そうでないの

か」などの質問に対する応答性，②「あきらめず取り組むのか，すぐあきらめるのか」「全然手をつけない」「考え込む」などの難しい問題に対する反応，③「嬉しそう」「不安そう」などの問題を解いた後の反応，「幼児音，幼児語があるのか」「ゆっくり話す方なのか，早口で話す方なのか」「はきはき話すのか，語尾が消えるのか」などの言葉遣いの特徴，④「てきぱき，要領よく行っているのか」「見通しを立てて行っているのか」「行きあたりばったりなのか」など検査実施中の被検査者の行動を多面的にチェックするリストが設けられている．検査者は，検査中の行動観察を通した気づきの中で，これらの項目を中心にチェックしていくことで，被検査者の行動上の傾向を把握することが可能になる．

> **アドバイス** 発達理解のための多面的分析の重要性
>
> 田中ビネー知能検査に限らずに，個別式知能検査を実施するということは，検査者にとって，落ち着いた空間で被検査者と1対1で一定の時間，検査問題の実施を通して向かい合い，被検査者の行動をじっくりと観察できる貴重な時間である．
>
> ここで得られた情報を，どのような視点から，どのように分析していくのか，つまり，「知能指数IQ・精神年齢MAに基づく分析」にとどまるのではなく，「合格問題・不合格問題に基づく全体的分析」「各問題に対する分析」「行動観察の記録などからの分析」まで行うことによって，はじめて，被検査者の知能検査による知的発達の理解が深められる．そして，それらの理解に基づいた対応の手がかりを得ることができるのである．

文献

1) 中村淳子ほか編著：田中ビネー知能検査V 理論マニュアル・実施マニュアル・採点マニュアル・記録用紙，一般財団法人田中教育研究所編集，杉原一昭ほか監修，田研出版，東京，2003

4) KABC-Ⅱ
日本版 KABC-Ⅱ 心理・教育アセスメントバッテリー
小野純平

Key word 個別実施式検査／認知能力・基礎学力／カウフマンモデル／CHC モデル

> **要点整理**
> - 日本版 KABC-Ⅱ は認知能力だけでなく，基礎学力（語彙，読み，書き，算数）を測定できる個別実施式の検査である．
> - 認知能力とともに基礎学力を測定することができることから，両者の差異の分析が定量的に可能となるとともに，支援・指導といった心理・教育的な働きかけに直結する．
> - 日本版 K-ABC から継承したカウフマンモデルと最新の知能理論である CHC 理論に基づく CHC モデルの 2 つの解釈法を有する．

- 実施形式　：個別実施式検査
- 対象年齢　：2 歳 6 ヵ月～18 歳 11 ヵ月
- 実施時間　：約 30 分～約 120 分（年齢によって異なる）
- 刊行年　　：2011 年
- 医科診療報酬点数：450 点
- 原著者　　：Alan S. Kaufman & Nadeen L. Kaufman
- 日本版制作：日本版 KABC-Ⅱ 制作委員会
　　　　　　藤田和弘，石隈利紀，青山真二，服部　環，熊谷恵子，小野純平
- 日本版発行：丸善出版株式会社

1 目的と意義

1) 日本版 KABC-Ⅱ の概要

日本版 KABC-Ⅱ（Kaufman Assessment Battery for Children Second Edition）は日本版 K-ABC（1993 年刊行）の改訂版であり 2011 年に刊行された．2004 年に米国版 K-ABC（1983 年刊行）が米国版 KABC-Ⅱ に改訂されたのを受け作成されたものである．K-ABC の基本理念や長所を継承しながらも，最新の知能理論に基づき大幅な改訂がなされた．

- 検査名　　：日本版 KABC-Ⅱ
　　　　　　（Kaufman Assessment Battery for Children Second Edition）

2) 日本版 KABC-Ⅱ の特長

KABC-Ⅱ は，認知能力だけでなく基礎学力を個別式で測定できる検査である．認知能力とともに，基礎学力（語彙，読み，書き，算数）を測定することができることから，両者の差異の様相と関連要因の分析が可能になり，支援・指導といった心理・教育的な働きかけに直結する検査として利用できる．

KABC-Ⅱ は，カウフマンモデルと CHC モデルの二つの解釈モデルを持ち，検査結果を異なった相補う視点から解釈することができる（図 1）．

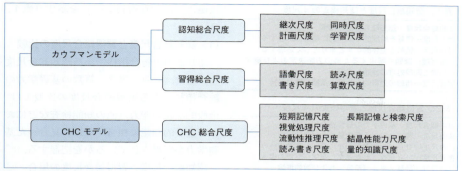

図1 日本版 KABC-Ⅱ における 2 つの解釈モデル

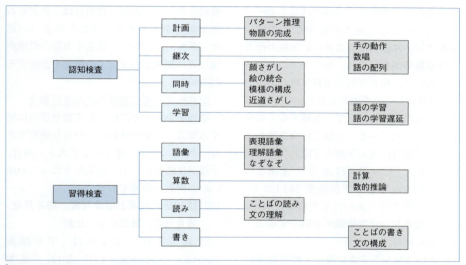

図2 日本版 KABC-Ⅱ の構成

2 アセスメントの進め方

1）検査の構成

日本版 KABC-Ⅱ の構成は以下の通りである（図2）．大別すると，認知検査と習得検査で構成されている．認知検査は知能検査として，習得検査は基礎学力の検査として別々に活用できるように作成されている．アセスメントの目的により，認知能力のみをアセスメントしたい場合には認知検査を，基礎学力のみをアセスメントしたい場合には習得検査を，それぞれ選択して実施することができる．

認知検査は，計画，継次，同時，学習の4尺度から，習得検査は，語彙，読み，書き，算数の4尺度からそれぞれ構成されている．

表1　認知総合尺度と認知検査の4尺度
認知総合尺度…認知能力の総合指標 継次尺度…情報を時間的，系列的に順番に処理する 同時尺度…情報を全体的なまとまりとして処理する 計画尺度…課題を解決するための方略決定および継次処理と同時処理の課題への適用 学習尺度…情報の効率的な学習と長期記憶の保持

表2　習得総合尺度と習得検査の4尺度
習得総合尺度…基礎学力の総合指標 語彙尺度…獲得している語彙量および意味理解 読み尺度…ひらがな，かたかな，漢字，文章の読み 書き尺度…ひらがな，かたかな，漢字，文章の書き 算数尺度…計算スキル（筆算）および数的推論

2）検査の実施方法

検査者と子どもは，対面ではなくテーブルの角を挟んだ位置に座る（90°の位置）．実施には，片面（検査者側）に実施の仕方や採点基準が記載され，もう一方の面（子ども側）に，検査課題が掲載された，イーゼルと呼ばれる検査器具を主として用いる．

子どもの年齢に応じて，実施する下位検査が決められている．実施下位検査数および実施時間は，対象年齢の下限となる2歳6ヵ月で7下位検査（約30分），上限となる18歳11ヵ月で19下位検査（約120分）となる．信頼性の高い結果を得るために，実施手続きおよび実施順序を順守することが求められる．

3）カウフマンモデルに基づく検査結果の解釈

カウフマンモデルは，検査結果を認知能力と基礎学力の視点から解釈する．認知能力は，計画，継次，同時，学習の4尺度，基礎学力は，語彙，読み，書き，算数の4尺度で測定される．認知総合尺度は，認知能力の総合指標であり，他の知能検査の全検査IQ（例えばWISC-IVのFSIQ）に相当する．習得総合尺度は，語彙，読み，書き，算数からなる基礎学力の総合指標である．語彙，読み，書き，算数に関する知識・技能の全般的な習得レベルを示す（表1，2）．

(1) 認知総合尺度と習得総合尺度の比較

認知能力の総合指標である認知総合尺度と，語彙，読み，書き，算数の基礎学力の総合指標である習得総合尺度の比較では，全般的な認知能力（他の知能検査などにおける全般的知能に相当する）に見合った基礎学力が習得されているかを把握する．

<u>認知総合尺度＞習得総合尺度の場合</u>

数や言語に関する知識・技能の獲得に際して，認知能力を十分に活かしていないと解釈できる．このような場合は，子どもの認知能力を活かせるように，学習への意欲・興味，学習習慣，教室や家庭の環境調整などの側面から子どもの援助を計画する必要がある．

<u>認知総合尺度＜習得総合尺度の場合</u>

認知能力を十分に活かして数や言語に関する知識・技能を獲得していると解釈できる．ただし，両者の差が著しく大きい場合，学習が生活全般の中で過負荷となっていないかの検討が必要である．

(2) 認知総合尺度と語彙尺度，読み尺度，書き尺度，算数尺度の比較

文部科学省[1]によれば，学習障害（learning disabilities：LD）とは，「基本的には全般的な知的発達に遅れはないが，聞く，話す，読む，書く，計算する又は推論する能力のうち特定のものの習得と使用に著しい困難を示すさまざまな状態を指すものである」と定義される．日本版KABC-IIでは，こうした観点から，認知総合尺度と語彙尺度，読み尺度，書き尺度，算数尺度との比較が可能となっている．これにより，LDが疑われる子どもについて，全般的な認知能力と基礎学力の各領域とのアンバランスを把握することができる．な

お，こうしたアンバランスは学習障害の場合だけでなく，学習への意欲・興味，学習習慣，教室や家庭の環境など，さまざまな要因によって生じる．検査結果の解釈においては，検査中の行動観察とともに，背景情報やその他の検査の結果とあわせて慎重に検討する必要がある．

(3) 聴覚障害・言語障害を伴う場合の非言語尺度の適用

非言語尺度は，［顔さがし］［物語の完成］［模様の構成］［パターン推理］［手の動作］の5つの下位検査で構成される．聴覚障害や言語障害を有するなど，言語能力によって成績が低下することが明らかな場合には，認知総合尺度の代わりに非言語尺度の標準得点を用いることができる．

(4) 支援・指導方法への展開

支援・指導方法への展開においては，強い認知能力に注目し，より積極的に強い能力を活用した支援・指導を行う（**表3**）．**表4**に継次，同時を例に，より具体的な支援・指導方法への展開を示した．例えば，同時の能力が高い場合は，絵や映像情報といった視覚的・空間的手がかりを用いた教材を使用し，関連性を重視しながら，全体から部分へと展開する支援・指導を行うことで，語彙，読み，書き，算数の基礎学力の習得がより効率的に行われる．

4) CHCモデルに基づく検査結果の解釈

もう一つの解釈モデルであるCHCモデルは，キャッテル（Raymond B Cattell），ホーン（John L Horn），キャロル（John B Carroll）の3人の研究者によってつくられた汎用性の高い知能理論であるCHC理論（Cattell-Horn-Carroll Theory）に基づく解釈モデルである．CHC理論は，キャッテルの流動性−結晶性知能理論をホーンが拡張したキャッテル−ホーン理論とキャロルの知能の3階層理論（Three-Stratum theory）が統合されたモデルである．

CHC理論に基づく日本版KABC-ⅡのCHCモデルでは以下の7つの能力が測定される．

① 長期記憶と検索（Glr：General long-term storage & retrieval）：学習した情報を記憶し，効率的に検索する能力
② 短期記憶（Gsm：General short-term memory）：情報を取り込み，保持し，数秒のうちに使用する能力
③ 視覚処理（Gv：General visual processing）：視覚的なパターンを知覚し，記憶し，操作し，考える能力
④ 流動性推理（Gf：General fluid reasoning）：応用力や柔軟性を用いて新奇な課題を解く能力
⑤ 結晶性能力（Gc：General crystallized ability）：ある文化において習得した知識の量およびその効果的応用に関する能力

表3　支援・指導方法への展開

KABC-Ⅱの認知尺度	指導の基本
継次尺度	高い：継次型指導方略で指導 低い：同時型指導方略で指導
同時尺度	高い：同時型指導方略で指導 低い：継次型指導方略で指導
計画尺度	高い：方略の使用を確認・利用 低い：方略や考え方を提示
学習尺度	高い：長期記憶化・連合学習の高さを利用 低い：記憶方略に関する対策

表4　継次型指導方略と同時型指導方略

継次型指導方略	同時型指導方略
段階的な教え方	全体を踏まえた教え方
部分から全体へ	全体から部分へ
順序性の重視	関連性の重視
聴覚的・言語的手がかり	視覚的・運動的手がかり
時間的・分析的	空間的・統合的

⑥ 量的知識（Gq：General quantitative knowledge）：蓄積された数学的知識および数的推論に関する能力
⑦ 読み書き（Grw：General reading & writing）：ことばを読み，文を理解する能力およびことばを書き，文を構成する能力

(1) CHC 尺度間の比較

CHC 尺度間の比較を行うことにより，臨床的仮説やそれに基づく支援の方針・計画を作成することができる．以下では尺度間比較の基本について，いくつかの例をあげて説明する．

- 「長期記憶と検索尺度」と「短期記憶尺度」：新しい情報を学習して長期に使用する能力と情報を保持し短期間記憶して使用する能力との比較
- 「長期記憶と検索尺度」と「流動性推理尺度」：新しい情報を学習して長期に使用する能力とそれを用いて適切に推論する能力の比較
- 「長期記憶と検索尺度」と「結晶性能力尺度」：新しい情報を学習して長期に使用する能力と単語，事実，概念について，すでに学んでいる知識との比較
- 「長期記憶と検索尺度」と「読み書き尺度」：新しい情報を学習して長期に使用する能力とことばを読み，文を理解する能力およびことばを書き，文を構成する能力の比較
- 「短期記憶尺度」と「視覚処理尺度」：情報を保持し短期間記憶して使用する能力と視覚的情報を認識し処理する能力との比較
- 「短期記憶尺度」と「流動性推理尺度」：情報を保持し短期間記憶して使用する能力とそれを用いて適切に推論する能力との比較
- 「短期記憶尺度」と「量的知識尺度」：情報を保持し短期間記憶して使用する能力とそれを用いて計算および数的推論を行う能力との比較
- 「短期記憶尺度」と「読み書き尺度」：情報を保持し短期間記憶して使用する能力とことばを読み，文を理解する能力およびことばを書き，文を構成する能力との比較
- 「視覚処理尺度」と「流動性推理尺度」：具体的な視覚処理スキルと視覚的情報の推論能力の比較
- 「視覚処理尺度」と「量的知識尺度」：図形や表などの視覚的情報を認識する能力とそれを用いて数的推論を行う能力との比較
- 「視覚処理尺度」と「読み書き尺度」：印字された文字や文章を視覚的に認識する能力と，ことばを読み，文を理解する能力およびことばを書き，文を構成する能力との比較
- 「流動性推理尺度」と「結晶性能力尺度」：応用力と柔軟性を用いて新しい問題を解く能力と習得した知識を用いて問題を解く能力との比較
- 「流動性推理尺度」と「量的知識尺度」：応用力と柔軟性を用いて新しい問題を解く能力とそれを用いて計算および数的推論を行う能力との比較
- 「結晶性能力尺度」と「読み書き尺度」：単語，事実，概念について，すでに学んでいる知識およびその応用に関する能力とことばを読み，文を理解する能力およびことばを書き，文を構成する能力との比較

(2) CHC モデルの活用と 2 つの解釈モデルの選択

日本版 KABC-Ⅱ において，2 つの解釈

モデル（カウフマンモデルとCHCモデル）は，排他的なものではなく，解釈モデルとして併用することができる．例えば，全般的な知的発達に遅れはないが，基礎学力の習得と使用に著しい困難を示す学習障害のアセスメントにおいては，カウフマンモデルを主として解釈に用いることが有効であると考えられる．

一方，CHCモデルでは，読み書きおよび量的知識も知能の構成要素であり，高次の学習をするための基盤としてとらえる．また，CHC理論の中核である結晶性−流動性知能論は，WAISなどの青年期・成人期における知能検査の解釈理論として用いられてきた．そこで，習得知識・技能の積み重ねが，高次の学力の獲得に不可欠となる小学校高学年から中学・高校といった比較的高い年齢帯の教育的支援において，CHCモデルは重要な解釈モデルとなる．

文献

1) 学習障害及びこれに類似する学習上の困難を有する児童生徒の指導方法に関する調査研究協力者会議：学習障害児に対する指導について（報告），文部省，1999
2) Kaufman AS, et al：日本版KABC-Ⅱマニュアル，日本版KABC-Ⅱ制作委員会訳編，丸善出版，2013
3) 藤田和弘ほか監修：エッセンシャルズKABC-Ⅱによる心理アセスメントの要点，丸善出版，2015
4) 小野純平ほか編：日本版KABC-Ⅱによる解釈の進め方と実践事例，丸善出版，2017

5) DN-CAS

岡崎慎治

Key word 知能のPASS理論／認知検査／発達障害／プランニング

要点整理

- DN-CASは，知能のPASS理論に基づく，子どもの認知機能評価のための検査である．
- 検査はPASS理論の4つの構成要素に対応する3つずつ12の下位検査から構成され，5歳0ヵ月から17歳11ヵ月までが適用年齢である．
- 検査内容はできるだけ背景知識によらない認知機能を評価できるよう工夫され，プランニングと注意の評価では作業の早さと正確さのバランスも考慮される．

1 目的と意義

1) 知能のPASS理論

日本版DN-CAS認知評価システム（Das-Naglieri Cognitive Assessment System；DN-CAS）[1]は，知能のPASS（プランニング，注意，同時処理，継次処理）理論に基づき，子どもの認知機能を評価する個別実施の検査である．知能のPASS理論は，ルリア（Luria AR）による脳における高次精神機能の機能的単位に関する理論を，ダス（Das JP）が発展させた理論である．現代の知的機能や認知機能のアセスメントに係る理論的背景として，知的機能を構成する諸機能の因子構造を想定するCHC理論とともに扱われてきている[2]．

知能のPASS理論を図1[3]に示す．この理論では，情報の入力，統合，出力のプロセスにおいて，プランニング，注意，継次処理，同時処理が人の知的機能の中核となる認知処理過程であるとする．これらの要素は相互に関係しあうとともに，それまでの知識や経験（背景知識）とも相互に関係していると想定される．また，このような4つの認知処理は記憶・概念・知覚の認知の3つの水準すべてに関与することが想定されている．

プランニングは，知識や他の認知的処理過程を用いながら認知的活動を統制し，ゴールに到達するための意図や自己調整を行う過程である．目的志向的な活動を達成するための計画（プラン）の立案，実行，評価，修正といった一連の活動全体をさし，このようなプランニングの機能は，実行機能/遂行機能，メタ認知，ワーキングメモリといった前頭葉機能とほぼ同義である．

注意は，認知活動を行う際の覚醒状態の維持や，注意の焦点化を行う過程である．PASSモデルにおける注意は，覚醒に相当するプライマリーな受動的注意よりもむしろ，能動的注意に相当する選択性と持続性を重視した概念であり，プランニングとの関与による前頭部との連絡を通して認知機能全般の統制に関わっている機能である．

同時処理と継次処理は知能のPASS理論における情報の符号化様式である．扱われる情報のモダリティに依存せず，言語/非言語ともに関与すると想定される[4]．

同時処理とは，複数の刺激を全体的に処

図1 知能のPASS理論
(文献3) をもとに作成

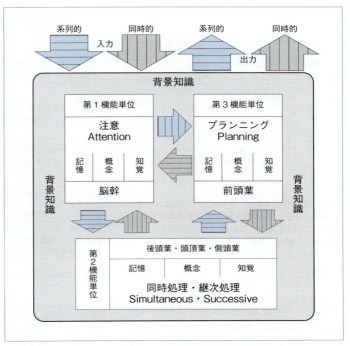

理し,空間的に統合する処理様式である.同時処理で扱われる刺激は他のすべての刺激と関係づけられて処理されるという特徴を持つ.DN-CASにおける同時処理の下位検査は非言語的な要素と言語的な要素をともに評価する点が特徴的である.

継次処理とは,刺激を1つずつ系列的・時間的順序で処理する様式である.継次処理によって扱われるある刺激は,その前後の刺激とにのみ関係づけられて処理されるという特徴を持つ.ワーキングメモリを含め記憶の要素の関与が大きいと想定されるが,DN-CASにおける継次処理の下位検査には系列情報の特定部分の抽出のみを求めるものが含まれることが特徴といえる.

2)DN-CASの意義

DN-CASは,知能のPASS理論に基づく唯一の検査であると共に,小児を対象とした認知検査の中で,唯一プランニングと注意を測定していることが大きな特徴であるといえる.また,DN-CASに含まれる下位検査では,適用年齢が学校就学前の子どもを含むこともあり,数字の順序がわかること,ひらがなやカタカナが読めることなどの背景知識は必要とするものの,その負荷はできるだけ少なくなるよう工夫されている.そのため,学習に遅れがある子どもでもその子の認知特性とその発達水準を評価可能である.また,最小限の背景知識を必要とするという点については,DN-CASが測定する認知処理は,状況にあわせてそれまでに獲得されている背景知識をどのように選び取り,使うことができるかという側面を含むと考えることもできる.

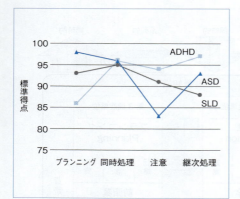

図2 注意欠如多動症（ADHD），自閉スペクトラム症（ASD），特異的学習障害（限局性学習症：SLD）における典型的 PASS プロフィール（Naglieri（1999），文献 2）をもとに作成）

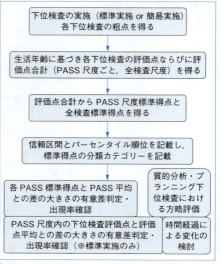

図3 DN-CAS によるアセスメントの流れ

知能の PASS 理論に基づく認知特性評価という観点は，発達障害などの特別な教育的ニーズを有する子どもにおける認知特性の検討にも利用できることが多くの研究，報告で示されてきている．例えば図2に示されているように，特異的学習障害（specific learning disorders；SLD）に代表される，読みや書きに困難がある子どもでは継次処理の標準得点の低さ[5]，ADHD 児ではプランニングと注意の標準得点の低さ，自閉症スペクトラム障害（ASD）児では注意の標準得点の低さ[2]といった，典型的なプロフィールパターンが報告されている．しかし，個々の子どもへの適用にあたっては個人のプロフィールは診断名には必ずしも対応しないことが多いといえ，PASS 尺度に含まれる下位検査の間でも評価点の高低の差が大きくなる可能性はあることからも，これらの典型的なプロフィールパターンはあくまで参考程度に留めるべきと考えられる．

アドバイス DN-CAS の適切な実施，解釈に向けて

DN-CAS を適切に実施し，その結果を解釈し，支援につなげていくにあたっては，DN-CAS の背景理論である知能の PASS 理論や，PASS 理論に関連するルリアやダス，ヴィゴツキーといった研究者の指摘に関する造詣を深めていくことが望ましい．

2 アセスメントの進め方

アセスメントの進め方を図3に示す．DN-CAS は，プランニング尺度，同時処理尺度，注意尺度，継次処理尺度の4つの尺度（PASS 尺度）ならびに全検査尺度から構成される．全検査尺度は4つの PASS 尺度を踏まえた総合的な指標である．PASS 尺度のプランニング，同時処理，注意，継次処理それぞれに3つずつの下位検査が含まれる．継次処理尺度の下位検査は4つあるが，受検者の年齢に応じて実施する下位検査が異なる（5〜7歳の子どもに

は【発語の速さ】，8～17歳の子どもには【統語の理解】を実施する）．所要時間は標準実施で60分前後，簡易実施で40分前後である．各下位検査では粗点が求められ，粗点は子どもの生活年齢に基づき平均が10，1標準偏差を3とした評価点に換算される．PASS尺度ごと，および全検査の下位検査評価点合計を求め，これをもとにPASS尺度と全検査尺度のそれぞれについて平均が100，1標準偏差を15とした標準得点が算出される．

DN-CASには，標準実施と簡易実施の2つの実施方法が用意されている．標準実施とは，PASSの各尺度で3つずつの下位検査すべてを実施する標準的な実施方法（所要時間約60～90分）である．また，簡易実施ではPASS尺度ごとに2つずつの下位検査を実施する（所要時間約40分）方法であり，いずれの場合でも標準得点を得ることができる．簡易実施は標準実施よりも短時間で実施できるが，標準実施で検討できるいくつかのプロセスが検討できない，有意な差となる得点差が標準実施よりも大きな数値を要するなどの制限があり，検査結果の信頼性を高めるためにも標準実施が勧められる．全検査・PASS標準得点は，パーセンタイル順位と信頼区間（実施・採点マニュアルには90％と95％の信頼区間が示されているが，多くの場合は90％信頼区間を用いる）とともに扱われ，標準得点の幅に応じた分類カテゴリー（非常に低い，平均より低い，平均の下，など）が付される．

PASS標準得点は，4つのPASS尺度ごとに求められる標準得点の平均と各PASS尺度の標準得点との差が有意であるか，ならびに各下位検査の標準得点との差および標準得点間の差が有意であるかの判定を通して，子どもの認知処理の強い面と弱い面の評価に用いることができる．下位検査評価点についても，標準得点と同様の手続きで，強い部分と弱い部分を判定できる．これらの統計的な有意差の判定手続きに加えて，標準得点や評価点の得点差については，その差が標準化サンプルの年齢集団においてどの程度「まれ」であったかを示す，累積出現率を併記できるようになっている．これらの判定結果はDN-CAS記録用紙にあるワークシートに記載できる．

これらの分析は統計的な手法を用いるため専門性が高く，非専門職には誤解を招きやすいことから，報告にあたっては基本的に標準得点（全検査，PASS），パーセンタイル順位，標準得点の信頼区間（一般的には90％の信頼区間が用いられる），信頼区間を考慮した標準得点の分類カテゴリーを示すにとどめ，より後半のステップに相当する下位検査の粗点や評価点の検討については，保護者の同意を得て専門職の間で行う支援に関する情報共有にのみ使用することが望ましい．あわせて，レポートにおいて下位検査の名称や具体的な内容を示すことは，検査内容の漏えいや，検査の信頼性そのものを損なうことにつながりかねないこととして，WISCなどの他の検査と同様に避けるべきである．

他の検査にみられない得点算出方法として，主にプランニングと注意の下位検査について，所要時間と正確さ得点（正答数や，正答数から誤答数を引いたもの）から算出される，比率得点が導入されていることが挙げられる．さらにDN-CASに特徴的な分析方法として，標準得点については1回目と2回目の検査結果を比較し，時間経過による変化を検証することができる．時間経過による変化の検証は，得点が年齢に基

づいて算出されること，検査内容に対する練習効果を避けることなどから，1年ないし2年の間隔をおいて行うことが望ましい．例として，脳炎後遺症による小児高次脳機能障害のある子どもを対象にDN-CASを経年的に実施し，PASSプロフィールの推移の検討が報告されている[4]．これらはDN-CASの記録用紙にあるワークシートで分析が可能である．

あわせて，プランニングの下位検査では，得点算出とは別に，記録用紙にある方略評価チェックリストを用いて行う方略評価（子どもが用いた方略の観察と，子ども自身による方略の報告）の手続きが重視される．この手続きは，子どものプランニングの下位検査における評価点やプランニングの標準得点の高さあるいは低さが生じた理由を推測する一助となる．検査中の子どもの様子を観察することの重要性はDN-CASに限らず，個別実施の検査全般にいえることであるが，とりわけプランニングの下位検査実施には，検査者は子どもの用いる方略を慎重に観察する必要がある．

| MEMO | 方略評価

プランニングの下位検査における方略評価においては，方略評価チェックリストにある方略の例以外にも観察，報告がなされる可能性が高いこと，用いられる方略は複数ありうることに留意する．

3　DN-CASの結果の解釈と応用

DN-CASの結果は，基本的に知能のPASS理論に従って解釈される．同時処理，継次処理という情報の符号化様式間のアンバランスに対しては，苦手な処理を得意な処理で補う，得意な処理があることに気づかせるという観点（長所活用型指導方略）が有用である．プランニングや注意は，これらが学習や生活の全般に関わっていることからも，得点の高低が能力の高低を示すとは限らないことに留意すべきである．そのうえで，苦手な処理を要する状況で方略を使用できることに気づかせるような環境調整，言語化のような自己制御を促すことはプランニングに対する支援の代表的なものである．課題に注意を焦点化させる，持続させるための自己制御と環境調整は，注意に対する支援の基本といえる．その他，事例による解釈の進め方の詳細は，文献[4]を参照されたい．

また，解釈にあたっては個々の子どものPASS標準得点のプロフィールに相対的弱さ，あるいは認知的弱さが認められるのかを検証しておくことが重要となる．「相対的弱さ」とは，PASS尺度の標準得点の少なくとも一つがその子どもの4つの標準得点の平均を明らかに下回っていることをさす．年齢集団における平均の100ではなく，子ども個人の4つのPASS標準得点の平均と比べるという点で，「相対的」な強さ，あるいは弱さがあることは，その子どもの認知面のアンバランスが大きいことを示していると考えることができる．この場合，弱い面を強い面で補うことができるような指導や支援を考えるとともに，プランニングや注意に関わる認知機能を状況にあわせてどのように使うかに「気づかせる」関わりを考えることになる．これに対して，「認知的弱さ」とは，ある標準得点が子どもの平均を明らかに下回っているとともに，その得点が年齢集団の平均も下回っている場合をさす．この場合には，「気づかせる」関わりとともに，積極的に「教える，伝える」関わりも必要とする状態であると考えることができる．

DN-CASの結果解釈を含め，知能のPASS理論に基づく子どもの指導，支援について，Naglieri and Pickering[6]は子どもの特性に応じた読み，書き，算数，問題解決の支援に関するヒント集（指導案）を示しており，それぞれの指導案とPASSプロセスとの関連に基づき適切な指導案を参考にした指導支援を行うことが提案されている．あわせて彼らはPASSプロセスのどこに強さがあり，どこに弱さがあるのかをDN-CASを実施する以前に推定するためのPASS評定尺度PASS Rating Scale（PRS）も示し，指導支援を行う上での実態把握とともに，指導支援の前後での子どもの質的な変化を確認するために用いることを提案している．PRSはDN-CAS第2版のCAS2においてはCognitive Rating Scale（CRS）として，標準化された質問紙として検査の一端を担う構成となっている．

| MEMO | 知能のPASS理論に基づく指導支援

知能のPASS理論は検査のみならず，実際に指導や支援で用いることのできるプログラムにも応用されている．例えば子どもの読み能力や認知能力の促進プログラムについては文献[5]を参照されたい．

文献

1) 前川久男ほか：日本版DN-CAS認知評価システム 理論と解釈のためのハンドブック，日本文化科学社，東京，2007
2) Naglieri JA, et al：Planning, attention, simultaneous, successive a cognitive-processing-based theory of intelligence. Flanagan DP, et al eds, Contemporary Intellectual Assessment：Theories, Tests, and Issues, 3rd ed, Guilford Press, 178-194, 2012
3) Das JP, et al：Assessment of Cognitive Process, Allyn and Bacon, Massachusetts, 1994
4) 前川久男ほか編：日本版DN-CASの解釈と事例，日本文化科学社，東京，2017
5) J・P・ダス著，前川久男ほか訳：読みに困難がある子どもの理解と指導 知能のPASS理論とDN-CASから，日本文化科学社，東京，2014
6) Naglieri JA, et al：Helping Children Learn-Intervention Handouts for Use in School and at Home, Brookes, Paul H. Publishing, 2003, 2010（前川久男ほか訳：DN-CASによる子どもの学習支援―PASS理論を指導に活かす49のアイデア―，日本文化科学社，東京，2010）

1）新版 K 式発達検査

清水里美

Key word 発達年齢／行動観察／50%通過年齢／通過・不通過

要点整理

- 新版 K 式発達検査は，乳児から成人までの発達を測定するための個別検査である．現在頒布されているのは，2001年版である．
- 新版 K 式発達検査は，姿勢・運動，認知・適応，言語・社会の3領域に分かれており，領域ごと，および全領域の発達年齢（developmental age：DA）・発達指数（developmental quotient：DQ）を算出できるようになっている．
- 新版 K 式発達検査の実施時間は，対象児者の年齢によって異なる．対象児者が乳児の場合は15分程度，幼児では30分程度，小学生では40分から1時間程度，中学生以降では1時間から1時間30分程度である．
- 新版 K 式発達検査は，決められた課題を通して対象児者の反応を観察し，通過基準に照らして評定することで，対象児者の発達年齢を測定することができる．

1 目的と意義

「発達検査」や「知能検査」は，主に知的能力障害の有無や程度を査定する目的で使用される．「発達検査」は0歳児から適用でき，いわゆる「知的能力」だけでなく，「身体運動能力」や「社会性の発達」も含め，対象児者の発達水準を測定するものである．発達年齢を重視しており，対象児者の発達がどの年齢水準に相当するかといった観点から発達指数が算出される．

知的能力障害の診断においては，その重症度についても，日常生活上の適応能力と検査結果をもとに特定しなければならない．例えば，「療育手帳」（昭和48年，厚生事務次官通知）の判定の際にも重症度判定が求められ，結果に応じて各自治体が定めたさまざまな援助措置が提供されるようになっている．したがって，どのような重症度であっても適用可能な検査が用いられる必要がある．そのため，対象児者の発達水準を発達の順序尺度にあてはめて発達年齢を推定し，生活年齢（chronological age：CA）に対する比を100倍したもので発達指数を表現する新版 K 式発達検査（Kyoto Scale of Psychological Development，以下，新 K 式検査とする）が広く用いられている．

新 K 式検査では，乳児が成人になるまでの発達過程の中で，どのようなことができるようになるのかといった観点から328の検査項目が設定されている．乳児向けの検査項目の例を挙げると，腹臥位や座位での姿勢保持の程度，ガラガラやミニカーなど身近な事物に対する操作水準，および呼名や指さしに対する反応の有無などを調べるものがある．また，幼児期以降の検査項目では，運動発達の様子，積木を用いた構成課題や描画課題，知識を問う課題などがある．検査道具は図1に示す．それぞれの

図1　新版K式発達検査の検査道具

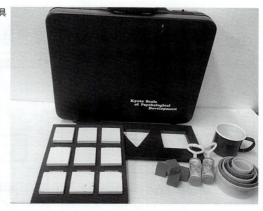

検査項目は，検査手続きの共通点や類似点に基づき，姿勢・運動領域（postural motor area：P-Mと略記），認知・適応領域（cognitive adaptive area：C-Aと略記），言語・社会領域（language social area, L-Sと略記）の3つの領域に分類されており[1]，領域ごとと全領域での発達年齢，発達指数が算出される．そのため，全般的な発達の進み具合だけでなく，それぞれの領域がバランスよく発達しているのかどうかも調べることができる．

| MEMO | 新版K式発達検査の歴史

　新版K式発達検査の前身はK式発達検査である．京都（Kyoto）の頭文字を取って命名されたK式発達検査は，乳幼児から学童期までの子どもの心身両面の発達の問題を評価するため，嶋津峯眞，生澤雅夫らにより，ゲゼル（Gesell A）やウズギリスとハント（Uzgiris & Hunt），ビューラー（Bühler C），ビネ（Binet A）らの検査の長所が取り入れられ，独自の工夫が加えられて[1]，1951年に作成された．
　当初考案された検査内容は，その後に行われた大幅な改訂と再標準化作業を経て，1980年に「新版K式発達検査」（0〜10歳），1983年に「増補版」（適用年齢は13歳，14歳以上は生活年齢補正を加え，理論上，成人まで適用可能とした）が刊行された．その後，時代背景や社会情勢に合わなくなった検査項目を差し替

え，検査尺度を成人にまで拡張した「2001年版」が作成された（図1に検査道具，図2に検査用紙の一部を示す）．成人にまで拡張した理由は，新K式検査によって発達状態の評価を受けた子どもたちに対し，成人後も同一の検査を実施することができれば，発達の経過がより把握しやすくなり，適切な判定や支援につなげられると考えられたからである[2]．

　各検査項目の判定基準と該当する年齢水準は，生後数日から60歳代までの協力者を対象に標準データの収集を行った結果[3]に基づいて定められている．対象児者の行動や反応が各検査項目の判定基準を満たしていれば，当該項目に「通過」したと評定される．各検査項目は，通過率が50％となる（すなわち，ある生活年齢の対象児者のうち，その半数が通過する）年齢級に割り当てられ（50％通過年齢という），難易度順に（すなわち，発達的変化の順序に従って）検査用紙上に構造的に整理・配列されている（成人級の検査項目は，難易度に従って「成人Ⅰ」「成人Ⅱ」「成人Ⅲ」の3段階に分けられ，「成人Ⅰ」は50％通過年齢が16歳以上となった項目，「成人Ⅱ」は25％通過年齢が16歳以上となった項目，「成人Ⅲ」は成人であっても通過率が25％に満

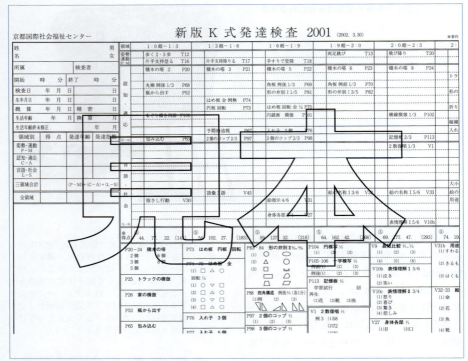

図2　検査用紙の一部
(京都国際社会福祉センター：新版K式発達検査2001より一部引用)

たない項目が配置されている). このように，各検査項目が発達過程に従って，検査用紙にマトリックスのように配置されており（図2），通過項目と不通過項目を分ける境界線（プロフィール）を検査用紙に引くことで，個人の発達の進み具合や偏りなどを視覚的にとらえることができるようになっている（図3）．

新K式検査は，発達の遅れや偏りについて疑いのある幅広い年齢の対象児者に適用することを目的に作成されている．新K式検査の実施そのものが構造化された行動観察場面となり，検査を通して対象児者の精神発達の全般的な様相を把握することが

できる．したがって，開発当初から，乳幼児の発達面の精密検査や就学相談，児童相談所における療育手帳発行のための発達水準の査定など，臨床場面におけるさまざまな目的に応じて用いられていた．現在では，知的障害者更生相談所における療育手帳の新規発行のための発達水準の査定，特別支援教育における支援対象児の発達の状態把握や発達の経過観察など，さらに幅広く活用されている．

2 アセスメントの進め方

新版K式発達検査の検査用紙はB4判で，年齢によって6枚に分かれている．各検査

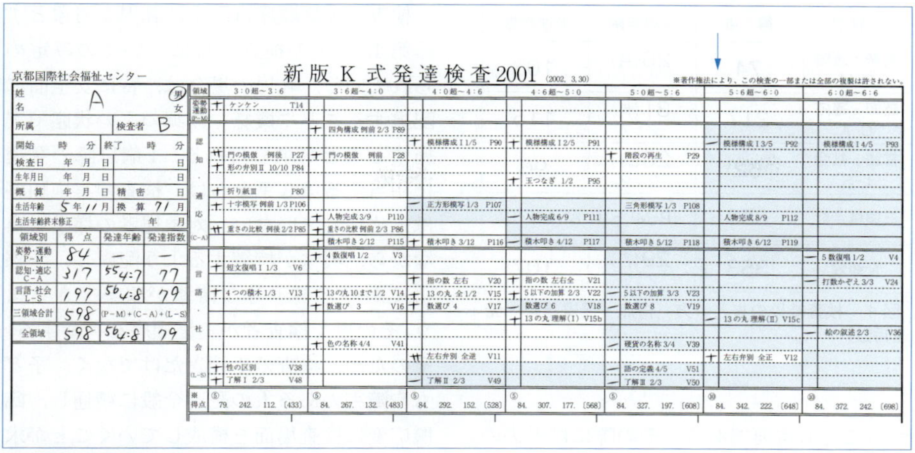

図3 検査結果のまとめ方（プロフィール）
（京都国際社会福祉センター：新版K式発達検査2001をもとに作成）

図2, 3は許可を得て転載したものであり，検査用紙の複製・転載は禁止されている．

表1 新K式発達検査2001の項目数

検査用紙	該当年齢	項目数			
		全領域	姿勢・運動	認知・適応	言語・社会
第1葉	0～6ヵ月未満	70	24	34	12
第2葉	6ヵ月～1歳未満	73	20	43	10
第3葉	1歳～3歳未満	58	7	33	18
第4葉	3歳～6歳6ヵ月未満	52	1	24	27
第5葉	6歳6ヵ月～14歳未満	46	0	19	27
第6葉	10歳～成人Ⅲ	47	0	20	27
項目数計		52	52	165*	111*

*第5葉と第6葉は検査用紙が一部重複している．

用紙は低い年齢層から順に，第1葉，第2葉，第3葉，第4葉，第5葉，第6葉と名付けられている．それぞれの検査用紙の該当年齢と検査項目数は，表1に示したとおりである．検査実施にあたっては，該当生活年齢または，推定される発達年齢周辺の課題から実施し，検査項目の通過・不通過の様子をみながら，進めていく．最終的に，通過領域と不通過領域を分ける境界線（プロフィール，図3）を引くことができれば，検査は終了となる．実施手引書に定められた手続きに従って，必要十分な検査項目を実施し，対象児者の反応を評定する．実施の際には，個々の検査項目に対する反応の記録だけでなく，検査場面に対する構えや興味の持続，検査者や同席者（乳幼児などの場合）に対する態度など，対象児者の行動をよく観察し，可能な限り多くの情報を収集することが重要である．また，間隔をあけて再検査を実施し，発達の経過を観察

領域別	得　点	発達年齢	発達指数
姿勢・運動 P-M	74	28(月) 2:4	103
認知・適応 C-A	217	31(月) 2:7	115
言語・社会 L-S	62	26(月) 2:2	96
三領域合計	353	(P-M)+(C-A)+(L-S)	
全領域	353	29(月) 2:5	107

図4　検査結果のまとめ方（得点・発達年齢・発達指数）

することも重要である．その際には過去の発達指数と比べるのではなく，発達年齢の伸びに着目することが重要である．特に，療育手帳の判定に関わる知的能力障害の評価においては，通常の場合，検査時の反応内容や行動の結果だけでなく，乳児期からの発達経過の情報も加味されて行うべきである．検査時の反応内容や行動が対象児者のその時点での知的能力をどれだけ反映しているかは，過去の検査時の応答や行動の様子，およびそこからの発達の経過を参照することで，より確かな評価が可能となるからである．

> **アドバイス**　検査実施に関して
> 新K式発達検査の実施手引書，検査用具，および関連資料は，京都国際社会福祉センターで入手できる．

1）検査の実施

手引書に記載されている，定められた手続きや教示に従い実施する．検査用紙の記録欄には下位検査項目の内容や制限時間が記されているため，実施の際に参照し，結果を記録する．記録では，単にその検査項目ができたかどうかだけでなく，反応の様子を詳細に記述しておくことが望ましい．

検査の実施順序は，主に乳児を対象とする第1，2葉の検査項目についてのみ定められている．乳児の場合は，特に安全面に配慮することや機嫌や体調のよい状態で実施することが求められる．1歳以降の発達に相当する第3葉からは，検査の実施順序は定められていない．対象児者の様子をみながら，興味が持続するよう配慮し，手際よくかつ必要十分な情報が収集できるよう，その場で検査者が実施順序を判断する．そのため，検査の手続きだけでなく，子どもや障害のある人の発達全般に精通し，臨機応変に検査場面を構成していくことが求められる．

2）評定

手引書に記載されている定められた判定基準をもとに，対象児者の反応を評定する．2001年版の標準化作業で得られた反応実例が，文献[4]に示されており，典型的な正答例や発達的に未熟なための誤答例を参照することができる．

発達年齢は，通過した項目の得点を領域ごとに算出し，手引書にある領域ごとの換算表をもとに，得点を発達年齢に換算する方法で求められる．また，各領域得点の合計が全領域の得点となるので，それをもとに全領域の発達年齢を割り出す．発達指数については，発達年齢を生活年齢で割って100を掛ける（小数点以下四捨五入，図4）．

> **アドバイス**　新K式発達検査の発達指数の考え方
> 新K式検査では，発達指数よりも発達年齢が重視される．各年齢の標準偏差にばらつきがあるため，発達指数をもとに同年齢集団における相対的な位置を推定することには臨床的な意味がない．一方で，年齢尺度を用いているため，対象児者の発達が何歳児に相当するかについて知ることができる．

発達年齢と生活年齢の比で発達指数を算出するため，加齢に伴い発達指数が低下するという問題が生じる．そこで，14歳7ヵ月以降は，手引書の付表の終末修正換算表を用いて生活年齢の修正を行うことで，成人でも発達指数が算出できるよう調整されている．

| MEMO | 2020年版に向けての改訂作業

　2020年版では，第3葉の言語・社会領域や成人級の検査項目が新たに加わる予定である．また，既存の項目についても再標準化や基準の見直しなどの検討を行っている．これらの一部はすでに論文や学会発表を通じて報告されている[5～11]．

文献

1) 生澤雅夫ほか編著：新版K式発達検査法，生澤雅夫ほか監修，ナカニシヤ出版，京都，1985
2) 松下　裕ほか：新版K式発達検査（1983年版）から新版K式発達検査2001へ．京都国際社会福祉センター紀要　発達・療育研究　別冊，1-20，2003
3) 生澤雅夫ほか：「新版K式発達検査2001」再標準化関係資料集．京都国際社会福祉センター紀要　発達・療育研究　別冊，21-63，2003
4) 生澤雅夫ほか：新版K式発達検査2001－臨床的適用の諸問題．京都国際社会福祉センター紀要　発達・療育研究　別冊，2005
5) 大谷多加志ほか：発達評価における絵並べ課題の有用性．発達心理学研究 28：12-23，2015
6) 大谷多加志ほか：乳幼児健診における新版K式発達検査の項目適切性―ふり遊びを中心に―．神戸学院大学人文学会人間文化 38：1-12，2016
7) 大谷多加志ほか：発達検査項目としての「じゃんけん」課題の適切性―新版K発達検査改訂版の新設項目開発に向けて―．日本心理学会第79回大会発表論文集，990，2016
8) 大谷多加志ほか：幼児期の発達評価における語定義課題の適切性―新版K式発達検査の「語の定義」の下位検査の検討．神戸学院大学人文学会『人間文化』42：35-42，2017
9) 大谷多加志ほか：新版K式発達検査の「名詞列挙」の下位検査項目の適切性―2001版の下位項目の問題と改訂版の作成に向けて―．京都国際社会福祉センター紀要　発達・療育研究 33：15-26，2017
10) 大谷多加志ほか：新版K式発達検査における成人級課題の精密化Ⅰ―「図形折り紙」課題と「幾何学的推理」課題の検討―．関西心理学会第129回大会発表論文集，71，2017
11) 清水里美ほか：臨床実践家による「財布探し」課題の不通過反応に対する解釈の検討．平安女学院大学研究年報 18：63-73，2018

2）Bayley-Ⅲ乳幼児発達検査

片桐正敏

Key word 発達評価／個別式検査／社会-情動／適応行動

要点整理

- Bayley-Ⅲ乳幼児発達検査は欧米で広く用いられている発達検査である．
- 対象年齢は，生後16日から42ヵ月で，認知発達や言語発達のほか，粗大運動や微細運動といった運動発達も詳細に評価することができる．
- 個別の面接での発達評価のほか，養育者が評定する質問紙尺度である社会-情動尺度および適応行動尺度によって，個別検査で評価できなかった社会的な応答や適応行動について評価が可能である．
- 主として，知的障害のほか，先天性心疾患患児など乳幼児期における術後の発達経過の評価，および幼児期早期に認められる言語発達の障害や自閉症スペクトラム障害，発達性協調運動障害といった発達障害のある幼児の発達評価に適している．しかし本検査は，これらの障害を診断するために開発されたものではない．

1 目的と意義

1969年 Nancy Bayley が開発したベイリー発達検査（Bayley Scale of Infant Development）は，1993年に Bayley Scale of Infant Development-Ⅱ として改訂されたのち，2006年に新たに Bayley-Ⅲ乳幼児発達検査（Bayley Scale of Infant & Toddler Development-Ⅲ）として出版された乳幼児発達検査である（以下，Bayley 発達検査）．

本検査は，生後16日から42ヵ月15日までの乳幼児を対象とした発達検査であり，子どもを直接面接により観察・評価するほか，質問紙が用意されている．従来の検査者と子どもとの1対1での個別検査では，子どもの日常の社会性や情動的側面，日常生活の適応行動を評価することができなかったため，総合的な発達評価を行うには，複数の検査を組み合わせて査定するほかなかった．本検査では，認知発達，言語発達（受容言語，表出言語），運動発達（粗大運動，微細運動）は直接検査によって査定し，社会-情動，および適応行動は保護者など主要な養育者によって質問紙を用いて評価する．これらを合わせた5領域は，それぞれ評価点，合成得点，発達年齢，成長得点が算出でき，直接面接で得られた発達の諸側面（認知，言語，運動）の得点と質問紙で得られた得点を比較して評価することが可能である点が大きな特徴である（表1）．社会-情動尺度は，保護者評定の質問紙によって乳児からの社会的情緒的発達を評価し，適応行動尺度は，同様に保護者によって日常生活上必要なスキルを10の領域，合計241項目を質問紙で評価する．

Bayley 発達検査は，乳児から詳細な発達評価が可能であるため，先天性心疾患など乳児期に外科施術が必要な患児への術後発達の評価に使われるなど医療現場でのニーズが高い検査である．本検査は国際的

表1　Bayley-Ⅲで得られるプロフィール

	評価点	合成得点	パーセンタイル	信頼区間	発達年齢	成長得点
認知	○	○	○	○	○	○
言語（合計）		○	○	○		
受容コミュニケーション	○				○	○
表出コミュニケーション	○				○	○
運動（合計）		○	○	○		
微細運動	○				○	○
粗大運動	○				○	○
社会-情動	○	○	○	○		
適応行動（GAC）		○	○	○		
コミュニケーション	○					
近隣・公共	○					
学業レディネス	○					
家庭生活	○					
健康・安全	○					
遊び	○					
基本的生活習慣	○					
自律性	○					
社会	○					
運動	○					

注：GACは，全体適応合成得点（General Adaptive Composite）を指す．

に広く使われているため，日本においては，すでに先天性心疾患をはじめ術後評価などで使用されている実績がある．加えて，近年自閉スペクトラム症（autism spectrum disorder：ASD）の早期発見，早期診断が以前と比べて可能となってきていることから，診断を行う際の発達評価などとしての臨床的有用性は高い．特に従来日本で広く用いられている新版K式発達検査と比べて，運動評価の項目が充実しているため，発達性協調運動障害など運動面での査定をする上でも本検査を使用するメリットを強く感じることができる．発達性協調運動障害は，ASDのほか，注意欠如多動性障害やLDといった発達障害との併存率が高いことで知られていることから，運動の遅れを早期の段階で評価し，後の発達障害の出現可能性を想定した早期介入が可能になるという意味でも，臨床的に有用な発達検査である．

近年，改変された米国精神医学会による精神疾患の分類と診断基準（DSM-5）では，知的発達障害（知的障害）の診断は重症度別のIQが明示されず，標準化された知能検査・発達検査に加え，適応行動の評価により重症度の評価をすることとなった．そのため，今後わが国でもより適応行動の評価が重要視されるようになるであろう．本検査は，適応行動尺度と共に発達評価が可能であることが，今後知的障害および発達障害などの発達の遅れを抱える子どもたちに対する評価をする上で重要な資料となることが期待されるばかりか，療育計画の作成に際しても有用性を発揮する検査の一つ

となり得るであろう．

| MEMO | Bayley-Ⅲ使用上の注意点

　本検査は，3歳半までの認知や言語，運動の査定項目が非常に充実している．従来の発達検査では得られなかった，子ども同士の遊びや人との関わりといった社会性や，日常の生活能力などといった適応行動は，本検査では質問紙で評価することが可能である．そのため，出生前後にリスクを抱えた子どもや発達の遅れなどのある子どもへの臨床的な評価という面で，有用性は非常に高い検査である．しかしながら，検査実施に際しては，実施上幾つかの注意すべき点がある．

　本検査は，臨床的有用性の高い検査である反面，多様な発達リスクを抱えている乳幼児に対する評価基準が十分ではない．どの発達検査にもいえることではあるが，本検査は発達評価を行うことで診断の一助となる意味では有用であっても，障害などを診断し特定する検査ではない．発達障害の診断を行うには，本検査の実施の他に，その障害の診断に有用な検査を実施し，専門医による総合的な評価の下，診断が行われる必要があることはいうまでもない．加えて，特定の能力の弱さを測定するために使用することも慎むべきである．例えば，運動項目の一部を切り出して，乳幼児の運動発達を診断することはできない．この場合は，理学療法士や作業療法士が専門的基準によって更なる評価を受けて判断されるべきである．Bayley-Ⅲでは，身体障害や視覚障害および聴覚障害などがある子どもに実施する場合，標準的な検査項目の提示などの調整や修正方法についてマニュアルに記載がある．これは，こうした子どもに対して標準的な方式で実施すると，子どもの能力を低く評価し，不利に働くための配慮であるが，解釈を行う際には慎重にすべきである．

　最後に，対象年齢についての限界がある．新版K式発達検査の対象年齢と比べて，対象年齢幅が小さい．本検査は，3歳半までの認知発達や言語発達，運動発達のほか，情動発達や適応行動を総合的に査定するために特化した発達検査，と考えていただきたい．

養育者によって評価される．実施時間は，検査者の熟練度に大きく左右されるが，1歳未満はおおむね1時間程度，それ以降では1時間半から長くても2時間程度かかる．なお，本検査の実施に際しては，検査者は発達アセスメントの知識，認知発達や言語発達，運動発達に関する知識を十分備えている必要があるほか，発達リスクのある乳幼児に検査を実施する際には，発達障害に関する知識についても求められる．検査者は，公認心理師や言語聴覚士，作業療法士などの国家資格保持者のほか，日常的に乳幼児の発達相談や臨床に携わっている，臨床発達心理士，臨床心理士，特別支援教育士などの有資格者であることが望ましい．

　検査環境は，子どもが落ち着けるような静かで，歩いたり飛んだりなど粗大運動の評価も行えるような一定の広さがある部屋で行う．机の上で実施する課題もあることから，椅子と机を用意するが，特に乳児の場合は，椅子を使用せず保護者の膝の上にクライアントを乗せて実施することが多い．検査用具は，ベルや積み木，人形など他の発達検査で使われるもののほか，写真や刺激図版で構成されており，人種や性別などに偏りがないよう配慮されている．なお，日本語版作成の際には，一部日本の幼児になじまない原版の写真図版などを差し替えている．フードペレット[注1]やコイン，3段の階段など，市販の検査用具に含まれていないので，検査者側が用意する必要がある．

2　アセスメントの進め方

　Bayley発達検査は，認知発達，言語発達，運動発達を実施マニュアルに従って半構造化面接により評価するほか，社会-情動，および適応行動質問紙は保護者など主要な

[注1]：フードペレットは検査中に必要なものであるが，子どもに食べさせるためのものではない．乳児の場合，検査中に突然子どもが自ら口に入れてしまうこともあるため，口に入れても害がないもの（アレルギーを起こさないもので，喉に詰まらせる危険性のないもの）を選ぶ必要がある．

1）検査の構成
(1) 認知尺度

認知尺度は，可能な限り受容言語能力や運動能力に依存しないよう設計がされている．事物の注視や順化の測定から，事物の探索と操作，遊びの発達，模倣，事物の関係づけ，概念形成，記憶，類推などを測定する91項目から構成されている．この認知尺度の特徴としては，ぬいぐるみやコップ，スプーン，タオルなどの検査用具を用いて子どもに遊びを促し，遊び始めるかどうかを観察することで，関係遊びや想像遊び，多様なスキーマを結合した遊びなどを評価することができる点である．その他問題解決能力を評価する項目やピースを時間内にはめるといった認知処理の速度を評価する項目もある．この尺度は，言語や運動尺度とは異なり下位尺度が存在せず，尺度得点と合成得点を両方算出する．

(2) 言語尺度

受容言語は，音の定位，認識など前言語行動，呼名反応，言葉による事物や絵の同定，社会的参照や言語による指示理解など47項目から構成されている．表出言語は，喃語，身振り，共同注意，などの前言語的行動，事物の命名や属性の命名など語彙力，2語文，3語文の使用や時制の使用など47項目から構成されている．複数形や未来時制，人称代名詞，所有代名詞の項目や複数形の項目などは，日本語においてあまり使用されない英語特有の表現であることを考慮して，日本語版の標準化では原版からの改善を行っている．言語の合成得点は，表出言語と受容言語の尺度得点を合わせて算出する．

(3) 運動尺度

粗大運動は，首の座り，四肢や体幹の動き，静的な姿勢（座位，立位），動的な動き（移動と協応），バランス，運動のプランニング，動作模倣など72項目からなる．微細運動は，視覚的追従，手のばし，捕捉，知覚-運動の統合，運動のプランニングとスピード，機能的な手指のスキル，触覚など66項目からなる．運動の合成得点は，粗大運動と微細運動の尺度得点を合わせて算出する．

(4) 社会-情動尺度

この尺度は，Greenspan Social-Emotional Growth Chartに基づいた，乳児から幼児の社会的情緒的な発達をアセスメントする保護者評定の質問紙により評価する．年齢ごとにステージがあり，項目数も異なる．31ヵ月以上の幼児の場合は全35項目を5件法で評価することになる．評価内容は，自己制御，周囲の世界への興味のような機能的情緒スキルから，他者との関わりや関係の形成，問題解決のための情緒的なシグナルやジェスチャーの使用などである．本質問紙の特徴として，最初の1から8までの項目は，感覚処理能力を評価している．これらの項目の得点は，社会-情動尺度の得点の一部であるが，感覚処理得点は，子どもがこの領域での困難性があるかどうかを評価するのに有用である．

(5) 適応行動尺度

この尺度も保護者評定の質問紙であり，日常生活上必要なスキルを10の領域，合計241項目を4件法で評価する．Adaptive Behavior Assessment System-Second Editionの項目，スキル領域に基づいており，「概念的領域」としてコミュニケーション，学業レディネス，自律性，「社会的領域」として遊び，社会，「実用的領域」として近隣・公共，家庭生活，健康・安全，基本的生活習慣，そして運動の領域がある．それぞれの合成得点が算出され，10の領域

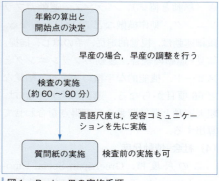

図1 Bayley-Ⅲの実施手順

全てを合成した全体適応合成得点（General Adaptive Composite, GAC）が算出される．

2）実施手続き

本検査は，年齢に応じた決められた開始点の項目から実施する．2歳未満の対象児で36週未満の早産で生まれた場合，年齢の補正を実施する（図1）．各下位検査の項目は，すべて難易度順に配列されており，基本的に配列された項目順に実施する．しかし一部の制限を除き，子どもの様子や能力に応じてどの領域からはじめても構わないし，検査項目の実施順は比較的自由に決めることができる(注2)（図1）．本検査の特徴として「偶発的な観察」を評価し，得点化することが可能である．例えば，特に表出コミュニケーション26番目の項目に「2語文を使う」という検査項目があるが，検査中少なくとも1回，それぞれが異なる意味を持つ2語以上の語が含まれた発話が認められた場合，この項目を得点として加えることができる．実際に実施してみると，検査者の間では見られなかった言語的行動や社会的行動が，養育者に向けて見られることがある．検査項目を順に実施して表出コミュニケーション26番目の項目が不通過でも，その後「偶発的な観察」により2語文が見られた場合，通過したとして扱うことができる．

本検査では，遡及ルールと打ち切りルールが決められている．開始点の最初の項目から3つ目の項目のうち，どれか1つでも不通過の場合は，1つ前の開始点から始める．それでも遡った開始点から最初の3項目の1つでも不通過の場合，さらにもう1つ前の開始点まで遡り実施する．各領域の下位検査は，通過できない項目が連続5つ続くまで行う．しかし，打ち切りルールにより打ち切った項目以降に点数が付く場合が稀にある．例えば，認知尺度の「ブルーボードシリーズ」といったシリーズものの場合には，制限時間内に1つ入れれば51項目が通過するが，この時点で制限時間内に9つすべて入れてしまうことができた場合，58項目（4つ以上入れる）と66項目（9つすべて入れる）を通過として扱うことができる．この場合，未実施の項目を飛ばしてしまったため，残りの項目を実施することになるが，打ち切りルールにより66項目まで実施できない場合がある．その場合は，66項目が通過していたとしても，打ち切りルールを優先して66項目は不通過とみなし，採点を行う．

社会−情動質問紙は，年齢によって項目数が異なっており，3ヵ月までの乳児は11項目で終了し（ステージ1），5ヵ月の場合

(注2)：マニュアルでは，言語尺度の下位検査である表出コミュニケーションの前に受容コミュニケーションを実施することが定められている．検査項目の実施順については，遡及ルールと打ち切りルールを遵守すれば，項目が多少前後してもよいし，領域をまたがってもよい．例えば，認知尺度で積木を使った項目を実施した際に，微細運動の積木を使った検査をまとめて実施することなどが想定される．

は13項目まで（ステージ2），9ヵ月では15項目（ステージ3），14ヵ月は17項目（ステージ4a），18ヵ月では21項目（ステージ4b），24ヵ月では24項目（ステージ5a），30ヵ月では28項目（ステージ5b），そして31ヵ月以上の子どもでは全35項目すべてを5件法で保護者などが評定する．質問項目によっては，聞かれている行動を見せたことがない，というものがある場合は「わからない」に該当する．小さい頃に聞かれている行動が見られたが成長して見られなくなった場合は「いつもある」の評価となる．適応行動質問紙は，「概念的領域」，「社会的領域」，「実用的領域」と「運動」の領域を4件法で保護者などが評定する．しかし，適応年齢が5歳と広く，3歳の子どもに実施した際でもできない項目が複数見られるため，保護者に評定を依頼する際には事前にその旨を伝えておく必要がある．

> **アドバイス　検査実施上のポイント**
> 　本検査は，他の発達検査と比べて特に言語と運動項目の査定項目が充実しているのが強みといえる．しかし，査定項目が充実しているということは，査定する項目数が多いことも意味する．検査の実施時間については，筆者などが実施した経験では，長くて2時間程度はかかることもあった．不慣れな検査者だと，実施時間は2時間を超えることもあるだろう．本検査は，時間短縮のための工夫が随所に施されているが（例えば，偶発的観察による評価が可能，実施順序は問わない，年齢による開始点の存在，1か0の簡便な評価，シリーズ項目の表記など），時間を極力かけずに観察項目を覚えて実施しないとクライアントや保護者にさまざまな負担を強いてしまうことにもなりかねない．そのため，実施時間を短くするために特に言語尺度や微細運動の項目は，クライアントの年齢に応じて事前にチェックしておきたい．
> 　特に乳幼児の場合，日頃午睡をしている場合は，なるべく同時間帯を避ける，といった実施時間などにも配慮する必要がある．検査中は，クライアントとその保護者，検査者の3名で実施するのが望ましく，複数の観察者の同席は避けるべきである．その他，照明や温度，クライアントが座る椅子，部屋の中の小物など，大人の面接ではそれほど配慮しなくてもよいような環境の調整が必要となることがある．

3）評価

　Bayley発達検査では，認知と言語，運動，社会-情動，適応行動の5領域にわたってそれぞれの下位検査の評価点と5領域の合成得点を算出することができ，乳幼児の発達の諸側面を比較的幅広く評価することが可能である．素点は評価点に換算され，平均10，標準偏差が3で標準化されている．評価点は，**表1**の通りすべての下位検査ごとに出される．合成得点は，平均100，標準偏差15で標準化されており，それぞれ得られた下位検査の評価点合計から，認知尺度，言語尺度，運動尺度，社会-情動尺度，適応行動尺度の5領域ごとに算出されるほか，5つの尺度項目において発達年齢と成長得点も算出することができる（**表1**）．成長得点は下位検査の素点に基づいて算出され，各下位検査について長期にわたる子どもの成長をプロットするために用いられる．成長得点の範囲は200〜800点で，平均は500，標準偏差は100である．プロフィールについては，5領域のスコアプロフィール，および下位検査のスコアプロフィールを描くことができる．さらに，下位検査間の差が統計的に有意であるかどうかや標準的なサンプルでのディスクレパンシーを比較し評価が可能である．これらの比較は，認知，受容コミュニケーション，表出コミュニケーション，微細運動，粗大運動，社会-情動尺度の各評価点間で行う．

　なおBayley-Ⅲでは，全領域を総合した発達指数や知能指数は算出しない．あくまでも本検査は，子どもの現時点における，

それぞれの領域での発達評価を行う目的で使用するのが望ましい．本検査は知能を直接測定しているものではなく，得られた評価点と合成得点，成長得点などは，特定のスキルの優劣や欠損を評価しているものではないことに留意されたい．検査中の行動観察は，数値として見えてこない多くの支援や介入についての重要な情報が得られることが多い．特に発達のアンバランスが認められる子どもは，各領域内での出来，不出来が激しく（例えば社会的なやり取りを要求する課題は通過しなくても，パズルのような課題は通過するなど），得点を総合すると結果的に得点が高くなるケースもあるだろう．筆者の経験では，ASDのある子どものような社会性の問題が想定される場合，検査者が遊びを促しても，遊びが検査者など他者へと展開せず，自分に向けた遊びになりがちになったり，人形を使った遊びや，やり取り遊びの参加や注目が見られなかったりするなど，対人関係に関わる課題の不通過が目立つ．加えて，社会的参照行動が見られなかったり，検査用具にあるミニカーの車輪を回して遊んだり，貯金箱にコインを入れるのを繰り返し楽しんだりするといった特定のものに対するこだわりや課題の切り替えが難しい場面も経験することがある．こうした子どもに対して社会-情動尺度の結果を見てみると，個別検査では評価が難しい子ども同士の対人相互交渉や社会的な関係が弱いことが多い．検査を支援につなげていく際には，このような質的な観察データは重要な臨床所見として，算出された得点とともに解釈を行い，支援に活かされるべきである．

3 入手先

Bayley-Ⅲ乳幼児発達検査は日本ではまだ未刊行であるが，2019年現在において日本での標準化作業が進行しており，近日中に日本文化科学社より出版予定である(注3)．

文献

1) Bayley N：Bayley Scales of Infant and Toddler Development, 3rd ed, Harcourt Assessment, San Antonio, 2006
2) 片桐正敏：発達水準をアセスメントするBayley-Ⅲ乳幼児発達検査．臨床心理学 16：48-51，2016
3) 中澤　潤ほか：ベイリーⅢ乳幼児発達検査．知っておきたい発達障害のアセスメント，尾崎康子ほか編著，ミネルヴァ書房，京都，34-39，2016
4) 中澤　潤：日本版ベイリーⅢ乳幼児発達検査．発達障害児者支援とアセスメントのガイドライン，辻井正次監修，明翫光宜編集代表，金子書房，東京，91-95，2014
5) 中澤　潤：8章 発達検査．児童心理学の進歩．児童心理学の進歩2015年版，日本児童研究所監修，金子書房，東京，196-221，2015
6) Weiss LG, et al eds：Bayley-Ⅲ Clinical Use and Interpretation, Academic Press, San Diego, 2010

(注3)：原版のBayley-Ⅲでは，本検査の一部の検査項目を用いたスクリーニング検査も準備されているが，現時点で日本版の出版は未定である．

3 基盤特性の検査　｜　C. 適応行動検査

1）Vineland-Ⅱ適応行動尺度

萩原　拓

Key word　適応機能／自閉スペクトラム症／発達障害／知的障害

要点整理

- Vineland-Ⅱは，障害の有無にかかわらず，0～92歳の範囲で個人の適応行動について標準化尺度によるアセスメントができる．
- ウェクスラー知能検査をはじめとする，多くの標準化尺度で用いられている標準スコアを得ることにより，他の標準化尺度との比較が容易である．
- 国際的に，発達障害，特に自閉スペクトラム症のアセスメントバッテリーにVineland-Ⅱが含まれることが多い．
- 近年，知的障害や発達障害の支援策定には，適応行動のアセスメントがより重視されている．

1　目的と意義

　国際的コンセンサスは未だ確立されていないが，適応行動は，個人の日常生活において必要なスキル，また社会的充足を満たすのに必要な行動やふるまいと捉えることができる．これまで，知的障害や発達障害のアセスメントでは，知能指数（IQ）に代表される認知機能がその中心となってきた．しかし近年，ライフステージを通した支援に向けて，障害を多角的領域で捉える必要性が高まり，それに応じてさまざまな領域のアセスメントツールが英語圏を中心に開発・改訂され，より包括的なアセスメントが実践されるようになってきた．適応行動のアセスメントは，包括的アセスメントを構成するアセスメントバッテリーの一部として，診断，発達，認知機能などのアセスメントと共に実施されている．

　現在，最新の Diagnostic and Statistical Manual of Mental Disorders（DSM-5：精神疾患の分類と診断の手引き）に代表されるように，知的障害の支援においては，従来の認知機能中心の解釈よりも適応行動の実態がより重視されるようになってきた．また，知的障害を持たない高機能ASDのアセスメントにおいては，平均域以上の認知機能があっても，適応行動レベルが平均よりも2標準偏差以下を示すようなケースが多く報告されている．つまり，障害のある人々それぞれに適した社会的自立を考えた場合，適応行動のアセスメントは不可欠とされるようになってきたのである．

　認知機能のアセスメントでは，国際的にみてもウェクスラー知能検査がほぼスタンダードとして用いられているが，適応行動のアセスメントには，そのようなツールは未だない．総合的に適応行動レベルをアセスメントする標準化尺度は，アメリカで開発されたものを中心にいくつか存在している．Vineland-Ⅱ適応行動尺度（以下Vineland-Ⅱ）[1]はその一つであり，近年は特にASDをはじめとする発達障害の適応行動アセスメントで，Vineland-Ⅱが最も実施されている．その実態の背景にはさまざまな理由が存在すると思われるが，ま

表1 Vineland-Ⅱの領域構成

適応行動のアセスメント	
適応行動総合点	
領域	下位領域
コミュニケーション	受容言語
	表出言語
	読み書き
日常生活スキル	身辺自立
	家事
	地域生活
社会性	対人関係
	遊びと余暇
	コーピングスキル
運動スキル	粗大運動
	微細運動
不適応行動のアセスメント	
不適応行動指標	内向性
	外向性
	その他
	不適応行動重要事項

ず，Vineland-Ⅱでは，近年の高機能ASDをアセスメント対象の視野にいち早く取り入れて開発されていることが挙げられる．Vineland-Ⅱはクライアントの障害の有無に関わらず実施が可能であるが，このような改訂によって，多くのASD関連の研究論文ではVineland-Ⅱが用いられるようになったと考えられる．

Vineland-Ⅱは，1984年に出版された標準化尺度の改訂版であり，2000年初頭の知的障害や発達障害に対する捉え方の変更に合わせて，項目修正，再標準化がされた．日本版Vineland-Ⅱ[2]は，原版のVineland-Ⅱを日本文化に合わせて原著者と協議の上適宜修正し（例：ひらがな・カタカナ・漢字を用いた言語，箸を使っての食事など），日本の標準サンプルによって再標準化したものである．この再標準化によって，日本版Vineland-Ⅱでは0～92歳が対象年齢範囲となった．

Vineland-Ⅱは，多くの標準化尺度と同様，適応行動を構成する領域は，それぞれ下位領域を持っている（表1）．領域には，「コミュニケーション」，「日常生活スキル」，「社会性」「運動スキル」がある．「運動スキル」領域は，基本的に6歳まで，また50歳以上のクライアントに用いられる．「コミュニケーション」領域は，「受容言語」，「表出言語」，「読み書き」で構成される．「読み書き」下位領域は3歳から実施可能である．「日常生活スキル」領域は，「身辺自立」，「家事」，「地域生活」で構成され，「家事」および「地域生活」下位領域は1歳から実施可能である．「社会性」領域は，「対人関係」，「遊びと余暇」，「コーピングスキル」で構成され，「コーピングスキル」は1歳から実施可能である．領域の結果を合計して，適応行動総合点が得られる．

不適応行動をアセスメントする領域には，「不適応行動指標」を構成する「内向性」，「外向性」，「その他」の下位領域があり，さらに臨床的に注目すべき症状を特定する「不適応行動重要事項」がある．不適応行動のアセスメントは，3歳から実施可能である．

2 アセスメントの進め方

1）面接の実施

全体的なアセスメントの流れは，図1に示すとおりである．Vineland-Ⅱは，検査者がクライアントを直接観察するのではなく，クライアントをよく知る者に面接をする形でアセスメントを実施する．この回答者は多くの場合，保護者であるが，生活環境の実態によっては，クライアントの日常がよくわかっている条件を満たせば他の者

でもよい．また，クライアントの年齢が上がるに従って，回答者はクライアントの配偶者やその他の家族という場合もあるし，クライアントが施設利用者の場合などは，施設職員や支援員ということも考えられる．いずれにしろ，回答者となるには，クライアントの日常生活を直接見ていることが条件となる．実施時間は年齢にもよるが，およそ20〜60分とされている．しかし，青年・成人期にあるクライアントの適応行動レベルによっては，項目を遡って質問する必要もあり，また，回答者の答え方も多様であるため，この実施時間の目安を大幅に超えることもありうる．

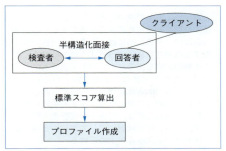

図1 Vineland-Ⅱにおけるアセスメントの流れ

> **アドバイス** Vineland-Ⅱと支援
>
> Vineland-Ⅱは，クライアントをよく知る他者から情報を得る方式を採っているため，クライアント本人に直接検査をする標準化検査に見られるような，検査から次の再検査までの期間が特に指定されていない．これによって，検査者は比較的自由にVineland-Ⅱを用いたアセスメントが実施可能となる．例えば，新たな支援策定のためにVineland-Ⅱを実施し，その後支援の効果やその他適応行動の向上に関してアセスメントするために，再度Vineland-Ⅱを実施することができる．

面接は，検査用紙である「面接フォーム」を用いて実施する．各下位領域の項目は，だいたい年齢レベル順になっているが，下位領域内にはさまざまな側面に関する質問が含まれている．つまり，検査者が項目番号順に質問をしていくと，回答者の記憶や場面想定は断続的になってしまい，スムーズな回答が困難になるばかりか，クライアントの実態を正確に回答できなくなる場合も考えられる．さらに，適応行動の支援ではクライアントの生活環境などの詳細な情報が必要であり，検査に必要な情報以上のデータ収集が望まれる．そこでVineland-Ⅱでは，半構造化面接の方式を採用している．

検査者は，回答者がより自然な形で回答できるよう，下位領域の中でも同様の質問をしている項目，例えば，「身辺自立」下位領域では飲食や排泄，身づくろいなどの側面を質問するが，入浴に関する話題では，それに関する項目すべてを含めるような形で質問し，評定していく．この方式では，検査者は項目番号の順番にとらわれることなく，面接中の話題に沿って質問をすることが求められ，これは同時に，検査者が下位領域内の項目内容を熟知することが必要であり，また，自然な会話を維持するスキルが必要となる．これはVineland-Ⅱが，マニュアルに書いてある通りに質問していく多くの標準化検査と異なる点である．

不適応行動の領域では，半構造化面接方式を用いる必要はない．検査者は，項目番号順に質問して構わない．

> **MEMO** 半構造化面接での注意点
>
> Vineland-Ⅱでは，各項目で質問している行動やふるまいが，現在習慣的に行われているかが重要な判定基準となる．たとえクライアントが質問対象の行動をするスキルがあっても，日常的にその行動が見られない場合，得点2を与えることはできない．検査者はまず，回答者にその旨を伝える必要があるし，また，実際に

どのように質問対象の行動が見られるのか，具体的な回答が得られるような質問をしなければならない．そのためには，各項目の内容のみに関する情報を引き出そうとするのではなく，たとえ質問に直接関係ない，日常生活全般について話を進めるアプローチも有効であるし，また，同じ質問内容を違う言い回しで，あるいは少し時間が経ってから再度確認する手段も考えられる．検査者には，面接中の回答者の答え方に常に注意して，状況に応じて柔軟に会話を変化させていくスキルが求められる．

2）スコアリング

下位領域内の各項目は，2，1，0の3段階で評定する．この段階は，基本的に質問項目にある行動やふるまいが見られる頻度や完成度を基準にしている．得点2とは，質問項目の行動が，他者からの指示などを必要とせずに習慣的に見られる場合である．また，クライアントの年齢によっては，質問の行動が幼い時には見られたが，現在では年齢的にふさわしくない場合にも得点2とする．一方，質問の行動が日常生活で見られることがなかったり，指示や支援が必要であったりする場合は得点0となる．また，生活環境においてその行動が禁止されていたり（例：刃物の使用など），他者がその行動をクライアントのために行っていたりする場合（例：入浴時に体を洗ったり，拭いたりするなど）にも得点0となる．得点1は，得点2と得点0の評定の中間ということになるが，質問の行動が時々見られたり，不完全であったりする場合である．いくつかの項目には質問が2つ含まれていることがあるが，得点2となるには，その両方が日常的に行われている必要がある．面接フォームには，評定する際の手助けになる「注」が記述してある項目もあり，また，マニュアルにはほぼすべての項目の採点基準が記載されている．

各下位領域では，最も高い4連続した得点2の位置を下限項目，また最も低い4連続する得点0の位置を上限項目とし，それぞれの位置以前また以降の項目は質問の実施の有無にかかわらず得点2または得点0とみなされる．

評定には，この3段階の得点の他に「N/O」と「DK」がある．「N/O（No opportunity）」は，生活環境によってクライアントがその行動をすることが不可能である場合に与えられる評定であり，項目のスコア欄に「N/O」の選択がある場合のみに限られる．また，「DK」は「Don't know」，つまり回答者が質問されている内容について知らないと答えた場合に与えられる．下位領域内に「DK」が3つ以上あった場合，その下位領域では標準スコアを得ることができず，結果すべての標準スコアが得られないことになる．

各下位領域において，すべての項目を総合した粗点は，マニュアルの換算表によってv評価点（M＝15, SD＝3）と呼ばれる下位領域の標準スコアが算出される．次に，領域内の下位領域のv評価点を合計したものは，換算表によって領域標準得点（M＝100, SD＝15）が算出される．同様に，すべての領域標準得点の合計を換算することで，適応行動総合点（M＝100, SD＝15）が得られる．

不適応行動の領域では，標準スコアへの変換手順は同様であるが，「内在化問題」，「外在化問題」，また全体的な不適応状態を示す「不適応行動指標」，いずれも得られる標準スコアはv評価点である．「不適応行動重要事項」では，クライアントに当てはまる項目のみ，頻度（0，1，2）および強度（S（重度），M（中等度））で評定する．

各標準スコアには，「平均的」，「やや低

い」,「非常に低い」という適応水準を標準偏差に従って記述することができる．不適応行動の評価では，高スコアはより重度の不適応状態を示すため,「平均的」,「やや高い」,「高い」となる（図2）．

3）適応行動のプロファイリング

検査に用いる面接フォームには，粗点から標準スコアへの変換，信頼区間，パーセンタイル，適応水準などを記載する表および，領域と下位領域の得点を図示する得点プロフィールがある．また，領域内の下位領域間，または領域間の強みと弱みを中央値から判断することも可能である．対比較のページでは，より詳細に下位領域および領域間の統計的有意差を分析することができる．これらはすべて，マニュアルに記載されている表を参照して行われる．

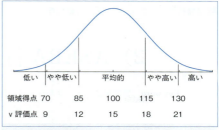

図2　領域標準得点，v評価点，適応水準の関係

> **アドバイス**　Vineland-Ⅱとウェクスラー知能検査
>
> Vineland-Ⅱの標準スコアは，特にアセスメントで広く実施されているウェクスラー知能検査の標準スコアとほぼ同様であり，両検査の比較を容易にしている．クライアントの特性を包括的に把握するためにも，なるべく認知機能と適応行動を同時期にアセスメントすることが望ましい．

Vineland-Ⅱにおける結果のプロファイリング手順は，現在使用されている他の標準化検査の手順とほぼ同様のものである．標準化検査実施の知識とスキルがある検査者には特に問題はないと思われるが，そうでない場合は，標準化検査の基礎的な知識と訓練が正しい分析のためにあらかじめ必要となる．

Vineland-Ⅱでは，各領域の標準スコアの傾向を見ることで，クライアントの全体的な適応行動レベルを把握することができ

る．また，ウェクスラー知能検査とほぼ同じ標準化尺度なため，認知機能レベルとの比較は容易である．特に，認知機能が平均域またはそれ以上の，発達障害のあるクライアントのケースでは，適応行動レベルの傾向が支援策定の際重要なデータとなることが少なくない．

結果のプロファイリングで注意が必要なことは，Vineland-Ⅱはあくまでも標準化尺度であり，結果を引き出した質問項目は必ずしもクライアントの生活環境に直結していないことである．さらに，質問項目の行動やふるまいは，クライアントの特性によっては学習や獲得が困難な場合もある．つまり，Vineland-Ⅱの質問項目で得点2を得ることが支援目標とはならないケースもあるから，検査者は結果所見作成の際，クライアントの生活環境に応じた適応行動支援のあり方に着目する必要がある．

文献

1) Sparrow SS, et al：Vineland Adaptive Behavior Scales, 2nd ed, Survey Forms Manual, Pearson, Minneapolis, 2005
2) Sparrow SS ほか：日本版 Vineland-Ⅱ 適応行動尺度マニュアル，辻井正次ほか監修，黒田美保ほか作成，日本文化科学社，東京，2014

2) ASEBA 行動チェックリスト

船曳康子

Key word 質問紙法／メンタルヘルス／自己［他者］評価／精神状態と行動の多角的評価

要点整理

- ASEBA とは，精神状態と行動を多角的に把握する質問紙法として，Achenbach らによって開発されたシステムである．
- 基礎情報と 3 件法で回答する質問項目，自由記述から構成されており，実施時間は 15 分程度である．
- 就学前の幼児には保護者用と保育士用の評価様式があり，学齢児，成人，高齢者には自己評価と他者評価（教師用を含む）の様式が用意されているため，評価者間の相違を比較・検討でき，包括的にクライアントの行動や精神状態をアセスメントできる．
- 下位尺度としては，不安/抑うつ，ひきこもり，身体愁訴，思考の問題，注意の問題，規則違反行動，攻撃的行動などがあり，内向尺度と外向尺度にまとめられる．
- 国際的に頻用され，100 言語以上の翻訳がなされているため，言語や文化背景を考慮して評定できるとともに，行動や精神状態の国際比較や文化比較にも用いられる．

1 目的と意義

1）ASEBA 行動チェックリストとは

心の臨床の場には，さまざまな精神的症状や行動上の問題を抱えた人々が訪れる．そうした人々を適切にアセスメントするためには，系統立った手法によって精神状態と行動を把握する必要がある．このような手法のうち，米国バーモント大学のAchenbach ら[1]により開発されたシステムが，本項で取り上げる Achenbach System of Empirically Based Assessment（ASEBA：Achenbach の実証に基づく評価システム）である．これは，1960 年代後半から始まった数十年にわたる Achenbach らの研究および臨床経験により開発されたチェックリストからなる質問紙であり，現在では，100 言語以上に翻訳され，世界各国の幼児から高齢者までを含む幅広い層に対して使用されている．

ASEBA では，そうした幅広い年齢層のクライアントを多角的に把握するため，本人の年齢や評価者に応じて，**表1**に示すような様式が開発されている．また，日本語版の開発および標準値の作成も行われており，筆者らも，2012 年 5 月に，ASEBA 本部と日本語版開発の提携契約を結び，成人用 ASR（Adult Self-Report）および ABCL（Adult Behavior Checklist）の開発に携わり，28 か国の国際比較調査に参加した[2]．また，同年 7 月に Achenbach から，日本語版が一貫した質問紙体系となるよう，ASEBA のすべての様式の翻訳と日本語版の一括管理を行うよう依頼を受け，翻訳作業とともに標準化を試みている[3,4]．個々の様式のより詳細な説明につ

表1 ASEBAの様式一覧

年齢	評価者	略語（日本語版名称）	概要
乳幼児 1歳半〜5歳	保護者	CBCL/1½〜5 Children Behavior Checklist for ages 1½〜5 （子どもの行動チェックリスト1歳6ヵ月〜5歳，保護者記入用）	100項目のチェックリストと記述式質問3つ，35ヵ月までは下記LDSから構成される
	保護者	LDS Language Development Survey （言語発達調査）	言語発達に関連する8つの質問と，リスト化された310個の単語から構成される．各々についてすでに子どもが自発的に使用するかをチェックする
18〜35ヵ月	保育士	C-TRF Caregiver-Teacher Report Form （子どもの行動チェックリスト1歳6ヵ月〜5歳，保育士記入用）	チェックリストはCBCL/1½〜5と類似している．最初のページに記入者と子どもとの関係性を問う質問がある
学齢期 6〜18歳	保護者	CBCL/6〜18 Children Behavior Checklist for Ages 6〜18 （子どもの行動チェックリスト6〜18歳，保護者記入用）	最も一般的な様式．4ページからなり，前半は課外活動や学業の状況，友達関係などを全般的に尋ね，後半は120項目のチェックリストである
	教師	TRF Teacher's Report Form for Ages 6〜18 （子どもの行動チェックリスト6〜18歳，教師記入用）	4ページからなり，前半は記入者と子どもとの関係性，学業成績，学校生活の様子について尋ねる，後半はチェックリストである
11〜18歳	本人	YSR Youth Self-Report for Ages 11〜18 （行動チェックリスト11〜18歳，自己評価用）	11歳ごろより自己評価を記入できるようになると考え，これ以降の年齢すべてにおいて，自己式の様式が整備されている．これも4ページからなり，CBCL/6〜18と同様の配置となっている
成人 18〜59歳	本人	ASR Adult Self-Report for Ages 18〜59 （行動チェックリスト18〜59歳，自己評価用）	4ページからなり，前半で友人，配偶者，家族，職業，学業経験について大まかに尋ね，後半は134項目のチェックリストである．飲酒，喫煙についての回数や期間についての質問がある
	他者	ABCL Adult Behavior Checklist for Ages 18〜59 （行動チェックリスト18〜59歳，他者記入用）	ASRに対応するが，家族関係，職業，学業現場での様子の記入欄はない．後半のチェックリストは，本人でない者が記入しやすいように構成されている
高齢者 60歳以上	本人	OASR Older Adult Self-Report for Ages 60〜90+ （行動チェックリスト60歳以上，自己評価用）	高齢者特有の抑うつチェックや，日常生活動作のチェックが含まれている．自由記述欄が多く，嗜好物の習慣や住まいの質問に加え，生活，長所，本人にとって重要と考えることを記入してもらう
	他者	OABCL Older Adult Behavior Checklist for Ages 60〜90+ （行動チェックリスト60歳以上，他者記入用）	OASRと類似しているが，本人でない者が記入しやすいように構成されている

いては，文献[5]を参照されたい．

クライアントに対して異なる評価者が記入することによって，評価者間の相違を比較し，包括的にクライアントの心理・社会的な適応をアセスメントできることが，ASEBAの特徴であり，この検査を行う意義でもある．

また，ASEBAの実用的な活用法につき，Achenbachら[1]が示すガイドライン7点を参考にまとめる．

(1) 幅広い場面で使用できる

精神医療の現場におけるインテーク面接や，教育・医療現場でのスクリーニング，子どもや家族への支援のためのケースワーカーや法務の専門家による評価など，幅広く活用できる．

(2) 複数の回答者から報告を得る

回答者によってどのようにクライアントを見るかは異なる可能性がある．実際に，相手によって，かなり異なったふるまいをすることもあり，複数の視点を得ることは有用である．本人が自己評価に十分な年齢（11歳以上）に達している場合には，能力や問題についての自己評価を得ることもまた重要である．このように，ASEBAのプロフィールによって，回答者間の体系的な比較を簡便かつそのまま比較することができる．回答者間の一致だけでなく不一致も，効果的な介入の計画にとって決定的な情報である．

(3) インタビューを進めるためにASEBAの結果を活用する

記述的な基本情報を得るために貴重なインタビュー時間を費やしてしまうよりも，回答者の心配ごとや協働的な関係を築くことに焦点化することを目的としてASEBAの結果を活用できる．回答が異なる際には，相違の本質やその度合いをまとめるためにASEBAの評定用紙が有用である．

(4) 診断プロセスの中でASEBAのデータを活用する

既存のDSMの診断ではとらえ切れないけれども，注意を必要とするような深刻な問題を示す場合がある．このため，関連した問題やニーズ，長所を取りまとめることが欠かせない．ASEBAによる評定は，広範囲の機能のアセスメントを通して，診断への補助情報を包括的に提供することができる．

(5) 支援の決定およびその効果をアセスメントするために活用する

さまざまな支援を行っていく上で，その必要性の根拠と効果を文書にして示しておくことは重要である．ASEBAは管理やスコアリングが簡易であり，研究や調査による標準値データも存在するため，支援の決定や結果をアセスメントするのに有用である．

(6) 一定の間隔ごとに再度アセスメントする

特定の間隔（6ヵ月や12ヵ月など）を空けて再アセスメントを実施することは，経過の把握や今後の方針を決定するために有用である．例えば，もし最初のASEBAの評定のパターンの後に悪い結果が一貫して続いた場合は，より良い支援方法を見つけるべきであることがわかる．

(7) 実践家のトレーニングにASEBAを活用する

ASEBAの評定を回答者ごとに比較することで，評定のずれの理由を突き止めることができる．これは臨床家やケアワーカー，教師，養育者の理解の助けにもなる．

2）ASEBAの質問内容

ASEBAの各様式の冒頭には，対象者の年齢と性別などの基礎情報を記入する欄がある．記入者が対象者と異なる場合には，記入者の氏名，対象者との関係（母親，父親，養父母など）も記入してもらう形式となっている．

いずれの様式においても，精神状態や行動の問題が項目として挙げられており，記入者は，クライアントの様子と照らし合わせながら，それぞれの項目に，3件法で回答することになっている（0：「あてはまらない」，1：「ややまたはときどきあてはまる」，2：「たいへんよくまたはよくあてはまる」）．また，クライアントに対して「感じている心配ごと」や「最も良いところ」などを記入する自由記述欄を設けているため，クライアントの個別の情報を得ることができ，支援の指針の考案など，実際の臨床に役立てることが可能になっている．

ASEBAは精神的な臨床現場での包括的なインテークに役立つよう考案されているために，特にチェックリストの部分は問題行動や精神疾患をスクリーニングするような設問となっている．米国本部のスコアリングCDでは，DSMのいくつかの診断に対応させた標準値も算出している．また，米国にて開発されているため，わが国では答えにくいような設問が含まれるが，多数の国にて使用されている様式であるために，原本通りの記載としている．あまりにも答えにくいと判断される場合には，その設問を省くこともやむを得ないが，その場合は，該当する設問が含まれる下位項目の点数は参考値となる．このチェックリストに加え，ASEBA様式内の生活状況の調査により，包括的な環境の情報を得ることができ，実際の生活への支援や助言の手立てとなりうる．

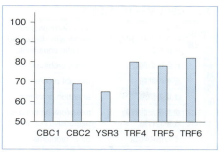

図1 「攻撃的行動」尺度の評価者間比較

いものの，各設問自体は短文で簡潔であるため，10〜15分程度で実施可能である．

他者評価の様式を用いる場合，チェックリストには，学齢児と成人は「過去6ヵ月間（TRFについては過去2ヵ月間）」，幼児と高齢者は，「過去2ヵ月について」という限定の記載があるため，評価者は，クライアントを日頃からよく知っていて，最近も交流を持っている者が望ましい．

| MEMO | ASEBA質問紙の入手先

日本語版の質問紙は，京都国際社会福祉センター（http://www.kiswec.com/aseba.html）から入手できる．評定用紙については，2018年10月現在，教師評価と高齢者版を除いては，入手可能である．残りの様式も作成中であり，完成次第，同センターから販売予定である．また，国際的な評定用CDの購入は，ASEBA本部（http://www.aseba.org/forms.html）からも可能である．マニュアルについては，現時点では日本語版はなく，英語版のマニュアルはASEBA本部から購入可能である．ただし，マニュアルは評定の記入の仕方というよりも，標準値作成の手順や妥当性検証の手続きと結果など，研究者向けの内容となっている．

| アドバイス | ASEBAの利用

C-TRFやTRFなどの，保育・学校現場の協力を得る必要のある様式を配布する際は，クライアントの評定を行う目的や必要性を十分に鑑みた上で，評価についての承諾を取り，情報管理を徹底する必要がある．

2 アセスメントの進め方

1）実施時間，評価者選定にあたっての留意点

ASEBAの各様式は，2〜4ページの質問紙であり，チェックリストの項目数は多

2）結果の見方と解釈

まず，「たいへんよくあてはまる」と回答した項目や，自由記述欄をチェックする．次に，各数値を集計し，標準値とどの程度の乖離がみられるか，クライアントが臨床域内か否かについて調べる（標準値は，日本全国のデータをもとに，筆者らが作成している）．また，各尺度について，評価者間の比較を行うことも重要である．図1はCBCL/6〜18を母親および父親が，YSRを本人が，TRFを教師3名が回答した場

表2 CBCL/6～18の尺度構成

全問題尺度	内向尺度	不安/抑うつ 引きこもり/抑うつ 身体愁訴	anxious/depressed withdrawn/depressed somatic complaints
		社会性の問題	social problems
		思考の問題	thought problems
		注意の問題	attention problems
	外向尺度	規則違反的行動 攻撃的行動	rule-breaking behavior aggressive behavior
		その他の問題	other problems

合の「攻撃的行動」尺度の各評価得点を示している．回答者によって，評価得点の相違が認められることがわかる．

下位尺度の構成は，様式によって少し相違が見られる．例えば，CBCL/6～18を例にとると，「不安/抑うつ」13項目，「引きこもり/抑うつ」8項目，「身体愁訴」11項目，「社会性の問題」11項目，「思考の問題」15項目，「注意の問題」10項目，「規則違反的行動」17項目，「攻撃的行動」18項目の，8つの症状群の尺度に分類されるような計103項目から構成されている[1]．さらに，上位尺度として，「不安/抑うつ」，「引きこもり/抑うつ」，「身体愁訴」を内向尺度（32項目）に，また，「規則違反的行動」と「攻撃的行動」を外向尺度（35項目）に設定している．これらの内向尺度，外向尺度に，「社会性の問題」，「思考の問題」，「注意の問題」および，「その他問題」の17項目を加え，全問題尺度120項目となっている（表2）．

文献

1) Achenbach TM, et al：Manual for the ASEBA School-Age Forms & Profiles, University of Vermont, Research Center for Children, Youth, & Families, Burlington, 2001
2) Ivanova MY, et al：Syndromes of self-reported psychopathology for ages 18-59 in 28 societies. J Psychopathology and Behavioral Assessment 37：171-183, 2015
3) 船曳康子ほか：ASEBA行動チェックリスト（CBCL：6～18歳用）標準値作成の試み．児童青年精神医学とその近接領域 58：175-184, 2017
4) 船曳康子ほか：ASEBA行動チェックリスト（18～59歳成人用）の標準値作成の試み．臨床精神医学 44：1135-1141, 2015
5) 船曳康子：不適応行動をアセスメントする―ASEBA行動チェックリスト．臨床心理学 16：61-64, 2016

3 基盤特性の検査

D. パーソナリティ検査

田中志帆

Key word 心理検査／人格・性格検査／投映法／作業検査

要点整理

- 人格・性格検査は，被検者の負担は軽いものが多い．
- 投映法による人格検査は習熟までに時間がかかる．
- 複数の検査を組み合わせる，つまりテストバッテリーを組んで検査を実施する．

1）尺度法形式パーソナリティ検査（表1）

表1は現場で使用される頻度の高い人格検査である．その多くは心理学における特性論をベースに作成されている．形式が尺度法であるので，パーソナリティの特徴を，数量的な特性の差異で明らかにする．多くは検査終了まで30分程度ですむので，被検者の負担は少ないといわれている．ただクライアントが自覚しているパーソナリティの表層の部分しか表れないという課題がある．

2）投映法パーソナリティ検査（表2）

表2にまとめたのは，投映法という，あいまいな刺激を被検者に提示し，刺激から連想，イメージされ，言語や描画によって表現された被検者の反応を，データとして分析する検査である．心の深層が映し出される，という意味で投映法という．臨床描画法以外の投映法の検査は，実施時間が長く，被検者であるクライアントの負担も大きい．また習熟までに相当な時間がかかるのが課題である．

3）作業検査および記銘力検査（表3）

表3に記載したのは，クライアントに対連合学習や手を動かし作業をすることを要請する検査である．そのパフォーマンスの量と質からパーソナリティや，仕事，記憶や認識の様相，脳の器質性障害の可能性の有無を推測するものである．またリワーク・プログラムの導入と復職における助言，作業療法の適応の不・可の判断に役立てることが可能である．ただ，検査実施上，高齢者や病状が不安定なクライアントには，本人の望むように回答することができないと動揺が生じることがあり，細やかな配慮をしつつ実施すべきである．

表1 臨床的に使われ，研究の素材ともなる心理検査，人格・性格の検査（保険点数は2018年時点）

名称	対象年齢	作成者	医療保険点数と区分番号	初期習熟に要する年数	実施する際にクライアントに与える負荷の程度	検査後データの整理・解釈までにかかる時間
MPI モーズレイ性格検査	16歳以上	Eysenck HJ, MPI研究会	80点/D284	1年	軽い	40分
INV パーソナリティ・インベントリー	中学・高校生以上	横田 仁, 小林和久, 伊藤隆一	80点/D284	半年	軽い	30分
矢田部―ギルフォード性格検査	小学生以上	Guilford JS, 矢田部達郎	80点/D284	1年	軽い	30分
TEG-Ⅱ東大式エゴグラム	15歳以上	東京大学医学部心療内科TEG研究会	80点/D284	半年	軽い	20分
MMPI（ミネソタ多面人格目録）	15歳以上	Hathaway SR, McKinley JC, MMPI新日本版研究会	270点/D284	1年	重い	40分
NEO-PI-R NEO-FFI 人格検査	大学生以上	Costa PT, McCrae RR, 下中順子, 中里克冶ら		1年	軽い	30分
MAS 顕在性不安尺度	16歳以上	Taylor JA, 阿部満州, 高石 昇	80点/D285	半年	軽い	5分
CMI 健康調査票	14歳〜成人	Brodman K et al, 金久卓也, 深町 建, 野添新一	80点/D285	1ヵ月	軽い	10〜15分
GHQ 精神健康評価票	12歳〜	Goldberg DP, 中川泰彬, 大坊郁夫	80点/D285	1ヵ月	軽い	10〜15分
CES-D うつ自己評価尺度	15歳以上	Randloff LS, 島 悟, 鹿野達男, 北村俊則ら	80点/D285	1ヵ月	軽い	10〜15分

検査の概要・特徴

Jungの内向性−外向性の類型学とKretschmerの気質研究の影響を受けて提唱されたEysenckの性格理論をベースに作成された性格検査である．医療だけでなく矯正施設において実施されることが多い．外向性（E尺度）と神経的傾向（N尺度）の2つの尺度得点の高低から性格特性を推定できる．また，虚偽尺度（L尺度）と緩衝項目も含めた全80項目から成る．E・N得点の標準偏差を利用したカテゴリー判定チャートから，9つの性格類型のどれにあたるかを見ることができる．職業適性アセスメントにも利用可能である．

Kretschmerの類型論や力動論を基に作られている．50項目について0～3点までの4段階評定で回答．S分裂質・Z循環気質・E粘着気質・Hヒステリー・N神経質の5つの性格類型のうち，どの傾向が強いのかを見ることができる．上位10パーセンタイル以上の得点だった性格を大文字，20パーセンタイル以上10パーセンタイル未満の性格を小文字で書く．例えばH, ZE, Znなどで結果を表す．クライアントの大まかな人格傾向を知りたいときに使い，投映法のロールシャッハテストと併用して人格構造を見ることもある．

日本で最もポピュラーな人格検査の一つで就職採用試験にも使われることがある．Guilfordの人格理論を基に作られている．120項目からなり，はい・いいえ・どちらでもないの3件法による回答方式．12の尺度得点（例：D抑うつ性・N神経質）からプロフィールを作成する．またプロフィール上のプロットエリアを，E系統値（情緒不安定消極型）・C系統値（情緒安定消極型）・A系統値（平均型）・B系統値（情緒不安定積極型）・D系統値（情緒安定積極型）に分け，エリアごとのプロット数で性格類型化することができる．

日本で最もポピュラーな人格検査の一つで医療領域を問わず，スクールカウンセリングでもよく用いられる．Bern Eの提唱した交流分析をベースに作られている．53の項目からなり，はい・いいえ・どちらでもないの3件法による回答方式．尺度はCP（批判する親）・NP（養育的な親）・A（大人の自我状態）・FC（自由な子ども）・AC（順応する子ども）の5つであるので，その得点の高低から性格傾向を見る．またプロフィールの形状からも，W型であれば厭世タイプといったようにタイプ分けができる．

ポピュラーな人格検査の一つで項目数が多い（全550項目）．医療領域を中心に使われるが，教員採用試験でも導入されることがある．はい・いいえ・どちらともいえないの3件法による回答方式．妥当性尺度（疑問・L・F・K）と臨床尺度（Hs心気症・D抑うつ・Hyヒステリー・Pd精神病性偏倚・Mf男性性女性性・Paパラノイア・Pt神経衰弱・Sc精神分裂病・Ma軽躁病・Si社会的内向性）から成る．臨床尺度の得点の高低が診断に役立つ．また受動攻撃性などプロフィールパターンからも人格推定をすることができる．

人格の特性5因子モデル（Big5）を元に作成された人格検査である．医療で使われる頻度は低いが，さまざまな臨床的なパーソナリティ傾向との関連について検討されつつあり，発展途上にある．ちなみにNEO-FFIは，NEO-PIRの簡略版であり，PI-Rの方が精度が高いとされている．因子はN神経症傾向，E外向性，O開放性，A調和性，N誠実性であり，作成されたプロフィールの得点がどの因子で高いかで性格傾向を検討する．これまで自己愛傾向やギャンブル依存傾向，甘え傾向との関連が検討されている．

学習理論に基づく条件付け動因の役割を明らかにするために開発された検査である．とはいえMMPIの不安項目群を採用して作られている（全65項目で妥当性尺度もある）．したがって，慢性的な各種の不安程度を測定するための検査として位置付けられている．児童用も開発されている．なお，不安得点は年齢が上がるにつれて，上昇する傾向があり，また男性より女性の方が得点が高いことを考慮することが望ましい．また神経症の方が得点が高く，統合失調症の方が得点が低い傾向にある．

精神科領域だけでなく，内科や小児科，産業領域，また学校保健の領域でよく使われる．心身両面における自覚症状を短時間に評価できる．日本語版は，身体自覚症状と精神的自覚症状の2種類を測定する211項目（男性），213項目（女性）から成り，はい・いいえの2件法である．CIJ（心臓血管系・疲労度・疾病に対する関心）の総数と，精神的項目の総数を元に，神経症判別基準が作られている．判定が領域Ⅰ～Ⅱであれば心理的に正常ないし正常範囲，Ⅲ～Ⅳであると神経症傾向があると推定する．

医療受診が必要なレベルかどうかのスクリーニングテストとして用いられ，学校，産業領域でも使用されている．一般因子・身体的症状・睡眠障害・社会的活動障害・不安と気分変調・重篤なうつ傾向の6因子を採用している．60項目の検査のほかに，短縮版の30項目，28項目，12項目の様式がある．4件法であるが0-0-1-1で採点する．スクリーニングのカットオフポイントは，GHQ28で6点以上，GHQ30で7点以上，GHQ60では17点以上となっている．統合失調症よりもうつ病で得点が高くなる報告がある．

うつ病のスクリーニングテストとして臨床だけでなく研究用としてよく用いられる．質問数は20項目で，例えば「何をするのも面倒だ」等の項目について，この1週間のうちで何日以上あったか？を，ない〜5日以上の4件法で回答する．カットオフポイントは16点以上となっている．ただ，16点を基準とすると，思春期や青年期では対象者のほぼ半数〜6割がうつ状態となることが報告されている．また女性の方が得点が高い傾向にあるため，用途に応じて基準値を変更する必要性もある．

D．パーソナリティ検査

表1 （つづき）

名称	対象年齢	作成者	医療保険点数と区分番号	初期習熟に要する年数	実施する際にクライアントに与える負荷の程度	検査後データの整理・解釈までにかかる時間
日本版 BDI-Ⅱ Beck 抑うつ質問票	13歳以上	Beck A, et al, 小嶋雅代, 古川壽亮		半年	軽い	10〜15分
AQ 自閉症スペクトラム尺度	小学生以上	Baron-Cohen S, Wheelwright S, 若林明雄	80点/D285	1ヵ月	軽い	10〜15分
ASRS	青年期以上	Adler L, Kessler R, Spencer T, WHO（世界保健機関）		1日	軽い	30秒

表2 臨床的に使われ，研究の素材ともなる心理検査，投映法（保険点数は2018年時点）

名称	対象年齢	作成者	医療保険点数と区分番号	初期習熟に要する年数	実施する際にクライアントに与える負荷の程度	検査後データの整理・解釈までにかかる時間
ロールシャッハテスト	幼児〜成人	Rorschach H	450点/D284	10年	重い	2〜3時間
TAT（絵画統覚検査）	児童から成人	Murray HA, Bellak J	450点/D284	10年	やや重い	2〜3時間
P-Fスタディ絵画欲求不満テスト	児童から成人	Rosenzweig S	280点/D284	3〜4年	中程度	1〜2時間
SCT（文章完成法テスト）	児童から成人	佐野勝男, 槇田 仁	280点/D284	半年〜1年	中程度	1時間
バウムテスト	児童から成人	Koch K	280点/D284	2〜3年	中程度	40分

検査の概要・特徴

抑うつ症状の重症度を判定するもので 21 項目からなる検査である．作成者が Beck A であることからも，認知行動療法においてよく使用される．既にうつ病と診断されている人に行われることが多い．「感情と認知」と「身体症状」の 2 因子構成が提唱されている．認知面を測る 8 項目（悲観・過去の失敗・罪責感・被罰感・自己嫌悪・自己批判・自殺念慮・価値観）が特に有用であるといわれている．カットオフポイントは 0 ～ 3 点が極軽症，14 ～ 19 点が軽症，20 ～ 28 点が中等症，29 ～ 63 点が重症である（成人の平均値は 8.74）．

自閉症スペクトラム障害のスクリーニングのためによく使用される．「日付についてのこだわりがある」といった項目について，よく当てはまる 1 点～当てはまらない 4 点までの 4 件法で評定する．成人用も児童用も 50 項目からなるが，カットオフポイントはそれぞれ異なる（児童用カットオフポイントは 20 点以上，成人用のカットオフポイントは 33 点以上）．「社会的スキル」「注意の切り替え」「細部への注意」「コミュニケーション」「想像力」の 5 つの下位尺度に分かれているので各々点数化して比較できる．

パート A の 6 問とパート B の 12 問の計 18 問から成る質問尺度である．実質はパート A の得点のみで判定するので非常に簡便な検査である．「家庭や仕事先で物をなくすことはどのくらいの頻度でありますか？」など評価は頻度に基づいて行われる．0 点全くない～ 4 点よくある，までの 5 件法であり，パート A のグレーの塗りつぶしの領域に 4 つ以上チェックがあると AD/HD の可能性が高い．自閉症スペクトラム障害との鑑別にも用いられる．

検査の内容

投映法といえば，この検査を思い浮かべる人も多いだろう．左右対称のインクブロットが印刷されている 10 枚の図版を見て，「何に見えるか，どのように見えるか」を被験者に回答してもらう手法である．国内では片口法，クロッパー法，エクスナー法によるスコアリングシステムが主に採用されている．中でもエクスナー法は国際的な基準にのっとっている．投映法の中でも，最も状態が悪いとき，あるいは困難な環境やストレスに直面したときに，クライアントがどのように認識し，反応し，対処しうるのかを読み取ることが可能である．

児童用の CAT は 5 歳から適用可．成人用の Murray 版は 30 枚の絵と 1 枚の白紙を使用する．図版を見て，被験者が過去，現在，未来についての物語を作るという方法をとるため，クライアントによっては実施時間が長くなることがある．ロールシャッハテストよりも，より現実生活における構えや対処が投映されやすいという．解釈には Murray の欲求圧力理論が用いられ，被検者の対処行動や対人行動を推測することが可能である．図版の絵が陰鬱な印象を与えることがあるため，うつ状態のアセスメントには適していないという見解もある．

クライアントの欲求不満状況に対しての反応パターン，防衛のあり方を見ることができる．検査用紙には 24 の欲求不満場面に直面している人物が描かれている．そして空白の吹き出しがついているので，不満に直面した人物に同一化した被検者が，どのような言語反応をするのかを記入してもらう方式．各場面は，自我疎外場面と超自我疎外場面とに分かれている．結果の分析は，欲求不満に対しての攻撃性の方向（他責・自責・無責）と，攻撃型（障害優位型・自我防衛型・欲求固執型）の組合せでスコアリングをして解釈する．

短い文節（例「私はよく人から—」）の，続きを作文してもらう方法である．作文する被検者のイメージや心の状態が投映されるため，様々な場面や他者，自己概念について拾い上げることができる．評価項目は，知的側面，情意的側面，指向的側面，力動的側面であり，それ以外に決定要因として，身体的要因，家庭的要因，社会的要因を評価する．回答内容が，検査時の自己イメージやストレス状況に左右されやすい一面もある．学校臨床でも使用される機会が多く，クライアントの未来展望も含めて推測することができる．

臨床描画法の代表的なものの 1 つである．通常 A4 の画用紙を用いて，「1 本の（実のなる）樹を描いてください」という教示で行われる．主には，地平線から根元の形状，幹の状態（太さや傷など），枝の方向や数，葉の形状や量，樹冠部の形，幹の先端から枝へと繋がる描き方（幹先端処理）を見て，査定する．幹は自我状態，枝は対人希求性，葉は感受性や情緒表現を意味すると考える．空間象徴理論から，精神的なエネルギーが地面から幹や枝葉末節まで行き渡るあり方として見ることで，衝動性や現実検討力を推定する．

D．パーソナリティ検査

表2 （つづき）

名称	対象年齢	作成者	医療保険点数と区分番号	初期習熟に要する年数	実施する際にクライアントに与える負荷の程度	検査後データの整理・解釈までにかかる時間
HTPおよび統合型HTP法	児童から成人	Buck JK	280点/D284	2年程度	中程度	50分
グッドイナフ人物画知能検査	3歳から8歳6ヵ月	Goodenough FL	80点/D283	半年～1年	中程度	40分
風景構成法	児童から成人	中井久夫	280点/D284	5～10年	やや重い	50分
雨中人物画テスト	児童から成人	Hammer EF	280点/D284	2～5年	中程度	40分
母子画	児童から成人	Gillepie J	280点/D284	2～5年	中程度	40分
動的家族画	児童から成人	Burns RC, Kaufman SH	280点/D284	2～5年	中程度～やや重い	40分
動的学校画	児童から成人	Burns RC, Kaufman SH	280点/D284	2～5年	中程度～やや重い	40分

検査の内容

代表的な臨床描画法である．そもそもHTP法は，家と木と人をそれぞれ別の用紙に描画をしてもらう方法であるが，統合型HTP法という1枚の画用紙に3つのアイテムを描いてもらうという方法もよく用いられている．家は描画者の家族，木は内的な自己，人は社会場面における自己のあり方を投映すると考えられており，3つのアイテムの配置や形状，重なりなどから葛藤や依存性，呪縛の様相を推定する．描画という検査の性質上，子どもの精神疾患の鑑別や心理療法への導入として用いられることもある．

幼児も知的障害を持つ子どもでも，描画の教示が理解できれば実施可能な検査．本来作業式の知能検査として考案されていたので，描画が年齢に応じて発達することから，いくつかの描画特徴の有無（首が描かれているか，洋服が描かれているか）で，精神年齢と知能程度を測定することができる．医療だけでなく，福祉領域でも用いられる検査である．身体自我のあり方，ボディイメージの投映がなされることから，自閉症スペクトラムやその他の知的障害に良く見られる描画特徴がこれまでの研究で明らかになってきている．

箱庭療法導入の可否のスクリーニングとして生まれた日本オリジナルの描画法．現在は，心理検査として独立して用いられることがほとんどで，クライアントの自我統合や知的水準，衝動性と現実検討力，象徴化能力を総合的に判断することができる．A4画用紙を用いて検査者による枠づけから始まり，下書きの段階での必須アイテム11項目を書いてのちに彩色する手続きをとる．そのため，実施時間がかかり1時間以上となることもある．描画に際し，川，山，田，道，家，木，人，動物，花，石，付加物の順番で描くように教示する．

人物画テストから派生した新しい描画法であり，「雨の中の人物を描いてください」という教示や，「雨の中の私を描いてください」という教示で施行する．雨には描画者のストレスが投映されると考え，その中で人物，つまり描画者がいかに防衛し，どう受け止めているのかを見出す．例えば，傘をさしているのか，雨具を着ているのか，水たまりの状態や，台風や雷のような深刻な悪天候として描かれているかどうか，などから読み取る．これまでうつ状態やストレス強度を推定することについて妥当性が得られている．

対象関係論を理論的背景とする描画法であり，「お母さんと子どもを描いてください」という教示で施行される描画法．母親と子どもの表情が一致しているか不一致か，身体的接触の様相，アイコンタクトの有無などから，アタッチメントや対象関係を推測する．治療開始後の転移，逆転移の推測に役立つ．一方で，描画パターンのバリエーションが豊富に表れにくい面もある．また大学生の描画で母子間の距離が近い描画があるという報告もあるため，投映されるものが何かを，明らかにする研究の蓄積が望まれる．

従来の家族画では，静止画や，時にポートレイトのようになることがある．だが，本検査は，「家族が何かしているところを描いてください」という動きを含めた教示にすることで，家族間のコミュニケーションのパターン，精神的エネルギーが家族間のどこへ，誰に向けられているのか，描画者の家族イメージを読み取りやすくなっている．通常A4の画用紙を用いる．子どものプレイセラピーの中で臨機応変に用いることもできる．描画後に何を描いたのか，その場面を描いた理由を尋ねる質問をすることも重要である．

2次集団や社会生活場面である学校をテーマにしていることで，動的家族画と相互補完的に用いられる目的で考案された描画法．「あなたが学校でなにかしているところを描いてください」という教示でA4の画用紙を用いて施行する．人物像の大きさや表情，相互作用によって，教師イメージ，友達関係の性質，興味や関心の対象，防衛を読みとることができる．ソシオメトリックテストの代用にもなる点が特徴である．ただし不登校など学校生活が葛藤の対象となっている人には描くことの抵抗感について配慮する必要がある．

表3 臨床的に使われ，研究の素材ともなる心理検査，作業検査，記銘力検査（保険点数は2018年時点）

名称	対象年齢	作成者	医療保険点数と区分番号	初期習熟に要する年数	実施する際にクライアントに与える負荷の程度	検査後データの整理・解釈までにかかる時間
内田クレペリン	幼児〜成人	内田勇三郎	280点/D284	1〜2年	重い	30分〜1時間
ベンダーゲシュタルトテスト	児童から成人	Bender L	280点/D284	3年程度	軽い	1時間
三宅式記銘力検査	児童から成人	三宅鑛一，内田勇三郎	280点/D284	半年〜1年	中程度	30分
ベントン視覚記銘検査	児童から成人	Benton AL	280点/D284	3年程度	中程度〜重い	1〜2時間

検査の内容
E. Kraepelinの作業研究を発展させ，国内で考案された検査．一桁の数字が横に115字，縦に34行並んでいる用紙を用い，隣り合う数字を1行目から順に足して記入していく．1分ごとに行を変えて連続的に15分間行い，5分休憩を挟んでさらに15分連続加算を行う．各行における加算作業の終点を線で結び，その作業曲線から定型・非定型の判定をする．合わせて作業量，誤答の有無を見て，被検者の初頭努力，練習効果や疲労，意志緊張の欠如を推定する．就職試験や医療ではリワークプログラムの導入で行われることが多い．
Wertheimerが作成した9つの図形を提示する心理検査で，1枚に1図描かれたカードを見ながら1枚の用紙の中に9つ模写をする．ゲシュタルト心理学をベースに，図形模写で表されたものは有機体の統合された全体像として位置付けられる．つまり人格の崩れが，描画行動と描かれた図形の崩れとして表現されると見なす．国内では採点法としてパスカル・サッテル法が用いられ，得点が高いほど崩れが大きい意味になる．脳損傷や性格特性，自我機能の評価を行うことが可能であるが，採点基準の古さが課題である．
聴覚性言語性対連合検査であり，記憶障害の有無を査定するために用いられる．最初に意味として近い単語2対を10個提示し（例：ごはん―みそ汁），記銘させたうえで，2対のうち前の単語を読み上げ，後に提示した単語を想起してもらう．これを3回繰り返したのち，今度は無意味な単語対を提示する（例：谷―鏡）．これも順に10個提示し，記銘させたうえで同じ手続きで再生と言語化を促す方法がとられる．1920年代に作られた検査故に，刺激単語の古さや標準化の問題が指摘されているが，認知症の高齢者の検査に用いられることがある．
視覚記憶を査定するために使われる検査で，脳損傷や脳疾患の児童から統合失調症，認知症，成人の頭部外傷のクライアントにも使用される．10種類の2つ以上の図形の現物を記憶してから，再生模写する手続きが取られる．図形の再生模写の正確さ，6つの誤謬（省略，ゆがみ，保続，回転，置き違い，大きさの誤り）をもとに，採点がなされる．脳疾患者の場合，どの図形も手本から一定の角度で回転して描かれる回転誤謬，統合失調症の場合には，保続や原図とは関連のないものを入念に描く，自閉性再生が見られる．

2章 アセスメント技法

4 発達障害の評価　A. 自閉スペクトラム症の検査

1）ADOS-2 自閉症診断観察検査 日本語版 第2版

黒田美保

Key word 自閉スペクトラム症／診断分類／観察検査／アルゴリズム

要点整理

- ADOS-2 は，信頼性と妥当性の高い自閉スペクトラム症（ASD）の診断や詳細な評価のための検査である．
- ADOS-2 は 5 モジュールに分かれており，生後 12 ヵ月から成人まで使用できる．
- ADOS-2 の実施時間は，全モジュール 40 ～ 60 分である．
- ADOS-2 は，決められた課題を通して自閉スペクトラム症の疑いのあるクライアントの行動を観察し，ASD 特性に関する行動を得点化できる．
- ADOS-2 は，アルゴリズムとカットオフ値を使って「自閉症」「ASD」「非 ASD」という診断分類（モジュール T では懸念の程度で分類）を行うことができる．

1 目的と意義

現在，発達障害の診断基準は，主にアメリカ精神医学会が作成している Diagnostic and Statistical Manual of Mental Disorders（DSM：精神疾患の診断・統計マニュアル）と世界保健機関が作成している International Statistical Classification of Diseases and Related Health Problems（ICD：疾病及び関連保健問題の国際統計分類）によるが，あるひとつの行動が診断基準に定められた項目に合致するかどうか

の境界線は曖昧で，評価者の判断に委ねられている．このため評価者の経験や知識および価値観というバイアスを排除できず，診断の均質性や妥当性が担保されないという問題が生じやすい．特に軽症例や他の精神疾患の併存例では誤診が生じやすい．診断を的確に行うためには，診断を補助するアセスメントツールが必要と考えられている．

自閉スペクトラム症（autism spectrum disorder：ASD）の診断アセスメントツールのゴールドスタンダードとされるのは，自閉症診断面接改訂版（Autism Diagnostic Interview-Revised：ADI-R）[1]，自閉症診断観察検査第 2 版（Autism Diagnostic Observation Schedule-Second Edition：ADOS-2）[2] である．これらのツールは，米国の Lord や英国の Rutter など著名な心理学者・児童精神科医によって，診断の妥当性を担保するために研究用に開発されてきたものであるが，臨床的にもきわめて有用である．

ADOS-2 は，生後 12 ヵ月の乳児から成人までの幅広い年齢帯を対象とし，言語水準と年齢に応じた 5 つのモジュールから構成されている．ADOS-2 の前身である ADOS は，言語水準と年齢によって 4 つのモジュールに分けられていた[3]．ADOS-2 は評定項目に若干の変更を施し，特にモジュール 1 ～ 3 では DSM-5 に応じて診断アルゴリズムが改訂されている．さ

らに12〜30ヵ月の幼児に使用できる「乳幼児モジュール（Toddler Module：モジュールT）」も開発・追加され，全5モジュールとなっている．各モジュールの言語水準と年齢帯は，以下のとおりである．モジュールT：無言語〜2語文レベル（推奨年齢12〜30ヵ月），モジュール1：無言語〜2語文レベル（推奨年齢31ヵ月以上），モジュール2：動詞を含む3語文以上〜流暢に話さないレベル，モジュール3：流暢に話す幼児〜青年前期（推奨年齢4〜15歳），モジュール4：流暢に話す青年後期で成人（推奨年齢16歳以上）．このように，早期発見から成人期に初めて診断を受けるクライアントまでに一貫した方法で使用できることも，ADOS-2の大きなメリットである．

診断に必要となる対象の情報を系統的かつ効率的に収集でき，特に，アルゴリズムを使って診断分類ができるため，熟練した児童精神科医でなくとも高い精度の診断を実現できるというメリットがある．また，評定では現在（2018年10月時点）の診断基準には含まれていない多くの行動特徴について検討をする．したがって，アルゴリズムの項目を変更すれば，診断基準の改訂にも対応でき，過去に収集した情報を再利用することもできる．

| MEMO | ADOS-2使用の注意点 |

ADOS-2の臨床的有用性は，対人コミュニケーション行動を検査場面で最大限引き出せるような課題が設定され，専門職が直接観察で行動を段階評定できる点である．クライアントの養育者などによる報告に基づく検査の場合，養育者の記憶やクライアントの行動の特徴への感受性が大きく影響するが，ADOS-2ではそれがない．しかし，その一方で，最も重篤だった過去の症状を知ることができないという限界がある．さらに，反復的・常同的な行動様式や興味の限局といった行動は，日常生活でのこだわりや好きな玩具や物への没頭などとして表れる

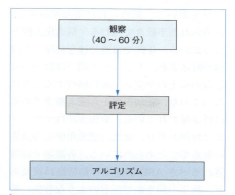

図1　ADOS-2の手続きの流れ

が，検査場面で観察されにくく把握が難しいという限界もある．その場合には，養育者から回答を得るADI-Rなどを援用する必要がある．

またモジュール4について，言語能力が備わった青年・成人が対象であることから，他の精神疾患との鑑別診断に使用されることも多いが，行動面に共通点のある統合失調症との鑑別診断は難しいという報告もある[4]．また，米国でのマニュアル刊行時には，モジュール4のみDSM-5への診断基準への対応が遅れ，アルゴリズムの構成が異なっており，比較得点も算出できない．これについては，新たに研究がすすみ[5]，論文を参考に新しいアルゴリズムを使用することもできる．

2　アセスメントの進め方

ADOS-2は，ASDの疑いのあるクライアントを対象とする半構造化面接を通した行動観察検査であり，まず，すべてのモジュールについて40〜60分の行動観察を行う．次に評定を行い，最終的にアルゴリズムを用いて，診断分類を行う（図1）．

1）行動観察

ASDの診断に役立つ「対人コミュニケーション」と「限定された反復的な行動様式（こだわり）」に関する行動特徴を最大限に引き出すように開発された検査用具や質問

項目を用いて，決められた場面を設定し，決められた手続きで関わる半構造化面接となっている．年齢や言語発達を加味した課題が設定され，モジュール間で課題が重複しながら上のモジュールに移行するようになっており，乳幼児期から成人期までの連続性が保たれている．実施方法はマニュアルに詳細があり，また，記録用紙にも実施の要点がまとめられている．各課題で観察されるべきASD関連の行動特徴は複数あり，特定の働きかけがどのような行動特徴をみるためのものなのか熟知しておく必要がある．

例えば，モジュールT，1，2の共通課題であるシャボン玉遊びも，ただ，子どもと楽しく遊んでいるだけではなく，シャボン玉を見たときに子どもがどのように喜びを表現するのか，その気持ちを大人と共有しようとするのかをみたり，わざとシャボン玉を作るのをやめて，子どもがシャボン玉をもっと作ってほしいという要求をどのように表すのかをみていくのである．モジュール2，3，4の共通課題である「構成課題」では，図形をいくつかのピースで埋めていく課題であるが，図形に沿ってピースを並べられるかをみているわけではなく，不足しているピースを要求するときのクライアントの視線やジェスチャーの使い方，また，それらが言語と協調しているかなどをみていく．

2）評定

観察された行動は，「A．言語と意思伝達」「B．相互的対人関係」「C．遊び（あるいは）C．想像力」「D．常同行動と限定的興味」「E．その他の異常行動（ASDに併存しやすい多動や不安といった症状）」の5領域を構成する約30項目に対して，評定基準に従って段階評定される．評定の基準は，検査用紙の各項目に詳細に述べられているが，基本としては以下の基準で評定する．「0は行動に，所定の異常の所見がみられない場合」「1は行動の異常が軽度であるか，やや普通ではないが，必ずしも著しい異常ではない，または所定の型ほど明瞭ではない場合」「2は行動に，所定の型の異常が明らかにみられる場合．異常の重度がどの程度であればこの評定とするかは，項目によって異なる」「3は行動が，検査の妨げになるほど著しく異常である．または行動がごく限られており，その質について判断できない場合」．一般的な検査とADOS-2との大きな違いは，「観察」で見られたそれぞれの行動を評定するのではなく，検査全体を通して行動すべてを総合して「評定」する点である．

3）アルゴリズム

さらに評定項目のなかから，現在のDSMの診断基準に最も適合する項目が抽出され，診断アルゴリズムが構成される．アルゴリズムを構成する項目の評定点数を書き写し，モジュールTから3までは，対人的感情（SA）と限定的・反復的行動（RRB）の合計点を算出する．モジュール4では，意思伝達・相互的対人関係・両方の合計点を算出する．それぞれの合計点に対してカットオフ値が設けられており，それによって「自閉症」「ASD」「非ASD」という診断分類（モジュールTでは懸念の程度で分類）を行うことができる．またモジュール1，2，3の診断アルゴリズムには年齢と語彙数により合計得点に基づく変換表があり，ADOS比較得点を算出することができ，ASDの重症度を調べられる．

> **アドバイス** 研究使用に関して
>
> ADOS-2 を研究目的で使用する場合は，研究用研修に参加して資格を取得することが義務とされている．研究用研修については，金子書房に問い合わせいただきたい（http://www.kanekoshobo.co.jp/book/b200309.html，2018 年 10 月現在）．診断精度を担保するため，研究資格は厳密に規定されており，無資格者が ADOS-2 を使用して研究を実施することは認められていない．

文献

1) Rutter M, et al：ADI-R. Autism Diagnostic Interview Revised. WPS Edition Manual, Western Psychological Services, Los Angeles, 2003
2) Lord C, et al：Autism Diagnostic Observation Schedule, 2nd, Western Psychological Services, Los Angeles, 2013
3) Lord C, et al：Autism diagnostic observation schedule（ADOS）Manual, Western Psychological Services, Los Angeles, 2002
4) Bastiaansen JA, et al：Diagnosing autism spectrum disorders in adults：the use of Autism Diagnostic Observation Schedule（ADOS）module 4. J Autism Dev Disord 41：1256-1266, 2011
5) Hus V, et al：The autism diagnostic observation schedule, module 4：revised algorithm and standardized severity scores. J Autism Dev Disord 44：1996-2012, 2014

2) ADI-R 自閉症診断面接 改訂版 日本語版

土屋賢治

Key word 自閉スペクトラム症／診断分類／アルゴリズム／評価尺度

要点整理

- ADI-R は，自閉スペクトラム症の補助診断評価尺度である．日本語版が開発されており，信頼性と妥当性が検証されている．
- ADI-R の被面接者は，クライアントの養育者である．クライアントの現在，および過去の一時点（質問ごとに特定された，4〜5歳などのタイムウィンドウ）における行動様式を，「面接プロトコル」に列挙された96項目の質問を通じて定量的に評価する．
- 「面接プロトコル」のうち42項目から得られた定量スコアは自閉スペクトラム症の診断に感度が高いため，「診断アルゴリズム」として利用される．「診断アルゴリズム」に投入された定量スコアは4つのドメインごとに集計され，すべてのドメインでカットオフ値以上である場合，クライアントは自閉スペクトラム症であることが強く示唆される．

1 目的と意義

ADI-R（Autism Diagnostic Interview-Revised：自閉症診断面接改訂版）[1,2]とは，自閉スペクトラム症（autism spectrum disorder：ASD）の補助診断アセスメント・ツールである．診断に至る情報を収集するための質問項目とその評定ルールがまとめられた冊子である「面接プロトコル」，面接プロトコルの結果に解釈を加えるための規則が図表としてまとめられた「診断アルゴリズム」から構成されている（図1, 3参照）．ADI-R によって得られる診断は，WHO 国際疾病分類第10版（ICD-10）における「自閉スペクトラム障害」に合致し[1,2]，また，米国精神医学会診断と統計マニュアルの最新，第5版（DSM-5）[3]における「自閉スペクトラム症」にも合致する[4]．ADI-R を単独で使うことはまれであり，しばしば，ADOS-2（Autism Diagnostic Observation Schedule Second Edition）[5]とともに臨床診断や研究診断の適切さを補助する役割を与えられている．自閉スペクトラム症の診断的評価日本語版が開発され，その信頼性・妥当性が確立している[6]．

2 アセスメントの進め方

ADI-R は，ASD の診断評価を行う対象者の発達年齢が2歳0ヵ月以上であれば利用できる．被面接者は，対象者の現在の様子のみならず過去の発達の軌跡を最もよく知る養育者がよい．発達史上のこまごまとしたことを尋ねるので，事前に母子手帳や育児日誌などが助けになることもある．なお，面接者がクライアントのことを知っていても知らなくても，ADI-R の施行に影響はない．ADI-R 実施の流れを図1にまとめた．

「面接プロトコル」には，乳幼児期から

現在に至るまでのさまざまな行動特徴を網羅する96項目の質問が含まれる．それぞれの質問は，現在および過去のある一時点（タイムウィンドウ［MEMO］参照）におけるクライアントの発達の様子や行動の様子を被面接者に想起させる内容となっており，その内容はそれぞれ，① 導入的な質問，② 初めてクライアントの発達に懸念を抱いた状況，③ 言語の発達，④ 発達的退行の有無，⑤ 意思伝達（コミュニケーション）と社会的相互作用の発達，⑥ 行動・興味・関心の限定された反復的な様式，⑦ 得意なこと（サヴァン・スキル）の各ドメインを反映する．すべての質問を順次施行すると各ドメインの定量的な評価が完了する．被面接者の回答は0, 1, 2, 9（ときに3, 7, 8を追加で使用する）のいずれかに置き換え，得点として面接プロトコルに記入する．この過程をコード化と呼ぶ．0, 1, 2, 9のコード化の原則は次のように定められている．0：定型的反応（例えば，相互的・社交的な微笑みがある），2：明らかな非定型的反応（例えば，ほとんど微笑まない），1：定型的反応があるものの頻度や質が不十分，9：不明．

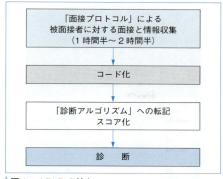

図1　ADI-Rの流れ

る．相互的対人関係の異常は欠如態，つまり「あるべき相互的対人関係がない」ことで評価されることが多いが，被面接者（養育者）が「ないもの」をありありと想起することは容易ではない．そこで，4～5歳頃の欠如態に焦点をあてると，同じ年齢帯の定型発達児の目覚ましい対人関係の発達と明らかな対照をなすため，被面接者の想起が促される．一方，限定的・常同的・反復的行動様式を評価する質問項目では，それが年齢を問わず目につきやすい行動様式であるため，②のタイムウィンドウが設定されている．

| MEMO | タイムウィンドウの設定

自閉スペクトラム症の診断的評価のありようは，一般に，年齢や発達段階に強く依存する．例えば，言語発達が未熟な乳幼児期に意思伝達の障害を評価するのは困難である．そこでADI-Rでは，年齢や発達段階に直接影響される現在の行動様式を拾い上げるだけでなく，自閉スペクトラム症に特異的な行動様式がはっきり見える過去の一時点に遡り，その前後のタイムウィンドウの中で行動様式を拾い上げ，それを診断的評価に利用しよう，というコンセプトに貫かれている．ADI-Rにおけるタイムウィンドウは2つのパターン①「4～5歳」，②「生まれてから現在まで」がある．例えば，自閉スペクトラム症における相互的対人関係の異常の評価には，①のタイムウィンドウが設定されてい

「面接プロトコル」施行に要する時間は，英語原版では1時間超とされているが，日本語版では1時間半～2時間半，ときに3時間をみておく必要がある．「面接プロトコル」の施行が完了したら，「診断アルゴリズム」を用いた情報の整理と事後評価に移行する．

「診断アルゴリズム」は，「面接プロトコル」においてコード化された行動特徴のうち，自閉スペクトラム症の診断に特に強い感度をもつ42項目を列挙した集計表である．42項目は，ドメインA：相互的対人関係の質的障害，ドメインB：意思伝達の質的障害，ドメインC：限定的・反復的・常同的行動様式，ドメインD：36ヵ月ま

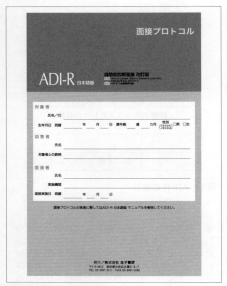

図2　面接プロトコル

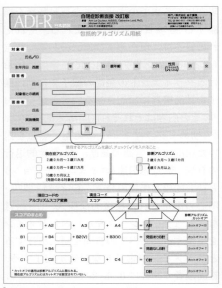

図3　包括的アルゴリズム用紙
(Le Couteur A et al：ADI-R 日本語版プロトコル・アルゴリズム．ADI-R 日本語版研究会監訳，金子書房，東京，2013 より引用)

でに顕在化した発達異常，の4つのうち，いずれかに振り分けられている．面接プロトコルに記されたコードを，クライアントの年齢に応じてアルゴリズム上の指定された箇所に転記し，「スコア」に転化する．例えば，コード0→スコア0，コード1→スコア1，コード2→スコア2，コード3→スコア2，コード9→スコア0のように扱う．続いて4つのドメインのスコアの合計点を求めて，各ドメインのカットオフ値と比較を行う．カットオフ値と同等またはそれ以上であれば，そのドメインに異常があることが示唆される．4つのドメインすべてで異常が示される場合，クライアントに ASD の診断がつくことが強く示唆される（図2，3）．それ以外の場合は，その他の情報を参照して判断する必要がある．

診断情報が不要であり，現在症に注目したい場合は，「診断アルゴリズム」のかわりに「現在症アルゴリズム」を選択する．「面接アルゴリズム」においてコード化された行動特徴のうち，現在症に関わる部分のみを転記・スコア化することもできる．ただし，カットオフ値は設定されていない．

「診断アルゴリズム」のスコアを利用して重症度を評価することはできない．また，ADI-R のみをもって他の精神神経疾患（例えば統合失調症や注意欠如多動症）を正しく除外するのは困難である．このような ADI-R の限界を考えれば，ADI-R を単独で診断評価に使うべきでなく，発達経過と現在症の詳細な評価が中心に据えられるべきであることは明らかである．

> **アドバイス** だれが ADI-R を使えるか？

児童精神医学の経験者であれば一定のトレーニングを受けることにより臨床面で施行でき，そのための臨床トレーニングワークショップが金子書房によって開催されている．詳細は金子書房のウェブサイトを参照いただきたい．

ADI-R を研究目的で自由に使用することはできない．原著者らがその使用を研究診断の水準の低下を理由に許していないからである．研究目的に使用する場合は，原著者ら，もしくは原著者らによって認定されたトレーナーによってトレーニングを受け，原著者もしくはトレーナーと90％を超えるスコアの一致が求められる．なお，トレーニングを受けたのちに原著者らと90％以上のスコアの一致が得られた場合，「research reliable」であると呼ぶ．2018年10月現在，わが国に認定トレーナーはいない．海外において research reliable となるためのトレーニングを受けるならば，原著者らのウェブサイトを参照のこと．
(http://psychiatry.weill.cornell.edu/education-training/adi-r；2018 年 10 月現在）

> **アドバイス** ADI-R と ADOS-2, どちらを使うべきか

臨床研究をまとめる場合，両者の併用が望ましい．現在症としての行動様式に焦点を当てる ADOS-2 の情報に加えて，ADI-R によって切り取られた特定のタイムウィンドウから過去の行動特徴を取り出すことができるため，診断の妥当性を高めることができる．ADI-R と ADOS-2 の併用は，クライアントと養育者の双方から情報を引き出す一般臨床の手法と共通しているだけでなく，開発者らが強く勧める方法でもある[2, 7]．

一部の研究報告では，ADOS-2 を使わず，臨床診断と ADI-R だけで自閉スペクトラム症の診断を確定することもある．臨床診断がすでに信頼に足る方法で確立しているのであれば，併用は必ずしも必須ではない．この方法は，現在症が関心の中心ではない，例えば一部の遺伝学的研究などで採用されることがある．

臨床場面では，ADI-R はあまり広くは使われていない．第1の理由は，所要時間の長さにある．第2に，現在の行動様式を踏まえた診断的評価ができない．したがって，現状を出発点とした療育のプランニングには使いにくい．第3に，臨床群（知的障害やその他の精神神経疾患）との鑑別が重要となる臨床現場では，ADI-R の感度は ADOS 旧版より低い．第4

に，低年齢の被検者，特に 3 歳以下では，感度が低下しやすい[7, 8]．

しかし，臨床での使い道もある．第1に，ASD が疑われながらも保護者に十分な理解が得られない場合の「コミュニケーションツール」としての使い道である．面接プロトコルを使って順次質問をしながら，保護者の過去への振り返りと気づきを容易にしてくれる効果を期待できる．第2に，経験の浅い実践者にとって，面接プロトコルやアルゴリズムが貴重な臨床的情報源となりうる．多くの心理テストがそうであるように，行動を数値化することで，われわれの行った評価の客観性を高めることができる．ADI-R や ADOS-2 の使用を検討中の若い実践者・研究者にとっては，ADI-R のトレーニングが ADOS のそれよりも相対的に容易で，また臨床経験なしに取り組める点でアドバンテージがある．

文献

1) Lord C, et al：Autism Diagnostic Interview-Revised：a revised version of a diagnostic interview for caregivers of individuals with possible pervasive developmental disorders. J Autism Dev Disord 24：659-685, 1994
2) Rutter M, et al：ADI-R：Autism Diagnostic Interview Revised. WPS Edition Manual, Western Psychological Services, Los Angeles, 2003
3) American Psychiatric Association：Diagnostic and Statistical Manual of Mental Disorders, 5th ed, American Psychiatric Publishing Group, Washington, 2013
4) Huerta M, et al：Application of DSM-5 criteria for autism spectrum disorder to three samples of children with DSM-Ⅳ diagnoses of pervasive developmental disorders. Am J Psychiatry 169：1056-1064, 2012
5) Lord C, et al：ADOS-2 Autism Diagnostic Observation Schedule, 2nd ed, Western Psychological Services, Torrance, 2012
6) Tsuchiya KJ, et al：Reliability and Validity of Autism Diagnostic Interview-Revised, Japanese Version. J Autism Dev Disord 43：643-662, 2013
7) Risi S, et al：Combining information from

multiple sources in the diagnosis of autism spectrum disorders. J Am Acad Child Adolesc Psychiatry 45：1094-1103, 2006

8) de Bildt A, et al：Interrelationship between Autism Diagnostic Observation Schedule-Generic (ADOS-G), Autism Diagnostic Interview-Revised (ADI-R), and the Diagnostic and Statistical Manual of Mental Disorders (DSM-Ⅳ-TR) classification in children and adolescents with mental retardation. J Autism Dev Disord 34：129-137, 2004

3) PARS-TR

安達 潤

Key word 二次スクリーニング／診断補助情報／支援ニーズ／支援の手がかり

要点整理

- PARS-TR は ASD に特化した面接評定尺度であり，わが国で独自に開発されたものである．
- PARS-TR の評定者は ASD の基本的知識を有し ASD 支援に携わる専門家に限定される．
- PARS-TR は 3 歳以降の幅広い年齢で適用可能かつ知的発達症の併存の有無を問わない．
- PARS-TR により診断補助情報，支援ニーズ，支援の手がかりを把握することができる．
- PARS-TR の所要時間は実施方法により 20 ～ 80 分の幅を持つが，おおよそ 60 分以内である．

1 目的と意義

親面接式自閉スペクトラム症評定尺度テキスト改訂版（Parent-interview Autism Spectrum Disorder Rating Scale-Text Revision：PARS-TR）はわが国で独自に開発された自閉スペクトラム症（以下，ASD）に特化した面接評定尺度である．ASD の臨床研究を専門とし 10 年以上の経験を持つ児童精神科医 5 名および発達臨床心理学者 3 名が作成した PARS をその前身とする．PARS の開発が着手された 2003 年当時は，知的発達症の併存がない ASD（いわゆる高機能自閉症やアスペルガー症候群）に対する一般的な認知がまだ乏しく，自閉症特性に応じた支援を得られない状況であった．加えて知的発達症を伴う ASD の人たちにおいても，その適応困難が知的発達症に由来すると捉えられがちで自閉症特性を考慮した支援がなされないという状況もあった．PARS が開発されたのは，このような状況を何とか打開したいという開発チームの願い故であった．その後，評定項目の理解のしやすさと尺度としての使い勝手を改善するためにテキスト改訂を行い，また DSM5 の出版に伴って広汎性発達障害の診断名が削除されたことを受けて，現在の PARS-TR（英名：冒頭表記，和名：親面接式自閉スペクトラム症評定尺度 テキスト改訂版）となった．平成 28 年度の診療報酬改定に際して D285-3（医療点数 450 点）に収載された．

PARS-TR による評定とは，生活不適応を示しており ASD が多少でも疑われる人たちの適応困難が ASD の人たちに特異的な困難性との連続線上にあるか否かを捉えることである．このことによって，クライアントの，(1) 診断補助情報を把握し，(2) 適応困難の様相を描くとともに，(3) 支援ニーズおよび支援の手がかりを見いだすことを目指して開発された．この目的を実現するため，PARS-TR は ASD の発達・行動症状を反映する評定項目を設定するとともに，その評定対象年齢を幅広く設定するだけでなく，併存する知的発達症の程度に

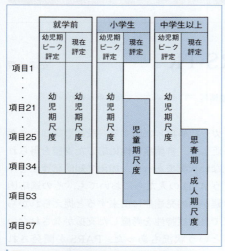

図1 PARS-TR の年齢帯と評定項目の構成
（文献1）より引用）

かかわらず評定することが可能となっている．

図1はPARS-TRの年齢帯と評定項目の構成である[1]．年齢帯は就学前，小学生，中学生以上の3つがある．各年齢帯に対応する幼児期尺度（項目1〜34），児童期尺度（項目21〜53），思春期・成人期尺度（項目25〜57）の3つの下位尺度があり，PARS-TRは各年齢帯で幼児期ピーク評定と現在評定の2種類の評定を実施する．なお幼児期尺度の項目構成を考慮するとPARS-TRの適用年齢は3歳以降となる．

幼児期ピーク評定とは，評定対象児の子育てが最も困難だった就学前の時期の発達・行動症状を幼児期尺度によって実施する評定であり，ここから診断補助情報を得る．一方，現在評定とは評定時現在の年齢帯の下位尺度による評定時の状態に対する評定であり，この評定結果から現在の適応困難と支援に関わる情報を得る．クライアントが幼児の場合もこれら2つの評定を実施するが，その理由は，例えば評定実施時の5歳現在における適応困難性がある程度落ち着いていても，子育てが最も困難であった3歳時には発達・行動症状が顕著に現れていたという場合があるためである．評定時現在における子育てが最も困難な場合には現在評定がすなわち幼児期ピーク評定となり2つの評定は重なる．またPARS-TRにはフル項目版とほぼ同等の信頼性・妥当性を持つ短縮版が用意されており，3つの下位尺度とも12項目で構成されている．

項目の評定値は［0, 1, 2］の3段階で設定され，評定0は項目が示す発達・行動症状が「まったく認められない」場合，評定1は「時々見られたり，多少ある場合」，評定2は「たいてい見られたり，かなりある場合」としている．このようにPARS-TRの項目評定は項目が示す発達・行動症状の「頻度」と「程度」の視点から実施する．例えば，項目1「視線が合わない」の説明では，評定0が「視線はよく合った」，評定1が「時々（多少）視線が合いにくかった」，評定2が「たいていは（かなり）視線が合わなかった」となっている．またPARS-TRには2種類の評定不能チェックが準備されている．一つは評定8で「母親や養育者が生育歴を想起できない場合や現在の状態を把握できていない場合の評定不能」，もう一つは評定9で「クライアントの事情による評定不能」である．評定9の「事情」とは，(1)「視覚障害や運動障害といった知的・発達障害以外の併存障害を有する場合」だけでなく，(2)「通常の経験が強く制限される特異的な生活環境にある場合」も含まれる．(1) の例は重い視覚障害を伴っている場合であり項目1「視線が合わない」は評定不能となる．(2) の例は

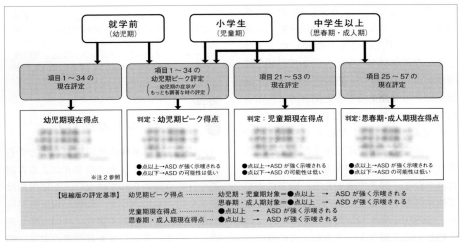

図2 各年齢帯で評定するPARS-TR項目および得点計算法とASD（自閉スペクトラム症）特性の判定
注1：診断確定には専門医の診察が必要．
注2：幼児期現在の評定値は現在状態の参考値である．（幼児期ピーク評定が困難な場合には，幼児期現在得点をASD特性の判定に使用する）
注3：小学生以上で幼児期ピーク評定（幼児期の症状がもっとも顕著な時の評定）が困難なら現在評定を用い，幼児期ピークと現在の評定のASD判定が異なるなら，ASDとする判定を採用する．
注4：各年齢帯の現在得点は支援に関係する困難度を反映するが，詳細は今後の検討課題である．
（一般社団法人発達障害のための評価研究会：PARS-TS検査用冊子．金子書房，東京，2018，p3より引用，一部改変）

乳幼児期からの長期入院のために同年齢他児と関わる機会がない場合であり項目2「他の子どもに興味がない」は評定不能となる．

PARS-TR評定では，評定不能項目を除くすべての項目の評定値を単純加算することによってPARS-TR得点が得られる．またPARS-TRには，クライアントがASDと診断される可能性を判定するPARS-TR得点のカットオフ値が示されており，PARS-TR得点がカットオフ値を越えているか否かを確認することによってASD特性の判定ができる．図2に示すのは各年齢対で実施する評定とPARS-TR得点の算出法およびカットオフ値（図2では「判定基準」と表記）を示した図[2]（算出法とカットオフ値は伏せている）であるが，ASD特性の判定には全年齢帯で幼児期ピーク評定のカットオフ値を用いる．ただし，長期の施設入所者で養育者と連絡が取れないなどクライアントの幼児期の状態が把握できない場合には現在評定を用いるため，児童期および思春期・成人期についてもカットオフ値が示されている．また，カットオフ値は短縮版にも用意されている．なお，幼児期ピーク評定と現在評定の判定結果が異なる場合には「ASDが強く示唆される」との結果を採用する．これらはASDの困難さを背景に持つと思われる人たちをできるだけ広く把握して，適切な支援の提供を保障していきたいという意図によるものである．

PARS-TRの評定者については特に厳格な資格制度を設けてはおらず，職種も限定していない．ただし検査用冊子p.1の「PARS-TRと評定の説明」に「2. ASD

の基本的知識を有する ASD にかかわる専門家でなければならず（それ以外の人は使用しない），PARS-TR を熟読した上で評定をしなければならない」そして「10. 質問は評定者の判断で，内容が変わらない範囲で聞き方を変えることと聞き方に例示されていないものの追加はさしつかえない」との記載がある．すなわち PARS-TR を十分に意味ある形で実施するためには，各項目に記載された"聞き方"を読み上げるだけでなく，聞き方を変える，回答に応じて補足質問をするといったことが重要である．「ASD の基本的知識を有すること」はそのために必要な条件である．この点については，次の「2. アセスメントの進め方」で具体的に説明をしていく．

> | MEMO | カットオフ値による判定について
>
> カットオフ値とは尺度の標準化作業の中で得られる感度と特異度という2つの統計値によって決めるものである．例えば，開発したASD 評定尺度のカットオフ値を X 点と仮に設定した場合，感度とは ASD 診断あり群でカットオフ値以上の評定値を示した人たちの割合であり，特異度とは ASD 診断なし群でカットオフ値未満を示した人たちの割合である．通常，カットオフ値は感度と特異度が両方とも高い値を取る X 点に設定する．感度と特異度がともに 100％となるカットオフ値を設定できる尺度が理想的であるが，現実にはそのような尺度は存在しない．PARS 幼児期尺度を例に取ると，カットオフ値を X 点とすると感度が 0.89 で特異度は 0.94 となる．X−1 点とすると感度が 0.91 で特異度は 0.87 となる．X＋1 点とすると感度が 0.87 で特異度は 0.94 となる．以上より，カットオフ値を X 点に設定している．ただしここで留意すべきは，カットオフ値 X 点で判定しても ASD 診断あり群の 11％はカットオフ値未満の PARS 得点を，ASD 診断なし群の 6％はカットオフ値以上の PARS 得点を示していたという事実である．PARS-TR は診断補助情報を提供するが，確定診断はできないという理由の一つがここにある．そもそもASD が連続体を成すこと，診断閾下群の存在，場面による症状の変動などを考えるとカットオフ値のみの議論に限界のあることが理解できよう．ASD を疑ったクライアントがカットオフ値未満の評定値を示したことで悩むのではなく，評定を通じて得られる発達・行動症状エピソードの実際からクライアントの支援の方向性を見出し実現していくことに注力していただきたい．

2　アセスメントの進め方

PARS-TR は半構造化面接を必須とする評定尺度であり，家族や当事者による自記式の評定は認められていない．面接対象は母親を想定しているが，母親から情報が得がたい場合には他の主養育者への面接も許容している．評定尺度や質問紙の実施に際しては，その目的と内容の事前説明が求められるが，PARS-TR の評定項目は ASD の発達・行動症状に焦点化していると同時に和名にも自閉スペクトラム症の表記があるため，以下の点を説明に含める必要がある．① 目的はクライアントの困難さの背景と成り立ちを知ること，② 評定項目がいわゆる ASD の人たちの困り方をベースに作成されていること，③ 本評定によって ASD の確定診断ができるわけではないこと，④ 評定によってクライアントの理解を一緒に深めていきたいこと，⑤ 評定を通じてクライアントの支援の手がかりを見いだしたいこと，である．特に，母親など家族への面接では，PARS-TR の実施でASD が確定したという誤解が生じないように心がける必要がある．そのためにも，上記の③，④，⑤に特に留意した評定を心がけていただきたい．

1）評定の実施

評定の最初に幼児期ピーク年齢を確定する．幼児期ピーク評定は「項目ごとのピーク」ではなく子育て困難がピークであった時の評定対象児者の状態を評価する．具体

| 短縮版項目 |

項目3 名前を呼んでも振り向かない（頻度と程度を考慮して評定）

［項目の視点］後ろ（子どもには見えないところ）から名前を呼んで振り向くかどうかを評定する。

■幼児期ピーク評定（幼児期の症状がもっとも顕著な時）：全対象者

| 聞き方 |

お子さん（……さん）は，（幼児であれば）これまでに／（小学生以上であれば）幼児期（就学前）にお子さんの注意を引こうとして後ろから名前を呼んでも振り向かないことがありましたか？ 名前を呼べば振り向きましたか？ 名前を呼んでも振り向かないことが，時々（多少）ありましたか？ それとも，名前を呼んでも振り向かなかったですか？

| 評定段階 | （数字を○で囲む）

0. ＿＿＿＿＿＿＿＿＿＿＿＿＿＿＿＿
1. ＿＿＿＿＿＿＿＿＿＿＿＿＿＿＿＿＿＿＿＿＿＿＿＿＿＿＿＿＿＿＿＿＿＿＿＿＿＿＿
　［評定の視点］＿＿＿＿＿＿＿＿＿＿＿＿＿＿＿＿＿＿＿＿＿＿＿＿＿＿＿＿＿＿＿＿＿
　［評定例］＿＿＿＿＿＿＿＿＿＿＿＿＿＿＿＿＿＿
2. ＿＿＿＿＿＿＿＿＿＿＿＿＿＿＿＿＿
　［評定例］＿＿＿＿＿＿＿＿＿＿＿＿＿＿＿＿＿＿＿＿＿＿＿＿＿＿＿＿＿＿＿＿＿＿＿
8. ＿＿＿＿＿＿＿＿＿＿＿＿＿＿＿＿＿＿＿＿＿＿＿＿＿＿＿
9. ＿＿＿＿＿＿＿＿＿＿＿＿＿＿＿＿＿＿＿＿＿＿＿＿＿＿＿

■現在評定（現在／最近の症状の評定）：就学前のみ

| 聞き方 |

現在，後ろから名前を呼ばれるとどうですか？ 名前を呼べば振り向きますか？ 名前を呼んでも振り向かないことが，時々（多少）ある程度ですか？ それとも，名前を呼んでも振り向かないですか？

| 評定段階 | （数字を○で囲む）

0. ＿＿＿＿＿＿＿＿＿＿＿＿＿＿＿＿
1. ＿＿＿＿＿＿＿＿＿＿＿＿＿＿＿＿＿
2. ＿＿＿＿＿＿＿＿＿＿＿＿＿＿
8. ＿＿＿＿＿＿＿＿＿＿＿＿＿＿＿＿＿＿＿＿＿＿＿＿＿
9. ＿＿＿＿＿＿＿＿＿＿＿＿＿＿＿＿＿＿＿＿

図3　PARS-TR（検査用冊子）項目3「名前を呼んでも振り向かない」
（一般社団法人発達障害のための評価研究会：PARS-TS 検査用冊子．金子書房，東京，2018, p6 より引用，一部改変）

的には，3歳から就学までの間で子育てが最も困難だったときの年齢を特定し，この年齢に基づく回顧評定が幼児期ピーク評定となる．評定の進め方は，幼児期尺度による幼児期ピーク評定から開始する．幼児期ピーク評定と現在評定を両方実施する項目については項目ごとにピークと現在の両評定を実施し，その後，現在評定のみを実施し，全項目の評定終了となる．

各項目の評定では，項目内容を十分に理解した上で，面接評定を実施する．PARS-TRには項目内容の理解と評定の指針となる説明が記載されており，これらに留意しながら評定を進めていく．図3に示すのは，項目3「名前を呼んでも振り向かない」の検査用冊子の記載である[2]（評定段階と評定方法の詳細は伏せている）．項目タイトルの横に記載されているのは，当該項目の評定に「頻度」と「程度」をどのように考慮するかであり，項目によって両

方あるいはいずれかが指示されている．「聞き方」は評定に習熟するまでの基本的な実施法であるが，面接を円滑に進め，より豊かな情報を得るためには，内容が変わらない範囲で聞き方を変える，追加質問をすることが求められる．［項目の視点］は当該項目で何を評定するのかを理解するための補足情報を端的に示している．評定するターゲット行動の代表例や質問する際に特に留意すべき点の補足説明である．図3では「子どもには見えないところから名前で呼びかける」という評定の中核的内容を記載している．［評定の視点］は当該評定となる発達・行動症状の特徴の説明であり，図3では呼びかけへの反応が弱い場合は評定1となることを記載している．［評定例］は各評定段階として想定している状態像の例示であり，その他の多様な状態像による評定の参考となる．PARS-TRは当該項目の発達・行動症状の頻度・程度を，場面条件との対応で評定する視点を有しており，それらを［評定例］に示している．具体的には「何かに夢中になっているときに呼びかけても振り向かないが，何もしていないときには振り向く」場合は評定1，「何もしていないときに呼びかけても振り向かない」場合は評定2となる．これは症状を変動させる場面条件の例示であり，この点を特定する補足質問を通じてクライアントの理解を深めることや支援の手がかりを把握することにもつながる．なお図3には示されていないが，項目タイトル下に「注意」が記載されている場合があり，これは紛らわしい発達・行動症状の説明や評定の留意点である．また評定不能の括弧内には評定不能例が記載されている．これらに該当する場合は評定不能であり評定8か9となる．

なおPARS-TRにはフル項目版と短縮版が用意されているため，両者を混在させた実施も可能である．その場合には短縮版のPARS-TR得点に対して短縮版のカットオフ値を使うことしかできないが，短縮版以外の項目を加えることで対象児者の状態像を広く捉えることができる．また，スコアリングのみの項目と場面条件を詳細に問う項目を使い分けることも可能であり，PARS-TRは目的に応じて比較的柔軟な活用ができる評定尺度である．実施時間は短縮版のスコアリングのみで20分程度，フル項目版のほぼ全項目で補足質問をすると80分程度となるが，おおよそ60分前後で実施可能である．

2）評定を通した支援

先述したようにPARS-TRには場面条件を考慮して評定を実施する視点があり，このことが支援につながる．具体的には，図3の「呼びかけへの反応」では「何もしていないときに呼びかけに応じる」のであれば，「いつも呼びかけに反応しないわけではない」ことを養育者と共有しつつ，そういった場面で養育者との関わりを進めていく手立てを考えていくことで評定を支援につなげることができる．また「何もしていなくても呼びかけに応じない」という評定2の場合も「養育者の姿を見せながら呼びかけをした場合」や「呼びかけてから好きな玩具の名前を伝えた場合」の反応を聴取することで，クライアントの状態像に対する養育者への意識を高めていくための手立てを見いだせる場合もある．これらは評定のターゲット行動からは外れる補足質問であり，評定例にも記載されていないが，クライアントに対する養育者の新たな気づきにつながるという点では支援につながるため有用である．また評定中に支援の手立

てに言及する時間は取れないが，このような質問を挟んでおくことによって，評定後に支援の手立てを検討していく際の伏線ともなる．

3）評定結果のフィードバック

PARS-TRの実施後にフィードバックする情報の中心は，クライアントの適応困難の成り立ちに対するASD特性を考慮した理解と説明であり，カットオフ値によるASD特性の判定結果は慎重に扱う必要がある．表1に示すように幼児期尺度34項目については因子分析により4因子が報告されている[3]ため，これに基づく説明も可能である．

> **アドバイス** 補足質問について
>
> 1）評定の実施で述べたように，補足質問によって当該の発達・行動症状の現れに影響する場面条件を特定することができる．この場合，場面条件の特定には，①比較的程度の重い症状が緩和される場面の特定，②当該症状が増悪する場面の特定が考えられる．例えば，項目1「視線が合わない」では以下のようになる．①「視線は合わなかったです」という最初の応答に対して「何かを要求する場面や兄弟と遊んでいる場面ではどうでしたか？」と問う場合，②「時々，まったく合わなくなることがあるんです」とのエピソード聴取に続けて「それは例えば，初めての場所や活動で緊張したときなどですか？」と問う場合である．また以上に加えて，③症状の微妙な現れを特定する場合もあり，項目1の例では，「視線は普通に合っていました」という最初の応答に対して「それでは逆にじっと見据えて目を逸らさないとか，会話の内容に応じて微妙に視線を合わせたり逸らせたりといったことをしないといったことはありませんでしたか？」と問う場合である．以上，

表1　幼児期尺度の因子分析

社会的コミュニケーション
項目　*1*, *2*, *3*, 4, *5*, *6*, 7, 9
感覚性/困難性
項目　20, 24, *26*, 27, 28, 30, 31, 32, 33, 34
常同行動
項目　12, 14, 15, 17, 18, 19, 22, 23
興味の限局
項目　*8*, *10*, *11*, 13, 16, 21, *25*, 29

注：太字・斜体は短縮版項目．　　　（文献3）より引用）

PARS-TRでは補足質問を使いこなすことによって，クライアントの状態像を場面条件を含めてかなり細かく捉えることができる．ただしそのためには「ASDに関する基本的知識を有する」ことが求められる．

文献

1）安達　潤：自閉症スペクトラムにおけるPARS-TRの使用方法．小児科 59：863-869，2018
2）一般社団法人発達障害のための評価研究会：PARS-TS検査用冊子．金子書房，東京，2018
3）Ito, H et al：Validation of an interview-based rating scale developed in Japan for pervasive developmental disorders. Res Autism Spectr Disord 6：1265-1272, 2012
4）辻井正次ほか：日本自閉症協会広汎性発達障害評価尺度（PARS）幼児期尺度の信頼性・妥当性の検討．臨床精神医学 35：1119-1126，2006

4) M-CHAT と AQ

稲田尚子

Key word 自閉スペクトラム症／スクリーニング／早期発見／共同注意

要点整理

- M-CHAT（Modified Checklist for Autism in Toddlers：乳幼児期自閉症チェックリスト修正版）は，16～30ヵ月の一般乳幼児に対して，ASDのスクリーニング目的で使用される，23項目からなり，はい・いいえで回答する親記入式の質問紙である．
- 第1段階は質問紙，第2段階は電話面接の複数段階のスクリーニング手続きを踏む．
- 第2段階スクリーニングを経たM-CHATの感度は0.48，特異度は0.99，陽性的中率は0.45（しかしながら非ASDと判断された児も全般的発達，言語発達，多動，注意機能など発達的側面に何らかのニーズがある児であった）と報告されている[3]．
- 6項目からなる短縮版がある．
- AQ（Autism Spectrum Quotient：自閉スペクトラム指数）は，ASD症状の程度を量的に評価する50項目4件法で構成される質問紙で，スクリーニング目的にも使用できる．
- 児童用（5～15歳）は保護者などの他者が評価し，成人用（16歳以上）は本人が自己評価する．

M-CHAT

1 目的と意義

自閉スペクトラム症 autism spectrum disorder（ASD）は，早期介入により，短期的にも長期的にも予後が良くなる可能性が示唆されているため，近年ますます早期スクリーニングの必要性と重要性に対する認識が高まっている．早期スクリーニングが可能なASDの下限年齢は，1歳半から2歳の幼児期早期である．この時期に使用可能なASDのスクリーニングツールとして，M-CHAT（Modified Checklist for Autism in Toddlers：乳幼児期自閉症チェックリスト修正版[1]）がある（図1）．

M-CHATは，16～30ヵ月の一般乳幼児に対する，養育者記入式のイラスト付き質問紙である．全23項目から成り，各項目に対して，はい・いいえで回答する．M-CHATを用いた標準的なスクリーニング手続きは，質問紙への回答と1～2ヵ月後の電話面接の2段階である．M-CHAT日本語版の信頼性と妥当性は確認されている[2]．M-CHATを用いて，ASDを早期にスクリーニングすることにより，早期に適切な専門的アセスメントが受けられ，必要な支援サービスに早期につながることができるようになる．児の発達および適応の促進はもちろんのこと，家族のメンタルへ

日本語版 M-CHAT（The Japanese version of the M-CHAT）

お子さんの日頃のご様子について，もっともあてはまるものを○で囲んでください．すべての質問にご回答くださるようにお願いいたします．もし，お子さんの行動をめったにしないと思われる場合は（たとえば，1，2度しか見た覚えがないなど），お子さんはそのような行動をしない（「いいえ」を選ぶように）とご回答ください．項目 7，9，17，23 については絵をご参考ください．

1.	お子さんをブランコのように揺らしたり，ひざの上で揺らすと喜びますか？	はい・いいえ
2.	他の子どもに興味がありますか？	はい・いいえ
3.	階段など，何かに這い上がることが好きですか？	はい・いいえ
4.	イナイイナイバーをすると喜びますか？	はい・いいえ
5.	電話の受話器を耳にあててしゃべるまねをしたり，人形やその他のモノを使ってごっこ遊びをしますか？	はい・いいえ
6.	何かほしいモノがある時，指をさして要求しますか？	はい・いいえ
7.	何かに興味を持った時，指をさして伝えようとしますか？	はい・いいえ
8.	クルマや積木などのオモチャを，口に入れたり，さわったり，落としたりする遊びではなく，オモチャに合った遊び方をしますか？	はい・いいえ
9.	あなたに見てほしいモノがある時，それを見せに持ってきますか？	はい・いいえ
10.	1，2秒より長く，あなたの目を見つめますか？	はい・いいえ
11.	ある種の音に，とくに過敏に反応して不機嫌になりますか？（耳をふさぐなど）	はい・いいえ
12.	あなたがお子さんの顔をみたり，笑いかけると，笑顔を返してきますか？	はい・いいえ
13.	あなたのすることをまねしますか？（たとえば，口をとがらせてみせると，顔まねをしようとしますか？）	はい・いいえ
14.	あなたが名前を呼ぶと，反応しますか？	はい・いいえ
15.	あなたが部屋の中の離れたところにあるオモチャを指さすと，お子さんはその方向を見ますか？	はい・いいえ
16.	お子さんは歩きますか？	はい・いいえ
17.	あなたが見ているモノを，お子さんも一緒に見ますか？	はい・いいえ
18.	顔の近くで指をひらひら動かすなどの変わった癖がありますか？	はい・いいえ
19.	あなたの注意を，自分の方にひこうとしますか？	はい・いいえ
20.	お子さんの耳が聞こえないのではないかと心配されたことがありますか？	はい・いいえ
21.	言われたことばをわかっていますか？	はい・いいえ
22.	何もない宙をじぃーっと見つめたり，目的なくひたすらうろうろすることがありますか？	はい・いいえ
23.	いつもと違うことがある時，あなたの顔を見て反応を確かめますか？	はい・いいえ

M-CHAT copy right (c) 1999 by Diana Robins, Deborah Fein, & Marianne Barton. Authorized translation by Yoko Kamio, National Institute of Mental Health, NCNP, Japan.

M-CHAT の著作権は Diana Robins, Deborah Fein, Marianne Barton にあります．この日本語訳は，国立精神・神経センター精神保健研究所児童・思春期精神保健部部長の神尾陽子が著作権所有者から正式に使用許可を得たものです．

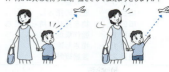

7. 何かに興味を持った時，指をさして伝えようとしますか？

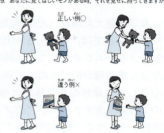

9. あなたに見てほしいモノがある時，それを見せに持ってきますか？

正しい例○

違う例×

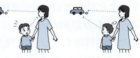

17. あなたが見ているモノを，お子さんも一緒に見ますか？

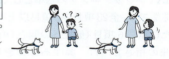

23. いつもと違うことがある時，あなたの顔を見て反応を確かめますか？

図1　M-CHAT

ルスの問題の予防や改善につながり，児とその家族へ与えるインパクトは大きい．

| MEMO | **M-CHAT と CHAT**
M-CHAT は，英国で Baron-Cohen ら（1992）によって開発された CHAT（Checklist for Autism in Toddlers：乳幼児期自閉症チェックリスト）に，米国で Robins ら（2001）が修正を加え発展させたものである．CHAT[3] は，親に質問する9項目と，保健師やかかりつけ医などの専門家が直接行動観察する5項目とから構成されるが，M-CHAT は，CHAT の親質問項目に新たに 14 項目を追加した全 23 項目とした．

2 アセスメントの進め方

1) 実施方法

　M-CHAT は，ASD のリスクにまだ気づかれていない 16～30 ヵ月の一般乳幼児を対象とした，一次スクリーニング目的で作成されている．そのため，適用年齢の範囲内（16～30 ヵ月）における乳幼児健康診査の場面（例：1歳6ヵ月健診，2歳相談会）で使用されるのが一般的である．M-CHAT を用いた標準的なスクリーニング手続きは2段階である．第1段階スクリーニングでは親に M-CHAT に回答してもら

表1 M-CHAT 短縮版項目

項目5	ふり遊び
項目6	要求の指さし
項目9	物を見せに持ってくる
項目13	動作模倣
項目15	指さし追従
項目21	言語理解

う．基準を超えた陽性（ASDが疑われる）ケースに対しては，約1～2ヵ月後に第2段階スクリーニングとして，保健師や心理職などの専門職が電話面接で不通過項目を中心とした発達状況を具体的に確認する．このように，スクリーニングのプロセスは1回限りではなく，複数回行うことが肝要である．2段階スクリーニングにおいて陽性のケースについては，個別面接を案内し，親から子どもの詳細な発達歴を聴き取り，また児の行動観察および発達検査を行うことにより包括的な発達評価を行う．M-CHATスクリーニングの基準として，米国の原版では，全23項目中3項目以上不通過，または重要6項目（他児への関心（項目2），興味の指さし（7），興味ある物を見せに持ってくる（9），動作模倣（13），呼名反応（14），指さし追従（15））中2項目以上不通過，という2つが採用されている．

2）結果の解釈

M-CHATは，ASDのリスクを発見するためのスクリーニングツールであり，2段階スクリーニングを経て陽性となったケースであっても，即ASDと診断されるとは限らない．ASDの最終的な診断は，スクリーニングの後，専門職がさらに詳細なアセスメントや数回の面接を行った後，あるいは発達経過を追ってから行われる．

M-CHATのスクリーニングツールとしての精度はどの程度であろうか．実際にM-CHATを日本の1歳6ヵ月健診に導入し，1,851名を3歳以降（3～6歳）まで長期フォローアップを行った結果[4]を元に解説する．全体で51名が平均49.4ヵ月でASDと判断され，そのうち，2段階のスクリーニングプロセスを経て陽性とされたASD児は20名（男児14名（70％），高機能児8名（40％））であった．第1段階でのASDについての感度（ASD児のうち，M-CHATが正しくASDとした児の割合）は0.69，特異度（非ASD児のうち，M-CHATが正しくASDを否定した児の割合）は0.84であった．第2段階スクリーニングの感度は0.48，特異度は0.99，陽性的中率（M-CHATがASDとした児のうち，実際にASDであった児の割合）は0.45（しかしながら非ASDと判断された児も全般的発達，言語発達，多動，注意機能など発達的側面に何らかのニーズがある児であった）と報告されている[4]．感度や陽性的中率はいくぶん低く感じられるかもしれないが，特に陽性的中率は，有病率の影響を受ける．この結果は，乳幼児健診という低リスク児がほとんどの一般母集団を対象において実施されたこと，またASDの有病率は1～2％であることを考慮して，慎重に解釈する必要がある．

3）短縮版

M-CHAT全23項目中，ASDの鑑別能力の高い項目はあるのだろうか．Kamioら[4]は，M-CHATを日本の1歳6ヵ月健診に導入し，1,851名を3歳以降（3～6歳）まで長期フォローアップを行った結果，ASD 51名，非ASD 1,800名と同定した．Kamioら[5]は，その二次解析を行い，1歳6ヵ月時点でASDの鑑別力が高い項目を調べた結果，以下の6項目が抽出された（表1）．要求の指さし，動作模倣，ふり遊び，指さし追従，言語理解，物を見せ

に持ってくる（鑑別力が高い順：項目6, 13, 5, 15, 21, 9). また，この6項目について, 二次解析で用いたコホートデータ, および, 別の自治体で使用し3歳までフォローアップしたコホートデータ（全665名：うちASD 13名，非ASD 652名）それぞれについて，この6項目版を1歳6ヵ月時点で使用した場合における後のASD診断の感度，特異度，陽性的中率，尤度比などを検討し，各指標のバランスから，カットオフを6項目中1項目とすることを推奨している．また，このカットオフを用いた場合のスクリーニング精度は，23項目のフルバージョンを使用した場合とほぼ同等であった．この6項目は，M-CHAT短縮版として活用することができ，親および健診実施者の負担軽減につながると考えられる．

3 社会性発達のマイルストーン

M-CHATの項目に含まれる社会的行動は，一般的には，いつ頃獲得されるのだろうか．筆者らが行った8～20ヵ月の一般乳幼児を対象とした調査[6]の結果，社会的行動に関する16項目は，親（養育者）からみた獲得時期に基づいて大きく3つに分けられ，各群に含まれる行動は獲得月齢が上がるにつれて複雑さを増すことがわかる（表2）．0歳代ですでに獲得されている行動群（第1群）は，子どもと大人との間，あるいは子ども同士，つまり一対一での関係で生じる行動である．1歳頃に獲得される行動群（第2群）は，模倣，共同注意，ふり遊びに関する行動である．1歳半になるまでに獲得される行動群（第3群）は，より高度な共同注意に関する行動である．

M-CHATの項目を，単にスクリーニングとしての行動群としてではなく，定型的な獲得時期という観点でみると，個人の社会性発達の目安にしたり，支援ニーズの高さを判断する目安にできるであろう．

表2 M-CHATの社会性発達関連項目の獲得時期

第1群：8ヵ月以前	
項目1	身体遊び
項目2	他児への興味
項目4	イナイイナイバー
項目10	アイコンタクト
項目12	微笑み返し
項目14	呼名反応

第2群：11～12ヵ月	
項目5	ふり遊び
項目6	要求の指さし
項目7	興味の指さし
項目13	模倣
項目15	指さし追従
項目19	親の注意喚起

第3群：15～17ヵ月	
項目8	感覚遊びからの脱却
項目9	物を見せに持ってくる
項目17	視線追従
項目23	社会的参照

| MEMO | 1歳の発達里程標：指さし追従

M-CHATに含まれる項目15の「指さし追従」は，平成24年の母子健康手帳の改訂により，1歳の発達里程標として，「保護者の記録（1歳の頃）」の項目に追加された．「部屋の離れたところにあるおもちゃを指さすと，その方向を見ますか？」

AQ

1 目的と意義

AQは，知的障害を合併しない人を対象とした質問紙で，ASDの症状程度を測定できる[7]．ASDの行動特性や認知特性に関連した50項目の質問項目を用いて，ASDの症状程度を把握し，またスクリーニング目的にも使用できる．

2 アセスメントの進め方

1）実施方法

　成人用の質問紙は本人に，児童用の質問紙は保護者などに渡し，「確かにそうだ」「少しそうだ」「少しちがう」「確かにちがう」の4段階で回答してもらう．採点時は4段階でなく，「そうだ」と「ちがう」の2段階とし，特徴があれば1点，なければ0点として採点し，AQ得点は0〜50点の範囲を取る．得点が高くなるにつれてASDの程度も強くなると考えられる．AQは，5つの下位尺度「社会的スキル」「注意の切換え」「細部への注意」「コミュニケーション」「想像力」の各10問から構成されており，これらの下位尺度の得点も算出される．

2）結果の解釈

　成人用の日本語版は2種類あり，いずれも信頼性と妥当性が示されている．ASDのスクリーニング目的で使用する場合，栗田ら[8]が日本語版を作成したAQ-Jのカットオフ値は30点で，Wakabayashiら[9]が日本語版を作成したAQのカットオフ値は33点である．AQ-Jには短縮版があり，AQ-J-21（カットオフ値12点），AQ-J-10（カットオフ値7点）の妥当性が検討されている[10]．これらのカットオフを超えた場合は，ASDのリスクが高いとされる．一方，成人の場合は自己記入式質問紙であるため，ASDであっても回答者が自分の特性にあまり気づいていない場合には低得点となりうることに留意が必要である．児童用AQのカットオフは，20点である[11]．

文献

1）Robins DL, et al：The modified checklist for autism in toddlers：an initial study investigating the early detection of autism and pervasive developmental disorders. J Aut Dev Disord 31：131-144, 2001

2）Inada N, et al：Reliability and validity of the Japanese version of the modified checklist for autism in toddlers（M-CHAT）. Res Autism Spectrum Disord 5：330-336, 2011

3）Baron-Cohen S, et al：Can autism be detected at 18 months? The needle, the haystack, and the CHAT. Br J Psychiat 161：839-843, 1992

4）Kamio Y, et al：Effectiveness of using the Modified Checklist for Toddlers with Autism in two-stage screening of autism spectrum disorder at the 18-month health check-up in Japan. J Aut Dev Disord 44：194-203, 2014

5）Kamio Y, et al：Brief report：Best discriminators for identifying children with autism spectrum disorder at an 18-month health check-up in Japan. J Autism Dev Disord 45：4147-4153, 2015

6）Inada N, et al：Developmental chronology of preverbal social behaviors in infancy using the M-CHAT：Baseline for early detection of atypical social development. Res Autism Spectr Disord 4：605-611, 2010

7）Baron-Cohen S, et al：The autism-spectrum quotient（AQ）：evidence from Asperger syndrome/high-functioning autism, males and females, scientists and mathematicians. J Autism Dev Disord 31：5-17, 2001

8）栗田　広ほか：自閉症スペクトラム指数日本語版（AQ-J）のアスペルガー障害に対するカットオフ．臨床精神医学 33：209-214, 2004

9）Wakabayashi A, et al：The Autism-Spectrum Quotient（AQ）in Japan：A cross-cultural comparison. J Autism Dev Disord 36：263-270, 2006

10）Kurita H, et al：Autism-spectrum quotient-Japanese version and its short forms for screening normally intelligent persons with pervasive developmental disorders. Psychiatry Clin Neurosci 59：490-496, 2005

11）Wakabayashi A, et al：The Autism-Spectrum Quotient Children's Version in Japan：A Cross-Cultural Comparison. J Autism Dev Disord 37：534-540, 2007

1) ADHD-RS

田中康雄

Key word 評価スケール／子ども用（18歳まで）／日常の生活態度／治療効果判定

要点整理

- ADHD-RSは，保護者と関係者（保育士，教師など）が記入する注意欠如多動症 attention-deficit/hyperactivity disorder（ADHD）のDSM-IV-TRに準拠した18項目からなる評価スケールである．
- ADHD-RSは簡便な方法で，診察場面で捉えられない日常の生活態度を判定できることが最大の特徴である．その子の日常を十分に把握しきれない医師にとって，過去6ヵ月以上，日常をともにしている保護者や関係者からの評価は非常に有益な情報である．
- ADHD-RSは，ADHDと診断されたあとでも，その治療的介入の効果判定などに簡便かつ有益な評価スケールとなる．

1 目的と意義

ADHD-RSとは，DuPaulら[1]により，ADHDのスクリーニング，診断，治療成績の評価に使用可能なスケールとして開発されたADHD Rating Scale-IVの日本語版である．

ADHD Rating Scale-IVの評価スケールとスコアシートは，DuPaulら[1]が1998年に公にした．それは，全米各地の地理的，人種的背景を反映する大規模な標本（n=2,000）を収集し，探索的因子分析と検証的因子分析を実施し，症状の二面的モデルに即応していることを確認し，さらに再テスト法による信頼性，観察者間一致率，サブスケールの内部一貫性，基準関連妥当性，判別的妥当性などの調査をもとにしている．

ADHD Rating Scale-IVは，5〜18歳を対象に，家庭版と学校版の2種類がある．質問項目はDSM-IVの診断基準項目に準拠し，不注意と多動性・衝動性の各9項目を交互に配置し，4段階のリッカート・スケールで評定できるように構成されている．その結果をスコアシートで検証し，ADHDの診断に該当するかどうかの可能性を検証することができる．

ADHD-RSは2008年に翻訳出版[1]され，2016年に日本版のスコアシートが公表された．

2 アセスメントの進め方

理想的なアセスメントとは，これまでの臨床的経験からの積み重ねから精製された主観的なアセスメントと，行動評価スケールなどの客観的なアセスメントを重ね続けて包括的なアセスメントを形成することである（図1）．

一般に医療機関では，受診した子どもの言動からADHDの存在が疑われた場合，より詳細に生育歴と養育環境を聴き取り，家庭生活，保育・教育現場での生活の様子を聴き取る．

保護者や関係機関との信頼関係がある程度成立してから，子どもの言動を良く観察

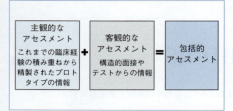

図1 包括的アセスメント

している人たちから情報提供してもらうことの重要性を伝え，理解を得た場合，ADHD-RSによる行動評価を依頼する．

同時に，他の障害の有無を鑑別するため，甲状腺機能などの身体疾患の有無を点検し，必要に応じて知能検査，脳波検査なども予定する．

ADHD-RSは総数18項目をチェックするだけという簡便さから，依頼しやすい評価スケールで，ADHDの可能性が示唆される症状の頻度と程度を判定することができる．ただし，実施前に「これでADHDと診断がつくかどうかが明確になるものではない」ということも伝えておく必要はある．

DuPaulら[1]も，ADHD Rating Scale-IVの翻訳書の序文で「絶対にADHD Rating Scale-IVのスコアのみでADHDを診断しないこと」と述べている．しかし，同時に「ADHD Rating Scale-IVは，適切に使用することで，的確な診断や効果的な治療法の確定に役立つもの」であるとも述べた．すなわち，ADHD-RSはADHDを診断する上での補完ツールではあるが，非常に有用なツールでもあるといえる．

3 実施方法

ADHD評価スケール：家庭版と学校版は，ADHD Rating Scale-IVの翻訳書[1]に掲載されている．所定の手続き（アドバイス参照）を経て，複写した用紙を記入者に渡す．

記入者は，子どもの氏名，性別，年齢，学年を記載して，評価する記入者名も記載する．それを埋めたら，18項目を評価する．

その評価は，過去6ヵ月におけるその子の行動である．ないもしくはほとんどない（0点），ときどきある（1点），しばしばある（2点），非常にしばしばある（3点），の4段階評価から，最もよく表している評価を〇で囲む．

不注意は奇数項目に，多動性―衝動性は偶数項目と交互に記載されており，不注意の素点と，多動性―衝動性の素点，および合計素点を計算したら，該当するスコアシートで％値を明らかにする．

DuPaulら[1]は，診断に最適なカットオフ値について，保護者の評価と関係機関の評価の組み合わせから，臨床場面と学校場面で調査している．詳細は翻訳書[1]を参照していただきたいが，およそ80％値以上と想定しておいてよいかと思われる．

これまでは，原著のスコアシートを活用していたが，日本での研究では，そもそも日本の標準値は米国の標準値より低い傾向にあることが指摘[2]されてきた．

日本を対象にした大規模調査による日本版のスコアシートの開発が切望され続けたなか，2016年4月にようやく日本におけるスコアシートが完成した[3]．翻訳書では2016年の第5刷にその調査，解析過程を報告し，日本版のスコアシートが掲載されている．ただし，原著で呈示されている臨床場面や学校場面でのカットオフ値の日本版のデータはまだない．今後は，日本版でのカットオフ値の検討が求められる．

4 特徴

ADHD-RSは，わずか18項目を評価することで，診察場面で捉えられない日常の生活態度を判定することができることを最大の特徴としている．その子の日常を十分に把握しきれない医師にとって，過去6ヵ月以上，その子との日常をともにしている養育者や関係者からの評価は非常に有益な情報である．

ADHDと診断されたあとでも，ADHD-RSはその治療的介入の効果判定にとっても簡便かつ有益な評価スケールとなる．関わりの前後，あるいは薬物療法の過程においての効果判定にも使用できる．

ただし，あくまでもDSM-Ⅳの診断基準項目に準拠した18項目からなる評価であるだけに，ADHDと似た病態も評価される可能性がある．

実際には家庭と学校での評価が非常に異なる場合や，ADHDとの鑑別に苦慮する被虐待経験をもつ子どもたちや，併せ持つ自閉スペクトラム症の存在なども，改めて臨床場面で検討する必要がある．これが，ADHD-RSを実施するうえで，慎重な配慮が求められる部分であり，ADHD-RSの結果だけでADHDと診断してはいけないという諌めに繋がる．そもそもこうした評価スケールは人が人を評価するものである．そこには子ども観や行動に対する評価基準があると思われるが，それが必ずしも一定の尺度からなっているとはいえない．評価は，あくまでも評価者の主観的視点によるものである．

> **MEMO 評価スケールの文言の翻訳**
>
> 評価スケールの文言は，日本語版翻訳に際し本来はバックトランスレーションを行うべきである．ただし，18項目がほぼDSMの文言と同様であったため，日本語の混乱を避ける意味で，「DSM-Ⅳ-TR精神疾患の診断・統計マニュアル新訂版」の日本語訳を最大限重視した．現在診断基準として使用されるDSM-5では，DSM-Ⅳ-TRのADHDの症状項目内容が英文では大きな変化はない．しかし，DSM-5の訳語はDSM-Ⅳ-TRと若干異なっている．日本語版のスコアシートは，既存の日本語訳で調査解析されており，現状での文言の変更は不可能である．

> **アドバイス ADHD-RSの入手方法**
>
> 「診断・対応のためのADHD評価スケール ADHD-RS（DSM準拠）チェックリスト，標準値とその臨床的解釈，明石書店，2008」に掲載されているADHD評価スケールの家庭版と学校版を複製して使用する．その場合，出版者著作権管理機構を通じて複製使用の許諾を得る必要がある．

文献

1) DuPaul GJ, et al : ADHD Rating Scale-Ⅳ : Checklist, Norms, and Clinical Interpretation, The Guilford Press, New York, 1998（診断・対応のためのADHD評価スケール ADHD-RS（DSM準拠）チェックリスト，標準値とその臨床的解釈，市川宏伸ほか監修，坂本律訳，明石書店，東京，2008）
2) 山崎晃資：ADHD RS-Ⅳ日本語版，注意欠陥/多動性障害―AD/HD―の診断・治療ガイドライン，上林靖子ほか編集，じほう，東京，48-54，2003
3) 田中康雄ほか：ADHD-RS評価スケールの日本版標準化に向けて．精神医学 58：317-326，2016

2) Conners 3

田中康雄

Key word 評価スケール／子ども用（18歳まで）／反抗挑発症／素行症

要点整理

- Conners 3 は，保護者と関係者（保育士，教師など）が記入するものと，本人が自己記入する3種類からなる．
- Conners 3 は記入総数が100前後と非常に多くの項目からなっているため，チェックにはかなりの時間と労力がかかり，簡単には依頼しにくい．しかしADHDおよびADHDと関連性の高い問題（攻撃性，学習の問題，友人／家族関係，実行機能など）を個別にチェックできる点やDSM-5に準拠した反抗挑発症や素行症の症状スケール，妥当性スケール，不安と抑うつのスクリーニング項目，問題行為の危険性項目といったADHD周辺の状況に迫ることができる．
- 前項のADHD-RSもConners 3も，それぞれの評価スケールは的確な診断や効果的な治療法の確定に役立つツールの一つではあるが，評価は，あくまでも評価者の主観的視点によるものであり，それぞれの長所と短所をきちんと把握しておく必要がある．

1 目的と意義

Conners 3 は，1960年代にジョンズ・ホプキンス病院のハリエット・レーン・クリニックで仕事をしていたConnersが，精神科外来に紹介されてきた青少年の根本的な問題を簡潔・簡便に把握することを目標に，学齢期の子どもの親や教師が行動上の問題について記入できる評価スケールを開発したことから始まる．

保護者用・教師用の両スケールは，開発当初から優れた研究特性を備えていることが立証され，特に薬物療法の効果を敏感に反映していた．

1989年に改変され，コナーズの評価スケールConners' Rating Scales（CRS）と命名され，1997年に，DSM-IVに掲載されたADHDの診断基準に対応したConnersの評価スケール改訂版Conners' Rating Scales-Revised（CSR-R）へと進化し，その後臨床的に大きく注目されるようになった．

2008年に登場したConners 3[1]は，7,000件を超えたアセスメントから標準標本，臨床標本，妥当性調査用標本を構成し，優れた信頼性と妥当性を誇るツールであり，ADHDおよびADHDと関連性の高い問題（攻撃性，学習の問題，友人／家族関係，実行機能など）を評価，特定するものに進化した．

DSM-IV-TRの症状基準への対応が強化されたほか，反抗挑戦性障害や素行障害のDSM-IV-TRの症状スケール，実行機能のアセスメント，妥当性スケール，不安と抑うつのスクリーニング項目，問題行為の危険性項目など，新たな領域やスケールも追加された．

2013年にDSM-5が刊行されると，いち

早くConners 3は，ADHD，反抗挑発症，素行症の症状基準をDSM-5に準拠して変更[2]された．それを受けて2011年より刊行発売していたConners 3日本語版マニュアルとConners 3日本語版検査用紙は，2017年に，DSM-5に対応するため改変された．詳細は，Conners 3日本語版マニュアル補足ガイド DSM-5対応への改変事項を参照していただきたい．

Conners 3は，保護者110項目，教師115項目，青少年本人99項目からなるConners 3標準版と，保護者45項目，教師41項目，青少年本人41項目からなるConners 3短縮版および保護者，教師，青少年本人それぞれ10項目のConners 3ADHD指標，保護者，教師それぞれ10項目からなるConners 3総合指標の4つのフォームがある．対象年齢は，保護者，教師用が6～18歳，本人用が8～18歳である．

2018年10月現在，日本語版として使用できるConners 3はConners 3標準版を翻訳したものである．

2 アセスメントの進め方

進め方において，ADHD-RSと基本的に大きな相違はない．つまりその子どもの言動からADHDの存在が疑われた場合，より詳細に生育歴と養育環境を聴き取り，家庭生活，保育・教育現場での生活の様子を聴き取る（図1）．

保護者や関係機関との信頼関係がある程度成立してから，子どもの言動をできるだけ良く観察している人たちから情報提供していただくことの重要性を伝え，理解を得た場合，Conners 3での行動評価を依頼する．

さらに他の障害の有無を鑑別するため，

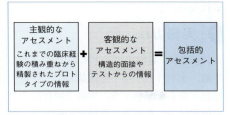

図1 包括的アセスメント

甲状腺機能などの身体疾患の有無を点検し，必要に応じて知能検査，脳波検査などを予定する．

ADHD-RSと異なり，Conners 3は記入総数が100前後と非常に多くの項目からなっている．そのため，チェックにはかなりの時間と労力がかかり，ADHD-RSに比べて簡単には依頼しにくい．しかしADHD-RSと比べ，ADHDおよびADHDと関連性の高い問題（攻撃性，学習の問題，友人/家族関係，実行機能など）を個別にチェックできる点やDSM-5に準拠した反抗挑発症や素行症の症状スケール，妥当性スケール，不安と抑うつのスクリーニング項目，問題行為の危険性項目といったADHD周辺の状況に迫ることができるという長所を持っている．ADHD-RSと違って，ADHDの可能性が示唆される症状の頻度と程度の判定以外の情報を入手することができる点は強調してよいと思われる．

そのため，対象となる子どもがADHD的要素を持っていると思われながら，その背景に多様性が疑われるときは，ADHD-RSで評価する以上に豊富なヒントを入手することができる．

ADHD-RSがADHDを診断する上での補完するツールであれば，Conners 3は，ADHDとその関連障害の併存，鑑別において有用な広範なツールと呼んで良いかも

しれない．

3 実施方法

評価者は，質問紙に子どもの氏名，性別，年齢，生年月日，学年を記載して，評価する記入者名を記載する．教師の場合はその生徒を担当した期間と教科を記載する．記入年月日を記載して，保護者の場合は110項目，教師は115項目，青少年本人は99項目について評価する．

評価は，全然当てはまらなかった．（まったく，めったに）（0点），ほんの少し当てはまった．（ときどき）（1点），よく当てはまった．（しばしば）（2点），とてもよく当てはまった．（とてもしばしば，とても頻繁に）（3点），の4段階評価で構成され，過去1ヵ月に該当する子どもの様子に○をつける，というものである．評価は過去1ヵ月間の行動を対象としているため，少なくとも対象者を1ヵ月以上はよく知っている者が評価者とならなければならない．

評価者は，保護者および教師の場合，子どもを最も知る保護者，教師で，複数で記入することが推奨されている．所要時間は30分程度であろうが，それをもとにした全体の評価検討，解析には1時間前後が必要となるだろう．

採点は，転写された回答スケールから○で囲まれた数字を該当欄に転記し，小計していく．それをもとに，採点シートに順に転記していくと，矛盾指標，好印象と悪印象スケールガイドライン，DSM-5の症状スケールとしてADHD，素行症，反抗挑発症が判定でき，機能障害の程度，Conners 3 ADHD指標による確率スコアなどが抽出され，さらに不安と抑うつのスクリーニング，問題行為の危険性項目が明らかになる．さらに男女年齢別のプロファイルシートを使って，不注意，多動性/衝動性，実行機能，学習の問題，挑戦性/攻撃性，友人関係，家族関係，DSM-5の症状などのT-スコアをプロットする．この評価点とT-スコアの組み合わせからADHDの可能性あるいは別の障害の可能性を検討することができるよう構成されている．

さらに機能障害やスクリーニング項目などを参考に，実際の支援計画を提案することができる．

わが国のデータは，翻訳したConners 3のマニュアル[1]に，標準化と信頼性のための予備的調査を掲載している．そこでは，年齢ごとの平均値を男女別，ファーム別で抽出している．今後はわが国におけるT-スコア値を明らかにする必要がある．さらに臨床群との比較検討を行う必要もある．

4 特徴

Conners 3の特徴は，その項目数の多さに尽きる．

ADHDの症状に加え素行症，反抗挑発症，といったDSM-5の症状チェック，機能障害項目，不安，抑うつといったスクリーニング項目，問題行為の危険性項目などが評価できるため，Conners 3では，かなり多面的な情報を得ることができる．それによって，家庭と教育現場における問題点や，連携，支援の役割を明確にすることも可能となる．間をあけて評価することで，治療的介入の成果を判定することもできる．Conners 3では，多くの情報から，ADHD以外の課題も明確にすることができる．特に，限局性学習症や自閉スペクトラム症，さらに被虐待経験をもった子どもとの鑑別や種々の障害の併存を検討する上でも，有益な情報を得ることができる．

評価スケールの質問の翻訳に当たって

は，Conners 3 の版権を管理している MSH 社との間でバックトランスレーションを行い作成した．

多くの情報を提供している回答項目の多さは，その一方で課題あるいは短所にもなる．記入における労力は ADHD-RS の比ではない．実際に，評価者の記載漏れも少なくないため，採点評価の前に，確認作業が必要である．

解析するための採点評価も煩雑で，一定の手順に慣れるまでには相応の時間がかかると思われる．

人が人を評価するスケールである以上，その評価には一定のバイアスがかかることも否めないが，Conners 3 の場合は，ADHD-RS と異なり，妥当性を検証する 3 つのスケール（好印象，悪印象，矛盾指標）があり，この結果が評価者にある一定のバイアスを明らかにしてくれる．

> **MEMO** 新しくなった Conners 3
>
> Conners 3 の版権を管理している MSH 社は，2013 年 5 月に DSM-5 が刊行された直後，2014 年に採点方法に関する変更とレポート作成に関する修正点を記載した DSM-5 UPDATE を公表した．
>
> これをうけて Conners 3 日本語版を管理する金子書房は，2017 年 8 月に MSH 社が刊行した DSM-5 UPDATE を翻訳出版[2]した．同時に Conners 3 日本語版検査用紙も様式と一部の日本語訳を改変した．その改変も Conners 3 の版権を管理している MSH 社との間でバックトランスレーションを行っている．
>
> 今後，Conners 3 を使用する場合は，既存のマニュアル[1]とマニュアル補足ガイド[2]を参照しながら，新しい検査用紙を使うことになる．

> **アドバイス** Conners 3 日本語版の入手方法
>
> Conners 3 日本語版マニュアル，マニュアル補足ガイド，検査用紙は，出版社である金子書房が定めた Level B の条件，つまり「大学院などで心理検査および測定に関する科目を履修し卒業したか，もしくはそれと同等な教育・訓練を終えていること」という条件を満たしている者でないと購入することはできない．詳細は出版社のホームページを参照していただきたい．

文献

1) Conners CK：Conners 3rd edition, Multi-Health Systems, Toronto, Ontario, 2008（Conners 3 日本版マニュアル，田中康雄監訳，坂本　律訳，金子書房，東京，2011）
2) Conners CK：Conners 3rd edition DSM-5 UPDATEl, Multi-Health Systems, Toronto, Ontario, 2014（Conners 3 日本版マニュアル補足ガイド　DSM-5 対応への改変事項，田中康雄監訳，金子書房，東京，2017）

3) CAARS・CAADID

染木史緒

Key word 注意欠如多動症（ADHD）／診断分類／自己・他者評定尺度／成人用

要点整理

- CAARS・CAADID 日本語版は，日本で標準化された信頼性と妥当性の高い成人期の ADHD の診断補助ツールである．
- CAARS は自己記入式と観察者評価式の 2 種類があり，各 66 項目からなる．両方を実施することが望ましいが，必須ではない．CAADID はパートⅠ（生活歴）とパートⅡ（診断基準）に分かれており，両方の実施が必須となる．
- 実施時間は CAARS の各尺度が 15～30 分程度，CAADID の各パートが 60～90 分程度である．CAADID は事前にパートⅠを渡し，回答を持参してもらうことも可能である．
- いずれの尺度も成人期の ADHD 症状に沿った項目で構成されており，対象年齢は 18 歳以上である．

1 目的と意義

注意欠如多動症（attention-deficit/hyperactivity disorder：ADHD）は「通常，幼児期，小児期，または青年期に初めて診断される障害」であり，DSM-5 にも，12 歳以前に症状が現れることが診断基準の 1 つとなっている[1]．しかし，その症状は成人してからも形を変えて継続する場合が多く，最近は成人してから ADHD の診断を受けるケースも増えてきている．

成人の ADHD の診断に際して，大きな問題となるのが症状の評価である．ADHD は当初，小児の障害と考えられていたため，その診断基準は小児期にみられる症状を中心に記述されている．これは世界保健機関（WHO）による国際疾病分類第 10 版（International Statistical Classification of Diseases and Related Health Problems：ICD-10）においても同様である[2]．DSM においては，第 4 版から 5 版に改訂される際に成人の該当例がいくつか付記されたとはいえ，症状が診断基準を満たすかどうか判断に迷う場合はいまだに少なくない．CAARS（Conners' Adult ADHD Rating Scales）と CAADID（Conners' Adult ADHD Diagnostic Interview for DSM-Ⅳ）は，このように診断が難しい成人 ADHD の診断補助ツールとして，Keith Conners 博士らにより開発された[3]．原版の信頼性・妥当性はもとより，日本版も日本のデータを用いて標準化され，その信頼性と妥当性の高さが確かめられている．

なお，ADHD に限らず，精神疾患の診断は 1 つのアセスメントの結果に頼って行うべきではない．そのため，CAARS 日本語版の「自己記入式」と「観察者評価式」の両方，またはいずれかと CAADID 日本語版を併用するなど，複数のアセスメントツールを組み合わせて診断の助けとすることが求められる．

表1 CAARS（自己記入式・観察者評価式）の下位尺度

因子分析による下位尺度
―不注意/記憶の問題
―多動性/落ち着きのなさ
―衝動性/情緒不安定
―自己概念の問題

DSM-Ⅳ　ADHD 症状下位尺度
―不注意型症状
―多動性―衝動性型症状
―総合 ADHD 症状

ADHD 指標

矛盾指標

（CAARS 日本語版マニュアル p.4 を一部改変）

表2 CAADID の構成

パートⅠ
―背景情報
―成育歴（小児期・成人期）
―ADHD の危険因子
 1. 妊娠中の要因
 2. 分娩時の要因
 3. 気質的要因
 4. 発達上の要因
 5. 環境的要因
 6. 医学的要因
 7. 家族的背景や遺伝的要因
―併存障害のスクリーニング

パートⅡ
―DSM-Ⅳの ADHD 基準 A～D

1）CAARS 日本語版

CAARS 日本語版は，Conners らが作成した Conners' Adult ADHD Rating Scales[4] を日本のデータに基づいて標準化したものである．この尺度には2種類の用紙（「自己記入式」と「観察者評価式」）があり，複数の回答者からの情報をもとに包括的に評価を行う．ADHD 症状の有無のみならず，各症状の重症度も評価できることから，臨床や研究，リハビリテーション，司法臨床など広い領域での使用に適している．

「自己記入式」「観察者評価式」用紙はいずれも 66 項目で構成され，「まったく当てはまらない」から「非常に当てはまる」の4件法で回答する．下位尺度は8領域に分かれている（表1）．

2）CAADID 日本語版

CAADID 日本語版は，Conners らが作成した Conners' Adult ADHD Diagnostic Interview for DSM-Ⅳ[3] を日本のデータに基づいて標準化したものである．DSM-Ⅳの ADHD の診断基準を用いて作成された診断用の半構造化面接形式の評価尺度であり，成人 ADHD の診断に必須である小児期と成人期両方の ADHD 症状の評価ができる．2つのパートに分かれており，「パートⅠ　生活歴」は患者の背景情報と成育歴，ADHD に関連するリスクファクター（概論は文献5参照），重複する障害に関する4つの項目を含む．「パートⅡ　診断基準」は小児期・成人期の症状を評価する項目を含む（表2）．

| MEMO | CAARS・CAADID 使用の注意点

2018年10月現在，アメリカ精神医学会からは DSM-5 が出版されているが，原版の CAARS と CAADID はその前の第4版（DSM-Ⅳ）をもとに作成されている．ただ，診断基準項目には大きな変更はなかったため，内容的妥当性は保たれているというのが原版著者らの見解である（Edhardt と Sparrow，私信，2017）．

ただ，DSM-Ⅳでは小児・成人ともに6つ以上の ADHD 症状を示すことで診断基準を満たしたのに対し，DSM-5 では成人は5つ以上の症状を示せば診断基準を満たすことになった．そのため，CAADID の用紙では診断基準は6つ以上の ADHD 症状とされているが，現在は5つ以上とするのが妥当と考えられる．

表3 CAARS の実施手順

1. インフォームドコンセント（必須）
2. CAARS の実施（制限時間なし）
   - 対面（個別またはグループ）
   - 電話で質問項目を読み上げる
   - 用紙を郵送する（実施前に注意事項を伝える）
3. 回答もれの確認と手短な話し合い（対面と電話実施時のみ）

表4 CAADID の実施手順

1. インフォームドコンセント（必須）
2. CAADID の実施
   - 方法1
     1. 臨床面接1（パートⅠ）60～90分
     2. 臨床面接2（パートⅡ）約60分
   - 方法2
     1. 質問紙記入（パートⅠ）30～60分
     2. 臨床面接（パートⅠ確認）30～60分
        （パートⅡ）約60分

 アセスメントの進め方

1）CAARS 日本語版

CAARS 日本語版には「自己記入式」と「観察者評価式」用紙の2種類があり，いずれもカーボン複写式の両面印刷である．自己記入式は本人が，観察者評価式は家族・友人などクライアントの日常をよく知る人が記入する．どのような形式で実施する時も，実施前にインフォームドコンセント（検査の目的と，この検査から何がわかるかを説明して了解すること）を得るのは必須である．実施に際しては，静かな場所で，制限時間はないことを伝えたうえで行う．また，回答には正解・不正解はないこと，回答内容が第三者に知られることは一切ないことも説明する．なお，回答を変更したいときには，最初の回答に×をつけてから新しい回答に〇をつけるよう指示する．

対面で実施する際には，可能な限り検査者が立ち会う．回答者が遠方にいる場合などは，電話で検査者が項目を読み上げ，回答してもらうという形式をとってもよい．郵送で記入を依頼する場合は，① 他の人の意見を聞かずに自分だけで回答する（特に自己記入式の場合），② 一度にすべての項目に回答する（複数回に分けない），③ 返送前に回答もれがないことを確認する，ことを指示する（表3）．いずれの場合も，回答に迷った時には，「同年齢・同性別の平均的な人と比べてどうか」という基準で判断するとよい．それでも回答に自信がないときは，「最も近い答え」を選ぶように伝える．

対面と電話回答により実施した場合，終了前に回答もれがないことを検査者が確認した上で簡単な話し合いをする．これは短時間でよく，検査者は回答についての解釈上の意見を言ってはならない．

スコアリングをするには，用紙2枚目にとじられているクイックスコア用紙をミシン目に沿って切り取る．次にスコアリング表に各項目の数字を書き写し，それに基づいてA～Hの各項目の合計点を算出する．最後に，その得点をプロフィール用紙（男性用・女性用があることに注意）に転記する．この作業自体は簡単なので専門職以外が行うことも可能であるが，結果の解釈は基準を満たした（アドバイス参照）専門職のみが実施できる．

2）CAADID 日本語版

CAADID 日本語版には「パートⅠ　生活歴」と「パートⅡ　診断基準」の2種類の冊子があるが，両方の実施が必須である．実施に際しては，2通りの方法がある．① パートⅠ，パートⅡをそれぞれ臨床面接として2回に分けて実施する，② パー

トⅠを受検者（クライアント）に質問紙として記入して実施し，1回の臨床面接でパートⅠの再確認とパートⅡを実施する（表4）．いずれの方法で実施するにせよ，CAARSと同様，実施前のインフォームドコンセントは必須である．

臨床面接を実施するにあたっては，基準を満たした専門職であることに加え，CAADIDの訓練を受ける必要がある．訓練の内容としては，マニュアルと検査用紙を熟知することに加え，ロールプレイによる非クライアントの面接の実施，そして経験豊富な専門職のスーパーヴィジョンを受けながらクライアントにCAADIDを実施，が推奨されている．

いずれの方法で実施するにせよ，パートⅠは背景情報，成育歴，ADHDの危険因子，併存障害のスクリーニングの順で面接/内容の再確認を進める．ほとんどの項目は「はい」「いいえ」の形式だが，さらに情報を得る必要がある場合には追加の質問をする．重要な点として，「併存障害のスクリーニング」において1つでも該当する質問がある場合には，気分障害のアセスメントを追加しなくてはならないことが挙げられる．特に併存障害が多い場合には，併存障害を包括的に評価できる面接法を用いることが求められる．

パートⅡは3つの部分に分かれている．まず不注意症状の有無（基準A），その発症年齢（基準B），そして広汎性（基準C）を評価する．次に多動性－衝動性症状についても同様に基準A〜Cの評価を行い，さらに両方の症状が合わさることで生じる障害（基準D）について評価する．最後にパートⅡのまとめとスコアリングのためのサマリーシートがついている．

基準Aの各ページにはADHDの診断基

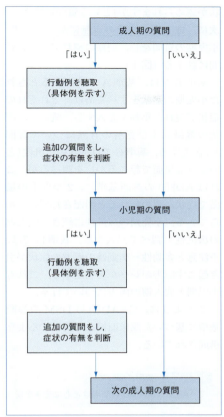

図1　CAADIDパートⅡにおける症状評価（基準A）の手順

準が1つずつ掲載され，その下の左側には現在（成人期）の状態について，右側には小児期の状態について，複数の例が挙げられている．流れとしてはまず成人期の質問をし，行動の例をその下に記述する．この際，必要に応じて具体例を利用して回答を促す．ここで「はい」と答えた場合，次にある追加の質問をする．この質問は，同年代（同性別）の人に比べて症状（問題）が顕著かどうかを明らかにするもので，回答を記録する．その上で最後の「成人期に症

状が認められますか」という質問に答える．次に，成人期の症状の有無にかかわらず，小児期の質問をし，同様の流れで最後の質問に答える（図1）．

基準Bでは，基準Aで該当するとされた小児期の症状をすべてあげ，それぞれの症状が現れた年齢を記入する．続いて，症状の軽減および寛解の有無について質問し，記入する．基準Cでは症状の広汎性（どのような場面で起こるか）を調べるが，これはADHDの診断基準に，2つ以上の場面で症状が認められると明記されているからである．小児期の広汎性に続き，成人期の広汎性も調べて記入する．基準Dでは，不注意と多動性－衝動性の両方の症状が引き起こす障害のレベルを判定する．これも小児期と成人期の両方について行う．

このように，CAADIDはDSMの診断基準に基づいた臨床面接を可能にするよう構成されている．

> **アドバイス　使用に関して**
> CAARS，CAADIDの使用はともに金子書房

の指定するLevel B（大学院で心理検査および測定法に関する科目を履修し修了したか，もしくはそれと同等な教育・訓練を終えている）の資格をもつ者に限られている．詳しくは金子書房のサイトを参照されたい（http://www.kanekoshobo.co.jp/company/c671.html）；2018年10月現在．

文献

1) American Psychiatric Association（著），高橋三郎ほか監訳：DSM-5 精神疾患の診断・統計マニュアル，医学書院，東京，2014
2) World Health Organization（著），融 道男ほか訳：ICD-10 精神および行動の障害：臨床記述と診断ガイドライン，2005
3) Conners CK, et al（著），中村和彦監修：CAARS 日本語版，金子書房，東京，2012
4) Epstein JN, et al（著），中村和彦監修：CAADID 日本語版，金子書房，東京，2012
5) Conners CK, et al：Attention-deficit hyperactivity disorder in children and adolescents. Children and Adolescents：Clinical Formulation and Treatment（Vol. 5），Hersen M, et al eds, Elsevier science, New York, 1998

1) LDI-R

海津亜希子

Key word つまずき／チェックリスト／小学生／中学生

要点整理

- LDI-R は Learning Disabilities Inventory-Revised の略である．「聞く」「話す」「読む」「書く」「計算する」「推論する」（中学生版には「英語」「数学」）「行動」「社会性」から成る LD 判断のための調査票である．
- LDI-R は，対象となる子どもを実際に指導し，子どもの学習状態を熟知している指導者，専門職などが質問紙（チェックリスト）に回答していく．
- 適用年齢は，小学校 1 年生から中学校 3 年生である．
- 実施時間は約 20 ～ 40 分である．

1 目的と意義

日本において文部省（当時）より LD の定義が出されたのは 1999 年のことであった．それによると，「学習障害とは，基本的には全般的な知的発達に遅れはないが，聞く，話す，読む，書く，計算する又は推論する能力のうち特定のものの習得と使用に著しい困難を示す様々な状態を指すものである．学習障害とは，その原因として，中枢神経系に何らかの機能障害があると推定されるが，視覚障害，聴覚障害，知的障害，情緒障害などの障害や，環境的な要因が直接の原因となるものではない」とされている．

そして，定義とあわせて挙げられている判断基準によると「知的能力の評価」として，全般的な知的発達に遅れはないが認知能力にアンバランスがあること，「国語等の基礎的能力の評価」として，国語等の基礎的能力に著しいアンバランスがあること，「医学的な評価」として，必要に応じて医学的な評価を受けること，「他の障害や環境的要因が直接的原因でないこと」として，他の障害や環境的要因が学習困難の直接の原因でないことの確認の必要性が述べられている．

このように，LD は学習面のつまずきを主としているにもかかわらず，当時，わが国においては，LD の学習面の状態を詳細に把握するアセスメントというものが存在しなかった．

そこで開発されたのが本アセスメントである．2005 年に小学生を対象とした LDI が出版され，その後 2008 年には中学生用の調査項目が追加され，改訂版としてLDI-R が刊行された．

調査項目は，前述の LD の定義に沿った基礎的学力の領域（「聞く」「話す」「読む」「書く」「計算する」「推論する」，中学生版はこれに加え「英語」「数学」）と「行動」「社会性」を合わせた小学生 8 領域，中学生 10 領域から成る．具体的な質問項目は**表1**の通りである．

実は，LDI-R で挙げているような学習面でのつまずきは，何も LD に限ったことではなく，同様に認知面でアンバランスを

もつ，ADHD（注意欠如多動症）や自閉スペクトラム症のある子どもにとっても，このような学習面における特異なつまずきは存在する．その際にも，つまずきの現れ方は子どもによって多種多様であるため，個々の特性を詳細に把握していくことが不可欠である．何に，どのようにつまずいているのかが明らかになってはじめて，その子どもが有するつまずきの要因推定に至ったり，支援策を講じたりもできる．実態把握が支援の始点ともいえるであろう．

LDI-R で扱っている「学習」は，就学以降，子どもがほぼ毎日取り組む営みでもある．その点で，学習面のつまずきは，子どもの支援ニーズに気づくきっかけにもなり得る．

一方で，実際に学習面でのつまずきを包括的に把握することはそう容易なことではなく，学力という側面から子どもの状態像を見立てていくことに慣れているはずの教師であっても，特別な教育的ニーズを有する子どものつまずきの把握に頭を悩ますことも少なくない．

そこで，LDI-R では，子どもの教育に関わる者に対し，「特に注意してみていかなければならない領域や課題には，どのようなものがあるのか」，「どの程度のつまずきがみられた場合，より専門的な見地からの検討・支援の必要性が生じるのか」についての示唆を与えている．

2 アセスメントの進め方

学習面で顕著なつまずきを示している子どもがいた際，その子どもの実態を詳細に把握するため LDI-R を実施することもあろう．

その場合，対象となる子どもを実際に指導し，子どもの学習状態を熟知している指導者，専門職などが LDI-R の質問項目に回答していくことになる．なお，適用年齢は，小学校1年生から中学校3年生であり，実施時間は約 20 〜 40 分である．

1）LDI-R への回答の仕方

LDI-R の質問項目と対象の子どもの状態像とを照らし合わせ，回答者はその特徴が「ない」，「まれにある」，「ときどきある」，「よくある」の4段階で評価していく．

そして，領域ごとの粗点合計からパーセ

表1　LDI-R の領域と具体的な項目

領域	具体的な項目
聞く	・新しいことばをなかなか覚えられない ・指示を聞き返したり，複数の指示を出すと聞きもらしたりする
話す	・ことばを想起するのに時間がかかったり，ことばにつまったりする ・内容をわかりやすく伝えることが困難である
読む	・ひらがなやかたかななどの文字を読む際に，たどり読みになる ・漢字をなかなか覚えられない
書く	・読みにくい字を書く ・ひらがなや漢字を書く際，左右が入れ替わったり，細かい部分を書き誤ったりする
計算する	・指を使って計算する ・九九ができない
推論する	・図形を模写することが困難である ・抽象的な概念や事の因果関係を理解することが困難である
英語	・簡単な単語でもよく言い間違える ・b と d，p と q など似たような文字を読み間違える
数学	・正の数・負の数の意味（大小関係など）を理解することが困難である ・X や Y を使った方程式を解くことが困難である
行動	・忘れ物やなくしものが多い ・しばしばしゃべり過ぎたり，はしゃぎ過ぎたりする
社会性	・仲間と協力したり，協同作業したりすることができない ・仲間に入りたくても，自分から行動できない

注）LDI-R での LD の可能性判断に際し，プロフィール判定に用いられるのは，「聞く」「話す」「読む」「書く」「計算する」「推論する」「英語」「数学」のみ．

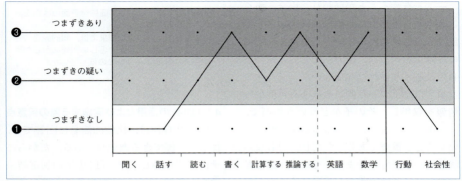

図1 LDI-Rにおけるプロフィールの例（中学生，A型「LDの可能性が高い」に該当するプロフィール）
（文献1）より日本文化科学社の許可を得て引用）

ンタイル段階（PL）を求める．

PL1（50パーセンタイル未満）は「つまずきなし」，PL2（50パーセンタイル以上75パーセンタイル未満）は「つまずきの疑い」，PL3（75パーセンタイル以上）は「つまずきあり」として評定される．

求めたパーセンタイル段階をプロフィール図にプロットし，線で結ぶと，子どもの個人内差が視覚的に捉えられるようになっている（図1）[1]．

2）プロフィール判定の仕方

プロフィール判定の基準に沿ってA型からG型までで判定を行い，最終的にLDの可能性の高さをみていく．なお，プロフィール判定に用いられるのは，「聞く」「話す」「読む」「書く」「計算する」「推論する」（中学生はこれらに「英語」「数学」が加わる）の学習面に関する領域のみになる．

A型，B型は，「つまずきあり」，「つまずきややあり」，「つまずきなし」のすべての領域，または，「つまずきあり」，「つまずきなし」の領域がみられる場合である．これらは，個人内差が大きいと考えられ，「LDの可能性が高い」と判定される．

一方，C型（「つまずきあり」，「つまずきややあり」の領域があるが，「つまずきなし」の領域はない），D型（すべての領域が「つまずきややあり」），E型（「つまずきややあり」，「つまずきなし」の領域があるが，「つまずきあり」の領域はない）は，つまずきは認められるが，領域間の個人内差がそれほど明らかでないため，LDの可能性の高さを言及するには至らず「LDの可能性はある」と判定される．

F型は，すべての段階が「つまずきあり」の場合で全般的な遅れを示唆するプロフィールであったり，逆に，G型のようにすべての段階が「つまずきなし」で，学習におけるつまずきはみられないプロフィールであったりするため，ともに「LDの可能性は低い」と判定される．

また，LDI-Rで「LDの可能性が高い」という結果が得られたとしても，LD以外の発達障害との重複の可能性も考えられるため，プロフィール判定の際には用いなかった「行動」や「社会性」領域の評定結果なども含めてより詳細に評価していくことが重要である．

3）LDI-Rを活用する場面

子どもに対し，何らかの特別な教育的

ニーズを有することが疑われた場合，すぐに該当する子どもに直接的に検査などを実施することは考えにくい．このような初期の段階においては，極力，子どもに強いる負担は避けなければならない．

まずは，気づいた側があらゆる角度から情報を収集し，その子がどういう場面で，どのようにつまずいているのかを把握していくことが重要である．ただし，何もない状態で，子どものつまずきを広く，深く捉えていくことは困難であろう．そこで，子どもをどのようにみていけばよいかについての視点，つまりLDI-Rで列挙されているような項目が参考になってくる．

LDI-Rは，学習面や学校場面でみられる特徴を尋ねる項目で構成されているため，指導者(教師)にとっても日頃の観察から容易に評価することができる．子どもが有している困難が，当該学年と比較して特異的なものなのかについて指導者(教師)が簡便に評定できるということは，ひいては速やかな状態像の把握，支援への移行という点でも有益である．

| MEMO | 「通常の学級に在籍する発達障害の可能性のある特別な教育的支援を必要とする児童生徒に関する調査(文部科学省, 2012)」[2]

発達障害の可能性のある特別な教育的支援を必要とする児童生徒が6.5％存在するという調査結果が出ている．実はここで用いられた学習面での調査項目はLDI-Rを基に作成されたものである．ただしこの調査では，「聞く」「話す」「読む」「書く」「計算する」「推論する」という領域につき，各5問という限られた項目数であり，十分に学習面での状態像を把握しきれていない面もある．

一方，質問項目数を最小限に絞っているため，回答が簡便で，文部科学省の調査実施以降も，多くの自治体・学校などでスクリーニング検査の一つとして用いられていることもある．

そこで，文部科学省の質問項目，特に学習面でつまずきがみられた際には，次の段階としてLDI-Rを実施し，より詳細に学習面の状態をみていくことも考えられる．

ちなみに，先の調査結果では，知的発達に遅れはないものの学習面で著しい困難を示した児童生徒の割合は4.5％にのぼっていた．

4）LDI-Rの活用および実施する際の留意点

LDI-R自体は，比較的簡易に回答でき，採点・評価できる調査票である．だからこそ，実施に際しては，「LDI-Rの判定結果をもって即，LDと判断することはできない」ということを留意しなければならない．

そもそも，LDは，子どもの発達を教育的，心理学的，医学的な側面から評価し，その結果から総合的に判断されるものだからである．学習面でのつまずきといった基礎的学力の把握はもちろんであるが，同時に，知的・認知能力の評価や，生育歴・環境に関する情報収集など，多角的な評価が不可欠になる．

また，LDI-Rの回答結果を採点し，結果から解釈を行う評定者については，LDについて十分な知識と指導経験を有する指導者，専門職(教師，教育・心理の専門職，言語療法士，特別支援教育士など)が担うとされている．

これは，「つまずきが顕著な領域のみでなく，学習全般の特性把握を含めたより詳細な状態像の解釈(行動，社会性面も含む)」，「次の段階として直接的アセスメントを必要とする領域の選定，更なるアセスメント計画の立案」，「検査結果から導き出されるその子どもに合った効果的な指導指針の提案」が期待されているからである．

直接的なアセスメントは，子どもへの実施における負担も含め，種々の制約も確かに存在する．しかし，子どもの真の状態像を映し出す，信頼性の高い情報を提供する

可能性はその分高くなる.

　そこで,まずは,LDI-Rのような間接的なアセスメントによって,その子どもの主たるつまずきをおさえて課題を絞り込み,その後,直接的なアセスメントでより理解を深めていくというように,両者をうまく組み合わせることが重要である.

　一方,LDI-Rが,間接的アセスメントの有する限界を少しでも克服するためには,回答者の主観に陥らないよう,対象となる子どもに接する複数の指導者が話し合いながら回答して精度を高めたり,複数の場面ごとに回答を求めたりするなどの工夫も考えられよう.その際,日頃のエピソードや,子どもの作品,ノートなども含め,LDI-Rにおける回答の根拠を集めておく(回答を採点・解釈する側は,こうした資料の提供を求めるようにする)ことも有用であろう[3].

アドバイス　見たての"ズレ"をあえて活かす

　LDI-Rに回答する際,対象とする子どもに関わる複数の指導者で行うことを推奨している.LDI-Rは,実施が容易であるという利点もある一方で,回答者の主観に依存することも否めない.そうした弱点を補う意味でも,複数の目で子どもをみて,意見を交わしながら,より客観性の高い評価を行っていくことが重要であろう.

　また,一人の子どもに対し,指導者それぞれがLDI-Rをつけるというのもよい.例えば,通常の学級担任と通級による指導の担当者間では,同じ子どもであっても評価が全く異なる場合もある.この背景には,指導者による基準の差もあるだろうが,指導場面によってみせる子どもの状態像の差も考え得る.こうしたいわば"見立てのズレ"が,実は子どもの理解や支援のポイントになったりするものである.

文献

1) 上野一彦ほか:LDI-R (Learning Disabilities Inventory-Revised) ―LD判断のための調査票―.日本文化科学社,東京,2008
2) 文部科学省:通常の学級に在籍する発達障害の可能性のある特別な教育的支援を必要とする児童生徒に関する調査結果について.http://www.mext.go.jp/a_menu/shotou/tokubetu/material/__icsFiles/afieldfile/2012/12/10/1328729_01.pdf (2017年10月28日閲覧確認)
3) 海津亜希子:子どもを知るところからスタート―実態把握(アセスメント)―.個別の指導計画作成と評価ハンドブック,学研,東京,19-34,2017

2) ディスレクシアの検査

川﨑聡大・松﨑 泰

Key word 限局性学習症／読み書き困難／音韻処理過程／乖離診断

要点整理

- ディスレクシアの検査では読み能力と全般的知能やその他の言語モダリティーとの乖離を明らかにする必要がある．施設や評価の狙い（診断・教育支援）に合わせて選択する検査を工夫する．
- 全般的知能の評価ではウェクスラー系の知能検査を選択する．
- 読み能力（到達度）は読みの正確性と流暢性の二つの観点から評価する．併せて読み書きの能力と読解力や学力の関連性を抑えておく．

1 目的と意義

1）ディスレクシアとは（SLDの中のディスレクシア）

ディスレクシアとは医学界では「DSM-5 精神疾患の分類と診断の手引き」（2014）[1]における限局性学習症/限局性学習障害（SLD）の症候の1つに該当する．SLDの特徴は大きく分けて，① 読みと読み困難に伴う読解，② 書き（綴り），③ 計算の困難さから成り立っており，SLDの中で特に症状が合致する場合に「読字の障害を伴う（←ディスレクシアの記載）」「書字表出の障害を伴う」「算数の障害を伴う」を特定することになっている．

一方，教育界の「学習障害」いわゆるLDの定義[2]はSLDと，① 読み書き計算だけでなく「聞く」「話す」を含んでいることや，② 明らかな学習の遅れを伴っていることが，大きな違いとしてあげられる．そのため教育界の「学習障害（LD）」ではASDやADHDなどさまざまな要因によって学習に遅れをきたした児童生徒を含んでいることに留意が必要である．

SLDでは，① 読みと読み取り，書き（綴り），計算について（いずれかのまたは複数の）困難さがあり，② その困難さは，知的障害，視・聴覚障害，精神・神経学的障害などが直接の原因にはならないとされる．その中で特徴が合致すれば「読字の障害を伴う」「書字表出の障害を伴う」「算数の障害を伴う」を特定するためSLD＝ディスレクシアではないこと，今現在の目の前の学習に結果として遅れがないためにディスレクシア兆候を見落とすことがあってはならないことに留意が必要である．ディスレクシア児，特に低学年では学習全般の遅れを伴っていない児童のほうが多いと考えておく．すでに学習の遅れを伴っている場合は一層介入の緊急性が高いと判断する．

なお本項ではディスレクシアの検査について「診断アセスメント」と「教育アセスメント」の二つの役割から述べる．診断を目的としたアセスメントではいわゆる「乖離診断」を前提として，読み書き到達度の実態と読み書き以外の到達度や知的発達との乖離を確認したうえで困難さの背景となる認知機能障害の精査へと進むいわば「検証型」アセスメントである．他方，教育ア

図1 症状から捉えた検査の枠組み

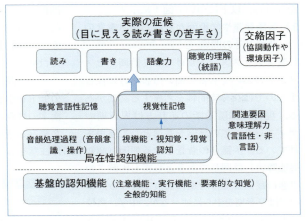

セスメントは個々の症例において設定された中・長期目標を達成するための「課題解決型」アセスメントであるといえる．

> **MEMO** 教育界の「学習障害」の実態
>
> 教育界の「学習障害」の80％以上を読み書きの問題がしめている．算数の問題を主訴とする場合にも読み書きのチェックは必須である．文部科学省の2012年の調査では学習面の問題はAD/HD傾向やASD傾向を抑えて4.5％と最も頻度が高い．ただ教育界のLD定義には医学界のSLD以外の障害も含まれること（聞く話す），また別の発達障害による学習の遅れも教育界の学習障害には含まれる可能性があり診断評価の際には注意が必要である．

2）ディスレクシアの症候とその背景要因

ディスレクシアは文字と音の変換プロセス，「デコーディング」の困難さが障害の基盤である．すなわち，① 文字と音の変換規則に則って文字を正確かつ効率よく読み綴ること，② 文字の形（構成要素）を正確かつ効率的に学習し必要に応じて想起することの困難さを持つ．読み書き困難の背景には，音韻認識や音韻操作など音韻情報処理過程の障害，視覚性記憶や視知覚認知機能など視覚情報処理過程の障害，文字―音韻の変換効率にかかわる自動化能力の障害があるとされる．特に読み正確性と音韻情報処理能力，書き正確性と視覚情報処理能力，読み書きの流暢性と自動化能力の関連が深いと考えられている．音韻情報処理過程は話し言葉を聞き取り単語の音（音列）を音素や音節の単位に分解，認識し，操作するプロセスであり5～6歳でひらがな一文字の読みを獲得する上での基盤となる．清音や濁音に比して拗音や撥音の獲得が遅れるのも，後者は音韻処理にかかる負荷が高いことで説明可能である．視覚情報処理過程は対象である文字をしっかり見る（視機能），対象を捉えて要素を認知する（視知覚），全体を捉え，対象を分割し全体をイメージする（視覚認知），（過去の記憶を手がかりとし）対象を記憶し必要に応じて記憶を取り出す（視覚的記憶）といった役割から成り立っている．ディスレクシアでは視覚性記憶（特に再認）や視知覚，その基礎となる視覚性注意スパンに問題を抱えることが明らかになっている．このほかに，関連する要因として，注意機能，全般的知的発達といった学習の基盤にも大きく影響

をうける．以上について図1に示す．

3）言語発達や学習面からみた読み書きの発達とその問題

　教育アセスメントだけでなく診断アセスメントにおいても目の前の障害だけに注目するのではなく時間軸を考慮する必要がある．現行の乖離診断のあり方は児童期のディスレクシアの評価を基準として運用されている．困難さの背景となる要因（認知機能障害）は同じであるとしても困難さの実態は症例とその時期によって異なる．本項では児童期を中心に述べるが，中学，高校や大学生へのアセスメントについてもそのライフステージに応じた工夫が求められる．

　読みの発達段階は4〜5歳の「ロゴ段階」，〜8歳の「一音一文字対応の段階（アルファベット段階）」，8〜9歳以降の「まとまり読みの段階（視覚正書法の段階）」となる[3]．小学校入学前の段階でひらがなの直音（清音・濁音・半濁音）の読みは獲得されているため，小学校入学の段階でひらがな一文字の読みで正答率90%以下では読み困難と判断できる．読みの正確性（後述）で困難さを認める場合，読みの流暢性や書きにも困難をきたす．本邦でのディスレクシア出現率は1.8〜7%までと使用する検査やディスレクシアの操作的定義により幅がある．なお，ひらがなで問題を示す児童は1%未満と推定されるが[4]，ひらがなで困難さを示す児童は，カタカナ，漢字の習得困難と症状の重篤化が予見でき，早期介入の必要性が高い．読み書き到達度と他の言語ドメイン並びに学習到達度との関連では，漢字の読み正確性と語彙力（語彙量）が関連していること，学習到達度との関連では，小学校低学年では読み流暢性が影響し，高学年になるに従って書きスキルが関与する傾向にある[5]．漢字の読みの力と語彙力の関係に関して，漢字の読みでは特に非典型的な読みでは熟語の意味に依存したものが多く，「五月雨」などの特殊な読みについては熟語として知っていないと読めない．つまり，読み経験が少なくなることは語彙力低下を引き起こし，語彙力低下がさらに漢字の読み正確性を下げてしまう．こうした読みと語彙の「負のスパイラル」の関連に注意をしておく必要がある．

> **アドバイス　読み書きと学習到達度の関係**
>
> 　読み困難が学習面に及ぼす影響は高学年になるとより顕著になる．高学年（小学校5〜6年）で読み流暢性に低下を示す場合，学習到達度の低下はすでに大きいと考えてよい．つまり，小学校低学年では「学習面に問題を示していない＝ディスレクシアではない」という過誤を生じる危険性があること（診断アセスメントでの留意点），高学年になれば読み書きの問題は学習到達度全体に影響を及ぼすが，学習面への影響は読み書きだけでなく語彙力などの内的要因，学習経験などの環境要因などさまざまな因子が関与すること（教育アセスメントでの留意点）に留意する．学齢が上がるに従って自己効力感やメタ認知といった要因を踏まえた評価を行う場合には因果関係を整理し一次障害と二次障害とを混同しないようにする必要がある．

2　ディスレクシアの検査

　DSM-5のSLDの定義に従えば，知的発達，文字（単語）の読みの正確さ，読み速度（流暢性）と読解の評価は必須となる．ただ，単に多くの検査結果を寄せ集めてもそのままでは「評価」とはならない．公認心理師が働く職場によって，同じ障害であっても求められることは異なる．診断アセスメントを主とする環境では，症状の概要や障害機序を特定する上で必要な検査への習熟が必須である．教育アセスメントでは診断アセスメントに加え，日常生活や学校生活QOLに関連する検査，読解力・学

表1 検査一覧

目的	検査名	実施	所要時間目安	評価項目	適用年齢	保険点数※3
全般的知能/全般的認知機能検査	WISC-Ⅳ	個別	60〜90分	・全般的知能	5〜16歳11ヵ月	450点
	KABC-Ⅱ	個別	90〜120分	・全般的認知機能 ・読み書き,文章理解 計算到達度	2〜18歳11ヵ月	450点
	DN-CAS	個別	60〜90分	・全般的認知機能	5〜17歳11ヵ月	450点
読み書き到達度	STRAW ※1	個別	30分	・読み書き到達度	小学生	−
	特異的発達障害の診断ガイドライン	個別	10分程度	・読み流暢性,正確性	小学生	80点
読み書き以外の言語領域に関する評価	PVT-R	個別	15分	・語彙	3〜12歳3ヵ月	−
	SCTAW	個別	20分程度	・語彙(抽象語)	小中学生(参考値)	−
	J.COSS	個別		・語彙,統語	3歳〜	−
	ATRAN	個別・集団(課題により変動)	オンライン上で実施.段階によって時間が異なる.	・語彙,語用 短文理解・音韻意識 ・読み書き到達度	幼児〜中学生	−
要素的認知機能	ROCFT	個別	45分(遅延再生を含む)	・視覚情報処理全般(特に視覚性記憶)	※2	−
	DEM	個別	10分程度	・視機能	小学生〜成人	−
	WAVES	個別	45分	・視知覚 ・目と手の協応	小学生	−
	音韻情報処理課題	個別		・音韻処理	※2	−
	ELS	個別		・音韻処理 ・デコーディング	小学2,3年生	−
	RAN	個別	5〜10分程度	・呼称スピード	※2	−
	RAVLT	個別	45分(遅延再生を含む)	・聴覚性記憶	※2	−
	Token test	個別	10分	・聴理解	※2	−
			関連検査			
読解	CARD	個別・集団		読解にかかわる包括的認知処理	小学生	−
教育アセスメント	CRT	個別・集団	40〜45分	学習到達度	小学生・中学生	−
	NRT	個別・集団	40〜45分	学習到達度	小学生・中学生	−

注※1 改訂版(STRAW-R)が存在する.改訂版の一部の課題は高校生まで対応.
※2 各年代の基準値は先行研究等を参照するか,定性的評価に用いる.
※3 2017年の規定に基づく.

力の検査や読み書き能力の日常生活への活用の程度,ICFの考え方に基づいたテクノロジー活用状況を含めた環境面評価,さらに自己効力感や学習困難に起因する二次障害に関する定性的定量的検査について知っておく必要がある.ディスレクシアのアセスメントに関する主要な検査を表1に示す.

1) 対象児童・生徒の全体像(知的・認知発達の状態)を把握するための検査

ディスレクシアは乖離診断に基づいた基

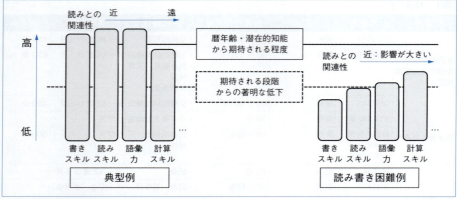

図2　乖離診断に基づいたディスレクシアの実態

準となっている．そのため潜在的知能と各言語ドメインの到達度との乖離を確認し，次いで言語ドメイン間での乖離を確認する（図2）．広汎な障害ではなく読みや書きに関連する認知能力の障害に基づく特異的な症候を示す発達障害であることを鑑みてアセスメントを準備することが必要である．全般的な知的発達（あるいは潜在的な知的発達）の評価においてはビネー系の知能検査ではなく認知能力の個人内差を把握する手がかりを得ることが出来るウェクスラー系の知能検査を選択する．年齢が上がるに従って知能検査では学習経験の影響を受ける．全般的な認知機能検査としてウェクスラー系の知能検査と合わせてKABC-Ⅱを実施しておくことが望ましい．KABC-Ⅱの習得検査には読みと書きの尺度が含まれており同一次元での比較が可能である．教育アセスメントでは「ダス-ナグリエリ認知評価システム（DN-CAS）」も効果的な検査となりうるであろう．

|アドバイス|　ウェクスラー系知能検査と掘り下げ検査

これらの検査はディスレクシアの背景となる認知機能障害や代わりとなる学習経路に「あたり」をつけるうえで，我々に多くの情報を与えるが，検査の下位検査の分析や認知プロフィールだけでディスレクシアの背景となる認知障害を見極めることはできない．特に音韻障害や視覚性記憶に関する掘り下げ検査は必須である．

2）掘り下げ検査─読み困難の状態を把握し，背景となる認知機能を把握する─

読み書きの状態を把握するための検査は，読み困難検出のためのスクリーニング検査と読みの到達度を症例の生活年齢や教育状況に合わせて相対的に明らかにするための検査に分かれる．また読みは「正確性」と「流暢性」という二つの側面から評価する必要がある．正確性と流暢性の基本的な関係は読みの正確性が低下した場合，流暢性も低下するというものであるが，流暢性だけが低下した事例も存在する．

|MEMO|　「正確性」と「流暢性」

正確性とは「文字音韻変換規則に則って文字から音もしくは音から文字に正しく変換する能力」であり，ディスレクシアにおける流暢性は「文字音韻変換規則の効率性を指す」[6]を指す．正確性は「どれだけ正しく読むこと，書くことができるか」といった側面であり，流暢性は「（読みたいことや書きたいことを）いかにス

ムースに読み（あるいは書き）進めることができるか」といった側面を指している．

「小学生の読み書きスクリーニング検査（STRAW・STRAW-R）」や「特異的発達障害の診断ガイドライン」は代表的な読み困難のスクリーニング検査である．後者は保険点数も算定可能であり，また読み流暢性の発達段階を知る上でも有効な検査である．相対的な読み到達度の把握のためには検査の標準化が必須のため実際の使用に耐えうる検査は少なく，前述のKABC-Ⅱの習得度得点や教研式読書力テストの一部を読解力や文法力の指標と併せて用いる．2）の読み書き以外の言語や学習状況，読解力に関する検査では，まず漢字の読みと関連が深い語彙力の評価が必要である．既存検査では主に語彙の量的側面を評価するものが主流であり，代表的なものとして「絵画語彙発達検査（PVT-R）」や，意味理解の負荷が高い抽象語に絞った「標準抽象語理解力検査（SCTAW）」がある．しかし，漢字の読みと語彙の関係のみでなく，読む力と読解力の関連を視野に入れた場合，語彙の量的側面の評価に加え，語彙の持つ意味をいかに効率よく活性化し，読解に活用できるかといった語彙の意味へのアクセススピードの評価が必要である．このためには「包括的領域別読み能力検査（CARD）」の下位尺度の一部を用いることができる．CARD語彙の量的側面についての評価や文法的知識，読解力の課題も準備された標準化された総合的な言語面の検査でありそれぞれの言語の領域間での比較も可能である．「教研式読書力テスト」についても同様の使用が可能である．また，限られた時間やスペースで実施できる文の理解課題として「Token test（トークンテスト）」もある．本来のやり方と異なった方法も存在するが[7]，文法的知識や聴覚的理解力を測定する場合には規定の方法で実施する．

| MEMO | 検査結果を研究に用いる上での注意点

時折，スクリーニング検査の結果をZ得点化し，あたかも相対評価の数値の如く示している症例報告や論文が散見されるが，スクリーニング検査はあくまで症候検出を目的とした指向性の高いスクリーニング検査であり，その結果をZ得点化したからといって相対検査（集団の中での到達度検査）の代わりとはならない．スクリーニング検査の結果の数値の変動を持って指導効果とするのは不適切である．こういった数字の比較は一定の参考にはなるかもしれないが，原則として無意味である．

文法力や読解力に関する検査では「改訂版失語症構文検査（STA-R）」がある．対象が小学校入学前後であれば「言語発達遅滞検査（S-S法）」の記号の段階について押さえることで文法的知識や聴覚的理解力を裏付ける根拠となりうる．学習到達度の検査としては「教研式学力テスト（NRT）」がある．学校によっては文部科学省の学習状況調査結果を用いることも1つの手段として有効である．

読み困難の背景要因を精査するための検査では，視覚情報処理のうち，視機能検査ではDEM（developmental eye movement test），視機能や視知覚，視覚認知を含んだものではフロスティック視知覚検査（DTVP），視覚認知や構成行為，視覚性記憶を含んだレイの複雑図形テスト（ROCFT）があり，教育アセスメントとして包括的により広く目と手の協応なども含めた検査として「『見る力』を育てるビジョン・アセスメント（WAVES）」が挙げられる．フロスティック視知覚検査はようやくDTVP-3が国内標準化に向けて動き出した段階（2017年）であり，今後は

DTVP-3を使用すべきであろう．

ディスレクシアにとって最も中核といえる音韻処理に関する検査では標準化されたものが存在せず，国立精神神経センター版[8]や大阪医大LDセンター版音韻課題[9]，「読み書き困難児のための音読・音韻処理能力簡易スクリーニング検査（ELS）」[10]といったものに基準値が用意されている．また，前述の「包括的領域別読み能力検査（CARD）」のドメイン指数の1つである「文字音変換」のうち，下位検査である「音しらべ」課題は音韻削除課題，逆唱課題と高い相関を認めており音韻処理能力をある程度推定することが可能である．また「言語発達コミュニケーションスケール（LCSA）」[11]ではリテラシー指数の一つに「音韻意識」があり，これらの数値も参考になるであろう．これらの検査以外に，自動化能力の検査としてRAN課題や記憶に関する検査として「レイの聴覚言語性記憶課題（RAVLT）」なども実施する．

3 検査の実際

検査を選択する際には，それぞれの検査の成り立ち（集団準拠型の検査か，スクリーニング検査か）を踏まえて目的に沿って信頼性，妥当性の高いものを選択する．前者では内容的妥当性が重要であり，後者では感度と特異度，陽性的中率が重要である．

1）対象児童・生徒の全体像（知的・認知発達の状態）を把握するための検査

（1）WISC-IV

代表的な知能検査であり，5歳から16歳11ヵ月の者が対象である．限局性学習障害と知的発達遅滞による要因との鑑別だけでなく，本検査が田中ビネーVと異なり，「知覚統合」「言語理解」「処理速度」「ワーキングメモリー」の領域別の評価が可能であるため認知能力の個人内差を把握する契機となりうることからディスレクシアに対する知能検査として採用される．処理速度指標や，知覚推理指標などは，前者には自動化能力や注意の切り替え，後者には視覚性認知処理が関連すると考えられ，読み書き困難の背景要因を推測する契機になり得る．また補助課題には算数課題が含まれる．算数（数学）の学習状態を確認するための一つの選択肢となる．解釈において，前述の4つの尺度は本来「並列」の関係ではないこと，ワーキングメモリーでは視空間性の課題がないこと，あくまで掘り下げ検査ではないこと（掘り下げ検査を示唆するきっかけ），といったことに留意する必要がある．

（2）日本語版KABC-II

認知処理だけではなく到達度に関する検査を含み，認知の特徴と同時に読み書きや計算に関する到達度を評価することができるのがKABC-IIの大きな特徴である．2歳から18歳11ヵ月の者が対象であり，年齢により実施する下位検査が異なる．だがこれは低年齢が主であり7歳以降の下位検査は共通している．本項の主題から逸れるため理論的背景は割愛するがカウフマンモデルに基づいた認知尺度と習得尺度と，CHC理論に基づいたCHC尺度という形でスコアが算出可能である．

習得検査を実施することで実際の読み書きの様子を観察でき，同時に標準化されたスコアを得ることができる．また認知検査には豊富な種類の記憶および再生に関する課題が含まれており，クライアントの学習の特徴を把握することができる．これらは認知尺度においては「継次尺度」や「学習尺度」のスコアに，CHC尺度の場合は「短期記憶」や「長期記憶と検索」についての

スコアに反映される．ただし，KABC-Ⅱの記憶や学習に関する課題では視覚，聴覚といった複数の入力モダリティを組み合わせたものが多いことや，いわゆる「逆唱課題」のような短期的に記憶した事柄の操作を含む課題は含まれない．精査の必要性が示唆された場合は個別的な要素的認知処理についての掘り下げ検査を実施する必要がある．

(3) Das-Naglieri Cognitive Assessment System（DN-CAS）

こちらも全般的な認知処理に関する検査である．5歳から17歳11ヵ月の者が対象である．PASS理論に基づき全般的な認知処理の特徴を「プランニング」「注意」「同時処理」「継次処理」の4側面からとらえる．特に「プランニング」尺度と「注意」尺度からは，上述のWISC-ⅣやKABC-Ⅱと違った側面についての情報を得ることができる．「プランニング」尺度には課題遂行のための計画の立案やモニタリングの程度が反映される．加えて「注意」尺度は選択的注意・持続的注意の程度が反映される．両者とも，学習上の困りに関連する要因になり得るので押さえる価値は十分にある．別の特徴としては，通常実施（課題数12）のみでなく，短縮実施（課題数8）が準備されており比較的短時間での実施が可能であることがあげられる．

2）読みに関する検査

(1) 小学生の読み書きスクリーニング検査（STRAW・STRAW-R）

ひらがな，カタカナの一文字と単語，漢字熟語の読み書き正確性に関するスクリーニング検査として開発され，小学生児童825名のデータを基にそれぞれの課題の読みと書きの正確性について学年と男女別に基準値が示されている．2017年11月に出版された改訂版では，単語および文章の速読課題（流暢性）と漢字読み126語の漢字読み尺度（読みに関する到達度尺度）が追加され，追加課題では対象が高校生まで拡大されている．一方で，既存の課題は旧来通りであり，新学習指導要領への対応や基準値の変更は行われていない模様である．

本検査の特徴と結果解釈における留意点は，① スクリーニングテストという検査の性質上，得点分布は大きく偏っており，結果は対象の当該スキルの能力を表すものではない．従って，後述する音読流暢性検査に比して学力との相関や学力低下の鑑別力は高くない．② 漢字単語の課題は二学年下の学年配当漢字（教育界の学習障害の定義を意識）を採用しており，全般的知能や学習状況によっては潜在的に読み書きの困難さを持っていても通過する児童が存在し感度に課題が残る．③ 男女別の基準値が示され，低学年で特に女性＞男性となっている．これは読み書き能力の男女差ではなく発達障害の出現率の男女差が結果に反映したものと推測され，言い換えれば本検査のスクリーニング検査としての妥当性を示す一端とも考えられる．④ 示されている基準値は簡易型の知能検査で平均－1.5SD以下（正規分布と仮定すると約10％に相当する）のデータを除いたものであるため，潜在的知能がボーダーラインの段階の児童を含めた場合，この検査を基に算出された出現率とは結果が異なる．

本検査の妥当性・信頼性関して，再検査信頼性と新規の漢字読み課題では並存的妥当性が検証されている．後者はKABC-Ⅱ「ことばの読み」との相関が0.95であり，高い並存的妥当性（マニュアルには生態学的妥当性と記載）を認めたとしているが，この妥当性検証結果に基づけばKABC-Ⅱ

を実施した児童に対して改めてこの課題を実施する意義は極めて薄い．一方で，ひらがなだけでなく，カタカナや漢字の課題を含んでいること，読みだけでなく書きも含んでいることは本検査の大きな利点となっている．また，RAN課題や知能検査，語彙検査の結果の基準値も掲載されている．

> **アドバイス　STRAW・STRAW-Rを用いる前に**
>
> 本検査は「読み書き正確性が低下した児童・生徒」のスクリーニング手段として活用し，基準値を下回った場合や基準値以内の結果であってもインフォーマルな評価も含めリスクが高いと判断した場合には広く言語・学習全般の精査へと移行するとともに，相対的な読みの正確性・流暢性の到達度を漢字・かな共に検証する，といった利用が望ましいと思われる．新たにSTRAWに加えられた読み流暢性や漢字読みの課題でなくとも，後述の検査やKABC-Ⅱの習得尺度，学習到達度検査を使用することで必要な情報は聴取可能である．

(2) 特異的発達障害の診断ガイドライン

通称「音読流暢性検査」は稲垣ら[12)]によって開発された読みの流暢性を評価する検査である．本検査はディスレクシアを含めた読み困難児童の検出を目的としており，実際の検査課題は清音，拗音，濁音，半濁音を含んだ単音節（50文字）速読課題と，有意味単語，無意味単語（各30語）の2つの単語速読課題，3つの短文からなる「単文課題」から構成されている（併せて「読み困難に関する症状チェック表」が用意されている）．小学1年生から6年生までの各課題の基準値（検査課題によって母集団の数が217〜528名と異なる）が示されている．乖離診断での使用が念頭にあり，問診および診察→知能の把握をしたうえで，本検査を実施する．読み困難の基準は2課題以上，平均－1.5SDの値を示すか，1課題でも平均－2SDの値を示した場合としている．現段階においてディスレクシアを検出しうる最もスタンダードな検査である．検査結果についても単語速読課題（有意味）では，小学校2〜3年生で顕著な読み時間の短縮を示しており読みの発達経過とも符合する．

本検査の特徴と結果の解釈における注意点として，①書きの問題はそもそも「ディスレクシアに併せて高確率で出現する合併症」という捉え方をしており，教育評価で必須となる書きについての検査が別途必要となること，②カタカナや漢字を課題に含んでおらず，別途検査が必要となることがあげられる．本検査もスクリーニング検査としての意味合いが強いが，単語速読課題では音読所要時間を指標としていることから当該年齢での相対的な読む力を推定することも一部可能である．行動面の評価→課題実施の流れからも陽性的中率を重視した検査とも言える．このことは学習困難児童の検出を読み書き検査を用いて行った研究において，特に高学年で本検査の検出力が高かったことからも推定できる．

信頼性と妥当性については，スクリーニング検査としての信頼性としては本検査を用いた障害検出で80％程度の感度，特異度を示した[13)]と報告されており，かな音読流暢性に関しては他の報告[14)]より高い結果を示している．しかしながら，前述したとおりディスレクシアの症候に対する考え方が異なること，診断に用いた検査と検証すべき課題が一部同じであることも触れておく．学年毎の読み流暢性の基準値についての妥当性は検証がなされていない．学会報告の段階であるが筆者らの妥当性検証の結果では[15)]，一年生・二年生を除き異なる集団においても同様の結果を認めてい

る．一方で特に1年生では平均，標準偏差に大きな違いを生じていた．読みの発達の観点からも，「まとまり読み」の段階への移行を控えたこの時期（1～2年生）は環境要因（学習状況など）の影響が大きく，本検査の結果の解釈には注意が必要である．

本検査は児童期における読み困難の評価においては必須であり，ある程度読みの相対的な力も反映することから定点評価として実施することが望ましい．相対的な力も反映するため，学習状況や代償の程度によっては一過性に基準値内に収まる場合があるが，あくまでさまざまな介入や本人の努力の結果，検査結果が基準値内に移行したものであり「ディスレクシアが治った」わけではない．その人の感じる，その人の中での「苦手さ」は検査結果とは異なる場合があることを意識しておかねばならない．

> アドバイス 「音読流暢性検査」を用いる前に
> 本検査は児童期における読み困難の評価においては必須であり，ある程度読みの相対的な力も反映することから定点評価として実施することが望ましい．相対的な力も反映するため，学習状況や代償の程度によっては一過性に基準値内に収まる場合があるが，あくまでさまざまな介入や本人の努力の結果，検査結果が基準値内に移行したものであり「ディスレクシアが治った」わけではない．その人の感じる，その人の中での「苦手さ」は検査結果とは異なる場合があることを意識しておかねばならない．

(3) 読み書き困難児のための音読・音韻処理能力簡易スクリーニング検査（ELC）

本検査は加藤ら[10]によって出版された読みと音韻処理能力に関するスクリーニング検査である．本検査の利点は，検査の本体価格も安価であり実施も簡便であること，読み障害の背景となる認知機能である音韻処理の検査が一緒になっていること，すべての検査に対応したソフト版が同梱されており結果の集約がしやすいこと，が挙げられる．課題は読み傾向を捉える課題として「短文音読課題」，デコーディング課題（文字と音を変換する力）として「単語・非語音読課題」，音韻処理能力の課題として「音韻操作課題」から構成されており，得点換算した上で基準値と結果を比較する．なお短文音読課題は当該年次の学年配当を用いている．マニュアルには音韻処理と読みの関連が分かりやすく示されており，初心者にとっても実施しやすく読みについても併せて確認しておきたい場合や，教育アセスメントとしての実施にも適している．ただし適用年齢は小学校2～3年生であり，基準値は都市部小学校298名の当該学年児童の平均−1SDと他の検査に比してやや広めに設定してある．他のスクリーニング検査同様に感度に課題が残るが，陽性的中率は高く学齢期のディスレクシア疑い児童には実施可能である．これらの特徴から本検査は教育評価の第一歩として利用価値が高いといえる．

専門職の果たす役割と今後の課題

1）検査実施における役割分担

ディスレクシアの評価では当事者に関わる専門職のうち，誰がどこまですべきか最初に計画しておく（コーディネートするものを明確にしておく）．必ずしも診断のための評価に関わる公認心理師が全ての検査を実施する必要はないが，評価概要や目標（短期・中長期），介入方法に関する情報は共有し，状態が変化した折には随時対応できるように心がけておく．言語聴覚士やことばの教室の担当教諭とも連携し個人情報に十分に配慮した上で情報共有することでクライアントの負担を大幅に軽減すると共

に，評価の精度や指導の効果を向上させることに繋がる．

2）今後の課題

行動面の評価は極めて重要であり，質問紙や検査だけに頼らず必ず対象の学習の実態を自分の目で確認し，背景や要因についての障害仮説を構築した後に検査を行う．検査は評価の最後の裏づけといっても過言ではない．実際の行動面で押さえておくべきことは，読み書きや学習の状態だけでなく，読み書き困難に関するメタ（自覚度）や学習に取り組む姿勢，学習への不安感，自己効力感への影響（学習全般に関する心理社会的要因）にまで及ぶ．

併せて上記視点に必ず追加するべきものとして，ディスレクシア以外の発達障害の傾向の有無である．教育界の「学習障害」の定義では結果として様々な理由で学習が積み重ならない場合も学習障害とされる危険性があるとの指摘が本項を含め散見されるが，その一方で今回紹介したディスレクシアの検査について併存例も含めてディスレクシア以外で検査結果がどのような傾向を示すのかを示したものは存在しない．また読み困難とその背景となる認知機能障害の関係についても縦断的に読みに及ぼす影響を検討し，それがさらに学習面に及ぼした影響を検証したものも少ない．これらは今後の大きな課題である．

文献

1) American Psychiatric Association（著），高橋三郎ほか（監訳）：DSM-5 精神疾患の診断・統計マニュアル，医学書院，東京，2014
2) 文部科学省：学習障害児に対する指導について（報告），1999
3) Frith U：Bneath the Surface of Developmental Dyslexia. Surface Dyslexia, Neuropsychological and cognitive studies of phonological reading. Patterson K, et al Eds, Lawrence Erlbaum, 1985
4) Uno A, et al：Relationship between reading/writing skills and cognitive abilities among Japanese primary-school children：normal readers versus poor readers (dyslexics). Reading and Writing 22：755-789, 2009
5) 荻布優子ほか：基礎的学習スキルと学力の関連：学力に影響を及ぼす因子の検討：第一報．教育情報 32：41-46, 2016
6) 水野奈緒美ほか：流暢性の向上を目指した発達性 dyslexia 児一例のひらがな書字指導経過．言語聴覚研究 9：150-158, 2013
7) 小枝達也ほか：健常児集団における Token test の得点分布について―学習障害診断のための基礎的検討―．脳と発達 32：25-28, 2000
8) 鹿島晴雄ほか編：よくわかる失語症セラピーと認知リハビリテーション，永井書店，2008
9) 若宮英司ほか：読字困難児のひらがな単音読字能力の検討．小児の精神と神経 46：95-103, 2006
10) 加藤醇子ほか：読み書き困難児のための音読・音韻処理能力簡易スクリーニング検査 ELC．図書文化社，2016
11) 大伴 潔ほか：LCSA：学齢版 言語・コミュニケーション発達スケール，学苑社，東京，2012
12) 稲垣真澄：特異的発達障害診断・治療のための実践ガイドライン，診断と治療社，2010
13) 北 洋輔ほか：読み書きにつまずきを示す小児の臨床症状とひらがな音読能力の関連：発達性読み書き障害診断におけるチェックリストの有効性．脳と発達 42：437-442, 2010
14) 金子真人ほか：就学前年長児における就学後の読み困難を予測する確率とその限界―スクリーニング検査としての Rapid Automatized Naming の有用性―．脳と発達 44：29-34, 2012
15) 川崎聡大ほか：学習障害検出におけるひらがな読み流暢性課題の意義 正確性に依存した読み書き困難検出の問題とその検証．第 38 回日本コミュニケーション障害学会学術講演会予稿集，92, 2012

1）発達障害の特性別評価法

船曳康子

Key word 発達特性／レーダーチャート／併存症／スペクトラム

要点整理

- MSPAは，発達障害に見られやすい14の特性それぞれについて，要支援度評定を行い，結果をレーダーチャートで図示したものである．
- 環境に左右されにくい生来的な特性に対する要支援度で評定することにより，ライフステージを通した一貫した支援を心がける．
- 評定は，1～5およびその中間を含む，9段階となっており，3以上が要支援である．
- MSPAに含まれる特性は，ASD，ADHD，学習症，運動症，言語発達，睡眠などである．

1 目的と意義

1）発達障害概念のスペクトラム性

　発達障害とは，米国にて，支援のために行政上使われ始めた用語であるが，今日のわが国では，自閉スペクトラム症（autism spectrum disorder：ASD），注意欠如多動症（attention-deficit/hyperactivity disorder：ADHD），限局性学習症（specific learning disorder：SLD）を指すことが一般的である．アメリカ精神医学会による診断の手引であるDSM-5[1]により，神経発達症として括られ，知的能力障害も含有される．これらの概念は，時代や国によって，変動しているが，各下位分類の境界が明確には定められず，連続的に繋がった，スペクトラム概念として知られている．そのため，一人に複数の診断名が重複することも一般的であり，実際の支援を見据えると，診断の下位分類のどれに該当するかに腐心するよりも，それを超えて，各人の発達特性の包括的評定を行う必要がある．

　また，スペクトラム性に加えて，発達障害に特徴的な点として，あらゆる年齢層での受診が見られることと，発達特性に由来する二次障害の発症率の高さが挙げられる．学齢期における発達障害は支援法制定などを機に，サポートが行われるようになったが，成人期においても，周囲の人々と長期にわたって安定的な関係性を維持する困難さや，こだわりの強さといった特性から，就労の継続が困難であったり，家事などの生活上の問題が表面化したりする場合がある．さらに，受診者の年齢が上がるほど，二次障害を主訴としたケースが多くなり，うつ病や不眠症，その他行動上の問題の背景に，発達障害特性があることが珍しくない[2]．発達特性を取り除くことは不可能であるため，特性を有しながら生活していくために必要となる生涯にわたるライフステージを通した一貫した支援が不可欠となる．

2）MSPAによる発達障害のアセスメントの目的と意義

　MSPA（Multi-dimensional Scale for PDD and ADHD）は，発達障害に見られ

表1　MSPA 各項目の評価

1. 気になる点はない
2. 多少気になる点はあるが通常の生活環境において困らない
3. 本人の工夫や，周囲の一定の配慮（上司，担任など責任ある立場の人が把握し配慮する程度）で集団生活に適応
4. 大幅な個別の配慮で集団生活に適応（上司，担任，同僚などの十分な理解や的確な配慮による支援がなければ困難）
5. 集団の流れに入るより個人単位の支援が優先され，日常生活自体に特別な支援が必要となる

やすい14の特性それぞれについて，要支援度を1〜5（表1）およびその中間を含めた計9段階で評定し，結果をレーダーチャートで図示したものである[3]．その14項目は，臨床および行動学的な特性によって分類されており，それぞれの特性の大部分は下位分類と対応している．すなわちASDの特徴から，コミュニケーション，集団適応力，共感性，こだわり，感覚，反復運動の6項目，ADHDから不注意，多動，衝動性の3項目，発達性協調運動障害から粗大運動，微細協調運動の2項目，SLDの特徴から学習，その他，言語発達歴，睡眠の2項目を特性として抽出している（図1）．

MSPAによる発達障害のアセスメントの目的は，以下の通りである．

(1) 支援基準の統一化

発達障害の診断は，それを専門とする医師が少なく，また評価者による差異が指摘されてきた．MSPAは，発達障害に精通し，マニュアルなどを通じて評価の要点を理解した専門家であれば，十分な信頼性を確保できることが示されている[4]．これを用いることにより，支援基準を統一・公平化させ，専門的医師の寡少による待ち時間を解消することが期待される．

(2) 医療・教育・社会現場間の連携の円滑化

発達障害は，個人間の差が大きく，同一の診断名をつけられたとしても，同様の行動特性を示すわけではないため，個々の局面における支援の度合いが個人によって異なることが多い．そのため，医療の現場において付与された診断名と，教育現場あるいは就労現場などにおける支援の間に一貫性が欠如しているケースがみられた．それに対して，MSPAはアセスメントの結果，明らかとなった個人内特性と関連づけられた要支援度をそのまま図示化していることから，現場の支援者にとっても，個々人のニーズを把握しやすく，医療・教育・社会現場における連携を円滑化させることが期待される．

(3) 二次障害の予防

MSPAを用いることにより，生来的な発達特性に対する本人および周囲の認識を促し，双方の理解度の差を埋めることが可能になると考えられる．その上で，周囲と相談をしながら，本人に合った環境を調整していくことにより，メンタルヘルスの維持とうつ病などの二次障害の予防につなげていきたい．

(4) その他

結果の提示にあたって，否定的な印象を喚起させるような表現を避けているため，本人および周囲の発達障害に対する偏見の低減や本人の自己評価の維持につながることも期待される．

| MEMO | MSPAの実施回数

MSPAは，ある時点での適応度の評定ではなく，発達歴の丹念な聞き取りによる評定法である．基本的に発達歴は変化しないため，評定を繰り返すことはしない．ただし，情報不足などの理由から暫定的に評価を行った場合や，長期間経過したのちに情報が十分に得られた場合には，例外的に，評定を再度実施する場合もあることに注意されたい．

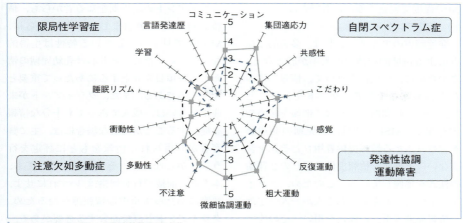

図1　MSPAを用いた発達特性の図式化
注1）自閉スペクトラム症の2例（模擬）を，それぞれ実線と破線でプロットしている．灰色実線は，共感性，衝動性の症状が目立ち，青破線は，協調運動の症状が主に表出されていることがわかる．

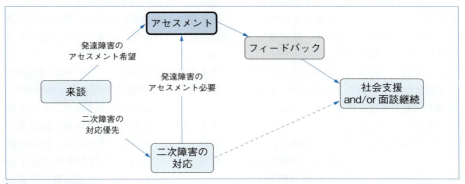

図2　MSPAの手順

2　アセスメントの進め方

　MSPAは，事前アンケート・面接を合わせた形式をとっており，発達障害のアセスメントを目的として用いられる．MSPAを用いるのは，発達障害の一般的な診断手続きの流れ（図2）のうち，「アセスメント」の段階においてである．クライアントが発達障害のアセスメントを希望して来談した場合には，アセスメントに移行するが，二次障害の症状が顕著である場合には，その対応を優先的に行う．背景にある発達障害のアセスメントが望ましいと考えられる場合に，タイミングを慎重に見極めてアセスメントを実施する．

　MSPAの施行時間としては，事前アンケートや面接などの情報収集および結果処理を含め，全体で1時間半程度である．ただし，十分な情報が出揃っていて，熟練した評定者の場合は，評定の部分のみなら

30分程度で実施することもできる．

1）事前アンケート

発達障害のアセスメントは，多角的な視点による包括的な情報の入手が肝となる．このために，面接に先立って，情報収集のための系統立てたアンケートを行うことで，一定の時間内でもれなく情報を集めやすくなる．MSPAでは，幼児期の発達歴を含む「主たる情報提供者用」とそれを含まない「その他の情報提供者用」の2種類の様式を準備している．このため，クライアントの幼少期をよく知る人が一人「主たる情報提供者用」の様式を用い，その他の人が「その他の情報提供者用」の様式を用いる．本人，養育者，先生や上司など，記入者が多い方が，クライアントの臨床像を多角的に浮かび上がらせることに役立つが，本人との関係性を考慮し，あくまで強制はしないよう配慮する．アンケートは記入者の認識を反映するために，そのままを評定値として用いることはないが，周囲の認識の相違の有無を把握することは，その後の支援に大いに役立つために，アンケート記入の際は話し合わずに，個別に回答してもらう．また，母子手帳や，学校の通知表などの資料は，とりわけ協調運動場面や集団適応力の評定に有用なため，面接に持参してもらうとよい．さらに，担任も複数人（複数学年の通知表など）からの評価があると，より当人に対する多角的な視座を得やすい．

2）面接

クライアントとの面接はMSPAの評定に必須であり，面会ができない場合には暫定評価となる．クライアントが十分な説明能力を有する場合には，クライアントとの面接から得られた情報をもとに評定することもできるが，可能な限り養育者など，クライアントの幼少期を知る者からも，情報を得ることが望ましい．なぜならば，MSPAで見ようとしている特性は生得的なものであるため，とりわけ乳幼児期の情報が，各項目を評定するにあたって重要となるためである．また，クライアントが未成年あるいは，成人であっても十分な情報を提供することが困難な場合には，主に養育者から得られる情報をもとに評定を行う．しかしながら，その場合であっても，本人との面接や行動観察は，いずれにせよ，評定にあたって重要な情報源となるため，クライアントと直接面会する必要がある．

面接の際には，MSPA専用の記録用紙を用いて，各特性の内容，評定する際の留意点，各特性の基準，ライフステージごとの特徴などを参照しながら，聴き取りおよび評定を同時並行的に実施することができる．また，1）で実施した事前アンケートをもとに聴き取りを行うと，聴き漏れの予防とともに，面接時間の短縮にもつながる．ただし，自分が回答した事前アンケートが本人や養育者に知られることを，回答者が躊躇する場合もある．そのため，面接の際に事前アンケートの情報を伏せてほしいか，あるいはそれをもとに話し合ってよいか，あらかじめたずねておく必要がある．

評定にあたって重要な点としては，事前アンケートや第三者から提供された情報のみに依拠して評定を行ってはならないことが挙げられる．なぜならば，事前アンケートによって得られた本人や周囲の評価のみから評定を行うと，記入者の認識の混入のおそれがあるためである．そのため，評定者が本人や養育者と直接対面し，そこから事前アンケートと齟齬がないか，評定者による確認を行った上で評定をすることが求められる．ただし，クライアントや養育者

が面接に抵抗を示す場合には，強制的に実施すべきではない．

また，クライアントと養育者の同時面接は，共通理解につながりやすい側面がある一方で，各々に適したアセスメント法が異なるため，個別面接が必要な場合もある．特に，幼児期や児童期の子どもに対しては，養育者の面接とは分けて，年齢に応じた面接や行動観察を行うことが一般的である．なお，幼児のコミュニケーションの項目の評定においては，言語面に留まらず，やりとりの相互性や，視線・表情などの非言語的側面の行動観察が参考となる．

3）フィードバック

情報収集が終了したら，フィードバックの段階へ移行する．フィードバックの方法は，本人の来談動機や年齢，報告相手に合わせて選ぶ必要がある．アセスメントを希望して受診に至った場合は，アセスメントの結果が揃い次第，説明を行う．一方，二次障害の症状の緩和を目的として来られ，本人には発達障害に対する気づきが薄い場合は，フィードバックのタイミングの見極めは慎重になされるべきである．また，子どもの場合には，理解が容易な言葉を選ぶなどして，当人の年齢や理解力に応じた説明を行う．加えて，保護者への説明も行う必要があるため，その際には，アセスメント結果をもとにして，必要な配慮や支援について，具体的に優先順位をつけながら伝えていくことが望ましい．

また，アセスメントが到達地点ではなく，これから起こり得る二次障害を防ぐため，園や学校，職場などの本人の日常における周囲の援助に繋ぐ必要がある．必要に応じて，支援センターや療育機関などの支援機関なども紹介する．その際，基本的には本人や保護者の意向を尊重し，プライバシーに十分配慮することを忘れてはならない．重要なことは，アセスメント後，発達特性を有していても日々の生活が無理なく送れるよう，本人の感じている生活上の困難を多面的に理解し，社会的な支援や配慮に繋げていくという姿勢を持つことである．

> **アドバイス　面接で得られる回答と本人特性のズレに注意**
>
> クライアントや同伴者から面接を通して得られる回答は，対象者に対するそれぞれの認識として把握しておかねばならないが，それらは当人の実際の特性と乖離していることがある．例えば，対象者本人が困難はないと答えたとしても，他者とのコミュニケーションや集団への適応において，実際に問題が生じていないとは限らない．具体例を挙げると，「マイペースなだけで，特に困っていることはない」と回答する背景に，集団適応力の弱さやこだわりの強さが実際には見られる場合もある．本人の困り感が回答に現れなくとも，日常において周囲とのあいだで問題が生じていないかを知るためには，「最近，クラス行事ではどんなことをしたの？」といった，具体的な場面を想起してもらえるような質問をしてみると良い．こうした質問によって，どんなことが周囲とのあいだで起こっているのかがわかり，本人の認識と特性との間にズレがあることがわかる場合がある．

文献

1) American Psychiatric Association：Diagnostic and statistical manual of mental disorders（DSM-5）．American Psychiatric Pub, Washington DC, 2013
2) 船曳康子：GHPセミナー：精神科診療における発達障害の特性別の評価方法．総合病院精神医学 29：280-285，2017
3) Funabiki Y, et al：Development of a multi-dimensional scale for PDD and ADHD. Res Dev Disabil 32：995-1003, 2011
4) 船曳康子ほか：発達障害者の特性理解用レーダーチャート（MSPA）の作成，及び信頼性の検討．児童青年精神医学とその近接領域 54：14-26，2013

2) 感覚プロファイル・シリーズ

萩原 拓

Key word　感覚処理／感覚異常／自閉スペクトラム症／過敏性

要点整理

- 感覚プロファイル・シリーズは，感覚プロファイル，青年・成人感覚プロファイル，乳幼児感覚プロファイルの3つの尺度が年齢に応じて使用できる．
- 感覚プロファイル・シリーズは，原版をもとに日本再標準化されている，標準化尺度である．
- 近年，発達障害，特に自閉スペクトラム症において感覚処理の特異性が認められており，この分野のアセスメントの必要性が高まっている．
- 原版が出版されたアメリカでは，発達障害をはじめとするアセスメントバッテリーに感覚プロファイル・シリーズが含まれることが多い．

1　目的と意義

人が刺激に対してどのように感じているのかは，それを実際に観察することができないため，困難や障害として気づかれにくく，また感覚に起因する行動やふるまいであっても，社会性や他の問題と捉えられることも少なくない．人が刺激を認識して反応するまでのプロセスを感覚処理と呼ぶが，感覚処理特性は障害の有無に関係なく個人特有のものである．近年，感覚処理特性による日常生活適応への影響に注目が集まっており，発達障害，特に自閉スペクトラム症（autism spectrum disorder：ASD）の感覚処理異常に関しては，多くの研究や支援実践がされるようになってきた．最新のDSM-5では，感覚処理異常がASDの診断基準に含まれており，また，感覚処理は協調運動にも関係するため，特に発達障害のアセスメントにおいては，感覚処理に関するアセスメントが必要とされてきている．感覚処理特性を解釈するためには，作業療法や感覚統合などの分野の視点は重要であるが，近年はより学際的アプローチが主流となっており，神経科学や心理学，特別支援教育など幅広い分野の視点を総合した科学的解釈が実践されている．

感覚処理特性をアセスメントする際には，クライアント自身やクライアントをよく知る者の供述，検査者による観察などの手法を用いる．感覚プロファイル・シリーズ（Sensory Profiles）[1～3]は，3つの尺度からなる標準化検査であり，この領域のアセスメントでは国際的に最も利用されている．感覚プロファイル・シリーズはアメリカのWinne Dunnによって開発された．Dunnは，神経学的作用と心理学的作用の双方が軸となったモデルによって感覚処理特性を解釈し，個人の刺激に対する反応は環境や心理的要因により一定ではなく，また感覚処理特性の個人間差を説明した（図1）[4]．

感覚プロファイル・シリーズは，クライアント自身，またクライアントをよく知っている者が質問票にチェックする形をとる

表1 感覚プロファイル・シリーズ

	ITSP 乳幼児感覚プロファイル	SP 感覚プロファイル	SP 感覚プロファイル短縮版	AASP 青年・成人感覚プロファイル
対象年齢	0〜3歳	3〜10歳（11〜82歳）	3〜10歳（11〜82歳）	11〜82歳
回答記入者	保護者などクライアントをよく知る者	保護者などクライアントをよく知る者	保護者などクライアントをよく知る者	クライアント本人
評定領域	象限 低閾値 （セクション）	象限 セクション 因子	セクション	象限
分類システム	非常に高い 高い 平均的 低い 非常に低い	非常に高い 高い 平均的	非常に高い 高い 平均的	非常に高い 高い 平均的 低い 非常に低い

が，実施や結果算出は比較的簡便である．日本版感覚プロファイル・シリーズ[5]は，文化的相違と構成について原著者と協議の上修正，改変を行い，日本で再標準化を行ったものである．

　感覚プロファイル・シリーズの3つの尺度は，その原版の出版時の違いによって，その構成が若干異なる（表1）．シリーズの根幹といえるのがSP感覚プロファイル[1]（SP）であり，最初に出版された．対象年齢は3〜10歳であり，保護者またはクライアントをよく知る者が質問票に記入する．質問項目数は125とシリーズで最も多く，また，評定領域も象限，セクション，因子と複数の視点からの解釈が可能である（表2）．

　より早く簡便な検査には，SPの質問項目を38に抑えた短縮版を用いることもできる．短縮版の評定はセクションのみに限られる．

　11歳以上のクライアントには，AASP青年・成人感覚プロファイル[6]（AASP）を用いる．この尺度はクライアントによる自己記入式を採っており，質問項目数も

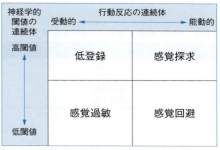

図1　象限による感覚処理特性の概念モデル
（文献4）より引用一部改変）

60に抑えられている．AASPでは，象限による評定のみとなっている（表3）．AASPにおける自己記入式は，クライアント本人しかわからない特有の感覚処理特性を知るために有効であるが，一方で，クライアント自身が質問内容をよく理解していない場合や，自己認知が未発達の場合には，正確な情報を得ることが難しい．実際，著しい過敏性を示すASDのあるクライアントが，AASPの結果ではほとんど問題が見られないケースも少なくない．11歳以上のクライアントに対しての他者評価を可能とするために，日本版SPでは，82歳

表2 SP感覚プロファイル評定領域

象 限		
低登録		
感覚探求		
感覚過敏		
感覚回避		

セクション		
感覚処理	調 整	行動や情動反応
聴覚 視覚 前庭覚 触覚 複合感覚 口腔感覚	耐久性・筋緊張に関する感覚処理 身体の位置や動きに関する調整機能 活動レベルに影響する運動の調整機能 情動反応に影響する感覚入力の調整機能 情動反応や活動レベルに影響する視覚の調整機能	情動的・社会的反応 感覚処理による行動のあらわれ 反応の域を示す項目

因 子		
感覚探求 口腔感覚過敏 感覚過敏	情動的反応 不注意・散漫性 寡動	耐久の低さ・筋緊張 低登録 微細運動・知覚

表3 AASP感覚プロファイル評定領域

象 限
低登録
感覚探求
感覚過敏
感覚回避

表4 ITSP感覚プロファイル評定領域

象 限	セクション
低登録	聴覚
感覚探求	視覚
感覚過敏	触覚
感覚回避	前庭覚
低閾値 (複合象限)	口腔感覚

までの標準化を行っている．クライアント自身と他者の評価を比較することは，より正確な感覚処理特性の把握には有効であり，状況が許すなら11歳以上のクライアントには，AASPとSP双方を実施することが望ましい．

0〜3歳のクライアントには，他者評価式のITSP乳幼児感覚プロファイル[7](ITSP)を用いる．0〜6ヵ月対象は36項目，7〜36ヵ月は48項目ある．評定は象限および低閾値，また7〜36ヵ月のみセクション評定が可能となっている（表4）．

2 アセスメントの進め方

1）検査の実施

全体的なアセスメントの流れは，図2に示すとおりである．SPとITSPは保護者またはクライアントをよく知る者，AASPはクライアント本人に質問票の記入を依頼する．回答者によっては，項目に関する質問に検査者が解説したり，または項目を読み上げて記入を促したりする場合も考えられる．各項目の回答は，質問の行動が見られる，または起こる頻度を「いつも（ほとんどいつも）」，「しばしば」，「ときどき」，「まれに」，「しない（ほとんどしない）」の5段階でチェックする．正しく評定するに

はすべての項目がチェックされていることが重要であり，検査者は回答記入後に確認することが望ましい．

2）スコアリング

検査者は，各項目の回答に，頻度が高い順「いつも（ほとんどいつも）」が5点から「しない（ほとんどしない）」が1点の粗点を与え，スコア集計シートに従って項目の粗点を転記し，それぞれの評定領域において合計点を算出する．SPとITSPのスコア集計シートは質問票と別になっているが，AASPのスコア集計シートは質問票と同じ冊子になっている．

感覚プロファイル・シリーズでは，標準スコアは算出されない．各評定領域の分類システムというカットスコアの範囲に従って，各評定領域の粗点合計は「非常に高い」，「高い」，「平均的」，「低い」，「非常に低い」に分類される．この分類システムは，標準サンプルのパーセンタイルに従っている（98，84，16，2パーセンタイル）．最初に開発されたSPでは，質問項目の多くが一方向，例えば過敏性の程度や頻度が高い方向のみを評定するように作成されているため，分類システムも象限の一部を除き，「平均的」～「非常に高い」分類システムとなっている．

3）感覚処理特性の解釈

感覚プロファイル・シリーズの3つの尺度は，それぞれ評定領域が異なるが，基本的な解釈手段は共通している．すべての尺度で評定が可能な象限は，解釈において一番初めに着目する箇所であり，クライアントの全体的な感覚処理特性を把握する．象限は，感覚プロファイル・シリーズ開発者のDunnのモデル[4]を基にしており，感覚処理を神経学的閾値と行動反応の2つの軸で4つの象限に分類している．

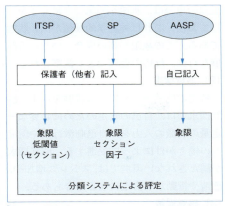

図2　感覚プロファイル・シリーズによるアセスメントの流れ

> **アドバイス**　感覚プロファイル・シリーズを解釈する手順
>
> SP，AASP，ITSPは，象限のみが共通している評定領域であり，それぞれの尺度は独自の評定領域構成となっている．最も評定領域が多いSPでは，象限，セクション，因子の順で感覚処理特性の傾向を追っていくのが一般的といえる．AASPとITSPでは，象限が主な評定領域であるが，どの感覚にどのような傾向があるのかは象限のみの結果からは読み取ることはできない．詳細な感覚処理特性のプロファイリングには，項目の回答傾向を見る必要がある．3つの尺度とも，項目は感覚のセクションごとにまとめられているので，セクション内の項目の回答傾向が分析可能である．また，それぞれの項目が高閾値または低閾値に関係しているのかを見ることによっても分析が可能である．これらのやり方はマニュアルで説明されているが，より詳細なアセスメントを実施する場合，検査者には感覚処理に関連する分野および，発達障害などの特性に見られる傾向に関する知識，臨床経験などが必要といえる．

（1）低登録

登録とは刺激に気づくことであり，感覚処理の最初のプロセスである．登録がなければその先のプロセスには進行せず，つまり，感覚処理プロセスは実行されない．低

登録の象限は，刺激への気づきにくさを示しており，これは神経学的閾値が高い状態である．この象限が高い場合，いわゆる鈍麻な行動，反応の遅延などが観察される．

(2) 感覚探求

特定の感覚を求めている状態を示す．感覚探求では，自己の安定のために必要な一定量の刺激の入力を，自己刺激行動や環境への働きかけによって促進する．感覚探求が満たされない環境では，ストレス増加や，感情や行動が不安定になる場合もある．

(3) 感覚過敏

特定の刺激の入力に対して拒否反応が見られる状態を示す．神経学的閾値は低く，より刺激に気づきやすい状態であるが，感覚過敏の場合，気づきだけでなく苦痛を伴うのが特徴である．

(4) 感覚回避

感覚過敏と同様に神経学的閾値が低い状態であるが，刺激を避けるための行動や環境調整が見られる状態を示す．

象限における解釈では，視覚や触覚などの感覚処理領域にかかわらず，包括的にクライアントの特性を分析する．4つの象限は独立しており，一方が高い場合，他方が低いということはない．さらに，例えば触覚など1つの感覚処理領域において複数の象限の特徴が見られることもある．

AASPとITSPでは，象限による評定が主となる．象限を分析した後は，特定の象限の傾向がどの感覚処理領域に見られるのかを，項目の回答傾向を見てより詳細に分析する．ITSPでは象限を複合した低閾値の解釈，7～36ヵ月のクライアントには，SPに見られるような一部セクションの解釈が可能である．

SPでは，象限に加えてセクションおよび因子による結果の分類ができる．セクションでは，「視覚」や「触覚」など一般的にもわかりやすい領域に加え，「耐久性・筋緊張に関する感覚処理」や「身体の位置や動きに関する調整機能」などの前庭覚・固有覚を含んだ運動に関する領域，さらに，「情動的・社会的反応」のような感情や行動の問題に関連する領域と，多岐にわたった解釈が可能である．

因子では，さらに違った角度からの結果分析を行っており，刺激に対するクライアントの反応性に関する領域が構成されている．しかし，「感覚探求」や「低登録」など，象限にある領域も存在する．さらにこれらの領域内容は必ずしも象限と確実に一致しているわけではない．これは，原版では象限の解釈がSPの出版後に補訂されたためであり，より新しい象限の解釈を前提としたAASPとITSPに従うならば，因子での結果解釈は，参考程度にとどめておいた方がよいかもしれない．

> **MEMO** SPにおける感情やふるまいに関する結果の解釈
>
> SPでは，AASPやITSPにはない，広範囲の情報収集が可能となっている．感覚処理特性に直結する項目のほかに，感情の不安定や独特なふるまいなどに関する項目も多数含まれている．これは，これらの行動に感覚処理特性が関係している可能性を探るための構成であり，検査者は，感覚処理や調整機能の傾向と感情やふるまいに関する項目を比較して，ストレス要因に感覚処理関連の困難性が存在しているかを分析する．クライアントに顕著な感覚処理特性の相違が存在していなくても，本人の特性や他のストレス要因によって，感情やふるまいに関する項目に高い傾向が見られることもある．

感覚プロファイル・シリーズでは，標準化尺度であるから，個人の感覚処理傾向が標準と比較してどのような相違がみられるのかを把握するのが主な目的となる．さらに，検査結果は，クライアントに特異的行

動が見られたり，環境不適応が考えられたりする場合に，感覚処理特性が関与しているか否かを判断するデータとなる．しかし一方で，個人特有の感覚処理に関する詳細な情報は標準化尺度から読み取ることは困難である．臨床場面では，感覚プロファイル・シリーズの結果から，さらなる観察およびインタビューの必要性や方向性を検討するのが望ましい．また，支援策定の際は，感覚処理特性のみに注目した環境調整やセラピーに絞るのではなく，クライアントの生活環境全般を考えた支援の一部として，感覚に関連するアプローチを実践していく．

文献

1) Dunn W：Sensory Profile：User's Manual, The Psychological Corporation, San Antonio, 1999
2) Dunn W：Infant/Toddler Sensory Profile：User's Manual, The Psychological Corporation, San Antonio, 2002
3) Brown CE, et al：Adolescent/Adult Sensory Profile：User's Manual, The Psychological Corporation, San Antonio, 2002
4) Dunn W：The impact of sensory processing abilities on the daily lives of young children and their families：A conceptual model. Infants and Young Children 9 (4)：23-35, 1997
5) Dunn W：日本版感覚プロファイル　ユーザマニュアル，辻井正次監修，萩原　拓ほか作成，日本文化科学社，東京，2015
6) Dunn W ほか：日本版青年・成人感覚プロファイル　ユーザマニュアル，辻井正次監修，萩原　拓ほか作成，日本文化科学社，東京，2015
7) Dunn W：日本版乳幼児感覚プロファイル　ユーザマニュアル，辻井正次監修，萩原　拓ほか作成，日本文化科学社，東京，2015

3）発達性協調運動障害の検査 中井昭夫

Key word 不器用さ（Clumsiness）／協調（運動）（Coordination）／DCDQ／M-ABC2

要点整理

- いわゆる「不器用さ」は主に脳の機能のひとつである「協調（運動）」の稚拙さによる．
- 「協調」は運動・スポーツに限らず，食事・会話，着衣，書字，遊びなど日常生活のさまざまな場面で必要であり，子どもの認知・学習・情緒・社会性・自尊心に大きな影響を与える．
- この「協調」の発達の問題が発達性協調運動障害に該当するが，その頻度は約5～6％と多く，このうち約50～70％が青年期・成人期に持ち越される．
- 臨床的に自閉症スペクトラム障害（ASD），注意欠如・多動性障害（AD/HD），限局性学習障害（SLD）など他の神経発達障害に多く併存する．
- 従来，これらは単なる併存として捉えられてきたが，近年，協調は社会コミュニケーション，実行機能などの発達の基盤となっていることが示唆されており，協調をアセスメントすることは神経発達障害の臨床で非常に重要である．

1 目的と意義

1）発達性協調運動障害の概念

「協調（運動）coordination」とは視知覚・触覚・固有覚・位置覚などの感覚入力をまとめあげ，運動意図に基づき運動計画を生成，運動として出力し，それらの結果のフィードバックに基づき修正・学習を行うという一連の脳機能である．この協調の発達の問題が，DSMにおける発達性協調運動障害Developmental Coordination Disorder（DCD）に該当する[1]．なお，ICD-10における「運動機能の特異的発達障害 Specific Developmental Disorder of Motor Function（SDDMF）」はDCDとほぼ同義であり，2018年に発表されたICD-11では developmental motor coordination disorder という名称となった．DCDの頻度は約5～6％とされ，注意欠如・多動性障害（AD/HD）の5％とほぼ同等，また，自閉症スペクトラム障害（ASD）の1％よりも遥かに高いという神経発達障害である．さらに，このうち約50～70％が青年期・成人期に持ち越されることが明らかになっている．なお男女比については，2:1～7:1と男児に多い．

2）DCDを評価する目的と意義

協調はいわゆる体育・スポーツ，ダンスに限らず，咀嚼・嚥下，箸やナイフ，フォークの使用など食事，構音・発話，ボタン，ジッパー，スナップ，靴紐結びなど衣類の着脱，描画や書字，ハサミ，定規，コンパスなど道具や文具の使用，リコーダーや鍵盤など楽器操作，自転車，遊具の使用などの外遊び，折り紙・ブロック・パズル・ビーズなど手先を使った遊びや指先での操作を行うゲーム機，雑巾絞りや丸いドアノブ，ペットボトルキャップの開閉，姿勢制御や姿勢

保持などさまざまな日常生活や学校生活に深く関係する重要な脳の機能のひとつであり，その発達は子どもたちの学習，認知，社会性，情緒の発達や自己認知，自尊感情とも深く関わっている．また，青年期・成人ではそのライフステージ特有のさまざまな課題，例えば，メーキャップ・髭剃りなどの整容，料理，自動車の運転，タイピング，細かい手作業など，日常生活から学業，就業訓練・職業選択，生産性にも影響し，社会参加の減少，うつ病・不安障害などの精神障害，肥満や糖尿病，高血圧などの生活習慣病から狭心症・心筋梗塞，脳卒中など心血管障害という二次障害につながることが明らかとなっている[1]．

DCDは注意欠如・多動性障害（AD/HD）の約30〜50％，限局性学習障害（SLD）の約50％，臨床的には広く知られた事実であるが，DSM-5からようやく併存が認められたASDにおける不器用さなど，他の神経発達障害に多く併存する．従来，これらは単なる併存障害として捉えられてきたが，近年の当事者研究や構成論的アプローチなどから，協調は社会コミュニケーション，実行機能などの発達の基盤となっていることが示唆されており，事実，高機能ASD，AD/HDなどを就学前に発見する目的で行われている5歳児健診の問診項目，診察項目はほとんど協調を評価するものである．このように協調をアセスメントすることは神経発達障害の臨床で非常に重要である．

2 アセスメントの進め方

DSM-5によれば，DCDの診断は発達的，医学的病歴，身体検査，学校または職場からの報告，および心理測定的に妥当性があり，文化的に適切な標準化された検査を用いてなされた個別的評価を臨床的に総合判断することによって下される，とされている．

1）DCDへの気づき

協調の問題，DCDについては，当事者の日常生活における困り感は非常に大きく，自尊感情の低下や嘲笑・いじめにつながってしまうことも多い．また，保護者，教師や指導者も，本人の努力・練習不足や怠け，自身の指導力不足など思い込み，不適切な叱責や反復練習，当事者との関係性の悪化につながっていたりすることが多く，「不器用さ」が協調という脳の機能の発達の問題であるという認識は少ない．結果，わが国でも近年ようやくDCDへの関心が高まってきているとはいえ，「不器用さ」を主訴として専門機関に相談・受診する機会は多くはない．また，仮に，せっかく本人や保護者が「不器用さ」について相談しても，わが国では専門機関におけるDCDに関する理解がまだまだ少なく，適切な支援や合理的配慮につながっていないのが現状である．

ASDやAD/HD，SLDなど他の発達障害を主訴に受診，相談されたクライアントのインテークを行う際，さまざまな協調に関する問題についても訊いていくことから，気づきからアセスメントや診断，薬物療法や療育，特別支援教育や合理的配慮など，適切な支援につなげることが可能となる．

乳幼児期の発達歴の聴取においても「症状の始まりは発達段階早期である」「幼い子どもでは，運動の里程標（例：座る，這う，歩く）に到達することが遅れていることがある」（DSM-5）とあるように，乳児期からすでに嚥下困難・むせの多さ，滑舌の悪さ，筋緊張の低下，寝返りの困難，座位の不安定・左右差，ハイハイのバリエー

ションや左右差，歩行の遅延・左右差・重心の不安定など，運動発達の遅延を認めていたケースも多い．逆に，近年，ASDの乳児期早期には粗大運動や協調，感覚など身体機能の問題が大きいことが注目され，ASD発見の早期徴候としての有用性が示唆されている．

幼児・学童期では日常生活や園や学校での活動について，当事者・保護者を対象とした調査研究の結果[2]などを参考に，体育，音楽，図工・技術・家庭科など教科別に，また，書字や文具の操作，姿勢保持や姿勢制御についても聴取すること，さらに，ノートなどを持参してもらい，書字の際の筆圧やマス目や行の中に収まっているかなどをチェックすることも，SLDへの気づきとともに参考となることが多い．

また，心理アセスメントを行う際の姿勢制御，姿勢保持，筆記用具や検査道具の使用状況，書字，筆圧，線・枠からのはみ出しなどからDCDの併存を疑うことも可能である．

2）診断のためのアセスメント
（1）質問紙，いわゆるチェックリスト

DSM-5の基準Bには「運動技能の欠如は，生活年齢にふさわしい日常生活活動を著明におよび持続的に妨げており，学業または学校での生産性，就労前および就業後の活動，余暇，および遊びに影響を与えている」と記載されているが，これまで日本では，その程度を標準的，客観的に評価する尺度が存在していなかった．近年，国際的なアセスメントの日本語版の開発が進んでいる．

①Developmental Coordination Disorder Questionnaire（DCDQ）日本語版

Developmental Coordination Disorder Questionnaire（DCDQ）はカルガリ大学のWilsonにより2000年に開発されたが，2007年に改訂版が発表され，日本語版はこの2007年の改訂版をもとにNakaiらにより開発された[3]．DCDQはすでに9ヵ国で翻訳が行われ，世界的に最も広く使用されており，2012年に発表されたヨーロッパを中心とする国際ガイドラインでも最もエビデンスのある評価尺度として推奨されている[4]．

2000年のオリジナルにおける対象年齢は8歳から14.6歳で，17項目，4因子を評価するものであったが，2007年の改訂により，対象年齢は5歳から14.6歳に拡大され，また，質問項目の見直しも行われ，「動作における身体統制（6項目）」「微細運動・書字（4項目）」「全般的協応性（5項目）」の15項目，3つの下位尺度となった．各項目に示される内容が，他の子どもと比べて自分の子どもにどの程度当てはまるかについて，「全く当てはまらない（1点）」「少しだけ当てはまる（2点）」「当てはまる（3点）」「ほとんど当てはまる（4点）」「全くそのとおり（5点）」の5件法で回答し，得点が高いほど，協調運動機能が高いことを示す．WilsonによるDCDQでは男女別のデータはなく，また各年齢のみの評価となっているが，日本語版の開発にあたっては，より臨床的な利用を想定し，総得点のほか，下位尺度ごとの標準値の設定と，男女別による検討を，また，教育現場でも広く利用しやすいように考慮し，学年別による検討も加えて行われた．国際ガイドラインでは，DCDQは診断への最初のステップとして有用であるとしており，さらに，十分なインストラクションを行うと精度が高くなること，教師による評価より保護者による評価のほうが有用であるとしている．

②その他の質問紙

その他の年齢に対する国際的なアセスメントとして，教師用のMotor Observation Questionnaire for Teachers（MOQ-T），幼児用のLittle Developmental Coordination Disorder Questionnaire（Little DCDQ），青年から成人を対象とするAdult Developmental Co-ordination Disorders/Dyspraxia Checklist（ADC）の日本語版の開発が現在（2018年10月，以下同）進行中である[1]．また，後述のMovement Assessment Battery for Children第2版（M-ABC2）日本語版とともにM-ABC2チェックリストの開発も行われている．

MOQ-Tは18項目，4件法，粗大運動，書字・微細運動の2因子を評価するもので，DCDQとは逆に点数が低いほど協調運動機能が高いことを示す．MOQ-Tのオリジナルは5〜12歳であるが，日本語版では5〜15歳を対象に開発中であり，オリジナルでも報告されているが，日本語版においてもDCDQ日本語版との相関も確認されている．Little DCDQはDCDQと同様，5件法，15項目，3因子からなるが，DCDQからの項目は3つのみで，残りの12項目はこの年齢用に新しく開発された．現在9言語，13ヵ国からなる国際共同研究にて開発が進められているところである．オリジナルは3〜4歳が対象であるが，日本語版は保育所・幼稚園での利用を考慮し，いわゆる年少から年長児（3〜6歳）を対象に開発中であり，DCDQ日本語版との相関もすでに確認されている．青年・成人期DCDのアセスメントは世界的にも存在しなかったが，2010年に英国でADCが開発された．ADCは小児期の回顧（10項目），現在の状況（10項目），QOLや社会参加など（20項目）の3つのサブスケール，合計40項目から構成され，4件法でスコアが高いほど「不器用」とされる．M-ABC2チェックリストの対象年齢はM-ABC2と異なり5〜12歳で，セクションA，Bにおいて，セルフケアスキル，教室や体育でのスキルについて5件法で評価するとともに，セクションCにおいて他の発達特性や行動特性などについてもチェックすることができる．

これらにより，ようやくわが国においても幼児期から成人まで切れ目なく「不器用さ」を評価する国際的アセスメントツールが整備されることが期待される．

> **MEMO** 国際的アセスメントツールのローカライズ
>
> DCDQやM-ABC2に限らず，時に原作者や版権所有者に無断での学会・論文発表や，臨床での使用例を散見するが，わが国のこのような状況について原作者や出版元から研究規範や倫理的な観点から疑義を持たれているところである．すでに存在する国際的評価尺度を翻訳して利用することは，その開発も迅速，安価，効率的であり，さらに国際的な比較も可能となるためWHOも推奨している．ただし，海外の評価尺度を異なる言語に翻訳し異文化へ適応するにあたっては，原作者とともに国際的ガイドライン[5]に沿って行うことが求められており，DCDQやM-ABC2日本語版などはこのガイドラインに則り開発されている．

(2) 個別検査

DSM-5の基準A「協調運動技能の獲得や遂行が，その人の生活年齢や技能の学習および使用の機会に応じて期待されるものより明らかに劣っている」ことを評価するために，DSM-5では「心理測定的に妥当性があり文化的に適切な標準化された検査を用いてなされた個別的評価」，ICD-10においては「標準化された微細または粗大な協調運動の検査における評点が，その小児の暦年齢を基にして期待される水準から，

少なくとも2標準偏差以下」，国際ガイドライン[4]では「適切で信頼性・妥当性のある標準的な検査を行う」と各々記載されているように，わが国でも標準化された国際的な診断・評価方法が必要であるが，これまでに存在しなかった．そこで，従来は，発達神経学的診察による，いわゆるSoft Neurological Signs（SNSs）（微細神経学的徴候）を組み合わせ総合的に判断してきた．SNSsとは，古典的な神経学的診察を行っても見いだせない，中枢神経系の微細な異常，あるいは発達の遅延や成熟の偏りの存在が疑われる種々の所見である．ICD-10では，注意深く臨床所見をとれば，微細および粗大な協調運動が拙劣である徴候（SNSs）に加え，四肢を支えない時の舞踏様の運動あるいは鏡像運動，そして他の随伴する運動徴候などの顕著な神経発達上の未成熟が認められる，と記されている．SNSsには指鼻試験，指先接触試験，指対立試験，回内・回外など変換運動と随伴運動，継ぎ足歩行，閉眼片足起立，Garfield（1964）のMotor Impersistence Test，2点間同時触覚刺激などがあるが，ひとつのSNSが陽性でも異常の判断や診断にはつながらない点に留意すべきである．

これら，いわゆるSNSsを系統的・客観的に評価する方法として，近年，日本でも，日本版ミラー幼児発達スクリーニング検査Japanese version of Miller Assessment for Preschoolers（JMAP），JPAN感覚処理・行為機能検査Japanese Playful Assessment for Neuropsychological Abilities が発表されたが，いずれもDCDの診断に特化した国際的エビデンスに乏しいこと，対象年齢がJMAPでは2歳9ヵ月～6歳2ヵ月，JPANでは4～10歳と狭いこと，さらに，JPANは実施に3時間もかかることなど課題がある．

国際ガイドラインでは，M-ABC2，もしくはローカライズ版があればという条件付きでBruininks-Oseretsky Test of Motor Proficiency第2版（BOTMP2）が推奨されている[4]が，現在，すでに10ヵ国語で出版，日本を含む6ヵ国で開発が進められているなど，世界的に最も広く普及しているものがM-ABC2である．M-ABC初版は1992年に出版されたが，2007年にM-ABC2として改訂された．M-ABC2では対象年齢を3歳から16歳11ヵ月まで拡大するとともに，スコアの簡略化などが行われた．所要時間としては子どもの能力などにもよるが約20～40分程度である．3つの年齢層（3～6歳，7～10歳，11～16歳）に分類され，手先の器用さ，ボールスキル，静的・動的バランスを評価するが，それぞれの検査課題は各年齢層により少しずつ異なる（表1）．記録用紙は，年齢層1は赤，年齢層2は緑，年齢層3は青と各年齢層別に色分けされ，1ページ目は，共通書式として，個人情報，各構成要素の粗点と対応した標準得点，3つの構成要素得点の算出と対応した標準得点，合計得点，それらのパーセンタイルを記載する．2ページ以降は，各下位検査における子どもの成績，運動に影響を与える可能性のある非運動的要因，身体的要素，質的観察の要約，評価の要約と介入計画を記載する．現在，出版に向けて標準化などが進行中である[6,7]．

| MEMO | M-ABC2 日本語版

M-ABC2を適切に実施するための検査者の資質として，検査の一般的な手続きを熟知していることと，子ども，特に運動面に問題のある子どもとある程度関わった経験の2点が必要とされている．また，英国でも公式なトレーニ

表1 M-ABC2 日本語版における構成要素と年齢層ごとの項目

構成要素/年齢	年齢層1 3〜6歳	年齢層2 7〜10歳	年齢層3 11〜16歳
手先の器用さ	コイン入れ ビーズのひも通し 道たどり1	ペグ差し ひも通し 道たどり2	ペグ返し ナットとボルトで三角形作り 道たどり3
的当てとキャッチ	お手玉キャッチ マットへのお手玉投げ	両手ボールキャッチ マットへのお手玉投げ	片手ボールキャッチ 壁の的当て
バランス	片足バランス かかとあげ歩き マット上でのジャンプ	ワンボードバランス 前方継ぎ足歩行 マット上での片足跳び	ツーボードバランス 後方継ぎ足歩行 ジグザグ片足跳び

ングは義務とまではされていないが，可能な限りトレーニング・ワークショップに参加することが有益．また，検査施行の様子をビデオで同時録画することにより複数の評定者による議論やスーパーバイズ，再評定などが可能となり，より信頼できるアセスメントにつながるとしている．これらより日本語版についてはトレーニング・ワークショップを設けることを想定している．

3）評定

DCDQ も M-ABC2 も Leeds Consensus Statement 2006（http://www.dcd-uk.org；2018年10月現在）に準拠し，いわゆる"probably"，"at risk"とされる15パーセンタイル，また，いわゆる，"Indication of"または"Suspect for"と呼ばれ，診断レベルに達するとされる5パーセンタイルの2つのカットオフ値が推奨されている．

4）アセスメントから介入までのアルゴリズム

問診，診察から，質問紙によるスクリーニング，M-ABC2 を用いてのアセスメント，治療・介入の判断に関するアルゴリズムを図1に示した．

5）その他の必要なアセスメント

手と目の協応などについては，視知覚についてもアセスメントを行うことが望ましい．しかし，フロスティッグ視知覚発達検査（DTVP）は対象年齢が4歳0ヵ月から7歳11ヵ月，Developmental Test of Visual Perception 2nd edition（DTVP-2）の対象年齢は4歳0ヵ月から10歳11ヵ月と両者とも狭いこと，さらに DTVP-2 は日本での標準化が行われていないこと，また『見る力』を育てるビジョンアセスメント「WAVES」（大阪医科大学 LD センター）は現時点で国際的なエビデンスに乏しいことに加え，適用年齢がやはり小学校1〜6年生と限られること，検査時間が60〜70分と比較的長いことなど，わが国における視知覚に関するアセスメントについては今後の課題である．

> **アドバイス　知的能力障害と DCD**
>
> ICD-10 では除外基準として IQ70 以下が記載されているが，DSM では特に除外とはされていない．しかし，運動の困難さが知的能力障害によって説明できるより過剰な場合，DCD との併存を認めるとしている．実際の臨床では精神遅滞に併存する例も多く，知的レベルを評価することは重要であるが，その一方で，個別の発達検査におけるいくつかの項目は協調や知覚運動機能の要素によって構成されていることから，その解釈には注意が必要である．

6）重要な視点としての鑑別診断

DCDQ や M-ABC2 日本語版に限らず，近年，神経発達障害に関するさまざまな国際的なアセスメントツールの日本語版が次々と整備されつつあることは，わが国の

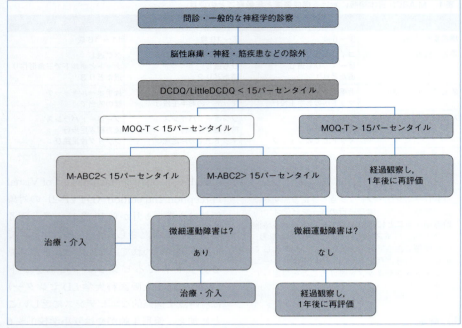

図1　DCDのアセスメントから治療・介入までのアルゴリズム

神経発達障害の支援や研究の進展にとって非常に喜ばしいことである一方，ややもすると医療現場においてでさえ，アセスメントのみで，神経発達障害の診断がなされているケースが少なからずあることは非常に危惧されるべきである．半構造化面接を含め，いわゆるアセスメントだけでは神経発達障害と同じような表現型をとるさまざまな原因を鑑別し，明らかになった器質的疾患に対する適切な治療を行うことは当然のことである．

DCDの鑑別診断として，DSM-5における基準Dでは，視力障害や脳性麻痺，筋ジストロフィー，変性疾患など運動に影響を与える神経・筋疾患を除外すること，また，関節過剰運動症候群もDCDと似た症状を呈することについて明記されており，脳MRI，脳波，血液検査など最低限の検査により，これらの除外を行うことは必須であると思われる．

DCDQやM-ABC2などを含むアセスメントは神経発達障害の診断を行っていくためのごく一部に過ぎないことを理解するとともに，これらをきちんと行っていくことで子ども達に正しい診断に基づく適切な治療・支援が提供されることを望んでいる．

文献

1) 中井昭夫：発達障害領域でよく使用されるアセスメントツール；協調運動機能のアセスメント：DCDQ-R, Movement-ABC2. 257-264，アセスメントツールの活用の仕

方：発達性協調運動障害（Developmental Coordination Disorder：DCD）. 290-296, 辻井正次監, 発達障害児者支援とアセスメントのガイドライン, 金子書房, 東京, 2014
2) 中井昭夫：発達性協調運動症のそだち. そだちの科学 26：54-58, 2016
3) Nakai A, et al：Evaluation of the Japanese version of the Developmental Coordination Disorder Questionnaire as a screening tool for clumsiness of Japanese children. Res Dev Disabil 32：1615-1622, 2011
4) Blank R, et al：European Academy for Childhood Disability（EACD）：Recommendations on the definition, diagnosis and intervention of developmental coordination disorder（long version）. Dev Med Child Neurol 54：54-93, 2012
5) Beaton DE, et al：Guidelines for the process of cross-cultural adaptation of self-report measures. Spine（Phila Pa 1976）25：3186-3191, 2000
6) Kita Y, et al：Applicability of the Movement Assessment Battery for Children-Second Edition to Japanese children：A study of the Age Band 2. Brain Dev 38：706-713, 2016
7) Hirata S, et al：Applicability of the Movement Assessment Battery for Children-Second Edition（MABC-2）for Japanese Children Aged 3-6 Years：A Preliminary Investigation Emphasizing Internal Consistency and Factorial Validity. Front Psychol 9：1452, 2018

5 症状評価

1）症状評価尺度

市倉加奈子

Key word うつ症状／不安症状／面接／自己記入式

要点整理

- アセスメントや介入効果の判定を行うために，客観的な症状評価が必要である．
- 症状評価は，他職種との情報共有にもつながる．
- 症状評価尺度には，面接（他者評価）と自己記入式（自己評価）によるものがある．
- クライアントや目的に応じて症状評価尺度を使い分ける必要がある．

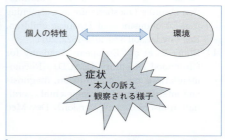

図1　症状の背景にある個人と環境との相互作用

1 目的と意義

1）心理師による症状評価

臨床心理面接ではクライアントの困難を聴取，観察しながら，多角的なアセスメントを行う．クライアントの問題は，性格や考え方のようにクライアント本人が持つ「個人の特性」と，仕事や家庭のように現在おかれている「環境」との相互作用の中で生じる（図1）．こうした相互作用の中で問題が生じたとき，「本人の訴え」あるいは「観察された様子」として表現されるものが精神症状である．

発熱，せき，腫れ，発疹のような身体症状であれば客観的に評価することが可能であるが，精神症状は客観的な評価が非常に難しい．本人の訴えや観察される様子に基づくため，クライアントや評価者の主観的な受け止め方が影響する点は身体症状と精神症状で共通している．しかし精神症状の場合はとりわけ，クライアントの表現方法も多彩であるうえ，評価する心理師の印象にも個人差が生まれやすい．したがって，信頼性や妥当性が担保された指標を用いて，できる限り客観的に評価する努力が必要なのである．

2）症状評価の目的と意義

心理師が症状評価を行う主な目的は**表1**の通りである．第一に心理師は臨床心理学的なアセスメントの一部として症状の評価を行う．出現している症状を評価することで，クライアントが何に苦痛を感じ，どのようなメカニズムでそうした苦痛が持続しているのかを整理することができる．症状はクライアントの状態を表す一側面であるとはいえ，症状評価は心理師がクライアントの状態像を客観視することの手助けとなる．また点数化されることで，他のクライアントと比較して，その症状がどの程度であるのかを知る手立てとなる．

第二に臨床心理学的な介入を行った際の

効果を判定するために症状評価を利用する．臨床場面ではアセスメントをもとに実施した心理師の介入に効果があったのかを常に確認し，必要があれば介入方針を再検討することが求められる．これは医師が病気に対する治療を行う際に，定期的な血液検査を行って効果を確認するのと同様である．事例研究や介入研究では，実施・開発された介入について，他の介入や無介入と比較して効果があるかを比較検証する必要がある．こうした際に介入前後の症状変化について評価が必要となる．

また第三に他の職種やクライアントとの情報共有のために症状評価を利用することもある．症状は他職種との共通言語といえるものでもあり，症状の内容や重篤度によって精神科医師または専門職チームへの依頼が必要になった時に，クライアントの状態像を伝える1つの指標となる．また評価尺度によってはスクリーニング目的で開発されたものもあり，精神や心理の専門でない職種から依頼があった場合に，まずこれらの指標を用いて依頼元で症状評価をしてもらうことも可能となる．さらにクライアントとの面接を進める中では，その日の症状を確認したり，介入による症状変化をグラフ化してフィードバックすることが役立つ場合もある．

2 アセスメントの進め方

1）症状評価の流れ

先述したとおり，症状評価の目的は多様であり，使用する場面やタイミングも多岐にわたっている．したがって一般的な症状評価の流れが定められているわけではない．ただ実際には精神科や心療内科の初診時，心理師のインテーク面接時には，クライアントの状態を把握するために症状評価

表1 症状評価の目的

目的	具体的内容
1. アセスメントのため	・介入の方針を立てるために，クライアントの状態像を把握する
2. 介入効果判定のため	・臨床でクライアントに行った介入が有効であったかを確認する ・事例研究や介入研究において，介入に効果があったかを判断する
3. 情報共有のため	・クライアントの状態像や変化について，他職種に客観的に伝える ・クライアントの状態像や変化について，クライアント本人と共有する

表2 評価尺度の種類による違い

面接（他者評価）	自己記入式（自己評価）
・観察から判断される症状も含めて評価可能 ・質問の意図を誤解されても，訂正可能 ・読字・書字能力に左右されない ・回答には検査者が必須 ・検査者のトレーニングが必要 ・回答に時間がかかるものが多い	・クライアントが意識している症状のみ評価可能 ・質問の意図を誤解されても，対応できない ・クライアントが素直に回答しない場合がある ・待合室や自宅での回答も可能 ・検査者の技量に左右されない ・回答は比較的短時間で終わることが多い

を行うことが多い．また臨床場面では介入効果の判定は適宜，あるいは各心理師が定めた時期ということになるが，研究では介入効果を判定する時期を事前に定め，一定のポイントで症状評価を行うことになる．

2）症状評価尺度の種類

症状を評価する尺度には，面接（他者評価）と自己記入式（自己評価）によるものがある．それぞれに長所と短所があり，症状評価の目的やクライアントの状況によって使い分ける必要がある（表2）．

まず面接による症状評価は，表情や話速のように観察から判断される症状や，クライアント自身は意識していない症状も含めて評価できる点が最大の特徴である．例えば，統合失調症で「誰かに監視されている」

「自分は総理大臣である」と確信していること自体が妄想症状である場合，クライアント本人は妄想症状があるとは認識しておらず，他者からでないと評価できない．あるいは双極性障害で，クライアント本人は「元気になった」と認識しているが，実際には躁エピソードが出現しており，やはり他者評価が必要となる場合もある．こうした場面では自己記入式ではなく面接による症状評価が優先される．面接ではクライアントの反応から質問を理解できているかを確認することができるため，質問の意図を誤解されても訂正することが可能である．また読字能力や書字能力に左右される心配もない．したがって認知機能や身体機能に問題がある場合，面接が選択されることがある．また自己記入式の場合には社会的望ましさなどに左右され，クライアントが素直に回答しない場合があるが，面接では回答が歪みにくいという特徴がある．そのため評価懸念が高いクライアントや反社会的な性格特性が顕著なクライアントでは，面接が望ましい場合もある．またこうした特性から，研究では自己記入式より面接の方が客観的指標として望ましいと考えられており，治験やRCTなどの臨床研究では面接による症状評価が用いられる．

一方で自己記入式による症状評価は，短時間で簡便に実施できるという利点がある．検査者の技量に左右され，トレーニングが必要な面接と比較すると，だれでも配布可能であり，待合室や自宅で回答してもらうなどの使い方もできる．またクライアント本人の困難度や苦痛度が重要視される臨床心理面接の場合は特に，自己記入式の症状評価を用いることで主観的な辛さの程度を把握することができる．ただし場所を限定せず簡便に活用しやすいとはいっても，評価者の前で回答することで評価懸念が高まったり，自宅で回答することで普段は表出されない本音が出やすくなるなど，回答する環境に影響を受ける可能性はある．したがって自己記入式評価を用いて介入の効果判定を行うなど，複数時点で症状変化を測定したい場合には回答する環境設定に注意が必要である．

3）うつ症状の評価尺度

うつ症状を評価する尺度は数多く開発されているが，それぞれ少しずつ使用目的や使用方法に違いがある[1,2]．ここでは特に代表的なものを紹介する（表3）．うつ症状を面接で評価できる尺度にはHamilton Rating Scale for Depression（HAM-D）やMontgomery-Åsberg Depression Rating Scale（MADRS）がある．これらはうつ病およびうつ状態の患者の症状評価を目的として開発されたものであり，「抑うつ気分」「興味」「集中」「睡眠」「食欲」などのうつ病で出現する問題について，それぞれの重症度を尋ねていく．抗うつ薬の有効性を評価する治験ではHAM-DまたはMADRSの使用が推奨されているが，近年の治験ではMADRSを使われることが多い．一方でHAM-Dはうつ病で出現しやすい不安症状や身体症状も含めて幅広く評価することができるうえ，診療報酬が認められているため，臨床上は使用しやすい．

そのほか自己記入式尺度として，Beck Depression Inventory（BDI）がある．BDIはうつ病の判別力が高く，診断の補助に適しているという利点がある．近年ではDiagnostic and Statistical Manual of Mental Disorder（DSM）の診断基準をもとにBDI-Ⅱに改変され，臨床や研究で広く用いられている．また診療報酬が認められているものにはSelf-rating Depression Scale

表3 症状評価尺度の例

	評価方法	内容	診療報酬(2018年度現在)
うつ症状			
HAM-D	面接	うつ病の症状（不安症状や身体症状含む）についての21項目それぞれを重症度判定し，総得点から評価	80点
MADRS	面接	うつ状態についての10項目それぞれを重症度判定し，総得点から評価	なし
BDI	自己記入式	抑うつの程度について，21項目4件法により回答を求める．総得点から，うつ病を判定	なし
SDS	自己記入式	抑うつ状態について20項目4件法により回答を求める．下位尺度は「主感情」「生理的随伴症状」「心理的随伴症状」	80点
CES-D	自己記入式	うつ病の症状について，20項目4件法により回答を求める．総得点から，正常対照群/気分障害群を判定	80点
PHQ-9	自己記入式	うつ病のスクリーニングツールとして9項目4件法により回答を求める．DSMの診断基準に沿って，うつ病の疑いがあるかどうかを評価	なし
不安症状			
CAS	自己記入式	不安傾向について40項目3件法により回答を求める．下位尺度は「自己統制力の欠如」「自我の弱さ」「疑い深さ」「罪悪感」「感情性」	80点
MAS	自己記入式	慢性的な不安反応について65項目3件法により回答を求める．「？点（疑問点）」から信頼性，「L点（虚構点）」から妥当性を判断したうえで，「A（不安得点）」から不安の程度を評価	80点
STAI	自己記入式	現在の不安状態と不安になりやすい性格傾向について40項目5件法により回答を求める．下位尺度は「特性不安」と「状態不安」	80点
精神疾患の症状			
PANSS	面接	統合失調症の精神状態30項目それぞれを重症度判定し，下位尺度である「陽性尺度」「陰性尺度」「総合精神病理尺度」の得点から評価	なし
YMRS	面接	気分障害の躁病エピソード11項目それぞれを重症度判定し，総得点から評価	なし
Y-BOCS	面接/自己記入式	強迫性障害の症状10項目それぞれを重症度判定し，総得点から評価	なし
PDSS	面接/自己記入式	パニック障害の症状7項目それぞれを重症度判定し，総得点から評価	なし
LSAS	面接/自己記入式	社交不安障害の症状24項目について，「恐怖感/不安感」と「回避」のそれぞれに4件法で回答を求める．下位尺度は「行為状況」と「社交状況」	80点
CAPS	面接	PTSDの症状17項目それぞれの頻度と強度を判定し，全体像を評価	450点
IES-R	自己記入式	PTSD症状について22項目5件法により回答を求める．下位尺度は「侵入症状」「回避症状」「過覚醒症状」	80点
精神的健康			
POMS	自己記入式	気分の状態について65項目5件法により回答を求める．下位尺度は「抑うつ−落ち込み」「活気」「怒り−敵意」「疲労」「緊張−不安」「混乱」	
CMI	自己記入式	心身の自覚症状について212（男性）〜214（女性）項目2件法により回答を求める．下位尺度である「身体的自覚症」「精神的自覚症」から，正常/準正常/準神経症/神経症を判定	
GHQ	自己記入式	精神的健康度について60項目4件法により回答を求める．下位尺度は「身体症状」「不安と不眠」「社会的活動障害」「うつ状態」	

1）症状評価尺度

(SDS) や NIMH Center for Epidemiologic Studies-Depression Scale (CES-D) がある．これらはともに20項目4件法と回答の負担は類似しているが，SDSでは選択肢が「めったにない」「ときどき」「たいてい」「いつも」という主観的な頻度になっているのに対し，CES-Dでは「ない」「1～2日/週」「3～4日/週」「5日以上/週」という具体的な頻度になっている．またCES-DはSDSやBDIの項目を参考にスクリーニング目的で開発された尺度であり，カットオフが16点と明確に設定されている点も特徴的である．同じくスクリーニング尺度としてはPHQ-9も近年使用される頻度が高まっている．PHQ-9はBDI同様にDSMのうつ病診断基準に沿って項目が作成されているが，9項目という簡便な質問項目でうつ病の疑いがあるかどうかを判定することができる．したがって特にプライマリケアの現場で，精神や心理の専門でない医療者がスクリーニングのために使用する尺度として推奨されており，臨床や研究における活用の幅が広がっている．

4）不安症状の評価尺度

不安症状はうつ症状とは少し異なり，多様な疾患で多様な形で表出されるため，それぞれの尺度が評価する側面もまた多様である[2]．これについても代表的なものを紹介する（表3）．例えばCattell Anxiety Scale (CAS) は，不安と関係が深い性格特性として「人格統制力の欠如」「自我の弱さ」「疑い深さ」「罪悪感」「欲求不満による緊張」の5因子から評価する尺度である．それに対してManifest Anxiety Scale (MAS) は，心身にまつわるさまざまな不安反応を測定するものであり，不安のスクリーニングだけでなく，うつ病，統合失調症，不安症などのさまざまな精神疾患にお

ける現在の不安を評価することができる．そのため，心理介入の効果判定を目的とする場合にも活用しやすい．さらにState-Trait Anxiety Inventory (STAI) は，不安になりやすい性格傾向（特性不安）と現在の不安反応（状態不安）を分けて測定できる点で有用な尺度である．不安症状は特に元来の性格傾向の影響が大きく，正常な不安と病的な不安とを切り分けることが難しい．したがってアセスメント目的で不安症状を測定する際は特性不安と状態不安の両面から評価できるよう，使用する尺度を検討する必要がある．また介入効果の判定目的で測定する際は，変化しうる不安反応を評価できる尺度を選択する必要がある．

5）精神疾患の評価尺度

症状ごとに切り分けて評価するのではなく，それぞれの精神疾患に特徴的な症状を総合的に評価する尺度もいくつか開発されている[3]．まず統合失調症においてはPositive and Negative Syndrome Scale (PANSS)，双極性障害（躁うつ病）においてはYoung Mania Rating Scale (YMRS) という面接による評価尺度がある．先述した通り，統合失調症や双極性障害では症状を客観的に自己評価することが難しいため，面接による評価が必須となる．また強迫性障害ではYale-Brown Obsessive-Compulsive Scale (Y-BOCS)，パニック障害ではPanic Disorder Severity Scale (PDSS)，社交不安障害ではLiebowitz Social Anxiety Scale (LSAS)，心的外傷後ストレス障害ではClinician-Administered PTSD Scale (CAPS) という面接による評価尺度が開発されている．これらの疾患では統合失調症や双極性障害とは異なり，症状を自覚して自ら受診する場合がほとんどであるが，面接による評価が一般的

である．その理由として，こうした精神疾患の症状尺度が臨床よりも薬の開発を目的とした臨床研究で使用されることが多く，客観的な症状評価には面接の方が望ましいと考えられているからかもしれない．ただし臨床で活用しやすい評価尺度として，強迫性障害では Y-BOCS，パニック障害では PDSS，社交不安障害では LSAS の自己記入式版も作成されている．また心的外傷後ストレス障害では Impact of Event Scale-Revised（IES-R）という自己記入式尺度が開発されており，より簡便に症状評価が行える体制が整いつつある．

6）その他の評価尺度

そのほか各症状や疾患とは別に，総合的に精神的健康度を評価する尺度として Profile of Mood States（POMS），Cornel Medical Index（CMI），The General Health Questionnaire（GHQ）などがある[2]．これらはいずれも身体症状や精神症状を幅広く網羅できるよう開発されているため，患者の全体像を把握する際に有用であると考えられる．ただしいずれも項目数が多く，特に CMI では 200 項目を超過しているため，回答する際の疲労も考慮に入れなくてはならない．例えば，うつ病患者では疲労感や集中困難で全項目に回答することが難しい場合もあるかもしれないし，身体の疾患や障害がある場合には回答が負担になる可能性もある．

> **アドバイス　症状評価に迷わないために**
>
> 臨床上で症状を評価する際，本人の訴えがどこまで客観的に信用できるものなのか，判断に迷うことがある．例えば，「上司との関係が悪く，会社が苦痛となり，最近は何もやる気が起きない」と訴えるクライアントのうつ症状がどの程度まで深刻であるのかを客観的に評価することは難しい．あるいは，「最近調子が良い」とクライアントが話したときに，うつ病の症状改善なのか，軽躁エピソードの出現なのか，判断し兼ねる場合もあるかもしれない．このような時には，面接と自己記入式の両面から測定してギャップを確認したり，全般的な精神的健康度と特定の疾患における症状を測定する尺度を組み合わせて全体像を把握するなど，テストバッテリーによる工夫で詳細な症状評価につながることもある．

文献

1）稲田俊也編著：SIGMA を用いた MADRS 日本語版によるうつ病の臨床評価，じほう，東京，2009
2）松原達哉編著：第 4 版心理テスト法入門：基礎知識と技術習得のために，日本文化科学社，東京，2009
3）稲田俊也ほか：OPRS-Ⅳ客観的精神科評価尺度ガイド，じほう，東京，2016

2）認知症の評価

松田　修

Key word　スクリーニングテスト／認知機能障害／神経心理学／失点項目の分析

要点整理

- 認知症は多彩な認知機能の障害を中核症状とする状態であり，その診断や治療・ケアにおいては，認知機能障害の評価が不可欠である．
- 認知症のタイプによって認知機能障害のパターンが異なることがある．
- 合計得点で判定する尺度を用いる場合でも，どの項目で失点したのかを検討するとよい．

1　目的と意義

1）認知症の概念

認知症は，一般に，正常に達した認知機能が後天的な器質性障害によって持続的に低下し，日常生活や社会生活に支障をきたすようになった状態である．認知症では，この状態が意識障害のないときにも見られる．認知症にはいくつかのタイプがあるが，その代表的なものは，アルツハイマー型認知症（AD），レビー小体型認知症（DLB），前頭側頭型認知症（FTD），血管性認知症（VaD/VD）である（各タイプの特徴については，成書[1〜4]に委ねる）．発症時期による分け方もある．18〜39歳で発症した認知症は「若年期認知症」，40〜64歳で発症した認知症は「初老期認知症」，65歳以上で発症した認知症は「老年期認知症」と呼ばれる（日本認知症学会，2008）．

認知症の症状は，中核症状と周辺症状に大別できる（図1）．中核症状は多彩な認知機能の障害である．主なものは，記憶，見当識，実行機能（遂行機能），言語，視空間能力などである．周辺症状は，精神症状や行動障害である．これらは認知症の行動・心理症状（behavioral and psychological symptoms and dementia：BPSD）と呼ばれることが多いが，海外では，認知症のいわゆる問題行動に対して，チャレンジング行動（CB）という言葉が使われるようになってきている[5]．CBを認知症の人の行動の中には，本人なりに困ったつらい状況を「変えよう」「解決しよう」「周囲に伝えよう」と努力した結果と理解することができる[5]．こうした視点から行動を捉えることが，合理的な対応につながる．

認知機能低下は，本人の社会生活や日常生活に大きな影響を与える．買い物，食事の支度，自動車の運転，財産管理などの複雑な活動だけでなく，重症化に伴い，食事，着替え，排泄，移動などの基本的な動作にも困難が起こる．買い物のような高次の生活動作をIADL，食事などの基本的な生活動作をADLという．

2）認知症評価の目的と意義

認知症評価の主な目的は以下の通りである（表1）．

（1）診断のため

第1の目的は，診断のためである．中核症状である認知機能障害の有無や程度およ

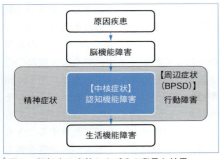

図1 認知症の症状およびその背景と結果

表1 認知症評価の主な目的

目的	具体的内容
1. 診断のため	・認知機能障害の有無や程度およびパターンを把握し，診断の根拠の一つとする
2. 経過を把握するため	・進行や治療経過を判断する ・介入研究や治験における効果を判断する
3. ケアのため	・現存する機能と低下した機能を総合的に把握し，ケアの指針を得る ・認知機能障害の特徴から，本人が外界を認識しているのかを把握し，行動理解やケアの指針を得る
その他 ・公的制度の利用申請のため ・法的手続きにおける能力判定のため	・介護保険制度，成年後見制度など，各種公的制度利用申請に伴う手続きのために評価を行う ・精神鑑定における意思能力や責任能力の判断に利用する

びパターンを評価し，診断の根拠を得る．

(2) 経過を把握するため

第2の目的は，経過を把握するためである．進行の程度を把握したり，治療効果を判断したりするための評価である．

(3) ケアのための評価

第3の目的は，ケアのための実態把握である．ここでいうケアとは，身体的な介護に限定するものではない．不安，抑うつ，自尊感情の低下に対する心理療法や，機能維持や QOL の向上のためのリハビリテーションといった，いわゆる非薬物的アプローチも含んでいる．非薬物的アプローチを含むケアでは，現存する能力の把握や心理状態を把握し，本人が外界をどう認識し，どう感じ，どうしたいと思っているのかなど，本人の心情や本人の現実（生きる世界）を理解する必要がある．これらを把握しないで行われるアプローチは，本人にさらなるストレスを与えることになる．

3）その他

公的制度の利用申請や，さまざまな法的手続きにおける能力判定のために，認知症の評価が行われることもある．認知症は自動車運転能力にも大きな影響を与えることから，認知症であると診断された人は免許取り消しなどの対象となっている．そのため，75歳以上の運転者は免許を更新するときや，一定の違反行為をしたときに，認知症のおそれがないかどうかを評価されることになった．

2 アセスメントの進め方

アセスメントの流れは，アセスメントが行われる機関によって多少の相違があると思われるが，本項では，医療機関における認知症の評価を念頭に置き，アセスメントの進め方について述べる．

1）依頼からアセスメントの準備まで

医療機関では，医師の指示を受けて心理師が検査を開始することが多い．あらかじめ決められたテストバッテリーを依頼される場合が多いが，鑑別診断のために検査の追加や入れ替えが行われることもある．

認知症評価にはいくつかの方法がある（表2）．中核症状の評価には神経心理学的検査を使う．検査では，評価の対象となる人（患者本人）との間にラポールを形成し，

表2　認知症評価の方法
・検査法 　―MCIから軽度認知症 　―得点の判断基準（標準得点，カットオフなど）が定まっているものが多く，結果の解釈で参考にできる 　―正確な測定には，実施法の訓練だけでなく，ラポールの形成と維持といった面接技法の獲得も必要 ・観察法 　―検査法施行困難例にも適用可能 　―観察尺度（スケール）による評価では得点の判断基準が定まっているものがある 　―特定のスケールを用いずとも，意図的な働きかけに対する患者の反応を系統的に記録し，評価に役立てることも可能 ・面接法 　―患者が外界をどう認識しているかを知ることができる 　―患者の主観的な体験を理解し，支援に生かす

それを維持しながら，標準的な実施手続きで検査を行うことが必要である．しかし，病状などから標準的な実施法では検査による評価が困難な場合は（例，意思疎通が困難，集中が続かない，不穏，教示を理解できない，感覚・運動機能の制約から検査問題を行えない），実施可能な検査問題のみを実施したり，あるいは，面接（会話を通じて本人のコミュニケーション能力や現実認識を探る）や行動観察（例，病棟内の行動）など評価方法を選択するとよい．心理師が行動を直接観察できない場合は，家族やケアスタッフから具体的な情報を得るとよい．

2）アセスメントの導入から実施

検査や面接によるアセスメントの導入では，目的，方法，おおよその所要時間などを，本人にわかるように説明し，同意を得ることが必要である．筆者は，本人の主訴や心配事の理解や対応のために評価を行いたいと説明するようにしている．例えば，物忘れを主訴として受診した患者には，「これから物忘れに関する検査を始めますが，よろしいですか」と確認する．家族が心配して患者に受診をすすめ，本人はそのことを快く思っていない場合は，「○○のお気持ちはよくわかります．でもご家族は○○さんのことを心配されているようです．何か心配な事がないか調べてみませんか．そうしたら，ご家族も，○○さんにとってもよいと思いますと」と話したりすることもある．いずれにせよ，本人から納得を得られなければ検査はしない．

検査実施を困難にする代表的な理由と対応例は**表3**の通りである．

3）結果の解釈と報告

結果の解釈で最も重要なことは，アセスメントの依頼理由に答えることである．**図2**には，認知機能検査結果解釈の2つの方向性が示してある．診断に必要な情報を得るために依頼されたのならば，認知症であることを支持する認知機能障害があるのか否かについて，結果からいえることを慎重に検討する．認知機能障害のパターンから，その背景にある脳機能障害や原因疾患を検討する神経心理学的解釈を行うこともある．また，ケアの指針を得たり，今後起こりうる生活機能障害を予測したりすることも目的に含まれている場合には，それらの点について慎重に検討する．

定量的評価尺度の解釈における留意点を以下に述べる．

（1）カットオフは絶対ではない

スクリーニングテストにはカットオフが設定されているが，これは，あくまでも判断の目安として利用する．臨床実践では，患者の年齢，教育歴，身体状況などが得点に与える影響を考慮し，結果を慎重に解釈する必要がある．特に認知症の初期段階では，通常のカットオフでは「正常範囲内」の得点を示す患者は少なくない．また，麻

表3 検査実施を困難にする代表的な理由と対応例（初期・軽度認知症の場合）

理由	対応例
・本人が検査や治療の必要性を感じていない ・受診に対して納得していない	・検査室では，家族や周囲の人が心配していることを誠実に説明する ・家族の前では語られない心配ごとがないか聞いてみる ・主訴に対して検査がなぜ必要なのかを丁寧に説明する ・検査目的を本人にわかるように説明する ・どうしても納得してもらえない場合は，本人の気持ちを尊重する
・疲れている ・眠そうにしている	・短い時間で実施可能で，優先度の高い検査のみを実施する ・可能ならば検査を延期する
・過去の検査で嫌な思いをした経験がある	・当時の思いを真摯に聞き，その上で検査の内容や，途中でも中止できる旨を説明する
・不安が強い	・落ち着くまでは無理に検査を始めない ・なぜ本人が検査を受けることに大きな不安を感じているのかを考慮し，可能ならばその理由について丁寧に話を聞く
・使い慣れたメガネを忘れた ・補聴器を忘れた ・補聴器の調子が悪い	・普段メガネや補聴器を使用している場合には，来院時，それらを持参してほしい旨を確実に伝える ・検査室に異なる強さの老眼鏡を用意しておく ・静穏が保たれ，適度な明るさの部屋を用意する ・教示や問題を書いたものを用意しておく．ただし，この場合は標準的な実施方法とは異なるため，異なる方法で実施した旨（例，筆談により施行）を報告書に記載する．同様の理由から，結果の解釈も慎重に行う

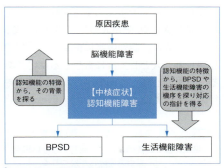

図2 認知機能検査結果の解釈の方向性

痺や視聴覚障害のために施行不能の項目が多いと，通常のカットオフでは正確な判断ができない．

(2) 合計得点だけでなく，失点した項目にも注目する

どの項目でどう失点したのか，すなわち，失点項目の分析も重要である．例えば，MMSE＝24/30（時間見当識＝4/5，シリアル7＝3/5，遅延再生＝0/3）などと報告すると，どの項目で失点したのかが読み手に伝わる．現存能力の把握という点では，以下の点に注目するとよい．すなわち，遅延再生課題では，自由再生，手がかり再生，再認のいずれの段階でも想起不能だったのか，手がかり再生や再認ならば可能だったのかに注目する．言語理解課題では，聴覚提示（口頭指示）と視覚提示（メモを用いた指示）で指示の理解に違いはなかったのかについて注目する．こうした情報は現存能力に合った対応を考える上で役立つはずである．

(3) 0点の意味に注目する

0点の理由も考慮する．誤答による0点なのか，DK反応（「わからない」という回答），無回答・無反応（NR反応）による0点なのかは報告すべきである．教示が理解できずに問題を中止した場合や，感覚や運動機能の制約のために施行不能と判断したことによる0点の場合は，その点を理由と共に報告する．

(4) 検査態度や取り組み方に注目する

やる気や意欲など，どういう状態で取り組んだ結果なのかも考慮すべきである．

3 正常な心理にも注目する

認知症患者の感情や行動の背景には，正

常な心理（例，大事な約束を忘れた際に生じる罪悪感）や，その人らしさが存在する．認知症の人は，認知障害に由来する「病的心理」と，人として誰にも生じる反応である「正常な心理」の両方が，本人の感情や行動に大きく関わっている．

> **アドバイス** それって場所見当識の障害？
>
> 　場所見当識の質問に正しく回答できない場合は，通常，場所見当識の障害が疑われる．しかし，患者の来院経緯によってはそう簡単に解釈することができない場合もある．例えば，かかりつけ医の紹介で遠く離れた病院に家族の車で初めて来院した患者の場合，「ここはどこですか？」と聞かれて「病院」とは回答できても，都道府県名や市区町名は答えられないことがある．「初めて来たのでわからない．子どもの車に乗せてきてもらったので地名を聞かれてもわからない．エレベーターで何階で降りたかも覚えていない．」と言われたら，この患者に場所見当識の障害があるといえるだろうか．場所見当識の問題での誤答でも，それが見当識障害を表すといってよいのか，それとも知識や経験，あるいは「聞いたが忘れた」といった見当識障害以外の認知機能低下を反映しているのか，慎重に解釈しなければならない．

文献

1) 池田　学編著：日常診療に必要な認知症症候学，新興医学出版社，東京，2014
2) 日本精神神経学会監修：DSM-5 精神疾患の診断・統計マニュアル，医学書院，東京，2014
3) 日本認知症学会編：認知症テキストブック，中外医学社，東京，2008
4) 辻　省次総編集：認知症：神経心理学的アプローチ，河村　満専門編集，中山書店，東京，2012
5) 山中克夫監訳：チャレンジング行動から認知症の世界を理解する：BPSDからのパラダイム転換と認知行動療法に基づく新しいケア，星和書店，東京，2016（James IA：Understanding Behaviour in Dementia that Challenges：A Guide to Assessment and Treatment, Jessica Kingsley Publishers, London, 2011）

3）神経心理学的検査

佐藤睦子

Key word 神経心理学的症状／高次脳機能障害／検査／定量的定性的評価

要点整理

- 大脳にはおおよその機能分化があるため脳損傷部位の違いによって多様な神経心理学的症状が生じる．
- さまざまな神経心理学的症状の概略を理解した上で症状を検索する．
- 標準検査によって定量的検査を進めるとともに，定量的に評価できない症状もあることから，症状記述による定性的評価も併用する．

1 目的と意義

1）大脳の機能分化

我々の行動は，運動，感覚，言語など，中枢神経系の指令によって生じるさまざまな機能から成り立っている．それらの機能のうち，一次性運動や一次性感覚以外の，言語，記憶，行為，思考，情動，認知などは高次脳機能と呼ばれる．脳損傷によってこれらの高次脳機能が障害された状態を総称して神経心理学的症状といい，失語，失行，失認，記憶障害などさまざまな症状がある[1,2]．

神経心理学的症状が多彩な理由は，大脳におおよその機能分化があり，左右の大脳半球がそれぞれ特徴的な機能を担っているからである．主に，左大脳半球は話し言葉や読み書きなどの言語機能に，右半球は空間処理や音楽機能などの非言語的機能にそれぞれ関与している（図1a, b）．また，

内側面については，側頭葉内側の海馬は記憶機能，前頭葉内側は意欲や抑制などに関わっている（図1c）．このような脳機能の概略を把握することによって，脳のどこが損傷されるとどのような症状が出現するのかという推測が可能となり，症状評価の際の見通しが立てやすくなる．

2）神経心理学的症状の概略

神経心理学的症状の概略を表1に示した．認知症も神経心理学的症状の一つであるが，認知症については前項で詳述されているので，ここでは認知症以外の症状について述べる．

左半球において，前頭葉は発語，側頭葉は聴覚的言語理解，頭頂葉あるいは側頭葉後方下部は文字機能に関わるため，それらが損傷されると失語，失読，失書など言語系の症状が出現する（図1a）．一方，右半球の場合，前頭葉や側頭葉が損傷されると歌唱や音楽理解の障害が生じ，側頭-頭頂-後頭葉接合部が損傷されると対側空間に対する注意が損なわれて左半側無視が生じる（図1b）．前頭葉眼窩部損傷では発動性欠如や抑制障害などのいわゆる前頭葉症候群が現れ，海馬損傷では健忘が生じる（図1c）．また，左半球と右半球を結ぶ交連線維（脳梁や前交連など）が損傷されると両半球の連合不全が生じ，半球間離断症候群となる（図1d）．すなわち，左半球の言語機能が右半球の機能と結びつかず左手に失書や触覚性呼称障害が生じたり，右

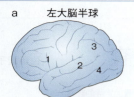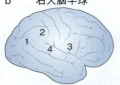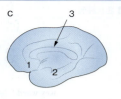

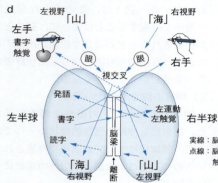

図1　大脳の機能分化：それぞれの大脳部位によって機能が異なる
a　左大脳半球外側面のおおよその機能を示す．
b　右大脳半球外側面のおおよその機能を示す．
c　大脳内側面のおおよその機能を示す．
d　脳梁が損傷されると左右の大脳機能が離断されさまざまな症状が生じる．

表1　基本的な神経心理学的症状

- 全般性障害：注意障害，認知症　など
- 左半球症状：失語，失読，失書，計算障害　など
- 右半球症状：半側無視，構成障害，空間認知障害，着衣障害，相貌認知障害　など
- 半球間離断症候群：左手の失書，左手の触覚呼称障害，左視野の失読　など
- 前頭葉機能障害：脱抑制，感情障害，意欲障害　など
- 側頭葉損傷の症状：健忘，意味処理障害　など
- 行政用語としての高次脳機能障害：記憶障害，注意障害，遂行機能障害，社会的行動障害　など

症状の分類については，全体症状─巣症状，左半球─右半球，頭葉別分類，機序別分類など，さまざまな側面から整理することができる．

半球に入力された文字情報が左半球へ転送されず左視野の失読などが出現したりする．両半球が協働しないことによる拮抗失行などもある．

　大脳半球の機能的な偏りには利き手が関与し，利き手情報は症状の推測に重要な役割を担う．例えば，言語機能については，大部分の右利き者で左大脳が関与しているため，右利き者の多くは左大脳損傷によって失語症を呈することが多い．一方，左利き者では言語機能は右半球あるいは両側半球に分散していることが多い．したがって，左利き者が左大脳に損傷を被った場合は右利き者に比べると失語症をきたすことは少ない．

表2 「行政的高次脳機能障害」の診断基準

Ⅰ．主要症状など
 1. 脳損傷の原因となる事故受傷や疾病発症の事実がある
 2. 記憶障害，注意障害，遂行機能障害，社会的行動障害などによって，日常生活・社会生活に制約がある

Ⅱ．検査所見
  MRI，CT，脳波などで上記障害の原因と考えられる脳損傷が確認されている
  あるいは診断書で器質性脳病変が存在したと確認できる

Ⅲ．除外項目
 1. 器質性脳病変に基づく認知障害のうち，身体障害として認定可能な失語症は除外する
 2. 受傷・発症の前からあった症状・所見は除外する
 3. 先天性疾患，周産期脳損傷，発達障害，進行性疾患は除外する

Ⅳ．診断
 1. Ⅰ～Ⅲをすべて満たした場合に「高次脳機能障害」と診断する
 2. 高次脳機能障害の診断は急性期を脱した後行う
 3. 神経心理学的検査の所見を参考にすることができる

(文献3) p30より引用改変)

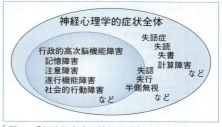

図2 「行政的高次脳機能障害」を含む神経心理学的症状の全体

神経心理学的症状の中で，一部の症状は行政的に「高次脳機能障害」と診断され得る[3]．表2に示したように，行政的な「高次脳機能障害」には明確な診断基準がある．脳損傷が明らかであり，その損傷の発生以降に記憶障害や遂行機能障害などが生じ，それらの症状のために生活に支障をきたしていることが診断の要件である．診断されると精神保健福祉手帳交付申請が可能となる．学術用語としては「高次脳機能障害」と「神経心理学的症状」は同義であるが，このような行政的配慮がなされるようになってからは，マスメディアなどで取り上げられる「高次脳機能障害」は行政的定義に基づく症状を指していることが多くなった．これらは図2のような包含関係で捉えられる．

3）神経心理学的検査の目的と意義

神経心理学的検査の目的は，症状の有無や重症度を明らかにし，あるいは再検査によって症状の推移を示すことであり，それによって診断や治療に寄与し，さらにはその後のケアに役立てることである．また，行政的高次脳機能障害の場合は，診断を受け精神保健福祉手帳を取得することによって社会福祉的支援の受給につながる．このように，神経心理学的症状を明らかにすることは対象者の利益に資することである．

2 評価の進め方

1）神経心理学的検査実施の際の留意点

神経心理学的検査は，前項の認知症の場合と同様，医療機関においては医師の指示によって開始される．検査の目的が症状有無の検索にせよ，症状推移の追跡にせよ，目的に沿った症状検索をするためには，上述の脳機能や神経心理学的症状に関する基礎知識を持つ必要がある．

神経心理学的症状の有無を判断する際には原則として意識が清明であることが前提である．したがって，最初に意識レベル（表3）を確認するが，医療機関において発症後間もない急性期には，意識清明とは言い難い状況でも神経心理学的症状を確認しなければならないことが多い．また，急性期を脱した後の回復期や維持期においても意識障害が遷延していることはあり得る．しかし，傾眠であっても症状を確定していく

表3 意識レベルの評価法（Japan Coma Scale：JCS）

I．刺激しなくても覚醒している（1桁）
　　1 大体意識清明であるが，今一つはっきりしない
　　2 見当識（時，場所，人）障害がある
　　3 自分の名前，生年月日がいえない
II．刺激すると覚醒するが，刺激をやめると眠り込む状態（2桁）
　　10 普通の呼びかけで容易に開眼する
　　20 大きな声または体を揺さぶることで開眼する
　　30 痛み刺激を加えつつ呼び掛けを繰り返すと辛うじて開眼する
III．刺激をしても開眼しない状態（3桁）
　　100 痛み刺激に対し払いのけるような動作をする
　　200 痛み刺激で少し手足を動かしたり顔をしかめる
　　300 痛み刺激にまったく反応しない

注　R：Restless, I：Incontinence, A：Akinetic Mutism, Apallic State
記載例：JCS 3-R, JCS 200 など

ことは必ずしも不可能ではなく，呼名などの刺激によって覚醒度を上げつつ症状を検索する．覚醒度が最もよくわかる現象は，開眼して視線が合うかどうかである．開眼してもすぐに目を閉じてしまったり検査指示の理解に支障があったりすることもあるが，さまざまな場面における反応を具体的に記載し記録を残しておくことが大切である．そうすることで，その後の症状の推移を初期評価資料と比較して示すことができるからである．コミュニケーションに支障のある失語症や，目を閉じて検査に非協力的な前頭葉症状などを意識障害と見誤らないように留意したい．

　病識の有無も重要な情報である．病態認知の低下は，その後のリハビリテーションやケアを考慮する際の重要な情報となる．

　検査場面における応答や態度によって症状が推定できることも多いので，検査結果を定量的な数値で示すだけではなく，検査時の発語内容や表情，態度などを具体的に記述する定性的な評価も大切である．定性的評価には，生き生きとした記述により症状がわかりやすいという利点がある．一方，重症度や治療効果を判定したり症状の推移を示したりする際には，定量的評価によって数値を示した方がわかりやすい．定量的評価には，単一症例での縦断的評価とともに横断的評価によって他の症例と比較できるという利点もある．定量的評価と定性的評価は，ともに利点を生かして併用されるべきである．

　標準化された検査法では正常値が示されており[4]，正常範囲を逸脱している場合に異常と判断するのが一般的である．しかし，本来，症状の有無は対象者自身の発症前の能力と比較して判断されるものなので，発症前能力を勘案して判断する必要がある．学歴や職業など社会生活情報を参考にすることが多い．

　症状の概略を推定した上で，以下のような評価法を選択する（表4）．

2）神経心理学的評価法[5]

(1) スクリーニング

　日付・場所・人に関する見当識を問う．スクリーニングとして用いられる代表的な検査としては，ミニメンタルステート検査（Mini-Mental State Examination：MMSE）や改訂長谷川式簡易知能評価スケール（Revised version on Hasegawa's Dementia Scale：HDS-R）がある．これらで，見当識のほか，記憶，注意，発語，読字，構成能力などを簡便に調べられる．検査時の反応を観察しながら，意識レベルの推定，言語系，記憶系，抑制系など症状の有無を判断し，次に行うべき検査を計画する．

(2) 言語系検査

　左大脳半球損傷の場合，何らかの言語機能が障害されることが多い．本邦で広く用いられている言語検査は，標準失語症検査（Standard Language Test of Aphasia：

SLTA），WAB失語症検査日本語版（Western Aphasia Battery Japanese version：WAB），標準失語症検査補助検査（Standard Language Test of Aphasia-Supplementary Test：SLTA-ST）である．SLTAならびにSLTA-STは日本で開発された検査，WABは米国版を翻訳した検査である．SLTAとWABでは，聴覚的言語理解，喚語・語想起，復唱，読み書きの各言語様式ならびに計算能力を評価する．SLTA-STでは，SLTAで検索しきれない低頻度語の喚語能力や長文の聴覚的理解能力などを検索できる．

(3) 記憶系検査

記憶検査には，ウェクスラー記憶検査改訂版（Wechsler Memory Scale-Revised：WMS-R），ベントン視覚記銘検査（Benton Visual Retention Test），リバーミード行動記憶検査（Rivermead Behavioural Memory Test：RBMT），Rey複雑図形検査（Rey-Osterrieth Complex Figure Test：ROCFT），三宅式記銘力検査，Rey聴覚性言語記憶検査（Rey's Auditory Verbal Learning Test：RAVLT）などがある．

WMS-Rは，言語的記憶，視覚的記憶，注意集中，遅延再生を数値化する．ベントン視覚記銘検査やROCFTでは視覚的な記銘力とともに構成能力をみることができる．三宅式記銘力検査やRAVLTでは聴覚様式の言語記銘力を検索する．RBMTでは展望記憶も検索できる．展望記憶とは，記憶していた未来の計画をその場面になってタイミングよく思い出す機能のことである．

(4) 前頭葉機能検査

前頭葉機能検査としては，ウィスコンシンカードソーティングテスト（Wisconsin

表4 神経心理学的検査法

(1) スクリーニング	ミニメンタルステート検査（MMSE） 改訂長谷川式簡易知能評価スケール（HDS-R）
(2) 言語系検査	標準失語症検査（SLTA） WAB失語症検査日本語版（WAB） 標準失語症検査補助テスト（SLTA-ST）
(3) 記憶系検査	ウェクスラー記憶検査改訂版（WMS-R） ベントン視覚記銘検査 リバーミード行動記憶検査（RBMT） Rey複雑図形検査（ROCFT） 三宅式記銘力検査 Rey聴覚性言語記憶検査（RAVLT）
(4) 前頭葉機能検査	ウィスコンシンカードソーティングテスト（WCST） 前頭葉機能検査（FAB） 遂行機能障害症候群の行動評価（BADS） 標準意欲評価表（CAS）
(5) 注意	数唱課題（digit span） BIT行動性無視検査（BIT） 標準注意検査法（CATS） トレイルメーキングテスト（TMT）
(6) その他	標準高次視知覚検査（VPTA） 標準高次動作性検査（SPTA） その他

それぞれの症状に合わせた検査法を用いる．

Card Sorting Test：WCST）や前頭葉機能検査（Frontal Assessment Battery：FAB），遂行機能障害症候群の行動評価（Behavioural Assessment of the Dysexecutive Syndrome：BADS）などがある．WCSTでは思考変換の流動性や保続傾向の有無をみる．FABでは精神的柔軟性や抑制，被影響性などを簡便に検索できる．BADSでは遂行機能をみる．遂行機能とは，時間的物理的に順序立てて行動する際に働く機能である．標準意欲評価表（Clinical Assessment for Spontaneity：CAS）では意欲の程度を検査する．

(5) 注意

注意に関しては，数唱課題，BIT行動性無視検査（Behavioural Inattention Test：BIT），標準注意検査法（Clinical Assessment for Attention：CAT），Trail

Making Test（TMT）などが用いられる．数唱課題では注意集中の度合いや記憶スパンをみる．BIT は全般性注意障害や半側無視を検出する際に用いられる．TMT は視覚探索をしながら選択的注意や分配的注意をみることができる検査である．

(6) 失認

視覚失認，聴覚失認，触覚失認など，それぞれの感覚様式に対応する失認がある．また，感覚様式によらず対象の特性によって分類される身体部位失認，相貌失認，街並失認などがある．

視覚系の症状に対しては標準高次視知覚検査（Visual Perception Test for Agnosia：VPTA）が用いられるが，失認の標準検査は少ないことから，一般に臨床症状に合わせてその都度内容を考えながら症状検索をすることが多い．例えば，聴覚失認に対しては動物の鳴き声や踏切の音を聞かせて何の音か応えさせたり，触覚失認に対してはボールペンやハンカチに触らせて物品呼称をさせたりするなどである．

(7) 失行

運動麻痺や理解障害を原因としない行為の障害を失行という．物品使用障害である観念失行や着衣に支障がある着衣失行，手指運動模倣が拙劣となる肢節運動失行などがある．失行に対しては標準高次動作性検査（Standard Performance Test for Apraxia：SPTA）などが用いられるが，失認と同様に，それぞれの症状に合わせて適宜検査内容を考えながら検索を進めることが多い．

(8) 半球間離断症候群

左右大脳半球を結ぶ交連線維とりわけ脳梁が損傷された場合，一側の手で物品を触って呼称したり，一側の視野に提示された文字を読んだりするなど，左右どちらか一方への刺激に対して反応する際に症状が現れる．右半球の運動野や視覚野が左半球の言語機能と連絡していないために，左手の書字障害や左視野の読字障害などが生じる（図1ｄ）．これらの離断症候群を検索するための標準的な検査は特にないので，既存の検査の下位項目を組み合わせて用いることが多い．検査の際には左右を別々に検索する．

おわりに

神経心理学的検査を実施する際は，脳機能の多様性を理解した上で症状を検索することが重要である．それぞれの神経心理学的症状に対応した標準検査がある一方で，市販の検査法ですべての症状検索に対応できるわけではないため，定量的な検査のみならず定性的な症状記載も併用することが必要である．さまざまな検査を実施することによって，症状が明確になることもあるが，同時に，検査場面ではいろいろな反応が見えてかえってわかりづらい臨床像になることもある．対象者の負担を考慮しつつ過剰な検査を実施することなく，量的質的に適切な検査で症状を明らかにするよう心がけたいものである．

文献

1) 田川皓一ほか：神経心理学を理解するための10章，新興医学出版，東京，2004
2) 鹿島晴雄ほか編：よくわかる失語症と高次脳機能障害，第1版増補，永井書店，大阪，2011
3) 高次脳機能障害支援コーディネート研究会監修：高次脳機能障害支援コーディネートマニュアル，中央法規出版，東京，2006
4) Mitrushina MN, et al：Handbook of Normative Data for Neuropsychological Assessment, 2nd ed, Oxford, New York, 2005
5) 田川皓一編：神経心理学評価ハンドブック，西村書店，東京，2004

4）脳画像検査

中嶋義文

Key word 形態画像／機能画像／標準脳／DMN（デフォルトモードネットワーク）

要点整理

- 画像検査には形態画像検査（CT，MRI）と機能画像検査（SPECT，PET，fMRI，NIRS，MEG）があり，心理・行動の異常の局所脳機能基盤を検討するのに用いられる（表1）．
- 脳活動と局所神経活動の連関を検討するのには課題遂行時脳血流変化が用いられ，標準脳空間に統計学的マッピングを行って表示する．
- 安静時の脳活動，デフォルトモードネットワークが注目されている．

MEMO 画像所見≠器質性

脳画像所見は目に見える所見であるため，器質性と同義と誤解している心理師は多い．脳画像検査で発見された異常，局所脳機能異常によってクライアントの心理・行動の異常がすべて説明可能と考えるべきではない．例えば抑うつ状態を呈する人に，たまたま脳血管障害が発見されたからといって器質性気分障害（血管性うつ病）と診断されるわけではない．認知症をもつ人に，脳血管障害があれば血管性認知症と診断されるわけではない．因果には症状と所見の時間的関係などの蓋然性が必要である．

1 目的と意義

1）心理・行動の局所脳機能基盤の評価

心理・行動には生物学的基盤がある．生物学的基盤とは神経学的基盤，すなわち局所脳機能基盤を意味する．心理・行動の異常が局所脳機能異常との連関が強く，因果を想定できる場合は器質性 organic であるという．

脳画像検査施行の目的は，局所脳機能基盤異常を検出することである．形態の異常は形態画像，機能の異常は機能画像で評価可能である．

急性に出現する心理・行動異常，特に意識の障害がある場合は病因検索のために施行する必要がある．緊急施行する必要があるのは形態画像検査（CT）であって，機能画像検査は緊急施行する必要はない．

2）形態画像

CT（コンピュータ断層撮影，computed tomography）やMRI（核磁気共鳴画像，magnetic resonance imaging）のような脳の形態を画像化できる検査を総称して形態画像検査という．脳局所の萎縮，脳腫瘍や脳血管障害，脳実質の変化（変性）を検出することができる．

3）機能画像

SPECT（シングルホトンエミッションコンピューター断層撮影，single photon emission computed tomography）やPET（ポジトロン断層撮影，positron emission tomography），fMRI（ファンクショナルMRI, functional magnetic resonance imaging），NIRS（近赤外線光トポグラフィー，near infra-red spectroscopic topography），MEG（脳磁図，magnetoencephalography）は，脳局所の血流や糖代謝，酸化ヘモグロビン量，神経伝達物質や受容体など生理学

表1 画像検査の種類と特徴

検査名	形態画像		機能画像					
	CT	MRI	SPECT	PET	fMRI	NIRS	MEG
理論	X線吸収度	核磁気共鳴法	放射性同位体放出 γ線	放射性同位体放出 陽電子（β崩壊）の対消滅時γ線	核磁気共鳴法による脱酸素化ヘモグロビン(deoxy-Hb)	近赤外線分光法による酸素化ヘモグロビン(oxy-Hb)	電気活動に伴う磁場
測定可能な指標	脳実質 脳血管	脳実質 脳血管	脳血流 脳循環予備能 神経伝達物質受容体	脳血流 脳酸素代謝 脳糖代謝 神経伝達物質	脳血流	脳血流	脳神経活動
診療報酬	○	○	○	一部○	×	一部○	一部○
機器数	多い	比較的多い	比較的多い	少ない	少ない	少ない	少ない
空間分解能（1低〜5高）	4	5	2	3	4	1	1
時間分解能（1長〜5短）	3	2	2	1〜3	4	4	5

的指標・生化学的指標を定量化・画像化することができる．これら脳の機能を画像化できる検査を総称して機能画像検査という．健常データとの比較により機能異常を検出することができる．

2 アセスメントの進め方

1）脳部位の同定

脳画像検査はNIRS，MEGのような頭皮接触型の検出器を用いるものを除き，平面円周上に等間隔で設置された検出器群による同時検出結果をCT技術によって再構成して画像を出力する．画像の最小単位である立方体（ボクセル，voxel）のサイズは検出器の大きさ・感度と測定理論によって決まる．生体記録であるため，撮像中の体動による誤差（アーチファクト）がある．ボクセルのデジタルデータを三次元再構成して脳全体の三次元データを得る．比較解析しやすいように，体軸に沿って垂直の断面である横断像（axial），体軸に沿って水平に左右に分ける断面である矢状（しじょう）断像（sagittal），体軸に沿って水平に前後に分ける断面である冠状断像（coronal）として表示する．脳の横断像上で主要な脳部位や脳構造がどのように見えるかについては理解しておくと良い．

脳構造はヒトという種としてほぼ同一であるが，個人差が大きいため個人間比較を行う際には前後左右に拡大縮小することで標準脳空間にあてはめる．最も広く用いられているものがTalairach（タライラッハ）標準脳である．

タライラッハ標準脳は形態的標準化であるが，機能的標準化としては大脳皮質の解剖学的・細胞構築学的分類であるBrodmann（ブロードマン）領野を用いたブロードマンの脳地図が用いられる．脳機能画像研究ではSPM（statistical parametric mapping）という方法が用いられ，SPMソフトウェアによりブロードマンの脳地図上で統計学的に有意な変化を表示することが多い．

2）CT

医療機関に数多く設置されているCTは比較的安価で検査施行時間も短く（造影がなければ数十秒から長くても数分以内），頭部外傷を含む急性脳障害のスクリーニングに用いられる．体内に医療機器などの金属が入っている場合や，閉所恐怖のためMRIが施行できない場合はCTを用いる．1回の頭部CT検査による被ばく線量は感受性の高い組織への影響が出現するしきい線量よりはるかに少ない．

脳血管障害が疑われる場合，造影剤を用いることがある．以前に造影剤アレルギーを起こした既往のあるクライアントには絶対に投与してはならない．

CTでは脳腫瘍，脳血管障害など粗大な病変はもちろん，前頭葉など頭葉の萎縮，中等度以上の海馬および側頭葉内側萎縮などアルツハイマー型認知症を疑う変化，PVL（脳室周囲低吸収域，periventricular lucency）として白質変性ないし脳虚血性変化，奇形の一種であり巨大化がなければ病的意義のないくも膜囊胞などを検出・評価することができる．

3）MRI

MRIはCTより解像度が高いが，撮像の時間が長くコストもかかるため，頭蓋内出血の有無をチェックするなどCTのみで必要な情報が得られる場合はMRIを施行する必要はない．強力な磁石を用いるため磁力に影響を受ける金属や医療機器が体内に入っているクライアントでは，チタン製の脳動脈瘤クリップや非磁性の血管内ステントや人工心臓弁など安全性が確認されている場合を除いてMRIを施行できない．刺青や化粧品，カラーコンタクトレンズなども金属を含んでいるため注意する．CTに比べて遥かに検査中の閉塞感が強く，検査中騒音も大きく検査時間も長いため，閉所恐怖や安静を保てないクライアントは不適である．

MRIでは，造影剤を用いなくとも画像処理の工夫により血管を三次元的に撮影することができる（MR angiography：MRA）．その他拡散強調画像など画像処理を工夫することにより，超急性期の組織の虚血や炎症や変性などを検出・評価することができる．造影剤（ガドリニウムDTPA）を用いるのは脳腫瘍などの検出目的の場合である．

MRIでは微細な脳構造の変化，軽度の海馬および側頭葉内側の萎縮，PVH（脳室周囲病変，periventricular hyperintensity），DSWMH（深部皮質下白質病変，deep and subcortical white matter hyperintensity）などにみる変性を伴う脳血管原性変化などの検出・評価に優れる．局所脳構造の萎縮は生得的なものと後天的なものとがあるが，経時的計測が行われない限りその二つを区別することは困難である．通常の加齢に伴う変化以上に萎縮がある場合は何らかの病的状態にあることが疑われる．多様な心理・神経症状を呈する神経難病の一つである多発性硬化症は中枢神経系の慢性炎症性脱髄疾患であるが，MRI上の脳白質病変が多発し，拡大することがあるので経時的計測を行う．

4）SPECT

^{123}Iや^{99m}Tcのような放射性同位元素は半減期が長く，γ線を放出する．これらの放射性同位元素で標識した薬剤を投与し，そのγ線をガンマカメラによって測定して分布を画像化するのがSPECTである．生体内でのγ線の吸収・散乱があり，理論上PETに比して感度・定量性・空間分解能が低い．長半減期の放射性同位元素を使用

するためPETのように施設内にサイクロトロンを併設する必要がなく，施設外部の業者から薬剤を取り寄せて現場で使用するため多くの病院で普及している．脳血流測定の場合は，注射投与後長くても1時間以内の安静臥位でのデータ収集を行い画像再構成する．

ドーパミントランスポーター密度測定可能な薬剤もあるが，その場合は注射投与後4時間ほど経過した時点で安静臥位でのデータ収集を開始する．

脳血流検査としては脳血管障害，てんかん，認知症疾患が適応となる．てんかんでは焦点部位の局所脳血流が発作間欠期において低下部位，発作時において増加部位として検出・評価することができる．血管性認知症では脳血管障害部位に一致した血流低下以外にまだらでびまん性（patchy）血流低下を認める．変性型の認知症の鑑別診断には有力である．アルツハイマー型認知症ではごく初期では後部帯状回，楔状部，その後側頭・頭頂葉が低下する特徴的なパターンを呈し，さらに進むと前頭葉の血流低下を伴う．前頭側頭型認知症ではその名の通り前頭葉・側頭葉の血流低下を呈する．レビー小体型認知症では他の認知症では冒されることの少ない後頭葉の血流低下を呈することも多く，それにより診断されることも多い．前頭葉以外の頭葉は変性の進行により血流低下部位が拡大するため，病勢・病期の進行の検出・評価を経時的計測によって行うことができる．

パーキンソン症候群，レビー小体型認知症を疑う場合，ドーパミントランスポーター密度測定を行い皮質基底核集積比の低下を認めることにより診断することができる．

5）PET

陽電子を放出する放射性同位元素（^{15}O，^{18}F，^{13}N，^{11}C）で標識された化合物（リガンド）が電子と対衝突して消滅する（β崩壊）際に180°対向する方向に放出されたγ線を同時検出することでリガンドの位置を特定し，リガンドの結合した生体内の物質の密度を画像化することができる．糖のアナログである^{18}F-フルオロデオキシグルコース（^{18}F-FDG）であれば局所脳糖代謝を，H_2O^{15}であれば局所脳血流を検出・評価することができる．陽電子産出のためのサイクロトロンや薬剤合成装置をPET装置に隣接する必要があり，放射線化学者も含めてコスト高のため大学など研究機関が中心となっている．PETとCTを一つの装置で測定することのできるPET/CTは病院や健診機関などに設置されていることも多く，半減期の比較的長い^{18}F-FDGを施設外部の業者から取り寄せ投与することで全身を対象として原発・転移の不明ながんの検出・評価に用いられている．

リガンド開発による特定の生体内物質の非侵襲測定はPETの利点であり，ドーパミン，セロトニンやそれらのトランスポーター，ベンゾジアゼピンなどの神経受容体や神経伝達に関わる生体物質の密度・脳内分布，薬剤投与による結合の変化（占有率）などを測定・画像化することで脳科学に寄与している．アルツハイマー型認知症の過程に関与するアミロイドβ蛋白やタウ蛋白の計測も可能となり（アミロイドイメージング，タウイメージング），発症前蓄積の検出・評価などは新しい倫理的問題を提出することとなった．

> **MEMO│発症前リスク診断の倫理的問題**
>
> アミロイドイメージングを用いた家族性アルツハイマー病の家系の研究で、全く症状のない家族の脳ですでにアミロイドβが蓄積していることが明らかとなった。アルツハイマー病に対する根本治療薬が発見されておらず、進行に伴ってアミロイドが増加することは間違いないが、アミロイドが原因物質ではない可能性が高いことを踏まえ、発症前にアミロイドイメージングを行うことが、クライアント自身にとってどのような意義があるのか倫理的問題として問われている。

6）fMRI

局所神経活動にはエネルギーが必要である。そのエネルギーは糖と酸素であり血液によって局所に運搬されている。神経活動に伴う血流量増加は300msec以内に起こる。すなわち血流量増加は局所神経活動増加とみなすことができる。何らかの神経活動が要求される課題遂行時に局所脳血流増加を指標として局所神経活動を測定するという考え方をtask-evoked rCBF paradigmという。この考え方に基づき歴史的には笑気、キセノンから始まり、H_2O^{15}-PET、今ではfMRIを用いて課題遂行時局所神経活動について研究されている。

局所神経活動の要求により増加し酸素を運搬し酸素分子を離したdeoxy-Hb（脱酸素化ヘモグロビン）は常磁性を示しMRI上信号変化をきたすが（BOLD効果）、神経周囲の毛細血管での血流増加に伴い神経活動より1〜2秒遅れて始まり5〜6秒でピークに達する高信号を示す。課題遂行をトリガーとして複数回の測定を重ねることにより、関連する局所神経活動部位を検出することができる。PETでは1回の撮像に数分かかるのに対し、fMRIでは2〜3秒で脳全体の機能画像を得ることができる。

同一個人内の脳活動を普遍的なヒトの脳活動として検討するためには、個人間の脳活動を先に述べた標準脳空間に変換しての取扱いが必要となる。この際、個人間の解剖学的差異・機能的差異は「統計学的に」無視されることとなる。結果として呈示されている課題誘発性・一過性の局所神経活動部位の解釈においては、基盤の自発性・内因性の脳活動を考慮する必要がある。Raichle[1]はfMRIの各領域の自発性変動相関（functional connectivity）から安静時に特異的に相関して活動する複数の領域があることを指摘し、デフォルトモードネットワーク default mode network（DMN）と名づけた。この領域、すなわち前頭内側、頭頂内側（楔状部）、後部帯状回、脳梁膨大、頭頂側頭接合部、前頭葉背外側部、側頭極、海馬および側頭葉内側部は、アルツハイマー型認知症患者のアミロイドβ蓄積・脳萎縮・脳血流低下部位と一致しており、さまざまな精神神経疾患・意識障害・発達・加齢・睡眠・慢性疼痛との関連で検討されている。

7）NIRS

近赤外線のうち700〜900nmの波長光は可視光に比べ水やヘモグロビンなどの生体組織による吸収が少なく比較的生体を透過しやすい。頭皮上から照射した近赤外光の一部を受光することにより、光が透過してきた脳領域のoxy-Hbとdeoxy-Hbの濃度変化を独立に計測することで、脳表面の局所脳血流を測定することができる。脳波同様に検出器を頭部に装着するので、他の検査のようにクライアントの頭部を固定することなく自然な状況で計測可能であり、小型で価格・維持費が安価であるという利点があるが、時間分解能、空間分解能は低い。

保険診療として課題遂行時の前頭葉皮質のNIRS波形を用いて抑うつ状態の鑑別に用いられている．健常者では課題遂行時にoxy-Hbの賦活反応性が明瞭なのに対し，うつ病では反応が小さく減衰する．双極性障害においては賦活反応性のピークが遅延（潜時が延長）し，統合失調症では賦活反応性のタイミング不良で非効率的である．

8）MEG

脳波と同様神経活動に伴う電気活動のうち，錐体細胞の活動によって樹状突起内を流れる細胞内電流が作る磁界をコイルによって計測して磁場分布を検出する．細胞外電流を主として計測し，基準電位を用いる脳波記録と異なり，頭蓋骨の厚みや脳脊髄液など組織や基準電位の活性化などのアーチファクトを受けない利点はあるが，理論上脳構造で測定できない部位があり，機器の磁気シールドや振動対策などコスト高であり，完全な頭部固定を必要とする欠点がある．てんかんの鑑別診断，脳外科手術目的での検査は保険適応となっている．

> **アドバイス** 専門職は自らの認知的節約について意識的であること
>
> ヒトは認知バイアスから自由ではなく，認知的節約に囚われやすいことは専門職である心理師でも同じである．脳画像所見のような目に見えてわかりやすい情報があると，心理・行動異常を説明できるのではないかと考える認知的節約が必ず生じる．画像検査や研究法はそれぞれ理論的・技術的な限界と誤差を内包している．MRI上萎縮の程度を数値化するVSRADやSPECT上脳血流低下の程度を表示する3D-SSPといわれる方法の結果も，数値のみで判断することは絶対にしてはならない．結果に影響を与えうる要素の理解なくして画像検査所見を信じること，ましてやクライアントの皮質領域の大小と心理・行動の特徴とを結びつけるなどは，Gallの骨相学を盲信していた19世紀末に戻ることと同じである．画像検査は新しい骨相学であってはならないのである．

文献

1) Raichle ME, et al：A default mode of brain function. Proc Natl Acad Sci USA 98：676-682, 2001

5 症状評価

5）操作的診断マニュアルの活用法

市倉加奈子

Key word EBM／DSM／ICD／構造化面接

要点整理

- 近年はEBMの観点から，伝統的診断より操作的診断が用いられるようになってきた．
- 国際的な操作的診断には，DSMとICDがある．
- DSM分類に基づいた診断を行うための標準化された構造化面接として，SCIDがある．
- 操作的診断は臨床と研究のいずれにおいても，心理師の活動に必要不可欠である．

1 操作的診断の概要

1）操作的診断とは

　精神科領域における診断には，病気の原因に基づく「伝統的診断基準」と，観察された症状のまとまりに基づく「操作的診断基準」が存在する[1]．操作的診断は，伝統的診断で重要視されてきた病因（生物学的要因や環境的要因など）による分類ではなく，症状や行動の特性に基づいた分類方法であるため，評価者間で一致しやすいという特徴がある．近年はEBMの台頭により，研究で明確な根拠を示し，一貫した医療を提供することが求められる．精神科領域においてもエビデンス蓄積のためには精神科医師の間で診断を一致させることが重要であり，「伝統的診断基準」よりも「操作的診断基準」が用いられるようになってきた．

2）操作的診断の種類

　精神医学において世界的に使用されている操作的診断は主に2つある（表1）．1つは米国精神医学会により開発されたDSM，もう1つはWHOにより開発されたICDである．DSMおよびICDは，ともに症状や行動の特性に基づいて操作的に診断名を分類するものであり，主観により診断が左右されない客観的な診断基準を目指して開発された．そのため，いずれも疾患を引き起こす外的要因や内的特性まで考慮した把握には至らないことへの批判もある．こうした類似点がある一方で，両者は開発機関以外にも違いがある．まずDSMは精神障害のみを対象とした分類であるのに対し，ICDは身体疾患も含めたすべての疾患を対象とした分類である．そのためICDは，WHOが国際的な統計データを公表する際に用いられている．さらにICDは日本の行政で採用されている分類基準でもあり，医療・福祉機関は診療録を管理する上でICDの診断コードを書くことが求められる．つまりICDの基準を知ることは，他職種とコミュニケーションをとるうえで重要になるだけでなく，精神科医師などが記載した診療録の内容を解釈するうえでも役に立つ．したがって日本の臨床現場で心理師が活動するうえでは，ICDによる分類基準を学んでおくことが非常に重要である．一方DSMは，日本の中では特に，研究上エビデンスを蓄積するうえで

表1 操作的診断の種類

精神疾患の診断統計マニュアル（DSM）	疾病及び関連保険問題の国際統計分類（ICD）
・アメリカ精神医学会（APA）が作成 ・精神障害のみを対象とした分類 ・研究上の診断基準として採用されやすい	・世界保健機関（WHO）が作成 ・身体疾患を含むすべての疾患を対象とした分類 ・日本の行政で使用されているため，臨床上の使用が必須
＜DSM-5 における分類＞ 1 神経発達症群／神経発達障害群 2 統合失調症スペクトラム障害および他の精神病性障害群 3 双極性障害および関連障害群 4 抑うつ障害群 5 不安症群／不安障害群 6 強迫症および関連症群／強迫性障害および関連障害群 7 心的外傷およびストレス因関連障害群 8 解離症群／解離性障害群 9 身体症状症および関連症群 10 食行動障害および摂食障害群 11 排泄症群 12 睡眠-覚醒障害群 13 性機能不全群 14 性別違和 15 秩序破壊的・衝動制御・素行症群 16 物質関連障害および嗜癖性障害群 17 神経認知障害群 18 パーソナリティ障害群 19 パラフィリア障害群 20 他の精神疾患群 21 医薬品誘発性運動症群および他の医薬品有害作用 22 臨床的関与の対象となることのある他の状態	＜ICD-10 における分類＞ F0 症状性を含む器質性精神障害 F1 精神作用物質使用による精神および行動の障害 F2 統合失調症，統合失調型障害および妄想性障害 F3 気分（感情）障害 F4 神経症性障害，ストレス関連障害および身体表現性障害 F5 生理的障害および身体的要因に関連した行動症候群 F6 成人のパーソナリティおよび行動の障害 F7 精神遅滞〔知的障害〕 F8 心理的発達の障害 F9 小児期および青年期に通常発症する行動および情緒の障害 　　特定不能の精神障害

広く活用されている．詳細は後述するが，DSM 第4版（DSM-IV）の分類基準に基づいて作成された精神科診断面接マニュアル（Structured Clinical Interview for DSM：SCID）を用いれば，精神科医師に限らず客観的に操作的診断を行うことができ，研究対象者の診断名を明確に定義することが可能となる．なお，両者はともに改訂が繰り返され，2018 年10月現在の最新版は DSM-5 と ICD-10 である．

3）SCID による構造化面接

先述した通り，DSM-IV の分類基準をもとに精神科診断を行う構造化面接マニュアルとして，SCID が開発されている[2]．SCID には A から I までの9段階の評価モジュールがあり（表2），マニュアルの手順に従って正確に質問をしていくことにより，DSM-IV の診断名が導かれるようになっている．まず A モジュールおよび B モジュールではうつ病，躁病，精神病性のエピソードや症状を拾い上げ，それに基づいて始めに C モジュールで精神病性障害（統合失調症や妄想性障害など）に該当するかどうかを判断する．続いて精神病性障害が否定されれば，D モジュールで気分障害（大うつ病性障害や双極性障害など）に該当するかどうかを判断する．最終的にこれらが否定されれば，E から I までの評価モジュールで物質使用障害や不安障害などに該当するかを確認していく．こうした手順に従って面接を進めることで，DSM-IV に記載されている細かい鑑別基準に基づいて診断名を特定することができるのである．しかし実際に心理師が実施する際には，クライアントの反応によって判断に迷うこともあり，主観的な臨床感覚によって判断

を誤る可能性もある．したがって検査者として，一定以上のSCIDトレーニングを受ける必要があり，実際に使用する前に少なくとも5例ほどの経験を積むことが推奨されている．

ただし，DSMは2013年にDSM-5に改訂されている．DSM-IVではパーソナリティ障害などをⅡ軸として，Ⅰ軸の精神疾患とは分けて診断する多軸診断システムが採用されていたが，DSM-5ではこのシステムが廃止された．上記で紹介したDSM-IV分類に基づく構造化面接にはSCID-ⅠとSCID-Ⅱが存在し，Ⅰ軸とⅡ軸がそれぞれ診断される形式になっていたため，DSM-5に基づく診断を行うためには新たな構造化面接マニュアルが必要である．現状では英語版としてStructured Clinical Interview for DSM-5 Disorders（SCID-5）が開発されており，今後は邦訳版の開発が期待されている．

4）その他の構造化面接

SCIDのほかに簡易的に精神科診断を導く面接マニュアルとして，精神疾患簡易構造化面接法（The Mini-International Neuropsychiatric Interview：M.I.N.I）がある[3]．SCIDは質問項目が膨大であり，面接の所要時間が60〜90分ほどであるのに対し，M.I.N.I.は最低限の質問項目で診断スクリーニングが可能なように作成されている．このような面接マニュアルは確定診断をつけるために有用ではないため，研究で対象者を定義する目的では使用が推奨されない．しかし臨床で精神疾患の可能性を拾い上げるためにはこうした簡便なツールを利用した操作的診断が必要となる．特に，プライマリケアの現場で，精神科の専門でない医療者がスクリーニングを行う際に有用となるかもしれない．精神科診断に

表2　SCID-Ⅰの診断モジュール

A	気分エピソード
B	精神病症状およびその随伴症状
C	精神病性障害
D	気分障害
E	物質使用障害
F	不安障害
G	身体表現性障害
H	摂食障害
I	適応障害

ついては決着のついていない議論が多数存在しているため，今後も診断基準の改訂に基づいて新たな診断マニュアルが登場する可能性がある．

2　操作的診断の活用

1）心理師による操作的診断

心理師が実施する臨床心理学的アセスメントにおいても，クライアントの状態像を表す側面の1つとして症状とそれに基づく診断が必要とされる．診断は医師の独占行為であるために心理師の業務ではないと誤解されやすいが，実際には診断を患者に伝えるという行為が医業として医師に独占されているのであり，状態像の評価として診断を想定しておくことは他の職種であっても問題はない．むしろ精神医学を専門領域とし，精神科医師と協働的に活動する心理師において操作的診断は重要な業務であるともいえる．

2）操作的診断の目的と意義

心理師が操作的診断を行う目的は表3の通りである．第一に心理師は臨床心理学的なアセスメントの一部として診断を活用する．診断はクライアントがどのような症状のまとまりを持っている対象であるのかを評価するものである．したがって，クライ

表3 操作的診断の目的

目的	具体的内容
1. アセスメントのため	・クライアントの状態像を客観的に把握する ・診断に基づいて効果的な介入方針を立てる
2. 情報共有のため	・クライアントの客観的な状態像や心理介入の根拠と方針について，精神科医師に伝える
3. 研究のため	・クライアントの状態像に合わせた治療エビデンスを蓄積するために，対象者の選択基準を明確にする

アントが抱えている問題や苦痛を客観的に整理する手がかりとなる．また近年は心理療法も数多くの臨床研究からエビデンスに基づいてガイドラインが作成されるようになり，診断ごとにマニュアル化されるようになった[4]．つまり想定される診断に基づいて，いち早く効果的な心理療法や介入を選択することで，クライアントの負担を減らし，無駄なく介入を提供することができる．

　第二に他の職種，特に精神科医師と協働するうえで情報共有のために診断が重要となる．心理師に求められる業務は勤務する職場によって多岐にわたるが，精神科医師の指示のもと心理療法を実施することが求められる場合には，心理師のアセスメントおよびそれに基づく介入の意図を明確に伝え，協働して進めていくことが重要である．このとき，診断名に基づいて客観的に症状や介入方針を伝えることができれば，介入効果を最大限に引き出すことにつながる．一方，心理師がインテーク面接を求められる場合，学校・産業領域や精神科以外の領域で心理師が単独で精神的支援を行っている場合，クライアントの客観的な状態像について精神科医師に伝達することが必要とされる．こうした場面でも診断を想定し，薬物療法の必要性などを考慮したうえで情報を伝えることができれば，クライアントの苦痛を早急に取り除くことにつながる．

　第三に臨床研究では，対象者の診断を特定することが必須となる．心理療法を開発し，その効果をエビデンスとして発信していくためには，診断の客観性が担保されやすい操作的診断を用いる必要がある．特に先述したSCIDを用いた操作的診断は国際的にも信頼性が高いことが知られており，臨床研究での使用が推奨されている．

> **アドバイス　SCID実施上の注意**
>
> 　SCIDは単に質問を読み上げていけば精神科診断にたどりつくという誤解を受けやすいが，実際にはクライアントの反応によって判断に困る場合も多い．最終的に診断名を評価する際に情報不足とならないよう，事前にDSMの診断基準について十分に理解を深めておくとともに，面接中はクライアントの表現した内容を丁寧に確認することが重要である．一方で，類似した質問が繰り返されることや，面接が長時間化することはクライアントの負担となるので，「続けて大丈夫ですか？」「お疲れはありませんか？」などのねぎらいや，「先ほど伺った内容と重複しますが」などの前置きを入れながら実施することが有用であるかもしれない．

文献

1) 森田麻澄：日本の精神科臨床における伝統的診断分類と操作的診断基準の有効な利用方法についての考察．共栄大学研究論集 10：305-316，2012
2) 高橋三郎ほか監修：精神科診断面接マニュアルSCID：使用の手引き・テスト用紙，第2版，日本評論社，東京，2010
3) 大坪天平ほか翻訳：M.I.N.I.精神疾患簡易構造化面接法，星和書店，東京，2000
4) 坂野雄二監訳：エビデンスベイスト心理治療マニュアル，日本評論社，東京，2000

6 ケースフォーミュレーションとフィードバック

1) ケースフォーミュレーションの基本

鈴木伸一

Key word アセスメント／悪循環の理解／認知行動モデル／臨床仮説

要点整理

- アセスメントにおいて収集した情報を生物・心理・社会モデルや認知行動モデル（感情・行動・思考・身体の相互関連性）の枠組みに基づいて整理する．
- 主要な要因間の関連性や影響性を検討し，症状や問題の維持や悪化の背景にある悪循環を構造的に理解する．
- 悪循環モデルに基づいて，介入ターゲットを定め，症状や問題の改善のための具体的戦略を立てる．
- ケースフォーミュレーションのプロセスをクライアントと協働的に進めることで，クライアント自身の自己理解を促進する．

1 目的と意義

ケースフォーミュレーションとは，初期面接や心理検査などのアセスメントで得た情報を整理して，主訴やそれに関連する生活上の問題の維持・悪化に関与している悪循環を見立てていくプロセスであり，単に診断的理解を定めるのではなく，その後展開される介入において，何をターゲットとして，どのような介入を，どのように展開していくかを計画していくための「臨床仮説」を構築することをねらいとしている[5]．

また，これらのケースフォーミュレーションをクライアントと協働しながら進めていくことで，問題の維持や悪化の悪循環について，クライアントの自己理解が促進されるとともに，その後に展開される介入に主体的に取り組むための動機づけを高めることができる．

2 ケースフォーミュレーションの進め方

ケースフォーミュレーションは，① 情報収集と整理，② アセスメント情報間の関連性についての機能的理解，③ 認知行動モデルの活用，④ 介入戦略の立案という段階に分けて理解することが可能である．各段階の手順をまとめると次のようになる．

1）情報収集と整理

インテークやその後の面接過程，心理検査や行動観察，あるいは家族や周囲の関係者からのヒアリングなどを通して，クライアントの主訴およびその背景要因や維持要因などについてのアセスメントが行われるが，これらで得られた情報は，質的にも時間的にもさまざまな情報が散発的に混在していることが多いので，いくつかの枠組みに沿って再整理する必要がある．その第一は，「表出次元」に関する整理である．具体的には，主訴およびそれに関連するさまざまな状態像について，「気分や感情」，「身体的症状」，「思考や考え方」，「行動や態度」，「周囲の状況」に分類して整理する．われわれが日常生活で経験する主観的体験では，例えば「同僚が見ている前で，上司に

表1　アセスメント情報の整理の例

周囲の状況	同僚が見ている前で，上司に突然怒られた
気分や感情	恥ずかしい，悔しい，情けない
身体症状	頭に血が上るような感覚
思考や考え方	後輩たちは私を馬鹿にしている
行動や態度	職場にいたたまれない（職場の人間関係を回避する）

突然怒られて，頭に血が上るような恥ずかしく，悔しい経験をした．きっと後輩たちも私のことを馬鹿にしていると思うと，今後，職場にいたたまれない」といったように，複合的な状態を1つの体験として認識している．しかし，この体験にはいくつかの異なる成分が混在しており，互いに影響しあっている．セラピーでは，これら異なる成分の関係性に着目して解決策や対処法を検討していくので，まずは複合的な体験を成分ごとに分類して整理する必要がある．上記の例であれば表1に示すようになるであろう．

　第二は，情報の恒常性に関する次元である．クライアントが経験する困難や嫌悪的な体験の中には，その状況の特異性に応じて生じている事象や反応に関する成分（例えば，たまたま交通トラブルがあったことで生じた焦りや不安）と，より一般化された，あるいは常態化した事象や反応に関する成分（例えば，ここ数ヵ月続いている忙しさや上司からの叱責）とが混在している．しかし，クライアントの多くは状況に応じて生じているような一時的な事象や経験についても，「いつでも」「なんども」と後者のようにとらえる傾向があり，自分にはどうすることもできないと無力感を感じてしまう（例えば，交通トラブルで遅刻したのに，上司からまた叱責されるに違いないと思い落胆する）．しかし，これらを分けて考えることができれば，前者についての対処法を考えることが可能であり，介入の具体的戦略を立てやすくなる．

　第三は，時間的前後関係に関する次元である．これはミクロな視点からいえば，クライアントが苦手と感じる状況や体験を整理する際に，「気分や感情」，「身体的症状」，「思考や考え方」，「行動や態度」，「周囲の状況」についての前後関係を整理することで，何が何に影響しているのかを理解しやすくなる．一方，もう少しマクロな視点からいうと，クライアントが抱えている問題には，主たる問題が発生した当時からあった問題と，その問題が維持・増悪したが故に生じた二次的，三次的問題が混在し，それらが複雑に絡み合うことで問題が維持・増悪していることが多い．したがって，これらの問題の時間的前後関係を整理することで，現在の現実的な問題に焦点を当てて解決策を考えることが可能になり，また，現在の問題が良い方向に展開することで，より以前から抱えている根本的な問題へもアプローチしやすくなるという好循環を形成することが期待できる．

2）アセスメント情報間の関連性についての機能的理解

　ケースフォーミュレーションを通して症例を理解する際におさえておきたい重要な理念の1つは，「クライアントの悩みや苦痛は，絶対的かつ根本的な唯一無二の原因によって生じているのではなく，クライアントを取り巻く，生物・心理・社会的要因の悪循環によって維持・増悪している」と考えることである．このように考えることによって，クライアントの問題を現実の生活に沿って丁寧に理解することができるとともに，問題の解決につながる具体的な方針を立てやすくなる．

それでは,「悪循環」をどのように見立てていけばよいだろうか.悪循環とは,問題に関連する諸要因の関係性のことであり,ある要因が,その後の何らかの要因の生起を助長したり,抑制した結果としてクライアントの望まない状態が生じているということである.すなわち,悪循環を整理するためには,クライアントが経験している嫌悪的な場面の具体的な事象や反応について,前後関係を整理し,それらの関係性について丁寧に見立てていくことが重要である.このような事象や反応の前後関係における影響性を見立てていくプロセスを機能分析と呼んでいる.また,このような機能分析を状況に即して丁寧に行っていくと,異なる状況であっても類似した機能的関係が多く存在していることが少なくない.そのような,クライアントに固定化した機能的関係が生活場面の中で繰り返し生じることで,よりマクロな機能的関係が形成されることもある.例えば,対人的な不安を感じやすいクライアントの例でいえば,「友人関係や職場の同僚との関係において,会話中に相手の視線が気になり,つい目をそらせてしまうので,会話がうまくいかず,結果として親密な人間関係が持ちにくくなっている」,という経験を繰り返していたとする.このクライアントはそのような経験を繰り返すうちに,「どうせ私のことなど誰も興味がないのだろう」という考えが浮かぶようになり,人との交流場面に足が向かなくなり,結果として孤独感や人間関係への苦手意識が強まってしまったといった状態となってしまうということがある.このようなケースの場合,後者の悪循環がより根本的で重要な要因であるように見えるが,後者の悪循環は,前者の経験の積み重ねによって形成された二次的な悪循環であり,後者の問題を先んじて改善することは難しい.前者のミクロな悪循環に着目して,具体的な対処法を考え,繰り返し練習していきながら,少しずつ自信を高めていくことで初めて,後者のよりマクロな悪循環を緩和していくことができるのである.

3）認知行動モデルの活用

ケースフォーミュレーションにおける悪循環の理解の手順は先に述べたとおりであるが,認知行動療法においては,これまでの基礎研究や臨床実践の蓄積を基に,うつ病や不安症の典型的な悪循環を例示した認知行動モデルが提唱されている(図1).これらの認知行動モデルを参考にクライアントの悪循環を整理していくことで,アセスメントすべきポイントや症状の維持に影響しやすい要因間の機能的関係などの理解の助けになる.

> **アドバイス** 気をつけよう！ 認知行動モデルのステレオタイプな活用
>
> ケースフォーミュレーションを進める際に気をつけるべきポイントとしては,認知行動モデルはあくまでも一般化された典型的なモデルにすぎないので,参考にすることは有用であるが,あくまでもクライアントの問題に即した独自のケースフォーミュレーションを行うことが重要である.認知行動モデルの枠組みに,クライアントの問題を単に当てはめて理解してしまうことのないように注意しなければならない.

4）介入戦略の立案

ケースフォーミュレーションの概略が整ってきたら,その情報をクライアントと共有するとともに,今後の介入の方針を話し合うことが重要である.方針を決める際には,二つの観点から話し合いを進めていく.1つ目は,主たる問題の改善に有効な方法として,これまでの臨床知見(エビデ

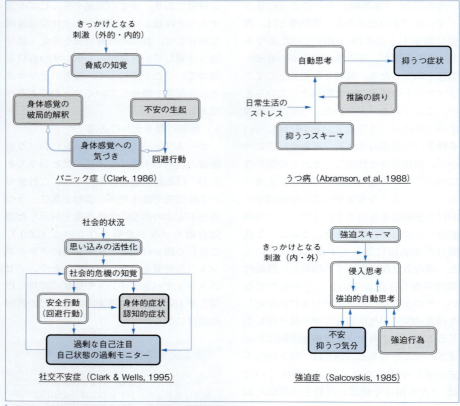

図1 これまでに提唱されている代表的な認知行動モデル
(文献1〜4)より引用)

ンス)として参考になる方法はどのようなものがあるかを検討することである．認知行動療法をはじめ，エビデンス・ベイスト・プラクティスに基づくセラピーでは，特定の疾病や臨床的問題に対して有効な介入方法が示されている．したがって，クライアントの介入方針を検討する際には，クライアントの問題に類似した症状についてのエビデンスを参照しながら方針の絞り込みを行う．

2つ目の点は，ケースフォーミュレーションで整理した悪循環を解消するためにどのような介入が必要かを検討することである．この際に，「何が重要か」という点と「どのようなことなら実行可能か」という点の両者を考慮する必要がある．心理療法による問題の解決は，クライアント自身が新しい取り組みの中から，何らかの新しい気づきや成功体験，あるいは達成感などを経験することを通してはじめて成しえるものである．たとえ重要な取り組みであったとしても，クライアントが取り組めない

課題であれば問題の解決にはつながらない．したがって，現実的な視点から介入方針を考えるとともにクライアントが取り組みやすいようなスモールステップや工夫なども同時に話し合う必要がある．

3 実践に向けて

これまで述べてきたように，ケースフォーミュレーションのプロセスは，単に情報収集をしてその情報をまとめるということではなく，問題の形成・維持・増悪の背景にある要因間の影響関係や時間的推移を見立てていくプロセスである．そのような理解の枠組みは，日常的にはあえて行わない思考プロセスなので，実践で効果的に活用するためには，まずは，問題を観念的に理解するのではなく，問題が生じている現実場面における具体的な情報を丁寧に収集してきながら，得られた情報の関連性や影響性を1つ1つ見立てていくという手順を省略しないことが重要である．本項で示したいくつかのポイントを念頭に置きながら，情報を再整理する日頃からの練習が必要であろう．

文献

1) Abramson L et al：The cognitive diathesis-stress theories of depression：toward an adequate evaluation of the theories validities. Cognitive Processes in Depression, Alloy IB ed, Guilford, New York, 1988
2) Clark DM：A cognitive approach to panic. Behav Res Ther 24：461-470, 1986
3) Clark DM, et al：A model of social phobia. Social Phobia：Diagnosis, Assessment and Treatment, Heimberg RG, et al eds, Guilford, New York, 1995
4) Salkovskis PM：Obsessional-compulsive problems：a cognitive behavioral analysis. Behav Res Ther 23：571-853, 1985
5) 鈴木伸一ほか編著：レベルアップしたい実践家のための事例で学ぶ認知行動療法テクニックガイド，北大路書房，京都，2013

2）心理教育とセラピーの動機づけ

田中恒彦

Key word 個人への心理教育／家族への心理教育／協働関係／レジリエンス

要点整理

- 心理教育はクライアントや家族がセラピーに積極的に関与するための環境を整える作業である．
- 心理教育は，個人に提供されるもの，家族に提供されるもの，グループで提供されるものなどのバリエーションが存在する．
- 心理教育は，一方的な情報提供に終始するのではなく，対象者のニーズを把握し，情報提供とフィードバックを行っていく中で進められていく．

1 目的と意義

1）心理教育の定義

心理教育は，クライアントやその関係者に対して行われる，問題についてや支援法などの情報提供と対処技能の向上を目的とした介入技法である．蒲田[1]によると，その定義は"精神障害やAIDSなど受容しにくい問題を持つ人たちに，正しい知識や情報を心理面への十分な配慮をしながら伝え，病気や障害の結果もたらされる諸問題・諸困難に対する対処法を習得してもらうことによって，主体的に療養生活を営めるように援助する方法"であるとされている．定義からもわかるように，心理教育においては，問題解決能力や対処能力を高めることを目的に，クライアントとその関係者を対象者として，疾患や障害についての知識や情報の共有が行われる．

心理教育には，攻撃的な行動をもつ子どもへの支援方法として開発され発展した教育領域での流れと，統合失調症や双極性障害を持つ者やその家族への支援として開発され発展した医療領域での流れが存在するが，現在では「心理教育」と呼ぶ場合には医療領域における流れを呼ぶことが一般的である．しかし，いずれの場合も問題・障害についての知識・情報を共有する（教育的部分：納得する）ことを通じて，対処技能・問題解決能力の選択肢を増やし（対処技能的部分：自己効力感を上げる）という点で共通した構造を持っている．

2）心理教育のエビデンス

心理教育プログラムはWHOをはじめとして，APA，NICEなどさまざまなガイドラインにおいて統合失調症や双極性障害などの精神疾患患者とその家族や関係者に対して必ず提供されるべきであると推奨されている．特に統合失調症において家族や支援者に継続して提供された心理教育プログラムは，家族の健康維持や対処能力の向上だけでなく，クライアントの症状悪化や再入院を防ぐ効果もあることが明らかになっている[2]．他にもうつ病においては，簡便な心理教育プログラムを受けることによって，うつ症状や心理的苦悩が軽減することが示されており，治療の基盤として心理教育的アプローチが行われることが推奨されている[3]．

また，うつ病や社交不安症，パニック症，PTSD，強迫症，摂食障害，疼痛性障害などさまざまな疾患にて高いエビデンスが確認されている認知行動療法のプログラムの中にはクライアントに対して行われる心理教育が含まれている．個人心理療法における心理教育については，心理教育プログラム単体では症状の改善に対する効果は確認できないものの，介入パッケージの中の欠くことのできない重要なプログラムとして位置づけられている．

2 心理教育の進め方

先にも挙げたとおり，心理教育と呼ばれるプログラムの中には個人心理療法のパッケージの中に取り込まれているものと，心理教育プログラムとしてひとつにパッケージ化されたものがある．ここでは，両者に共通した要素を取り出したうえで進め方を概観する．

心理教育には個人で行われるもの，単家族（1つの家族や関係者）で行われるもの，複数の家族を集めて行われるもの（複合家族グループ）などさまざまな形態がある．また，家族に対して行う場合には，本人が同席で行われるもの，本人と家族を分けて行うものなどさまざまな構成をとることができる．

1）当事者を対象とした心理教育プログラム

患者や問題を抱えているクライアントに対して行う心理教育は，先にも述べた通り病気や治療，回復についての具体的イメージについて共有し，心理師とともに治療に取り組む動機づけを高めることを目的として行われる．

近年，エビデンスを報告しているほとんどの心理的介入プログラムで，クライアントに対して介入の初期段階において何らか

表1 クライアントに対する心理教育の6ステップ

1. クライアントの症状や問題に関する考えを確認し，聞き出す
2. クライアントが不安にならないよう問題についての基本的な見立てを伝える
3. 心理師が伝えた見立てについてクライアントが自身の感情を表現できるように，口頭でも非言語的にもサポートする
4. クライアントの問題に関する知識を確認し，知らないことを説明し，誤解があれば訂正する
5. クライアントからフィードバックをもらい，必要があれば説明を追加する
6. 心理教育用のパンフレットなどを提供する

（文献4）をもとに作成）

の教材を配布することが行われている．教材には，疾患についての基本的な情報や，これから始まる介入プログラムの具体的な実施方法や治療成績などが書かれている．認知行動療法のプログラムの場合には，障害や問題を理解するための認知・行動モデルがクライアントに提示され，それに対して具体的に行われる介入方法として，認知的介入技法，行動的介入技法の実際が紹介される．クライアントはセラピストと対話を続けながら問題がなぜ維持されているのか，これから何を標的として治療が行われるのか，その方法を行ったらどうなることが期待されるのかについて情報提供を受け，心理師と議論をすることができる．クライアントは自身に適用される介入技法がなぜ使用されるのかや，その効果がどの程度かなどを理解することで，セラピーの実施に協働的な関係が作られることになり，セラピーへの動機づけが促進される．

以下に**表1**に従い個人への心理教育の流れを示す．

(1) クライアントの症状や問題に関する考え方を確認し，聞き出す

クライアントが現在困難を抱えている，心理師に相談したい問題について，現在の様子やそれに対しての考えを確認する．例

えば「電車に乗るとひどい動悸がする」や「止めた方がいいとわかっているのに手の皮を剥くのが止められず，家族や友人から指摘されるのが嫌だ」などといった訴えを確認し，訴えの周辺情報を確認する．

(2) **クライアントが不安にならないよう問題について基本的な見立てを伝える**

(1)で確認した情報から簡潔に見立てについて述べる．詳細な情報を大量に提供することは時にクライアントを不安にさせることがある．専門用語を多用することを避け，平易な言葉で伝えることを心がける．心理教育のためのパンフレットなどを用いて視覚的に情報提供することも有用である．

(3) **心理師が伝えた見立てについてクライアントが自身の感情を表現できるように，口頭でも非言語的にもサポートする**

先にも述べたように見立てを述べることはクライアントに感情的な変化をもたらすことになる．そのことについてクライアントに率直に話してもらう機会を持つ．心理師は言語だけでなく，態度も含めてクライアントが不安や怒りなどの感情や見立てに対する疑問，反論を述べて良いことを伝える．ここでクライアントが率直に自身の感情について述べることができるようになることは，その後のセラピーへの動機づけを高めることにも効果がある．

(4) **クライアントの問題に関する知識を確認し，知らないことを説明し，誤解があれば訂正する**

クライアントが自身の問題に関してどのような情報を持っているかを確認することは大切である．クライアントが問題について情報を持っていない場合には，本人が望む適切な情報を提供したり，情報取得の方法を教える．昨今はインターネットなどで簡便に情報にアクセスすることができる．しかし，その情報は時に誤解であったり，乏しい根拠に基づいた情報であったりすることがある．そういった場合には，クライアントが持つ情報の根拠をともに確認したり，根拠のある情報へのアクセスの仕方について教示したりする．

(5) **クライアントからフィードバックをもらい，必要があれば説明を追加する**

一通り説明が終わった最後に，クライアントからフィードバックをもらう．フィードバックをもらうことは，クライアントが心理教育の内容を正しく理解したのかに合わせて，クライアントの問題に対する焦点がどこに当たっているかを確認するという意味でも役に立つ．追加で説明が必要な事象があれば説明を追加する．

(6) **心理教育用のパンフレットなどを提供する**

心理教育用の教材は心理教育の始めに渡したり，ホームワーク用に最後に渡したりする．このような教材は心理教育を進めていくうえでも，振り返りを行う上でも有用である．特にクライアントにとっては学んだ内容を振り返り消化するためにこのような教材が役に立つ．また，クライアントに提供した資料を読んだ家族が正しい情報に触れることにも繋がる．

2）家族や関係者に対する心理教育

こころの問題や病を抱える当事者がいることは，当人だけでなく，家族や関係者（以下家族と統一）にとっても生活の質に影響を及ぼすこととなる．家族が問題や病気についての知識を得ることや，クライアントと生活するうえでの工夫を知ることは周囲の人間の困り感を改善し，生活の質を上げることにも繋がる．家族を対象とした心理教育プログラムについては，そういった周

囲の者の負担軽減を目的に提供される．

家族に提供される心理教育プログラムについても，基本構造としてはクライアント本人に対して提供されるものと大きな違いはない．しかし，当事者ではなく「家族が抱える問題」に焦点を当てる必要がある．プログラムはじめの頃は，参加している家族も「当事者の問題」を中心に語ることが多くなりがちである．家族への心理教育では，家族が語る「当事者の問題」に焦点を当てるのではなく，困難を抱える家族に焦点を当てることが求められる．例えば，「本人とのコミュニケーションがとりにくい」という問題であるとしたら，コミュニケーションがとりにくいことで家族がどう困っているのかに焦点が当たるように促していくことになる．スタッフは情報提供を行う際にも十分に家族の困り感を受容し，家族が抱くさまざまな感情を確認したうえで，相談をした家族がもつニーズをテーマとして取り上げていく．スタッフは治療や社会資源などの情報提供を行うだけでなく，他の参加メンバーが同様の問題で行っている工夫を聞き出したり，家族が持っているレジリエンスを引き出すようにプログラムを進めていく．複数の家族などによってグループで行われる心理教育プログラムの場合は，他の家族と困りごとを共有し，対処法を検討することにより，「自分だけではなかった」と感じ孤独感・無力感を低下させることにつながっていく（表2）．

困難を抱える者にとっても，安定した支援者が近くで支援をしてくれることは良好な予後につながる．家族が正しい情報を理解し，多様な対処法でクライアントを支援できることは，家族の持つケアの機能を高めることにもつながり，当事者と家族に良い循環をもたらしてくれる．

表2 グループで行う心理教育の流れ

1. ウォーミングアップ／アイスブレイク
2. アジェンダ（相談したい内容，取り上げたい内容）を参加者から募る
3. 2で上がった相談内容の中から取り上げるテーマを絞り込む
4. 問題となる状況や要因の説明と理解
5. どんなことがわかるといいか，何ができるようになると良いかを確認する（目標の設定）
6. 知識や対処法について参加者で出し合う
7. 相談者により参加者から出た知識や対処法について選択してもらう
8. 全体で感想を共有する

アドバイス　動機づけの高まりが心理教育に繋がるか

動機づけが高いクライアントであるならば心理教育が入りやすいだろうか．実は必ずしもそうとは言えない．セラピーへの動機づけが高いクライアントというのは，自身の支援に対する要望が強いことも多い．そういった場合にクライアントの意向に沿わない情報提供やクライアントの予想と異なった心理教育が行われると関係性に悪影響を及ぼすことがある．動機づけが高いクライアントの場合には，特に注意してニーズを確認し，必要な情報を吟味して提供することが大切である．

文献

1) 浦田重治郎ほか：心理教育を中心とした心理社会的援助プログラムガイドライン，2004
2) Xia J, et al：Psychoeducation for schizophrenia. Schizophr Bull 37：21-22, 2011
3) 日本うつ病学会気分障害の治療ガイドライン作成委員会：日本うつ病学会治療ガイドラインⅡ．うつ病（DSM-5）／大うつ病性障害 2016．http://www.secretariat.ne.jp/jsmd/mood_disorder/img/160731.pdf（2018年4月閲覧）
4) Swaminath G：Psychoeducation. Indian J Psychiatry 51：171-172, 2009

3）報告書の書き方

花村温子

Key word 心理アセスメント／支援計画／自己理解／フィードバック

要点整理

- アセスメント結果や支援経過の報告書を作成するにあたっては，どの職種も活用できるような文書を作成する．
- アセスメントの結果は，クライアント本人も活用できるように考慮する．
- クライアントにアセスメント結果のフィードバックを行い，結果を活用して自分の課題に取り組んでいけるような支援を行う．
- ウェクスラー式知能検査などの結果がわかるページをコピーして渡すことは，心理検査の内容が一般の人たちに広がってしまう危険性があるため，専門職同士のやり取りにとどめる．

1 目的と意義

　精神科に限らないが，精神的な課題や精神症状を抱え，治療を求めて病院を受診したクライアントがいたとき，その支援構築のために担当医から心理師に心理検査やアセスメント面接の依頼が行われる．また，医師が介在しなくとも，心理支援を求めて来談したクライアントの支援プランを考えるにあたり，アセスメントを行い，報告書を作成するのは当然良くあることだろう．ここでは，心理師自身が支援計画を立てるために行うアセスメントではなく，依頼を受けてアセスメントや支援を行った場合の報告書の作成の仕方について主に述べる．

2 書き方とそのポイント

　心理師は，依頼内容に沿ったアセスメント計画を立て，その結果を的確に伝えるための報告書の作成を試みる．依頼者が何を知ろうとしてアセスメントの依頼をしたのか，その内容を正確に捉え，それに応えられるように報告書を作成することが重要である．そしてその報告書に記載された内容は，クライアントの支援計画のもとになる．だからこそ，クライアント支援に関わる様々な職種，さらにはクライアント本人や家族が読んでわかりやすい内容でなければならない．クライアントに対しては，本人や家族向けの，さらに平易にまとめた報告書を作成し，手渡して説明できるように準備できると良い．心理アセスメントにおける情報収集の手段は面接法，観察法，心理検査といったものが挙げられるが，心理検査を実施する一連の流れの中には，「面接」も，「観察」も含まれていることになる．だからこそ，報告書の作成にあたっては数値などから得られた結果にとどまらず，検査中の態度，検査時の面接で得られた情報なども含めて総合的にまとめていく．① 今回の検査（アセスメント）の目的，② 各検査の結果，③ 検査結果や受検態度から考えられること，④ 総合的に今回の結果から何がわかって，今回明らかになったことが実生活の中で問題となっていることとどう繋がっているのか，そしてそれを改

善していくにはどんなことが求められるのか，について書いていく．問題点のみでなく，もともと持っている良い資質，特徴についても併記する[1]．ロールシャッハテストの結果報告では「こういった図版でこのような発言や態度が見られた，そこから〜〜が推察される」といったように書いていくと，根拠も示しわかりやすいと思われる．

ウェクスラー式知能検査の場合も数値を示すだけでなく，得意分野と不得意分野の差，どんなパターンで間違えるか，などを押さえる必要がある．「どんなパターンで間違えるか」には，クライアントの認知の癖が現れており，それは普段の生活でも躓きやすいポイントが出ていることになるため支援計画を立てるための有用な情報となる．

心理検査だけでなく，生育歴なども含め，数回の面接結果から得られた情報をもとに，心理支援の方向性を決めていくためのフォーミュレーションを含めた報告書が求められる場合もあろう．その場合も，心理検査だけでなく，面接，観察から得られた情報を統合し，今起こっている問題がどうして起きているのか，それはどうしていけば解決に向かうことができ，どんな援助が望まれるのかといったことを記載する必要があるが，大枠は同じと考えて良いだろう．

> **アドバイス　生活上役立てられるようなフィードバックを**
>
> アセスメント結果のフィードバックでは，できなかったところを特徴として挙げがちであるが，もともと持ち合わせていた高い能力や，性格上の良い点などについても言及し，趣味で行っていることなども取り上げて，今までよりもより良い社会生活，家庭生活が送れるようなアドバイスが本人や家族，支援者に伝えられると良い．例えば認知症が疑われる高齢者に，結果のフィードバックを行うときには，記銘力が低下していてもヒントがあれば思い出せるタイプの人であれば積極的なメモの活用や必ず決まった場所のカレンダーに記入していくことを伝えたり，趣味の音楽について「脳の活性化に役立つ活動」とポジティブなフィードバックを行い奨励したりするなど，日常に活用可能なアドバイスを届けられるよう工夫する．

3　アセスメント以外の報告書

アセスメントではなく，支援の途中経過の報告書を作成することもあるだろうし，紹介状に添付する形で支援経過をまとめることもあるだろう．医師と心理支援の機関が別である場合には，支援経過を報告する場合があるだろうし，心理支援の報告を別の専門職に届けたい場合もあるだろう．その場合も相手に何を伝えたいのか，を明確にし，また，相手が知り得るとより有益であろうという内容を記載できるよう心がける．万人にわかりやすくまとめるという作業は難易度の高い作業である．普段から，カルテなど記録を記載するにあたって，わかりやすく情報を集約するという作業を行っていく必要がある．

他の専門職が行っている支援報告の例には，訪問看護の報告書や，リハビリテーションの支援計画書などがある．日頃より，他の専門職がどういった報告書を作っているのかを知っておくことも参考になるだろう．

4　心理アセスメント報告書の一例

報告書にはさまざまなタイプがあるだろうが，心理検査を含んだ心理アセスメントの報告書を例に挙げて紹介する（図1）．

臨床心理検査所見

氏名		才	男・女	外来・病棟	主治医	
施行日			職業（休職中ならそう書く）		検査担当	
診断名			最終学歴（学校名を書くこともある）		所見提出日	
検査目的 例：発達水準と人格傾向の把握					備考	

ID

＜検査について＞
検査の目的と，何の検査を行ったかを書く．医療機関では特に，勝手に行ったわけでなく，医師の指示があることを明記．本人が心理検査を希望した場合などもここに書く．どうしてこの検査バッテリーで実施したかも検査目的に沿って書く．
例：精神神経科○○医師からの心理検査依頼に基づき，～～～～を施行した．

＜検査態度など＞
検査時の態度や，言動，表情などを書く．これが診断のヒントになることもある．
例１：前半は緊張していたようだが，後半になるとほぐれた様子を見せ，症状の辛さなども検査の合間に話してくれた．
例２：大学生ではあったが，話し方態度が幼く，風貌も中学生のような雰囲気であった．
例３：態度が高圧的で，検査者を見下すような発言がしばしばあった．

＜WAIS-Ⅲ＞
数値を書いてから，WAISから読み取れる所見を書く．数値のバラつき具合，どの面が得意でどの面が不得意か，反応の特徴的な面，など例を挙げて書くこともある．以下，他の検査についても各検査から読み取れることを書く．

言語性IQ　　言語理解群指数
動作性IQ　　知覚統合群指数
全検査IQ　　作動記憶群指数
　　　　　　処理速度群指数

＜ロールシャッハテスト＞
検査に取り組む様子を書き，反応の内容を例として出しながらそこから読み取れることを解説する．

＜SCT（文章完成法）＞
字の癖から読み取れるもの，内容から読み取れるものと両方書く．なるべく例をあげる．

＜HTP（描画テスト）＞
絵から読み取れる特徴，印象を描く．
例：「子どもっぽい」「極めて小さく，画面の端にしか描かれない」「樹は根が描かれていないのに上に向かって大きく伸び，アンバランスで不安定」など

＜Y-G性格検査＞
＜AQ＞など
各検査から読み取れることを書く．

＜全体を通して＞
全体所見である．忙しい医師には，ここだけでも読んでもらえるようにする．さまざまな検査を組み合わせた複合的な結果と，結果から考えられる本人像，そして，本人の特徴から起きている現状，症状などを書き，それに対してどうしていくと良いと考えられるか，見通しや方向性について書く．

図1　心理検査結果所見用紙の例と記入のポイント

5 フィードバックのポイント

　報告書は提出して終了ではなく，報告書を用いて対面できちんと説明することが望ましい．報告の相手が誰なのかによっても，伝え方を工夫する必要がある．例えば心理検査などに慣れている医師なのか，そうではないのか．さまざまな職種がそのクライアントの支援に加わることを考え，各職種が支援に役立てられるような万人にわかりやすい結果報告を行うべきである．

　しかし，検査内容の無用な公開に繋がるおそれがあるため，相手が保護者の場合もウェクスラー式知能検査などコピーを渡すことは認められず，専門職同士の情報伝達の場合のみ認められる[3]．これは心理師の倫理として，大切にしなければならないことであろう．

　検査結果から読み取れる事実からわかることとして，対人関係の特徴，考え方の癖などについて説明し，現在の状態が引き起こされるもとになっているのではと推測されることも説明するが，得意分野や良い特徴もきちんと挙げて説明する．そのうえで，今後生活上気を付けると良いこと，今後の展望などを説明する．

　筆者は，支援者向けの報告書にあわせて本人や家族向けのフィードバック用シートを作成している．それを用いて本人や家族に伝える場合には，結果から得られた本人像にあわせた言葉を選択する．そしてフィードバックでは結果説明を聞いて感じたことをクライアント本人や，家族からも語ってもらい，情報の一方通行とならないよう心がける．結果自己理解に基づく発言が得られる場合も多く，1回のフィードバック面接がカウンセリング的に機能する場合も多いし，そこから本格的に心理面接に導入となる場合もある[2]．

文献

1) 花村温子：リエゾン治療に活かす心理アセスメントの実際．こころの科学 184：68-72，2015
2) 下山晴彦ほか編：公認心理師必携　精神医療・臨床心理の知識と技法，医学書院，東京，2016
3) 上野一彦：日本版 WISC-Ⅳテクニカルレポート＃2　実施・報告の使用者責任と報告書の書き方，2012．日本文化科学社ホームページ．https://www.nichibun.co.jp/documents/kensa/technicalreport/wisc4_tech_2.pdf（2018年6月閲覧）

3章 介入技法

3章　介入技法

1 理論・モデル・アプローチ　｜　A．カウンセリング

1）カウンセリングの理論

青木みのり

Key word　人間性心理学／成長モデル／クライアント中心療法／感情焦点化療法

要点整理

- カウンセリングは，その成立の過程から多義的に用いられてきた用語であるが，心理学に基礎をおいた成長モデル志向の支援関係と包括することができる．
- 心理師はクライアントの内なる力と自己成長への信頼を重視し，促進者として関わる．
- 近年の心理療法の統合の動きをうけ，エビデンスに基づいた新たなアプローチが誕生し，代表的なものとして感情焦点化療法などがある．

1 成立過程

1）カウンセリングの定義と歴史

平木[1]によれば，日本カウンセリング学会による2004年の定義では，「クライアントが尊重される人間関係を基盤として，クライアントが自己資源を活用して人間的に成長し，自立した人間として充実した社会生活を営み，生涯において遭遇する諸問題の予防と解決のための専門的援助活動」であり，一方，アメリカ・カウンセリング学会の2010年の定義では，「多様な個人・家族・集団がメンタルヘルス，心身の快適性，教育，キャリア目標の達成をエンパワーする専門的な関係」という新しい定義が採択された．これを包括して平木[1]は，「心理学に基礎を置いた成長モデル志向の支援関係と考えることができる」としている．

このようにカウンセリングは，多義的で包括的な用語であり，この傾向はその成立過程からも自然なものであった．有史以前にその源流が見出される相談という営みが，科学的基礎を持つに至ったのは20世紀初頭である．

カウンセリングの起源は1909年，「現代職業指導の父」Personsが，著書「職業の選択」で初めて「カウンセリング」という用語を用いたことに発する．Personsは職業選択を自己実現の一つととらえた．そしてカウンセリングは「可能性を最大限に発揮して生きるよう助けること」であり，それを援助する役割と持つ人が心理師であると考えた．これは，今もカウンセリングの基本の考え方として受け継がれている．

その他，第一次世界大戦の時代に発展した教育測定運動や，精神病患者の苦しみを理解し，内的世界を援助する心理療法の必要性を訴えて「全国精神衛生協会」を設立したBeersによる精神衛生運動の流れを汲んで，カウンセリングの動きは次第に大きくなっていった．そこでは，「適切な援助や指導は真の人間理解あってこそ」という思想が，息づいていた．

2）自己実現傾向

人間性心理学者の一人，Maslowは，人間には「自分の持てるものをできるだけ発揮して生きよう」という自己実現傾向があると主張した．Maslowによると人間の欲求には階層があり，まず，毎日の生活を無

事に送るために、「生理的欲求」、「安全の欲求」が満たされる必要がある．さらに、周囲の人々との関係において、「所属と愛の欲求」、「承認の欲求」が満たされることを望む．以上は基本的欲求で、加えて人間は「自分を活かしたい」という「自己実現欲求」も備えた存在だということが、カウンセリングの考え方の基本にある．

3）クライアント中心療法の誕生と発展

Rogersは，Maslowの理論に基づき，クライアントの成長の力を信じ，クライアントの決断を中心に進めることを提唱した．これは先述のPersonsらの思想に通じるものである．そして1951年，「クライアント中心療法」[2]を著し，現在カウンセリング界でもっとも影響力のある理論を世に問い，発展させた．彼はもともと精神分析の訓練を受けていたが，その中でもRankの「意志療法」の影響を強く受け，人間観を重視し，クライアントに対する心理師の態度を強調した．特にクライアントの心の中にある結論にたどり着くための必要条件として，Rogersは「共感的理解」「無条件の肯定的配慮」「純粋性」の3つを挙げた．これは今もなお，種々の心理療法のアプローチを超えて，対人援助に関わる専門職に求められる態度とされている．

Rogersの共同研究者であったGendlinは，その考えを発展させ，フォーカシング指向心理療法を考案した．彼は人間の体験プロセスは豊かで複雑であり，それを明確に表現することは概念的にも言語的にも限界があると考えていた．そして重要なのは体験の内容ではなく，どのように体験しているかという体験様式であるとし，それゆえ効果的な心理療法は，クライアントの注意を今ここでの体験プロセスに向けることにあると主張した．

4）心理療法の統合と感情焦点化療法

1970〜1980年代に入ると心理療法の理論は400を超え，隆盛を極めるとともに，一方で利用者の混乱を招くとともに，専門職の間でも，理論や技法を整理し統合する必要が強く認識されるようになった．そして同時期に心理療法にエビデンスが求められるようになり研究が盛んに行われ，Lambertらによって多様な心理療法における相互の類似性と共通因子が発見されたことなどもその動きを促進した．

この影響を受けてクライアント中心療法もエビデンスに基づくアプローチとして発展した．その一つが感情焦点化療法（emotion focused therapy：EFT）である．EFTはクライアント中心療法とゲシュタルト療法という人間性心理学の人間観を基盤とし，心理療法の効果とプロセス研究の知見の統合によって生まれた．

創始者であるGreenbergによると，EFTは主観と知覚に関する人間性心理学の視点を，構築主義における認識論と機能論に結び付けている[3]．EFTの理論も，Rogersと同じように心理師の基本的態度の3条件を重視し，それによって促進される成長や自己実現傾向に注目するが，人が最良の存在へと向かう動因が存在するとは仮定していない．むしろ，人間は自らが置かれた環境に適応していく中で必要な複雑性や生存能力を発達させる傾向をもつという立場をとる．人間は，さまざまな要素が絶えず相互作用し，体験と行動を生み出す動的な自己組織システムとみなされている．

また，ゲシュタルト療法の理論はEFTにおいても重要な位置を占めるが，特にプロセスとしての自己モデルの影響は大きい．自己は行為の主体かつ環境との相互作用から瞬時に影響を受ける動的自己組織化

システムとみなされる．ゲシュタルト療法の中核的なプロセスは，感情や感覚や動作のプロセスに注意を向け，気づきを高めることである．よって，その瞬間にまさに起こっている現実を自分自身がどのように作っているのかを，クライアント自身に気づいてもらう方法を提供するため，プロセス指示やプロセス観察などの方法がとられる．EFTは，このようなゲシュタルト療法の実践的側面を取り入れている．

効果研究では，これまでうつ，複雑性トラウマ，カップル療法に対する効果が実証的に示されてきている．

2 中心概念

以下，エビデンスに基づいた，人間性心理学を中核とする統合的アプローチとして，EFTについて述べる[4]．

1）基本原則

EFTの基本原則として，有機体に生まれつき備わった成長傾向は，適応的な感情システムの中に組み込まれていると考える．そこで理論的基盤として，感情が人の心身の適応と生存に中心的な機能を持っていることを前提としている．治療関係において常にクライアントの主観的体験に共感的に波長を合わせ，クライアントの感じ方，考え方を尊重し，肯定することを重視する．さらに積極的な技法を用いてクライアントの感情処理を促進することを目的とする．

2）ケースフォーミュレーション

EFTのケースフォーミュレーションにおいても，心理療法で一般に重視される現在の問題やクライアントの成育史など，問題とその背景に関する情報収集がまず行われる．特に，過去の喪失，見捨てられ，挫折，葛藤などと関わる体験に注意を向ける．

加えて，語りの内容だけでなく，表明される感情の質とその扱いに注意を向け，感情処理の困難の性質を見定め，最も適切な介入法を選ぶことに重きが置かれる．これは面接中のクライアントの瞬時ごとの感情体験の状態を追い続けるプロセス診断から導かれる．この作業にはクライアントの協力が必須であり，過去の傷つき体験について語れるような感情的絆や，治療目標と課題に対する合意を基礎とした作業同盟を確立することが必要である．

3）感情の適応機能

感情は，個人に大切なことが起こっていると伝え，特定の状況において必要とされる行動をとるための準備をする．「一次感情」は，本当の自己を反映し，その人の欲求を満たす手がかりを与えてくれる感情であり，怒り，悲しみ，喜びなどの「基本感情」のほか，愛や達成感など，「主観的体験」とその「身体感覚」や「心理的痛み」が含まれる．例えば悲しみを体験すると，活力が低下することで痛手から回復するための休息や，他者の共感やサポートを引き出すきっかけとなりうる．このような感情を「一次適応感情」と呼ぶ．

一方，個人をより混乱へと陥れ，問題を長引かせるような一次感情を「一次不適応感情」という．これは主に虐待などの誤学習により，もともと適応的だった「一次適応感情」が機能しなくなったものである．例えば自分に価値がなく恥ずべき存在だという感情，将来を変えられないという絶望感，破壊的な怒りなどが典型例である．

二次感情は先行する一次感情に対する防衛として起こり，一次感情を覆い隠し，それがはっきりと体験されなくなってしまうために問題となることが多い．

道具感情とは，他者に対してある一定の影響を与えることを目的とした，学習され

表1　感情の作業の治療原則

治療原則	
感情の気づきを高める	クライアントが感情に接近し，それが身体的に起こることに注意を向け，その体験を受容し，それを言葉にして表す
感情表出	感情の回避を打開し，それまで抑えてきた，苦痛を伴うこともある一次感情を表す
感情調整	苦痛に耐え，それを和らげ，陽性感情を強めて，ある目的のために感情を利用できるようにする
感情の内省	新たな感情体験から語りを作り，その意味を引き出すことによって，自己の一部としてその体験を統合する
感情の変容	不適応の感情を，より適応的な感情を喚起することによって変容する
修正感情体験	心理師と感情体験を共有する

（文献4）より引用一部改変）

た感情行動である．例えば，相手を思い通りに動かすための威圧的怒りなどがある．

4）感情の問題と治療課題

EFTではケースフォーミュレーションに基づき，表1に挙げた治療原則のもと，作業を行っていく．これらの治療原則を最適に満たすために，クライアントの感情的問題と特定の治療課題をマッチングさせる．どのような介入をいつ導入すればよいのか，を判断するための指標をプロセス指標という．プロセス指標に基づく介入と期待される解決を表2に示す．

3　応用の広がり

人間性心理学の流れをくむ主要なアプローチとして，EFTのほかに動機づけ面接がある．これについては他項（p.363）に譲る．またJasonにより，フォーカシングと解決志向アプローチと統合した解決指向フォーカシング療法[5]も提唱されている．これはクライアントの望む解決イメージに焦点を当てる解決志向アプローチと，体験過程に焦点付けるフォーカシングという，一見相反する方法論の統合であるが，ともにクライアントへの信頼に基づいて自己実現傾向を支援する点で共通し，手法論の面で相補っている．

心理療法の効果研究により，信頼関係の構築や受容的態度，クライアントの力への信頼などが，心理的支援の効果を促進するために必要な基本的態度に含まれることが見出されている．現在ではカウンセリングは，全人的ケアに適した方法として，各種技法とともに用いられることも増えている．その場合は，面接のプロセスにおけるメタ・コミュニケーションの理論ととらえることが妥当である．詳細は「カウンセリングの基本技法」（p.345）で述べる．

文献

1）平木典子：カウンセリング．心理臨床大事典，氏原　寛ほか編，培風館，東京，61，2004
2）Rogers CR：クライアント中心療法　ロージャズ全集第8巻，伊藤　博編訳，岩崎学術出版社，東京，1967
3）Greenberg LS：エモーション・フォーカスト・セラピー入門，岩壁　茂ほか監訳，金剛出版，東京，2013
4）岩壁　茂：エモーション・フォーカスト・セラピーにおける見立てと介入をつなぐ工夫，心理療法の見立てと介入をつなぐ工夫，乾　吉佑編，金剛出版，東京，165-177，2013
5）Jason B：解決指向フォーカシング療法，日笠摩子監訳，金剛出版，東京，2009

表2　感情の問題とEFTの治療課題

感情の問題	課題導入のプロセス指標	介入	解決の状態
極端な傷つきやすさ 強い陰性感情を抑えているために，極端にもろく傷つきやすい状態にある	どん底に落ちた，絶望感，あきらめ，強い気持ちのゆらぎの言語・非言語指標	共感的肯定（クライアントの感情体験を受容・肯定することによって支持し，クライアントが苦痛の源に接触する）	自己感覚の肯定，効力感の安定，レジリアンスの高まり
問題感情反応 しっくりこない，腑に落ちない感じが強い．自分らしくない感情反応をしてしまう	「自分自身の感情がよくわからない」という発言・とまどいを示す言語・非言語指標	系統的状況喚起展開法（場面への再観入と追体験の後感情を喚起し，その感情と関わる状況的刺激を同定する）	一次感情への気づき，自身の感情体験とその意味の理解
感情に接触できない もやもやした感じ，はっきりしない不快感があるが，感情から切り離された状態	気持ちがわからない，状況の描写（外的刺激）のみで内的体験に入れないことを示す言語・非言語指標	フォーカシング（身体的感覚に注意を向ける・それに象徴（言葉やイメージ）をつける・その感覚を感じ取る）	気持ちの明確化，身体的感情との接触とその象徴化，フェルトシフト
自己分離 自己批判の感覚・欲求と期待されること，欲求と欲求などの間に葛藤が起こる	自己分離指標（自分に軽蔑，嫌悪，怒りの感情やそれらと関係する発言を向け，同時に恥，無力感を覚える）	自己分離のための2つの椅子の対話（自己の2側面を明確にし，それぞれと関わる感情を体験し，統合する）	自己の全体性の回復，自己効力感，葛藤の解決，納得がいく自己決定と決断
未完了の体験 過去の体験を引きずっているために，今の生活がそれに色づけられる	重要な他者に向けられた長く続く嫌な感情，苦痛を避ける感覚があることを示す言語・非言語指標	空の椅子との対話（他者に十分に表せなかった気持ちを表して体験を完了し，その気持ちを手放す・その人を許す）	開放感・選択の幅の広まり，安堵感，養成感情・一次適応感情をもとにした新たな自己感の高まり
自己中断 身体的に起こる感情を思わず止めてしまう．感情に対して衝動が働き，抑えてしまう	気持ちの表出を途中で止めてしまう．つかえがある．身体のどこかに力を入れて感情を抑えている非言語指標	自己中断の2つの椅子の対話（中断行為を外在化・行為化し，感情防衛での自分の主体性を確立する）	自由な感情表出，開放感，中断行為への気づき，中断の背後にある感情表出への恐れの同定

（文献4）より引用）

1) レスポンデント学習の理論モデル

国里愛彦

Key word 獲得と消去／恐怖条件づけ／味覚嫌悪学習／レスコーラ・ワグナーモデル

> 要点整理
> - 古典的条件づけは，条件刺激と無条件刺激の対呈示により，条件刺激によって無条件反応と類似した条件反応が引き起こされる現象や手続きである．
> - 臨床実践に関連する古典的条件づけの現象として，恐怖条件づけ，味覚嫌悪学習があり，古典的条件づけの各種現象を説明する理論として，レスコーラ・ワグナーモデルがある．
> - 古典的条件づけは，行動療法や認知行動療法におけるケースフォーミュレーションや介入技法として臨床応用されている．

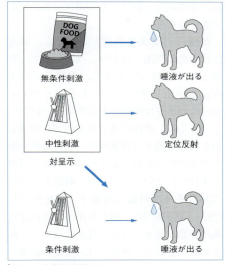

図1　古典的条件づけ

1 成立過程

　パブロフの犬と聞けば，よだれを垂らした犬が頭に浮かぶ人もいるのではないだろうか？　古典的条件づけは，Pavlov によって発見された刺激と刺激との関連性についての学習である．図1にあるように，犬は，口の中に食物が入ると，反射的に唾液を分泌する．食物は，過去の経験などを必要とせず，無条件に唾液分泌を引き起こす．このような刺激のことを無条件刺激 unconditioned stimulus（US）と呼び，引き起こされた反応を無条件反応 unconditioned response（UR）と呼ぶ．無条件刺激のエサと中性刺激のメトロノームの音を対呈示することを繰り返すことで，中性刺激だったメトロノームの音に対しても唾液分泌が生じる．この時，メトロノームの音は，無条件刺激との対呈示の経験を条件とした条件刺激 conditioned stimulus（CS）と呼ばれ，それによって引き起こされる反応を条件反応 conditioned response（CR）と呼ぶ．

2 中心概念

1）古典的条件づけの基本概念

　本来は中性刺激であったものが，無条件刺激と対呈示することで，無条件刺激と類似した反応（条件反応）を引き起こす条件刺激となることを古典的条件づけと呼ぶ．条件反応は，条件刺激と無条件刺激が時間

的に接近しており，条件刺激が無条件刺激に先行する場合により速く学習される．古典的条件づけによって獲得された条件刺激への条件反応は，条件刺激に類似した刺激に対しても生じる．このような学習段階で用いられた刺激と類似した刺激に対しても学習が転移することを般化という．般化では，条件刺激と類似した刺激ほど条件反応が大きくなる．

刺激Aは無条件刺激と対呈示し，刺激Bは無条件刺激と対呈示しないことで，刺激Aには条件反応が生じ，刺激Bには条件反応が生じないようにすることができる．このような手続きを分化条件づけという．さらに，条件刺激と無条件刺激が対呈示される手続きは興奮条件づけ，条件刺激と無条件刺激が対呈示されない手続きは制止条件づけという[1]．なお，興奮条件づけにおける条件刺激は興奮子（興奮性CS，CS+と略記する），制止条件づけにおける条件刺激は制止子（制止性CS，CS-と略記する）という．興奮子は，無条件刺激の到来を予期する刺激になり，制止子は，無条件刺激の非到来を予期する刺激になる．

興奮条件づけを通して獲得された条件反応は，単なる時間経過だけでは消失しない．条件反応を消失させるには，無条件刺激を呈示せずに，条件刺激だけを単独呈示することを繰り返す．この手続と現象を，消去という．消去は，興奮条件づけによって生じた条件刺激と無条件刺激の到来の連合が弱まったために生じるという側面と，制止条件づけによって，条件刺激と無条件刺激の非到来との連合が強まったために生じるという側面がある．

2）恐怖条件づけ

古典的条件づけを用いたケースフォーミュレーションを行う上で重要な現象として，恐怖条件づけがある．Watsonらは，9ヵ月のAlbertに対して，恐怖条件づけ実験を行った[2]．もともと，Albertは，大きな音には恐怖を示すが，白ネズミに恐怖を示すことはなかった．その後，11ヵ月のAlbertに対して，Watsonらは，白ネズミ（恐怖反応に対しては中性刺激）と大きな音（恐怖反応に対する無条件刺激）を対呈示した．当初は，白ネズミに対して，接近反応を示していたAlbertであるが，1日目の条件づけ実験の次の回には，白ネズミの接近反応は消失し，その後，白ネズミに対して恐怖反応（倒れる，逃げ出す，泣く）を示すようになった．白ネズミと大きな音との対呈示を7回行っただけで，Albertは白ネズミ（条件刺激）に対して恐怖反応（条件反応）を示すようになった．さらに，その恐怖反応は，本来は恐れていなかった白ネズミに似た刺激（うさぎ，白い毛の付いたお面など）にも般化した．このように，Watsonらは，恐怖も条件づけによって説明することができることを示し，恐怖症の説明モデルとして恐怖条件づけが用いられるようになった（図2）．

3）味覚嫌悪学習

読者の中には，何かを食べた後で，激しい嘔吐や腹痛を経験して以来，その食べ物に嫌悪感を感じるようになったことがある人もいるかもしれない．このような，味覚と内臓不快感の対呈示によって生じる学習を味覚嫌悪学習という[3]．味覚嫌悪学習は，Garciaによって発見された現象であり，(1) 連合に選択性がある，(2) 条件づけの成立が早い，(3) 条件刺激と無条件刺激の時間間隔が離れていても条件づけが成立する，(4) 消去が生じにくいなどの特徴がある．連合に選択性があるというのは，嘔吐や腹痛が無条件刺激の場合，条件刺激が光

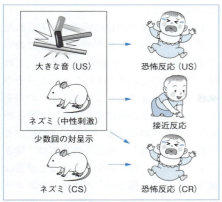

図2 「恐怖条件づけ」のイメージ

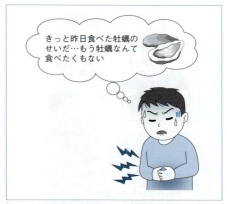

図3 「味覚嫌悪学習」のイメージ

の時よりも味覚の時の方が条件づけが成立しやすいということである．味覚嫌悪条件づけの特徴は，古典的条件づけにおける時間的接近性やどのような刺激でも条件刺激になりうるという仮定を満たさない点である．私たちは，恐怖や嫌悪刺激と関連する刺激に対して敏感であり，生物学的にそのように準備された状態がある．これをSeligmanは，学習の準備性と呼んだ．味覚嫌悪学習は，無条件刺激と条件刺激に選択性があるという点で，古典的条件づけが自動的かつ機械的に2つの刺激を関連づけているのではない可能性を示している（図3）．

4）ブロッキング

味覚嫌悪学習以外にも古典的条件づけが機械的なプロセスではないという現象として，Kaminが発見したブロッキングがある．表1にあるように，Kaminの実験は2段階からなり，第2段階において，複数の条件刺激（刺激Aと刺激X）を呈示する複合条件づけを行う（AX＋の"＋"は，刺激AとXに無条件刺激を対呈示したことを意味する）．その第2段階の前に，実

表1 Kaminのブロッキング実験

	第1段階	第2段階	テスト
実験群	A＋	AX＋	X（小）
統制群		AX＋	X

験群は第1段階において，2つの条件刺激のうち刺激Aが先行して条件づけられている．その結果，実験群の方が統制群よりも，刺激Xに対する条件反応が小さくなった．第2段階でAとXを無条件刺激と対呈示しているという点において，2つの群に違いはないが，テスト時の条件反応は実験群の方が小さくなる．これは，第1段階の刺激Aと無条件刺激の対呈示によって，第2段階で追加された刺激Xへの条件づけが妨害されているので，ブロッキングという．このブロッキングも，刺激間が時間的に接近していれば，自動的かつ機械的に古典的条件づけが成立するものではないことを示している（図4）．

5）レスコーラ・ワグナーモデル

上述したブロッキングを説明する上では，条件刺激の情報価を扱うことができるレスコーラ・ワグナー Rescorla-Wagner

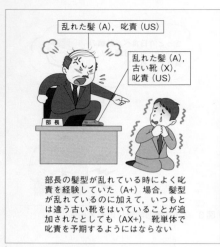

図4 「ブロッキング」のイメージ

モデルが有用になる．レスコーラ・ワグナーモデルは，(1)古典的条件づけは条件刺激と無条件刺激間の連合形成過程である，(2)条件反応の大きさは，条件刺激と無条件刺激の連合強度に依存する，(3)条件刺激の獲得する連合強度の上限は無条件刺激によって決まる，(4)複数の条件刺激がある場合は，連合強度は条件刺激ごとに分配されるなどの特徴がある（詳細は，文献4)を参照）．レスコーラ・ワグナーモデルは，以下の式で表すことができる．

$$\Delta V = \alpha (\lambda - V)$$

ΔV は，ある試行において条件刺激が獲得する連合強度の増加分になる．つまり，この式は，各試行でどのくらい連合強度が条件刺激に割り当てられるのかを表現している．α は，$0 \sim 1$ の範囲の値をとり，条件刺激の明瞭度を表す（大きいほど，1試行あたりで獲得する連合強度が大きくなる）．λ は，連合強度の上限であり，無条件刺激によって決まる．最後に，Vは，当該試行までに条件刺激が獲得した累積の連合強度になる．

数式が出てきて複雑に感じたかもしれないが，レスコーラ・ワグナーモデルにおいて重要なのは，$\lambda - V$ の部分である．これは，「その試行で起こったこと」と「その試行で起こると予期していたこと」の差をとっており，その差によって生じた驚きが連合強度を増加させる（学習が進む）ことを意味している[5]．私たちの学習は，驚きによって進み，驚きが小さくなると学習は減速していく．図5の左の図は，レスコーラ・ワグナーモデル（$\alpha=0.3$, $\lambda=100$）を用いて，10試行の獲得（試行数：1〜10）と10試行の消去（試行数：11〜20）をシミュレーションした結果である．獲得の最初は，無条件刺激が対呈示されるとは思っていなかったので，驚きが大きく学習も大きく進み，試行が増えるにつれて段々とその進み具合は減速する．消去においては，無条件刺激が出てくると思ったら出てこなかったのでマイナス方向の驚きが大きく，最初に大きく連合強度を減らし，その後は段々と連合強度が減っている．

図5の中の図は，レスコーラ・ワグナーモデル（$\alpha=0.2$, $\lambda=100$）でブロッキングを再現したものである．最初の10試行は第1段階であり，統制群の刺激AとX，実験群の刺激Xが獲得した連合強度は0になり，実験群の刺激Aが獲得した連合強度は，90近くになる（点線）．第2段階において，統制群は刺激AとXで均等に連合強度を分けるので，最終的にどちらも約50近くの連合強度を獲得する（実線）．その一方，実験群では，すでに刺激Aに90近く連合強度があるので，残りの10を分け合い，最終的に実験群の刺激Xが獲得する連合強度はかなり小さくなる（破線）．このように，レスコーラ・ワグナー

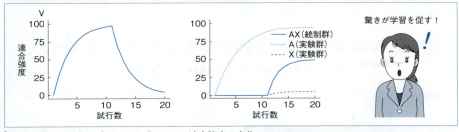

図5　獲得・消去とブロッキングにおける連合強度の変化

モデルは，ブロッキングを始めとする古典的条件づけの現象を説明することができる．

> **アドバイス　行動理論と実践との関係**
>
> 　新たに認知行動療法を学ぶ者にとって，認知行動療法の技法はマニュアルに定められた通りに実施するものと考える人もいるかもしれない．しかし，臨床場面で遭遇するケースは多様であり，ケースに合わせて理解も介入も柔軟に変更や調整することが必要になる．その際に，古典的条件づけの理論や原理を理解していることで，柔軟にケースに合わせた技法の調整や運用が可能になる．古典的条件づけの理論をうまく活用し，基礎理論と実践をつなぐことが公認心理師には求められている．

3　応用の広がり

　恐怖条件づけにみられるように，私たちの問題は学習理論の観点から捉えることができる．私たちの問題は，まだ学習が成立していないことで適応が難しくなる未学習，誤って学習がなされて適応が難しくなる誤学習，誤った学習ではないが過剰に学習されることで適応が難しくなる過学習として捉えることができる．このように問題を学習の観点から整理することは，行動療法や認知行動療法のケースフォーミュレーションで行われる．また，介入技法として，恐怖・不安反応の消去を目指したエクスポージャー，夜尿症への覚醒条件づけ，依存の制御のための嫌悪条件づけなどが古典的条件づけに基づいて開発されており，臨床場面で応用が広がっている．

文献

1) 北口勝也：随伴性理論．学習心理学における古典的条件づけの理論　パブロフから連合学習研究の最先端まで，今田　寛監，中島定彦編，培風館，東京，19-30，2003
2) 今田　寛：学習の心理学，培風館，東京，1996
3) 実森正子ほか：学習の心理学，サイエンス社，東京，2000
4) 中島定彦ほか：Rescorla-Wagnerモデル．学習心理学における古典的条件づけの理論　パブロフから連合学習研究の最先端まで，今田　寛監，中島定彦編，培風館，東京，31-54，2003
5) Haselgrove M：Learning A Very Short Introduction, Oxford University Press, Oxford, 2016

2) レスポンデント学習の理論モデルに基づくケースフォーミュレーション

国里愛彦

Key word 恐怖条件づけ／エクスポージャー／エクスポージャー後の再発／不安症の包括的モデル

要点整理

- 不安・恐怖の獲得過程のケースフォーミュレーションに，恐怖条件づけと般化を用いることができる．
- 不安・恐怖の消去過程のケースフォーミュレーションに，消去や4種類の再発を用いることができる．
- 不安症のケースフォーミュレーションにおいては，Minecaの包括的モデルを用いることで恐怖条件づけにおける個人差を検討することができる．

1 恐怖・不安の獲得過程

　不安・恐怖反応の獲得・維持過程の説明には，「レスポンデント学習の理論モデル」(p.275)でも説明した恐怖条件づけが用いられる．WatsonらのAlbertを対象とした実験によって，恐怖反応に対して中性の刺激であった白ネズミに対しても恐怖反応を示すようになることが示され，恐怖が学習されることが明らかになった．そして，その恐怖は，条件刺激（白ネズミ）に類似した刺激にも般化した．以下では，この恐怖条件づけから広場恐怖を伴うパニック症のAさんについてケースフォーミュレーションする．

　Aさんは中学校教員をしている26歳の女性で，今年からはじめて中学校3年生の担任をすることになった．以前から卒業する学年の担当をしてみたいと思っていたの

で，はりきって取り組んでいた．その年の6月に通勤途中の満員の急行列車で急に動悸がしてきた．すぐに息も苦しくなり，汗が吹き出し，めまいやふらつきも出てきて，「心臓発作で死ぬのでは」という強い不安を伴うパニック発作を経験した．車内でうずくまったところ，周囲の人がホームのベンチまで連れていってくれたのでその場は何とかなった．しかし，それ以降，電車に乗ることに対して強い不安・恐怖を感じるようになった（特に急行列車に対して不安を感じる）．最初は電車のみだったが，そのうち路線バスに対しても不安を感じるようになった．各駅停車の列車や徒歩などでなんとか通勤はできるものの通常の3倍近く時間がかかってしまい，生活や仕事に支障が出てきている．

　Aさんのケースを恐怖条件づけで整理する（図1）．まず，パニック発作と恐怖・不安反応の関係は，パニック発作が無条件刺激で，恐怖・不安反応が無条件反応になる．パニック発作（無条件刺激）がたまたま電車（中性刺激）で生じたため，本来は恐怖・不安反応を引き起こさない電車が条件刺激となって，恐怖・不安反応を引き起こすようになったといえる．さらに，急行列車だけでなく，路線バスに対しても恐怖・不安反応が生じており，般化が生じている．

2　恐怖・不安の消去過程

不安・恐怖の獲得過程についてケースフォーミュレーションできたなら，その不安・恐怖の消去過程を想定した介入を行うことができる．消去では，無条件刺激が伴わない状態で条件刺激を呈示する．Watsonの恐怖条件づけ実験の場合，恐怖条件づけが成立した後に，Albertに大きな音が伴わない状態で白ネズミを呈示することを繰り返すことで白ネズミへの恐怖反応を消去できる可能性があった．しかし，実際はWatsonの実験では消去は行っていない．その後，Watsonの弟子のJornesがウサギを怖がる2歳のPeterに消去を行った（日本語による解説としては，文献1が詳しい）．Jornesは，Peterを「ウサギをいれたカゴから4mで我慢」からはじめて「ウサギに指をかじらせる」まで段階的にウサギに接近させていった．さらに，Jornesは段階的にウサギに接近する際に，拮抗条件づけを用いた．拮抗条件づけとは，恐怖反応とは拮抗するような反応を引き起こす刺激を恐怖を引き起こす条件刺激と対呈示する条件づけになる．具体的には，Jornesは，恐怖反応を引き起こすウサギと楽しい気持ちやリラックス感を引き起こすお菓子を対呈示した．それにより，最終的にPeterは，ウサギ恐怖を克服できるようになった．JornesのPeterの事例研究により，恐怖反応の獲得だけでなく，消去が可能なことを示すことができた．Jornesの取り組みは，後に段階的エクスポージャーや系統的脱感作などの行動療法の技法として発展していった．

さて，ここで，パニック症のAさんに戻ろう．Aさんは，その後，あるクリニックを受診し，そこで認知行動療法を受ける

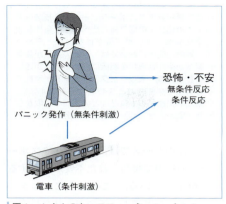

図1　Aさんのケースフォーミュレーション

ことになった．Aさんは，心理師とともに，不安を感じる状況を不安の強さ順に並び替えたリスト（不安階層表）を作成し，段階的エクスポージャーを行った．Aさんは，最も不安が小さい路線バスで1区間乗車することから始めて，段々と不安・恐怖対象に自身を曝すエクスポージャーを行っていた．その結果，それまで不安・恐怖から乗ることが難しかった路線バス，急行列車などに乗れるようになった．途中，たまたま小さなパニック発作を経験した後で一時的に列車やバスへの不安が強くなることがあったが，通勤への支障は段々となくなった．Aさんのケースにおいても，無条件刺激（パニック発作）が伴わない状態で条件刺激（路線バスや急行列車）を経験することで，条件刺激に対する反応が緩和されており，消去が生じている．

> **アドバイス**　恐怖対象のアセスメントは丁寧な聴取から
>
> パニック症では，無条件刺激であるパニック発作によく似た体の違和感（軽い息切れや頭がふわっとするなど）を恐れることがある．この体の違和感を条件刺激として，その感覚に曝露

する内部感覚エクスポージャーという技法もある．この場合，広場恐怖と比べると無条件刺激と条件刺激の違いが明確ではないかと思われる．実際の臨床においては，恐怖の対象が無条件刺激か条件刺激かを明確に決めることが難しいことがある．来談したクライアントが恐れている対象を条件刺激と決めつけるのではなく，問題歴や関連する生育歴などの丁寧な聴取から恐怖対象のアセスメントを行う必要がある．

　Aさんのケースでは，段階的エクスポージャーの途中で緩和された不安が再発することが生じている．このように，エクスポージャーなどによって消去された恐怖反応は，しばらく経つと再び生じることがある．消去は，獲得した学習が解除されるプロセスではなく，条件刺激を無条件刺激の非到来を予期する刺激であると再学習するプロセス（制止条件づけ）と考えられてきている．そのため，制止子の機能が弱まる条件では，再発が起こると考えられる．このような消去後の条件反応の再発としては，復元効果（renewal），復位（reinstatement），再獲得（reacquisition），自発的回復（spontaneous recovery）の4種類がある[2]（図2）．復元効果は，消去後に，消去が行われた文脈（図2の文脈B）とは異なる文脈（図2の文脈A）において，条件反応が復活する現象である．例えば，恐怖を獲得した文脈とは異なる面接室場面でエクスポージャーを行い恐怖が示されなくなった後で，もとの文脈にもどると恐怖が戻ってくる場合は，これにあたる．復位は，消去後に，再び無条件刺激が出てくることで，条件反応が復活する現象である．Aさんのケースのたまたま小さなパニック発作を経験した後で再発したというのはこれにあたる．再獲得は，再び条件刺激と無条件刺激の対呈示を受けることで，急速に条件反応が復活する現象である．自発的回復は，上記の3つの再発のような状況ではないにもかかわらず，時間の経過によって自発的に条件反応が復活する現象である．エクスポージャーの実施にあたっては，これらの再発に注意する必要がある．

> **アドバイス　エクスポージャー後の再発予防のための工夫**
>
> 　エクスポージャーを行うだけでなく，その再発の予防も心がけたい．Boschenらは，エクスポージャーが制止学習によって生じているという観点から，エクスポージャー後の再発防止のために10の推奨を作成している（図2）[3]．
> ① エクスポージャーのセッション時間を延長する（少なくとも10分のセッション内馴化を超える）．
> ② エクスポージャーの合計回数を増やす（不安反応がうまく消去できても続ける）．
> ③ セッション間隔をせまくした集中的なエクスポージャーセッションを行う．
> ④ 気ぞらしをしないように勧め，治療の一部に気ぞらしを使用しないようにする．
> ⑤ 特定の刺激への消去にならないように，エクスポージャー中はさまざまな種類の恐怖刺激を用いる．
> ⑥ エクスポージャーは，複数の環境や文脈で行う．
> ⑦ エクスポージャー課題は，十分に不安を引き起こすものであるが，患者に過度の負担をかけるものではないことを確認する．
> ⑧ 治療効果を強固なものにし，再発確率を小さくするために，ホームワークを設定する．
> ⑨ 可能なら，恐怖刺激に再遭遇する前に，治療の文脈を思い出す（精神的な復位を促す）．
> ⑩ 恐怖刺激とネガティブな結果との間の関連について再認識，再評価，再構成するために，認知再構成を用いる．

3　不安症の包括的モデル

　ここまで古典的条件づけにおける個人差は扱ってこなかったが，同じような経験をしても，恐怖条件づけが成立する者としない者がいる．このような個人差を含めた包括的なモデルとして，ミネカの不安症の包括的モデルがある[4]（ミネカの包括的モデ

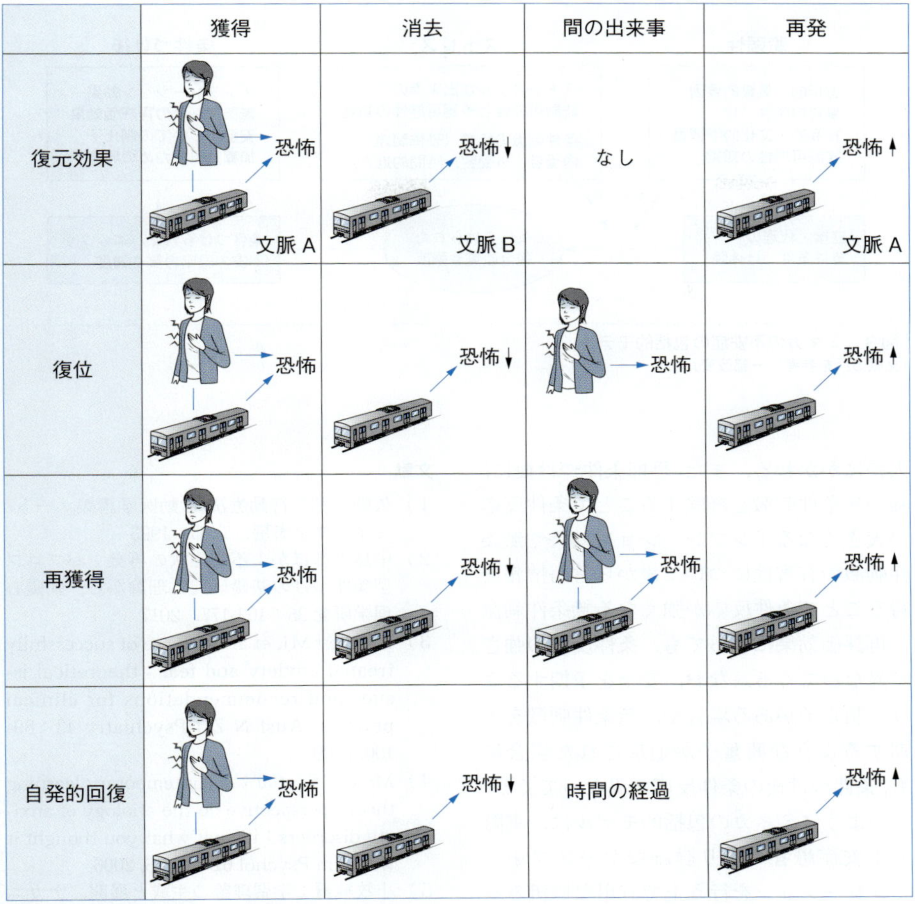

	獲得	消去	間の出来事	再発
復元効果	恐怖 文脈A	恐怖↓ 文脈B	なし	恐怖↑ 文脈A
復位	恐怖	恐怖↓	恐怖	恐怖↑
再獲得	恐怖	恐怖↓	恐怖	恐怖↑
自発的回復	恐怖	恐怖↓	時間の経過	恐怖↑

図2　復元効果，復位，再獲得，自発的回復
（文献3）を参考に一部改変）

ルと実験の詳細については，文献5）が詳しい．図3にミネカの不安症の包括的モデルの概要を示す．まず，図3の下半分をみると，ミネカのモデルにおいては，代理の恐怖条件づけが含まれている．これまで，直接経験による恐怖条件づけについて説明してきたが，恐怖条件づけは，直接経験だけでなく他者の経験を観察することによっても生じる．そして，直接もしくは代理の

恐怖条件づけ経験から条件づけが成立する個人差には，脆弱性要因とストレス要因が関係する．特性不安，臆病・内気などを特徴とする行動抑制傾向などの気質的要因，遺伝的要因，個人の条件づけ履歴や社会的学習歴，統制の知覚などは恐怖条件づけの脆弱要因となる．そして，恐怖条件づけの体験を含むストレスフルな出来事の統制可能性や条件刺激の性質も恐怖条件づけの個

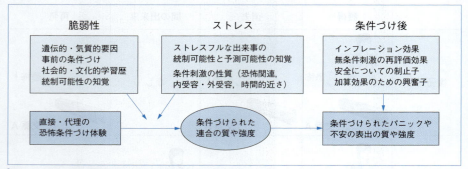

図3 ミネカの不安症の包括的モデル
（文献5）を参考に一部改変）

人差にかかわる．また，恐怖条件づけ後に，強い無条件刺激を経験することで条件反応が大きくなるインフレーション効果や無条件刺激の有害性について後から言語情報を得ることで条件反応が強くなる無条件刺激の再評価効果によっても，条件反応の強さが異なってくる．なお，安全を予期するような制止子がある場合や，無条件刺激を予期するような興奮子が追加された場合にも，条件づけ後の条件反応が異なってくる．このようにミネカの包括的モデルは，実際の不安症患者のより詳細なケースフォーミュレーションを行う上で有用な枠組みを提供する．

文献

1) 久野能弘：行動療法 行動医学講義ノート，ミネルヴァ書房，京都，1993
2) 中島定彦ほか：不安症状の再発：パブロフ型条件づけの基礎研究と理論から．基礎心理学研究 35：163-177，2017
3) Boschen MJ, et al：Relapse of successfully treated anxiety and fear：theoretical issues and recommendations for clinical practice. Aust N Z J Psychiatry 43：89-100, 2009
4) Mineka S, et al：A contemporary learning theory perspective on the etiology of anxiety disorders：it's not what you thought it was. Am Psychol 61：10-26, 2006
5) 小牧純爾：学習理論の生成と展開，ナカニシヤ出版，京都，2012

3) オペラント学習の理論モデル

首藤祐介

Key word オペラント行動／行動分析学／行動の機能／行動随伴性

要点整理

- 結果によって将来その行動の生起頻度が変化する行動をオペラント行動と呼ぶ．
- オペラント学習の理論モデルでは行動の形（形態）ではなく行動の意味（機能）に注目し援助を行う．
- 機能を知るためには，行動とその結果の関係である行動随伴性に目を向けなければならない．
- この分野は行動分析学と呼ばれ，発達に遅れを持つ児童への援助として成果を示してきただけではなく，現在さまざまな分野で活用されている．

1 成立過程

オペラント学習の理論モデルを築く上で重要な貢献をした3人の研究者の研究や哲学を紹介する．

1) Thorndike の効果の法則

オペラント条件づけの歴史はThorndike（ソーンダイク）の提唱した効果の法則まで遡ることができる．効果の法則とは，満足をもたらす反応は生じやすく，不満をもたらす反応は生じにくくなるとする法則であり，試行錯誤学習の実験により発見された．

2) Watson の行動主義

Watson（ワトソン）は，心理学は行動の科学であって意識の科学ではないとし，心理学の対象を客観的に観測できる行動に限定した．それまで主流であった内観法を批判して意識を研究対象から除外し，他の自然科学と同様に追試可能な手続きを用いる必要性を述べたのである．このWatsonの心理学はS-R心理学と呼ばれ，すべての反応にはそれを引き起こした刺激が存在すると主張した．Watsonの意識を除外し行動を研究対象とする立場は行動主義（behaviorism）と呼ばれ，心理学を改変する流れとなった．

3) Skinner の行動分析学と徹底的行動主義

Skinner（スキナー）はPavlov（パブロフ）の条件反射とThorndikeの効果の法則により示される行動と結果の関係を区別し，レスポンデント条件づけとオペラント条件づけに分類した．そして，行動と環境との関係の分析の研究を行動分析学という1つの分野として確立しただけではなく，思考や意識といった現象も他の観察可能な行動と同じ原理に従っており，客観的に研究可能であるとする徹底的行動主義（radical behaviorism）を提唱した．

> **MEMO│徹底的行動主義と私的できごと**
>
> 徹底的行動主義では，いわゆる顕在的な行動だけではなく，思考や感情なども行動として扱い，研究や援助の対象とする．その点で意識を研究から除外したWatsonの行動主義とは反対の立場といえる．
> この私的できごとの分析は徹底的行動主義の中核である．このような他者から観察されない行動は私的行動，同じく他者から観察されない刺激は私的刺激と呼ばれる．しかし，個体内で

は刺激と行動を区別することが困難であることが多いため，これらを私的できごとと呼ぶ[1]．したがって，オペラント学習の理論モデルでは当然この私的できごとも行動や行動に影響を与える環境と考え，援助や介入の対象となる．

2 中心概念

人が続けるべき行動を続けなかったり，反対に続けるべきではない行動を続けてしまうのはなぜだろうか．この疑問は勉強や運動の継続といった身近な問題から，ギャンブル依存症の人がなぜ大損をしても賭け事を続けるのか，うつ病の人の活動水準がなぜ低下するのか，といった臨床的な問題にも関連がある．

日常的な見方では行動を続ける/続けない原因を行動の前に求めるが，オペラント学習の理論モデルでは行動の後に生じた結果がその行動の継続に影響を与えると考える．このような行動をオペラント行動と呼び，行動と結果の関係，すなわち行動随伴性の観点から分析していく．

1）オペラント行動

オペラント行動とは，その行動が生じた直後の環境の変化によってその頻度が変化する行動である．レスポンデント条件づけのように特定の誘発刺激によらない自発的行動であるのが特徴である．

我々は行動の形（＝形態 topography）につい注目しがちであるが，オペラント学習では，なぜその行動を行うのか，行動はどのような結果をもたらすのか，という行動の意味（＝機能 function）に注目する．そして同じ機能を持つさまざまな行動は，行動の形の違いによらず同じ反応クラスに含まれると考える．例えば，勉強をする，万引きをする，「宇宙人がやってくる！」と叫ぶ，といった一見すると異なる行動も，もし親の注目が得られることで続いているのであれば，同じ反応クラスであると考える（図1）．

オペラント学習の理論による援助は行動の形（形態）ではなく行動の意味（機能）に基づいて援助する点が特徴である．クライアントの行動の意味に気づき援助する態度は，心理師に不可欠な態度である．

2）行動と結果の関係

(1) 4つの行動随伴性

行動の機能を明らかにするためには，その行動と結果の関係である行動随伴性を明らかにしなければならない．何らかの結果によって行動の生起頻度が増加する（あるいは維持される）ことを強化といい，反対に生起頻度が減少することを弱化という．そして，行動の頻度を増加させる結果を強化子，頻度を減少させる結果を弱化子という．

強化はさらに2種類に分けられる．何らかの刺激が出現し（なし→行動→あり）行動が増えた場合を正の強化，何らかの刺激が除去され（あり→行動→なし）行動が増えた場合を負の強化と呼ぶ．弱化も同様に，何らかの刺激が出現し（なし→行動→あり）行動が減った場合を正の弱化，何らかの刺激が除去され（あり→行動→なし）行動が減った場合を負の弱化と呼ぶ（行動随伴性の理解は文献2）が参考になる）．

行動随伴性は，① 行動の増加/減少，② 刺激の出現/除去の2点に注目すると理解しやすい（図2）．

(2) 消去と消去バースト

行動が結果をもたらさないこともある．ボタンを押してもテレビがつかないこともあれば，上司に叱られないよう一生懸命仕事をしているのに叱られ続けることもあ

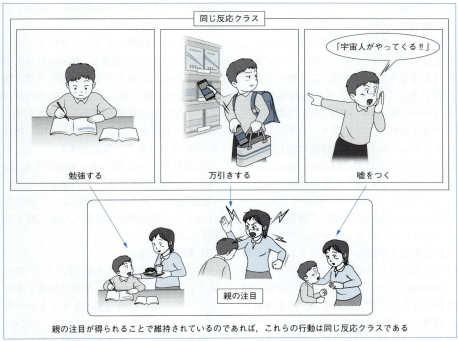

図1 同じ反応クラスの例

図2 4つの行動随伴性

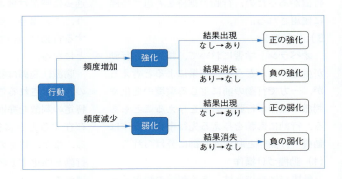

る．このように行動が結果をもたらさないこと（なし→行動→なし，あるいは，あり→行動→あり）を消去といい，この事態では行動の頻度が低下する．

ただし，消去の初期段階ではむしろ行動の頻度が増加する消去バースト（extinction burst）が生じることが知られている．例えばボタンを押してもテレビがつかない時，たいていは何度もボタンを押し（消去バースト），それでもつかなければ諦める（消去）．この消去バーストは，不適応行動に消去を適用する際に留意しなければなら

ない点である.

(3) 強化スケジュール

行動しても時々しか結果が生じないこともある.例えば,子どもの望ましい行動を毎回褒める先生もいれば,ごく稀にしか褒めない先生もいる.前者は連続強化スケジュールと呼ばれ,行動に対して**毎回強化子が与えられる**ことを示す.後者は間欠強化スケジュールと呼ばれ行動に対して**時々強化子が与えられる**.Miltenberger(ミルテンバーガー)[3]はこれを自動販売機とスロットマシンに例えた.硬貨を入れてもジュースが出ない時に続けて硬貨を入れることはないが,スロットマシンにコインを入れて当たりが出なくてもコインを入れ続けることはありうる.

連続強化スケジュールは行動の獲得を速やかに行う際に用いられるが,消去事態では速やかに行動の頻度が減少する.一方,間欠強化スケジュールは消去に強いという特徴があるため,行動の維持を考慮する際に使用される.

3) 先行事象

オペラント学習において,将来その行動が生起するかどうかは結果によると考えるが,一方で行動の前に生じる環境の変化や刺激,操作が行動に影響を与えることもある.行動に影響を与える先行事象の操作は動機づけ操作と刺激性制御に分けられる.

(1) 動機づけ操作

動機づけ操作とは,ある刺激の強化子としての有効性を変える(価値変更効果),あるいはその刺激によって強化されてきた行動の現在の生起頻度を変える(行動変動効果)環境の変化である.価値変更効果は強化子としての有効性が増加する場合は確立操作と呼ばれ,減少する場合は無効操作と呼ばれる.行動変動効果は行動の現在の頻度が増加する場合を喚起効果,減少する場合を減少効果と呼ぶ.

例えば,長時間食事をとっていない場合(遮断化と呼ばれる操作),食べ物の強化子としての効果が増加するとともに(確立操作),過去に食べ物によって強化された行動,すなわち冷蔵庫を開ける,レストランに行く,食事を作るように頼むといった行動の頻度が高まる(喚起効果).一方,十分に食事をとった(飽和化と呼ばれる操作)後は食べ物の強化子としての効果は減少し(無効操作),過去に食べ物によって強化された上記の行動の頻度は低くなる(減少効果).

(2) 刺激性制御

お菓子売り場を通った時,子どもが「買って!」と言うと,いつも母親はお菓子を買う.一方,父親に同じ要求をするといつも「恥ずかしいからやめなさい!」と怒る.その結果,子どもは母親とお菓子売り場を通った時だけ要求するようになったとしよう.この場合,母親の存在はお菓子を要求する行動について刺激性制御を獲得したことになる.

刺激性制御は特定の刺激が存在するときのみ強化されることにより確立する.この特定の刺激を弁別刺激と呼び,弁別刺激が存在するときに行動が生起するようになる.また,特定の刺激が存在するときのみ行動を強化する訓練は,刺激弁別訓練と呼ばれる.

刺激性制御は,妻の機嫌が良い時は「テレビつけて」と頼むが,機嫌が悪い時は自分でテレビをつける,といった日常生活の一幕から,文字の読み書き,色や善悪といった概念形成においても重要な役割を果たしている.

3 応用の広がり

1930年代後半にオペラント行動の実験的研究として始まった行動分析学は，初期には行動の原理を明らかにすることを目的に，主には人間以外の動物を対象として研究を行った．このような分野は実験的行動分析と呼ばれ，行動の原理を明らかにする上で大きな貢献をした．

1970年代以降，それまでに蓄積された行動の原理を実社会における諸問題の解決へと応用する試みが始まり，大きく発展した．この分野は応用行動分析と呼ばれ，特に発達に遅れのある児童への早期療育で成果を示したが，それにとどまらず子育て支援，介護，教育，地域支援，看護，リハビリテーション，介護などの領域でも活用されている．

近年では精神科外来のクライアントを対象とした実践として，臨床行動分析という分野が応用行動分析より派生している[4]．臨床行動分析は心理療法やカウンセリングを求めるうつ病や不安症などを持った典型的な精神科外来のクライアントを対象とし，行動活性化療法や機能分析的心理療法，アクセプタンス＆コミットメント・セラピーなどの行動理論に基づく心理療法の基礎理論となっている．

文献

1) 大河内浩人ほか：行動分析（心理療法プリマーズ），ミネルヴァ書房，京都，2007
2) 杉山尚子ほか：行動分析学入門，産業図書，東京，1998
3) Miltenberger RG：Behavior Modification；Principle and Procedures, 2nd ed, 園山繁樹ほか訳，二瓶社，大阪，2001
4) Dougher MJ, et al：Clinical Behavior Analysis, Context press, Reno, NV, 1999

4）オペラント学習の理論モデルに基づくケースフォーミュレーション

首藤祐介

Key word 行動アセスメント／ターゲット行動／行動の測定／機能分析

要点整理

- オペラント学習の理論モデルに基づくケースフォーミュレーションでは，クライアントの重要な行動を明らかにし，環境がその行動に与える影響を検討する作業が中心となる．
- 行動アセスメントでは重要なターゲット行動を明確にするために広く情報が集められる．
- 機能的アセスメントによって行動と環境の関係を推測し，機能分析によってその関係を確認する．
- ケースフォーミュレーションに基づき，先行事象，行動，結果の3点を軸に介入し，行動の変化が生じれば介入を継続する．

1 ケースフォーミュレーションの進め方

オペラント学習の理論モデルに基づく援助では，次に示す順でケースフォーミュレーションを行う．

① 行動アセスメントにより広く情報を集める，② ターゲット行動を明確にする，③ 行動と環境の関係を推測する，④ 環境の操作（すなわち援助や介入）が行動に与える影響を確認する，⑤ 十分な行動の変化が生じるまで援助や介入を継続する，⑥ 十分な変化が生じない場合は前のステップに戻りケースフォーミュレーションを修正する．

ケースフォーミュレーションは心理師だけのものにするのではなく，クライアントやその援助者（クライアントを取り巻く人々，心理師をはじめとする援助者）と共有すべきである．特にクライアントを取り巻く援助者が一貫した援助を行うことはその成否を大きく左右するため，ケースフォーミュレーションの共有は重要なプロセスである．

2 行動アセスメント

オペラント学習における行動とは，生体の行う活動すべてを指す．そして，行動アセスメントでは，特定の状況における具体的な行動を対象とし，さまざまな状況や場面においてどのように行動が生じるのかを調べる[1]．ターゲット行動を明確にするのが主要な目標であるが，問題や関連する情報を取りこぼすことがないよう，まずは広く情報を集めることも重要である．行動アセスメントは直接アセスメントと間接アセスメントに分けられる．

1）直接アセスメント

クライアントの行動を直接観察し，記録する方法である．心理師によって行われるが，家族，教師や施設職員など身近な人，あるいはクライアント本人によって実施される場合もある．また，許可を取った上で別室からの観察やビデオ録画などを用いることもある．

直接アセスメントでは，行動の形態や頻度，強度などを直接観察し，行動の前に何が起きていたのか，行動した結果何が起きていたのかを記録する．文字通り直接観察し記録するため正確さに優れた方法ではあるが，クライアントの置かれている状況や，心理師の持つ権限や立場によっては実施が困難な場合もある．その際に重要になるのがインタビューを中心とした間接アセスメントである．

2）間接アセスメント

ほとんどの支援はクライアント本人や家族，施設の職員やスタッフから問題について相談があり開始されるため，インタビューがターゲット行動を設定するための最初のアセスメントになることも多い．

行動アセスメントにおけるインタビューも，クライアント本人の行動とそれを取り巻く環境との関係を明らかすることを目的に行う．したがってどのような行動がいつ生じ，行動の結果何が起きたのかを明らかにするため，それらに関連する情報を丁寧に具体的に聞き取る．クライアントの身近な人物からそれまで焦点の当たっていなかった重要な情報が示されることも少なくない．

直接アセスメントやインタビューで得られる情報を補助するためにチェックリストや評定尺度を用いることもある．

3 ターゲット行動の決定

オペラント学習の理論モデルの観点から援助を行うためには，ターゲット行動を明確にしなければならない．その際，ターゲット行動の社会的重要性を考慮する必要がある（詳細は文献2）参照）．ここではターゲット行動の決定の際の留意点について述べる．

1）それは行動か？

ターゲットは行動でなければならない．クライアントの目標が行動ではない場合（例えば減量）は，その目標達成に役立つ行動がターゲット行動となる．

2）それは具体的か？

ターゲット行動は具体的に定義する必要がある．複数の観察者が別々に観察をしても，その行動が起きたことを同じように判断できるよう記述できていれば具体的であるといえる．

3）達成基準は決められるか？

どこまでの援助が必要かを明確にするために達成基準を定める．授業の出席率95％以上，1回あたりの手洗いの時間が60秒以内など，具体的に定める必要がある．

4）その行動はクライアントの生活に役立つか？

ただ単に問題とする行動がなくなった，というだけでは支援として不十分である．援助の結果として，適応的な行動が増加する，適切な支援が受けられるようになる，社会的関係が良好になるなど，クライアントや関わる人々の適応が高まる行動をターゲットとして選ぶ必要がある．

4 行動の測定

行動を継続的に測定することでクライアントの問題の変化を客観的に示すことができる．援助が有効であった，あるいは有効ではなかったことを客観的にクライアントに説明できるよう備えることは，援助を行う心理師に課せられた義務といえる．また改善を客観的に示せるため，クライアントや援助者，さらには心理師自身を勇気づけることもある．

通常，行動の測定は援助開始前から開始される．開始前の測定をベースラインの測

直前	行動	直後
クラスメイトが騒ぐ なし 先生が叱る なし 授業 あり	(授業中) 立ち歩く	クラスメイトが騒ぐ あり 先生が叱る あり 授業 なし (授業が中断する)

関連する情報
ハナコ先生の授業では立ち歩くが，他の先生の授業ではあまり立ち歩かない
友達がおらず，休み時間も孤立していることが多い
苦手な算数の授業で立ち歩くことが多い

図1 機能的アセスメント用シート

定と呼び，現在のターゲット行動の水準を明確にする目的で行う．ベースライン測定には次のような利点がある．① 測定により思ったほど問題ではないことに気づける．② クライアントがすでに開始している努力（記録を取ることを含む）により介入前から改善に向かっていることに気づく．この場合は新たな援助を追加するのではなく，改善の要因を明確にし，努力を継続するよう支持する．③ 介入前の行動と介入後の行動の変化を比較することで，介入が有効である，あるいは有効ではないことを正確に速やかに判断できる．特に介入が無効であることを速やかに判断することで，介入の切り替えが容易になる．これはクライアントの時間や金銭的負担を軽減する上で重要である．

行動を継続的に測定するために，適切なデータ収集方法を選択する必要がある．Albertoら[3]は行動の測定次元として，頻度，比率，持続時間，潜時，反応型，強度，場所（位置）を挙げている．

5 行動と環境の関係を確認する

1）機能的アセスメント

インタビューや行動観察から得られた情報をもとに，行動と環境の関係を推測する機能的アセスメントを行う．情報を整理するために図1を用いると便利である．その際，環境の変化は極力「あり」「なし」「増加」「減少」で記述するとよい．環境の変化も1種類とは限らず，通常は複数の変化が同時に生じている．最初の段階では想定されるあらゆる変化を想定する．この環境の変化は物理的環境の変化である公的できごとに限らず，生理的な変化などの私的できごとも含まれる．ただし，その定義上，私的できごとは直接観察ができず介入も困難になりがちなため，可能な限り観察可能な公的できごとを明らかにしておくべきである．

2）機能分析

この段階では環境の操作を行いその影響を確認するために機能分析を行う．機能分析は環境を操作することによる行動の変化を確認する準実験的な手続きであり，行動を維持していると考えられる強化子を除去，あるいは適応行動に対して強化子を提示するなどの環境操作を導入し，行動の変化が生じるかを確認する．行動の変化が生じれば操作した環境と行動に機能的関係があったことになる．実践上，このような環境操作はほぼ「援助」「介入」と同義であり，援助や介入と行動との間の機能的関係を確認できればその手続きを継続する．一方，行動の変化が確認できなければ他の手続きを導入し，その機能的関係を確認することになる．

この環境と行動の機能的関係を確認する方法としてシングルケース実験デザインがある（詳しくは文献4）を参照）．

オペラント学習の理論モデルに基づく援助

ケースフォーミュレーションに基づき，

先行事象に対する介入，行動に対する介入，結果に対する介入，およびそれらの組み合わせの観点から援助が行われる．

1）先行事象

行動のきっかけが不明確なため適切な行動が生じない場合は，弁別刺激を明確にする．反対に明確な弁別刺激によって問題行動が生じている場合，その弁別刺激を取り除く．

強化子の効果が十分ではなく適切な行動が生じない場合は遮断，強化子の効果が十分過ぎ不適切な行動が生じる場合は飽和などの手続きを用い，動機づけ操作の観点から介入する．

2）行動

クライアントの行動レパートリーに適切な行動がないため不適切な行動が生じている場合は，適切な行動を教えることが介入になる．たいていの場合，スキルトレーニングは適切な行動を形成する支援である．

3）結果に対する介入

不適切な行動に強化子が提示されたり，適切な行動に弱化子が提示されている場合，それらの結果を取り除く．適切な行動が正の強化によって維持されるよう，結果に関する環境を調整する．

4）組み合わせた手続き

（1）分化強化

適切な行動を強化し，不適切な行動を消去することを並行して行う手続き．問題行動をなくすための手続きとして最初に選択されるべき方法である[3]．いくつかのバリエーションがある．

（2）シェイピング

クライアントが未習得の新しい行動を身につける際に使用される．目標とする行動に似ている行動を強化し，次第に目標に近づけていく手続きである．

7 ケースフォーミュレーションの修正

援助や介入によってターゲット行動の変化が生じるのであれば十分に改善するまで継続する．もし行動の変化が生じないなら機能的アセスメントや機能分析に戻り行動と環境の関係を検討することになる．行動の変化は生じたが，クライアントの適応が改善しないこともある．その場合は，行動アセスメントに戻りクライアントの適応に貢献するターゲット行動を再選定することになる．この手続きを繰り返すことでより機能的なケースフォーミュレーションへと修正していく．

> **アドバイス　役立つ分析にするために**
>
> 「不安なし→学校に行く→不安あり」といった分析が時折見られる．オペラント学習では私的できごとも扱うため誤りではないが，直接的に不安を操作できないため役に立つ分析とは言い難い．一方で，不安などの私的できごとにはそれに伴う観察可能な環境の変化が同時に生じていることが多い．例えば，「なぜ不安なのか」を考えると「先生が怖い」となるかもしれない．すると「先生なし→学校に行く→先生あり」となり支援を検討しやすくなる．行動に伴う公的できごとの変化に気を配ることで機能的なケースフォーミュレーションが可能になる．

文献

1) 宮下照子ほか：新行動療法入門，ナカニシヤ書店，京都，2007
2) Cooper JO, et al：Applied Behavior Analysis, 2nd ed, 中野良顯ほか訳，明石書店，東京，2007
3) Alberto PA, et al：Applied Behavior Analysis for Teachers, 5th ed, 佐久間 徹ほか訳，二瓶社，大阪，1999
4) Barlow DH, et al：Single Case Experimental Designs；Strategies for Studying Behavior Change, 2nd ed, 高木俊一郎ほか監訳，二瓶社，大阪，2003

5）認知療法の理論モデル

伊藤　拓

Key word　不適応的なスキーマ／自動思考／素因ストレスモデル／協働的経験主義

要点整理

- 認知療法は構造的かつ協働的な心理療法であり，認知理論をもとにクライアントの問題を概念化し，クライアントが自分自身の思考（認知）の妥当性と有用性を検討することをサポートする．
- 認知療法のベースとなる認知理論では，ネガティブな出来事などの経験によって，普段は潜在している不適応的なスキーマが活性化し，否定的に偏った自動思考が生じることで，精神病理が促進されると考える．
- 認知療法は協働的経験主義に基づいて行われる．

1 成立過程

1）開発者と経緯

認知療法は米国の精神科医 Aaron T. Beck によって 1960 年代に開発された．Beck はもともと精神分析を行っており，精神分析の原理を実証的に支持するための研究に取り組んでいた[1, 2]．しかし精神分析の理論と矛盾する結果が得られ，実践においても精神分析への疑問を強くし，認知療法を構築していった．理論の概念化に際しては Beck 自身の精神症状（血液・外傷恐怖，スピーチ不安，見捨てられ不安，中程度の抑うつ）への自己観察が貢献したとされている[3]．

2）開発時の状況とその後の発展

認知療法では意識レベルの思考に焦点を当てるが，これは認知療法の誕生当時に主流であった心理療法では当たり前でなかった．古典的精神分析では，意識レベルの思考は，問題の原因と想定される無意識的葛藤が形を変えて表現された表象に過ぎないと考え，行動療法では，人が直接観察できる行動だけを説明に用い，思考をデータとみなさなかった[3]．認知療法はこれらの主流派をはじめ多方面から批判された[1]．1970 年代には認知心理学の台頭などの影響も受け，認知を重要視する心理療法のモデルが力を持つようになっていった．

認知療法は最初にうつ病を対象に開発され，その後，自殺予防，不安症，パーソナリティ障害，統合失調症などに対象を広げていった[4]．1995 年にアメリカ心理学会第 12 部会が提示した「実証的に支持を得た心理療法」のリストに，認知療法が単極性うつ病に対して挙げられ，認知療法と行動療法を折衷した認知行動療法がパニック症，過食症，社交不安症などの精神障害に対して挙げられた[5]．なお，最近では認知療法を認知行動療法と呼ぶことが増えている．

2 中心概念

1）認知理論とは

認知療法は認知理論（認知モデルとも呼ばれる）に基づく．認知理論の原型は

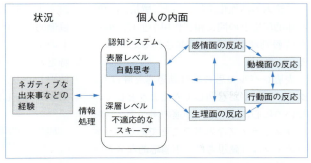

図1 認知理論における認知システム活性化のモデル
(文献4) を基に作成)

1960年代前半に発表され，その後，精緻化され，改訂が重ねられてきた．ここでは認知理論について2011年のBeckらの論文[4]を基に概説する．認知理論では，人間が適応する上で環境から受け取る情報の処理が決定的に重要であると考え，それを行う認知システムは，感情，動機づけ，行動面のレパートリーと密接に関連していると考える．そして，精神障害の症状と経過は，不適応的な信念，意味づけ，記憶といった認知システムの活性化（不適応的な認知の活性化）と，それに同調して起こる感情，動機づけ，行動，生理面の反応によって特徴づけられると考える．このメカニズムにおいて，それぞれの反応が相互作用するとしている．認知システムが活性化した状態を図1に示す．

2) スキーマと自動思考

認知システムには，深層レベルのスキーマ（認知スキーマとも呼ばれる）から，表層レベルの思考（自動思考と呼ばれる）までの異なる認知がある[4]．

スキーマとは，蓄積された情報を組織化した認知構造のことである．蓄積された情報には，自己や他者への認識，目標，期待，記憶などが含まれる．これらの要素が認知構造の中で組織化され，入力された刺激をふるいにかけ，分類し，解釈する．精神障害を呈する人は，不適応的なスキーマを有すると考える．不適応的なスキーマは普段は潜在しているが，クライアントにとってネガティブな出来事，薬物，内分泌反応などによって活性化し，情報処理が歪んでしまい，精神病理が促進されることになる．歪んだ情報処理には，二者択一的な捉え方，過度の一般化，恣意的推論などがある[2]．

わかりやすくいうと，不適応的なスキーマとは，クライアントが経験するさまざまな出来事にフィルターをかけるその人自身の「ネガティブな色メガネ」といえる．この色メガネは，普段は潜在しているが，クライアントの「琴線に触れる」ネガティブな出来事などが起こると，その出来事にネガティブなフィルターをかける．クライアントが持つ色メガネの違いによって，出来事の見え方，すなわち意味は異なることになる．例えば，「他者は自分に危害を加える」というネガティブな色メガネがあるクライアントにとっては，他者の何気ない咳払いでさえ，自分に対して悪意をもってなされた攻撃と解釈され得る．そのような解釈は，「わざと咳払いをしたのだ」「私を悪く思っている」などという表層レベルの思考として意識上に現れる．このような認

システムの活性化が起こると，感情，行動，身体的反応との間に相互作用が生じ，偏った情報処理がさらに促進されることになる．

表層レベルの思考は自動思考と呼ばれ，クライアントが意図して考えようとしていないのに心に浮かぶ，一連のポジティブおよびネガティブな思考のことである[4]．ネガティブな自動思考は，不適応的なスキーマが活性化しているときに生じ，不適応的なスキーマが顕在化したものである．例えば，他者が咳払いをしたときに浮かぶ「私を悪く思っている」という考えがネガティブな自動思考である．不適応的なスキーマが活性化すると，ネガティブな自動思考が多く生じ，精神症状が進展していくと考える．

このように，認知理論では，不適応的なスキーマという素因を持つ人が，ネガティブな出来事などを経験すると精神障害を発症するという，素因ストレスモデル（diathesis-stress model）をとる[4]．不適応的なスキーマは幼少期に作り出され，その後の成長過程でより強固に組織化されていくと考えられている．不適応的なスキーマを作り出す幼少期の経験として，貧弱なアタッチメントや虐待などの有害な出来事が挙げられている．

認知理論では，異なる精神障害では情報処理の際のバイアスが異なるという内容特異モデルをとる[4]．例えば，単極性のうつ病は自己，経験，未来に対して否定的な見方をする思考と関連が強く，不安症は危険を過大視し，脅威に対する自らの対処を過小視する傾向があるとされる．

3）認知療法実践のベース：協働的経験主義

認知療法は，認知理論を基に，クライアントが，自らの思考の的確性と有用性を検討するのを手助けするための構造的かつ，協働的なプロセスとされる[4]．クライアントの不適応的な思考・信念を特定したり，特定の思考・信念に対する証拠や反証例を精査したり，信念の妥当性を行動実験によって検証したりする．

> **MEMO** 認知療法＝ポジティブな思考を目指すもの？
>
> 認知療法は，ネガティブな思考をポジティブな思考に置き換えるためのものではない．不健康で不適応的な認知的評価を，証拠に基づいた健康的な認知的評価へとシフトさせるのが認知療法である[4]．

これらの検討を行うベースとなるのが協働的経験主義である．協働的経験主義とは，心理師とクライアントが協働して，現実生活でクライアントに生じた思考やその結果などを経験的に（クライアントの体験に対する観察や実験によって得られたデータを基に）検証することを意味する[2,4]．クライアントの自動思考，推論，スキーマなどを「経験的に検証」することを強調する点が，認知療法が他の心理療法と異なる点である[2]．この経験的検証を，心理師が指示的に行うのでなく，協働的に行うのが認知療法の治療モデルの核といえる．

その検証を実際に進める上で，心理師が主導するのがソクラテス式対話である．ソクラテス式対話とは，クライアントが自らの思考や行動を明確化したり，思考や行動の結果を検討したりするのを手助けするための対話である[4]．この対話を通して，より妥当で有用な思考と行動をクライアントが自ら発見し，学習することに取り組む．例えば，他者が咳払いをしたとき「私を悪く思っている」という自動思考がクライアントに生じたとする．それに対して心理師

は「その考えが事実である根拠にはどのようなものがあるでしょうか？」「その考えに反する根拠にはどのようなものがあるでしょう？」などの質問を行い，その思考の妥当性をクライアントに検証してもらうのである．

> **アドバイス　ソクラテス式対話における Guided Discovery**
>
> ソクラテス式対話では，心理師による導きによって，クライアントが発見や気づきを行うGuided Discovery（導きによる発見）に取り組む．このとき，心理師がすでに知っている正しい答えを，クライアントに回答させようと誘導するだけでは，協働的経験主義とはいえない．クライアントによる発見や気づきの内容は，心理師があらかじめ知っているとは限らず，協働的に経験的に探究するものなのである．

3　応用の広がり

スキーマの概念に焦点を当てて認知療法を発展・拡張し，パーソナリティ障害（特に，境界性パーソナリティ障害）に適用したのがスキーマ療法[6]である．認知療法にマインドフルネスの要素を導入して発展させ，認知の変容でなく，思考と距離をとること（脱中心化），マインドフルネスの促進に焦点を当てたのがマインドフルネス認知療法[7]である．

文献

1) Weishaar ME：認知療法の成立と展開，大野　裕監訳，創元社，大阪，2009
2) Beck AT, et al：うつ病の認知療法＜新版＞，坂野雄二監訳，岩崎学術出版社，東京，2007
3) Beck AT：認知療法—精神療法の新しい発展，大野　裕訳，岩崎学術出版社，東京，1990
4) Beck AT, et al：Cognitive Therapy：Current status and future directions. Ann Rev Med 62：397-409, 2011
5) Task Force on Promotion and Dissemination of Psychological Procedures：Training in and dissemination of empirically-validated psychological treatments：Report and Recommendations. Clin Psychol 48：2-23, 1995
6) Young JE, et al：スキーマ療法—パーソナリティ障害に対する統合的認知行動療法アプローチ，伊藤絵美監訳，金剛出版，東京，2008
7) Segal ZV, et al：マインドフルネス認知療法：うつを予防する新しいアプローチ，越川房子監訳，北大路書房，京都，2007

■理論・モデル・アプローチ　B. 認知行動療法

6) 認知療法の理論モデルに基づくケースフォーミュレーション

伊藤 拓

Key word 認知理論／エピソードのアセスメント／スキーマの仮定／協働的経験主義

要点整理

- 認知療法の理論モデルに基づくケースフォーミュレーションでは，クライアントの抱える問題について，ネガティブな出来事をきっかけに生じる自動思考と，それに伴う感情，行動，身体的反応の相互作用という点からアセスメントが行われる．
- 自動思考の背景にあるスキーマの仮定は，主訴，問題リスト，自動思考，認知療法で取り組むテーマに関するエピソードのアセスメント結果，生育歴などの検討を通して行われる．
- ケースフォーミュレーションは，協働的経験主義に基づき，心理師とクライアントが協働して行わなければならない．

1 ベースとなるモデル

認知療法の理論モデルに基づくケースフォーミュレーション（以下，CT-CFとする）では，認知療法で取り組むテーマに関するアセスメント，アセスメントを踏まえた目標設定，技法選択などが，認知理論に基づいて行われる．認知理論では，精神障害の症状と経過は，認知システムの活性化と，それに同調して起こる，感情，動機づけ，行動，生理面の反応によって特徴づけられると考える[1]．認知システムの活性化とは，ネガティブな出来事の経験などによって生じる，不適応的なスキーマの活性化とその顕在化したネガティブな自動思考の発生である．

認知システムの活性化の状態をわかりやすく示したのが図1の認知行動療法の階層的認知モデルである[2,3]．このモデルではクライアントが抱える問題について，まず，① 環境と個人の相互作用（社会的相互作用）から捉える．どのような環境の刺激によって，クライアントがどのように反応するかを捉えるのである．例えば「対人場面が苦手で恐い」という主訴を持つクライアントが，いつ，どこで，誰との間にどのような恐怖を感じるかを把握する．

次に，クライアントの反応を ② 個人の内的な相互作用（個人内相互作用）から捉える．内的な相互作用を，自動思考，気分・感情，身体的反応，行動に分けて捉える．自動思考とは，クライアントが意図して考えようとしていないのに心に浮かぶ，一連のポジティブおよびネガティブな思考のことである[1]．例えば，対人関係場面で「駄目な人だと思われた」「嫌われた」などのネガティブな自動思考が生じ，「不安」「恐怖」といった気分・感情が生じ，「下を向く」「その場を離れる」という行動を取り，「動悸」「発汗」という身体的反応が生じると捉える．さらに，自動思考の背景にスキーマという深層的な認知を想定する．

2 CT-CF の流れ

インテーク面接では，主訴とその経過，

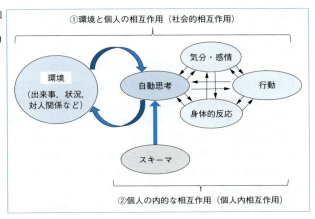

図1 認知行動療法の階層的認知モデル
（著者の許可を得て，文献2）の図0.1と図0.2を合わせ一部改変して作成）

現在の生活状況，生育歴の聞き取り，認知理論と認知療法についての心理教育などが行われる．インテーク後のCT-CFの流れを**表1**に示した．1）～7）の内容を通常，数セッションにわたり行う．

1）問題リストの作成

クライアントが抱える問題を，クライアントが挙げた主訴に限定せず，詳細に把握し，リスト化する．クライアントが一つだけしか問題を抱えていないことはほとんどなく，うつ状態，不安発作，引きこもり，身体症状などさまざまな問題を持つことが一般的である[4]．例えば，失業のように認知療法では取り上げないような問題の背景に，対人不安などの認知的な問題がある場合もある．

2）取り組むテーマに関するエピソードのアセスメント

1）で作成された問題リストから，認知療法で取り組むテーマを設定する．クライアントが挙げたテーマが，明確で具体的なものとなるようソクラテス式対話を行う．例えば「自分に自信がなくて，辛い」というテーマに対して，「どういうときに自信がないと思うでしょうか？」「そのときど

表1 CT-CFの流れ
1）問題リストの作成
2）取り組むテーマに関するエピソードのアセスメント
3）アセスメントのまとめ，基底にあるメカニズム（スキーマ）の仮定
4）取り組むテーマに関する問題の特定
5）各問題に対する目標の設定
6）目標達成のための技法の選択
7）目標達成の評価とアセスメントの見直し

（文献3，4）を基に作成）

んな考えが頭に浮かびますか？」などと質問を行い，具体的に把握していく．例えば「失敗すると自分の能力が低いと考え，何日も落ち込む．何かに取り組む前に，うまくいかないのではないかと考えて，不安が続く」などと具体化できる．次に，具体化されたテーマに関する実際のエピソードを認知モデルに基づいてアセスメントしていく．なおエピソードのアセスメントでは図1からスキーマを除いたモデルが用いられており[3]，一つのテーマに対して複数回にわたりさまざまなエピソードに対して行われる．アセスメントの内容は紙に書くなどして視覚化される．アセスメントを行うシートに加え，視覚化のためのさまざまなツールが開発されている[2]．アセスメント

は，最初は心理師とクライアントが一緒に行い，その後はホームワークなどを通して，クライアントが自力で行えるようになることを目指す．自分の問題や症状をクライアント自身が認知モデルに基づいて理解できるようになるのを目指すのである．

3）アセスメントのまとめ，基底にあるメカニズム（スキーマ）の仮定

まず，エピソードのアセスメント結果を基に，認知療法で取り組むテーマに関する問題のパターンを見出す[3]．次に，パターンの背景にあるスキーマを仮定する．スキーマを仮定する際には，主訴，問題リスト，自動思考，取り組むテーマに関する問題のパターン，生育歴などを基にする[4]．例えば，対人関係のちょっとしたトラブルや，恋人からのLINEの返信が遅れることによって，「冷たい人だ」「裏切られた」「嫌われた」という自動思考が浮かび，自傷行為をしたり，過度の飲酒をしたりするというパターンが見出されたとする．このパターンの背景を，問題リストや生育歴などから検討すると「見捨てられスキーマ」が仮定されるかもしれない．なお，仮定されたスキーマはあくまでも「仮説」であり，その後のプロセスで検証することが求められる．

> **アドバイス　自動思考の意味内容の把握**
>
> 認知のアセスメントを行う際には，自動思考のみにとらわれず，その背景にある意味内容を把握することが重要である[5]．恋人からのLINEの返信が遅れたとき「裏切られた」という自動思考が生じたクライアントに，「そのことはあなたにとってどんなことを意味するでしょうか？」と尋ねると，「私に関心がないということであり，私は人に愛される価値がなく，見捨てられるということです」などと回答するかもしれない．自動思考の意味内容を探究することで，深層にあるスキーマが見出されやすくなる．

4）取り組むテーマに関する問題の特定

3）を基に，認知モデルを踏まえて実際に取り組む問題を特定する．例えば，同級生に会うのが恐くて授業に出られない大学生クライアントBさんの問題を特定すると，表2の左欄のようになる．ここでは取り組む問題を認知と行動に絞っている．

5）各問題に対する目標の設定

目標は，達成可能で具体的で，クライアントが取り組みたいことでなければならない[3]．そのような目標をソクラテス式対話を通して作り上げる．目標は認知の問題に対する「認知的目標」と，行動の問題に対する「行動的目標」とに分けることができる．目標を，最終的な目標と，そこに至るための中間的な目標に分けて設定することも行われる．Bさんのケースで「各問題に対して設定された目標」を表2の右欄に示した．

6）目標達成のための技法の選択

認知療法の典型的な技法には，① 治療関係の確立，② 行動変容技法，③ 認知再構成法，④ 不適応的なスキーマの変容，⑤ 再発予防がある[1]．そのほかに，問題解決法，行動実験，エクスポージャーなど多くの技法が用いられる[6]．認知療法で行動変容技法を用いる目的は，行動変容自体でなく，行動変容を通した認知変容となる．なお，表2の「各問題に対して設定された目標」の1-1に対しては認知再構成法，1-2に対しては段階的エクスポージャーが選択される技法の候補となるだろう．

> **MEMO　認知療法における認知再構成法**
>
> 認知療法の技法として認知再構成法がよく知られているが，認知療法＝認知再構成法ではない．CT-CFに基づいて，認知再構成法に限らず，さまざまな技法が用いられるのである．

表2 対人不安の大学生Bさんのケースにおいて特定された問題と各問題に対して設定された目標

特定された問題	各問題に対して設定された目標
1. 他の学生から「駄目なヤツ」などと否定的に思われるのではないかと考え，恐くて教室に入れない．	1-1. 「自動思考は事実とは限らない」と一歩距離を置いて捉え，行動に結びつきやすい考えを出せるようになる．
	1-2. 出やすい授業から出られるようになる．
2. 授業に出ると「周りから悪く思われているのではないか」という考えが生じ，ずっと下を向き緊張が続く．	2. 否定的な考えが頭に浮かんでも，安全行動をとらずに，緊張が和らぐのを待つ．
3. 人と接した後，「嫌われたのではないか」と反すうし続け，落ち込みが続き，辛くなる．	3-1. 「嫌われたのではないか」という考えが浮かんだら，それは事実なのか推測なのか区別し，考えから距離を置く．
	3-2. そのような考えが浮かんでも，行動することで落ち込みを長引かせないようになる．
4. 人に話しかけようとすると，緊張と不安が強くなり，話しかけることができない．その背景には，「他者は私を悪く思い，攻撃するだろう」という考え（スキーマ）がある．	4-1. 「他者は私を悪く思い，攻撃するだろう」というスキーマのメカニズムを理解し，より適応的なスキーマを育てていく．
	4-2. 緊張と不安が生じても，話しかけたいと思った人に，話しかけられるようになる．

7）目標達成の評価とアセスメントの見直し

目標が達成されたかどうかの評価，選択された技法の効果の検証を行う．目標達成が芳しくなかったら，CT-CFを見直さなければならない．CT-CFのプロセスには仮説検証が必須であることを忘れてはならない．

3　CT-CFにおける協働的経験主義の徹底

協働的経験主義は心理師とクライアントが協働して，現実生活でクライアントに生じた思考やその結果などを，クライアントの体験に対する観察や実験によって得られたデータを通して検証することである．これが認知療法を行う上での鍵である[1]．CT-CFも協働的経験主義に基づいて，心理師とクライアントが協働し，データや仮説を共有しながら行うことが求められる．心理師が自らの考えや経験に基づいて，一方的にクライアントの問題を見立てたり，スキーマの仮定を行ったりしてはならない．クライアントと協働して，観察や実験を通して得たデータを共有して検証しながら，**表1**の一連のプロセスを進めることが心理師に求められる．

文献

1）Beck AT, et al：Cognitive Therapy：Current status and future directions. Ann Rev Med 62：397-409, 2011
2）伊藤絵美：事例で学ぶ認知行動療法，誠信書房，東京，2008
3）伊藤絵美：認知行動療法実践ワークショップⅠ―CBTの効果的な進め方とケースフォーミュレーションの実際，星和書店，東京，2010
4）Persons JB：実践的認知療法―事例定式化アプローチ，大野　裕訳，金剛出版，東京，1993
5）Beck AT, et al：うつ病の認知療法＜新版＞，坂野雄二監訳，岩崎学術出版社，東京，2007
6）Beck J：認知行動療法実践ガイド：基礎から応用まで，第2版―ジュディス・ベックの認知行動療法テキスト，伊藤絵美ほか訳，星和書店，東京，2015

7）臨床行動分析の理論モデル

大月　友

Key word　機能的文脈主義／関係フレーム理論／恣意的に適用可能な関係反応／ルール支配行動

要点整理

- 臨床行動分析とは，行動分析学の原理と方法を適用した心理療法である．
- レスポンデント学習やオペラント学習に加えて，言語や認知に対する行動分析学的アプローチを理論モデルとしている．
- 機能的文脈主義に基づく言語や認知に関する行動分析学の知見は，関係フレーム理論として体系化されている．
- 心理師のユーザビリティを高めるために，さまざまなパッケージが提唱され，研究と実践の発展に寄与している．

1　成立過程

1）臨床行動分析とは

　臨床行動分析とは，外来の治療・援助場面で実施される心理療法に，機能や文脈を重視する行動分析学の原理と方法を適用したものである．特に，クライアントの問題の理解と支援において，言語や認知の役割を重視している．行動分析学の応用であるため，レスポンデント学習やオペラント学習による理解と支援がその基盤となる．ただし，言語や認知を積極的に扱うため，それらに対する行動分析学的アプローチも重要な理論モデルとなっている．

2）言語や認知に対する行動分析学的アプローチ

　Skinner は 1950～1960 年代にかけて，話し手の立場からは言語行動として[1]，聞き手の立場からはルール支配行動として[2]，オペラントの観点から説明している．また，自閉スペクトラム症の子どもなど，言語発達に遅れを示すクライアントに対して，言語や認知に焦点を当てた応用行動分析による研究と実践がこれまでに数多くすすめられてきた．一方で，これらの研究や分析の基盤がオペラント学習であったため，学習歴のない新しい言語や認知が，どのように生起するかについて十分に説明することが困難であった．こうした限界を打破するきっかけとなったのが，1970～1980 年代の Sidman やその共同研究者たちによる刺激等価性の定式化であった．この刺激等価性研究を皮切りに，言語や認知に関するさらなる研究が進められた．

3）関係フレーム理論への展開

　1980 年代以降，派生的刺激関係やそれに基づくルール支配行動に関する研究が展開されていった．そして，数多くの実験研究と理論分析の蓄積によって，1990 年代に関係フレーム理論 relational frame theory (RFT) が提唱され，21 世紀に入り体系化された[3]．この RFT は，人間の言語や認知に対する機能的文脈主義に基づくアプローチであり，臨床行動分析の重要な理論モデルとなっている．

2　中心概念

1）恣意的に適用可能な関係反応

　RFT において，人間の言語や認知の中

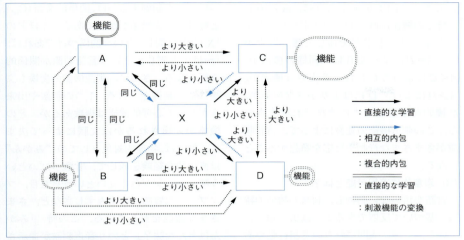

図1 恣意的に適用可能な関係反応（AARR）のモデル図

核的な行動は，恣意的に適用可能な関係反応 arbitrarily applicable relational responding（AARR），あるいは，関係フレームづけ（relational framing）と呼ばれている．このAARRは，複数の刺激や出来事を，①相互的内包や複合的内包と呼ばれる派生的刺激関係を成立させ，②刺激機能の変換を引き起こしながら，③物理的特徴ではなく恣意的に関係づける，④文脈によって制御される行動である（図1）．

(1) 派生的刺激関係とは？

派生的刺激関係とは，直接的に学習していない刺激や出来事の関係が，他の学習から派生して成立したものである．図1には派生的刺激関係が模式的に示されている．例えば，「XはAと同じ（X＝A）」であることを学習すると，その逆の関係であるAはXと同じ（$A=X$：派生的刺激関係はイタリック体で示す）であることが直接的な学習をせずに成立する．このように，一方向の関係を学習すると，その逆方向の関係が派生することをRFTでは相互的内包と呼ぶ．また，X＝Bの学習を追加すると，$A=B$と$B=A$が派生的に成立する．このような複数の直接的な関係の学習の組み合わせによって派生する関係は，複合的内包と呼ばれる．さらに，これらの現象は同じ（等位）という関係だけではなく，「XよりCは大きい（X＜C）」や「XよりDは小さい（X＞D）」など，比較の関係などでも成立する（図1）．すでにAARRを獲得している我々からすると（していなかったらこの本を読むことはできない），当たり前のように思えるこれらの現象は，言語を使用できる人間に特有のものである．こうして人間は，刺激や出来事の間の関係を直接的に，そして派生的に構築していく．

(2) 刺激機能の変換とは？

刺激機能の変換とは，派生的刺激関係が成立している刺激の中の1つが，特定の心理的機能を有しているとき，他の刺激に対してその機能が関係に応じて確立されるこ

とである．図1が示すように，Aに対して特定の機能が直接的なレスポンデント学習やオペラント学習を通じて確立した場合，$A=B$によってBには同様の機能が，$A<C$によってCにはより大きな機能が，$A>D$によってDにはより小さな機能が，直接的な学習をせずにそれぞれ確立される．この刺激機能の変換によって，言語刺激がさまざまな行動や反応を喚起することになる．

(3) 恣意的に適用可能とは？

　言語を用いない動物も，刺激の物理的特徴に基づいて反応できることは広く知られている．一方，人間に特有の言語行動であるAARRは，物理的特徴とは関係なく恣意的に関係づけることが可能である．例えば，日本の硬貨である50円玉と10円玉では，物理的には10円玉の方が大きいが，貨幣価値としては50円玉の方が大きい．このように，物理的特徴ではなく，多くは社会的な文脈の中で関係が恣意的に規定される．また，AARRによって関係づけられる刺激や出来事は，具体的な対象物だけでなく，音声や文字，概念，イメージ，振る舞い，状況，体験などさまざまであり，ありとあらゆるものを恣意的に関係づけることができる．さらに，関係づけるタイプもさまざまであり，RFTでは図1に示した等位や比較の関係以外にも，相違の関係，空間的関係，時間的関係，因果的関係，階層的関係，視点の関係など，多様な関係が扱われている．

(4) 文脈による制御とは？

　AARRでは，関係づけられる刺激や出来事はさまざまであり，関係づけるタイプもさまざまである．そのため，刺激や出来事の中に，どのように関係づけるかを規定する要素はない．どのようなタイプで関係づけるかを制御するのは，関係的文脈（C_{rel}）と呼ばれる文脈手がかりである．先ほどの「XはAと同じ」という関係づけであれば，「〜は…と同じ」という言語刺激が関係的文脈となる．さらに，刺激機能の変換も文脈による制御をうける．1つの刺激や出来事が有する心理的機能は複数あるが，どの機能が変換されるかは文脈によって決まる．例えば，物理的対象としての"みかん"は直接的な経験を通じて，甘酸っぱいという味，オレンジ色や丸いという見た目，ブツブツした質感，みずみずしさなど，さまざまな機能を有している．この時，「みかんはどんな味？」という音声刺激が提示されると，物理的対象としての"みかん"が有する機能の中から，甘酸っぱいという機能が，音声刺激の「みかん」に変換される．一方で，「彼の顔はみかんみたい」という音声刺激に対しては，ブツブツという機能が変換されるかもしれない．このように，刺激機能の変換を制御するのは，「みかん」以外の事象であり，機能的文脈（C_{func}）と呼ばれる文脈手がかりである．

> **MEMO　RFTが対象にするのは言語なの？認知なの？**
>
> 　AARRで関係づけられる刺激や出来事は，われわれが日常で「言語」といった場合にイメージするような音声や文字だけではない．ありとあらゆるものが対象となっている．そのため，RFTでは「言語」と「認知」という一般用語が並列で用いられることが多い．これは刺激や行動をその形態から理解するのではなく，機能で理解するというRFTのスタンスと関係している．

2）ルール支配行動

　臨床行動分析では，クライアントの問題の理解と支援のプロセスにおいて，言語や認知の役割を重視している．そのため，言語刺激がどのように行動に影響を与えるか

表1 ルール支配行動の分類と特徴

分類	ルールの名称	機能	行動に後続する結果事象
プライアンス	プライ	弁別刺激	プライと行動の一致に対する他者からの社会的な結果事象
トラッキング	トラック	弁別刺激	トラックが示す実際の結果事象
オーグメンティング	形成オーグメンタル	動機づけ操作	新しく機能が確立された結果事象
	動機づけオーグメンタル	動機づけ操作	一時的に機能が変化した結果事象

を理解することが重要となる．RFTでは，AARRによってその場にまだない行動と結果を特定することが可能となり，言語的な先行事象が行動を喚起する機能を獲得すると説明している[4]．そして，そのような言語的先行事象をルール，制御される行動をルール支配行動と呼んでいる．RFTでは，ルール支配行動はその機能や随伴する結果によって**表1**のように分類される．われわれ人間は，AARRによって即時的な随伴性のみに制御されるのではなく，長期的な結果との関係の中で自らの振る舞いを調整する能力（セルフ・コントロール）を持つ．ただ，裏を返せば，このことは即時的な随伴性に対する感受性が低下することを意味し，環境に対して効果的でない行動を維持する可能性を高めることになる．

3 応用の広がり

臨床行動分析は，オペラント学習やレスポンデント学習に加え，RFTやルール支配行動の枠組みから言語や認知の役割を捉え，精神病理に対する理解を発展させてきた．そして，これらの行動分析学の知見を心理療法に応用し臨床行動分析は展開されている．機能分析的心理療法やアクセプタンス＆コミットメント・セラピー，行動活性化療法，弁証法的行動療法などが，この臨床行動分析的なアプローチとして挙げられる．これらのアプローチは，心理師が実際の臨床場面で用いやすいように，理論モデルに基づいてパッケージ化されたものであり，実践や効果研究の発展に寄与している．

> **アドバイス　効果的で柔軟な臨床行動分析をするために**
>
> 臨床行動分析にはさまざまなパッケージが開発されている．これらはそれを用いる心理師のユーザビリティを向上させる仕組みである．一方，使い勝手が良い反面，その手続きやマニュアルに目がいってしまい，理論モデルからの分析や理解がおろそかになる可能性もある．臨床現場では，クライアントの個別性にうまく合わせながら支援を展開する柔軟性が求められる．このような場合，理論モデルに基づく柔軟な理解と支援の工夫も必要となる．そのため，効果的で柔軟な支援を展開するためには，パッケージの理解と理論モデルの理解の双方が重要となる．

文献

1) Skinner BF：Verbal Behavior, Appleton-Century-Crofts, New York, 1957
2) Skinner BF：Contingencies of Reinforcement：A Theoretical Analysis, Appleton-Century-Crofts, New York, 1969
3) Hayes SC, et al：Relational Frame Theory：A Post-Skinnerian Account of Human Language and Cognition, Kluwer Academic/Plenum Publishers, New York, 2001
4) Törneke N：関係フレーム理論（RFT）をまなぶ：言語行動理論・ACT入門，武藤崇ほか監訳，星和書店，東京，2013

8) マインドフルネスの理論モデル

伊藤義徳

Key word Kabat-Zinn／メタ認知的気づき／脱中心化／セルフ・コンパッション

要点整理

- マインドフルネスとは，今ここでの経験に評価や判断を加えることなく意図的に注意を向けることで得られる「気づき」を意味する．
- Jon Kabat-Zinn が開発したマインドフルネスストレス低減法（MBSR）が耳目を集め，マインドフルネス認知療法（MBCT）の開発がブームに拍車をかけた．
- MBCT の開発者らは，認知療法の効果の中核は，思考の脱中心化であることを発見した．
- そして，それをより効率よく手に入れる方法としてマインドフルネスを取り入れた．
- 近年は，マインドフルネスと相補的に機能するセルフ・コンパッションが注目を集めている．

1 成立過程

マインドフルネスの歴史をひも解けば仏教 2,600 年の歴史に還元されるが，近年のマインドフルネスに基づく介入 mindfulness-based intervention（MBI）ブームの火付け役といえば，Jon Kabat-Zinn である．マサチューセッツ大学医学部のストレス緩和ユニットで，自身の瞑想実践に基づき開発したマインドフルネスストレス低減法 mindfulness-based stress reduction（MBSR）を，慢性痛患者に 1978 年頃から適用し始めた．MBSR は，当時の世相を考慮し，仏教色を極力排除して作られた．しかし，「痛みをなくすのではなく，痛みがありながらも自分らしい人生を送る」という価値観と訓練法は新しい QOL を人々に提供し，医学的治療が難しい慢性の糖尿病患者や終末期のがん患者などにも適用を広げていった．そして，MBSR の原理と方法がまとめられた"Full Catastrophe Living[1]（邦題「マインドフルネスストレス低減法」春木訳，2007）"が刊行され，世界中から注目を集めるようになったのである．

MBSR が誕生した頃，Kabat-Zinn と同様に仏教の価値観に刺激を受けその価値観を心理療法に織り込もうとする研究者や実践家は他にもいた．摂食行動の問題にマインドフルネスを導入した MB-EAT プログラムの開発者である Jean Kristeller や，嗜癖行動の再発予防に取り組んだ MBRP（mindfulness-based relapse prevention）の開発者である Alan Marlatt らがその一例である．日本の春木豊氏も早い時期から彼らと交流を深め，身体心理学を提唱し，当該分野の発展に大きく貢献した．この他，Marsha Linehan も Kabat-Zinn との親交の中でマインドフルネスの価値観に意義を見出し，境界性パーソナリティ障害に対する認知行動療法的ケアの文脈にそれを組み込んだ，弁証法的行動療法 dialectical be-

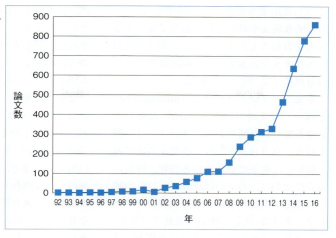

図1 PsychINFOで検索されるタイトルに"mindfulness"が含まれる論文数

havior therapy（DBT）を考案している．

しかし，MBIブームを爆発的に拡大させたのは，Segalら[2]による，マインドフルネス認知療法 mindfulness-based cognitive therapy（MBCT）の開発である．彼らは，うつ病の再発予防のために寛解期に行われる集団療法として，認知療法とMBSRを巧みに融合した．そして，その効果と効果のメカニズムを，従来の認知療法の文脈の中で実証的に検証したことが評価された．Steven Hayesが，「第3世代の認知行動療法」というキャッチフレーズの下 Acceptance and Commitment Therapyを売り出した際，MBCTもその傘に収めたことで，マインドフルネスに「新しいもの」という印象が付与された．こうした背景もあり，マインドフルネスに関する心理学的研究は急激に増加していったのである（図1）．

さらに，産業分野でも「世界一幸せな企業」と呼ばれる米国Google社が，2007年頃にマインドフルネスをベースにした"Search Inside Yourself（SIY）"というプログラムを開発し，社員に提供した．「自己認識力」や「自己管理能力」の向上が謳われ，多くの企業でメンタルヘルスの向上，創造性やリーダーシップ開発にこうしたプログラムが活用されるようになった．昨今アメリカでは，マインドフルネスは"1,000億円市場"ともいわれる空前の社会的ブームとなっている．

2 中心概念

1）定義

マインドフルネスの定義としては，Kabat-Zinn[1]による，「マインドフルネスとは特別な注意の在り方を意味する．すなわち，今ここに，意図的に，評価することなく（p.3）．」が頻繁に引用される．最近の動向をより丁寧にまとめた定義としては，Williamsら[3]による「① 内的/外的な世界で展開する瞬間瞬間の出来事に，意図的に注意を払うこと，② そうした出来事に対して取りがちな，嫌悪や執着に特徴づけられる（多くの場合反すうや回避という形をとる）習慣的な反応に気づくこと，③

そうした出来事やそれらに対する反応に，開放的な興味や思いやりの態度で反応する能力を育むこと，という相互に関連する3つのスキルを涵養することの副産物として得られる「気づき」がある．

本来，マインドフルネス（mindfulness）とは，パーリ語のサティ（sati）の英訳としてあてられた語である．サティとは，例えば今，自分自身のお尻に注意を向けてみてほしい．椅子に触れている感覚，体重の重みや温かさ，あるいは痛みやしびれが感じられるかもしれない．最も狭義のマインドフルネスは，決して特別な感覚ではなく，今，自身が経験していることに意識を向けることで，当たり前の感覚が再認識されるような経験を指す．そして，この経験を重ねていくことで，より高次の認知機能が波及的に変化していく．そうした波及的変化を目的とした介入プログラムや，「気づき」に関わる性格特性や態度も，広義にはマインドフルネスと呼ばれる．マインドフルネスという用語は，用いられる文脈により意味が異なる場合があるため注意が必要である．

2）認知療法にマインドフルネスがなぜ必要なのか？

MBCTの開発者らは当初，認知療法のうつ病再発予防のメカニズムについての研究を行っていた．従来の認知療法の理論モデルからは，ネガティブな自動思考を生じる非機能的態度（スキーマ）の変容が，うつ病の再発リスクを低減させると考えられた．しかし実際に検証してみると，非機能的態度の変容では再発予防効果を説明し得ないことがわかってきた．

それでは，認知療法はどのようにして再発を予防するのか．うつ病者の治療前後の陳述に特徴があることに彼らは気がついた．治療前には，「自分はだめな人間だ」といったネガティブな思考に浸る（反すうする）のが患者の典型的反応であるが，治療後に再発しない人とは，「自分はできる人間だ」「もう失敗はしない」とポジティブな思考に変容した人ではなく，むしろ「自分はまたダメになるときもあると思うけど，まあ何とかやっていけると思います」「辛い経験もしてきたけど，今ではいい思い出です」など，より広い視点から自分自身について語れるようになった人なのである．こうした客観的視点からの自己に対する気づきを，「メタ認知的気づき」と呼ぶ．そして，そうした視点の涵養の結果，もはや思考が自分という物語の中核ではなく，自身の中に生じた反応の一つに過ぎないという視点から認識されることを脱中心化と呼ぶ（図2）．認知療法の効果は，この思考の脱中心化によりもたらされていたのである．思考や非機能的態度といった認知の「内容」の変容によるのではなく，実は脱中心化による思考の「機能」の変容によりもたらされていたといえる．

しかし，従来の認知療法では，脱中心化は「明示的に（意図して）」目指されていたわけではなく，「暗示的に（無意図的に）」達成されているに過ぎなかった．ならば，より明示的にそれを目指せば，より効率のよい認知療法が行えることになる．その明示的な訓練方法として，自身に対する気づきを涵養するマインドフルネスに白羽の矢が立てられたのである．

> **MEMO** メタ認知的気づきと脱中心化
>
> 「メタ認知」とは，「認知についての認知」であり，自身の認知活動に対する認識を意味する．自身の内的経験をそうした視点から眺めることができれば，その影響を受けにくくなる．それは，主人公視点と観客視点の違いにたとえ

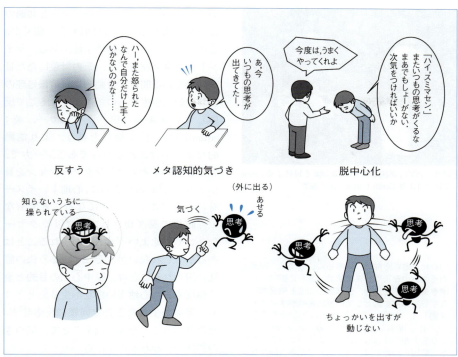

図2 認知療法による「私」と思考との関係の変化のプロセス

ることができる．映画の主人公ならば，DVDを再生するたびに，同じところで悔しい思いをし，同じところで大逆転の歓喜を味わうが，映画の視聴者ならば，最初の何回かは主人公と共に一喜一憂できるかもしれないが，10回も見れば，さすがにあくびが出て，もはや心動かされることはないであろう．メタ認知的視点からの気づきを重ねると，それまで「事実」とイコールであった思考がその影響力を弱め，内的経験の一つに過ぎないと思えてくる．思考が自身をコントロールする主体でなく，自分の周りにあるものの一つのように体験されることから，脱中心化（decentering）と呼ばれる．距離化（distancing）と呼ばれることもある．

アドバイス　仏教の考え方と認知療法の類似性

マインドフルネスの出自である原始仏教（宗派に分かれる前の初期仏教であり，ゴータマ仏陀が確立した苦を乗り越えるための方法論）で

は，人が自動的に行っている「評価」に「囚われる」ことが苦悩を深める根源であると考える．快と評価した対象には「もっとほしい」という「執着」が，不快と評価した対象には「見たくない」という「嫌悪」や怒りが生じる．この時，「評価」のプロセスは人に備わった自動的な仕組みであり，なくすことはできない．しかし，それに対する執着や嫌悪といった「囚われ」の段階とは"小さい熾火"に薪をくべる行為であり，コントロールが可能である．そのために，囚われが生じていることに早く気づくことと，自動的に進行する囚われのプロセスを止めることが必要となる．その能力を涵養する訓練方法として仏教で用いられるのが，ヴィパッサナー瞑想である．現在用いられるマインドフルネス瞑想の多くは，このヴィパッサナー瞑想を原型としている．ヴィパッサナーとは，「観察」の意味である．自身の内的反応に繰り返し観察の視点を向けているうちに，そうした"視点"そのものが強化されてくる．この視点の獲得こそが脱

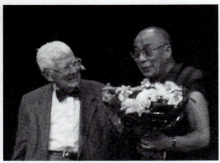

図3　2005年国際認知療法会議で対談するBeck（左）と14世Dalai Lama（筆者撮影）

中心化に他ならない．もちろん仏教では，観察力そのものをより研ぎ澄ませ，さらに観察の対象を身体，感受，心，自然界の法則と発展させながら，如実に人としての反応を観察することを通して，無常，苦，無我という3つの真理（三相）を理解して解脱に至ることを目指す，より広大かつ深遠な目標が設定されている．また，解脱のためには，マインドフルネス瞑想だけでなく，それを含む8つの修行法（八正道）を行う必要がある．こうした違いはあれど，仏教と認知療法は，囚われ（反すうなど）から離れるために脱中心化を目指すという共通点を持つ．認知療法にマインドフルネスが採り入れられることは，その原理の共通性からいって自然なことであったといえる（図3）．

3）MBIの効果メカニズム

MBIの効果の媒介変数としては，適切に感情反応をコントロールする能力を意味する感情調整能力の向上や，非機能的認知が生じる傾向を反映する認知的反応性の低減などが取り上げられるが，いずれも脱中心化の結果を反映する指標である．他方，注意の持続（集中）は脱中心化を支える基礎的スキルの一つではあるが，集中すなわちマインドフルネスではない．また，瞑想の中で自身が感じる苦悩に直面することが

あることから，エクスポージャーと共通の原理が含まれるとする見解もよく聞くが，この点については議論の余地がある．マインドフルネス瞑想では，その対象にただ目を向けている間に「自動的に」情報処理の変容や馴化が生じるのではなく，そこで反応しないスキル（巴：ウペッカー，英：equanimity，漢：捨）を養う，より能動的な過程が含まれるからである．一方で，マインドフルネスはリラクセーションを目指すものではない．さらに，心地よいイメージに浸ってポジティブになることでもない．瞑想の副産物として時にリラクセーションや心地よいイメージが現れることはあるかもしれないが，そこで生じる快の感覚に囚われることは，脱中心化の目的と全く相反する．心地よい感覚が生じたときにも，苦痛が生じたときと同様に反応せず，ただ離れることを繰り返すことで，気づきの訓練が行われるのである．

3 応用の広がり

近年，マインドフルネスと同様に仏教の考え方に基づく概念として，特に認知行動療法の文脈で注目を集めているのが，コンパッション（compassion）である．コンパッションとは，慈悲，哀れみ，思いやりなどと訳され，特にこれを自分自身に向けることをセルフ・コンパッション（self-compassion）と呼ぶ．コンパッションの構成要素には，①（自他への）優しさ，②「人間みな同じ」という感覚，③マインドフルネスの3点がある[4]．またGilbert[5]は，①人の苦しみに対する感受性と，②その苦しみを軽減したいという動機や行動の二側面が不可欠であると述べている．その重要性はMBCTの開発者らも当初から指摘していたが，Kuyken[6]が，MBCTのう

つ病の再発予防効果の媒介変数を検討し，セルフ・コンパッションが最も有力な指標であることを証明したことで，急速に注目が集まるようになった．マインドフルネスは，これまでの悪い習慣を止めることに効果を発揮するが，それだけでは新たな行動は起こせない．新たな行動の指針としてコンパッションやセルフ・コンパッションが機能する．マインドフルネスとコンパッションが両翼として機能することで，初めて飛行機は推進力を得るのである．こうした発想に基づき，マインドフルネスとコンパッションの双方を高める認知行動療法プログラムが多数開発されている．Neffら[4]によるMSC（Mindful Self-Compassion）や，Gilbert[5]のCFT（Compassion Focused Therapy）がその代表である．

文献

1) Kabat-Zinn J：Full catastrophe living：Using the wisdom of your body and mind to face stress, pain, and illness, Delacorte Press, 1990（マインドフルネスストレス低減，春木 豊訳，北大路書房，京都，2007）
2) Segal ZV, et al：Mindfulness-based cognitive therapy for depression：A new approach to preventing relapse, Guilford Press, New York, 2002（マインドフルネス認知療法：うつを予防する新しいアプローチ，越川房子監訳，北大路書房，京都，2007）
3) Williams M, et al：Mindfulness-Based Cognitive Therapy with People at Risk of Suicide. Guilford, NY, 2015
4) Neff KD, et al：A pilot study and randomized controlled trial of the mindful self-compassion program. J Clin Psychol 69：28-44, 2013
5) Gilbert P：Compassion Focused Therapy, Routledge, London, 2010
6) Kuyken W, et al：How does mindfulness-based cognitive therapy work? Behav Res Ther 48：1105-1112, 2010

3章　介入技法

1 理論・モデル・アプローチ　　C. その他の心理療法

1）精神分析のアプローチ

田中志帆

Key word　Freudの理論／対象関係論／自我心理学／各精神疾患への解釈のバリエーション

要点整理

- 精神分析はFreudの神経症への治療を基に提唱され，対象関係学派や自我心理学派として現代に受け継がれている．
- 自我心理学派の視点は発達心理学研究にも取り入れ，現在では精神分析治療の実証的な治療効果研究も試みられている．
- クライン派のアプローチでは，自閉スペクトラム症や発達障害，被虐待児のコミュニケーションや対象関係の性質に基づいて，解釈の伝え方も工夫する．

1 成立過程

1）精神分析の成立とFreud以降

提唱したFreud（フロイト）は1856年に生まれた．精神分析は帝国主義や自由主義の興隆の中，人が人らしく生きる権利や自由への尊重が初めて意識され，求めようとの機運の到来とともに萌芽した．これは女性の社会進出や権利が認められる以前である．そのような背景からであろう，Freudが治療の対象としたクライアントは中・上流階級に属するヒステリー（転換性障害）症状をもつ女性が多かった．Freudの初期の概念が「抑圧（抑制）」と，トラウマエピソードのカタルシスであったこととも関係する．またFreudが今でいうコンサルテーションをして軽快した馬恐怖症のHans（ハンス）少年の事例から，子どもにも無意識の性的衝動と葛藤があること

が見出され，子どもの神経症を心理治療の対象とする土台が作られた．

2 中心概念

1）Freudの提唱した古典的精神分析概念

Freud理論は4要素に要約できる．

（1）Freudの局所論モデル：人間の心は「意識」，「無意識」，そして無意識と意識の中間に位置し，意識化するかしないかの選択と処理が行われている領域の「前意識」が存在すること．

（2）心の構造論・力動論モデル：心の構造として3つの心的装置（自我・超自我・エス）があること．リビドー（性的欲動）が備給される身体部位や症状への配分のメカニズム，エス・超自我・現実の脅威によって崩れた精神的不均衡を取り戻そうとする自我の働きを含めて力動論という．

（3）発達論：口唇期，肛門期，エディプス期，潜伏期，性器期という発達段階に応じてリビドーが重点的に供給される身体部位が変化するという考え．発達の途上で心的外傷や過剰な満足によってリビドーが滞留して，未熟な自我により非合理的で過剰な防衛が働くことで症状化する．

（4）生の本能と死の本能：Freud晩年の概念である．人には破壊や死という無に帰する方向へ向かう「死の本能」と，生きる意欲と統合しまとめあげ，大きく発展しようとする「生の本能」があるという説．

2）Klein派と対象関係学派[1]

　Freudが提唱した理論を基にKlein（クライン），Winnicott（ウィニコット）らは，新たな視点から対象関係論（object relations theory）を発展させた．

　まず，Kleinは生後約1年間の心の世界を基盤として，人生の構え（ポジションposition）が形成されるとし，ポジション概念を提唱した．誕生時から離乳段階以前の乳児の内的空想世界は，授乳し抱っこして心地よい世話により苦痛を和らげてくれるよい母親対象と，苦痛な体験そのものや，苦痛を和らげることがない悪い母親対象に二分されがちである．そのような環境に対する認識や構えを，妄想分裂ポジションと位置づけた．これは自己が言いようのない恐怖・迫害感に曝され，自己がバラバラに断片化して破壊される感覚か，万能的な至福の世界に漂うかの世界観を意味する．やがて離乳を契機に，乳児の対象世界がより現実化していく．すなわち極端な二分世界から欲求不満を与える悪い母親イメージに完全に支配されることなく，客観的，現実的な人間観や世界観を持ち，他者の立場になり思いやりや罪悪感を実感するようになっていく．それを抑うつポジション（エディプス水準への到達）と位置づけた．それは自己中心性から脱却した第3の視座ともなる「他者性」の観点が芽生えたことを意味する．抑うつポジションにより多く留まれるかが健康的な心の状態像と理解する．

　一方，Winnicottは，環境と子どもの空想世界の相互作用を重視した．彼は重要な母親の機能として，妊娠末期から誕生直後数週にわたって続く，乳児から発せられるサインや身振りを鋭敏な繊細さで読み取り，世話をする母親の状態を意味する「原初的没頭」について記述している．母親が乳児のニーズに合わせて不完全ではあっても献身的に世話をする，ほど良い母親（good enough mother）として機能することを通し，まだ母親と未分化の空想にある乳児は，自分の中に万能的な良い乳房，良い対象を創り出したという錯覚が生じる．やがて乳児が自他の区別がつくようになると，環境としての母親の存在に気づき，その現実を受け入れるための移行空間と移行対象をもつことで，母親との分離に耐え，現実を受け入れていくのである．

3）コンテイナー・コンテインドモデル

　Bion（ビオン）は，母子の相互作用に基づいた，コンテイナー（container）/コンテインド（contained）モデルを提唱し，治療モデルに組み込んでいる．乳児の泣き方や表情，仕草や動きから乳児のニーズを慎重かつ多面的に思慮し，試みつつ温かく世話を提供する母親はコンテイナーと位置づけられる．このような母親の機能をα機能と呼び，α機能は乳幼児の心の中に摂取，内在化されて心を形づくり，思考や象徴表現，情緒的体験に耐えうる力を育て，感情の意味を理解し，健康的で創造的なコミュニケーションを発展させる基盤をつくる．この交流は，心理師とクライアントのコミュニケーションに合致する．心理師がクライアントの葛藤や心の苦痛を受け止め理解し，クライアントが持ちこたえられるように伝え返すことがクライアントの心の成長を促すことになる．

4）自我心理学派と発達心理学的観点

　自我心理学派は，環境への適応と自我との相互作用を重視している．そのため同一化や心の構造は，環境への適応や順応のプロセスで形成されるとしている．発達心理学分野に多くの影響を与え，Bowlby（ボウルビィ）の愛着理論，Ainswarth（エイ

表1　精神分析的心理療法（精神力動的治療）の効果研究結果の一部

大うつ病	短期精神力動的心理療法は，抑うつ症状，一般的精神症状，社会的機能において治療前後で高い効果量を示し，フォローアップでも結果が安定している
全般性不安障害	短期精神力動的心理療法は，偽薬を使った統制群よりも効果は優れている．長期精神力動的心理療法は，認知行動療法と同様に有効である
身体表現性障害	過敏性腸症候群，機能的消化不良群で短期精神力動的心理療法は統制群よりも有意に優れていた．慢性疼痛患者群では，精神症状，対人関係上の問題，情動知覚の尺度得点が統制群よりも有意に優れていた
境界性パーソナリティ障害	長期精神力動的心理療法は，部分入院治療において18か月後のフォローアップの時点で，標準的な精神科医療よりも有意に優れていた．転移焦点型の長期精神力動的心理療法は治療中断率は高いが，愛着の安定化や内省機能が改善．長期的な治療は，クライアントのパーソナリティ構造の変化には必要不可欠．また，治療者へのスーパービジョンの充実度も改善の要因に関与していることが示唆されている
摂食障害	精神力動的心理療法は，パーソナリティに病理を抱えるクライアントに有効であり，特に情動調整困難タイプ群で，摂食障碍の症状の軽減とDSMの機能の全体的評価（GAF）尺度得点の変化が有意だった

（文献2）をもとに一部抜粋して作成）

ンズワース）のストレンジシチュエーションの研究，アダルトアタッチメント面接（adult attatchment interview：AAI）などは，精神分析的概念を発達心理学的に証明した研究である．ハンガリー出身のMahler（マーラー）は，分離個体化理論（separation-individuation theory）を乳幼児期における母子観察データに基づいて提唱した．それは正常な自閉期→正常な共生期→分離個体化期（分化期・練習期・再接近期）→対象恒常性の確立までに至るプロセスとして説明され，青年期境界例への治療に応用されている．近年，自我心理学派はエビデンスに基づいた精神分析的心理療法の治療効果研究を行っている（**表1**）．しかし，そもそも精神分析は症状除去が治療の目標ではない．医療モデルに当てはめてよいものとそうでないもの，何をもって治療効果とするのかについて，多くの議論と考察が必要であろう．

3　応用の広がり

1）神経症・パーソナリティ障害のクライアントへの対応

精神分析によるアプローチでは，面接の頻度は契約関係に基づき，治療的枠組みは堅固である．治療的枠組みによってクライアントの心の基軸を守り育て，刻々と生じる抵抗や転移関係を推測し，扱うことができる．基本的に，対話による自由連想法によって展開され，明確化，解釈，直面化という技法を用いて，洞察と自己理解を深め精神的成長を支援するのが成人の精神分析アプローチである．無意識の発露として夢の分析を行うのも特徴の一つでもある．**表2**に，子どもの心理治療も含めた解釈とコミュニケーションのレベルと質を示す．

神経症圏のクライアントは，ある程度ストレスの存在を自覚し，象徴的コミュニケーションが可能である．したがって，子どものプレイセラピーにおいても成人の治療においても転移の水平・垂直（there and then）解釈，象徴的解釈が可能である[3]．

2）事例：夢などの素材から転移を解釈する

進学校に通っていて不登校になった女子高校生のクライアントが，初回面接でこのように語った．「私，心理師の先生はしわしわのお婆ちゃんだと思っていた．絵とか描かされるのかなって思っていたし，いろいろ口うるさく言われるんじゃないかと

表2 精神分析における解釈技法とコミュニケーション

	神経症圏	パーソナリティ障害・精神病圏	重い精神病・自閉症・発達障害圏
対象関係の性質（多く占められる比率）	4次元性 （空間＋時間）	3次元性 （空間のみ）	2次元性　1次元性 （面や線ないし点）
主な解釈のバリエーション	象徴的解釈（夢の分析や子どもの場合には遊びの中で展開される物語の扱い）／転移についての三段論法的解釈／水平解釈（学校と同じようなことが面接で生じている）／there and then（かつてそうだったようにこうなっている）／課題となる防衛機制と背後にある情緒についての解釈／変容惹起・満ち足りた転移解釈	here and now（今ここで）／情緒を拾い上げる転移解釈（変容惹起・満ち足りた転移解釈）／行動化や症状，コミュニケーションの背景にある不安，情緒についての三段論法的解釈・共感的コメント（これがこうだから，こういうことが起きている，このような気持ちになるのですね）／逆投影同一化や逆転移感情を基にした解釈	here and now（今ここで）／自他融合幻想を拾い上げる解釈／破滅感・断片化した自己をつなぎあわせる解釈／子どもの場合：注意喚起的呼びかけ（こっちを見てごらん）／状況に関する陳述（今ミニカーが動いています）／情緒を名命し意味づける解釈（こういう時は○○な気持ちになるよね）
解釈の意味のタイプ	説明，位置づける（別の視点や意味を提供する）	記述する，名づける（意味を与える，拡げる）	命を与える（意味があることを主張する）
クライアントとのコミュニケーションの質と水準	象徴的・物語や筋道のあるコミュニケーションやテーマ，投影同一化の存在	主に心的外傷体験に基づく情緒の表出と行動化や症状に直結していくテーマ，投影同一化の存在	呼びかけ，関わろうとするありかた，身体感覚水準，マインドレスであり，具象的，非象徴世界，過剰な投影同一化，あるいは付着同一化，投影そのものが働かない

（文献4, 5）から一部抜粋，作成）

思ったんです」と．また最近見た夢について語った．「大勢の羊が一匹ずつ崖に追い詰められて落ちていってしまうんです．羊は群れをなしているんだけれど．羊を崖まで追い詰めているのは羊飼いなんです」．このクライアントは三世代同居家族で，勉学に対する祖母の介入は厳しいものがあった．そこで心理師は次のように伝えた．「あなたは私のことを，お婆ちゃんのように口うるさく心に踏み込んでくるのではないかと考え緊張し想像していたのかもしれないね」と．また夢については「たくさんの羊の中の1匹があなたなのかもしれず，不登校によって崖から落ちる，つまり受験に落ちて見離されてしまう気がするのかも」と伝えた．クライアントは「そっか，たしか

に受験が心配」と納得し，うなずいた．崖まで追い詰める羊飼いは親や心理師のことを意味すると考えられたが，心理師はここでの直接的な解釈を控えた．

このように羊はクライアント，しわしわのお婆ちゃんはクライアントの祖母であり転移がoutside in（外部から入ってくる）のかたちで心理師に投影されたことを水平解釈などで取り扱う．羊飼いは親や心理師の象徴でもあるだろう．何を伝え何を解釈せずに控えるかを慎重に考え，言葉を選び，クライアントの提供した素材に意味を与えることは，α機能のコミュニケーションでもある．このケースの場合には分離個体化理論による心象も考慮される．

境界性パーソナリティ障害，自己愛パー

ソナリティ障害のクライアントには，心理師はコンテイナーとして幅広く濃やかに機能することになろう．ある程度トイレットブレストといわれるような機能，吐き出される文句の類や憤怒（もちろん，許容できないものは制限するであろうが）を聞きつつも，クライアントの真の要求やニーズは何かを逆転移に支配されないように慎重に推測し，共感し伝え返す姿勢が必要不可欠である．例えばセッションの間中，泣きながらリストカットしないと生きてゆけないと言い続けるクライアントに，「変化できない無力感と変化したくない気持ちの両方でこの場を維持したいのかしら？」と，クライアントの情緒と意図している本質を理解した問いかけが功を奏することもある．

3）発達が阻害された子どもへの対応

マインド（心）そのものがまとまりをもたず，自身の情緒を実感できない，コミュニケーションが成り立たず，交流を望まない神経発達障害圏のクライアントに対しては，三段論法（これがこうだから，こうなのだ）的な解釈や象徴的な（先の例だとしわしわのお婆ちゃんの心理師イメージ＝祖母）理解が成り立たないケースも多い．特に子どもの心理療法の場合には，子どもにわかる言葉，伝え方でコミュニケートする必要がある．また象徴遊びが見られないセッションの連続も起こりうるので個々人に合わせた技法の修正も必要となる．

ポストクライン派の自閉スペクトラム症の子どもへの介入のポイントを挙げると[4,5]，(1)積極技法：心理師側からもコミュニケーションを試みる．黙々とミニカーを左右に動かし続ける子どもに「ほら，こっち見てごらん」と声をかける．(2)身体感覚や行動に対する意味を理解して伝える：一見反復常同的で無意味に見える行動でもその情緒的意味を伝える．ひたすら壁におはじきをセロテープで貼り続ける子どもに「こうやってくっついていたいぐらい，ここにずっといたいと思っているのね」と．(3)まだら状の健康的な部分と未熟な発達部分の両方に働きかける：両方に働きかけ理解するコミュニケーションが必要であり，しかも健康的部分が成長するような伝え方も必要であり，難しい作業である．(4)気持ちや情緒の解釈：他者に心の内を知られることを侵入と感じ取る子どもには「こういうときは悲しくなっちゃうよね」など，主語を敢えて明確にしないような解釈を試みる．(5)分離に耐えられず一体化空想に耽溺する自閉的な子どもは，分離，すなわち別個の人格をもった他者の存在を受け入れることは，生木を引き裂かれるような痛みと奈落に落ちるような体験を伴う．そのブラックホールの闇を理解し，抱える姿勢が必要不可欠である．すなわち，象徴化の力，コミュニケーションを紡ぎだし育てることが目標となる．

文献

1) Hinshelwood RD（著），衣笠幸隆総監訳：クライン派用語辞典，福本　修ほか監訳，誠信書房，東京，2014
2) Levy R, et al（著），安達圭一郎ほか編訳：エビデンスベイスト精神力動的心理療法ハンドブック，北大路書房，京都，2012
3) 松木邦裕：現代版私説対象関係論的心理療法入門　精神分析アプローチのすすめ，金剛出版，東京，2016
4) Alverez A（著），脇谷順子監訳：子どものこころの生きた理解に向けて　発達障害・被虐待児との心理療法の3つのレベル，金剛出版，東京，2017
5) 木部則雄：子どもの精神分析Ⅱ　クライン派による現代の子どもへのアプローチ，岩崎学術出版社，東京，2012

2）対人関係療法のアプローチ

宗　未来

Key word　IPT／うつ病／4つの問題領域／重要な他者

要点整理

- 対人関係療法は，1960年代に米国でうつ病治療のために開発された対人関係に焦点を当てる短期精神療法である．
- 高いエビデンスを有するため，英米をはじめ多くのうつ病の治療指針で認知行動療法と並んで推奨される．
- 患者が抱えている重要な他者との問題を，4つの問題領域のいずれかとして同定し，それぞれに示されている治療戦略に従って解決が図られる．
- 近年は，若年者や高齢者，持続性抑うつ症といった多様なうつ病態への効果が示されてきただけでなく，双極性障害，摂食障害や社交不安症やPTSDと他疾患にも適応が拡大してきている．

1　成立過程

1）対人関係療法（IPT）の開発者

対人関係療法 interpersonal psychotherapy（IPT）は，欲動論を軸に展開されたフロイトの精神分析に対して，対人関係の重要性を強調する対人関係学派の原理に基づいて発展した米国発祥の精神療法である．対人関係学派は，アドルフ・マイヤーを源流として1930年代から1940年代にかけてアメリカを中心に展開されたもので，ハリー・スタック・サリヴァンが大きく貢献した．その後，1960年代末から精神科医であったジェラルド・クラーマンと疫学者であるマーナ・ワイスマン夫妻らによってうつ病の治療としてIPTは開発された[1]．開発の際に目標とされたのは，新しい精神療法を「つくり出す」ことではなく，理論と経験的根拠に基づいてうつ病への体系的アプローチを「明確にする」ことであった．うつ病の発症前後の問題を研究していくと，対人関係の問題を背景にしてうつ病を発症する人が多いこと，そして，うつ病になると身近な対人関係にも歪みが生じるといった疫学的な研究結果を踏まえ，対人関係に焦点を当てる治療法としてマニュアル化された．

2）IPTの確立

実際には，1984年にはオリジナルマニュアル『うつ病の対人関係療法』[2]が作成されていたが，効果検証のための臨床研究を優先させたことにより，一般臨床で普及するようになったのは1990年代に入ってからという特異な歴史を持っている．IPTが，外来における急性期大うつ病患者に対して最初に施行された臨床試験は1973年に行われた．そこで，IPT単独が抗うつ薬単独療法と同等の改善を認め，さらに両者の併用は最も高い効果を認めていた．さらにIPTの名を世に知らしめたのは，1989年の米国NIMH（国立精神衛生研究所）による大規模多施設共同臨床試験TDCRPである[3]．本来は，治療構造が類似しているという理由から認知療法の当て馬的な対照群として採用されたIPTが認知行動療

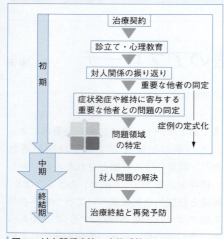

図1　対人関係療法の実施手続き

法と同等の抗うつ効果を示したことで大きな注目を浴びるに至った．

3）IPTの発展

その後に多くの検証試験が集積され，現在，大うつ病性障害に対して，米国精神医学会 American Psychiatric Association，および米国心理学会 American Psychological Association や英国の National Institute for Health and Care Excellence といった主要な治療ガイドラインをはじめ，諸外国でCBTと同等の精神療法として位置づけられ，日本うつ病学会治療ガイドラインにおいても推奨されている．2002年には，ISIPT（国際対人関係療法学会）が設立されている．また，うつ病以外への幅広い適応も実証されてきている．

2　中心概念

1）IPTとは

IPTでは，症状は治療焦点とせず，対人関係だけを介入対象として扱うことで，抱えている対人関係上の問題解決が図られ，結果的にうつ病をはじめとした中核的な臨床精神症状の改善に至ることが目指されるアウトサイド・イン型の治療と位置づけられる．その背景には，人間関係と精神疾患とは双方向的であり，人間関係上の問題が精神疾患発症の契機になる一方で，精神疾患によってもまた人間関係が毀損される，という両者の悪循環モデルが前提となっている．一般に人間関係の悩みを抱えると話題が尽きず，拡散しがちである．そこで，通常12〜16セッションで終結する期間限定の短期精神療法であるIPTでは，効率的な介入を実現するために，クライアントを取り巻くさまざまな人間関係の中でも取り扱う人間関係の優先順位づけとその問題への焦点化がなされる．症状の発症や持続に寄与する影響力の大きな人間関係を"重要な他者"として同定し，その現在の関係において生じている"今，ここで"の問題を，後述する4つの問題領域のいずれかとして分類し，それぞれにマニュアル化された方法論に従って，対人関係問題の解決に向けた方法を話題にする中で見つけることを通じて症状改善が目指される．

2）IPTの実施手続き

治療は，初期・中期・終結期の3期に分かれ，それぞれに固有の課題が設定され通常週1回程度のペースから徐々に間隔が開きながら施行される（図1）．

（1）初期

治療の土台作りとして医学的モデルに従った診立てや心理教育，治療に関する説明と同意取得がなされる．まずは，詳細な病歴聴取が行われるが，IPTではその際に，常に症状の発症や維持に人間関係がどのように寄与してきたかという文脈で過去から現在までの"対人関係の振り返り"が行われる．そして重要な他者との間で抱えている現在の問題が，4つの問題領域（複雑性

悲嘆（悲哀），役割期待のずれによる不和，役割変化への行き詰まり，対人関係の欠如）のいずれかに分類されるか検討され（図1），問題と症状の発症や維持の結びつきは，心理師-クライアント間で概念化して共有される（ケースフォーミュレーション）．心理教育としては，「病者の役割」という"義務の転換"が本人や周囲の人間に対してなされる．これは，クライアントは回復までの一時期間は社会的に免責される一方で，同時に治療に専念する義務が生じることも示され，クライアントは罪悪感が減じられ治療がスムーズに進むとともに，周囲との対人関係においても「役割期待の不一致」が是正されることにつながっていく．

(2) 中期

初期で分類されたクライアントの中心的対人関係が，問題領域に応じて扱われる（表1）．

複雑性悲嘆（悲哀）：重要な他者の喪失後に，否認→絶望→脱愛着という適切な悲嘆（悲哀）プロセスの停滞が起こっている場合で，喪の作業や新たな関係性の形成などの援助が目指される．

役割期待のずれによる不和：重要な他者との間に価値観や役割期待の不一致によるずれが大きい場合には，1) **再交渉**（互いのずれを意識して争っている状態で，不健全ではあるが改善への期待や努力が認められる），2) **沈黙**（交渉は諦められており，表面上の争いはないが問題が未解決のままの棚上げされた状態），3) **離別**（すでに関係修復は困難で，適切な別れが妥当な段階）への分類評価がなされ，それぞれの問題領域に応じて，規定された戦略に従って対応される．

役割変化への行き詰まり：ライフイベントなどにおける役割移行が問題の場合には，失った役割への客観的評価，情緒面での振り返り，新たな役割の獲得などといったことを課題とされていく．

対人関係の欠如：いわゆる孤立状態のことで，短期治療での解決は困難と考え，IPTでは，その気づきと問題着手までが課題となる．過去の人間関係や現在の心理師との関係性などが振り返られ，検討がなされる．

(3) 終結期

治療の終結と再発予防について話し合われる．

治療の中では，心理教育，夫婦療法，喪の作業，探索的技法，感情表現の奨励，明確化，コミュニケーション分析，治療関係の利用，行動変化技法などの行動療法的ア

表1 IPTが焦点を当てる4つの問題領域

- **複雑性悲嘆（悲哀）**—死別による重要な他者の喪失に対して，適切な悲嘆の感情処理が滞った状態（遅延した悲嘆，歪んだ悲嘆）
  喪の作業を進めることで，新たな対人関係に目を向けられるようになることを目指す

- **役割期待のずれによる不和**—対人関係上の役割期待の不一致があって解決していない状態
  (1) 再交渉（互いの期待のずれに気づき，積極的に変化をもたらそうとしているが不健全な交渉が繰り返されている段階）
  (2) 沈黙（互いの期待のずれに関する交渉が棚上げされている段階）
  (3) 離別（不和は修復不能のところまできているが，別れるためには何らかの支援が必要な段階）
  のいずれの段階にあるかを見極めて不和状態の解消を目指す

- **役割変化への行き詰まり**—ライフイベント上の変化への不適応
  古い役割喪失の受容と同時に，新たな役割に価値を見出すことを目標とし，本人にとって変化がどういう意味を持っていたのかを明らかにする．そのために，変化に伴った感情面での振り返り，サポートも含めた人間関係の移り変わりに焦点を当て，生じた不全感の解消を目指す

- **対人関係の欠如**—孤立
  短期治療での解決は困難と考え，その気づきと問題着手までを目指し，過去や現在の対人関係を振り返り検証する

表2 IPTの適応
■気分障害 　―大うつ病性障害 　　・急性期/寛解後の維持療法 　　・若年者（IPT-A） 　　・高齢者 　　・その他（閉経後，周産期，配偶者問題を抱える，HIV陽性患者，乳癌罹患，退役軍人，貧困女性，途上国，移民） 　　・プレクリニカル（電話面接，スクールカウンセリング，看護師による，予防目的） 　―持続性抑うつ症（気分変調症）（IPT-D） 　―双極性障害（対人関係・社会リズム療法）（IPSRT） ■不安症 　―パニック症 　―社交不安症 　―PTSD ■摂食障害

プローチ，などの多彩な技法が適宜応用され，IPT独自の技法といったものはあまり特定化されておらず，そのような従来からの技法を対人関係という文脈の下に統合された戦略性に最大の特徴があるとされる．

3）IPTの作用機序

先行研究の疫学的検証から誕生したIPTでは，「人間関係がうつ病の原因である」といった特定の原因仮説に基づいてはおらず，反対に，精神疾患の原因は，遺伝，人生早期の体験，環境，パーソナリティ，生物学的変調などが複雑に寄与しているという多元的立場を重視している．そのため，セッション初期には投薬必要性の評価といった生物学的介入も考慮される．パーソナリティの理解には努めようとするが，あくまでも治療焦点は症状と関連した対人関係の問題であり，パーソナリティそのものを治療対象とはしていない．また，精神内界の葛藤も治療対象とはされない．そのため，治療関係そのものは症例によっては中心的テーマのひとつとして扱われるが，転移という解釈では取り扱われない．複数の認知行動療法との比較検証試験において，短期的な効果発現では遅く劣る一方で，介入後の遅効性，かつ長期間ではより優れた症状改善効果が認められることから，認知行動療法との間における作用機序の違いが議論される．しかし，臨床研究による実証研究が多いIPTであるが，その精緻な機序については依然，不明確な点が多い．近年，その解明はIPT普及のためにも不可欠であるといった議論がISIPTにおいても盛んになっており，それらに関する研究も活発化してきている．例えば，IPTの機序は，感情理解を中心とした愛着メカニズムへの働きかけから説明しようという立場や，近年はメンタライゼーションとほぼ同義で使われるリフレクティブ機能つまり，他者との相互作用を意味づけ予期するために，自己や他者の主観的状態の理解を用いる能力が機序に関係しているのではないかといった立場での研究が増えてきているが今後の課題である．

3 応用の広がり

近年は，適応拡大も認めてきている（表2）．大うつ病性障害の急性期治療においては，再検証された複数のメタ解析で効果が追認されている．また，再発予防においてもIPTの効果は実証されている．一般に，治療反応性が劣るとされる慢性うつ病（持続性抑うつ症）に対しても欧州精神医学会（EPA）ガイドラインではIPTを推奨している．さらに，薬剤副作用への配慮を要し，認知機能や薬物反応性低下などへの影響も考慮が求められる高齢者や若年者へのうつ病治療においても，両者とも系統的レビューで効果が確認されている．双極性障害に対しては，社会リズム療法と統合された対人関係・社会リズム療法（IP-SRT）[4]の効果が示されており，すでに大

うつ病性障害と同様に米英といった諸外国の主要ガイドラインでも推奨されている．摂食障害では，すでにコクラン・レビュー，およびそのアップデート版（2016 年）においても効果が確認されている．不安症に対する効果にも注目が集まっており，社交不安症，パニック症に対しての効果報告が認められる．特に，PTSD に対しては，現在の標準的治療である持続曝露療法（PE）との直接比較でも，IPT は PE に対しての非劣性が示された上，脱落の低さや寛解率の高さが認められ，特にうつ病を有するケースでは PE に優る効果も示されていた．また，虐待などのトラウマによる複雑性 PTSD[5] の病態を呈するうつ病においては，薬物療法単独よりも IPT 併用の効果が高いことも示されている．また，他にも，閉経後，周産期，配偶者問題を抱える，HIV 陽性患者，乳癌罹患，退役軍人，貧困女性，途上国，移民といった群でのうつ病治療効果も報告され．大うつ病性障害や神経性過食症においてはグループ療法も高い効果が示されており，加えて電話面接，スクールカウンセリングへの応用，看護師による介入，うつ病予防目的のカウンセリングへと，その適応は拡大している．

アドバイス	よりシンプルに IPT モデルを理解するために

4 つの問題領域は，「戻れぬ過去 vs 進めない未来」という形で停滞している現在の人間関係や自身の役割を，1）毀損した人間関係や役割の建設的な修復を目指すのか，2）過去の関係性や役割への囚われに踏み切りをつけ，新たな関係や役割の構築を目指すのか，という二者択一の作業である，とのより集約化した解釈も可能である．過去に戻るにしても，未来に進むにしてもその行き詰まりを乗り越えるためには，IPT では"コミュニケーションの見つめ直し"が不可欠であると考える．一方で，2）のように新たな関係性や役割に目を向ける際には，コミュニケーション問題の克服だけでは失うものが大きいほど不十分であり，併行して"過去の関係性や役割の喪失の受容"のために悲嘆（悲哀）プロセスが不可欠である．

文献

1) Rioch DM：Recollections of Harry Stack Sullivan and of the development of his interpersonal psychiatry. Psychiatry 48：141-158, 1985
2) Klerman GL：Interpersonal Psychotherapy of Depression, Basic Books, 1984
3) Elkin I, et al：National Institute of Mental Helth Treatment of Depression Collaborative Research Program. General effectiveness of treatments. Arch Gen Psychiatry 46：971-982, 1989
4) Frank E, et al：Interpersonal psychotherapy and antidepressant medication：evaluation of a sequential treatment strategy in women with recurrent major depression. J Clin Psychiatry 61：51-57, 2000
5) Markowitz JC, et al：Is Exposure Necessary? A Randomized Clinical Trial of Interpersonal Psychotherapy for PTSD. Am J Psychiatry 172：430-440, 2015

3) ブリーフセラピーのアプローチ

黒沢幸子

Key word 効果的・効率的／解決志向／変化への期待／リソース

要点整理

- ブリーフセラピーは，問題や原因論にとらわれず，効果性・効率性を高めて短期間での終了を目指して行う心理療法であり，複数の有力なモデルがある．
- ブリーフセラピーは，「リソース」「利用」「未来志向」を特徴とするM. H. Ericksonの治療理念や技法から発展した．
- 解決志向ブリーフセラピー (SFBT) は，クライアントは十分なリソース（資源）と強さをもち，自身の人生の専門家であると考え，その望む未来の状態を協働してつくり出していく，肯定，尊敬，対話への信頼，安全性を特徴とするモデルであり，その応用範囲は広範に及ぶ．

1 成立過程

1) ブリーフセラピーの源流

ブリーフセラピー brief therapy の源流は，精神科医で催眠療法家の Milton H. Erickson の効果的で革新的な治療に遡る[1]．

Erickson の治療は，クライアントが面接に持ち込むあらゆること，問題や症状，抵抗までも，すべてリソース (resource 資源) として治療的に「利用 (utilize)」する．無意識の力に肯定的な信頼を寄せ，人が良くなり変化するのは「自然 (naturalistic)」であると考え，「未来志向」で，その人の持つ可能性を引き出す．変化はあらゆるきっかけで生じ，短期にも起こりうることを多くの治療実績から示した．

2) ブリーフセラピーの各派

Erickson は理論モデルを作らなかったが，影響を受けた下記の複数の有力なブリーフセラピー・モデルが発展した．

ブリーフセラピーと初めて呼称した MRI (mental research institute)，戦略派 (strategic model)，解決志向 (Solution-Focused Brief Therapy：SFBT) が代表的なモデルである．また，エリクソン催眠 (Ericksonian Hypnosis)，可能性療法 (Possibility Therapy)，NLP (Neuro-Linguistic Programming) も，それに位置づけられる．

3) 解決志向ブリーフセラピーの誕生

なかでも，解決志向 (SFBT) の誕生はブリーフセラピーをさらに新たな地平に導いた．Steave de Shazer と Insoo Kim Berg らによって創設された Brief Family Therapy Center (BFTC) において，膨大な面接をチームで観察し，肯定的変化が確実に持続的に生じた成功要因を検討した結果，問題ではなく解決に焦点を当てる解決志向モデルが生み出された．物質依存やDVなど，来談意欲が低く，従来型の心理療法では難治とされたケースに画期的な成果をもたらした．

2 中心概念

1) ブリーフセラピーに共通する基本原則

ブリーフセラピー各派は個性的である

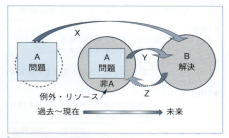

図1　問題と解決との関連性
（文献1）を基に作成）

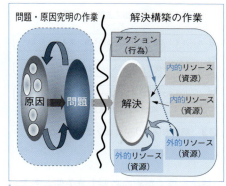

図2　問題・原因究明と解決構築の作業の相違

が，共通する基本原則を有している．

(1)「変化」への期待を持つ

変化は必然であり，絶えず起こっていると発想する．

(2) 相互作用プロセスに焦点を当てる

システム論の発想を背景にもち，問題が肥大するのは，他者や環境との相互作用が悪循環に陥っているためと見る．

(3) 小さな変化が大きな変化につながる

一人の小さな行動の変化が，関係する人々の行動の広範囲な違いをもたらす．さざ波効果（ripple effect）とも呼ばれる．

(4)「リソース」に着目し利用する

病理や問題ではなく，すでにあるもの，強み，役に立つものに注目し利用する．

(5) 人のユニークさを尊重し，活かす

セラピーは，一人一人のユニークさに合わせてテイラリング（仕立て）される．

(6) 過去でなく，現在・未来を志向する

セラピーは「これからどうなったらよいか」に方向づけられる．

2)「問題志向」と「解決志向」

ブリーフセラピーの各流派は，大きく「問題志向」と「解決志向」に分けられる．「問題志向」は，戦略派やMRIのモデルであり，「解決志向」は，SFBTや可能性療法である[1]．

表1　解決のための必要十分条件

次の3つについて，知ること
・「リソースやストレングス」
・「望む未来/解決やゴール」
・「具体的アクション」

問題と解決との関連を図示して考えると（図1），問題志向モデルは，問題やその機能に焦点を当てて解決を導く（X：A→B）．一方，解決志向モデルでは，問題以外の非Aの状態（例外/リソース）に注目し，そこから解決を構築していく（Y：非A→B）．あるいは，ダイレクトに解決やゴールのイメージを描き（B），そのなかですでに起こっている例外（Z：B→非A）を見出して，解決を実現していく．解決志向モデルでは，YとZの良循環を目指すため，そこにもはや問題の情報は必要ないともいえる．

3) 解決のための必要十分条件

問題や原因の究明作業と，解決構築の作業は異なる（図2）．解決をつくる作業は，望む未来や解決の姿を知り，内外のリソースを利用して，その実現に向けて役立つ具体的なアクションをとることである．これ

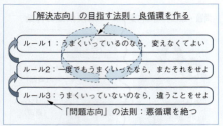

図3　解決志向ブリーフセラピーの中心哲学

表2　解決志向ブリーフセラピーの発想の前提

◆「変化」について
・変化は絶えず起こっており，必然である
・小さな変化は，大きな変化を生み出す
◆「解決」について
・「解決」について知るほうが，問題や原因を把握するより有用である
◆「リソース」について
・クライアントは，自身の解決のためのリソースを持っており，自身の解決の「専門家」である

（文献2）を基に作成）

が解決を導くための必要十分条件と考えられる（表1）.

4）解決志向（SFBT）の中心哲学と前提[2]

SFBTでは，モデル形成や実践のあらゆる場面で，プラグマティズムの3つの法則から成る中心哲学（図3）が活用される．ルール3は，悪循環を絶つ法則であるが，「解決志向」では，うまくいっていることを増幅させるルール2と1の実践が基本である．さらに，どのような発想を前提にクライアントと関わるかがセラピーの成果を左右する．発想の前提（表2）は，技法以前に重要なSFBTの基本姿勢である．

3 応用の広がり

SFBTは，今日ではブリーフセラピーの代名詞となり，エビデンス研究も蓄積されている[3]．

1）解決志向（SFBT）の主な技法[1, 2, 4]

SFBTの基本的な面接展開を示す．①何を心配しているか？［訴えやニーズの傾聴］，②最も望んでいることは？／どうなったらいいか？［望む未来や解決の姿］，③すでにできていること，うまくいっていることは何か？［リソース・例外］，④一歩進んだ状態は？役立つことは何か？［ゴール，アクション］，⑤コンプリメント＆提案［フィードバックメッセージ］，となる．その展開に応じて，質問技法を用いる．

（1）望む未来や解決を描く質問

解決したら，どうなっているか，何からわかるか，その違いを問う．「寝ている間に奇跡が起こり，問題が解決していたら，翌朝，どんな一日になるか」を尋ねる「ミラクル・クエスチョン」は，SFBT特有の質問である．また「何かをしなくなる」のではなく，「その代わりに何をしているか」を確認する．

（2）「例外」の質問

問題には必ず「例外」がある．問題が起こらないですんだとき，少しでも悪くなかったとき，うまくできたときを尋ね，「成功の実例」を見出す．どうやってそれができたのか「成功の責任追及」によって，対処法，役立つ考え方，周囲の協力などを利用できるようにする．

（3）コーピング・クエスチョン

大変な状況下で，どのように対処してきたのかを問うことで，クライアントにすでにある力に光を当て引き出す．

（4）スケーリング・クエスチョン

10段階のスケールで，現在の状態やそこから1段階進んだ違いを話し合い，具体的なゴールと役立つアクションを見出す．

> **アドバイス**
>
> どの技法を展開する際にも，他者の視点を用いる「関係性の質問」を折り混ぜることが役に立つ．「周囲の人は何から気づくだろう？」「家族なら，何点だと言うと思う？」など[4]．また，ゴールについて話し合う際には，「ウェルフォームド・ゴールの3条件」を意識すること．① 大きなものでなく，小さなもの，② 抽象的なものでなく，具体的なもの，③「〜しない」ではなく，「〜をする」で表現される行動．それがクライアントにとって，役に立つと思えることが大切である[2]．

(5) コンプリメント

リソースを肯定的にフィードバックする．ほめる，ねぎらう，称賛することは，治療的に大きな力をもつ．

(6) フィードバックメッセージ／提案

コンプリメントを基盤にして，「少しでもよいときを観察する」（観察提案），または「役に立った行動をさらに続ける」（Do more 提案）が代表的な提案例である．

> **MEMO** SFBTによる典型的な事例展開例
>
> 不安障害と家族問題を抱える会社員に「ミラクル・クエスチョン」をしたところ，朝すっきり目覚め，めまいがなく笑顔が増える1日を語る．めまいが楽だった「例外」を尋ねると，転勤先で自分が家族の中心で采配していたときを思い出す．「関係性の質問」により，妻も子どもも相互作用で会話と安心が増えると話す．「スケーリング」で今より1違う状態を考えるなか，本人が妻に毎朝，夕食の献立を一つ要望し感謝することが役立つと見出す．本人を十分「コンプリメント」しその実行を「提案」したところ，3回の面接で主訴は消退し終結した．

2）SFBTの多領域への応用展開

SFBTでは，問題や原因を問わないため，一般的な心理療法のように，症状や問題（図1のA）の種類に応じてアプローチを選択する（図1のX）必要がなく，幅広い対象への適用が可能である．医療，福祉，教育，産業，司法など，広範な領域で用いられ，解決のマスターキーと比喩されることもある．困難や障害を抱える人も健康でさらに発展したい人も，個人や家族，集団や組織に対しても，治療的技法としても予防開発的なプログラムとしても用いられる．

児童虐待領域で家族再総合に向けて用いられるサインズ・オブ・セイフティ・アプローチ（Signs of Safety Approach），教育領域では，教室でうまくいっていることを見つけ，子ども達が解決の責任を担って教室を成功に導く WOWW (Working on What Works) や「解決志向のクラスづくり」，いじめ解決に効果の高いサポートグループアプローチ（Support Group Approach），子育て支援プログラムのキッズスキル（Kids Skills），また，自殺予防，修復的司法への応用など，SFBTをもとに開発されたプログラムが効果を挙げている．組織開発などにおける産業領域での応用も活発になされている．

文献

1) 宮田敬一編：ブリーフセラピー入門，金剛出版，東京，1994
2) 森 俊夫ほか：森・黒沢のワークショップで学ぶ解決志向ブリーフセラピー，ほんの森出版，東京，2002
3) Franklin C, et al eds：解決志向ブリーフセラピーハンドブック—エビデンスに基づく研究と実践—，長谷川啓三ほか訳，金剛出版，東京，2013
4) De Jong P：解決のための面接技法［第4版］，—ソリューション・フォーカストアプローチの手引き—，桐田弘江ほか訳，金剛出版，東京，2016

4) グループ療法のアプローチ

松永美希

Key word 相互作用／凝集性／今，ここで／集団認知行動療法

要点整理

- グループ療法は，メンバー同士の相互作用を効果的に用いることによって，問題解決や症状改善を目指す．
- 実施される心理療法や対象疾患などはさまざまであるが，メンバーとグループと，両方のアセスメントを行いながら，進めることが重要である．
- 作用機序としては，グループの凝集性によって安心感の中で自身の問題に向き合えることや，対人交流を通して適切な対人スキルや認知・行動パターンを身に着けることが考えられる．

1 成立過程

1) グループ療法の始まり

グループ療法の始まりは，1905年にボストンで結核患者を集めて治療した内科医Pratt JHであると言われている．その当時，結核の特効薬がなかったため，自暴自棄になった患者たちが悪循環を引き起こしていた．Prattは糖尿病患者のクラスを作り，患者に生活状況を記録させ，それを題材に患者同士で週1回集まって話し合いをさせたところ，結核患者特有の孤立感やうつ状態が改善された[1]．

その後，1932年に，サイコドラマの創始者であるMoreno JLによってgroup therapy（グループ療法）という用語が初めて論文タイトルで使用された[2]．1940年代以降，欧米を中心に実践が広まっていった．

2) グループ療法の発展

1930年代頃より，Adlarなどの精神科医が，精神病院において集団での精神療法を行うようになった．またSlavson SRはアメリカのニューヨークで，青少年のためのプレイグループを用いたグループ療法を始めた[2]．

1940年代に入ると，1942年に，MorenoとSlavsonによって，米国集団精神療法学会が創設された．

また，ヨーロッパでは，Levin KによるTグループ（training group）が誕生した．第二次世界大戦後，Levinはアメリカに移住し，対人関係トレーニングとしてアメリカでもTグループが発展することになった．

1960〜1970年代に入ると，Rogers CRを中心に，カウンセラーの集中的グループ体験からエンカウンターグループが誕生し，人間性回復運動としてもアメリカを中心に大きく発展することになった．

1980年代以降になると，アサーショントレーニング，ソーシャルスキルトレーニングなど，自己主張スキルや対人スキルを集団形式で訓練するグループ療法も発展していった．さらには，1990年代以降になると，Linehan MMらの弁証法的行動療法，不安症やうつ病をはじめとした集団認知行動療法など，認知行動療法においても

グループ療法が盛んになっていった．

| MEMO | グループ療法，集団精神療法，集団心理療法の違いは？

小谷[3]の分類によると，グループ療法（集団療法）とは，集団で行う治療活動全般をいう．その中で心理学的な方法を用いることを集団心理療法，さらに集団心理療法の中でも，語りや話し合いを中心に，心理的介入で治療を展開することを集団精神療法という．集団精神療法は，一般的に，精神分析的集団精神療法を指すことが多いが，最近では，折衷的な介入も多い．

2 中心概念

1）グループ療法とは

グループ療法は，グループのメンバー間の相互作用と，メンバーと治療者（以下，リーダー）との相互作用が，各メンバーの不適応行動の変化に効果的に用いられる[4]．したがって，リーダーの治療技術はもちろんであるが，集団の凝集性や関係性自体が効果に影響すると考えられる．

2）グループ療法の種類

グループ療法の種類は多種多様である．ここでは代表的なものを紹介する．

（1）精神分析的集団精神療法

精神分析的集団精神療法は，メンバーは主訴を中心に，自由連想的に話し合いを進めていく．「今，ここで」の対人関係に映し出されるメンバーの不安や葛藤を明らかにする中で，対人関係上のゆがみに気づき，健康な自己の回復と成長がもたらされる[2]．

（2）エンカウンターグループ

エンカウンターグループは，Rogersのクライアント中心療法の理論を背景にもち，メンバー同士の対等な関係の中で，自分に気づくことを通して，自己実現を目指すものである．リーダーはファシリテーターと呼ばれ，数時間あるいは数日間にわたる集中あるいは宿泊を伴うグループ体験である[5]．

（3）サイコドラマ（心理劇）

Moreno JLが考案した，ドラマの形式を用いた集団心理療法である．あらかじめ決められた筋書きはなく，診断的・治療的な目的のもとに，即興的にある役割を演じる．「今，ここで（here and now）」を重視し，役割を演じることで日常では気づかなかったことを経験できたり，役割交換することで，自分でも気づかなかった姿を発見し，そこから洞察やカタルシスが生じる[6]．

（4）集団認知行動療法

もののとらえ方や振る舞い方を集団形式で見直し，それらの変容を通して，問題の解決や症状改善を目指す．心理教育，セルフモニタリング，認知再構成法，行動活性化，問題解決訓練など，多様な認知的・行動的技法を用いながら，個人ワークとグループワークをバランスよく実施する．

そのほか，設定や形態についても触れておきたい．多くのグループ療法は，病院やクリニックで行われている．その中でも，入院患者を対象としたものと外来患者を対象としたものに分けられる．また病院やクリニック以外では，学校や企業，コミュニティの施設などにおいても実施されることがある．またAlcoholic Anonymous（AA）のように，セルフヘルプグループとして実施されることもある．

実施形態としては，対象者を限定し，いつも同じメンバーで行っていく，クローズドグループ．対象者を限定せず，だれが参加してもよいとするオープングループ．その中間で，対象者は限定しているが，その

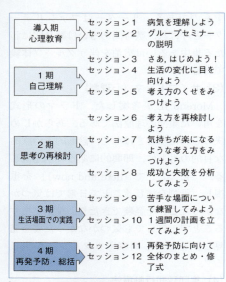

図1 うつ病の集団認知行動療法 セッションの流れ
（文献7）より引用）

メンバーがいつ参加するかは比較的自由である，セミオープンのグループがある．

3）グループ療法の実施手続き

ここでは，グループ療法の手続きとして，筆者が実践しているうつ病の集団認知行動療法[7]を例に挙げる．

筆者らが実施している集団認知行動療法では，うつ病の改善や社会的機能の改善を主に目指している．期限を設定して，クローズドグループで行われる．そのプロセスを初期（図1では導入期と1期にあたる），中期（2期～3期にあたる），終結期（4期にあたる）に分けて紹介する．

（1）初期（図1では導入期～1期にあたる）

最初のセッションでは，自己紹介や簡単なアイスブレーキングを行い，メンバーの緊張をほぐす．またメンバー同士が安心して参加できるように，グループのルールを紹介する．グループのルールでは，批判や指摘でなく互いの良いところを認めることや，なるべく全員が平等に発言できるようにすること，グループへの参加中は個人的な付き合いは控えることなどをお願いしている．

初期では，心理教育や治療目標の設定，自己理解を目的としたセルフモニタリングを行っている．心理教育では，病気や認知行動療法の説明や，グループ療法のメリットについて紹介している．治療目標の設定では，グループを終えたときにどうなっていたいか，その先1～2年後にどうなっていたいかということを尋ねている．セルフモニタリングでは，生活上の気分や活動（行動）を記録して，それらを振り返り，自分の活動が抑うつ気分に関係していることへの気づきを促進する．

北西[8]が指摘するように，うつ病グループの初期では，グループへの不安や，無力感や情緒不安定性を持つメンバーへの同調が生じやすい．初期には，気分や行動といった比較的観察しやすい個人ワークを通して自己理解を深めるとともに，それらをグループ内で発表しあうことで，自分一人が悩んでいるわけでないという安心感を持てるようにしていく．また心理師は，落ち込み以外の気分やできている活動にもフィードバックを与え，生活に変化をつけることで抑うつ気分が減ずるかもしれないという治療への期待を高められるように働きかけていく．さらにはメンバーの生活状況や問題に関する情報を収集したり，グループでの発言の様子などから対人関係の取り方や考え方の特徴についてもアセスメントを行い，メンバー個人とグループのケースフォーミュレーションを行っていく段階である．

(2) 中期（図1では2〜3期にあたる）

中期の中心的な技法は，認知再構成法である．これは，抑うつ気分など否定的気分が大きくなった出来事について，そのときに頭に浮かんでいたこと（自動思考）を振り返り，その自動思考が気分に与える影響と，自動思考の妥当性について検討することである．

メンバーは，実際に生活上で抑うつ気分を体験した出来事について，そのときの自分の思考や気分，行動についてグループ内で発表していく．リーダーは，個々のメンバーの体験を取り上げ，自分も同じように体験したらどのような考えや行動を行うかということを想像してもらい，別の思考や行動についてディスカッションをしていく．

そのような話しあいの中でいくつか問題が生じることがある．例えば，「同じような出来事を体験したのでよくわかる」というようなメンバー同士の共感を引き出すことができても，そこにとどまってしまい，先に進めない．または，相手のために良かれと思った発言が批判的になってしまったり，相手の発言に傷ついてしまったりする．

リーダーとしては，できるだけこのような問題が生じないように進めていくことも大事であるが，一方で，このような問題こそが，メンバーやグループが抱えている問題と関連があることを認識し，ホットな認知・行動パターンや対人パターンに焦点を当てていくことも重要である．

(3) 後期（図1では4期にあたる）

後期では，これまでのセッションを振り返ったり，再発予防に向けて終結後も引き続き取り組んでいくことを再確認する．

リーダーは，メンバー同士が互いの変化や成長を認め合ったり，励まされた言動などを積極的にやりとりできるように進める．また終結後にも，グループで学んだことを続けていけるように，今後気をつける点などをグループで共有する．

> **アドバイス　グループ療法を始める前に**
>
> どのような目的で，どのような人に参加してもらうのか，どのような内容を実施するのか，といったことを明確にしておく必要がある．また，これらの情報を実施する施設内や部署内で共有しておくことで，対象者を集めやすくなったり，対象者の状況を把握しやすくなる．
>
> グループの内容については，既存のグループのプログラムを参考にしたり，個人療法を基準にしたりして検討する．プログラムの内容以外にも，実施時間や期間，実施場所，参加人数，スタッフの人数などを決めておく．
>
> メンバーの募集については，グループの凝集性を高めるためには，メンバー同士の疾患が類似しているグループを作ることが望ましい．または「復職」や「症状改善」など，同じような目標を持つ患者を集めるようにする．参加希望者には事前に面接や尺度を用いたスクリーニングを行って，メンバーの現病歴や重症度，生活背景などを把握するとともに，グループ参加への適性を検討する．もし，グループ療法への適性が低いと判断し，グループではない介入（個人療法など）に切り替えるようにする．

4）グループ療法の作用機序

Yalomらは，自らのグループ療法の経験に基づいて，グループ療法が効果を表すメカニズムとして11項目を挙げている（**表1**）[9]．「普遍性」のようにグループ療法は自分一人だけが悩んでいるのではないという安心感や，他者の変化を観察することによる治療への期待感（「希望をもたらすこと」），他のメンバーを援助することで自己肯定感が増える（「愛他主義」）といった，個人療法で得られにくいポジティブな感情をもたらすことが考えられている．また，ソーシャルスキルの発達や，模倣行動（モデリング），対人行動のように，グループでの対人交流を通して，自分の対人交流パ

表1 治療要因

治療要因	定義
普遍性	他のメンバーも自分と同様の感情,考え,問題を持っていると認識すること
愛他主義	他のメンバーを援助することを通じて自己概念を高めること
希望をもたらすこと	他のメンバーの成功によって,自身の改善を楽観視できると認識すること
情報の伝達	セラピストやメンバーによって提供される教示や助言
原家族経験のやり直し	危機的な家族力動を,グループメンバーとの間で再体験して修正すること
ソーシャルスキルの発達	グループが,適応的で効果的なコミュニケーションを育む環境をメンバーに提供すること
模倣行動	他のメンバーの自己探求,ワーキングスルー,人格成長を観察することを通して,自身の知識や技能を伸ばすこと
凝集性	信頼感,所属感,一体感を体験すること
実存的要因	人生上の決断に対する責任を受け入れること
対人学習	他のメンバーからのフィードバックを通して,自分の対人的インパクトに関する個人的な洞察を得ること(インプット)また自分たちがより適応的な方法でやりとりできるような環境を,メンバー自身で作り出すこと(アウトプット)
自己理解	自分の行動や情動的反応の奥にある心理的動機についての洞察を得ること

(文献9)より引用一部改変)

ターンを認識し,適切な行動の獲得も期待できる.さらには,「凝集性」のように,グループの一体感や所属感を体験することで,これまでの対人交流での傷つきが癒されるとともに,安心した場のなかで,自身の問題に向き合うことができると考えられる.

特に,集団認知行動療法では,メンバーのもののとらえ方や振る舞い方を観察することや,それらを認め合う(強化)ことによって,適切な考え方や振る舞いが定着しやすくなる.

3 応用の広がり

先に述べたように,グループ療法は,病院やクリニックのみならず,コミュニティや学校,企業においても展開されてきている.また対象とする問題についても,うつ病や不安症,統合失調症以外にも,神経発達症や認知症,災害後PTSD,復職リワークなど多岐に広がりを見せている.しかしながら,グループ療法についての研修は機会が不足している[10].今後は,大学・大学院教育も含めて,グループ療法の訓練体制の充実が必要である.

文献

1) 村山正治:いまなぜグループか.臨床心理学 4:445-452,2004
2) 武井麻子:集団精神療法の歴史と広がり.集団精神療法の実践事例30,グループ臨床の多様な展開,藤 信子ほか編,太洋社,東京,2017
3) 小谷英文:集団精神療法.心理臨床大辞典,氏原 寛ほか編,培風館,東京,1992
4) Yalom ID, et al:グループサイコセラピーヤーロムの集団精神療法の手引き,金剛出版,東京,1992
5) 村山正治:エンカウンター・グループ.心理臨床大辞典,氏原 寛ほか編,培風館,東京,1992
6) 小澤久美子ほか:心理劇(サイコドラマ).心理臨床大辞典,氏原 寛ほか編,培風館,東京,1992
7) 鈴木伸一ほか:うつ病の集団認知行動療法実践マニュアル 再発予防と復職支援に向けて,日本評論社,東京,2011
8) 北西憲二:集団精神療法入門(3)うつ病.精神療法 43:636-640,2017
9) American Group Psychotherapy Association:治療要因と治療機序 集団精神療法実践ガイドライン,日本集団精神療法学会監訳,創元社,大阪,36-43,2014
10) 岡島美朗:集団精神療法の研修.精神療法 43:636-640,2017

5) 家族療法のアプローチ

日下華奈子

Key word 家族システム／円環的因果律／関係系の変容／相互影響作用

要点整理

- 家族療法は家族全体をシステムとして捉え，治療対象は家族システムである．家族メンバー間の「関係性」・「相互作用」に注目し，家族が関係系のネットワークをあらたに再構築していくプロセスを治療，援助していく．
- 「原因─結果」という直線的因果律，ではなく「原因は結果にもなり結果は原因にもなる」円環的因果律を採用している．
- システム論に立脚する家族療法は，家族を取り巻くコミュニティやネットワーク構築など多領域との連携を図っていくうえで期待されるアプローチである．

1 成立過程

　家族療法の成立過程を理解することは，家族療法のアプローチを実践するうえで重要である．家族療法の成立から今日に至るまでの歴史には，主に3つの流れを掴む必要がある．1つめは家族システム論の登場，2つめは第二次家族療法と位置づけられる時期，3つめはポストモダニズムの流れを汲む理論の登場と各理論を統合する動きである．

1) 家族システム論の登場

　1950年，カリフォルニア州のMRI（Mental Research Institute）にて合同面接が取り入れられたことを契機とし，その後，数多くの理論が生みだされ家族療法が発展していく．その基盤をなすものがシステム論である．

　当時，母子合同面接を導入したAkerman NW（家族療法の始祖と称される：アッカーマンは親子間，さらには家族間の関係性を直に観察し介入を行った）の取り組みは批判を受けるなど，それまで家族が治療に参加することは治療の妨げにもなりうる，と治療枠の外に置かれてきた歴史がある．この背景には，それまでの個人療法があくまでその人個人の精神内界，さらに患者と治療者の二者関係をとりわけ重視しており，患者を取り巻く家族，さらには環境の持つさまざまな資源を治療に活かす発想に光が当てられなかった．しかし逆説的に捉えると，治療に家族の影響がそれだけ強かった，とも解釈できる．そのような流れの中，家族療法の成立と発展を後押ししたのが，システム論である．

　システム論とは自然科学の領域で提唱されていた「一般システム論」をBateson Gが家族を理解するための枠組みとして紹介したことに由来する．

　原因を個人内に帰結する直線的因果律から円環的因果律へ（図1）というシステム論の考え方はシステム論的家族療法の構築，発展に多大な影響を与えた．一般システム論登場の背景には1960年代，あまりにも還元主義に陥った近代科学への批判がある．

　日本では，精神分裂病の家族研究（1965），

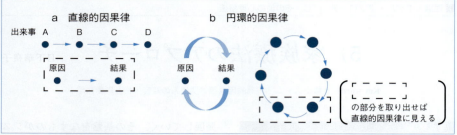

図1　直線的因果律と円環的因果律
出来事Aが原因となりBが結果となる（出来事Bが原因でCが結果になる…）が直線的因果律の考え方である．システム論ではその人個人や家族の出来事は，原因と結果がたえず循環し，家族メンバー間が相互影響を与えあうと捉える．家族療法では円環的因果律を採用する．
（文献1）より引用一部改変）

下坂幸三（1961）の摂食障害の家族病理学への貢献をはじめとし，精神病理とその家族についての研究や記述が紹介されたことで，家族療法に注目が集まった．1970年代後半にはその動きは盛んになり，家族療法の研究会が発足し，1984年に日本家族研究・家族療法学会，同年，家族心理学会が発足した．

2）第二次家族療法の成立

家族システム的認識論，家族療法の取り組みが注目される一方で，個人の精神内界が見過ごされてしまうことへの批判や，家族原因（病因）説に加担しているなどの議論が噴出した．特定の家族メンバー内に原因を帰結するような，直線的因果律での問題理解がなされたり，家族自身がそのように誤解し，家族の本来持つ資源やレジリエンスの軽視，治療への動機づけが阻害される，と指摘された歴史もあった．これらの議論をうけ，あらためて円環的因果律に基づいた家族システムの理解が図られるようになった．また，個人内界とシステムの関係の両方を視野に入れる文脈療法などが注目された．多くの著名な家族療法家が輩出されたのもこの時期である．このようにシステム論を基礎とし家族療法は発展していき，第二次家族療法と呼ばれる時代を迎える．

3）ポストモダニズムと諸理論統合の動き

1990年代に入ると社会構成主義の流れが起こる．家族療法では家族システムの変化に働きかける従来の治療構造から，治療システム自体に起こる変化に注目する理論も登場した（ナラティブアプローチ，短期療法，解決志向のアプローチなど）．

現在では各理論，技法の統合を目指す統合的アプローチが検討され，臨床実践に活かされ（**表1**），エビデンス・ベイストに基づいた知見が積み上げられている．また，家族の抱える問題解決には，諸学派の理論や技法を柔軟に組み合わせ，その人個人また家族の多様な問題にアプローチする統合的アプローチも注目されている．

> |MEMO|　家族システムの第一次変化（停滞）と第二次変化（新たな文脈の構築）
>
> システムとは「あるまとまりをもつ集合体」を指す．無生物・生物・精神過程・社会過程を統一的に理解するための原理．一般システム論として生物学者のフォン・ベルタランティが提唱した概念．システムは恒常性（ホメオスタシ

表1 関係性に着目するための3つの概念と各理論

言動 (behavior)	文脈 (context)	ものの見方・考え方 (belief)
言動・態度,振る舞い 「いま・ここ」で展開されるやりとりに注目する視点	歴史的・社会的な広がり出来事のなかで家族を捉える視点	これまでの経験のなかで身につけ出来上がってきた信念体系の視点
▶特徴 家族の中で進行する事態を単純化して捉えることができる．関係の可視的側面	▶特徴 個人,夫婦,家族の問題や症状は,何世代かにわたる拡大家族の発展の歴史という文脈で理解することができる	▶特徴 問題行動,症状の維持には束縛で変化が抑制されたビリーフに着目し,あらたなビリーフ体系の構築を目指す
主となる理論アプローチ 　構造的家族療法 　MRIブリーフセラピー 　認知的家族療法 　戦略的家族療法	主となる理論アプローチ 　多世代家族療法 　精神分析的家族療法 　体験的家族療法 　心理教育	主となるアプローチ 　ミラノ派家族療法 　ソリューション・フォーカストアプローチ 　ナラティブ・アプローチ 　社会構成主義アプローチ

(Carr (2000) の分類を中釜 (2008)[3] が改変したものを参考に一部改変)

ス)の機能を有する．例えば，体内の温度を一定に保つために暑いと感じれば発汗して体温を調整するといったものがこの例である．

システムの恒常性を維持する機能を担うものと構想されたものに，サイバネティクス理論がある．システム内の緊張が高まればそれを下げる働き，緊張が下がれば上がるよう自己制御のメカニズムを「負の(ネガティブ)フィードバック」とし，システムの平衡を維持する機能を理解するうえでシステム・サイバネティクスともいわれる．

システム・サイバネティクスの考え方は家族システムの変化を説明するうえで重要である．

家族システムは，フィードバックプロセスを通じて自己調節する機能を持つ．家族システム内では，暗黙のパターンやルールを逸脱しようとする動きが生じるとそれを元に戻そうとするネガティブ・フィードバックが起こり，これまでの構造や機能を一定にする形態維持(モルフォスタシス)が働く(第一次変化)．硬直した家族システムはこの状態に留まりやすく，問題や症状維持につながる．健康な家族システムでは試行錯誤しながらも家族ライフサイクルの発達課題や危機を乗り越えようと家族システムを変化させていくポジティブ・フィードバック，形態発生(モルフォジェネシス)が生じる(第二次変化)(図2)．

このように，家族システムが次の発達段階に順応するために構造を変化していくプロセスが重要となる．

2 中心概念

1) 家族療法の主概念

家族療法では，家族全体を集合体，システムとして捉える点に最大の特徴がある，とすでに述べた．問題を抱えた個々人の属性で問題を捉えるだけではなく，関係性や相互影響作用に着目し，よりよい関係性の構築に向け，行為の連鎖やパターンへ介入していく．すなわち閉鎖された家族システムを開放システムへと変化させていくこと(システムの第一次変化からシステムの第二次変化へ(図2))が介入の柱となる．

そのため家族療法では複数の視点を用いて関係性を理解し，アプローチしていく．ここでは主に関係性を捉える3つの概念を取り上げる(表1)．

言動(問題維持的な行動パターン)，文脈(先行する歴史的出来事，社会システム構成要素)，ビリーフ(信念体系やナラティブ)がある．

2) 「IP(症状を呈する人)」と「クライアント」

家族療法では，通常の治療で「患者」，

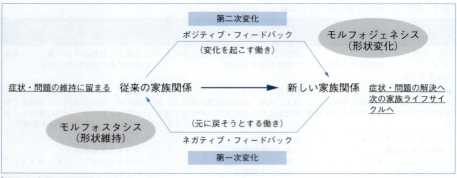

図2　家族システムの変化
（文献2）より引用一部改変）

心理療法でいうクライアントを「IP：identified-patient（症状を呈する人）」と呼ぶ．家族療法でのクライアントとは相談を求める人（または，相談を促すよう働きかけた人，組織）であり，必ずしも症状や問題行動を呈している人がクライアントとは限らない．子どもの問題行動や症状を主訴とする場合，クライアントが子ども本人ではない場合が圧倒的に多いのは想像に難くない．この場合，親，きょうだい，または学校，医療，福祉関係者などの家族を取り巻くコミュニティの関係者が家族療法ではクライアントに該当する（注：家族メンバーの動機づけやアセスメントに中村（2016）のCCSAの理論は参考になる）．

3）心理師の基本態度

家族療法では，家族のもつユニークや価値観に対して，判定的な態度は慎み，多様性を受け入れる先入観のない姿勢こそが心理師の基本態度である．

心理師が「ある前提」に立ち，投げかける質問や解釈は，家族メンバーの誰かをスケープゴートする危険にすら満ちている．よって，特定の家族メンバーに偏らない姿勢，すなわち「中立性」を保ち，各家族メンバーが「問題」をどのように捉えているかに耳を傾ける．家族には直面する困難を乗り越え，回復する力は家族自身の中に備わっている，と考える．よってその力を信頼し問題を解決していくプロセスを援助することこそが心理師には求められる．

4）家族療法の実施手続き

家族療法のプロセスは，相談受理ステージと初期ステージ，介入ステージ，終結ステージの3つのステージから成る（図3）．

（1）相談受理ステージと初期ステージ

入室の順番，第一声を発するのは誰かなど，参加した家族メンバーそれぞれの動機づけの程度を確認することから始まる．これらを家族システムへの作業同盟づくりと並行しながら，家族をアセスメントし，暫定的な仮説を立てる．（1）のステージでは，ジョイニング（家族に仲間と認められるよう努める態度や言動），多方向の肩入れ（個々人の言い分に十分傾聴し，全員から等距離に立つ）を目指す．個々の家族メンバーが語る（または語らない，語れないでいる）ニーズを全員が納得する共通目標にまとめ,伝える作業を経て家族療法的な「合意」に達する．

(2) 介入ステージ

ここでは (1) で立てた作業仮説をもとに介入していく．ここで重要となるのは，心理師は家族が訴える主訴と家族が語る発言から，最初の到達目標を決める．ここで言う到達目標とは，家族がなるべく負担なく実行可能な目標を設定することである．その到達目標を実施実行していくことで問題への理解がある程度進んでいく．また実現可能な目標を達成することで，家族がエンパワーメントされ，更なる力を促進する．その際，家族と協働作業を行いながら相互理解を促す技法としてジェノグラムインタビュー，エンプティチェア，ホームワークなどがある．これらを繰り返されるパターンや葛藤，文化差，喪失体験が現在の問題に取り組む際の共通理解を深めることに役立つ．さらに役に立たないのに繰り返される悪循環，無駄な相互交流，恐れや不安から表明されなくなってしまっている考え（途絶えた相互交流），QOLに繋がらないが固定してしまっている関係性，家族内で容易に見落とされてしまっている良い点にも注目（リフレーミング）しながら介入を進めていく．

このステージでの課題として，到達目標の実施実行を妨害する事態に陥ることで，問題が紛糾した結果，介入が行き詰まることも少なくない．そのような事態に対処するため，(1) のステージに戻り作業仮説の見直しや検討を図り，あらためて家族のニーズを確認する必要もある．

(3) 終結ステージ

これまでのステージを振り返るとともに，再発防止のためにやっておくことがよいことなどを伝える．ここでは，問題が再び表出した場合，どうすればよいかを家族と共有する作業が目指される．

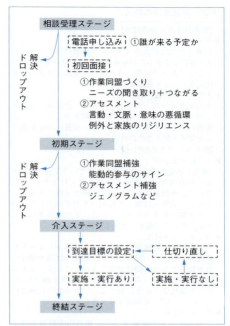

図3　家族療法のプロセス
（文献3）より引用）

> **アドバイス　家族療法・カップル療法適用の留意点**
>
> 子どもの虐待，DVなど家族内に暴力が認められるような倫理性を欠く事例では，家族療法（家族合同面接）の安易な導入は，事態の悪化を招く恐れがあるため禁忌である（ただしDVに対しては，カップル療法の適用を判断するガイドラインも示されている）．この場合，家族を外部の資源につなぐことを最優先することは言うまでもない．このため，リクルートメント（参加メンバーを集める/決める）には特別な注意を払う必要がある．
>
> また，臨床場面ではよくみられる子どもの問題が夫婦関係悪化を助長しているケースでは，親としての協働作業を優先すべきであるが，問題の維持が長期間持続する場合には，夫婦システムへの介入に焦点を当てる必要性も検討していく必要がある．

5）家族療法の技法

家族療法の理論や技法は数多く存在する

表2　家族療法の技法

【関係形成のための技法】
▶ジョイニング
治療者が家族の会話スタイルや交流パターンを受け入れ家族システムに治療者を溶け込ませる技法．ジョイニングが十分に果たされると，家族システムの変化促進に大きく貢献できる
▶多方向（多方面）への肩入れ
他の家族メンバーが見ている前で，治療者が家族メンバーひとりひとりに共感的理解を示していく．治療者は常に中立性を保ちながら，全員から等距離にある関係を築くための技法

【変化を促すための技法】
▶リフレーミング
「事実」は変えずに，それがおかれている文脈（フレーム）や意味付けを変えたり，拡げたりすることで，そのことが問題となっている影響力を変化させていく技法．通常とは異なる枠組みを当てはめたり，ラベルを張り替えるなどして起こっている事実は変えずに，それに付随する意味を変換すること
▶パラドックス技法
その人個人や家族が，改善しよう，解決しようとして行った行為が，症状ならびに問題の維持や悪化に力を貸してしまう例は少なくない．このような悪循環を断つために，あえて治療者が現状を続けたり，もっと強化するように勧めるといった家族に逆説的（パラドックス）な指示を与えること
▶ジェノグラム
アセスメントや家族メンバー間の相互理解を促すツールに，ジェノグラム・インタビューがある．世代間（三世代まで遡るのが一般的・書き方は文献6）が参考になる）で繰り返されるパターンや葛藤，文化差，喪失体験，家族内でタブー視されてきた出来事や歴史，が現在の問題に取り組む際，家族メンバー間の共通理解を深めることに役立つ．さらに家族ならびに夫婦システムが直面化しやすい危機の理解には家族ライフサイクルの視点が役立つ

が，ここでは最も基礎的な技法に絞り紹介する．基礎的な技法として「関係形成のための技法」と「変化を促すための技法」に分けられる（表2）．関係形成のための技法であっても実際には家族システムの変化促進に作用する．ここで重要なこととして，家族との関係形成が十分に構築されなければ，変化が促進されることはない，ということである．この点は心理師の基本的態度と絡めあらためて強調しておく．

3 応用の広がり

エビデンス・ベイストに基づいた家族療法の知見や従来のアプローチから発展し，現在では患者ならびに家族が抱える不安や負担を軽減するための家族心理教育プログラム，また，家族を治療協働者として位置づける行動療法的手法など，家族が日常生活の中で活用できるようなプログラム体系の実践も活発に取り入れられている．

近年，核家族化，ステップファミリー，同性愛カップル，養子，里親制度の広がりなど家族のあり方がより多様化する時代にあって，家族が抱える心理的・行動的な問題へのアプローチに携わる領域は実に多領域にわたる．それにより家族療法の視点をもった家族理解と実践への裾野はますます広がり応用が期待されている．このように，家族療法のアプローチは，各領域をつなぎよりよいネットワーク構築を図っていくうえで大いに活用されるべきアプローチといえよう．

文献

1) 日本家族研究・家族療法学会編：家族療法テキストブック．金剛出版，東京，2013
2) 中釜洋子ほか：家族心理学—家族システムの発達と臨床的援助—．有斐閣ブックス，東京，2008
3) 中釜洋子：家族のための心理援助．金剛出版，東京，2008
4) 中釜洋子：いま家族援助が求められるとき—家族の支援・家族との問題解決—．垣内出版，東京，2001
5) 中村伸一：統合的精神療法としての Client Centered Systemic Approach（CCSA）．精神療法 42：171-177，2016
6) 中村伸一：ジェノグラムの書き方—最新フォーマット—．家族療法研究 19：259-262，2002

6）森田療法のアプローチ

久保田幹子

Key word 東洋的心理療法／あるがまま／不問／日記療法

要点整理

- 森田療法は，日本で生まれた数少ない心理療法で，東洋的人間学を基盤とする．
- 基本形は入院療法であったが，昨今は外来（通院・通所形式）での森田療法が主流になっており，さまざまな領域・対象において活用されている．
- 不安を病理としてとらえず，生の欲望（より良く生きたい）と表裏一体と理解し，不安を観念的にやりくりしようとする姿勢から，あるがままに受けとめる姿勢へと転換を図ることにより，症状からの脱却を目指すアプローチである．

1 成立過程

1）森田療法の創始者

　森田療法は，わが国の精神科医である森田正馬（もりた まさたけ）によって創始された日本独自の精神療法（心理療法）である．森田は，明治7年（1874年）に高知県の富家村で生まれた．小学校の教師をしていた厳格な父親と，過保護な母親の元で育ち，活発で好奇心も旺盛であったが，反面かなり神経質な子どもであった．9歳の頃に村の寺で地獄絵を見てからは，死の恐怖に襲われて夢にうなされたり，15歳の頃には心臓が悪いと思い込んで悩み，19歳の時にはパニック発作も経験した．こうした神経症的な症状の背景には，父親との葛藤があった．森田は医学を志したが，父親がそれを許さなかったため，学費を援助してくれる医者夫婦と勝手に養子縁組を結んでしまい，それを知った父親と衝突していたからである．結果，父親が勧める従妹との縁談を条件に，養子縁組を解消し，学費を払ってもらって24歳の時に東京帝国大学医学部に入学することになる（1898年）．しかしその後も，森田は慢性頭痛やそれに伴う集中困難，神経衰弱などさまざまな症状に悩まされ，服薬などの治療は受けていたが効果はなかった．そんな折，たまたま父親から学資の送金が遅れた際に，森田は父の嫌がらせと考え，いっそあてつけに死んでやろうと一切の治療をやめ，とりあえず目前の勉強に打ち込んだ．そうしたところ，長年苦しんでいた症状が一時的に和らぎ，思いのほか好成績を得ることができたのである．こうした体験が，のちの森田療法の礎になったと言われている．

2）森田療法の確立[1]

　大学を卒業した森田は，自身の体験もあり，神経症の治療・研究に取り組んだ．当時効果的と言われていた西洋の精神療法を追試し，催眠療法，安静療法，作業療法，説得療法などさまざまな方法を試みたが，神経症に対する効果的治療法を見出すには至らなかった．そんな折，神経衰弱のクライアントを自宅に下宿させ，さまざまな精神療法のエッセンスを組み合わせて施行したところ症状が軽快する経験を得た．これを機に，森田は自宅を開放し，家庭的な環

境下で絶対臥褥，作業療法を行う入院治療を構想し，1919年に森田療法の原型を確立したのである．その後，森田療法は後継者らによって引き継がれ，1983年には日本森田療法学会が設立され，臨床および学術的な発展を遂げた．

3）森田療法の発展

森田療法の基本形は入院療法とされてきたが，昨今では外来（通院・通所形式）での森田療法が中心的な治療形態となっている．それと共に，森田療法のフィールドも，医療機関のみならず，スクールカウンセリングや学生相談といった教育現場，また企業のメンタルヘルスなどさまざまな領域に拡がりを見せている．

森田療法は日本で生まれ発展してきた心理療法であるが，現在は中国，オーストラリア，ロシア，またカナダ，アメリカ，イギリスといった欧米においても活用され，1990年に第1回国際森田療法学会が浜松医科大学で開催されたのを皮切りに，3年おきに福岡，北京，東京，上海，バンクーバー，メルボルン，モスクワ，ロンドンにおいて開催された．また，『外来森田療法のガイドライン』の英語，中国語，ロシア語，ドイツ語，スペイン語翻訳版が次々に刊行され，森田療法の普及に寄与している．海外でも森田療法的カウンセリング，トラウマに対する森田療法，森田療法の効果研究（日米共同研究）など，さまざまなテーマで臨床および研究が展開している．

2 中心概念

1）森田療法の治療対象と神経症理論[1, 2]

森田療法の治療対象は，元来，森田神経質と呼ばれる神経症であり，森田はそれを強迫観念症，普通神経質，発作性神経症に分類した．これは，DSM-5では，パニック症，全般不安症，広場恐怖症，社交不安症（社交恐怖，対人恐怖症）などの不安症群，強迫症，病気不安症（心気症）などに相当する．しかし最近は多様な病態に適用されており，特に慢性化したうつ病への有効性が指摘されている．

森田は，こうした神経症の病理を"とらわれの機制（悪循環）"として理解し，その背後に共通して認められる性格素質（神経質性格）に着目した．神経質性格とは，内向的，自己内省的，心配性，敏感といった弱力的側面と同時に，完全主義，理想主義，頑固，負けず嫌いといった強力的な側面を併せ持ち，内的葛藤を生じやすい性格を指す．森田は，こうした性格傾向を基盤として，ある特有の機制（とらわれの機制）が生じたとき，神経症に発展すると理解したのである．「とらわれの機制」は二つの要素から成るが，その一つは，注意と感覚が相互に影響することによって生じる悪循環（精神交互作用）である．例えば，人前で顔がこわばる自分に不安を覚え，表情に注意が集中すると，より感覚が敏感になり，さらに不安がつのって一層顔がこわばるというように，注意と感覚が相互賦活的に作用して症状が強まる機制である．もう一つは思想の矛盾と呼ばれるもので，悪循環を生じさせる構えである．神経質性格の人は，自然に生じる感情を「かくあらねばならない」と考え，知的に解決しようとする．これは自然や心身を支配しようとする万能感，もしくはコントロール欲求ということもできるが，不快な感情を「あってはならないもの」として観念的にやりくりしようとするために，より一層思うようにならない自己（理想の自己と現実の自己とのギャップ）に葛藤が生じるのである．これは不可能を可能にしようとする試みであ

り，先の例であれば，緊張してしまう自分を「ふがいない」と考え，緊張しないようにと身構える結果，かえってそれにとらわれてしまうといったものである．

森田療法が西洋の学派と異なる点は，人間観や不安のとらえ方にある．つまり，不安を病理ではなく，「より良く生きたい」という健康な欲求（生の欲望）と表裏一体の自然な感情と理解するのである．しかし神経症者は「かくあるべき」と万全を求め，不安だけを特別視し排除しようとするため，「とらわれ（悪循環）」に陥っていく（図1）[4]．したがって治療の目標は，不安も欲求もあるがままに受けとめる姿勢（受容）を培うとともに，本来の欲求（生の欲望）に従って目前の生活に関わり，とらわれを打破することに据えられる．こうして症状からの脱出を図るとともに，ありのままの自己を受け止め，生の欲望に則って自分らしい生き方が実現できるよう（自己実現）促していくのである．

2）治療の形態と技法のポイント

入院療法は4期から構成される．全体の流れは図2に示した[4]．第1期の絶対臥褥期（約1週間）は，終日横になったまま過ごし，「不安や症状はそのままにしておく」．不安にそのまま向き合うとともに，心身の活動欲が高まる経験を得ることが目的である．第2期の軽作業期（4日〜1週間）では，外界の観察とともに，木彫りなどの軽い作業に携わる．行動範囲はまだ制限されており，多少欲求不満状態に置かれることでさらに活動欲が促される．この時期から，日々の体験を記載し，コメントを返される日記指導も開始される．第3期の作業期（約1〜3ヵ月）では，他のクライアントとともに日常生活に即したさまざまな作業に取り組んでいく．そこでは，不安や疑問など

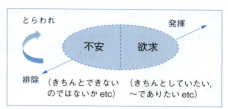

図1 森田療法における病理の理解と治療目標
（文献3）より引用一部改変）

を棚上げにして目前の作業に取り組み，臨機応変に行動する姿勢を培うことが目的となる．また作業や他者との関わりを通して，観念的・自己中心的な態度から事実に即した態度へ，気分本位から目的本位の姿勢へと転換を図ることである．生活を通したさまざまな行き詰まり体験の中で，強迫的な在り方の自覚と修正が促されていく．第4期の社会復帰期（1週間〜1ヵ月）では，外出・外泊などを行いながら社会復帰の準備を行っていく．

近年は外来森田療法が主流になったため日本森田療法学会は2009年に「外来森田療法のガイドライン」を策定し，「感情の自覚と受容を促す」，「生の欲望を発見し賦活する」，「悪循環を明確にする」，「建設的な行動を指導する」，「行動や生活のパターンを見直す」の5つを基本的要素に位置づけ，治療導入や介入のポイントについてまとめている[5]．

森田療法では，一貫して不安や症状に対する態度に焦点を当て，症状そのものを細かく取り上げたり，その意味内容を探求することはない（不問技法）．心理師は，患者の自己，他者，外界への関わり方，またそこで生じるさまざまな感情に対する態度に注目し，事実を事実としてあるがままに受けとめられるよう修正を図っていく．とらわれからの脱焦点化や不安の受容の原動力になるのは，生の欲望を原動力としたク

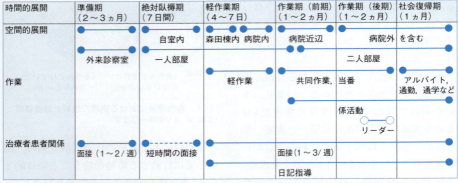

図2 森田療法における時間的・空間的セッティングと治療の流れ（文献4）より引用一部改変）

ライアントの試行錯誤の体験である．日記療法はクライアントの在り方を理解するためにも，またクライアント自身の振り返りを促す上でも有用な技法であり，外来森田療法において併用することは多い．

> アドバイス　日記療法の意義[6]
>
> 　日記を書き記すためには，1日の行動を振り返り，さまざまな体験を想起せざるをえなくなる．そうした営みの中で，クライアントは自らの行動のみならず，考え方，感情やそれに対する振る舞い方などを知ることが可能になり，自分自身の在り方への気づきが促される．また心理師がコメントを返すといったやり取りによって，クライアントとの関係形成や維持も促進される．遠方のクライアントの場合は，メールでのやり取りも可能になるため，個人面接を補う意味も持つ．

3　応用の広がり

外来森田療法の拡がりと共に，慢性疼痛，アトピー性皮膚炎など広義の心身症，がんなどの身体疾患を有する患者の不安や苦悩などさまざまな対象に適用され，有効性が指摘されている．そのほか，不登校の子どもに悩む母親など家族が抱える問題の援助にも活用されており，最近では神経発達症に対する適用も試みられている．このように現代の森田療法は治療対象も拡大し，症状の軽減のみならず，生き方を支援するアプローチとして注目されている．

> MEMO　不問って，症状について何も聞かないことなの？
>
> 　不問とは，クライアントが不安や症状の有無ばかりにこだわり，不安の原因を探索する姿勢に付き合わない心理師の態度であり，不安や症状について全く話題にしないことではない．症状の内容や辛さは十分聞いたうえで，問題は不安の有無ではなく，それにとらわれている姿勢であるとして，本来の欲求に即して「今，できること」に取り組むよう促していく．クライアントの観念的なやりくりに振り回されないための技法といえよう．

文献
1) 森田正馬：神経質の本態と療法，白揚社，東京，1960
2) 森田正馬：神経衰弱と強迫観念の根治法，白揚社，東京，1953
3) 久保田幹子：対人恐怖の森田療法．こころの科学 147：72-78，2009
4) 久保田幹子：森田療法．臨床心理学への招待，野島一彦編著，ミネルヴァ書房，京都，132-137，1995
5) 中村　敬ほか：「外来森田療法のガイドライン」．森田療法学会誌 20：91-103，2009
6) 久保田幹子：日記療法．森田療法，北西憲二ほか編著，ミネルヴァ書房，京都，54-71，2005

1 理論・モデル・アプローチ　C. その他の心理療法

7）内観療法のアプローチ

高橋美保

Key word　東洋的心理療法／症状不問／認知的変容／全人的気付き

要点整理

- 内観療法は日本で開発された数少ない心理療法であり，東洋的心理療法の特徴を有する．
- 集中内観といわれる1週間の内観が原法であるが，現代では内観ワークなど柔軟な形で活用されている．
- 作用機序としては多面的な認知的変容により全人的気付きが生じる点が特徴的であり，近年では認知的変容に注目したアプローチも開発されつつある．

1 成立過程

1）内観療法の開発者[1]

内観療法を開発した吉本伊信は大正5年（1916年），肥料商を営む父母の三男として奈良県大和郡山市に生まれた．9歳の時，妹が風邪がもとで死亡してから母の信仰・求道の意識が高まり，吉本も母の影響で仏教に親しむようになる．園芸学校を卒業後，家業を手伝いながら，書道を教え仏教書を読んだ．1935年に宗教的精神修養法である身調べを体験し，3度の挫折を重ねて4回目にしてようやく悟りを得た．その体験を多くの人に広めるべく，身調べから宗教色を取り除くとともに指導法にさまざまな工夫を凝らした方法論を確立し，1940年に内観と命名した．吉本は実業家でもありレザー販売会社の社長としても仕事をしながら，内観普及に努め，1953年，大和郡山市に内観研修所を開設した．

2）内観療法の確立

内観は吉本個人の精神修養体験に端を発して開発された修行法であったが，1954年から矯正教育に，1965年以降は心理学や医学にも導入され幅広く活用されるようになった．1968年には心理療法としての内観療法の原型が完成する．その後，1978年に日本内観学会が設立され，1998年には日本内観医学会が設立されるなど学術的な発展を遂げてきた．

3）内観療法の発展

内観療法は日本で生まれた数少ない心理療法であるが，ドイツ，オーストラリア，アメリカなど欧米にも発展し1991年には世界9ヵ国が参加して内観国際学会が開催された．また，2002年には中国や韓国などアジア圏を中心に国際内観療法学会が設立され，いずれも継続的に開催されている．

> **MEMO**　内観と内観法と内観療法って同じなの？
>
> 内観は自分を知るための方法論であり，それが何の目的に使われるかによって違った表現が用いられる．内観は精神修養法に端を発し，修行目的に内観法として使われることもあるため宗教と誤解されることもあるが，教義も教祖もないことから宗教ではない．

2 中心概念

1）内観療法とは

内観療法とは，「悩みや問題の解決を目

表1　内観療法の外的治療構造

構造	内容
1. 空間的条件	和室の隅を屏風で仕切る 自由な姿勢で座る
2. 時間的条件	午前5時～午後9時まで1日16時間で7日間 面接者の面接は1～1.5時間おきに，1日8～9回行われる 面接時間は3～5分間
3. 行動制限	トイレ・入浴・就寝以外は屏風から出ない 食事も屏風の中で摂る 新聞・雑誌・ラジオ・テレビ・パソコン・携帯・雑談などは禁止
4. 清掃作業	午前5時起床後30分間，部屋・トイレ・浴室の掃除を分担する

（文献3）をもとに著者改変）

表2　内観療法の内的治療構造

構造	内容
1. 対象 （誰に対する自分を考えるか）	母・父など人間関係の密度の高い人を自由に選択する
2. 年代 （いつのことを考えるか）	幼少期より現在まで3年間隔を目途に，一定期間に区切る
3. テーマ （どういう視点から，何をどのように考えるか）	2の年代における，1の対象に対する自分がどうであったかについて，以下の3つの視点から，事実を想起する ① してもらったこと ② して返したこと ③ 迷惑をかけたこと ＊これ以外に，必要に応じて，嘘と盗み，養育費など特別なテーマを扱うこともある
4. 面接 （面接者による面接の方法）	2の年代における，1の対象に対する自分がどうであったかという事実を3つのテーマ順に面接者に話す．その際，想起内容をすべて報告する必要はなく，1つのテーマについて1つのエピソードを話す．1回の面接は5分程度であり，面接者は全身全霊で聴くが，内容についてコメントはしない．また，面接は複数の面接者が交代で行うため，面接者は一定ではない
5. 他の内観者の放送 （食事中）	他の内観者が行った面接を食事時間に放送する
6. 座談会 （内観終了後）	内観終了後に同時期に内観した内観者と座談会を行う 内観の感想の共有と日常内観の動機づけを行う

（文献3）をもとに著者改変）

的として来たクライアントに対して，自身も内観を経験し内観に精通した専門職が，内観による接近法によって，可能な限りクライアントの全存在に対する配慮を持ちつつ，クライアントがこれまでの人生の過程を発見的に振り返り，それを基に現在の生活を幸せに感じて歩むことを援助すること」と定義される（真栄城（2005）を一部改変）[2]．なお，内観療法では，内観をする人を内観者（一般の心理療法でいうクライアント），面接をする人を面接者（一般の心理療法でいうセラピスト）と称する．

2）内観療法の実施手続き

内観療法には1週間集中的に行う集中内観と，日々の生活の中で行う日常内観がある．集中内観は宿泊機能を持つ研修所や病院などの専門施設で，1週間かけて行われる（治療構造の詳細については，表1，2を参照）．部屋の隅を屏風で仕切った半畳の空間に自由な姿勢で座り，午前5時～午後9時まで1日16時間を過ごす．トイレ・入浴・就寝以外は屏風の外に出ることはなく，食事も屏風の中に配膳される．新聞，雑誌，テレビ，パソコン，携帯，雑談などは禁止され，外界と遮断される．内的作業としては，母・父など親密性の高い人を選択した上で，幼少期より現在まで3年間隔を目途に一定期間に区切る．そして，選択した特定の対象と過ごした特定の時期を想起しながら，その人に対する自分がどうであったかについて，① してもらったこと，② して返したこと，③ 迷惑をかけたことという3つの視点から客観的事実を思い出す．途中，面接者が1～1.5時間おきに面接に訪れる．その際，想起した内容をすべて報告する必要はなく，1つのテーマにつ

いて1つのエピソードを一つずつ話す．ただし，1回の面接は3つのエピソードを併せて3〜5分程度であり，面接者は全身全霊で聴くがコメントはしない．また，面接は複数の面接者が交代で行うため，面接者は一定ではない．特定の人との特定の時期について面接が終わると，同じ人に対する次の時期を想起する．特定の人について現在に至るまで考えると，次は対象を別の人に変えて同じ作業を繰り返す．内容については，必要に応じて，嘘と盗み，養育費など特別なテーマを扱うこともある．

内観療法のプロセスは，① 導入・模索期，② 始動・抵抗期，③ 洞察・展開期，④ 定着・終結期の4段階に分けられる[4]．前半は内観中の非日常的な生活と内観の作業そのものに慣れる時期であり，他者にかけた迷惑や感謝を強く意識する．しかし，自らを省みる作業自体の苦しさや顧みることで抱く罪悪感から，内観に抵抗を感じることが多い．それでも粛々と内観し，定期的な面接を行う中で罪悪感が被愛感に転換し，深い洞察と自己肯定感を抱くようになる．劇的な体験となることも多いが，日常に定着することが重要である．

> **アドバイス** 内観療法と個人面接の接点
>
> 内観療法は，上述のように治療関係が前景に出ることはないため，面接者は誰でもできるように思われるかもしれない．しかし，実際には面接者としての高いスキルが必要となる．また，内観研修所における24時間体制の集中的な援助を，さまざまな臨床現場で行うことは現実的ではない．一般の心理師がかかわるとしたら，内観療法をしている研修所や病院にクライアントを紹介する，あるいは集中内観を体験した後のフォローアップとしての個人面接を行うというスタイルが現実的であろう．いずれにしても，内観療法の特徴を理解し，どんな人をどんなタイミングで紹介するか，また内観療法を経験した人が持ちうる体験を理解したうえで個人面接を行うことが有効である．また，個人面接の中に内観の認知的変容の作用機序を取り入れたり，記録内観を個人面接に組み込むことも可能である．

3）内観療法の作用機序

内観療法が他の心理療法と一線を画す特徴として，竹元（2007）を参考に以下の4つが指摘できる[3]．① 1週間という短期間であるが十分な効果がある．② 治療構造や面接者の面接技法が定型化され複数人が面接を担当するため治療関係が前景とならず，クライアントの自己治癒性が高くなる．③ 症状や問題行動などクライアントが問題とすることを問題として扱わない，使わない（症状不問）ことによって，自己中心的・主観的・単眼的なものの見方から，他者の視点から・客観的・複眼的なものの見方にシフトし，結果的に無常観や無我を感じる．森田療法にも見られる症状不問による全人的気付きは，東洋的心理療法の特徴といえよう．④ 過去の対人関係や生き方について，経時的，多面的，客観的自己を調べることで，自己に関わる価値観や人生観などの認知修正が可能になり，症状の改善や行動変容が認められるようになる（図1）[5]．

3 応用の広がり

先に述べたように，原法では内観療法は宿泊を伴うため特定の研修所で実施されてきたが，近年，内観ワークという形で学校や企業などで集団を対象として実施されるようになっている．近年では，Eメール内観など方法論についてもさまざまな工夫がなされている．これらは原法の内観療法としての効果は維持しつつ，簡便かつ柔軟な実施法を用いるアプローチといえる．

また，内観療法は認知的変容が大きな特

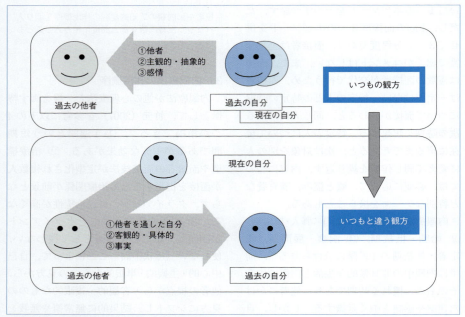

図1 認知変容につながる複眼的視点の獲得
（文献5）より引用）

徴の一つであることから，近年では内観認知療法（Naikan Cognitive Therapy）[6]）や内観的認知療法（Naikan-Based Cognitive Therapy）[7]）も試みられている．これらは内観療法における認知的変容の部分を意識的に組み込んだアプローチといえる．

文献

1) 吉本伊信：内観法　新版，春秋社，東京，2007
2) 真栄城輝明：心理療法としての内観，朱鷺書房，大阪，2005
3) 竹元隆洋：内観療法の技法と理論．心理療法プリマーズ　内観療法，三木善彦ほか編著，ミネルヴァ書房，京都，2007
4) 村瀬孝雄：内観理論と文化関連性，誠信書房，東京，1996
5) 高橋美保：内観療法の作用機序に関する一考察．内観研究 22：47-57，2016
6) 毛　富強：内観認知療法の操作手引き．内観研究 22：13-22，2016
7) 渡邊恵美子ほか：デイケアプログラムにおける内観的認知療法．内観研究 22：75-90，2016

1) カウンセリングの基本技法

青木みのり

Key word 信頼関係（ラポール）／心理師の態度／内的照合枠／対処能力の向上

要点整理

- カウンセリングでは，心理師の態度と信頼関係（ラポール）が，プロセス全体を支える，変化に必要な要因として重視される．
- カウンセリングのプロセスは一般に，クライアントの問題への取り組みの様相によって，大きく初期，中期，後期に区分される．
- 他の療法と併用する際には，面接のプロセスのメタコミュニケーションとしてとらえることができる．
- 症状特定的なものもあるが，おおむね全人的ケアを目的としている．

1 理論背景

Carl Ransom Rogers によれば実現傾向とは，人間に限らず生きとし生けるものすべて，有機体に備わった生きる力に対する信頼に満ちたまなざしである．彼が1950年代に世に問うた「クライアント中心療法」では，カウンセリングによって実現傾向を促進し人格の変容をもたらすためには，クライアントとの温かい信頼関係（ラポール）の構築が必須であるとともに，「無条件の肯定的配慮」「共感的理解」「純粋性」の3条件が必要であるとされた（詳しくは，p.270を参照）．

その後行動理論に基づく心理療法の台頭や，心理療法の効果に客観的な根拠を求めるエビデンス・ベイスト・プラクティスの隆盛の中で，カウンセリングの理論も見直されることとなった．Lambert ら[1]は，クライアントに変化をもたらす要因として，治療外要因，次いで共通要因，技法の独自性，プラシーボ効果を挙げている．

治療外要因の中でも，クライアントの要因は最も大きいとされ（25～30％），心理師の役割は第一に，クライアントの力を最大限に生かし，自己成長の促進者としてともに歩むことであるといえよう．心理師もまた不完全な人間であり，クライアントの力を見出すことにより，その力を頼りにしながら進んでいくことができるのである．

また共通要因の中では，クライアントとの関係性が最も多くを占めていた．関係性を高める要因には，Rogersによるカウンセリングの3条件が全て含まれていた．よって改めて，クライアントとの信頼関係と心理師の態度が重要であることが，確認されたといえよう．

一方，社会の急速な変化とともに，カウンセリングへのニーズは多様化し，理論もさまざまに発展してきている．本項では，比較的共有されている面接のプロセスについて述べる．

2 カウンセリングの面接の進め方

カウンセリングは原則として，クライアントの歩みに同伴する形で面接を進めていくことで，心理師との関係性やクライアン

	初期	中期	後期
中心課題	関係構築・治療契約目標についての合意	問題への取り組み 目標の見直し	終結の準備
クライアントの作業	カウンセリング関係への参入	自己に関心を向ける 自己探求・自己理解 自己受容 行動計画と実行	プロセスを振り返り，成果を確認する 関係を解消し，離れる
心理師の作業	かかわり行動 傾聴・共感的応答 受容的態度	内的照合枠からの理解自己探求・理解の支援 新たな視点への誘い 行動計画の吟味	これまでの努力をねぎらい，成果を共有する 関係を解消し，見送る
	無条件の肯定的配慮・共感的理解・純粋性		

図1 カウンセリングのプロセスと，クライアント・心理師の作業

トの問題への取り組みの様相が変化していく[2,3]．ケースによる違いは大きいが，関係構築が主要な課題である初期から，その関係を基盤としての自己理解や洞察，問題への取り組みが中心となる中期，成果を振り返り関係を解消する作業を行う後期へと推移していくことが多い（図1）．ここでは，プロセスに沿いながら，それぞれの時期の関わりの要点や，留意点について述べる．

1）インテークとアセスメント

最初の段階で，インテーク（受理面接）を行う．この段階では，主訴，現在の問題や家族状況，これまでの経緯や成育歴，受診歴などについての情報の聞き取りを行うことが多い．また，カウンセリングの目的や方法などについてのクライアントの希望も聞いておく．その後クライアントのパーソナリティ傾向や知的能力などを理解するために心理検査を行い，フィードバックセッションを持つこともある．このときクライアントの抱える問題だけでなく，持っている力についてもアセスメントする．これらの情報を総合して，カウンセリングの適用が妥当であると判断されると，ケースとして受理され，面接が始まることになる．

2）面接のプロセス

（1）初期：信頼関係構築と問題の定義，ゴール設定

a）信頼関係の構築

クライアントの自己成長力が自然に働き始めるためには，クライアントとの信頼関係が必須である．よって特に初期には，関係構築は最優先事項である．初回面接では，クライアントは緊張し不安に思っていることが少なくない．温かく受容的な雰囲気でクライアントを迎え，安心して話せる雰囲気を作り出すことが，まず大切である．

この場合信頼関係とは，「この人の前では安心できるし，ありのままの自分を受け入れてもらえる．そして，私の感じていることを一緒に感じてもらえる」，「この人と一緒なら，辛いことにも取り組めそうだし，自分の嫌なことも見ることができそうだ」と感じられることが重要である．このように，クライアント自身が脅かされず守られた感覚を持てることと，ともに問題に取り組んでいけるという信頼感と意欲の醸成が，カウンセリングのプロセス全体を支える礎となる．

また動機づけも重要である．来談はクライアント本人の希望による場合もあるが，家族，職場の上司など周囲の関係者からの要望が強い場合や，主治医の勧めである場合もある．そのためクライアントの動機付けも，「上司に勧められて来た」という人もいれば，「一刻も早く治してください」と訴える人もいてさまざまである．一人ひとり異なる動機づけやニーズを，語りや非言語メッセージから的確に把握するように努める．そしてまた動機づけは，心理師との関係性によっても変化することに留意しなければならない．

b）かかわり行動

誰にとっても，自分の内面を語ることは，勇気のいることであり，カウンセリングの場で語られる内容は特にデリケートである．クライアントは話していいかどうか不安に感じていることが少なくない．そこで尊敬に満ちた，温かい雰囲気で応じることが不可欠である．うなずき，相づち，アイコンタクトなどにより「私はあなたの話をしっかり聞いて受け止めますよ」というメッセージを伝えるように努める．

c）傾聴

傾聴は，クライアントの語りに真摯に耳を傾けることである．カウンセリングのプロセス全体を通じて重要であるが，特に初期には，信頼関係の構築のために大変有効である．心理師は全神経をクライアントの語りと非言語メッセージに集中し，理解し共有しようとする．その際に心理師自身からの非言語メッセージがどのように伝わるか，ということにも注意することが肝要である．

また心理師は，クライアントに向き合っている自分自身の内面にも耳を傾け，内面に何が起こっているのかを知るための努力をし続ける必要がある．例えば，クライアントの話に集中できなかったり，イライラした感情を感じるときなど，何が原因か，どのように対処すべきか，など自問してみるとよい．

d）共感的応答

要所要所で，「あなたが言いたいことは…ですか」や，「…ということですね」など，明確化や繰り返し，要約を伝える．それに対してクライアントは，「そういうことです」と自らの言動を確認したり，「そうではなくてこういうことです」と修正したりする．これによりクライアントは自らの言葉を改めて見直し，心理師は自分がどれだけクライアントの体験に近づけたかを知ることができる．

質問には，「はい」「いいえ」で答えられるような「閉ざされた質問」と，クライアントが自由な表現でこたえられるような「開かれた質問」がある．共感的応答の中では後者の方が望ましいといわれるが，言葉に不自由を感じているクライアントやイメージすることに困難のあるクライアントなどには，「閉ざされた質問」の方が答えやすく負担が少ないため，最初はそこから始め，次第に「開かれた質問」も交えていくことも考えられる．クライアントの状態によって使い分ける．

e）問題の定義と目標についての合意

クライアントから見た問題について，質問も交えながらていねいに聴取していくと，クライアントが何を問題としているかが共有できてくる．それについての心理師の考えも伝えるなどしながら視点の共有を心掛け，「それがカウンセリングを通してどのようになるとよいか」ということで合意形成できるよう努力する．先述したLambertら[1]でも，目標についての合意

は効果的なカウンセリングのために重要な要因とされている.

f) 治療構造と治療契約

面接は1回で終了することもあるが,継続する場合が多い.「ここでお話をすることで気持ちを整理したり,これからどうしたらよいかを考えられるとよいですね.そのためのお手伝いをできればと思います」などと伝えることで,面接の継続について提案することができる.継続が決まったら,例えば毎週同じ曜日に同じ場所で行うなど,時間や場所について枠組みを決めておくことが双方を守るために必要である.

(2) 中期:問題への取り組みの過程を共に歩む

カウンセリングは,「ありのままのクライアントを認めること」と,「変化を引き起こすこと」という,一見相反するように思えるプロセスを,学派を超えて内包している.中期では,前者を前提として,後者が強くたち現れてくる.

a) 自己探索の支援

この時期になると,クライアントは自分自身の内面に関心を向け,自己の経験,行動,感情を主体的に探索していく.しかし話すことへの抵抗感や,心理師への親しみの深まりとともに警戒心も芽生え両価的な感情を持つこともあり,心理師を試そうとする行動も見られる.心理師は,安定した関係を維持強化しつつ,クライアントの自己探索を,評価的でない共感的な視点から支援することにエネルギーを注ぐ.それによってクライアントは自分の経験を見直し,硬いこだわりから自由になり,自分に温かい目を向け,周囲との関係についても吟味するようになる.

b) 内的照合枠からの理解

この時期に心理師は,傍らに立つ感覚で,クライアントの視点からクライアントの経験・行動・感情を理解することに努める.これを内的照合枠からの理解と呼ぶ.そして理解したことをクライアントに言葉や表情で伝えていく.するとクライアントは自らの主観的体験を尊重されたと感じ,落ち着いて整理することができる.そして改めて自分の感情を確認し,自分の感情を他者にわかってもらえるという共通性の認識を持つようになる.心理師の共感的応答により自らの語りを他者の言葉として聞くことで,自己の経験を見直す機会を得,自己理解を深めることができる.

c) 強い負の感情に向き合う

強い負の感情(怒り,恨み,妬みなど)を抱く体験は多くの人にとって苦しいものである.心理師がともにその感情にとどまり味わうことで,クライアントはそのような感情を抱く自分を受容するとともに,その感情の意味を探索することができる.例えば,保護者が「ここだから言えることですが,この子の死を願うこともあります」と語ることもある.その場合「それほど追いつめられているんですね.そう思ってしまう自分が許せないのですね」と寄り添うとともに,「お子さんのことを真剣に思い,懸命に考えていらっしゃるからこそだと思います」と,クライアントの主体的な問題への取り組みを支持することもできる.強い負の感情は,時に心理師にも動揺を引き起こすが,そのような感情が語られることは面接が大きく動く機会でもあり,重要である.

d) 視野を広げる

心理師に十分に理解された体験は,クライアントの視野を広げ,こだわりを解消することにも役立つ.自らの体験を,かけがえのない唯一無二のものとして尊重され,

子細に吟味する機会を得ることで，クライアントは問題として意味づけている自分自身を実感する．この主体としての感覚の獲得が，新たな視点へとつながっていく．

e) 新たな視点へのいざない

以上のように自己探索を進めていくことで，クライアントの自己理解や自己受容が進み，主体的な問題解決行動につながる場合もある．しかし面接が進まないと感じられる場合に，心理師が新たな視点を提示することが，クライアントの助けになることも少なくない．それは，新たな情報や新たな視点を提供したり，話のあいまいな点を明確化したり，時には心理師が率直に自己開示することなどが挙げられる．これらは適切に行われれば有効であり，クライアントの自己概念の変容の促進にもなるが，クライアントの傷つきや信頼関係の揺らぎなどリスクも伴うものである．十分に強固な信頼関係が築けているか，クライアントが心理師の働きかけを受け取れる状態にあるかについて，十分なアセスメントの上に行う必要がある．これらの繊細な配慮とともに，心理師の側の覚悟も必要とされる．

f) 行動の計画

クライアントが来談時に抱えていた困りごとが解決することが目標の一つとして重要である．解決のための行動は，面接の初期から見られる場合もあり，必ずしも自己の変容に基づくものとは限らない．行動しながら考えていくことが有効な場合もある．いずれにしろ何かを変えるためにクライアントはどのように行動したいのか，あるいはそれがどの程度可能かについて吟味し，行動計画を共に考え調整する．例えば不登校だった子どもが再登校する場合など，本人の状態だけでなく学級担任など学校関係者との細かい打ち合わせも必要になる．それとともに，本人の意思を確認しつつ進めていくことが有効である．

g) 自己概念の変容と対処能力の向上

時間とエネルギーをかけた自己探索と自己理解の旅の成果は，新たな行動を計画し実行するためでもあり，問題を機に考えることとなった自己の在り方についての検討でもある．カウンセリングを通して自己概念が変容することにより，今後同様の事態に遭遇した時の，対処能力が向上することが望ましい．それがカウンセリングによる自己成長の一つの指標でもある．

h) ねぎらいと称賛，承認

カウンセリングのプロセス全体を通して，クライアントは大きな仕事に取り組んでいる．時にうまくいかないように思えることがあっても，心理師が取り組み自体を承認し，ねぎらいと称賛の気持ちを忘れずともにあることが肝要である．時にそれを言葉や表情で伝えることも，クライアントの力になる．このプロセスを歩むクライアントの，有機体として生きる力への畏敬の念を持ち続けることが，Rogersの「無条件の肯定的配慮」につながるといえよう．

(3) 後期：振り返りと関係の終結

問題への取り組みが進み，行動計画ができてくると，心理師とクライアントの双方もしくはどちらかが，次第に終結を意識するようになる．終結についてはよく双方で話し合うことが大切で，目安としては「クライアントの最初の主訴が解消したか」，「心理的安定が得られたか」，「自己受容・自己理解が深まり心理的な問題が解決したか」などが考えられる．

終結に向けて，関係を次第に解消していく作業も重要である．長期にわたって維持されてきた関係から離れる体験が，クライアントに不安や寂しさを喚起するかもしれ

ないことに配慮する．今までのプロセスを振り返り，クライアントの取り組みをねぎらい，何が変容をもたらし，何が得られたかを明確にすることが，クライアントの不安を軽減し，今後の成長に寄与しうるであろう．

3 活用対象

医療領域におけるカウンセリングは，精神科や心療内科，小児科などを中心に行われてきた．内容としては，心理アセスメント，個人カウンセリング，集団カウンセリングが行われる．社会復帰に向けてのデイケア，ナイトケアなどのプログラムが行われることもある．

小児科においては，各種検査を実施して学習や行動の問題への対処を検討する心理アセスメント，精神疾患・身体疾患を持つ子どもや行動の問題のある子どもへのカウンセリング，養育者へのサポートなどがある．

近年では生殖医療，婦人科，周産期医療，終末期医療やHIVカウンセリングなど，多様な発展がみられ，今後の広がりが期待される．

4 活用する際のコツ

カウンセリングの基本はクライアントと関わることであり，関わりにくさを感じる場合にも，まずコミュニケーションを心掛けることから始まる．

また，心理師自身のセルフケアも大切である．強い負の感情に圧倒され，心理師も影響を受けるときがあるので注意する．自らの心の動きに注意することや，スーパーヴィジョンを受けることが，心理師自身へのサポートになる．

> **アドバイス　技法習得のために**
>
> 心理師もまた未熟であり，自己理解の絶えざる努力と鍛錬が重要である．そのためには，ロールプレイや実際のケースにおいて録画を撮り，逐語録を作成してのスーパーヴィジョンや，事例検討会が有効である．
> 具体的なやり取りについては，マイクロカウンセリング[4]も参考になる．

文献

1) Lambert MJ, et al：The effectiveness of psychotherapy. Handbook of Psychotherapy and Behavior Change, 3 rd ed, Garfield SL, et al eds, Wiley, New York, 157-212, 1986
2) 岩壁　茂編：カウンセリングテクニック入門：プロカウンセラーの基本テクニック30，金剛出版，東京，2015
3) 福島脩美ほか編：カウンセリングプロセスハンドブック，金子書房，東京，2004
4) Ivey AE：マイクロカウンセリング—"学ぶ-使う-教える"技法の統合：その理論と実際，福原眞知子訳，川島書店，東京，1985

2) フォーカシング

久羽 康・日笠摩子

Key word 体験過程／フェルトセンス／進展／フォーカシング的態度

要点整理

- フォーカシングとは具体的に「今ここ」で進行している体験（体験過程）への特定の注意の向け方であり，またそこで生じるプロセスである．心理師はフォーカシングを促す言葉かけを用いてクライアントの変化を促進することができる．
- クライアントが，状況について自分が感じている具体的な実感（フェルトセンス）に触れ，それを新鮮に言葉やイメージで表現することで，体験の進展が生じる．
- 自分の気持ちや感じを尊重し共感的に理解しようとするクライアント自身の態度（フォーカシング的態度）が，進展を生む下地となる．

1 理論背景

1) フォーカシングは自分自身の体験と関わるプロセスである

フォーカシングという用語は二つの意味を持つ．一つは自然に生じるプロセス（現象）としてのフォーカシングであり，もう一つはセルフヘルプの技法としてのフォーカシングである．

現象としてのフォーカシングを発見したのは Eugene Gendlin である．Gendlin は Carl Rogers らと共同で行った研究の中で，クライアントが「今ここ」で進行している体験の流れ，すなわち体験過程（experiencing）にどのように関わるかが心理療法の結果と密接に関連していることを見出した．心理療法が肯定的な結果を生むか否かは，クライアントが語る内容とはあまり関係がなく，またどれだけ生々しい感情が吐き出されたかによるわけでもない．むしろ重要なのは体験過程に注意を向け，それを新鮮に象徴化（言語化）するというプロセスであった．Gendlin はこのプロセスをフォーカシングと名づけた．

この発見は，クライアントとセラピストの関係を重視した Rogers のパーソン・センタード・アプローチに，個人の内側で起こっているプロセスへの視点を加えるものであった（図1）．Gendlin はうまくいく心理療法でクライアントが自然と行っているこの内的作業を，教え学ぶことのできる方法として体系化した[1]．これが技法としてのフォーカシングである．

フォーカシングそのものは，人が自分自身の体験に注意を向けるプロセス，ないし自分自身の体験に関わるための方法であって，心理師がクライアントに対して用いる介入技法ではない．しかし，心理師がクライアントの内に生じるフォーカシングの動きに注目し，フォーカシングを促すような形で関わることで，クライアントが自分の体験に向きあい，変化が生じやすい形で自分の体験に触れるのを促すことができる．このようなアプローチはフォーカシング指向心理療法と呼ばれる[2]．これは一つの流派というよりも，心理療法のプロセスに対

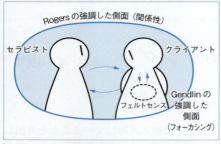

図1 Rogersの強調点とGendlinの強調点

する一つの視点である．フォーカシングはパーソン・センタード・アプローチの一つの発展形であるが，パーソン・センタード以外の流派のアプローチにも組み入れることが可能である．

2）フェルトセンス，具体的に感じられる意味感覚

フォーカシングの理論の中心にはフェルトセンス（felt sense）という概念がある．フェルトセンスとは状況についてのある種の身体的な意味感覚である．人は自分を取り巻く状況をある種の身体感覚を通じて感じ取りながら生きている．例えば，ある嫌な出来事のことを考えると胃のあたりが重く感じられたり，誰かに褒められると胸に温かい感覚が広がったりする．このような，状況についての具体的な意味を含んだ身体的な感覚をGendlinはフェルトセンスと呼んだ．ただしフェルトセンスははっきりした身体感覚として感じられるとは限らない．例えばある考えについて頭では納得するもののなにか引っかかるというような場合，この引っかかる感覚もフェルトセンスの一例である．なにか意味のありそうな感じが感じられるがそれがまだ言葉にならない時，そこにはフェルトセンスがあるといえる．

フォーカシングではこのフェルトセンスに丁寧に注意を向け，言葉やイメージ，時には動作などで表現する．言葉やイメージによる象徴化は，フェルトセンスの説明ではなく，そのニュアンスを感覚的にすくいとるような形でなされる（この象徴とフェルトセンスの感覚的な照合の作業は共鳴と呼ばれる）．象徴がフェルトセンスをまさにぴったりと表現していると感じられる時には，ほっとするような解放感やフェルトセンスの変化が起こることが多い．これが進展（carrying forward）あるいはフェルトシフト（felt shift）である．

Gendlinはフェルトセンスを「クライアントのクライアント」と呼ぶ．この比喩は，心理師がクライアントに向けるような受容的な態度を，クライアントが自分自身のフェルトセンスに向ける必要があることを示している．フェルトセンスはクライアントの内側で悲鳴をあげたり困惑したり喜んだりしているなにかであり，クライアントはこの内なる声に無条件の肯定的配慮と共感的理解を向けるのである．このような自分自身の感覚に対する受容的・共感的な態度をフォーカシング的態度と呼ぶ．進展は，フェルトセンスを変えようとしたりプロセスを先に進めようとするのではなく，立ち止まり，フェルトセンスをそのままに受容するような内なる関係が成立する時に生じる．フォーカシングにおける変化はこのような逆説を含んでいる．

2 技法の手続き

ここではCornellのモデル[3]に従い，フォーカシングのプロセスを5つのステップで説明する．また，各ステップの動きをクライアントに促すための教示の例をあげる．Cornellはこの5つのステップの他にフェルトセンスに関わる際の5つのスキル

をあげている（図2）．これらのスキルはフォーカシング的態度を保つための具体的な方法であり，フォーカシングのプロセス全体を通じて役に立つ．

1）からだの内側に注意を向ける

クライアントが心理師に向けて何かを話すのではなく自分自身の内側を具体的に感じ取ろうとすることが，フォーカシングの第一歩である．

教示の例：「ちょっと立ち止まって，自分の内側に注意を向けてみましょう」

2）フェルトセンスを見つける，招く

特定の事柄についての，あるいは状況全体についての，気持ちや感触のようなものを実感的に感じ取る．面接では，このステップから始めるほうが対話の中で自然にフォーカシングのプロセスに入れる場合も多い．

教示の例：「そのことは，あなたの内側ではどんなふうに感じられているのでしょうね」

3）それを描写する言葉やイメージをつかむ

ぴったりの表現を見つけようとすることで，フェルトセンスのニュアンスをしっかりと感じ取ることができる．完全にぴったりの表現がいつも見つかるとは限らないが，適当なお決まりの表現で済ませないことが重要である．クライアントがすでに何らかのフェルトセンスを感じている場合はこのステップの教示が役に立つだろう．

教示の例：「その感じを表現するとしたら，どんな言葉や，あるいはイメージが，ぴったりくるでしょうね」「（それを表現する言葉やイメージが出てきたら）それで，ああ，本当にそうだなあという感じかどうか，ちょっと自分の内側に確かめてみませんか」

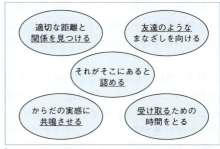

図2　フェルトセンスとの関わりの5つのスキル

4）その感じに好奇心をもって注意を向ける

フェルトセンスに（たとえそれがネガティブな感じだとしても）穏やかで受容的な関心を向ける．そのフェルトセンスがありのままに存在し自由に展開できるよう，見守るのである．このステップにはクライアント自身がフェルトセンスに問いかけることも含まれる．ここでの鍵は，クライアントが自分自身に対してフォーカシング的態度を向け，小さな子どもに寄り添い耳を傾ける時のような穏やかで柔軟な関係を築くことである．

教示の例：「しばらくその感じに優しく注意を向ける時間を取りませんか」「そんな感じがそこにあるのは，きっとわけあってのことなんでしょうね」「何かその感じから伝わってくるメッセージのようなものはあるでしょうか」

このような関わりの中で，フェルトセンスの新しい側面に気づいたり，新しいフェルトセンスが生じたりすることも多い．必要に応じて，ステップ2）から4），あるいは3）と4）を繰り返す．

5）終わりにする

フォーカシングのプロセスを終えるに当たって，そのような感じがそこにあるということを改めて確認し，進展や新しい発見

があった場合にはそれをしっかりと確認する作業をすることが役に立つ．その感じにぴったりの呼び名をつけることも有用である．

教示の例：「そんな感じがそこにあるなあということをもう一度確認しておきましょうか」「その感じを思い出せるように，なにか呼び名があるといいかもしれないですね」

3 活用対象

フォーカシング指向のアプローチには，クライアントを現実に直面させ，自分の感じているものに生々しく触れさせる側面があるため，心理的なエネルギーが著しく低下しているクライアントに通常のフォーカシング指向の教示を用いることは勧められない．そのようなクライアントにはむしろ，クリアリング・ア・スペース（MEMO を参照）のような，体験と適切な距離を取り安全を確保する方法が役立つ．また情緒的体験に圧倒されやすいクライアントにフォーカシング指向のアプローチを適用する場合は，きわめて慎重な対応が求められるので，心理師はフォーカシング指向アプローチに熟練している必要がある．また，クライアントの病態に関係なく，介入や提案をする際には，それをしてみてもいいと感じられるかどうかをクライアントが自分のフェルトセンスに確認することが重要である．クライアントがそれをしたくない，あるいはそれをするのは安全でないと感じるならば，その感覚を尊重して提案はすぐに撤回する．

| MEMO | クリアリング・ア・スペース（clearing a space）

Gendlin はフォーカシングの手続きの最初に，クリアリング・ア・スペースというステップを設けた．これは，気がかりになっているさまざまな事柄からいったん心理的に距離を取り，一息つけるような内的な空間をつくる作業である．クリアリング・ア・スペースは単独で用いても効果的な方法で，特にクライアントがさまざまな気がかりで頭がいっぱいになっていたり圧倒されていたりする時には役に立つ．

クリアリング・ア・スペースにはさまざまなやり方があり，例えば気がかりなことを紙に書き出してみるのもその一つであるが，イメージを用いることが役に立つことも多い．散らかった部屋の中にとりあえず自分が座れるスペースを確保するようなつもりで，気がかりを一つ一つ目の前に並べて置いたり，箱にしまったり，棚に載せたりする．この時，気がかりを投げ捨てたりするのではなく大切に扱い，それにふさわしい置き場所を工夫することを心がける．こうしてできたゆったりと自分自身でいられるスペースは，治療を進めるための起点や足場として機能する．

特定のクライアントにフォーカシングが役に立つか否かは，疾病のタイプというよりも，体験の流れに触れる感受性がその人にどの程度あるかという要因に左右される部分が大きい．スムーズに自分の内側に注意を向けることのできる人もいるが，なかには「感じる」ということがほとんどできない人，あるいは内面に触れることを強く怖れている人もいる．感じるのが難しい人ほどフォーカシングができるようになった時のメリットは大きいが，そのようなクライアントにとって内側を感じるための教示を単純に繰り返されることは苦痛であろう．このようなクライアントには，自らの体験に向きあう作業の前に，心理師との関係を中心としたアプローチが必要となることが多い．

4 活用する際のコツ

1）心理師自身がフォーカシングを体験する

フォーカシングの教示を暗記してクライ

アントに提示するだけでは，フォーカシング指向のアプローチを十分に活用することはできない．クライアントのフォーカシングに的確に寄り添うためには，心理師自身がフォーカシングを体験し，そこで起こっていることを実感として理解していることが求められる．心理師が，時折立ち止まり，自分の感じているものを穏やかに感じ取る時間を持つことは，クライアントへの感受性を高めるとともに，心理師自身が気持ちのゆとりや内的なスペースを持つことも可能にする．

2）自然に生じるフォーカシングを大事に扱う

微細なフォーカシングは対話の中で自然に生じる．例えば「何となくもやもやするんです」「うまく言えないけれど，何か，……っていう感じがするんです」といったような発言がなされる時は，クライアントがフェルトセンスに触れていることが多い．このような感覚は漠然としているのでクライアントはそれを意味のないものとみなしてしまいがちであるが，心理師がその発言を大事に受けとめ，その感じに触れるように伝え返すことで，クライアントはその実感にとどまることができる．

3）少しだけ教示を使ってみる

フォーカシングの要は，具体的に感じられる実感に注意を向け，それに何らかの表現を与えることである．フォーカシングの手続きを型通りに行わなくとも，フォーカシングのエッセンスは通常の対話の中のちょっとした言葉づかいを通じて面接に取り入れることができる．例えば「大丈夫です」と言うクライアントに「本当に大丈夫かどうか，ちょっと時間をとって自分にきいてみませんか」と提案したり，クライアントの言葉に対して「その言葉は，実感として，あなたの感じている感触にぴったりくるでしょうか」と問いかけてみることで，心理師はクライアントがフェルトセンスに触れるのを促すことができる．

4）直接の質問ではない問いかけを工夫する

フォーカシングでは自分自身の内側に注意を向けることが必要である．質問は一般に「答えなければならない」という感覚を相手に与えるため，クライアントは質問されると自分の内側に注意を向けていてもそこから離れ，社交的なやりとりに戻りがちである．フォーカシング指向のアプローチでは，「このことはあなたの内側でどんなふうに感じられますか」と直接質問するのではなく，「このことが自分の内側ではどんなふうに感じられているかゆっくり確かめてみましょう」といった提案をよく用いる．あるいは，「このことが自分の内側でどんなふうに感じられるか，感じてみる時間をとるのはいかがですか」というように，提案を採用するかどうかクライアントに確かめてもらうための質問をする．このような言葉がけは何を感じているか答えなければならないというプレッシャーをさほど与えず，自分の内側にゆったりと注意を向ける態勢をクライアントの内に生み出しやすい．

5）クライアントのフォーカシング的態度を育む

クライアントは自分自身の感じ方に批判的な態度をとりがちである．しかし多くの場合，肯定的な変化は自分の感じ方を批判し矯正することではなく，自分の気持ちを受容しそれと共感的に対話することから生じる．心理師はクライアントの感じ方をそれとして認め，そこにはそれなりのわけがあると認めることで，クライアントが自分の感じ方を受容するのをサポートし，

フォーカシングの下地を整えることができる．必要な時には心理師は，クライアントの感じ方とそれを批判してしまう気持ちの両方を共感的に認める．例えば，自分自身の攻撃的な気持ちを何とか排除しようとしているクライアントに対して心理師は「おそらくあなたがそんなふうに感じるのには，それなりのわけがあってのことなのでしょうね」と応じたり，あるいは「あなたの中に，怒っている部分と，そんなふうに感じちゃいけないという思いの両方があるのですね．『そんなふうに感じちゃいけない』という思いは少し脇において，その怒っている気持ちの言い分を聞いてみることはできますか」と提案したりすることができる．

りできる雰囲気を作ることは，フォーカシング指向のアプローチの一部である．

クライアントはしばしば心理師の提案やコメントに受動的に従おうとする．心理師はクライアントのしかめつらや首かしげなどのサインにも注意して，「今の言葉はしっくりこないようですね．もっとよい言葉がありますかね」「もし私の提案がふさわしくなかったら無視してください」など，クライアントが断りやすいよう言葉をかけることで，クライアントが主体的に自分の感じ方に注意を向けるのを促すことができる．時には，自分の感じ方を大事にしてもらうことの重要性についてクライアントに説明する必要がある場合もある．

アドバイス　クライアントが断れるような雰囲気づくり

フォーカシングの要点は，自分自身がどう感じているのかをしっかりと感じ取り，それを大事にするというところにある．その意味で，今の自分に合わないと感じた提案を断るクライアントの権利を尊重し，気軽に断ったり訂正したりできる雰囲気を作ることは，フォーカシング指向のアプローチの一部である．

文献

1) Gendlin ET：フォーカシング，村山正治ほか訳，福村出版，東京，1982
2) Gendlin ET：フォーカシング指向心理療法（上下），村瀬孝雄ほか監訳，金剛出版，東京，1998/1999
3) Cornell AW：フォーカシング入門マニュアル，村瀬孝雄監訳，金剛出版，東京，1996
4) 近田輝行：フォーカシングで身につけるカウンセリングの基本，コスモス・ライブラリー，東京，2002

3）ナラティヴ・アプローチ

藤岡 勲

Key word 内容としてのナラティヴ／行為としてのナラティヴ／思考様式／社会構成主義

要点整理

- ナラティヴには，① 語られる内容に関する側面と，② 語るという行為に関する側面がある．
- ナラティヴが持つ特性に着目することにより，ナラティヴ・アプローチは論理実証主義的アプローチを補完する役割を果たすことが可能となる．
- ナラティヴ・アプローチの視点により，どのような支援においても，① クライアント，② 心理師，③ 心理援助自体についての理解を深めることが可能となる．

1　理論背景

　ナラティヴ（narrative）は，日本語では「語り」ともいわれ，① 語られる内容に関する側面と，② 語るという行為に関する側面がある[1]．ナラティヴ・アプローチは，このようなナラティヴを軸に置く心理援助アプローチの総称である．

　ナラティヴは，20世紀後半頃から，人文・社会科学系の学問領域で注目されるようになった．心理学領域でナラティヴについて検討する際，重要な視点を提供しているのはBrunerによる2つの思考様式である[2]．図1にあるように，Brunerは思考様式を，論理実証主義を軸とした思考様式であるパラダイグマ的モード（paradigmatic mode）と，ナラティヴを軸とした思考様式であるナラティヴ・モード（narrative mode）に対比させ，それぞれの特徴を示している．なお，両モードは対比されてはいるものの，実際の思考は双方を行き来するようなものである点には留意されたい．科学的訓練を積んだ研究者や実践者が，客観性に重きを置きながら「ハード」な形で現実をとらえようとするパラダイグマ的モードに偏りやすい面があろうことを鑑みると，主観性に重きを置きながら「ソフト」な形で現実をとらえようとするナラティヴ・モードも人を理解する際には重要となることを明示したことが，Brunerによる思考様式の類型化の意義であるといえる．

　研究面においてナラティヴが重視されていった一方で，実践面においてもナラティヴを重視したアプローチが展開している．その中でも，注目に値するのはナラティヴ・メディシン（narrative medicine）であろう[3]．ナラティヴ・メディシンは，個人と疾患（disease）が結びついた形で現れる病い（illness）の語りに着目する．そして，ナラティヴ・メディシンは，病いの語りを汲み取り共鳴する能力であるナラティヴ・コンピテンス（narrative competence）に基づく医療実践である．エビデンス・ベイスト・プラクティスは，個人と疾患/問題を切り分け，その疾患/問題に対して最も科学的エビデンスが強固なアプローチを機械的に用いればよいという誤解を持たれることもある．ナラティヴ・メディシンは，

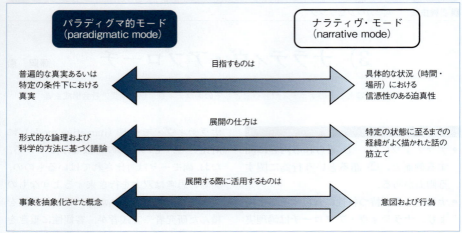

図1　思考様式における2つのモード
（文献2）をもとに作成）

ナラティヴ・コンピテンスを前面に出すことにより，そのような誤解が持たれることもあるエビデンス・ベイスト・プラクティスを補完しようとする試みともいえよう．

また，臨床心理学領域においては，ナラティヴに焦点を当てた心理療法アプローチとして，ナラティヴ・セラピー（narrative therapy）も展開している．ナラティヴ・セラピーでは，ナラティヴの特性を踏まえて，さまざまな参照枠を提供している．その中でも有名なのが，現実は時代や社会の中で作り上げられているという社会構成主義の視点を活用しているドミナント・ストーリー（dominant story）とオルタナティヴ・ストーリー（alternative story）である[4]．そこでは，社会的に構成された支配的かつクライアントを悩ます語りであるドミナント・ストーリーがいかなるものであるか着目し，心理援助を通して，このドミナント・ストーリーを脱構築しながら，クライアントがより健康的に過ごすことを可能にするオルタナティブ・ストーリーの構築を目指す．

2 技法の手続き

先述のように，幅広い領域においてナラティヴを軸とした実践が展開していることに加え，ナラティヴはさまざまな形で心理援助と結びついている．したがって，ナラティヴ・アプローチには必ずしも決まった技法の手続きはないが，ナラティヴを軸とするどのようなアプローチにおいても拠りどころとなりえる枠組みがある．それは，3次元ナラティヴ探究スペース（Three-Dimensional Narrative Inquiry Space）という質的研究法の領域において示されたものである[5]．

3次元ナラティヴ探究スペースでは，① 社会と個人の関係をみる「相互作用（interaction）」，② 過去・現在・未来という時間軸である「連続性（continuity）」，③ 具体的な場となる「状況（situation）」という3次元をもとにナラティヴの探求（narrative inquiry）を行う．なお，「相互

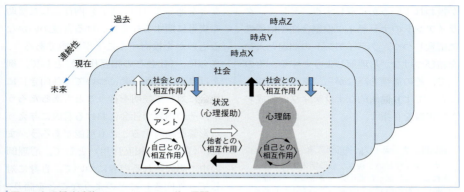

図2　心理援助活動におけるナラティヴの展開
〈社会との相互作用〉〈他者との相互作用〉〈自己との相互作用〉という3種類の《行為としてのナラティヴ》が扱う対象が，社会における言説，他者に対する発話内容，自己の中での想起内容などの《内容としてのナラティヴ》である．

作用」に関しては，それが外的対象に指向している「外向き（outward）」なものか，個人の思考や感情および価値観などに指向している「内向き（inward）」なものかにも着目する．また，「連続性」に関しても，それが未来に向かう「前向き（forward）」なものか，過去に向かう「後ろ向き（backward）」なものかにも着目する．

これらの概念を発展的に活用し，心理援助場面に応用させたのが図2である．

図2のように，心理援助という「状況」において，クライアントは心理師に対して自身について語る．その語りは，〈社会との相互作用〉として，疾患についての社会における言説をはじめ，社会からクライアントに「内向き」に影響を受けている面がある．その一方で，〈社会との相互作用〉として，その問題は「外向き」に，クライアントをとりまく社会（家族などの重要な他者を含む）に，例えば疾患に関する言説と合致するのか逸脱するのかという形で，影響を与えている面もある．また，クライアントは，例えばどのようなことを心理師に語るか語らないかを含め，〈自己との相互作用〉として，自己の中で想起した内容（思考や感情など）を「外向き」に自身に語りかけながら，その内容を「内向き」に内省する．これらの過程を意識的/無意識的に経て，クライアントは，具体的な心理援助の「状況」において，〈他者との相互作用〉として，心理師に対して「外向き」に特定の内容を発話する一方で，心理師が発話する内容に対して「内向き」に耳を傾ける．なお，これらの語りは，問題が発生した時をはじめ，「後ろ向き」に過去の特定の時点をもとに語られることもある．その一方で，例えば，将来に対する予測や希望を含め，「前向き」に未来を見据えて語られることもある．

このように多様な側面を持つクライアントのナラティヴを，心理師は，① 相互作用，② 連続性，③ 状況という3次元をもとに整理する．その際，〈社会との相互作用〉〈他者との相互作用〉〈自己との相互作用〉という3種類の《行為としてのナラティヴ》において，いかなる《内容としてのナラティヴ》——社会における言説，他者に対する発話内容，自己の中での想起内容など——

が扱われているかに着目する．そして，クライアントのナラティヴの整合性や信憑性に留意しつつ，クライアントの問題と人物を結びつけながら理解しようとする．その上で，その過程を経ながら，クライアントにとってより健康的なナラティヴの生成および定着を目指す．

> **MEMO** ナラティヴと質的研究法
>
> ナラティヴという視点が心理学の領域で注目されるようになった要因の一つとして，心理学において質的研究法が発展していることもあるだろう．質的研究法において，ナラティヴという視点を活用することにより，インタビューなどで得られた質的データに対して，多彩で深みのある解釈が行いやすくなる．他方，ともすれば抽象的な議論に陥りやすいナラティヴに関する議論に対して，実証的な質的研究を通して，ナラティヴに関する概念や枠組みを，エビデンスに基づきながら精緻化することが可能となる．このようにナラティヴと質的研究は，互いに寄与しながら発展する面がある．このことからも，ナラティヴは，実践活動を行う上だけでなく，エビデンスを生み出す上でも，大きな役割を担っているといえるだろう．

3 活用対象

ナラティヴ・アプローチは，特定の疾患や集団を対象とするものではない．しかし，このアプローチの活用対象としてまずあげられるのは，クライアントの語りとなるであろう．クライアントの語りに対する活用の仕方は，技法の手続きにおいて図2をもとに示した通りである．

ナラティヴ・アプローチは，クライアント以外にも，心理師に対しても活用可能である．つまり，心理師の心理援助という「状況」における語りは，図2をもとに検討可能である．心理師に対してナラティヴ・アプローチを活用する際には，〈社会との相互作用〉として，例えば自身が受けた訓練などを通して「内向き」に内在化した援助や疾患に関する社会における言説がいかなるものかを検討することが可能であろう．さらに，〈社会との相互作用〉として，例えば自身の援助活動について「外向き」に社会に対して説明を行うこともあるだろうが，その内容が社会における言説に与えうる影響を検討することも可能であろう．また，〈自己との相互作用〉として，心理師の中で想起される内容について，自身に対して「外向き」にどのようなことを語り，それに対して「内向き」にいかに内省しているかも検討可能であろう．加えて，これらの過程の影響を受けながらクライアントに対して，具体的な心理援助の「状況」において，〈他者との相互作用〉として，「外向き」に発話される特定の内容はいかなるものか，また，クライアントが発話する内容に対して「内向き」にいかに聴いているかを検討することも可能である．そして，上記のいずれの面に対しても，「後ろ向き」に過去の時点といかに結びついているか，また，「前向き」にどのような未来を見越しているのかを検討することも有益となろう．

さらに，クライアントと心理師という「個人」だけでなく，ナラティヴが展開する「状況」である心理援助も，図2をもとにナラティヴ・アプローチの活用対象となる．心理援助という「状況」に対して活用する際には，特定の心理援助という「状況」が，〈社会との相互作用〉を通して，援助や疾患についての社会における言説などから「内向き」にどのような影響を受けているかを検討することが可能である．その一方で，〈社会との相互作用〉として，特定の心理援助という「状況」を通して生成されるナラティヴが，「外向き」に社会における言説など

に対して，どのような変革をもたらしうるかについても検討可能である．さらに，そのような心理援助と社会との関係が「後ろ向き」に過去とどのような関係にあるのかについて検討する一方で，「前向き」にどのような未来に向かっているのかについて検討することも可能である．

> **アドバイス** ナラティヴ・アプローチと文学理論
>
> ナラティヴは物語と訳されることもあるように，ナラティヴについて理解を深める上では，文学理論が有益となる．文学の読み方としては，作品の内へ入っていく内在的アプローチと，作品の外へ向かっていく外在的アプローチがある．内在的アプローチは，作品の形式や技法に加え，テクストの構造や言語に着目する．他方，外在的アプローチは，作品が社会の一部であると位置づけ，作品を通して社会のあり方を理解しようとする．ここでいう「作品」を，心理援助における「ナラティヴ」に置き換えることにより，文学理論をナラティヴ・アプローチでも援用できるだろう．つまり，内在的アプローチは，ナラティヴの中でも《内容としてのナラティヴ》を理解する上で，そして，外在的アプローチは，ナラティヴの中でも《行為としてのナラティヴ》を理解する上で活用できるだろう．
>
> 内在的アプローチの例としては，文学作品の技法において，物語の「語り手(narrator)」の立ち位置が重要となる．文学作品では多くの場合，語り手が物語の中に属し，「私」という視点から語られる「一人称の語り」というものがある．その一方で，語り手が物語の外に属し，あたかもすべてを知る神のような視点から語られる「三人称の語り」も多い．また，まれにではあるが，「あなた」に対して語りかける「二人称の語り」もある．この枠組みは，心理援助におけるナラティヴを理解する上でも有益となるであろう．例えば，クライアントが「一人称」を用いながら自身の問題について語っていれば，自分のこととして問題と取り組んでいることの指標となるであろう．その一方で，クライアントが「一人称」ばかりを用いていれば，それは「私」の視点から物事を見ているため，状況の正確な把握ができていない可能性もはらんでいる．また，クライアントが「三人称」を用いながら問題を語っていれば，問題とは一定の距離を保ちつつ俯瞰しているため，状況についての説明には長けているかもしれない．その一方で，「三人称」ばかりを用いているようであれば，問題を自身のものとしてとらえていない可能性を示唆する．さらに，心理援助場面において「二人称」でクライアントが語る場合，「あなた」に当たるのは心理師となることから，治療関係がテーマとなっている指標ともいえるだろう．
>
> 他方，外在的アプローチの例としては，作品を社会における文化風土と結びつけて解釈する「文化批評(cultural criticism)」がある．この視点により，人類にとって重要となるテーマが，いかにその時代の文化風土に肉付けられ形を変えながら作品化されているかが理解可能となる．心理援助においてもこの視点に立つことにより，表出するナラティヴが内包する問題が，それが病理であれ実存的なものであれ，人として普遍的な側面もある一方で，いかにクライアント（および心理師）が置かれている社会や文化の影響を受けているかを検討しやすくさせるであろう．そして，この点は，欧米で重要な役割を担っている多文化間カウンセリング(multicultural counseling)の主張と通じるものでもある．
>
> なお，上記の文学理論に関する解説は，内在的アプローチと外在的アプローチの代表的ものを，「フランケンシュタイン」という作品を通して，専門外の者にもわかりやすく紹介している廣野の書籍[7]をもとにしている．この書籍は，一つの作品が――つまり，一つのナラティヴが――「内在的」にも「外在的」にもさまざまな形で探究可能であることを知る上でも示唆に富む．

4 活用する際のコツ

ナラティヴと心理援助との関係について各分野の主要人物によって書かれた，広範囲にわたる内容を含むハンドブックがある[6]．そのハンドブックのまとめにおいて，ナラティヴの実用的意義として，**表1**に示されている点があげられている．これらの点は，いずれもナラティヴ・アプローチを活用する際の具体的なポイントであるといえよう．

クライアントと心理師の語りによって構成される心理援助にとって，ナラティヴは

表1　ナラティヴの実用的意義
・ナラティヴによる表現は，自己を形成する実践の土台となる
・ナラティヴという概念は，多様な語りの構造を含んでいる
・語ること自体が，基本的な治療プロセスである
・治療関係は，クライアントによる語るという活動から生み出される
・効果的な支援のためには，ナラティヴが持つ多重性に対して感受性を持つことが求められる
・効果的な支援のためには，語りのあり方の変容に対する感受性を持つことが求められる
・感情は，語りにおける主観的に重要なものをとらえる際の指標となり得る
・語りの一貫性はクライアントの健康度の指標となり得る

（文献6）をもとに作成）

切り離せない存在である．このことを認識し，心理療法アプローチがいかなるものかにかかわらず，ナラティヴの特性を理解し援助活動を行うことが，ナラティヴ・アプローチを活用する際のコツといえよう．

文献

1) 能智正博："語り"と"ナラティヴ"のあいだ．〈語り〉と出会う―質的研究の新たな展開に向けて―．能智正博編，ミネルヴァ書房，京都，11-72，2006
2) Bruner J：Actual Minds, Possible Worlds, Harvard University Press, Cambridge, 1986
3) Charon R：Narrative Medicine：Honoring the Stories of Illness, Oxford University Press, New York, 2006
4) White M, et al：Narrative Means to Therapeutic Ends, W.W. Norton & Company, New York, 1990
5) Clandinin DJ, et al：Narrative Inquiry：Experience and Story in Qualitative Research, Jossey-Bass, San Francisco, 2000
6) Angus LE, et al eds：The Handbook of Narrative and Psychotherapy：Practice, Theory and Research, Sage Publications, Thousand Oaks, 2004
7) 廣野由美子：批評理論入門，中央公論新社，東京，2005

❷ 各種技法 | **A. カウンセリング**

4) 動機づけ面接

林 潤一郎

Key word 動機づけ／アンビバレンス（両価性）／間違い指摘反射／チェンジトーク

要点整理

- 動機づけ面接は，変化に対するアンビバレンスを抱えるクライアントに対するアプローチ法である．
- 動機づけ面接の狙いは，受容と共感に基づく関係性の中で，クライアントの価値観を理解・尊重し，その人自身がもつ変わる理由を引き出すことであり，動機づけを高め，望む目標に向かう行動変化を支える技術の集まりである．
- 動機づけ面接の実施には，動機づけ面接の理論や特徴を知るとともに，動機づけ面接のスピリット，面接の進め方，基本となる面接技術4つ，チェンジトークに対する面接技術について理解することが重要である．

1 理論背景

　動機づけ面接とは「変化をしたい気持ちがある一方で，できない，もしくは，（まだ）したくないという気持ちもある」というアンビバレントな葛藤を抱えるクライアントに働きかけ，行動変化に対する抵抗を減らし，内発的動機づけを高めることで，クライアント本人が望む方向性にすすむこと（変わること）ができるようにするためのカウンセリングアプローチである[1〜3]．面接のスタイルとしては，クライアント中心療法の基本的発想と面接技術に基づきながら，上述の目的を達成するために，（特に変化の方向性が定まった後は）変化を支えるためにより選択的に応答する目的志向的な一面を有する手法でもある．また，様々な問題に対し，エビデンスからも有効性が支持されており，認知行動療法をはじめとした様々なアプローチとも併用可能とされる．さらに，習得するための教育システムが構築されているところも特徴である．

　動機づけ面接はもともと，アルコール依存の問題を抱えるクライアントに対する効果的なカウンセリング手法を模索する中で誕生した．提唱者の一人であるMillerが行った行動療法に関する効果研究において，共感を示す応答形式をしている面接担当者ほど治療効果が高くなることが示唆された．これを機にMillerがRollnickとともに，行動変容に有益となる心理師側のクライアントへの態度や応答形式を研究し，理論化・精緻化されていった技術が動機づけ面接としてまとめられている．

　動機づけ面接の狙いは，受容と共感に基づく関係性の中で，クライアント本人の価値観を理解・尊重しながら，その人自身がもつ変わる理由を引き出し，明確化していくことである．そして，そうしたかかわりを通じて，クライアントの動機づけを高め，本人の望む目標に向かう行動変化を強め，支えることである．

　こうした狙いを実現するために，動機づけ面接では原則として，1）クライアントがなぜ変化したいと考えているのか(逆に，

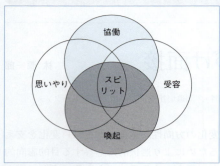

図1　動機づけ面接のスピリット

なぜ変化したくないと考えているのか），さらにどのような状況や心境であれば変化できそうか（できなさそうか）といったクライアント自身の変化に対する動機（思い）を聴き，理解するように努めること，2）クライアントの価値観（大切にしたい生き方）を理解するように努めた上で，もしあるようなら問題が維持される状況とそうした元来の価値観との矛盾に気づけるように関わること，3）クライアントに生じる変化への抵抗や葛藤にも耳を傾け，それを当然のものとして理解しながら，新しい見方や問題解決を探り，変化が生じやすくなるようにクライアントの自己効力感を育み，支えるかかわりをすること，4）心理師が陥りやすい「間違い指摘反射（MEMO）」の悪影響を理解し不用意に用いないよう気を付けること，などが重視されている．

| MEMO | 間違い指摘反射とは？

間違い指摘反射とは，変化しようとしているもののアンビバレンスのあるクライアントに対してやりがちな心理師の望ましくない応答例である．特に「クライアントをよくしたい」「クライアントをよい方向に変化させたい」と思う心理師が陥りやすい罠といえる．典型的には，（一方的な）説得，教育，指示，早急なアドバイスなどが挙げられる．これらは，変化への準備が整っていないクライアントに対しては，1）自己肯定感を下げ自信を失わせたり，2）気分を害したり，3）反発心，抵抗感，拒否感を生じさせたり，4）積極的にかかわろうとする意欲をつぶすなどのリスクがあり，行動変化を阻害する可能性の高いものである．

2　技法の手続き

　動機づけ面接を実施するためには，1）スピリット，2）面接の進め方，3）基本となる面接技術（OARS），4）チェンジトークに対する面接技術，について理解しておくことが有益である．

1）スピリット

　クライアントに対して持つべき4つの基本的な態度である[2]（図1）．面接実施に先駆けて，こうした態度・発想を持ってクライアントと接することができているのかを自己点検することが大切である．

　① 協働（Collaboration）：クライアントとパートナーシップを結び，それぞれが必要な情報を出しあい，話し合いを通して面接をすすめていくこと．また，クライアントの話題の追従者になるでもなく，一方的な教育指導者になるでもなく，（時に話を追従したり，時に教育的になる場合はあれ）基本はクライアント本人が望む方向へ進むためのガイドとしてクライアントをサポートすること．

　② 受容（Acceptance）：クライアントへ無条件の肯定的配慮・関心をもってかかわること．変化に関しても，クライアントの価値観や能力（例：変われることへの自信を今持てているか，どうしたら変わりやすいと感じるか）を尊重しながら，（アンビバレントな気持ちがあることも含めて）クライアントの意見や思いを大切に聴いた上で，クライアントが自ら選択し判断することを通じて，変化に向かうことを支えて

いくこと．

③ 喚起（Evocation）：特定の情報などクライアントの外にあるものを与えてクライアントを説得したり，変化させようと無理にかかわるのではなく，本人の中にある変化への思いや動機づけなどの内在化している資質を信じ，それを引き出すかかわりを重視すること．また，変化の方向性が定まってきたら，心理師が戦略的に働きかけることでクライアントから変化に向かう発言が生じるように働きかけること．

④ 思いやり（Compassion）：他の誰のためでもなく，思いやりの気持ちをもって，クライアントの幸福のために関わること．

2）面接の進め方

動機づけ面接の進め方は概念的には，次の4つのプロセスを経る（図2）．具体的には，① かかわる，② フォーカスする，③ 引き出す，④ 計画する，の4つである．実際には，この4つのプロセスが必ずしも直線的に進むわけではなく，行きつ戻りつすることも多い．また，各プロセスに必要な時間も事例によって，まちまちである．しかしながら，こうした見取り図を持つことで，クライアントの変化への準備性の高さを理解しやすくなる点で，かつ，各プロセスにおいて役立つ面接技術について意識しやすくなる点で，有用である．

① かかわる：第一のプロセスは「かかわる」段階である．ここでは，クライアントと信頼関係に基づく作業同盟を構築することが重視される．面接の目標について合意し，その目標に向かっていくための協働関係を構築する．

② フォーカスする：第二プロセスは「フォーカスする」段階である．この段階では，（アンビバレンスのある問題を抱えている）クライアントが進みたい（変わり

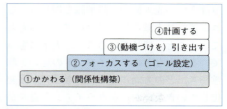

図2　動機づけ面接のプロセス

たい）と思う方向を模索し，本人が望む変化を検討し，ゴールを共有していくことが重視される．

③ 引き出す：第三プロセスは「引き出す」段階である．この段階では，クライアントが進みたいと思うゴールに向けて，クライアントの希望や自信（効力感）を喚起し，動機づけを引き出すようなかかわりが重視される．

④ 計画する：第四プロセスは「計画する」段階である．この段階では，クライアントにおける変化のターゲットを設定し，変化のための選択肢を検討し，計画する．そして，クライアントの変化への自信を支え，行動変化につながるようかかわっていく．

3）基本となる面接技術（OARS）

OARSとは，動機づけ面接において基本となる4つの面接スキルの頭文字をまとめたものである．利用する段階としては，面接の進め方で示した4つのプロセスすべてで一貫して用いられるものである．

① O（Open ended question）：「開かれた質問」である．これは質問者の想定する選択肢（例えば「はい，いいえ」など）の中から答えさせるタイプの質問ではなく，クライアントが自分の言葉で自由に答えることのできるタイプの質問である．例えば，「〜について，あなたはどう考えていますか？」などが典型である．こうした質問は，

質問者側の先入観や一般常識を押し付けるニュアンスを減らし，クライアントの考えていること，感じていること，大事に思っていることなどのクライアントの思いを尊重でき，どの方向に進んでいきたいか（変化していきたいか）をクライアント自身が模索する機会を提供可能にする大切な技術である．

② A（Affirmation）：「是認」である．これは本人の資質や変化につながる前向きな発言や考え方に捉え，理解を示す応答技術である．誠実かつ本心からの言葉で，敬意と心遣いある伝え方をしていくことが重視されている．

③ R（Reflective listening）：「聞き返し」である．これはクライアントが述べたことに対して言葉を選んで応答する技術である．単純なオウム返しのような「単純な聞き返し」もあれば，直接述べられなかった意味について推測するような言いかえや強調表現や両価性のある聞き返しなどの「複雑な聞き返し」もある．心理師はこうした聞き返しの持つ影響を理解し，その時々の目的に応じて活用していくことが求められる．

④ S（Summarize）：「要約」である．クライアントが表現した一連の内容をまとめて，整理し，要点を伝え返す技術である．これを行うことで，心理師とクライアントは，クライアントが今どこにいるのか，何をしようとしているのか，どこに向かおうとしているのか，を共有・確認することができるとともに，クライアントは，不足点についてさらに話したり，次のステップに進む足がかりにできる．

4）チェンジトークに対して求められる面接技術

チェンジトークとはクライアント自身から発せられる「目標となる変化に向かう」内容の言語表現である．動機づけ面接では特に，クライアントが進みたいと思うゴールが設定できたのち（面接プロセスのうち，主に第三プロセスおよび第四プロセスで），クライアントの動機づけを引き出すために，OARSに加えて，このチェンジトークに着目し，目的的に対応していく技術が重視される．

表1は，代表的なチェンジトークの分類と具体例である．頭文字で「DARN-CATS」とまとめられたもので，① 変化への準備段階でみられるチェンジトーク（準備言語）と，② 準備が整ってきた際に行動につながるチェンジトーク（実行言語）に大別される．前者は「変化」についての気持ちを表明するもので，これだけでは行動変化までは届かないことはあるものの，行動変化の土台を形成する重要な発言となる．また，後者は「（具体的な）行動」についての気持ちを表現するもので，行動変化にとって直接的な影響を持つ重要な発言とされる．

面接プロセスの第三段階以降では，まずこれらのチェンジトークに心理師が気づける技術が求められる．さらに，維持トーク（変化への抵抗感など）にも耳を傾けつつも，チェンジトークに着目し，バランスよく増やしていけることが重視されており，チェンジトークが語られた際に，OARSを用いて，明確化していく技術や，チェンジトークが出にくい際に，クライアントに対するさまざまな質問や引き出す技術が用いられる．さらに，行動実行の計画を練る第四段階では，適時，情報やアドバイスを提供する技術（例：提示の仕方）や行動実行につなげるために準備言語だけでなく実行言語を一層引き出す技術を用いて，行動変化を支えていく．

3 活用対象

活用対象は広く，動機づけを高めることが有用な多くの場面で活用可能である．例えば，これまでの研究では，アルコールや薬物などの依存の問題，気分障害，強迫性障害などの精神障害，生活習慣病や身体疾患，司法領域における再犯率低下などのさまざまな分野でその有効性が支持されている．

4 活用する際のコツ

動機づけ面接を活用するためには，理論，技術を学ぶとともに，体験に基づく学習での習得が重要である．そうした学習の機会としては，動機づけ面接の教育プログラムを開発および提供している公式ネットワークである Motivational Interviewing Network of Trainers（MINT）があり，http://www.motivationalinterviewing.org よりアクセス可能である（2018年10月現在）．また，日本では，動機づけ面接協会（JAMI），動機づけ面接ファシリテーターネットワーク（MINF）などが情報提供および教育・研究の機会を提供しており，動機づけ面接を習得したい場合には活用可能である．

> **アドバイス　動機づけ面接についてのセルフチェック・セルフワークの活用**
>
> 動機づけ面接ができているかを評価するための尺度が開発されており[4]，面接技術の自己点検や訓練の評価指標として活用可能である．また自分一人でできる訓練として，ワークブックを用いることも有益である[3]．こうしたワークブックでは理論的な理解だけでなく，様々な体験ワークの具体例が多く用意されている．これらを用いることで，一人でもスキルアップを続け，研鑽を積むことが可能である．

表1　チェンジトーク（DARN-CATS）

①変化への準備段階でみられるチェンジトーク

「変化の願望」DESIRE to change
変わりたいというはっきりとした願望が込められている発言
（例：もうお酒は飲みたくないって思うんです）

「変化する能力」ABILITY to change
変化できるとクライアント自身が思えていることを示す発言
（例：こうなれば，きっとお酒をやめられると思うんです）

「変化する理由」REASONS to change
行動を変化させる利点があることを表明している発言
（例：お酒をやめれば健康になりますもんね）

「変化する必要性」NEED to change
変化しないことによる不利益や問題について表明されている発言
（例：このままお酒をやめないといつか家族に見捨てられますよね）

②準備が整ってきた際に行動につながるチェンジトーク

「コミットメント」COMMITMENT
行動実行を表明している発言
（例：今日からお酒を止めようと思います）

「活性化」ACTIVATION
行動実行について意志や意欲を表明している発言
（例：お酒を止める準備はできています）

「行動を段階に分けて述べる」Ts（TAKING STEPS）
望む方向に変化するステップを踏んでいることが表明された発言
（例：先週は2日間，お酒を飲まずに過ごせました）

文献

1) ウイリアム・R・ミラーほか：動機づけ面接法基礎・実践編，松島義博ほか訳，星和書店，東京，2007
2) Miller WR, et al：Motivational Interviewing：Helping People Change, 3rd ed, Guilford Press, New York, 2013
3) デイビッド・B・ローゼングレン：動機づけ面接を身に着ける——人でもできるエクササイズ集，原井宏明監訳，岡嶋美代ほか訳，星和書店，東京，2013
4) 原井宏明：方法としての動機づけ面接—面接によって人と関わるすべての人のために—，岩崎学術出版社，東京，2012

3章　介入技法

2 各種技法　B. 認知行動療法

1）エクスポージャー療法

岡嶋美代

Key word レスポンデント条件づけ／オペラント消去／リラクセーション／マインドフルネス

要点整理

- エクスポージャー療法は認知行動療法の主要な技法であり，曝露というイメージからは遠い側面も持つ．
- 効果的なエクスポージャーのためには，クライアントの回避行動について聞き取りによる詳細なアセスメントと行動分析が不可欠である．
- エクスポージャー課題が嫌悪的なセッティングだけにならないよう，クライアントの治療継続を促進するような課題作りと共感的な援助が治療者の態度として求められる．
- 治療者による向き不向きが大きい技術である．

1 理論背景

1）レスポンデント反応として条件づけられた恐怖を治療する

1920年，WatsonとRaynerが行った恐怖条件づけという現代では考えられない非人道的な実験がある．生後11ヵ月の乳児に白ネズミに触る瞬間に大きな音を鳴らして白ネズミと恐怖を条件づけた．白ネズミに対して恐怖も嫌悪も感じていなかった乳児であったが，他の白い毛皮にも同様に反応するようになった．このように大きな音（驚愕刺激）と対提示されいったんは恐怖の対象となった白ネズミであるが，この手続きの逆をすれば条件づけは消去される（はずである）．すなわち，大きな音が鳴らない安全なところで，白ネズミに触れあうことを繰り返せばよい．これがレスポンデント反応である条件づけられた情動反応の消去（恐怖症の治療）であり，エクスポージャーの一種である．カエル恐怖やナメクジ恐怖のような特定の恐怖症の治療は単回または数セッションのエクスポージャー療法で治療が成立する．安心安全の場で回避してきた対象物の写真や動画を見たり絵を描くためによく観察したりするなど，触れあう時間を持つとよい．汚さや嫌悪はそれを避けること（図1の①）によって，汚さや嫌悪の存在を証明してしまう．逆に避けなければ汚さや怖さがなかったことを証明する（図1の②）．しかし，多くのクライアントは汚さや嫌悪がなくても"念のため"や"100%ではないから"避けておこうとする．そうした時点で汚れの存在を証明してしまったこと（図1の④）になる．心理教育では，存在するかもしれないが，避けない（図1の③）という態度の形成が大事であることを教える．

2）曝露は正しい訳語か？

エクスポージャーは認知行動療法の中でも主要な技法のひとつである．exposureの翻訳ついては，行動療法事典にエクスポージャーと記されている[1]．それ以前から曝露という訳語がつかわれていたにもかかわらず，監訳を担当した山上はエクスポージャーという訳語を用い，「翻訳が難

しい言葉はカタカナにした」と訳者あとがきで述べている．エクスポージャーを使わない方がよい理由は文字数が増えるというデメリット以外には思い当たらない．

エクスポージャーは手続きを表す名称で，行動分析上はさまざまな機能が含まれている．上手なエクスポージャーのためには，嫌悪刺激にさらされながらじっと身を固くして耐えるような曝露ではなく，力が抜けた状態で動き，楽しみを伴うものであったほうがよい．特に児童や幼児との治療場面ではゲーム性のある課題で，嫌なこととともにあるちょっと笑えたり興味のあることを見つけられたりできるように導く．嫌悪的な状況やモノを遠ざけようと回避したゆえに，症状が悪化したことをわかってもらうよう，図2の「秤のセンサーと不快感や痛みのセンサー」で以下のように心理教育をする．

秤にはそれぞれちょうどよい重さを正確に測るように感度が設定されているが，不快な感覚を避けて常に快適さを追求しようとすると，センサーは不快感に敏感になってしまい，まるで小麦粉しか測れないような繊細すぎる感度を持った弱々しいものになってしまう．ちょうどよい感度に戻すことが治療なので，不快感をわざと上げるようにふるまったり下げないよう努力したりする必要がある．そして不快感が強まり，センサーの感度の上限を突破し，それ以上の目盛りが必要なほどになると，センサーは小麦粉対応から人が乗ってもよいほどに，より鈍感になり大きな刺激にも対応できるようになる．そのような身体づくりをすると症状が改善すると説明する．

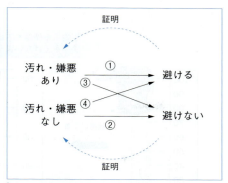

図1　回避することによる問題

2 技法の手続き

1）過呼吸のエクスポージャー場面における手続き

最も単純でかなり汎用性があるのが，過呼吸のエクスポージャーなので，それを例にとり手続きについて解説をする．過呼吸による生活の支障が多大で治したい気持ちが高まっていると動機づけをしたあとの教示である．

過呼吸の発作を怖がるクライアントに1秒に2回程度の胸式呼吸を口を開けて1分間行ってもらうと二酸化炭素は必要以上に排出され，血液が過度にアルカリ性に傾く．手足のしびれ感や景色が白黒になる感じや気分の悪さが出るまで1分で足りなければあと30秒ほど延長させてもよい．十分に過呼吸の不快感を味わってもらったところで，次に窒息感を味わうために呼吸を1分半ほど止めるように指示する．恐れている状況に近い状態をあえて作りそこにしばらくたたずむようにするのであるが，エクササイズで人工的に作った低二酸化酸素状態は，息止めによる体内での自然な二酸化炭素蓄積によって，不快感は徐々に軽減していく．パニック症の過呼吸発作の恐怖には，

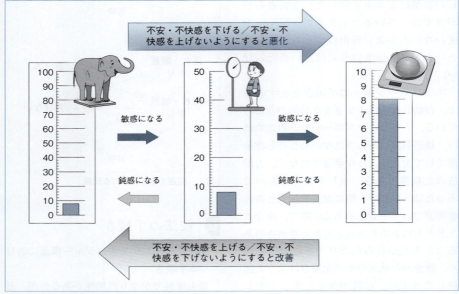

図2 秤のセンサーと不快感や痛みのセンサー

　呼吸に対する内部感覚エクスポージャーをこのようにして行う．

　低二酸化炭素状態に曝されると，延髄と大脳皮質のせめぎあいが生じ，息ができない/酸素が足りていないという思い込みが生じやすい．それに対するエクスポージャーとしてあえて呼吸を止める行動を自発できるようにしているが，過呼吸と息止めまでセットで行うことが大事である．数回セッション内で体験するだけで一人でも可能になり，次に治療者から離れた自宅などで実施する課題をこなすようになる．自ら過呼吸を起こし，生じた不快感を自ら止めるすべを覚えることで，過呼吸の予兆がでたら息を止めればよいと知ると，それまで制限されていた人込みに行き電車に乗ることや身動きが制限される状況などへの回避的な場面が解消されていくのである．

> **MEMO　過呼吸の内部感覚エクスポージャー**
>
> 1. 1分間に120回の速さで口だけで"吸う/吐く"を大げさに60秒間以上行う．
> 2. 始めると30秒ほどして次第に気分が悪くなってくる様子を観察しながら続ける．
> 3. 手足のしびれ，喉のつまり，動悸，目の前の気分の悪さ，鼻のつまりなどの体の変化をよく味わう．
> 4. 十分気分が悪くなったら（ならなかったら30秒延長），1分半以上息を止める．
> 5. 息を止めると，さっき感じていた感覚が変わっていく様子を観察する．
> 6. 毎日1回練習する（慣れてきたらカフェインを摂取しながら行う）．

2）積極的な態度こそがエクスポージャーの要という動機づけ

　過呼吸の発作に対しては，低二酸化炭素状態にさらすと症状は緩和される．しかし，寝ている患者をこの状態に曝露するだけではエクスポージャー療法は完成しない．自

発的に苦手な場面に対峙しよう，取り組もうとする態度の形成が必須である．森田療法でいうところの恐怖突入と同じ概念が盛り込まれている．あるがままに現状を受け入れている様子は無用な力が抜けているが，死人であってはならない．また，「死ぬほどのことはないから」というような安全の保証をして行うことは，エクスポージャーの効果を損なわせる．最大限に効果を出そうと思うならば，認知的な回避も治療の対象とする必要がある．「息を止めると低二酸化炭素状態が変化して楽になるから」などと体験する前から"逃げること"を意識させない．そして，"エクスポージャーをすることの価値"についてクライアントの言葉で語ってもらうことで動機づけを高めることができる．

3）リラクセーションはエクスポージャー効果を損なうか？

条件づけられた恐怖反応にリラクセーションを行いながら，段階的に克服していくという系統的脱感作がある．このWolpeが提唱した逆制止による心理療法がエクスポージャーの起源と考えられることもあるが，実際にエクスポージャー療法という言葉を最初に使ったのは，Marksであり，系統的脱感作の中の拮抗反応であるリラクセーションはエクスポージャーを行う上での必須の要素ではないと主張した[2]．確かに不快な感覚に直面した後の交感神経興奮は時間とともに必ず変化する．リラクセーションの有無は鎮静を促進することはあっても，エクスポージャー効果そのものに影響しない．

一方でリラックスすることが不安への対処行動とクライアントが考えてしまうと，これはエクスポージャー効果を損なう恐れがある．あくまでリラックスしてから不快感に曝されにいこうという積極的な接近行動への支援になることが重要なのである．不安や不快感を回避や逃避するためにリラクセーションを使ってはならない．いつやるかのタイミングを間違えないようにしてほしい．そして種々のリラクセーション法を心理師は学んでおくことも大切である．例えば，呼吸に注意を向けさせると乱れてくるクライアントもいる．そのような人に呼吸法によるリラクセーションの指示はかえって苦痛のきっかけになるので，別の例えば積極的筋弛緩法を教示した方がよい．

4）マインドフルネスはエクスポージャー効果を損ねるか？

気ぞらしは不安や不快感からの回避であり，エクスポージャー効果を損ねる．マインドフルネスでは不快感の中にたたずむことを教え，注意の中心に不安を見据えながらその他のさまざまな刺激も同時に気づくようにさせていく．エクスポージャー中に感じるすべての感覚に注意を向けるのである．気ぞらしとの違いは不安や不快感だけを除外したり特別視しないことである．例えば，大きな音で条件づけられた白ネズミ恐怖の乳児に単に音と白ネズミの対提示をやめるだけでなく，白ネズミのよく動くしっぽを見せ興味を引きつけ，愛らしい目の動きや，柔らかな毛のさわり心地を味わわせ，ネズミのぬくもりを感じさせることができたら，この乳児の白ネズミ恐怖の条件づけはさらに早くスムーズに消失するかもしれない．「白ネズミ」と「怖い」の一対一関係が，怖い以外の別の反応と結びつき一対多になり上書きされていくようにする．

言葉を持つヒトであれば，不快感という身体感覚の回避だけでなく，エクスポージャー中の意識下では，「怖くない，大丈夫」

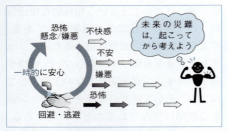

図3 不安や不快感保持筋力トレーニング

という安全確保のことばや考えが湧くことがある．クライアントの頭の中に生じるこれらの考えを繰り返させないようにするためにマインドフルネスは有効である．あえて「大丈夫ではない考え」の中に居続けるようにしながら納得のいかないモヤモヤとした不愉快さを味わい続けるのである．不快感の筋トレというメタファーを用いる（図3）．不潔恐怖であれば，回避・逃避行動が洗浄行為になるが，洗わずにいる間に起こる不快感や嫌悪感を右矢印の方向へ放置してその間をマインドフルに過ごすように指示する．これがマインドフルネス儀式妨害といい，エクスポージャー効果ともなる[3]．エクスポージャー中はクライアントの呼吸や顔色および緊張感や集中の程度をよく観察しながら，やめどきのサインを探すようにする．

| MEMO | うつ病に対するエクスポージャーと反すう思考の妨害

うつ病に有効とされる行動活性化は，行動することによって疲労してさらに何もできなくなるかもしれない不安に対するエクスポージャーという側面を持つ．再発を繰り返すうつ病の場合，強迫性が高い患者が多い．そこでエクスポージャーのコンポーネントだけでなく，必ず儀式妨害に相当する「反芻思考を妨害するテクニック」を教示する必要がある．これには瞑想やマインドフルネストレーニングがよい．未来の心配や過去の反省の時間を極力短くするような練習をする．「未来の災害は起こってから考

えよう」と唱えることは，それ自体でエクスポージャーの効果を有する．災難の確率を考えたり，むやみにポジティブな考えで上書きをしたりするのは一度でうまくいかずに反すうしてしまいやすい．ネガティブな考えにエクスポージャーを行うことで行動は自由闊達になるだろう．回避・逃避行動が症状を作っている元凶であれば，行動のバラエティが増える方向に援助するのを忘れないでほしい．

5）言語エクスポージャーはなぜ早く馴化が起こるのか？

アクセプタンス＆コミットメントセラピー（以下，ACT）では，思考とその思考が指し示す意味を分離する技を教えるが，分離するためにはその言葉に付随する情動反応を減弱するエクササイズを行ってもらう．その言葉の持つ意味や連想される情緒的な反応を別な情報で上書きするのである．「お茶」という言葉には，かぐわしい香りやうっすらとした緑色や湯気のたつ温かい飲み物というイメージと連動している．その「お茶」という言葉を大急ぎで100回繰り返すと，言葉は単なる記号と化す．体験の連動しない音になってしまうと，良いイメージ，悪いイメージ関係なく，条件づけられた反応は減弱させることができる．言葉は100回繰り返すのは簡単であるが，行動の繰り返し100回は大変である．

「苦手な上司の漢字の一文字がついた駅名が嫌」とか，「寄生虫の博物館がある区を通る電車の沿線の改札が嫌」などの回避が起こっている場合，その上司の名前や区の名前についても書いたり読んだりを繰り返す方法がある．

また，休職中の抑うつ的な気分を訴える人の中には「役立たず」のようなキーワードがとても怖い人たちがいる．これも「役立たず（と思った）」と考えとの距離の取り方を練習したり，「『役立たず』を肯定し

てスルーする」という受け入れ方を練習したり，「役立たず」に対する意味を認知再構成として介入するのではなく情動の反応を変容させていく．ACT でいうところの脱フュージョンやアクセプタンスは，エクスポージャーによって言葉に対するレスポンデント反応の消去とその言葉に対する回避というオペラント行動の消去を行うことである．例えば，会社で悪口を言われているような気がする人に図4を見せて，この人たちに言い返したり逃げたりするのではなくその間をすり抜けていくイメージトレーニングを行うとよい．

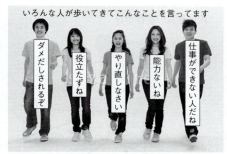

図4　言語エクスポージャーとスルーするイメージ図

3　活用対象

1）内部感覚エクスポージャーはエクスポージャーの肝

特定の恐怖症は内部感覚に対するエクスポージャーで解決できることが多いが，その他の不安症や強迫症も同様に内部感覚をターゲットにすることができる．回避が増え高次条件づけが各方面へ拡散した状態になった強迫症の場合は特に有効である．

例えば，ドキドキする内部感覚（無条件反応：UR）は走ること（無条件刺激：US）によって起こすこともできるが，トラウマになった嫌なものに触れたり思い出したりすること（条件刺激：CS）によっても起こすことができる．図5で表現した例は，トラウマとなった男性の排泄物やその男性にまつわるモノや文字や排泄物から般化した一般的な汚れやトラウマ関連のニュースを避けているという架空の例である．潔癖を守らないと自分の居場所がなくなることや，一生この記憶にけがされた人生になる（条件反応：CR）と悲観している．この場合，エクスポージャー対象はドキドキやベッチョという本人にしかわから

ない不愉快な内部感覚をどんどん集める練習を指導する．どんな小さなベッチョでもよいので探索行動に出て収集していくのである．オノマトペを使うことでクライアントの不快感を共有することが容易になる．縁起担ぎなどを単なる感覚の回避として概念を変化させる．

さまざまな回避対象をモグラたたきのように一つずつ不安階層表を作って行うようなやり方では長期戦である．クライアントの人生を大切に思うならば，ある程度短期治療で済ませる努力を治療者は怠ってはいけない．

4　活用する際のコツ

エクスポージャー療法に関する機能的，文献的レビューは三田村[4]を参照されるとバランスよく学ぶことができる．それに載っていないコツを述べよう．臨床では筋緊張が高いクライアントが多いので，恐怖反応や回避反応が強く生じていることがある．情動に関する条件づけは身体感覚の鋭敏さに左右されるという研究もあり，辺縁系優位の状態は定位反射の高さとも関係する．定位反射が強く多動な人には，瞑想や自律訓練を日課に取り入れてもらいながら，エクスポージャーに取り組んでもらえ

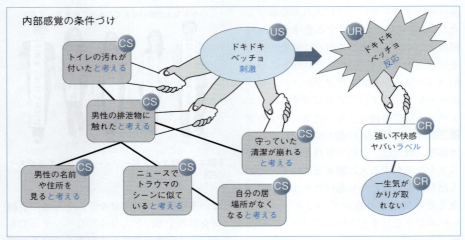

図5 内部感覚条件づけとエクスポージャーの対象とは

るとよい．不安と拮抗する活動は回避の抑制につながるとともに，レスポンデント条件づけを生じにくくする．抗不安薬を飲みながらでも仕事に行くことは社会生活を送る上での行動活性化といえる．抗不安薬の薬効成分である筋弛緩作用のごとくリラクセーションを習慣にすることが，結果的にエクスポージャーのコツといえる．

アドバイス　エクスポージャー療法はどこで学べるか？

学び方は，実際の場面に陪席することが最もよい．行動療法を行う者の中には日常臨床の陪席の機会を提供する者もいる．動画に編集されたものは，大事な間合いが省かれていたりするので，心理職がどれほどの時間をかけてエクスポージャーの成立を待っているのか，何を手掛かりに終了を決めるのかなどがわかりにくい．最低限，自分で体験することが求められる．

認知行動療法の動画[5]の中には実際に1時間以内にカエル恐怖を治療する場面が収録されている．クライアントのよく動く目と表情の豊かさや身振りの大きさなどから定位反射の強さを第一印象で感じた．このケースに必要なことは驚きと怖さを分けることだと考え，予測不能な動きにビックリしてしまっているだけで，怖がるほどのものではないと思えるまで練習した．自分から接近可能なものを徐々に増やしていったところ，最後は部屋の中を飛び回るカエルを追いかけて捕まえて手のひらに乗せてみせた．このような現場を体験するとエクスポージャー療法が好きになるだろう．

文献

1) ベラック AS ほか編：行動療法事典，山上敏子監訳，岩崎学術出版社，東京，111-114，1987
2) Marks IM：Behavioral treatments of phobic and obsessive-compulsive disorders：A critical appraisal. Progress in Behavior Modification, Hersen M ed, Academic Press, New York, Vol. 1, 66-158, 1970
3) 岡嶋美代：ERP を強迫性障害からすべての不安障害に適用する．認知行動療法実践レッスン―エキスパートに学ぶ12の極意，神村栄一編，金剛出版，東京，53-68，2014
4) 三田村 仰：II 要素的実存主義―レスポンデント条件づけからエクスポージャーへ．はじめてまなぶ行動療法，金剛出版，東京，39-67，2017
5) 神村栄一：第9回認知行動療法の技法群(2)―エクスポージャーの基礎とその段階的な進め方．認知行動療法（'14），下山晴彦ほか編，放送大学教育振興会，東京，139-154，2014

2）応用行動分析

大月　友

Key word　行動分析学／ABC 分析／ポジティブな行動支援／環境調整

要点整理

- 応用行動分析は，行動分析学の知見を現実の問題解決のために適用する研究と実践である．
- 先行事象や結果事象という環境側の変数に着目し，それらを個人にあわせて調整する発想をもつ．
- 随伴性マネジメントとスキル形成マネジメントの2つの方略を採用する．

1 理論背景

1）行動分析学

応用行動分析 applied behavior analysis（ABA）とは，実験行動分析によって明らかにされた行動の法則を，現実のさまざまな問題の解決のために適用する研究と実践である[1]．そのため，オペラント学習の知見が体系化された行動分析学がその背景理論となる．行動分析学では，オペラント行動のメカニズムを，三項随伴性という枠組みから文脈的に理解する（図1）．三項随伴性は，対象となる行動（behavior）を中心として，時間的に前に起こる刺激変化である先行事象（antecedent），後に起こる刺激変化である結果事象（consequence）の3つによって構成される．三項随伴性はこれらの頭文字をとってABCとも呼ばれ，この枠組みで分析することをABC分析と呼ぶことがある．そして，行動分析学では，行動の制御変数として三項随伴性の中の先行事象と結果事象に着目する．

結果事象は，その行動の将来の生起頻度を増減させる機能を持つ．視点を変えれば，そのときの行動の生起は，過去にその行動に随伴した結果事象（学習歴）による影響を受けていることになる．結果事象の刺激変化のパターンと行動の将来の生起頻度の変化との関係は，正の強化，負の強化，正の弱化，負の弱化と呼ばれる4種類の行動随伴性として整理される（表1）．また，強化の随伴を止めることを消去，弱化の随伴を止めることを復帰と呼ぶ．消去では行動の生起頻度は元のレベルまで減少し，復帰では元のレベルまで増加する．

先行事象は，そのときの行動を喚起する機能を持つ．動機づけ操作 motivating operation（MO）は，そのときの結果事象の価値を変化させる価値変更効果と行動の頻度を変化させる行動変更効果を持つ先行事象である．一方，弁別刺激 discriminative stimulus（S^D）は，過去の学習歴によって行動を喚起する弁別機能を有する先行事象である．S^Dは，特定の結果事象が随伴する可能性を示す合図のような機能を持っている．

ABAは，三項随伴性（ABC）という短い時間軸，そして，個人の学習歴という長い時間軸を組み合わせながら，行動を文脈的に理解（分析）していく．そして，その行動を変化させるための環境調整（介入）を行うアプローチである．

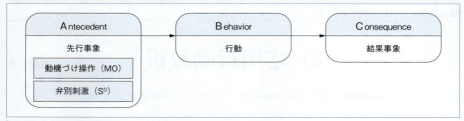

図1　三項随伴性（ABC）の枠組み

表1　行動と結果の随伴関係

行動の将来の頻度	結果 刺激の出現・増加	刺激の消失・減少	随伴の中止（中止後の行動変化）
増加↑	正の強化	負の強化	消去（↓）
減少↓	正の弱化	負の弱化	復帰（↑）

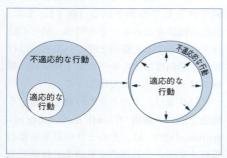

図2　positive behavior support（PBS）のスタンス

2）ABA における介入の基本スタンス

ABAではクライアントの心理行動上の問題は，不適応的な行動が"過剰"である状態，そして，適応的な行動が"不足"している状態として捉える[2]．そのため介入は，過剰になっている不適応的な行動を減らし，不足している適応的な行動を増やすことが目的となる．このとき，適応的な行動が増加すれば，相対的に不適応的な行動は減少する可能性もある．そのため，ABAではクライアントの適応的な行動を積極的に増やし，QOLの向上を目指すことで，相対的に不適応的な行動を減らすというポジティブな行動支援 positive behavior support（PBS）というスタンスが重要とされる（図2）．

3）ABA における介入の方略

ABAでは支援の文脈によって環境調整の方略は大きく2つに分かれる[3]（図3）．1つ目は，問題が生じている日常場面の実際の環境（AとC）を調整する，随伴性マネジメントという方略である（図3の上側）．随伴性マネジメントには，心理師が直接環境を操作する場合と，心理師がクライアント本人やその周囲の人（家族や教師など）に環境の操作を要請し間接的に操作する場合がある．2つ目は，問題が生じている日常場面とは異なる支援場面において，クライアントに新たな行動（スキル）を身につけてもらい，それを日常場面で活用するよう促す，スキル形成マネジメントという方略である（図3の下側）．日常場面の環境調整が困難である，不適応的な行動を喚起する先行事象がクライアント自身の言語刺激であり操作が難しいなど，随伴性マネジメントの適用が困難な場合に実施される．スキル形成マネジメントも，心理師が支援場面で実施するのは環境（AとC）の操作であるが，そのスキルが日常場面に

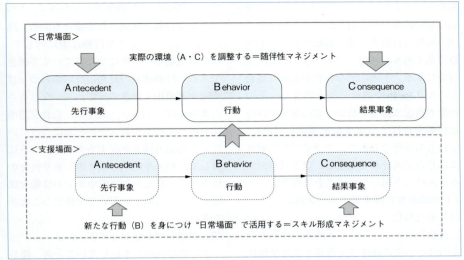

図3　ABA による介入の方略

般化するための工夫が必要となる．心理師の支援の文脈によって，どちらかの方略，または，2つの方略の組み合わせによって介入がなされる．

2 技法の手続き

1) 標的行動の同定

ABA による介入を実施するにあたって，まずはクライアントの心理行動上の問題の中でどのような行動に着目するのかを定める必要がある．その際には，その行動を適切に把握し，評価していく必要があるため，標的行動としてできるだけ明確に，客観的に，簡潔に定義することが重要となる．ABA では，その行動がどのような意味を持つかという機能に基づいて定義する場合と，どのような形態であるかというトポグラフィーに基づいて定義する場合がある．

2) 行動の観察（測定）と分析

標的行動が同定されれば，その行動の観察や測定，そして，分析という手続きにな

る．ABA では環境調整によりその標的行動がどのように変化するかを確認しながら介入を進めるため，継続的な測定が求められる．標的行動を測定する際は，その行動に応じて適切な次元（頻度，比率，持続時間，反応潜時，強度など）や記録法（観察記録法，行動的産物記録法など）を選択する．また，標的行動の測定だけではなく，先行事象や結果事象などの情報を得ることが分析する上で重要となる．それには，直接観察や面接内でのクライアント（もしくはその関係者）からの情報収集，セルフモニタリングなどを活用することになる．

ABA で介入を行う際は，まず三項随伴性に基づく ABC 分析を行うのが原則である．症状や問題によって介入技法が決まるわけではなく，必ず ABC 分析に基づいて計画が作成される．適応的な行動が不足している場合，その標的行動がなぜ生起しにくく，維持しにくくなっているかを ABC 分析で検討する．また，クライアントにそ

もそもそのレパートリーがない場合は，標的行動の課題分析を行う．この課題分析とは，複雑な行動を一連の構成要素に分解する作業であり，スモールステップの介入を可能にする．不適応的な行動が過剰な場合も，ABC分析や機能分析を実施し，その行動の喚起に影響を及ぼす先行事象や維持に影響を及ぼす結果事象を推定していく．これらの分析を通して，クライアント個々に応じた介入計画を立案し，以下に紹介する介入技法を用いていくことになる．

3）適応的な行動を増やす介入技法
（1）分化強化

行動を増やすための介入技法の中心となるのは，強化の随伴性を設定する結果操作になる．分化強化とは，特定の反応クラスに含まれる行動のみを強化し，それ以外の行動は消去する手続きである．その際，クライアントにとっての強化子をあらかじめアセスメントし，それを随伴させる必要がある．例えば，授業中の立ち歩きが問題となっている児童に対して，教師からの注目がその行動の強化子となった場合，着席時に積極的に教師から声かけをし，離席時には反応しないといった分化強化を用いて支援することができる．

（2）行動形成（シェイピング）と連鎖化（チェイニング）

行動レパートリーにない新たな行動を形成するには，課題分析に基づきながら行動形成（シェイピング）や連鎖化（チェイニング）が用いられる．行動形成とは，目標となる行動を定め，あらかじめクライアントが有している行動レパートリーの中から目標行動により近い行動を分化強化し，徐々に目標行動に近づけていく漸次接近法の手続きである．一方で，行動は1つの反応や動作のみで構成されているとは限らな

い．複数の反応や動作がつながって，1つの複雑な行動が構成される場合もある．連鎖化とは，このような行動連鎖に対して，その構成要素を徐々につなげていく手続きである．行動連鎖の最初の反応からつなげる順向連鎖化と最後の反応からつなげる逆向連鎖化などがある．例えば，公共交通機関を使って移動するスキルを身につけていない知的能力障害を有するクライアントに対して，バスや電車の乗り方，乗り換えの仕方など，自宅から目的地までの移動を課題分析し，連鎖化を用いて支援することができる．

（3）プロンプトとフェイディング

適応的な行動が不足しているとき，環境内のS^Dがその行動を喚起できておらず，適切な刺激性制御下にない場合がある．このような場合，プロンプトと呼ばれる行動の生起確率を高める補助的な刺激を提示する手続きが用いられる．プロンプトには言語的指示やモデル提示，身体的誘導などがある．これらは先行事象の操作となる．ただし，最終的には環境内に通常存在する刺激がS^Dとなり，その行動を刺激性制御する状態が望ましい．あくまでプロンプトは補助的な刺激である．そのため，プロンプトを徐々に撤去するフェイディングと呼ばれる手続きが必要となる．プロンプトやフェイディングは，上述した分化強化や連鎖化と組み合わせて実施される．

（4）トークンエコノミー法

適応的な行動が不足しているとき，環境内の結果がその行動を維持するには十分でない場合がある．このような場合，付加的な強化を随伴させる結果事象の操作が有用となる．トークンエコノミー法は，付加的な強化の随伴を操作する代表的な手続きである．トークンとは，貯めると価値ある強

化子（バックアップ強化子）と交換できるポイントやシールのような刺激で，行動の直後に簡単に随伴させることが可能である．トークンエコノミー法では，トークンとバックアップ強化子の交換比率を自由に設定できる．そのため，介入の初期には少ないトークン（つまり，少ない行動の生起）でバックアップ強化子と交換し，行動が安定してきたら徐々に交換に必要なトークンの量を増やすなどして，行動の維持のための工夫をしながら介入を終えていく．例えば，授業前の準備ができていない児童に対して，準備ができた場合に教師が確認のハンコを押し，1週間の中で一定数のハンコが溜まったら，週末に家族で外食できるように設定するなど，トークンエコノミー法を用いて支援することができる．

(5) 見本合わせ（MTS）

見本合わせ matching to sample（MTS）は，ものの名称や概念の形成など，さまざまな知識を身につけていくための手続きである．見本刺激という特定の刺激（例えば，りんごの絵）を提示してから，比較刺激と呼ばれる複数の刺激（例えば，「りんご」，「みかん」，「バナナ」という単語）を提示し，あらかじめ定められている比較刺激（「りんご」という単語）を選択した際に強化を随伴させる手続きとなる．MTSは，先行事象と結果事象の双方の操作となる．

(6) 行動契約法

行動契約法とは，個人の行動をマネジメントするために，特定の行動をしたとき特定の強化子を獲得できるとする条件を明記した文書を他者とかわす手続きである．これはルール支配行動の原理を用いた方法となる．他者ではなく自分自身と行動契約をかわす場合，自己契約と呼ばれる．

> **MEMO｜強化手続きの奥深さ**
>
> 心理行動上の問題を抱えるクライアントは，適応的な行動が不足している状態にあるが，背景には日常場面においてその行動に十分な強化が随伴していない可能性が考えられる．そのような場合，ABAによる介入では，適応的な行動の促進のために，それまでの日常場面にはなかった付加的な強化を随伴させる手続きをとる．ただし，このとき重要なのは，トークンやバックアップ強化子などのモノ的やコト的な強化子だけではなく，周囲の他者からの承認や賞賛などの社会的強化子も随伴するようにすることである．そして，このような社会的強化の随伴性を経験することで，その適応的な行動をすることそのものがクライアントの充実や喜びにつながり，強化が自動的に随伴するようになることが目指すべきゴールである．

4）不適応的な行動を減らす介入技法

(1) 先行刺激の撤去

先行刺激とは行動の前に存在する刺激で，S^Dも先行刺激に含まれる．不適応的なきっかけや生起の前提となる先行刺激が存在する場合，クライアントの環境内からその刺激を撤去するという操作ができれば，その行動の生起する確率を低くすることが可能となる．例えば，ストレスがたまった際の過食が問題となるクライアントに対して，あらかじめ家の中に食料を買いだめしておかないようにするなど，先行刺激の撤去を用いて支援することができる．

(2) 消去（計画的無視）

不適応的な行動が過剰である場合，そこには必ず強化の随伴性がある．このとき，消去と呼ばれる強化の随伴を停止する手続きは，その行動の将来の頻度を減らすことになる．消去のうち，不適応的な行動を維持している他者からの社会的強化子を除去することは，計画的無視とも呼ばれる．ただし消去は，強化が他者によってなされている随伴性では有用であるものの，行動す

ることで自然と強化が随伴するときは難しい場合もある．また，消去手続きの導入直後には，消去バーストと呼ばれる行動の頻度と強度の一時的な増大が起こる．このときに強化を随伴させてしまうと，頻度や強度が増大した状態を強めてしまうため，一貫した消去手続きの徹底が必要となる．例えば，何か欲しいものがある時に癇癪を起こす自閉スペクトラム症の児童に対して，癇癪を起こしても本人の要求をとおさないようにするなど，消去の手続きを用いて支援することができる．

（3）先行介入

先行介入は，MOをベースとした手続きである．不適応的な行動に随伴している強化子に対して，問題とはならない場面であらかじめ十分に接して飽和化することで，問題となる場面での行動の頻度は減少する．先行介入では，このような無効操作の手続きが実施される．例えば，先ほどの教師からの注目が強化子となり授業中に立ち歩きしている児童に対して，休み時間に教師や他の児童と十分遊ぶ機会を設定しておくなどの先行介入も可能である．

（4）代替行動分化強化

代替行動分化強化は，不適応的な行動を機能的に等価なより適切な行動に置き換えるための手続きである．不適応的な行動と同時には行うことができず，かつ，不適応的な行動と同様の強化が得られる容認可能な行動を選定し，その行動の生起には強化を随伴させ，不適応的な行動には強化を随伴させない（消去する）分化強化手続きである．例えば，リストカットにより辛い気持ちを紛らわしているクライアントに対して，好きなアーティストの曲をヘッドホンで大音量にして聴くことによって，辛い気持ちを紛らわせるようにしてみるなど，代替行動分化強化を用いて支援することができる．

（5）弱化手続きによる介入技法（過剰修正，レスポンスコスト，タイムアウト）

過剰修正とは，不適応的な行動が生起した際に，適切な行動を反復練習させる手続き，あるいは，それによって起きた損害を修復させる手続きである．正の弱化を用いた結果操作となる．レスポンスコストは，不適応的な行動の生起に対して，クライアントが所有する強化子を撤去する手続きである．一方，タイムアウトは，不適応的な行動の生起に対して，クライアントが強化子に接する機会を一時的に撤去する手続きである．レスポンスコストとタイムアウトは，負の弱化を用いた結果操作となる．ただし，これらの弱化を用いた介入は，効果が限定的であることに加えて，倫理的な問題を含む可能性があるため，使用においては十分な検討と配慮が必要となる．

3 活用対象

ABAの活用対象は非常に幅広い．なかでも，適応的な行動を増やし不適応的な行動は減らすという発想や，環境調整を基本とする方法から，教育場面や発達支援場面など子どもや神経発達症を抱えるクライアントの支援で広く活用されている．例えば自閉スペクトラム症や注意欠陥多動症の子どもに対して，ABAによるアプローチはエビデンスが認められている[3]．本邦においても，教育場面において特別支援教育の枠組みでABAが活用されている．また，学校や学級というコミュニティ単位でのABAも研究や実践がすすんでいる．例えば，ABAに基づくschool-wide positive behavior support（SWPBS）は，学校規模で実施される社会的な行動を教えること

を優先とした包括的システムであり、そのエビデンスが蓄積されてきている[3]。このような子どもを直接対象とした支援だけではなく、家族や教師などその周囲の人々を対象としたコンサルテーションやペアレント・トレーニングにも、ABA は有効であり広く活用されている。さらに、近年では精神疾患を抱えるクライアントへの心理療法にも、臨床行動分析として ABA が展開されており、うつ病や不安症、強迫症、境界性パーソナリティ障害、慢性疼痛といった疾患に対するエビデンスも示されている。

4 活用する際のコツ

ABA はまず環境調整により、クライアントの適応的な行動が示されやすく、不適応的な行動が生起しなくてすむような環境の構築を目指していく。この随伴性マネジメントによる方略は、環境をクライアントの特性に適したように調整するものである。心理行動上の問題を抱えるクライアントに接するとき、心理師であってもクライアント側にその問題の原因を置いてしまいがちである。ABA を活用する際の最大のコツは、そのような常識的なメガネをいったん外して、個人と環境との相互作用から問題を理解する ABC のメガネをつけることである。また、環境調整が難しく、スキル形成マネジメントの方略を用いる場合であっても、クライアントがどのような行動を身につければ問題が解決するのかを考え、徹底的に行動に焦点を当てることが重要となる。そして、そのような行動を身につけるために、支援場面で心理師はどのような環境調整をするべきか、常に ABC のメガネを通して考える必要がある。ABA は行動分析学に基づいて実施される行動変容のための"工夫"であり、理論に基づく限り、その方法は無限に広がっていく。

文献

1) Cooper JO, et al：応用行動分析学, 中野良顯訳, 明石書店, 東京, 2013
2) Törneke N：関係フレーム理論（RFT）をまなぶ 言語行動理論・ACT 入門, 武藤崇ほか監訳, 星和書店, 東京, 2013
3) 宮前義和ほか：学校で役立つ認知行動療法. 教育心理学年報 第 56 集：256-264, 2017

3) ソーシャルスキルトレーニング

小関俊祐

Key word 社会的学習理論／観察学習／モデリング／代替行動

要点整理

- SSTは，社会的学習理論を背景として，主に統合失調症患者の就労能力を高めることを目的として開発され，現在は教育領域でも広く活用されている心理療法である．
- SSTの対象となるのは，未学習や誤学習が想定されるクライアントであり，機能的アセスメントの手続きなどを通して習得する社会的スキルを設定することが求められる．
- SSTの効果的な活用のためには，集団で機能する行動を設定することが不可欠であり，SSTの効果を高めるためには，セルフモニタリングを活用することも有効である．

1 理論背景

1) SSTの開発と発展

SST（social skills training；ソーシャルスキルトレーニング）は，社会的スキルの習得や遂行を促進するための一連の手続きである．社会的スキルは，人間関係を形成したり維持させたりするために必要とされる要因の1つであり，① 社会的状況において周囲から受け入れられやすい行動，② 他者からの強化を受ける確率を最大にし，罰や消去が随伴する確率を減少させるような，状況に応じて選択される社会的行動，③ ある状況において重要な社会的結果を予測することが可能な，社会的妥当性の担保された行動であると定義されている[1]．

SSTが開発されたアメリカにおいては当初，精神疾患のある成人を対象として，就労能力を高めることを主たる目的とし，精神科リハビリテーションの枠組みで実践されていた[2]．日本においても，1980年代末から，統合失調症の入院患者やデイケアの利用者などを主たる対象として実施されはじめ，1994年にSSTが入院生活技能訓練療法として診療報酬化されたのを契機として，全国に普及していった．

一方，同じく1980年代末から，引っ込み思案傾向や攻撃行動を示す幼児や児童を対象としたSSTが実践されはじめ，教育の現場にも，SSTが導入されるようになった．幼児や児童生徒を対象としたSSTは，良好な対人関係を発展させたり，対人関係のつまずきを改善させたりすることによって，心理的健康や社会的適応の増進・改善をめざした心理社会的な治療技法であるとされている[3]．2000年以降は，対人関係の改善やストレスマネジメントの一環として，学級集団を対象としたSSTも実施されるようになり，効果を挙げている[4]．

2) 社会的学習理論とオペラント学習

SSTの理論モデルにおけるキーワードは「社会的学習理論」と「オペラント学習」である．社会的学習理論は，Banduraによって提唱された理論であり，学習者の直接的

経験だけではなく，他者の行動の観察による「観察学習」や模倣による「モデリング」によっても学習が成立するという考え方である．観察学習とは，他者の行動の結果を観察した際に，他者の行動に対して強化事態が随伴することを確認することによって，その行動の習得が促進されるという代理強化が成立する学習形態である．また，モデリングとは，社会的場面において，他者の行動や態度，発言などを観察することによって，新たな適応的行動を学習することを指す．

SSTでは，このような学習形態を応用し，クライアントや児童生徒が直面しうる社会的状況を，ロールプレイなどを通して提示し，具体的な対処行動を例示することによって，観察学習やモデリングが成立することをねらいとしている．例えば，「みんなが談笑している場面に遭遇した」という社会的状況を提示し，談笑の輪に入るための行動（例えば，「何の話してるの？」など）を例示したり，あるいはあまり適切ではない行動（例えば，「お前ら，集まって俺の悪口言ってたんだろ！」など）なども比較対象として提示したりしながら，適応行動を学習することを促進していく．

また，適応行動の学習を成立させるためには，標的行動を遂行したあとに，強化事態が随伴することに気づかせる操作が不可欠となる．すなわち，標的行動はオペラント学習によって強化され，維持すると考えられる．仮に，談笑の輪に入ることを意図して「何の話してるの？」という行動を表出した際に，「邪魔するな！ あっちいけ！」というような，嫌悪事態が提示されると，「何の話してるの？」という行動の生起頻度が低下する可能性が高い．このような事態を避けるために，社会的スキルを遂行する相手を適切に選択することや，集団における適応行動のアセスメントも重要な要素となる．

3）未学習，誤学習，遂行困難

社会的スキルは日々の経験によって学習されたものであり，練習次第で誰でも習得が可能であると位置づけられている．それに対して，社会的スキルが低いととらえられるクライアントの背景には，社会的スキルを学んでおらず，どのような行動をとるべきかわからない状態である「未学習」，周囲に受け入れられないスキルを学んでしまった状態である「誤学習」，社会的スキル自体は習得しているものの，緊張や不安などによって，適切に社会的スキルが遂行できてない「遂行困難」があると想定されている．

未学習が想定されるクライアントや児童生徒に対しては，自分と同じ環境に属している，社会的スキルが高いと推測される他者の行動を観察して社会的スキルの習得をねらう観察学習や，心理師などがモデルを示して適応行動を習得するモデリングが行われる場合が多い．その際，クライアントや児童生徒の理解度も考慮しつつ，社会的スキルを遂行する際の表情や声のトーン，対人距離などの非言語的要素にも着目させることが望ましい．

誤学習が想定される場合には，現時点で習得している望ましくない行動の「機能」について理解した上で，機能的に等価な，代替行動を習得することが求められる．例えば，「他児を叩く」という問題行動が確認されたとする．このとき，行動のみに着目すると，「他児を叩く」行動の機能は，① 注目の獲得（他児に振り向いてもらう），② ストレスの発散（イライラを発散させたくて叩く），③ 物の獲得（おもちゃが欲

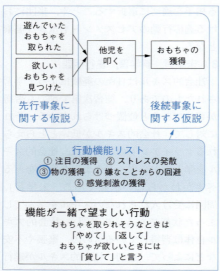

図1 誤学習によって形成された行動の機能の予測と代替行動の設定の例

しい），④ 嫌なことからの回避（授業中に他児を叩くと，別室で指導を受けるため，授業に出なくて済む），⑤ 感覚刺激の獲得（他児を叩いた感触が気持ちよい）のいずれの可能性も考えられる．行動の機能が不明なままでは，機能が等しく，望ましい行動を設定することができないため，行動の機能を明らかにするために，オペラント学習に基づく機能の予測が必要となる．図1のように整理することができれば，他児を叩く行動の機能は「物の獲得」であると考えられるため，物が獲得できて他児を叩く行動よりも望ましい「貸して」や「返して」と言うことがSSTで習得するべき代替行動として設定することが可能になる．

遂行困難が想定される場合には，緊張や不安を低減させることを目的としたリラクセーション法とSSTを組み合わせて実施することや，比較的遂行が容易な状況における社会的スキルの遂行から取り組み，徐々に目標とする状況に近づけていくスモールステップの考え方を取り入れることなどによって，社会的スキルの遂行を促進する操作が用いられることが多い．対象が幼児などの場合には，支援者と一緒に社会的スキルを遂行し，徐々に支援の度合いを減らしていくようなプロンプトフェイディングの手続きも有効である．

2 技法の手続き

1）現在の社会的スキルに対するセルフモニタリングの実施と動機づけへのアプローチ

クライアント自身に，現在の社会的スキルの形態と，それに随伴する結果への着目を促すためには，セルフモニタリングを実施することが有効である．主として，誰に，いつ，どのような行動を遂行し，どのような結果に繋がったのかをモニタリングさせることで，クライアント自身の社会的スキルの現状を客観的に理解するとともに，問題となる社会的状況を心理師と共有することが可能になる．また，クライアントが小学校中学年以上の場合には，どのようにふるまうべきかという知識は習得していることも少なくない．そのような際には，セルフモニタリングを通して，SSTによって適応的な行動の遂行が促進されることで期待される強化事態に着目しつつ，SSTに取り組む動機づけを高める操作を合わせて実施することが求められる．

2）機能的アセスメントに基づく代替行動の選定

誤学習が想定されるクライアントに対してSSTを実施する際には，機能的アセスメントや，図1のようなオペラント学習に基づく整理を通して，どのような社会的スキルを習得させるかを決める必要がある．

問題行動が生起する状況や，適応行動の生起を期待する状況の行動観察を通して，代替行動が選定されることが望ましい．

3）観察学習とモデリング

未学習が想定されるクライアントの場合には，観察学習によって，同一集団の他者が，どのような社会的スキルを遂行し，強化事態に繋げているかを観察することが有効である．この手続きによって，集団に受け入れられやすい行動を選定することが可能になる．また，モデリングが生じることをねらいとして，心理師などによって，習得することが求められる社会的スキルを例示する手続きが，訓練場面において実施される．

4）行動リハーサルとフィードバック

訓練場面において，習得する社会的スキルをクライアントが実際に遂行することを行動リハーサルという．行動リハーサルは，心理師を相手に見立てたり，クライアント同士で実施したりする場合もある．また，職場や学校など，実際の生活集団において行動リハーサルが行われる場合もある．行動リハーサルに対しては，社会的称賛などのフィードバックが必要であり，社会的スキルの遂行を強化して定着させる役割をもつ．また，より良い社会的スキルを遂行させるために，分化強化の手続きが用いられる．

| MEMO | SSTにおけるセルフモニタリングの活用

SSTを実施する際に，セルフモニタリングを組み合わせて実施することは，先述の，① クライアント自身に，現在の社会的スキルと，その社会的スキルに随伴する結果への着目を促すことに加えて，② SSTの効果として，社会的スキル遂行の頻度や対象を測定する指標となること，③ 社会的スキルの遂行に対する，セルフフィードバックの機能を持ちうることなどの点で有効である．例えば，小学2年生の学級を対象とした集団SSTの実践の中で，図2のようなセルフモニタリングシートを活用することによって，社会的スキルの遂行頻度と遂行対象，社会的スキル遂行時の感情の評価が行われている[5]．このようなセルフモニタリングを，SST実施の前後に行うことによって，SSTの効果として，社会的スキルの遂行頻度が増えたことや，社会的スキルの遂行の対象が拡大したこと，社会的スキル遂行時の感情がポジティブなものへと変容することに気づくことができることなどの効果を確認している．このような手続きは，成人に対しても援用可能であり，ホームワークとして用いることで，心理師の観察できない，クライアントの生活場面における社会的スキルの遂行や非遂行を確認することが可能になる．

3 活用対象

1）教育領域における活用

教育領域では主に，一次予防を念頭においた集団SSTとして，幼児から大学生まで，幅広い年代を対象として実施されているものと，カウンセリングや通級指導などにおいて実施される，個別SSTがある．集団SSTの特徴としては，① すでに習得している社会的スキルの水準がある程度均一であり，課題となる社会状況や新たに習得することが求められる社会的スキルが共通している場合が多いこと，② 社会的スキルの学習場面と遂行場面が同一であること，③ 担任など，SSTの意図を理解した支援者が集団の構成員に含まれるため，SST実施後の，日常場面の社会的スキルの遂行や，それに対するフィードバックが比較的容易であること，などが挙げられる[3]．個別SSTの特徴としては，① 対象となる児童生徒の能力に即した社会的スキルを，スモールステップで設定しやすいこと，② 対象となる児童生徒の理解度に応じた刺激（ロールプレイや漫画，表情絵な

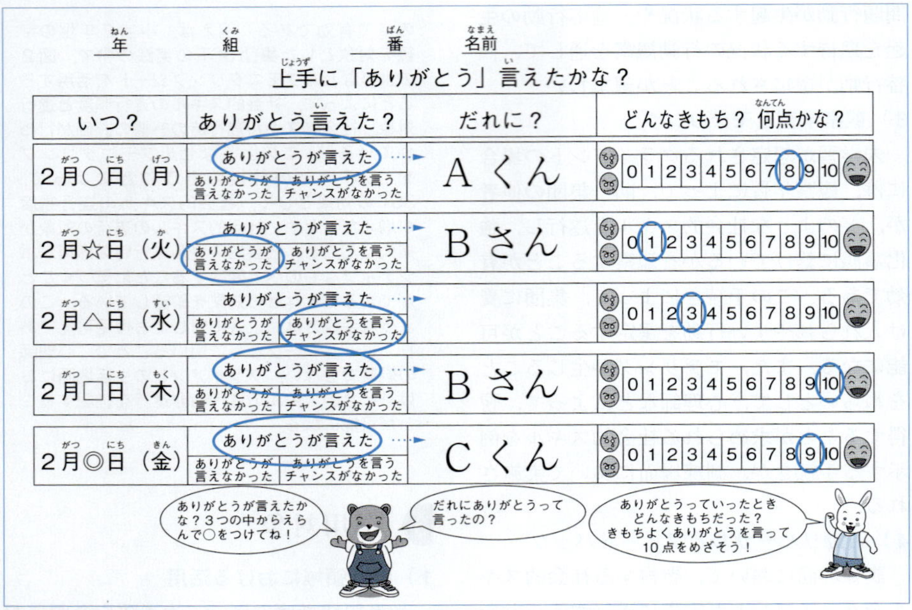

年　組　番　名前

上手に「ありがとう」言えたかな？

いつ？	ありがとう言えた？	だれに？	どんなきもち？何点かな？
2月○日（月）	**ありがとうが言えた** / ありがとうが言えなかった / ありがとうを言うチャンスがなかった	Aくん	0 1 2 3 4 5 6 7 **8** 9 10
2月☆日（火）	ありがとうが言えた / **ありがとうが言えなかった** / ありがとうを言うチャンスがなかった	Bさん	0 **1** 2 3 4 5 6 7 8 9 10
2月△日（水）	ありがとうが言えた / ありがとうが言えなかった / **ありがとうを言うチャンスがなかった**		0 1 2 **3** 4 5 6 7 8 9 10
2月□日（木）	**ありがとうが言えた** / ありがとうが言えなかった / ありがとうを言うチャンスがなかった	Bさん	0 1 2 3 4 5 6 7 8 9 **10**
2月◎日（金）	**ありがとうが言えた** / ありがとうが言えなかった / ありがとうを言うチャンスがなかった	Cくん	0 1 2 3 4 5 6 7 8 **9** 10

図2　セルフモニタリングの活用例

ど）の活用が容易であること，③ 不登校やいじめなど，具体的に発生している問題の解決方略の1つとして組み込むことが可能であること，などが挙げられる[4)]．近年は，目的に応じて，集団SSTと個別SSTを組み合わせて実施するような実践も行われており，今後もさらなる活用が期待される．

2）医療領域における活用

医療領域においては，先述の統合失調症の入院患者やデイケアでの活用に加えて，うつ病や不安症，アルコール依存症，パーソナリティ障害，摂食障害，神経症など，SST適用の対象も広がっている．SSTの実施の形態も，個別SSTや，同様の課題を抱えるクライアント集団に対する集団SSTに加えて，クライアントとその家族を1つの単位として行う家族SSTや家族のみを対象とした家族グループSSTなどが行われている．

4　活用する際のコツ

カウンセリングにおいてSSTを実施する際には，可能な限り日常生活に即した場面設定のもと，行動リハーサルを行うことが必要である．友だちや同僚に声をかけるという場合でも，部屋に入ってすぐに声をかけるのか，相手に近づいて声をかけるのか，その部屋は広いのか狭いのか，相手は部屋の入口付近にいるのか，奥にいるのかなど，細かな状況設定も含めて，クライアントの想像力を最大限に活用しつつ，場面設定を行うことが重要である．適宜，クライアントが相手役を担い，心理師がクライアント役を担うなどして，遂行した社会的スキルを客観的に評価したり，相手の反応

を予測しながら行動リハーサルを行ったりすることも有効である．

　また，SST で扱った状況と，類似した社会的スキルが活用可能であるが，異なる状況を想定した上で，習得した社会的スキルを活用し，問題に対処することのエフィカシーを確認することが，特に終結を見込む時期には重要である．このような手続きは，集団 SST のまとめとしても位置づけることが可能であり，SST の般化を促進する操作としても有効であると考えられる．

> **アドバイス**　社会的スキルの習得のみを目標とせず，集団の中で機能することを目標に
>
> 　社会的スキルは，集団に受け入れられる行動が生起して初めて，その有効性が確保される．その際，集団に受け入れられる行動が，すなわち社会的に望ましい行動であるとは限らない点に留意する必要がある．あいさつを例にとった場合，「おはようございます」という，社会的に望ましく，多くのクライアントにとって受け入れられやすい行動であっても，子ども同士のあいさつとしては，そぐわない場合が多い．したがって，対人関係の円滑化をねらいとしてSST を実施する場合には，クライアントが焦点を当てている集団において，どのような行動が受け入れられやすいのかを理解した上で，SST に取り組むことが重要である．そのための手続きとして，クライアントに，同一集団に属する他者の行動を観察するホームワークを課したり，同一場面に対する複数の行動レパートリーを習得した上で，相手や状況に合わせて適切な行動を選択する練習をしたりすることが必要となる．単に，社会的スキルを習得することのみを目標とするのではなく，習得した社会的スキルが集団の中で機能することを確認してはじめて，SST が有効であったと判断することが可能になる．

文献

1) Greshanl FM：Conceptual and definitional issues in the assessment of children's social skills：Implications for classification and training. Journal of Clinical Child Psychology 15：16-25, 1986
2) Liberman RP：実践的精神科リハビリテーション，安西信雄ほか監訳，創造出版，東京，273-276，1993
3) 佐藤正二：子どもの SST の考え方．学校における SST 実践ガイド―子どもの対人スキル指導―，金剛出版，東京，11-27, 2006
4) 小関俊祐：教育領域における健康心理学によるエンパワメント―認知行動療法の視点から―. Journal of Health Psychology Research 29（Special Issue）：89-94, 2017
5) 小関俊祐ほか：学級アセスメントに基づく集団社会的スキル訓練の効果．行動療法研究 35：245-255，2009

4）行動活性化療法

髙垣耕企

Key word 機能分析／活動記録表／活動スケジュール／TRAP と TRAC

要点整理

- 歴史的な流れとして，Lewinsohn らの行動活性化療法と Martell らや Lejuez らの行動活性化療法に分類することができる．
- 行動活性化療法はうつ病に対する治療法として発展し，その治療効果は示され，さまざまな疾患に対しても適応が広がっている．
- 行動活性化療法では，クライアント自身がさまざまな状況で自分の行動の結果をモニタリングし，少しずつ自分の行動をセルフ・コントロールできるよう関わることが治療目標となる．

1 理論背景

1）行動活性化の流れ

　行動活性化療法の起源はスキナーの行動分析にまで遡り，その後 Ferster によって発表されたうつ病の機能分析が基礎となっている．うつ病の行動分析では，強化されるまでに非常に多くの活動が必要となる環境では，正の強化を受ける行動が減少し，嫌悪刺激を避ける回避行動を取りやすくなると考えられている．しかし，この時にはまだ臨床応用にまでは至らなかった．その後，Lewinsohn は Ferster の理論の一部に注目し，正の強化を受ける頻度を増やし，安定した正の強化を受けるために必要なスキルを教えることが抑うつ症状の改善につながることを主張した．そして，Lewinsohn らによって正の強化に注目した行動活性化療法は確立され，臨床的に効果があることが示された．しかし，認知理論が台頭し始めたことで，うつ病に対する行動活性化療法は衰退していった．この頃には，うつ病の治療においては，認知的なアプローチが主要な技法と考えられるようになり，行動活性化はうつ病に対する認知療法の複合的なパッケージの中の技法の一つとして扱われるようになった[1]．Beck らの認知療法でも，行動活性化を実施することで認知の変容が促進されるとされ，行動活性化の有用性は指摘されているが，行動の変化が主ではなく，認知の変化に重きを置かれるようになった．うつ病の認知療法の効果が示される一方で，Jacobson らは認知療法のどのようなコンポーネントが重要なのかという疑問が生じ，①行動活性化（活動スケジュール），②行動活性化（活動スケジュール）＋認知再構成法，③行動活性化（活動スケジュール）＋認知再構成法＋中核信念の変容の3群で抑うつ症状の改善に違いがあるかを検討した．この研究では，行動活性化（活動スケジュール）＋認知再構成法＋中核信念の変容の一般的なフルパッケージが最も効果があると予想されていたが，その結果では，3群間での抑うつ症状の変化に有意な違いはなかった．行動活性化単独でも認知療法と同等の介入効果があるのであれば，介入方法を複雑に

する必要はないと考えられ，行動活性化が再注目されるようになった．

2000年代以降に行動活性化を中心とした新たな治療パッケージの開発が行われることになった．Martellらの行動活性化療法は，Fersterのうつ病の行動分析理論に基づいており，回避行動を治療ターゲットとしたことが特徴となっている．Lejuezらの行動活性化療法では，Herrnsteinの対応法則（matching low）に基づいており，健康行動によって得られる強化子に触れる機会が増えるように活動を計画することで，健康行動を増やし，うつ病的行動の頻度を減らすことを目的としている．

| MEMO | 行動活性化療法の効果

これまでに抑うつ症状に対するMartellらの行動活性化療法とLejuezらの行動活性化療法の効果をメタ分析で検討しており，Martellらの効果量（d）は1.77であり，Lejuezらの効果量（d）は1.55と高い効果が示されている[2]．

2）Lewinsohnらの行動活性化療法

LewinsohnらはFersterの理論の一部である正の強化随伴性に注目した．正の強化随伴性の生起確率が低く，適切な社会的スキルが欠如していることを指摘し，Lewinsohnらはこのような正の強化の欠如が，生活の中で報酬を受ける行動の減少につながり，抑うつ症状の維持，悪化につながると考えた．そこで，活動スケジュールを用いることで普段の生活で正の強化を受けることができるよう計画し，安定した正の強化を受けることができるようにソーシャルスキルトレーニングが必要であると考えた．また，活動スケジュールを行う上で，一般に日常生活で快感情を引き起こす活動をリスト化した快活動質問票（Pleasant Events Schedule）に基づいて楽しい活動を増やすなどのアプローチを行った．Lewinsohnらによって正の強化随伴性に注目した行動活性化療法は確立され，臨床的に効果があることが示されている．

3）認知療法での行動活性化

Lewinsohnらの行動活性化療法の有効性が示される一方で，認知理論が台頭するようになり，Lewinsohnらの行動活性化療法はうつ病に対する認知療法の中に取り込まれ，認知理論の枠組みから行動活性化が説明されるようになった．認知療法での行動活性化でも，活動記録表で行動をモニタリングし，活動スケジュールを通して行動と気分の理解が深まるようにアプローチする．行動活性化は，行動実験として比較的治療初期に行われ，行動の変化が認知的な変容を促すための手段として扱われるようになった[1]．つまり，Lewinsohnらの行動活性化療法では，行動を変化させることが治療の主体であったが，認知療法では非機能的な認知の変容を促すための行動実験として扱われるようになった．

4）行動活性化療法の理論的根拠

Fersterのうつ病の行動分析理論では，強化されるまでに非常に多くの活動を必要とする環境では，うつ病を経験する確率が高くなると指摘されている．さらに，そのような環境におかれることで，正の強化子を受ける行動（正の強化随伴性）は減少し，嫌悪刺激などを避けるための行動（負の強化随伴性）を取りやすくなると考えられている．そこで，Martellらの行動活性化療法では，正の強化子を受ける行動を増やし，嫌悪刺激などを避けるための行動を減らすようにアプローチした．この負の強化随伴性によって説明される代表的な行動が回避行動である．回避行動によって，嫌悪的な状況や不快感情を避けることができるが，

多くは短期的な結果を得るものであり，長期的な結果ではうつ病を維持，悪化させることが指摘され，行動活性化療法では回避行動が主要な介入ターゲットとなっている．Martellらの行動活性化療法にはいくつかの専門書が作成され[3〜6]，行動活性化療法は行動分析理論と機能的文脈主義から影響を受けている．行動分析理論からは，① 行動分析の実施，② 負の強化随伴性による回避や逃避行動の増加，③ 正の強化を受ける機会の減少，④ 行動レパートリーの制限，に注目することの重要性が強調されている．機能的文脈主義からの影響として，① 行動は過去や現在の文脈から切り離して理解することができない，② 行動の本質を得るためには文脈から意味を理解する必要がある，③ 文脈主義的な立場で行動分析を実施する，という3つを挙げ，行動活性化療法の中心的な概念であると考えられている．

　Martellらの行動活性化療法では，状況―行動―結果を常に意識しながら，クライアントが嫌悪的な状況や体験から回避している文脈を明らかにし，回避によって生じている生活上の悪循環を断ち切る．そして，その悪循環を断ち切るために，どのように維持しているかの随伴性を明らかにし，単に楽しい活動を増やすのではく，望んでいる生活目標（価値）に向かって，行動を促進させ，行動のレパートリーを広げることが重要となる．

| MEMO | 行動活性化療法の比較（表1）

　Martellらの行動活性化療法とLewinsohnの行動活性化療法の違いは，以下のようにまとめることができる[2]．まず第1に，負の強化随伴性に焦点をあて，回避行動の減少に注目している点である．第2に，機能的文脈主義に基づく行動分析であることである．機能的文脈主義に基づく行動分析とは，単に正の強化子を受けやすい活動に従事するのではなく，その行動が生じる文脈や行動の機能的な側面を重視し，クライアント自身が強化随伴性を理解し，活動することができるように支援することである．最後に第3として，自然な強化子を受けやすい行動を増加させるために，価値や人生の目標の明確化を取り入れている点である．自然な強化子とは，環境の中で行動に伴う自然な結果が強化子となることであり，人為的に媒介された恣意的な強化とは異なる．一方で，価値とは本人によって選ばれた人生の方向性であり，価値を明確化することによって，行動すること自体が強化されたり，遅延された結果でも強化子となることが指摘されており[6]，行動が促進すると考えられる．

表1　行動活性化療法の治療構成要素の比較

	Lewinsohnらの行動活性化療法	Martellらの行動活性化療法
理論的特徴		
正の強化随伴性の増加	○	○
負の強化随伴性の減少		○
行動レパートリーの増加	○	○
文脈的アプローチ		○
セッションの構造化	○	
治療要素		
活動モニタリング	○	○
活動スケジュール	○	○
価値・人生の目標		○
社会スキルや問題解決スキルの獲得	○	
認知をターゲットとする	○	
リラクセーション	○	

（文献3）より引用一部改変）

2　技法の手続き

　行動活性化療法にはさまざま技法があるが，本項では以下の活動記録表，活動スケジュール，回避や反すうへの対処，行動活性化療法でのアクセプタンスとマインドフルネスについて概観する．

1）活動記録表

　活動記録表を用いて行動を記録することによって，クライアントの生活状況を確認することができる．活動記録表では，1週

間の活動を1時間ごとにどのような活動をし，その時にどのような気分であったかを記録する．各時間に行っていた活動を簡単に記入していくことで良いが，家で何をしていたか，1人だったのか誰かといたかなども記入するとより詳細になる．次に行動をしたことでどのようなことを感じたかを評価することが大切であり，活動記録表への記入が終わると見直しをする必要がある．この見直しをすることで，クライアント自身が活動の種類が少ないことや，特定の行動と特定の気分の関係性に気がつくようになる．また，自分は何も楽しいことがないと訴えるクライアントに対して，いくつかの楽しみを感じている活動を発見できることもある．

活動を記録する際には，2日前の出来事を記録するよりも，昨日の方が記憶は鮮明であり，思い出しやすい．そのために，記録はなるべく記憶が鮮明なうちに行う方が良い．しかし，活動記録表を常に持ち歩き，その都度記録することは面倒であり，現実的ではない．そのために，その日の夜に1日の記録をつけることが良いかもしれない．

活動記録表を記入してもらう上で注意することがある．例えば，クライアントに1週間の記録表をつけてくださいと言っても，負担が大きすぎる場合もある．その際には，どれぐらいの量であれば記入できるのかを事前に確認をして分量を決める方がよい．まずは平日1日と休日1日でも良い．これであれば平日と休日の違いを確認することができる．また，記述する内容についても工夫が必要かもしれない．いきなり活動を具体的に書くことが難しければ簡単に記入してもらうことから始めて，少しずつ具体的にしていくことも方法の1つである．活動を行った際の気分を評価することが難しい場合には，悲しさ，嬉しさ，不安，緊張などの気分のリストを用意しておき，その気分の強さを1：最も弱い，10：最も強い，のように評価してもらう方法もある．

2）活動スケジュール

クライアントの価値や目標に沿った活動を特定した後は，活動スケジュールとして実際に試す．1週間のうちでどのような活動を行うかを計画し，活動した後でどのような結果になったか，楽しさや達成感を感じることができたかを評価する．どのような状況で，どのような行動をすると，どのような結果になったかを確認し，普段の生活で正の強化を感じることができる行動レパートリーを増やしていくことが活動スケジュールの目的となる．

3）回避パターンを変化させる

回避パターンを理解し，回避からより適応的な行動へと変容させるため，行動活性化療法ではTrigger Response Avoidance-Pattern（TRAP）とTrigger Response Alternative-Pattern（TRAC）という方法で機能分析を行う．まずどのような状況で回避行動を行っているかの「きっかけ」を特定し，そのきっかけに対して生じる「反応」に注目する．この「反応」は不快な反応であることが多く，この不快感情を取り除こうとする反応が回避行動であることを確認する．TRACでは，クライアントが望んでいる生活目標（価値）を確認しながら，回避行動に代わる対処行動を特定し，代わりとなる対処行動を試す．結果を評価する際には，対処行動を行った短期的な結果と長期的な結果を確認し，回避せず目標に向かって行動することが長期的な結果として良いことを確認する必要がある．

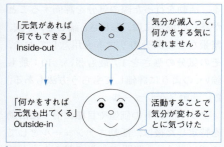

図1 Inside-out から Outside-in へ

4）認知へのアプローチ

行動活性化療法では，行動のみにアプローチすると思われることがあるが，認知を無視したアプローチではない．行動理論の中では考えることを行動として扱っており，行動活性化療法では認知としてのプロセスに注目する．つまり，行動活性化療法では，認知に対して注目するものは内容ではなく，反すうなどをした結果に注目する．そのために，例えば，そのことを考え続けたらどのような結果になったのか？といった問いかけをする．このように，反すうの結果に注目をさせることによって，反すうへの洞察が深まる．そして，反すうをするのではなくより適応的な行動をとることで，何か結果に変化があったかを評価しながら，反すうから適応的な行動へと変化させていく．

5）行動活性化療法でのアクセプタンス

行動活性化療法でもアクセプタンスの要素を含んでおり，さまざまな不快感情に対して積極的に対処するのではなく，受け入れるという文脈で行動を活性化させるようにアプローチすることもある．そのために，行動活性化療法では，「内側から外側を変える（inside-out）」ではなく，「外側から内側を変える（outside-in）」ことに取り組むようにクライアントを援助する（図1）．つまり，行動活性化療法でのアクセプタンスのポイントは，気分に依存することなく，行動することである．「今日は気分が悪いから何もしません」では，活動は気分に依存している．気分に依存すると行動は制限され，このような状況が定着していると，抑うつ症状は維持する．行動活性化療法では，正の強化を受ける頻度を増やすことがポイントになるが，このように気分に依存した状態では正の強化を受けることが難しくなる．そのために，外から変化させるには，内面に生じる不快感情などを受け入れる必要があり，どのような感情が生じても，まずは価値や目標に沿って計画した行動を取り組む必要がある．

6）行動活性化療法でのマインドフルネス

個人的な体験をマインドフルに受容することで，その個人的体験の強さを軽減するということは実証されており，行動活性化療法でもマインドフルネスが応用されている．行動活性化療法では，一般的に瞑想法を指導することはないが，クライアント自身の体験への注目を促すようにアプローチする．マインドフルネスでは，さまざまな感覚に焦点を当てることができると考えられており，行動活性化療法では体験に注意を向けクライアントが体験している感覚に気づくことができるようにアプローチする．反すうは，クライアントが計画した活動を行うことを妨げるように働くと考えられており，この負の連鎖を断ち切るのにマインドフルネスが役に立つ．自分の体験に注意を向けることができれば，反すうのような反復的な思考を同時に継続することが難しくなると考えられているからである．例えば，通勤中に自分はダメだ，役に立たないと繰り返し反すうしている場合には，

歩いている際の感覚や聴覚など，クライアント自身がまさに体験していることに注意を向けるようにする．このようにクライアント自身の体験に注意を向けることで，反すうを誘発する刺激の特性が弱まり，代わりとなるアプローチをとりやすくなる．

3 活用対象

上述のように，行動活性化療法はうつ病に対する治療法として発展し，その効果は，多くのメタ分析によって実証されている．その適応は，成人だけではなく，思春期・青年期，高齢者へと適応が広がり，その有効性も示されている．うつ病に対する行動活性化療法のエビデンスが蓄積されてきた一方で，糖尿病患者やがん患者が有する抑うつ症状の改善にも有効であることも示されている．また，不安症，依存症などさまざまな疾患に対しても治療効果研究が始まっている．今後もさまざまな疾患に対する治療効果研究が進み，その適応は広がっていくことが予想される．

4 活用する際のコツ

行動活性化療法では，機能分析を通して行動がどのように機能しているかを一緒に検討し，クライアント自身がさまざまな状況で自分の行動の結果をモニタリングし，少しずつ自分の行動をセルフコントロールできるよう関わることが重要なポイントである．そのために，セラピストの主な仕事は，クライアントの話を受容し，共感的に理解しながら関わり，クライアントが自分の行動の結果をモニタリングし，少しずつ自分の行動をセルフ・コントロールできるように促す共感的なコーチングが必要となる．

文献

1) Beck AT, et al：うつの認知療法　新版，坂野雄二監訳，岩崎学術出版社，東京，2007
2) 岡島　義ほか：うつ病に対する行動活性化療法：歴史的展望とメタ分析．心理学評論，473-488，2011
3) Martell CR, et al：うつ病の行動活性化療法—新世代の認知行動療法によるブレイクスルー，熊野宏昭ほか監訳，日本評論社，東京，2011
4) Martell CR, et al：セラピストのための行動活性化ガイドブック—うつ病を治療する10の中核原則，坂井　誠ほか監訳，創元社，大阪，2012
5) Addis M, et al：うつを克服するための行動活性化練習帳—認知行動療法の新しい技法—，大野　裕ほか監訳，創元社，大阪，2012
6) Kanter JW, et al：行動活性化　認知行動療法の新しい潮流，大野　裕監修，岡本泰昌監訳，明石書店，東京，2012

5）セルフモニタリング

沢宮容子

Key word 自己観察／アセスメント／記録／評定

要点整理

- セルフモニタリングとは，個人が自らの行動，認知，感情，生理などを観察し，記録していく方法である．
- セルフ（＝自己）をモニタリング（＝観察）することであり，自己観察とも呼ぶ．
- セルフモニタリングは，認知行動療法における代表的なアセスメントの方法の一つである．
- セルフモニタリングには，治療的意味合いもある．
- 認知行動療法では，さまざまな場面でセルフモニタリングを用いる．

1 理論背景

1）認知行動療法における代表的なアセスメントの方法

セルフモニタリング（self monitoring）とは，個人が自らの行動，認知，感情，生理（身体反応）などを観察し，記録していく方法である．セルフ（＝自己）をモニタリング（＝観察）することであり，自己観察とも呼ぶ．

認知行動療法では，クライアントが自分自身の体験を，認知行動療法の基本モデルに沿って，理解することが重要である．具体的には，①環境，②認知，③感情，④行動，⑤生理（身体反応）という5つの領域における，自分自身の情報を，きめ細かく収集することが必要となる．認知行動療法において，正確な情報を収集するための代表的なアセスメントの方法の一つが，セルフモニタリングなのである．

私たちは自分自身のことをよくわかっていると思いがちであるが，少し離れた視点から，自分を客観的に見つめ直してみると，新たな発見を得られることがよくある．

「傍目八目」という言葉がある．他人の碁をわきから見ていると，碁を打っている当事者より，八目くらい先まで手が読めることから，第三者は当事者よりも情勢が客観的に判断できるという意味で用いられる．セルフモニタリングでも，この「傍目八目」が大切である．要するに，「当事者である今の自分」を「第三者として客観的に見つめ直すもう一人の自分」が必要なのである．セルフモニタリングによって，クライアントは，彼ら自身の中に，「傍目八目」が可能な第三者の目を育てていくようにしなければいけない．

2）セルフモニタリングの効果

セルフモニタリングには，治療的意味合いもある．

ストレスを感じたとき，セルフモニタリングを行うことで，「今のストレスを感じている自分」と距離をとることができ，それだけでストレスの度合いは軽減される．

認知行動療法のモデルに沿って，自らの行動，認知，感情，身体反応などを観察し，それを自分自身で記録し整理していく．すると，ストレスを感じている自分自身の行

動パターンや，考え方のクセなどに気づく．そして，自分自身が陥っている悪循環に気づくこともできるのである．

認知再構成法の最初の一歩も，自分自身の感情や認知をモニターすることにある．自動思考記録表（コラム表）などを用いた，セルフモニタリングを行うことで，自分自身の非機能的な思考（認知）に気づき，より機能的な思考へと修正することが可能となるのである．

2 技法の手続き

セルフモニタリングには，2つのステップがある[1]．

第一ステップは，出来事（セルフモニタリングの対象となる自らの行動，認知，感情，身体反応など）が生じたことに気づく段階，第二ステップは，その出来事を記録したり，報告したりする段階である．

2ステップのセルフモニタリングで収集される多種多様な情報は，大きく以下の4つに分類される[2]．

① 頻度（対象となる出来事の生じた回数）

② 持続時間（対象となる出来事が持続した時間）

③ 自己評定（対象となる出来事が生じたときの，クライアント自身の認知・感情・身体反応などの情報）

④ 日記（どのようなコンテクストの中で，対象となる出来事が生じているか，出来事が生じたコンテクストについての情報）

認知行動療法では，あらゆる問題においてセルフモニタリングを用いる．セルフモニタリングを丁寧に行っていくことによって，クライアントの回復は可能となるのである．

3 活用対象

認知行動療法では，さまざまな場面でセルフモニタリングを用いる．セルフモニタリングは，あらゆる問題への適用が可能であり，まさに認知行動療法のエッセンスといえる．認知行動療法は，セルフモニタリングに始まり，セルフモニタリングに終わるといってもよいだろう．

セルフモニタリングを通じて，クライアントは自分自身の中に，第三者の目を育て，自律性を高めていく．セルフモニタリングは，クライアントが自分自身のカウンセラーとなっていくこと，すなわち「セルフヘルプ」の礎となるものなのである．

> **MEMO** マインドフルネスでセルフモニタリング能力を高める
>
> マインドフルネス（mindfulness）とは，刺激に対して意図的に反応せず（non-reactive），評価をせず（non-judgment），刻々と変化する瞬間，瞬間の状況について，ただただ意識するという作業である[3]．「価値判断せず，リアルタイムにセルフモニタリングを行う」ことがマインドフルネスである，と言い換えてもよい．
> セルフモニタリングの能力は，マインドフルネスによって，高めることが可能である．
> 例えば，前述したように，認知行動療法のモデルに沿って，自らの行動，認知，感情，身体活動などを観察し，自分自身で記録し整理していく．すると，ストレスを感じている自分自身の「回避行動」のパターンや，「バランスを欠いた考え方」のクセなどに気づくことがある．このような悪循環に陥っている自分自身に気づくと，どうしても自分自身を評価したり，否定したりしがちである．そうなると，上司を避けてしまう自分の行動に一層落ち込んだり，こんな偏った考え方はダメだと自分自身を責めたりという，悪循環につながっていくことにもなる．
> このような悪循環を断ち切り，自分自身を「第三者として客観的に冷静に見つめ直すもう一人の自分」を育てていくためにも，マインドフルネスは有用なのである[4]．

4 活用する際のコツ

セルフモニタリングには，高い信頼性と妥当性が求められる．下山[2]は，信頼性と妥当性を高めるための具体的方法とし

表1	セルフモニタリングの信頼性と妥当性を高める方法
1) 対象を明確にすること
2) 継続的に記録がつけられるようにすること
3) 目的によって評定法を使い分けること
4) 気づいたらすぐに記録がつけられるようにすること

(文献2) より引用)

て, 次の4点を挙げている (表1).

1) 対象を明確にすること

セルフモニタリングの対象は, できるだけ明確で把握しやすいものにする.

例えば, クライアントの「眠り」についてセルフモニタリングを行う際には, 前日の就寝時間, 中途覚醒の回数, 睡眠の質の評定などを対象とする. 表2は睡眠日誌の例である[5].

2) 継続的に記録がつけられるようにすること

簡単な評定法を導入することで, クライアントが継続的に記録をとることが可能となる. 例えば, クライアントに前日の睡眠の質または満足度について, ○(非常によい), △(まあまあ), ×(非常に悪い)のいずれかを記入してもらう.

また, 専用の記録用紙を用意することもできる. 表3は, 不眠を訴えるクライアントの思考記録表の例である[5]. 睡眠についてあれこれ考えてしまうのはどんな場面か尋ねたところ, ① 寝床に入る2時間前, ② 寝床で, ③ 朝起床してすぐ, という3つの場面を挙げたため, ①~③それぞれの場面をあらかじめ設定した思考記録表を用いた.

3) 目的によって評定法を使い分けること

セルフモニタリングの対象となる概念を適切に反映している尺度(例えばある感情に関する尺度)は, 必ずしも変化を反映できる評定法であるとは限らない. そのため, 回数や強度(例えばある感情を生じた回数や強度)で評定するなど, 目的によって評定法を使い分ける.

4) 気づいたらすぐに記録がつけられるようにすること

記録は, セルフモニタリングの対象となる出来事が生じた直後に行うことが重要である. そのため, 記録媒体は, 記入や携帯が容易なノートなどが望ましい[2].

表4は, 行動活性化において, 活動(行動)と気分(感情)をセルフモニタリングするために用いられる表である. もし, 1時間の中でさまざまな活動を行い, そのうちの特定の活動で特定の気分が生じたのであれば, 可能な範囲でそれを記述する. 特定の活動によって気分の浮き沈みがあることに気づき, 活動と気分の変化の関連を確認することが大切である. 特に落ち込んでいるときには, その後の気分に引きずられ, 数時間前のことを正確に思い出して記録するのはとても難しい. したがって, 活動した後, できるだけ早く, 記録をとることが重要になる[7].

> **アドバイス** ホームワークはセルフモニタリングから
>
> カウンセリングの目標が設定され, その目標を達成するための技法が選択されないうちは, 本格的な認知再構成法などの技法は役立たない. したがって, 認知行動療法の初回セッションでは, まずセルフモニタリングの課題をホームワークに選ぶようにした方が効果的である.
>
> クライアントにセルフモニタリングをしてもらったら, その観察内容を次回のセッションで報告してもらう. その場合, ただ単に「観察してください」と事務的に伝えるのではなく, 「観察内容や気づいたことを, 私に教えてください」と言った方が, 協働作業という感覚がかもし出され, クライアントの行動を促しやすい[8].

文献

1) Barlow DH, et al : The scientist practitioner : Research and accountability in clinical and educational settings, Vol. 128, Pergamon Press, 1984

表2 睡眠日誌の例

朝の起床時に，以下の質問に答えてください．日付を記入し，前の晩の睡眠について書いてください．

記入日時	X年10月Y日	X年10月Y+1日	X年10月Y+2日	X年10月Y+3日	X年10月Y+4日	X年10月Y+5日	X年10月Y+6日
①昨日の昼寝	0	0	0	0	0	0	0
②昨夜の就寝時間	11：30	11：40	11：40	11：20	11：50	11：30	11：30
③昨夜の入眠するまでの時間	60分	50分	65分	70分	60分	60分	50分
④昨夜の中途覚醒の回数	0	0	0	1（午前3時頃）	0	0	1（午前3時半頃）
⑤昨夜の総覚醒時間	0分	0分	0分	20分	0分	0分	10分
⑥今朝の最終的な覚醒時間	6：40	6：40	6：50	6：40	6：50	6：50	6：50
⑦床を出た時間	7：10	7：20	7：10	7：20	7：20	7：10	7：20
⑧昨夜の睡眠の質	3	2	3	3	3	3	2
⑨昨日の午後の眠気	2	2	2	2	2	3	2
⑩薬，カフェイン，アルコールの摂取量とその時間	ブランデー1杯 午後11時頃	ブランデー1杯 午後11時頃	ブランデー1杯 午後11時頃	ブランデー1杯 午後11時頃	ブランデー1杯 午後11時頃	ブランデー1杯 午後11時頃	ブランデー1杯 午後11時頃

注：表2の睡眠日誌[6]で記述する内容は次のとおりであった．①昨日の昼寝（昨日昼寝した場合，合計時間を記入する）．②昨夜の就寝時間（眠るために何時に床についたか？ もし床についたまま読書したり別のことをしたりしていたなら，何時に眠ろうとしたか？），③昨夜の入眠するまでの時間（眠ろうとした時間から実際に眠るまで何分かかったか？），④昨夜の中途覚醒の回数（夜間に何回目覚めたか？），⑤昨夜の総覚醒時間（夜間に目覚めた時間は合計何分になるか？ 実際に眠るまでの時間や，朝目覚めるまで起きていた時間は含まない），⑥今朝の最終的な覚醒時間（今朝目覚めたのは何時か？），⑦床を出た時間（今朝実際に床を離れたのは何時か？），⑧昨夜の睡眠の質（昨夜の睡眠の質または満足度を5件法で答える．1.非常に悪い～5.非常によい），⑨昨日の午後の眠気（昨日の午後に感じた最も強い眠気について，7件法で答える．1.活動的でいきいきとしている，はっきりしている，ずっと目覚めている～7.白昼夢のような状態，すぐに眠りそう，起きていようと思わない），⑩薬，カフェイン，アルコールの摂取量とその時間（睡眠薬，カフェイン，アルコールを就寝数時間以内に摂取した場合，摂取した時間も書く）．

(文献5)より引用)

表3 思考記録表の例

場面	どんな考え（心のつぶやき）が頭の中に浮かんでくるか	気分・感情（その強さ）
①寝床に入る2時間前	8時間は眠らなければいけない．眠れないかもしれない．	不安（80％）焦り（60％）
②寝床で	8時間は眠らなければいけない．早く眠らなければならない．	不安（70％）焦り（70％）
③朝起床してすぐ	寝てなくて大丈夫だろうか．もっと眠らなければいけなかった．	憂鬱（60％）自責（60％）

注：①～③それぞれの場面においてどんな考え（心のつぶやき）が頭の中に浮かんでくるか，①～③それぞれの場面における気分・感情，およびその強さについて，思考記録表に記入するように依頼した．

(文献5)より引用)

表4 活動と気分のモニタリング表の例

その時間にあなたがした活動と感じたことを記入してください．
その感情を1から10段階で評価してください．1はその感情が最も弱い状態で10は最も強い状態を示します．

時間		日付：	時間		
午前0時	活動		正午	活動	
	気分			気分	
午前1時	活動		午後1時	活動	
	気分			気分	
午前2時	活動		午後2時	活動	
	気分			気分	
午前3時	活動		午後3時	活動	
	気分			気分	
午前4時	活動		午後4時	活動	
	気分			気分	
午前5時	活動		午後5時	活動	
	気分			気分	
午前6時	活動		午後6時	活動	
	気分			気分	
午前7時	活動		午後7時	活動	
	気分			気分	
午前8時	活動		午後8時	活動	
	気分			気分	
午前9時	活動		午後9時	活動	
	気分			気分	
午前10時	活動		午後10時	活動	
	気分			気分	
午前11時	活動		午後11時	活動	
	気分			気分	

（文献7）より引用）

2) 下山晴彦：認知行動療法―理論から実践的活用まで―，金剛出版，東京，2007
3) Kabat-Zinn J, et al：Meditation. In Tagliaferri, Mary, Isaac Cohen, and Debu TRIPATHY. "Breast cancer beyond convention." The World's Foremost Authorities, Simon & Schuster, NY, 284-314, 2002
4) 伊藤絵美：ケアする人も楽になるマインドフルネス＆スキーマ療法，医学書院，東京，2016
5) 沢宮容子ほか：不眠を訴える女性への認知行動療法の適用．カウンセリング研究 43：287-295，2010
6) Van Blunt BL, et al：Insomnia. Sourcebook of psychological treatment manual for adult disorders, Van Hasselt VB, et al eds, Plenum Press, New York, 539-566, 1996（ヴァンブラント，B.L.・リーデル，B.W.・リックスティーン，K.L. 大嶋明彦・尾鷲登志美（訳）（2000）．不眠症の治療マニュアル V. B. V. ハッセル・M. ハーセン（編）坂野雄二・不安抑うつ研究会（編訳）エビデンス・ベイスト心理治療マニュアル，日本評論社 251-281）
7) Addis ME, et al：Overcoming depression one step at a time：The new behavioral activation approach to getting your life back, New Harbinger Pub, 2004
8) 伊藤絵美：認知療法・認知行動療法カウンセリング，星和書店，東京，2005

2 各種技法 ｜ B. 認知行動療法

6）認知再構成法

沢宮容子

Key word コラム法／自動思考／否定的認知の三徴／自動思考記録

要点整理

- 認知再構成法とは，非機能的な思考（認知）を明らかにし，より機能的な思考を自ら考え出すための技法である．
- Beckが開発した認知療法・認知行動療法の代表的な技法の一つである．コラム法とも呼ばれる．
- 私たちは悩んでいるときには，自分，周囲，将来の3つに対して，否定的認知を抱きやすくなる．
- 非機能的でバランスを欠いた認知を，機能的でバランスのとれた認知に変えることで，問題解決をはかることが可能となる．

1 理論背景

1）認知療法・認知行動療法の代表的な技法

「非機能的な思考（認知）を明らかにし，より機能的な思考を自ら考え出すための技法」．これを認知再構成法という[1]．Beckが開発した認知療法・認知行動療法の代表的な技法の一つである．コラム法とも呼ばれる．

ギリシャの哲学者Epictetusが「人間は，出来事そのものによって混乱させられるのではなく，その受け取り方によって混乱する」と述べたように，人はさまざまな出来事をありのままにではなく，その人なりのフィルターをかけて見ている．つまり，人はそれぞれ出来事について異なった受け取り方をしている．

このように，一人ひとりによって異なるものの受け取り方＝思考を認知と呼ぶ．代表的なのが「自動思考」である．これは，何かの出来事に遭遇したとき，瞬間的に浮かぶ考えやイメージのことである．

「自動思考」が浮かぶと，人にはさまざまな感情や行動や身体（生理）の変化が生じる．つまり，人の感情・行動・生理の変化は，そのときに頭に浮かんだ「認知」（自動思考）によって影響されるともいえる．したがって，「自動思考」に気づいて，それに働きかけることが重要となる．

2）否定的な認知の3つの特徴

私たちは悩んでいるときには，**表1**の「否定的な認知の3つの特徴」に示されるように，自分，周囲，将来の3つに対して悲観的な考えを抱きやすくなる．

①自分に対して悲観的：「できない自分はダメな人間だ」と考え，自分自身の力を過小評価し，自分自身を責め，否定するような考え方をしてしまう．

②周囲に対して悲観的：「自分のような人間とつきあいたいと思う人なんていない」と考え，周囲の人からのサポートを過小評価し，周囲の人との関係をネガティブに受け取るような考え方をしてしまう．

③将来に対して悲観的：「いまの苦しい状況は変わらないし，このつらい気持ちはずっと続くだろう」と考え，将来への希望を失い，将来を悲観するような考え方をし

B. 認知行動療法 6）認知再構成法 **399**

表1　否定的認知の3徴

①自分に対して悲観的
②周囲に対して悲観的
③将来に対して悲観的

表2　認知再構成法の手順

1. ストレスフルな具体的状況，場面を特定する
2. 上記1における気分・感情を同定し，強度を評価する
3. 上記1における自動思考（イメージを含む）を同定し，その確信度を評価する
4. 検討する対象となる自動思考を選択する
5. その自動思考をさまざまな視点から検討する
6. 新たな思考を案出し，その確信度を評価する
7. 上記1～6の結果（元の自動思考および気分・感情の変化）を評価する

（文献2）より引用）

てしまう．

　このような悲観的な考え方をしていると，本来なら解決できるような問題も解決できなくなり，ますます悲観的に考えてしまうという悪循環に陥っていく．

　このような悲観的でバランスを欠いた考え方を，機能的でバランスのとれた考え方に変えていくことで，問題解決をはかることが可能となる．自分や周囲あるいは将来への考え方も柔軟になり，悪循環から望ましい循環へと変わっていくわけである．

2　技法の手続き

　一般的な認知再構成法の手続きは表2の通りである[2]．

　認知再構成法は，他人との対話を通して，あるいは一人でも，自動思考記録表（コラム表）などを活用することで，より効率的に取り組むことが可能となる．自分のおかれた状況，気持ちや考えを書き出し，外在化することで，自分自身をより客観的に見ることができるからである．

> **MEMO　Beckの認知療法とEllisの論理情動行動療法**
>
> 　認知再構成法は，認知の修正を目的とした技法である．認知再構成法は，Beckの認知療法（cognitive therapy）ばかりでなく，Ellisの論理情動行動療法（rational emotive behavior therapy：REBT）でも同様に用いられる．
> 　REBTでは，人間の悩み，不安などのネガティブな感情は，自分の身に起きた出来事（刺激）そのものではなく，出来事をどうとらえるか，つまり出来事の受け取り方に左右されると考える．この受け取り方を，REBTではビリーフ（belief）あるいは信念と呼ぶ．人間の認知が変化すれば反応は変化するという考え方は，Beckの認知療法と共通するものである．
> 　REBTの特徴は，その基礎理論であるABCモデルに集約される．
> 　A（activating event）とは，クライアントの周りで生じている「出来事」のことである．
> 　B（belief）とは，ビリーフ，すなわち個人のもつ信念（認知）のことであり，機能的なラショナルビリーフ（rational belief）と非機能的なイラショナルビリーフ（irrational belief）の2つに分けられる．カウンセラーは，後者のイラショナルビリーフに注目し，クライアントの援助にあたる．
> 　C（consequence）とは，「結果として生じる感情や行動」のことである．
> 　このABCモデルに，D（dispute：議論・論駁），E（effectiveness：効果，効果的な思考）を加えたものが，ABCDEモデルである[3]．
> 　神村[4]は，認知療法と論理情動行動療法を比較したうえで，認知療法では「疑問を重ねていく対話（ソクラテス式対話，誘導による発見）」，論理情動行動療法では「論駁」というように，その合理性を付与する事こと異なること，また認知療法は協働実証主義のもとで具体的な事実の実証を進めるのに対し，論理情動行動療法では哲学的なアプローチを目指す傾向が強いことなど，いくつか相違点をあげている．
> 　一方，認知療法における自動思考は，論理情動行動療法におけるビリーフに相当することも指摘し，今日，認知療法と論理情動行動療法との間に，用語のうえではともかく，心理療法としての実質的な違いを見つけ出すのは困難であることも示唆している[4]．

　本項では，状況，気分，自動思考，根拠，反証，適応思考，今の気分の7つのコラムで構成される自動思考記録表を用い，説明していくこととする（図1）[5]．

年　　月　　日　氏名：＿＿＿＿＿＿＿＿＿＿　ID＿＿＿＿＿＿

自動思考記録表（コラム表）　－ 記入用 －

① **状況** ➢ いつのことか？ ➢ どこにいたか？ ➢ 誰と一緒にいたか？ ➢ 何をしていたか？	
② **気分（％）** ➢ 気分を一言で	
③ **自動思考** ➢ その時に頭に浮かんでいたことはなんですか？ ➢ その時に頭に浮かんでいたイメージや記憶はありましたか？	
④ **根拠** ➢ 事実を確かめて、客観的に考える「そう考える理由（証拠）は？」 ➢ 自動思考を裏づける根拠となる事実を書く（相手の心を読むような勝手な思い込みや事実の解釈は避ける）	
⑤ **反証** 自動思考とは矛盾する事実を書き出してください	
⑥ **適応思考** ➢ 根拠と反証を"しかし"でつないでみましょう ➢ 最悪のシナリオ／最良のシナリオは？ 　・・・現実的なシナリオは？ 1．第3者の視点から ➢「他の人が同じ立場にいたらなんて言ってあげるだろう？」 ➢「○○が聞いたらどうアドバイスしてくれるだろう？」 2．経験を踏まえて ➢ これまでに同じような体験をしたことは？その時にどのようなことを考えたらラクになりましたか？ 　以前の経験から学んだことで役に立ちそうなことは？ 3．もう一度冷静に ➢ 見逃していることはないでしょうか？ ➢ 自動思考と矛盾する出来事はないでしょうか？ ➢ 自分の力だけではどうしようもない事柄について、自分を責めていませんか？	
⑦ **今の気分（％）**	

図1　自動思考記録表（コラム表）
（平成19〜21年度厚生労働科学研究「精神療法の実施方法と有効性に関する研究」報告書，2010より引用）

なお，自動思考記録表には，さまざまな種類がある．図的なツールの代表的なものとしては，伊藤絵美の開発した認知再構成法のための3枚のツール（① アセスメントシート，② 自動思考検討シート，③ 思考の幅を広げるためのワークシート）がある．

ステップ1：どのようなことが起こったか？

ストレスを感じた情景が鮮やかに浮かぶような場面（One Slice of Time）を切り取る．

→① 状況（いつのことか？　どこにいたか？　誰と一緒にいたか？　何をしていたか？）

ステップ2：どのような気持ちがしたか？

その場面で生じた気分を記し，気分の強度を0～100％で評定する．

→② 気分（％）（気分を一言で記す）

ステップ3：どのような自動思考（考えやイメージ）が頭に浮かんだか？

自動思考の中から，検討の対象とするネガティブな気分と結びつきの高い「ホットな思考」を1つ選ぶ．

→③ 自動思考（そのときに頭に浮かんでいたことは何か？　そのときに頭に浮かんでいたイメージや記憶はあるか？）

＊ステップ1，ステップ2，ステップ3（①②③の3つのコラム）で，ストレスを感じる状況における自分の心の動きを振り返り，自分自身の自動思考に気づく．

ステップ4：自動思考を振り返る

ステップ3で選んだ自動思考について，さまざまな角度から検討する．事実に基づいているか，すべての矛盾点があげられているかに留意する．

→④ 根拠（事実を確かめて，客観的に考える．自動思考を裏づける根拠となる事実を書く）

→⑤ 反証（自動思考とは矛盾する事実を書き出す）

ステップ5：バランスのとれた思考をする

ステップ4で検討した結果を，自分自身が信じられる新たな適応思考としてまとめる．

→⑥ 適応思考（根拠と反証を"しかし"でつないでみる．最悪のシナリオ/最良のシナリオ/現実的なシナリオを考える）

ステップ6：今の気分は？　気分は変わったか？

新しいバランスのとれた思考をした際に，新たな気分が生じた場合には，その気分の強度を0～100％で評定する．

→⑦ 今の気分（％）

> **アドバイス　認知的技法と行動的技法**
>
> 認知再構成法をはじめとする認知的技法を用いるに際しては，行動的技法とのバランスを考慮することが重要となる．Freemanは，軽症のクライアントには認知的技法の比重を高く，また症状がより重篤になるほど行動的技法の比重を高くする必要があることを指摘している（図2）．さらに，あまり知的でなかったり，コミュニケーションの問題があったりするため，言語的介入に十分反応できないクライアントには，行動的技法のウェイトを高くする必要のあることを示唆している[6]．

3 活用対象

認知再構成法は，クライアントが自分自身の考えにしばられ，苦しみ，混乱し，問題解決が進んでいないときに，有効である．認知再構成法を通じて，クライアントは自分を「苦しめ混乱させる思考（バランスを欠いた非機能的で柔軟でない認知）」に気づき，それをいろいろな角度から検討し，

新しい「苦しめたり混乱させたりしない思考（バランスのとれた機能的で柔軟な認知）」を見つけ，それを自分自身に取り入れていくのである．

認知再構成法は，さまざまな認知行動療法のプログラムにも組み込まれており，適用範囲もきわめて広い．主に，考えに縛られて問題解決が進まないときに活用できるスキルであるが，自動思考に「認知の偏り」がなく，現実的な問題解決が必要な場合には，認知再構成法を用いずに，セラピストとともに問題解決や対人関係の改善などを行う．

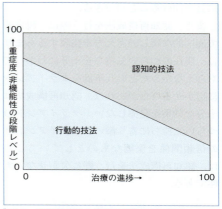

図2　認知的技法と行動的技法の活用比率
（文献6）より引用改変）

4 活用する際のコツ

1）認知，感情，行動，生理の変化を確認する

認知再構成法によって，認知に変化が起きたとしても，それだけで問題が解決するわけではない．重要なのは，クライアントに認知の変化が生じ，さらにクライアントの感情，行動，生理が望ましい方向へ変化することである．例えば，否定的で悲観的な考え方が，より現実的で適応的な考え方に変化すれば，不安が軽減し，日常生活でのふるまい方が活発になり，落ち込んでいた食欲が回復する．このように，感情，行動，生理にどのような変化が起きているかを確認する手続きが必要である．

2）クライアントの考え方を尊重する

クライアントは，現実にそぐわない自分自身の非機能的な考え方を，より現実的で適応的な考え方に変えた方がよいと頭ではわかっていても，長年なじんだ考え方を変えることに困難を覚える場合も多い．クライアントは往々にして，新しい考え方や行動に違和感や苦痛を覚えるものであることを理解したうえで，クライアントの考え方や感じ方を十分に尊重することが必要である．

そのためにもカウンセラーの言葉づかいは重要である．「認知の歪み」や「考え方の問題」という言葉は，クライアントの認知が「歪んでいる」，あるいは「考え方に問題がある」という印象を与えかねない．「受け取り方のクセ」とか「考え方の習慣」というような工夫した言葉を用いる配慮なども必要である．

3）認知の変化にのみ焦点を当てない

認知再構成法というと，認知の変化にのみ焦点を当てるという印象が強い．しかし，認知再構成法を行うときに最も重要なことは，クライアントの感情，あるいは生理や行動に目を向けることである．

Beckが「認知に至る王道は感情である」と述べたように，感情が揺れ動いたときこそ，何か問題があることに気づき，認知に目を向けることができる．感情の動揺，身体（生理）あるいは行動の変化に目を向け，そのシグナルを見逃さないことで，クライアントの情動を伴う認知（hot cognition）

に目を向けることができる．

また，認知再構成法を行う際に，現実的で適応的な新しい考え方を強調するあまりに，現在のつらい気持ちを十分にわかってもらえなかったという不満をクライアントに抱かせることがあれば，認知再構成法は十分な効果を発揮しない．クライアントのつらい気持ちに寄り添い，クライアントとの信頼関係を堅固なものとしていくことは，認知再構成法を行う際に欠かせない条件である．

文献

1) 伊藤絵美：ケアする人も楽になる認知行動療法入門，医学書院，東京，2011
2) 伊藤絵美：認知療法・認知行動療法カウンセリング，星和書店，東京，2005
3) Walen SR, et al：A practitioner's guide to rational-emotive therapy, 2nd ed, Oxford University Press, New York, 1992（ワレン，SR ほか：論理療法トレーニング，菅沼憲治監訳，日本論理療法学会訳，東京図書，2004）
4) 神村栄一：論理情動行動療法．認知行動療法の技法と臨床，内山喜久雄ほか編，日本評論社，東京，27-35，2008
5) 慶應義塾大学認知行動療法研究会編集：うつ病の認知療法・認知行動療法マニュアル 平成21年度厚生労働科学研究費補助金こころの健康科学研究事業「精神療法の実施方法と有効性に関する研究」報告書，2010（https://www.mhlw.go.jp/kokoro/speciality/5_01_01manual.html）
6) Freeman A, et al：Clinical applications of cognitive therapy, Plenum Press, New York, 1990（フリーマンほか：認知療法臨床ハンドブック，高橋祥友訳，金剛出版，1993）

2 各種技法　B. 認知行動療法

7）問題解決療法

本岡寛子

Key word　社会的問題解決／目標設定／ブレーンストーミング／意思決定

要点整理

- 問題解決療法は，日常生活の中で「問題（Problem）」に遭遇した際に生じる不安や抑うつなどのネガティブな感情を緩和させる一因とされる「社会的問題解決」の力を身につけるために体系化されたプログラムである．
- 問題解決療法は，「問題解決志向性」，「問題の明確化/目標設定」，「問題解決策の創出」，「意思決定」，「解決策の実行と結果の評価」の5つのスキルから構成されている．
- うつ病や不安症などの精神疾患やがんなどの身体疾患を抱える人の心理的苦痛の緩和，ストレス・マネジメント教育などに効果が実証されており，汎用性が高い心理療法である．

1 理論背景

1）問題解決療法とは

　誰もが，日常生活の中で，内容や程度に差があるにせよ，さまざまな問題に遭遇し，不安や抑うつなどのネガティブな感情を生じさせることがあるだろう．その感情が，慢性化していくことによって，うつ病や不安症などの発生に繋がることがある．

　不安や抑うつなどのネガティブな感情が慢性化するか否かは，「社会的問題解決」に"つまずき"があるかが影響している．

　社会的問題解決は，「毎日の生活の中で直面する問題場面を処理するための効果的手段を識別し，発見する認知行動的（メタ認知）プロセス」と定義されている．

　D'Zurilla と Nezu が1980年代に構築した問題解決療法 problem solving therapy（PST）は，社会的問題解決の力を教育的に指導するために体系化されたプログラムであり，欧米を中心に普及が進んできた．わが国においても，1990年代に問題解決療法に関する書籍が出版されて以降，子どもの不安，大人のうつ病患者，がん患者が抱える心理的苦痛，ストレス・マネジメントなどに活用されるようになり，医療現場のみならず，教育現場や産業・労働現場においてもその活用の幅が広がり，効果が実証されている．

2）問題解決療法の理論モデル

　効果的な問題解決を行うには，相互的に作用する5つのスキル（問題解決志向性，問題の明確化/目標設定，問題解決策の創出，意思決定（問題解決策の選択と決定），問題解決策の実行と結果の評価）が必要であるとされる．PSTは，図1[1〜3]に示したように5つのスキルをStep 1からStep 5に沿って，段階的・教育的に指導できるよう構成されている．

2 技法の手続き

1）問題解決志向性

　「問題解決志向性」は，問題場面に遭遇した際に生じる，認知や感情を含む一連の

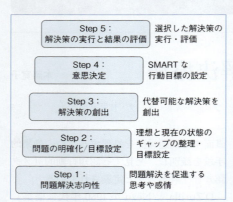

図1 D'Zurilla (1986), D'Zurilla & Nezu (1982, 1999) の問題解決療法
(文献1～3) より引用

表1 問題解決に対する積極的な自己陳述
・「自分にはこの問題に立ち向かい，解決できる力がある」
・「問題はこわいものではなく，誰にでも起こり得ることである」
・「衝動的に行動したり逃げたりせずに，ちょっと考えてから，できることからやってみよう」
・「今の自分にできることは何かな」

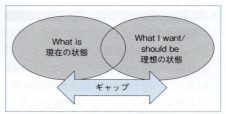

図2 問題の定義
(文献4) より引用)

反応である．積極的な問題解決を促す認知・感情として，自己効力感の考え（「自分にはこの問題に立ち向かい，解決できる力がある」），問題は非脅威であるという考え（「問題はこわいものではなく，誰にも起こり得ることである」），気分の変化などを手がかりに問題を正確に明らかにしようとする力，回避的・衝動的反応を引き起こす感情を抑制する力，などがある．これらを養うために，認知再構成法などの技法を用いて，問題解決に対する積極的な自己陳述を見つけたり，赤信号のイメージを「Stop & Think（止まれ．そして，考えてみよう）」というサインとして活用することによって，目の前の問題への積極的な構えを身につけていくのである（表1）．

2）問題の明確化／目標の設定

D'Zullira と Goldfried [4] は，『問題（Problem）とは，What I want「～でありたい」/What should be「～であるべき」という「理想の状態」と，What is「現在の状態」の差（ギャップ）（図2）であり，有効な解決策をとることのできない状態』と定義している．

つまり，問題を明確にする際，「現在の状態」を把握するだけでは不十分であり，「なぜ，現在の状態を問題であると感じるのか」「これを問題であると捉えるのは，自分がどうありたい，どうあるべきと考えているからか」についても，明らかにする必要がある．

この定義に沿って，問題を整理していくことによって，問題の性質をよりよく理解することができ，最終的に自分の価値観が反映された納得のいく目標の設定に繋がるのである．

3）解決策の創出

目標が設定されたら，代替可能な解決策の創出を試みる．我々は，過去の経験や習慣によって形成された思考の枠の中で，解決策を考えようとする傾向があるが，その枠に囚われずに，可能な限り多くの解決策を創出することによって，問題解決の糸口となる方法に出会える可能性を高めることができる．Nezu と Ronan [5] は，抑うつ気分が強い者は，創出する解決策の総数が

表2 解決策のメリット・デメリットの評価およびSMART目標の設定用ワークシート

解決策:「おはよう」と挨拶をする		
ベネフィット ・気分が良い【3】 ・自分を肯定できる【3】 ・仲良くなれる可能性【2】 ベネフィット【8】 － コスト【2】＝【+6】	コスト ・相手に無視される可能性がある【2】	SMART目標 ☑「Specific:明確である」 ☑「Measurable:測定できる」 ☑「Achievable:達成可能である」 ☑「Relevant:問題と関連している」 ☑「Timed:時間制限がある」 ↓ 明日から,朝,会った家族と会社の人に「おはよう」と挨拶をする

少なく,問題解決に効果的でない解決策を用いる傾向が強いことを明らかにしている.つまり,抑うつ気分が強い者は,数少ない中から効果的でない解決策により問題解決を図るため,問題が解決されない状態が継続し,より抑うつ気分が維持されるという悪循環に陥ってしまうと考えられている.

では,どのようにして,思考を枠の外まで拡散させればよいのだろうか.PSTでは,「ブレーンストーミング」の3つのルールを用いて解決策を創出する.「ブレーン」とは脳,「ストーミング」とは嵐,つまり,「脳の中に嵐を起こす」という意味である.3つのルールとは,「判断後回しのルール」「数のルール」「バラエティのルール」である.効果的な解決策を創出するためには,まず,現在の体力や気分,サポート資源や経済状況などにより実行可能か否かを判断することなく(判断後回しのルール),可能な限り多くの解決策を創出して書き出していくことが重要となる(数のルール).さらに,抽象的に表現された解決策は実行可能性を低下させるため,具体的な行動を記述していくことによって,バラエティを増やすこと(バラエティのルール)に役立つ.例えば,人間関係を改善するために,「コミュニケーションをとる」ではなく,「ど のような行動をすればコミュニケーションを取ったと言えるか?」と考えることによって,「おはようと挨拶をする」「一緒に昼食をとる」「今日の調子はどうか尋ねる」などの具体的な行動を考えることができる.

以上の「問題の明確化－目標の設定－解決策の創出」の関係性を記述することを「問題の定式化」と呼ぶ.3つの段階を繰り返し,行き来することにより,さらに問題が明確になり,目標が洗練され,解決策のレパートリーが広がっていくとされる.

4)意思決定

解決策のリストを作成し終わったら,次にその中から実行するものを選択し,実行に移すことのできるよう準備しておく必要がある.そのために,有効な方法として,① 解決策のコスト―ベネフィット分析,② SMART目標の設定がある.

コスト―ベネフィット分析は,文字通り,その解決策を実行することによって生じるコスト(負担・損失)とベネフィット(利益)をあらかじめ書き出し,それらが現在の自分にとって,どれくらい重要であるかを評定する.表2に示したように,最も重要であれば【3】,重要であれば【2】,少し重要であれば【1】,重要でなければ【0】と評価する.そして,ベネフィットの合計

問題の明確化	目標の設定	解決策の創出
現在の状態		
理想の状態		SMART 目標
結果の評価			
よかったこと・よい影響		困難だったこと・課題

図3　問題解決療法のワークシート

得点からコストの合計得点を引き，得点がプラスであれば，現在の自分にとって，問題解決に役立つ可能性があると判断する材料とする．

次に，選択した解決方法をSMART目標に変換しておく．SMARTのSは，「Specific：明確である」である．その行動を実行している自分の姿がイメージできるくらい具体的になっていることが重要である．

SMARTのMは，「Measurable：測定できる」である．実行できたか否かを確認できる表現になっている必要がある．先述したように，抽象的な行動は実行に結びつきにくいため，「ダラダラしない」，「気持ちを落ち着かせる」など，抽象的な表現は避ける必要がある．よって，「どのようにできたらダラダラしなかったと思えるか？」と再度，考えてみることが重要である．例えば，「12時までに布団に入る」「11時以降はスマホを触らない」「2時間以上テレビを見ない」のように表現しておく．「気持ちを落ち着かせる」の場合，「深呼吸をする」「音楽を聴く」「お茶を飲む」「同僚に話を聞いてもらう」などが考えられる．

SMARTのAは，「Achievable：達成可能である」である．あれもこれもとすべきことを盛り沢山にしてしまうと実行できない可能性を高めてしまうため，スケジュールや体調などを考慮して，達成できる自信が6〜8割程度ある量や内容にしておく．

SMARTのRは，「Relevant：問題と関連している」である．達成可能な解決策があっても，問題解決に有効か確認しておく．

SMARTのTは，「Timed：時間制限がある」である．1週間くらいの短いスパンで達成できる行動目標を立てることが大切である．「いつか」ではなく，「この1週間の間に何ができるか？」と考えることが重要である．

5）解決策の実行と結果の評価

最終的に解決策を実行した結果，現在の状態と理想の状態とのギャップに意味のある変動をもたらしたかどうかを評価する必要がある．

図3に示したように，Step 1 から Step 5 までのプロセスをワークシートを用いて可視化し，最後に，このプロセスが導き出した「よかったこと・よい影響」と「困難だったこと・課題」をモニターし評価する

ことで，プロセス全体のふりかえりを行う．ギャップが小さくなるような意味のある変動をもたらしていれば，その問題解決の認知行動プロセスは，現在の生活の中で機能しているため強化されていく．一方，ギャップが埋まらない場合は，再度，この認知行動プロセスを見直す必要がある．

3 活用対象

PSTは，うつ病の治療法として開発され，その効果が数多くの研究において実証されてきた[1〜3,6]．

うつ病以外に，単極性うつ病，社交不安，統合失調症，知的障害者，薬物依存などの心理的問題を抱えた者だけでなく，肥満，がん，冠動脈疾患などの身体疾患に伴う苦痛の緩和，ストレス・マネジメント，人間関係，アルコールや喫煙などにも有効とされている．また，個別，カップル，家族，グループの形態でも実施することができる．

4 活用する際のコツ

PSTは，心理師が介入計画を立て，支援していく道筋を考えるのを助けてくれる．まずは，心理師主導でワークシートに記入し，問題解決プロセスの全体像を整理し，クライアントと共有する．徐々に主体をクライアントに移していくとよい．最終的に，クライアント自身が，「社会的問題解決」のプロセスを理解し，自分自身で問題に遭遇した際に，解決の道筋を立てられるようになるよう支援していくことが望ましい．また，5つのStepを繰り返し行うことにより，最初に書き出した問題とは異なる「現在の自分にとって最も重要な問題（真の問題）」が明らかとなっていく．真の問題の解決を進めることによって，より自分の価値観が反映された目標を設定することが可能になる．よって，いずれかのStepに留まるのではなく，Stepを次の段階に進めるよう支援することが重要である．

文献

1) D'Zurilla TJ：Problem-solving therapy：A social competence approach to treatment, Wiley, Chichester, England, 1986
2) D'Zurilla TJ, et al：Social problem solving in adults. Advance in cognitive-behavioral research and therapy（Vol.1, 201-274）, Kendall PC ed, Academic Press, New York, 1982
3) D'Zurilla TJ, et al：Problem-solving therapy：A social competence approach to clinical intervention, 2nd ed, Springer, New York, 1999
4) D'Zurilla TJ, et al：Problem solving and behavior modification. J Abnorm Psychol 78：107-126, 1971
5) Nezu AM, et al：Social problem solving and depression：Deficits in generating alternatives and decision making. Southern Psychologist 3：29-34, 1987
6) Mynors-Wallis L：problem-solving treatment：Evidence for effectiveness and feasibility in primary care. Int J Psychiatry Med 26：249-262, 1995
7) 明智龍男ほか：不安と抑うつに対する問題解決療法，金剛出版，東京，2009
8) D'Zurilla TJ：問題解決療法―臨床的介入への社会的コンピテンス・アプローチ―，丸山 普監訳，金剛出版，東京，1995
9) Nezu AM, et al：うつ病の問題解決療法，高山 巖監訳，岩崎学術出版社，東京，1993
10) 森下高治ほか：働く人たちのメンタルヘルス対策と実務，ナカニシヤ出版，京都，2016
11) 本岡寛子：うつ病に対する非薬物療法の有用性：各治療法と薬物療法の効果の比較 うつ病に対する問題解決療法．J Clin Pharmacol 138：53-58, 2012

8) スキーマ療法

伊藤絵美

Key word 中核的感情欲求／早期不適応的スキーマ／スキーマモード／治療的再養育法

要点整理

- スキーマ療法は，標準的な認知行動療法では対応の難しいパーソナリティ障害などの困難事例に対して構築された統合的な心理療法である．
- 焦点を当てるのは，幼少期や思春期に形成され，後にその人を生きづらくさせる「早期不適応的スキーマ」であり，それらのスキーマを理解し，手放すことが主な治療目標となる．
- その際「治療的再養育法」という治療関係を重視し，心理師はクライアントに対して養育的に関わり，中核的感情欲求を満たそうとする．

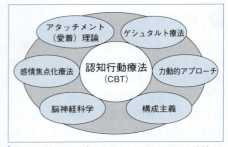

図1 統合的アプローチとしてのスキーマ療法

1 理論背景

1) スキーマ療法：認知行動療法を中心とした統合的なアプローチの誕生

スキーマ療法（schema therapy）は，米国の心理学者 Jeffrey Young が 1990 年代から 2000 年代にかけて構築した新たな心理療法である．Young は，主にうつ病や不安症に対して構築された認知行動療法（cognitive behavior therapy：CBT）を，パーソナリティ障害（特に境界性パーソナリティ障害）に適用するために，CBT を拡張し，そこにアタッチメント理論，ゲシュタルト療法，力動的アプローチ，感情焦点化療法などを組み込み，「スキーマ療法」と名づけた．スキーマ療法の特徴はその統合性にある．CBT にそれ以外の要素を単につなぎ合わせた「折衷的アプローチ」ではなく，CBT を中心に，他の要素が理論的にも技法的にも整合性を保ちつつ有機的に組み込まれ，非常に包括的な「統合的アプローチ」となっていることがポイントである（図1）．

スキーマ療法が世界的に注目され，適用が広がるようになったのは，今世紀に入ってからである．Young らの包括的な治療マニュアル[1]が 2003 年に出版され，それが世界中で出版，翻訳されたこと，そして 2006 年にオランダにて，境界性パーソナリティ障害に対する大規模なランダム化比較試験（RCT）を通じて，そのエビデンスが明らかにされたこと[2]，この2点が起爆剤となったといわれている．

2) 中核的感情欲求と早期不適応的スキーマ

スキーマ療法の理論モデルにおけるキーワードは「中核的感情欲求（core emo-

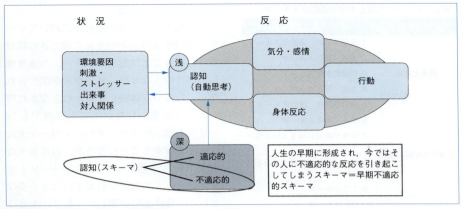

図2　CBTの基本モデルと早期不適応的スキーマの関係

tional need)」と「早期不適応的スキーマ（early maladaptive schema)」である．中核的感情欲求とは，幼少期，学童期，思春期にある子どもが，周囲の人たち（特に養育者）に対して抱く感情的な欲求のことである．それは例えば「愛されたい」「理解されたい」「危険から守ってもらいたい」「安心させてほしい」「上手にできるように導いてほしい」「褒めてもらいたい」「生きることや物事を楽しみたい」「一人の人間として尊重してほしい」といった欲求で，これらの欲求は健全な養育環境であれば自然と満たされるものである．一方で，例えば虐待的な家庭環境で育ち，ケアされなかった子どもや，学校でいじめられているにもかかわらず誰にも助けてもらえなかった子どもは，これらの中核的感情欲求が満たされないままになってしまう．

中核的感情欲求が満たされないまま育った結果，形成されるのが「早期不適応的スキーマ」である．スキーマという用語は古くから発達心理学や認知心理学で用いられてきたもので，「認知構造」と訳すことが多いが，CBTのモデルに関連づけると，スキーマとは，状況に対する個人の反応のうち，自動思考（その場面で瞬間的に頭をよぎる一時的な思考やイメージ）の背景にあるその人なりの「深い思い」と捉えるとよいだろう（図2）．

スキーマは必ず，適応のために形成される．例えば虐待を受けている子どもが，「人は自分をひどい目に遭わせる存在なのだから，決して信じてはならない」という思いを深く抱くに至るのは，「虐待を受けていて，誰も助けてくれない」という状況においては適応的である．しかしそのような深い思い（スキーマ）を抱いたまま，その人が大人になったと想定しよう．その人は自分と関わるすべての人にそのスキーマを向けることになる．となるとその人は，誰とも信頼関係を築けなくなってしまう．安心して人と関わることができなくなってしまう．親切心で近づいてきた人に対しても，かえって警戒心を抱いてしまう．このスキーマを抱いたままでは，多大な生きづらさをその人自身が抱えることになってしま

表1 スキーマ領域と早期不適応的スキーマ

スキーマ領域		早期不適応的スキーマ
断絶と拒絶	1	見捨てられ／不安定スキーマ
	2	不信／虐待スキーマ
	3	情緒的剥奪スキーマ
	4	欠陥／恥スキーマ
	5	社会的孤立／疎外スキーマ
自律性と行動の損傷	6	依存／無能スキーマ
	7	損害や疾病に対する脆弱性スキーマ
	8	巻き込まれ／未発達の自己スキーマ
	9	失敗スキーマ
他者への追従	10	服従スキーマ
	11	自己犠牲スキーマ
	12	評価と承認の希求スキーマ
過剰警戒と抑制	13	否定／悲観スキーマ
	14	感情抑制スキーマ
	15	厳密な基準／過度の批判スキーマ
	16	罰スキーマ
制約の欠如	17	権利要求／尊大スキーマ
	18	自制と自律の欠如スキーマ

う．これが「早期不適応的スキーマ」である．幼少期において自身の適応のために形成されたスキーマが，後になってかえってその人に不適応（生きづらさ）をもたらしてしまうのである．

表1は，Youngが定式化した18の早期不適応的スキーマのリストである．左側の「スキーマ領域」というのは，どの種の中核的感情欲求が満たされなかったか，ということを示したものである．例えば「養育者に愛されたい，理解されたい，守られたい」という，いわゆるアタッチメントに関わる感情欲求が損なわれると，「断絶と拒絶」領域のスキーマが形成されることになる．「自分ひとりで上手にできるようになりたい」という感情欲求が損なわれると，「自律性と行動の損傷」領域のスキーマが形成されることになる．

ところで，幼少期や思春期においてすべての中核的感情欲求が完全に満たされ続ける，ということは想定しづらい．つまり誰しもがその人なりの「感情欲求が満たされなかった傷つき体験」を多かれ少なかれ持つことになる．したがって人は誰でも18の早期不適応的スキーマのいくつかを大なり小なり有することになるが，特に多大な生きづらさを感じていたり，パーソナリティのレベルに問題を抱えていたりするなどして，社会適応が難しかったり，生きるうえでの不全感や虚無感を抱いている人には，これらの18の早期不適応的スキーマがより多く，より強く形成されている，というのがスキーマ療法の理論モデルである．

3）スキーマに対する不適応的コーピングスタイルとスキーマモード

スキーマ療法におけるその他の重要な理論モデルとしては「不適応的コーピングスタイル」と「スキーマモード」がある．「不適応的コーピングスタイル」とは，早期不適応的スキーマに対するその人なりの対処様式のことであり，具体的には「スキーマへの服従（スキーマの言いなりになる）」「スキーマの回避（スキーマが活性化されるのを徹底的に避けようとする）」「スキーマへの過剰補償（スキーマと正反対の極端な行動を無自覚に取る）」の3種類がある．これらは確かに自分を生きづらくさせるスキーマへの対処であるのだが，これらのコーピングを使い続けることによってスキーマが緩和されるどころか，かえって強固に維持されてしまうので，「不適応的」と呼ばれる．

「スキーマモード」は近年になってスキーマ療法に組み込まれた新たなモデルであ

る．各スキーマが活性化されたことによって，そしてスキーマに対してどのようなコーピングスタイルを用いるかによって，その時々のその人の自動思考や感情状態が異なるが，この「その時々のその人の一時的な状態」を「スキーマモード」と呼ぶ（表2）．つまりスキーマが継続する「特性（trait）」だとすると，モードは一時的な「状態（state）」である．スキーマとモードの両方のモデルを用いることにより，さまざまなスキーマを持つ人のその時々の自動思考や感情状態をリアルタイムで理解したり，それらに働きかけたりすることがさらに効果的に行えるようになった．スキーマ療法はこのように，今もなお発展，成長しているアプローチである．

表2 スキーマモードの例

非機能的チャイルドモード	脆弱なチャイルドモード 怒れるチャイルドモード 衝動的チャイルドモード
不適応的コーピングモード	従順・服従モード 遮断・防衛モード 過剰補償モード
非機能的ペアレントモード	懲罰的ペアレントモード 要求的ペアレントモード
ヘルシーモード	幸せなチャイルドモード ヘルシーアダルトモード

2 技法の手続き

1）「安心できるイメージ」と「安全のための儀式」

幼少期や思春期の「中核的感情欲求が満たされなかった傷つき体験」をリアルに扱うため，まずはクライアントが心底安心できるイメージを作ったり，「それをすれば安全だと実感できる」という儀式を用意したりする．

2）スキーマの理解と整理およびセルフモニタリング

早期不適応的スキーマの元となった過去体験を共有したり（イメージなどを使って生々しく想起することが重要），質問紙に回答したりすることを通じて，どの早期不適応的スキーマがどの程度の強度でクライアントの中に形成されたのかを，心理師と共にじっくりと理解し，マップを描いて整理する．そしてそれらのスキーマが今現在の生活においてどのような影響をクライアントに及ぼしているのか，ということを，セルフモニタリングを通じて理解していく．これらの理解や整理，そしてセルフモニタリングによって自我親和的だったスキーマが徐々に自我違和化されていく．そして「スキーマが自分をこれほどに生きづらくさせるのであれば，それを手放したい」

MEMO モードアプローチとグループスキーマ療法

当初は「早期不適応的スキーマ」のモデルを中心に実践されていたスキーマ療法だが，「スキーマモード」のモデルが登場することで，技法の幅がさらに広がることになった．モードアプローチでは，スキーマが活性化されたことによるその人の今現在の状態を，① 非機能的チャイルドモード，② 不適応的コーピングモード，③ 非機能的ペアレントモード，④ ヘルシーモード（幸せなチャイルドモード，ヘルシーアダルトモード）の4つに分けて捉える．モードアプローチで目指すのは，① のモードを癒し，② のモードにお引き取り願い，③ のモードを撃退したり軽減したり，④ のモードを育み，強化することである[3]．クライアントに応じて，早期不適応スキーマとモードアプローチを適宜柔軟に使い分けることがポイントである．また，当初は個人のクライアントを対象に構築されたスキーマ療法だが，最近ではグループ療法に適用されることが増え，かなりの成果を上げていることに注目が集まっている[4]．グループでのスキーマ療法では，治療的再養育法の効果がさらに高まるといわれている．それはグループが一つの家族（二人の治療者が「両親」，グループメンバー同士が「きょうだい」）として機能するからである．

と願うようになる．

3）不適応的スキーマを手放し，新たな適応的スキーマを手に入れる

　CBTやゲシュタルト療法で用いられるさまざまなワークを通じて，不適応的スキーマを手放したり，自分をより適応的に，そしてハッピーにしてくれる新たなスキーマを手に入れたりする．例えば「人は皆，自分をひどい目に遭わせる存在だ．だから絶対に信用してはならない」といった「不信/虐待スキーマ」の強度を緩め（これまで100パーセントそう信じていたのが，50パーセントぐらいの確信度になる），「世の中には信じられる人もいる．慎重に見極めて，信じられそうな人には自分の心を開いてみよう」といった新たなスキーマ（思い）を作るのである．これらのワークは頭の中だけで「理知的」に行うのでは全く意味がなく，「感情的」に体験することが不可欠である．

4）行動パターンの変容と健全な対人関係の獲得

　不適応的スキーマを手放し，新たな適応的スキーマを手に入れたら，それに基づき，日々の行動パターンを変容していく．特に周囲の人との関わり方を変えたり，新たな対人関係を築いたりすることが重要である．それによって例えば上記のクライアントであれば，「用心しながらも自分の心を少し開いて話しかけてみたら，思いのほか楽しく会話ができた．この人であれば少しは信じてみてもいいかも」というように，適応的スキーマがさらに強化されることになる．スキーマ療法の最終目標は，スキーマの変容ではなく，このようにクライアントの生活や人生が実際にクライアントの望む方向に変容することである．

3 活用対象

　上述のように当初は，従来のCBTが奏功しない境界性パーソナリティ障害の治療のために構築されたスキーマ療法だが，その後，依存性パーソナリティ障害や回避性パーソナリティ障害，自己愛性パーソナリティ障害など，他のパーソナリティ障害にもその適応が広がり，効果が少しずつ示されている．また同様に，従来のCBTが奏功しないさまざまな精神疾患（例：慢性うつ病，さまざまな不安症，PTSD）に対する適用も開始され，少しずつエビデンスが蓄積されているところである．従来のCBTが奏功しないケースは，自動思考レベルではなくやはりスキーマレベルでの傷つきや生きづらさがあり，だからこそそこに焦点を当てたスキーマ療法が奏功するのではないか，というのが現在共有されている仮説である．またヨーロッパでは医療ではなく司法領域（刑務所，医療観察法病棟）といった領域でスキーマ療法の適用が始まっている．いわゆる「加害者」と呼ばれる人たちの多くは，過去に虐待や暴力などの被害に遭っていることが多く，それをスキーマ療法によって乗り越えることで再犯を防ぐ狙いがある．さらに精神疾患や司法的問題を抱えている人だけでなく，たとえ社会適応が良好でもその人の中に何らかの「生きづらさ」を抱えている場合，スキーマ療法を用いてその根っこを知って，乗り越えていくことができるとされている．

4 活用する際のコツ

　短期間の終結を目指すCBTと異なり，過去の傷つき体験を扱うスキーマ療法は，クライアントに十分に心理教育をした上でクライアント自身がそれに取り組む意思決

定をし，時間をかけて段階的にじっくりと進めていく必要がある．その際，非常に重要なのが「治療的再養育法（limited reparenting）」と呼ばれるスキーマ療法に特有の治療関係である．これは治療場面において心理師が母親的かつ父親的な，つまり養育的な関わりをクライアントに提供する，というものである．この治療的再養育法を通じて，特に「断絶と拒絶」領域のスキーマを多くそして強く有するクライアントの，過去に満たされなかった中核的感情欲求が治療の中で満たされる体験を繰り返し持つことにより，早期不適応的スキーマが解消されていく，というプロセスが非常に効果的である．ただし治療的再養育法を不用意に用いれば，クライアントの退行を容易に引き出し，治療構造が崩れかねない危険がある．治療的再養育法については，まずはそれについてきちんとクライアントに説明し，同意を得たうえで行う必要がある．そして最終的にはクライアントの中に「内的な親」を作り，そのクライアント自身の「内的な親」が，自らの内なる「傷ついた子ども」モードを癒し，育めるようになる必要がある．またこのプロセスも時間をかけて徐々に行う必要がある．

> **アドバイス** ワークブックを使って体験することも可能
>
> CBT は，心理師不在でも，ワークブックやインターネットを使って「自習」「独習」することが可能であるのと同様に，CBT の発展型であるスキーマ療法も，ワークブックを使って実践することができる．スキーマ療法を臨床現場で適用するのであれば，心理師自身もそれをひと通り体験しておくことが不可欠であるが，その場合もワークブックを活用することで，やりやすくなるだろう[5]．臨床の場でスキーマ療法を行う場合も，ワークブックを用いることで，セッションのおさらいができる，構造化された流れの中で安全にワークに取り組める，心理師が初心者の場合でも「クライアントと共に学ぶ」というスタンスで取り組むことができる，といったメリットがある．またセッションの回数や期間に制約がある場合は，スキーマ療法について心理教育をして，あとはクライアント自身のワークブックへの取り組みに委ねる，というやり方も可能である．

文献

1) Young JE, et al：スキーマ療法―パーソナリティ障害に対する統合的認知行動療法アプローチ，伊藤絵美監訳，金剛出版，東京，2008
2) Giesen-Bloo J, et al：Outpatient psychotherapy for borderline personality disorders：Randomized trial of schema-focused therapy vs transference-focused psychotherapy. Arch Gen Psychiatry 63：649-658, 2006
3) Arntz A, et al：スキーマ療法実践ガイド―スキーマモードアプローチ入門，伊藤絵美監訳，金剛出版，東京，2015
4) Farrell J, et al：グループスキーマ療法―グループを家族に見立てる治療的再養育法実践ガイド，伊藤絵美監訳，金剛出版，東京，2016
5) 伊藤絵美：自分でできるスキーマ療法ワークブック Book 1 & Book 2, 星和書店, 東京, 2015

9）ACT

三田村 仰

Key word 体験の回避／認知的フュージョン／価値／体験的エクササイズ

要点整理

- ACTは，心理的柔軟性の問題を抱える人全般を対象とした診断横断的アプローチである．
- クライアントが言語との適切な付き合い方を身体で学習できるよう体験的エクササイズやメタファーを活用する．
- クライアントが自らにとっての有意義な人生を歩めるよう，価値の言語化と，それに沿ってのアクションを促す．

---

1 理論背景

1）アクセプタンス＆コミットメント・セラピーの誕生

アクセプタンス＆コミットメント・セラピー acceptance and commitment therapy（ACT［アクトと読む］）は，1999年に，米国の3人の心理学者，Steven C. Hayes, Kirk D. Strosahl, Kelly G. Willson によって体系化された[1]．機能的文脈主義という哲学，関係フレーム理論という実証的な基礎研究がACTの開発と並行して入念に整理されており，これらと関連し合う形でACTは成り立っている[2]．

ACTの基本的な発想は，人間が苦悩することはごく自然かつ不可避であるということ，そして，この苦悩は人間の持つ言語の力に由来しているというものである．ACTは行動分析学に基づいており，人間の心の動きや振る舞いは，他の動物の行動の延長線上にあり，人間の思考を含む行動もまた他の生物と同じ「行動の原理」に基づいていると考える．実際，行動分析学の枠組みを援用することで，人間における考える，想像するといった思考の働きもまた，行動の原理によって，他の目に見える物理的な行動と同じく一元的に捉えることが可能である．

2）体験の回避

人間の苦悩が生み出される仕組みは，ACTでは体験の回避と認知的フュージョンによって説明される．人間以外の生命において，危険な刺激や状況を前もって避けようとする「回避行動」は適応的な行動である．もし，適切なタイミングで回避行動が生起しなければ，その生命はすぐに捕食されたり，病気になったり，怪我をしたりして，生き延びることができない．体験の回避とは，人間に特有の回避行動で，他の生命が行うような回避行動とは違い，厄介な形で不適応を引き起こす傾向がある．人間以外の生命が何かを回避するとき，その対象は外部環境に存在する物理的な刺激である．つまり，現実世界の刺激に対し，現実世界のなかで回避する．ところが人間の場合，自分の内側に生じた，パニック発作という身体感覚や外傷的な記憶，不快な思考といった対象を回避しようと試みる．行動分析学では，こうした人の内側に生じた刺激のことを「私的事象（してきじしょう）」と呼ぶ．私的事象からの回避は，外部刺激を物理的に回避

するのと違い，そもそも回避の対象が自分自身の中にあるため，思うようにはいかない．この体験の回避に必死に取り組み過ぎることで，人は却って生活上の現実的な問題を引き起こしたり，心理的に疲弊したりして苦悩を広げることとなる．

3）認知的フュージョン

なぜ人間は，自分自身の反応である私的事象を恐れたり，回避しようとするのだろうか．その答えは，認知的フュージョンと呼ばれる人間の言語活動にある．認知的フュージョンとは，言葉とその言葉が指し示す表象との区別ができなくなることで，言葉があたかも現実の刺激であるかのように，その人の行動に強力な影響力をもつことである．こうした言語と現実を混同するという人間のもつ傾向は，ACTによらずとも，古くからよく知られている．ある瞬間にふと目についた，コンピューターのスクリーン上の苦手な上司の名前は，それ自体は光のドットの集まりに過ぎない．それでも，その上司を苦手とする人にとっては強い不安や動揺を引き起こす刺激かもしれない．言い換えると「上司の氏名の文字＝上司その人」というように，言語活動によって2つの刺激は関連づけられ，あたかも言葉が実態であるかのような意味を帯びることになる．それゆえに，人は言葉（しばしば，自らの思考など）を恐れ，必死にそれを避けようと体験の回避に取り組むことになる．

4）体験の回避を支える歴史的・状況的な文脈

ACTを含む行動分析学では，具体的な行動の原因を人の内側ではなく，戦略的に，その人を取り巻く環境の側に求める．体験の回避や認知的フュージョンについても，同様に，その行動を起こさせている原因をACTでは環境の側に求めている．そして，ACTでは，これらを支える環境として，"私的事象はコントロール可能であり，コントロールすべきである"といったニュアンスをもった文化的な文脈が存在することを指摘している．つまり，この文化的な文脈に揺さぶりをかけ，変化させることができれば，人は体験の回避と認知的フュージョンの傾向を緩められるようになると想定している．

5）価値とコミットメント

体験の回避と認知的フュージョンは人間の苦悩の源であり，介入の対象となることは確かである．一方で，苦悩がなくなることはそれ自体では，その人の人生が有意義になることを保証しない．行動分析学では，生命が環境からの正のフィードバック（正確には「正の強化もしくは提示型強化」）を受けながら，環境との相互作用（これを専門的には「行動」もしくは「オペラント」という）を円滑に進めていくことを，生命にとって意義のあることと捉える価値観を有している．これを人間にあてはめれば，単に不快がないといったことは，人間の生きる意味としては不十分となる．つまり，人間にとっても，環境からの正のフィードバックを得られるような相互作用を行えるようにしていくことが大切と考える．ただし，人間の場合には言語の力によって，他の動物にとっての"餌を獲得する"とか，"身体的により快適な環境を得る"といったような本能的で物理的な正のフィードバックを超えて，"やり甲斐"や"生きることの意義"といった特殊なフィードバックが重大な意味をもつ．そのとき，個々人に特有の，その人自身にとって得たいと願うフィードバックの方向性をACTでは「価値」と呼ぶ．一般的な言い方をするなら価

値とは，その人が生きて行く上での向かうべき北斗七星のような存在である．つまり，人生や生活で進むべき方向性に迷った時に，どちらに進むことがその人自身にとって有意義であるかを常に安定して教えてくれる方位磁針のようなものである．ACTでは，この北斗七星の役割を担う価値というものをクライアントが自らの言葉によって紡ぎ出せるように支援していく．

こうしてクライアントが紡ぎ出した価値という方向性に沿って，一歩一歩アクションを実行していくことをコミットメントという．自らの価値へのコミットメントは，仮に物理的には即座に正のフィードバックが得られなかったとしても，そのアクションを起こすこと自体にやり甲斐や意義が感じられるようになることで，アクションと正のフィードバックとの持続可能な循環を作り出すことを可能にする．

2 技法の手続き

1）常識（体験の回避を支える歴史的・状況的文脈）を揺さぶる

ACTの技法は，人の認知や信念，思考の内容を変えようとするものではない．ACTの技法は，その文脈を変容することで，思考のもつ影響力を変えようとする．ここで重要な点は，「私的事象はコントロール可能であり，コントロールすべきである」というメタ認知を変えようとしているのではなく，明に暗にそういったメッセージを送っているセラピスト，社会，クライアントの状況や歴史（つまり，環境側）を変えようとしているということである．つまり，言葉を介した論理的な方法で，メタ認知にアプローチしようとするのではなく，代わりに，体験を促すような方法によって，クライアントの態度（行動の傾向）に対してアプローチする．そのようにして用いられる技法をACTでは「体験的エクササイズ」と呼ぶ．また短い物語を通して疑似体験を促すべく「メタファー」をしばしば用いる．結果的に，クライアントはアクセプタンスやマインドフルネスといった発想を頭ではなく，感覚的に身につけていくことになる．

2）「価値」という言葉をクライアントが紡ぐのを手伝う

セラピストは，クライアントが価値という自分自身が願う人生のあり方について言葉にできるよう支援する．いったん，価値が概念化できてしまえば，価値はクライアントにとって非常にパワフルな道具となる．ただしその際，クライアントの価値の概念化にあたっては，はずしてはならない3つのポイントがある．そのポイントとは，価値を，① 選択，② 方向性，③ アクションとして概念化することである．

（1）価値とはあなただけの自由なもの（判断 vs 選択）

価値は何かのための手段ではなく，ただ選択されたものである．"判断"とは，頭で分析したり，考えたうえで理由をもって選ぶことで，"選択"とは，理由もなくただ身体感覚的に選ぶことである．判断によって選ばれた価値は，必ず別の判断によって覆されるリスクをはらむ．一方，ただ選ばれた価値については，それ以上議論の余地も吟味の余地もなく，安定し，かつ絶対的な指針となる．

（2）価値とはいつも「いま，ここ」にあるもの（目的地 vs 方向性）

価値は方向性であって，終わりのある目的地ではない．もし，何らかの目的地を自分の人生の意義にかかげるなら，その人の人生は，その目的地にたどり着けていない状態か，すでに目的地にたどり着いてし

まって先を見失ってしまった状態かのどちらかとなってしまう．人は，人生という旅，もしくは人生というゲームの（勝つか負けるかではない）プロセス自体に意義をもつことで，人生のどの地点であっても有意義に生きることができるようになる．

(3) 価値とは態度で示すもの（私的事象 vs アクション）

価値は感情・身体感覚・記憶といった私的事象についてのものではなく，具体的なアクションについてのものである．私的事象を人生の指針に据えれば，人はコントロールしようのない自然(私的事象)によって，常に大きく揺さぶられるリスクを負う．自分自身のアクションを指針に据えることで，たとえ，悲しくとも，怖くとも，やる気が出なくとも人は常に自分の人生の舵を握っておくことができる．

セラピストは，メタファーや体験的エクササイズを用いながら，これらの違いを伝え，そして，クライアントが自由に価値を紡げるよう支援する．

3) 私的事象を抱えながらの価値に沿ったアクションを促す

価値という"言葉"は，それを"目に見える具体的なアクション"につなぐことで意味を持つ．しかし，実際には何らかのアクションを起こそうとすることは，それ自体がクライアントにとっては不安や自信のなさ，やる気の出なさを伴うものである．そこで，セラピストは，目の前のクライアントに合わせた体験的エクササイズやメタファーを用いながら，クライアントがさまざまな私的事象が存在する状態でありながらもアクションを起こせるよう促していく．

「価値の的」とは，クライアントがどのくらい今現在，価値に沿ってアクションが

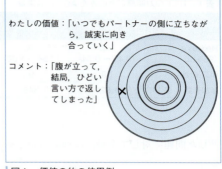

図1　価値の的の使用例
（文献3）を参考に作成）

起こせているかをクライアント自身がセルフモニタリングする上で有用な道具である[3]．心理師はクライアントに対し，価値の的（図1）を見せながら，現在のクライアントのアクションが，同心円状のどの層にあたりそうか印をつけてもらう．中心は完全に価値に沿ってアクションできている状態を意味し，外側の層に行くほど価値から外れた行動をとっている（もしくは何もアクションできていない）ことを意味している．こうした方法を用いながら，クライアントは自分の振る舞いが，価値に沿った有意義なものなのか，それとも体験の回避へと逸れてしまっているかを常に確認しながら，日々の生活をより良いものへと修正していくことができる．

3 活用対象

ACTとは，診断横断的なアプローチといって，DSMなどの診断的分類を跨って，複数のカテゴリーに対応できる特徴がある．ただし，診断横断的といっても人間の抱えるありとあらゆる問題に対応できるという意味ではなく，心理的柔軟性の問題といって，体験の回避が強すぎることを中心

表1 RCTの対照群ごとにみたACTの効果量

	統制群全般	待機群	心理的プラセボ群	通常の治療群	確立された心理療法群
Hedges'g (95%CI)	0.57 (0.40〜0.74)	0.82 (0.54〜1.09)	0.51 (0.26〜0.77)	0.64 (0.28〜1.00)	0.32 (−1.10〜0.74)
RCTの数	39	9	5	12	9
参加者数	1,821	346	238	457	456

(文献4)より引用)

とした問題に対して全般的に適応可能である．

一方で，ACTの効果については，対人援助職者における共通言語であるDSMに則って，診断カテゴリーごとの介入効果のエビデンスが検証されてきている．現段階においてACTは，少なくとも，うつ病，不安症，精神病性障害，慢性疼痛といった対象に対し効果があることが米国心理学会によって認められている．ACTに関するRCTの数は年々増え続けており，メタ分析も複数回報告されている．表1[4)]は2015年に実施されたメタ分析の結果[5)]を基に作成した表で，対照群ごとのACTの効果量を示している．待機群との比較では0.82と大きな効果量があり，介入を実施しない場合と比べACTを介入することの効果が大きいことがわかる．また，認知行動療法を含む確立された介入法群と比較すると，0.32と効果量は小さい正の値であり，ACTは他の認知行動的な介入法とおおよそ同程度の効果をもつと示唆される．今後も，さらなるエビデンスの蓄積が期待される．

> **MEMO 心理的柔軟性モデル**
>
> 介入マニュアルの第2版より，ACTでは「心理的柔軟性モデル」が提唱されるようになった．心理的柔軟性モデルは図2のヘキサフレックスによってしばしば表現される[4)]．心理的柔軟性とは，「今，この瞬間」との接触，アクセプタンス，脱フュージョン，文脈としての自己，コミットされた行為，価値というクライアントにおける6つの側面が適切に機能している状態として定義される．つまり，クライアントに対し，これら6つの側面がそれぞれどの程度機能しているかをアセスメントしながら介入を行う．それにより，概して低かったクライアントの心理的柔軟性を，全体として高めていくことがACTの介入の目標とされている．

4 活用する際のコツ

従来，認知行動療法は，一般的な感覚と馴染みやすい"症状の軽減"といった目標を掲げてきた．これに対し，ACTでは，"私的事象のコントロールを手放す（つまり，治そうとしない）"という，しばしばクライアントにとっては想定外の志向性をもっている．その意味で，従来の認知行動療法の技法によってすでに症状の軽減が一定以上に認められるクライアントに対しては，わざわざACTの発想を導入することの必然性は薄いかもしれない．むしろ，心理師側が明にもしくは暗に"思考は変容可能である""うつや不安は軽減させるべき対象である"といったメッセージを送りながら，ACTを導入すると，クライアントを混乱させ，ひいてはACTの本来の効果を発揮できなくなる．心理師は，こうしたACTの持つ基本的な発想をよく理解した上で，ACTを実施することが大切である[6)]．

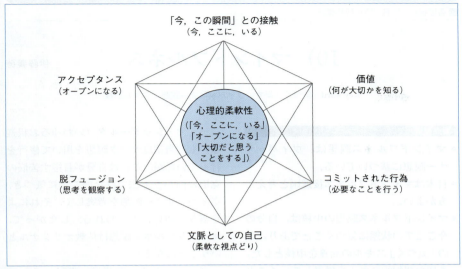

図2 ヘキサフレックス
(文献5) より引用)

> **アドバイス** 新たな体験的エクササイズを自由につくる
>
> ACTの実践で使われる技法は，その目的がクライアントの心理的柔軟性を高めるものであればどんなものでもよい．例えば，古典的な精神分析で用いられていた自由連想法やフォーカシングにおけるその瞬間の体験に形を与える技法をACTのなかで用いることも可能である．むしろ，ACTではクライアントの心理的柔軟性を効果的に高めるために，目の前のクライアントに最もフィットした技法をクライアントとともに開発することが望まれる．そのための最初のステップはACTの実践や発想について一通り理解することである．その上で，さまざまなACTのマニュアルに登場するエクササイズについて，その狙いとする機能は維持しながらも，目の前のクライアントにとって馴染みのある趣味や生活に密着した内容に置き換えて使うことが役立つだろう．

文献

1) Hayes SC, et al：アクセプタンス＆コミットメント・セラピー：マインドフルな変容のためのプロセスと実践，武藤 崇ほか監訳，第2版，星和書店，東京，2014
2) 武藤 崇：ACT（アクセプタンス＆コミットメント・セラピー）ハンドブック 臨床行動分析におけるマインドフルなアプローチ，星和書店，東京，2011
3) Lundgren T. et al：The bull's-eye values survey：A psychometric evaluation. Cogn Behav Pract 19：518-526, 2012
4) A-Tjak JG, et al：A meta-analysis of the efficacy of acceptance and commitment therapy for clinically relevant mental and physical health problems. Psychother Psychosom 84：30-36, 2015
5) Harris R：よくわかるACT（アクセプタンス＆コミットメント・セラピー）2 セラピーの行き詰まりから抜け出すために，武藤 崇監修，三田村 仰ほか監訳，星和書店，東京，2017
6) 三田村 仰：はじめてまなぶ行動療法，金剛出版，東京，2017

10）マインドフルネス

伊藤義徳

Key word 気づく／戻す／ヴィパッサナー瞑想／スキル訓練

要点整理

- マインドフルネス瞑想は，ヴィパッサナー瞑想に基づいている．
- 日本はマインドフルネス後進国と考えた方がよい．
- マインドフルネス瞑想の中核は，自分の今ここでの状態に気づくことであり，この「気づく」スキルの涵養を中核とした，多様な認知的スキルを獲得していくことである．
- マインドフルネスの指導には，指導者自身の瞑想実践経験が不可欠である．

1 理論背景

1）マインドフルネス瞑想の出自

マインドフルネスとは，今ここでの経験に評価や判断を加えることなく，意図的に注意を向けることで生じる「気づき」である（p.306参照）．マインドフルネスを修習するためには，瞑想法を用いるのが一般的である．瞑想法には，大きく分けて2つのやり方がある．1つはサマタ瞑想（巴：samatha）と呼ばれ，集中力を養うことを目的とする．もう一つは，ヴィパッサナー瞑想（巴：vipassana）と呼ばれ，対象の観察を通して智慧を獲得することが目的となる．マインドフルネス瞑想は，後者のヴィパッサナー瞑想に基づいている．サマタ瞑想の方が歴史が長く，紀元前5,000年頃までさかのぼる．仏教の修行法を開発したゴータマ・シッダールタ（いわゆるお釈迦様）も，当初はサマタ瞑想を用いて修行を行っていたが，これは自分が目指す苦悩の克服に向かう方法ではないことに気づき，ヴィパッサナー瞑想を考案して，それにより悟りを開いたといわれる．したがって，マインドフルネス瞑想は仏教オリジナルということになる[1]．

ヴィパッサナー瞑想は，タイ，ミャンマー，スリランカなどで主流の上座部（テーラワーダ）仏教の伝統の中では，比較的そのやり方が守られてきたが，日本に入ってきた大乗仏教や禅仏教では，独自の工夫が加えられるうちにその中核が見えづらくなってしまった．特に日本には中国を経て仏教は伝来したが，その過程で儒教や道教と結びつき，大きく形を変えてしまった．そのため，現在の日本のお寺で経験できる座禅や瞑想は，ヴィパッサナー瞑想の要素が薄れてしまっていることが多い[1]．マインドフルネスを学習する際には，日本の大乗仏教とマインドフルネスは別物であるととらえ，そうしたイメージから離れて学ぶことが効果的かもしれない．

2）マインドフルネス瞑想で行うこと

マインドフルネス瞑想は，p.306でも述べられているとおり，認知的スキルの訓練法である．そこで涵養される主なスキルを経験的な言葉で表現するなら，「気づく」スキルと，注意を「戻す」スキルである．マインドフルネス瞑想の基本は，呼吸や身

体感覚など，何らかの対象（業処（ごっしょ））に注意を向け，観察をする．そして，その注意はいつの間にか逸れてしまうが，その，逸れていることに気づき，注意を再びその対象に戻す．このことを何度でも繰り返すのである．

「注意が逸れる」とはどういう状態を指すのか．例えば，「こんなことやって何の意味があるんだろう」「もっとこうやった方が効果があるんじゃないか」「上手くできない」といった思考やイメージが生じることがある．また，それに伴って，不安やイライラといった感情が生じることもある．あるいは，全く関係のない記憶や思考が生じてきたり，不意に眠気に襲われたりする．それらはすべて「こころの動き」であり，注意資源がこころの活動に使用されているという意味で，注意が逸れていることになる．しかし，注意が逸れることは問題ではない．それは自然な「反応」である．そうした自身の反応に興味を持ち，逸れていることに自分の力で「気づき」，気づいたらそれ以上その反応に囚われず，そっと注意を「戻す」のである．「気づき」「戻す」ということは，一読して理解した気になっているものとはおそらく異なる．その質を整えて行わなくては，マインドフルネス瞑想の成果はなかなか得られない．実践を重ねながら，「どのように」気づき，戻すのかについて理解を深める必要がある．

2 技法の手続き

マインドフルネスに基づく介入（mindfulness-based intervention：MBI）の多くは，Kabat-Zinnが開発したマインドフルネスストレス低減法（MBSR）にならい，マインドフルネス瞑想の実践を中心に構成されている（MBIやMBSRについ

表1　マインドフルネスを行う際の心構え

1. 評価も判断もしないこと
   —そう思うことで，自身の中に自動的に生じる評価や判断に気づきやすくなります
2. じっと我慢すること
   —成果はすぐに現れるものではありません．じっと我慢することで，自身のこころの動きが見えやすくなります
3. 初心を忘れないこと
   —今ここに注意を一瞬向けることは簡単ですが，それを長時間継続することは難しい．始めた頃の状態を続けることが課題となります
4. 信頼すること
   —信仰という意味ではなく，自身の力を，インストラクターを信頼し，素直に取り組むことが力になります
5. 頑張らないこと
   —努力してはいけない，という意味ではなく，「～ねばならない」に囚われている自分がいたらそれに気づきましょう
6. 受け容れること
   —苦悩が生じたとき，それを変えたりなくそうとするのではなく，受け容れてみましょう
7. 手放すこと
   —痛みや苦痛をなくすことはできないかも知れないが，それによって生じる内的反応はおまけのようなものです．それに囚われず手放してみましょう

ては，p.306参照）．8～12週間の間，週1回90分～2時間30分程度，10～30名程度の集団セッションが行われる．認知のトレーニングであるがゆえに，毎日最大45分程度の瞑想実践がホームワークとして課されることも共通している．以下に，MBIで典型的に用いられるいくつかの瞑想法を概説する．具体的な手続きを記述する紙幅はないため，詳細は文献[2]などを参照いただきたい．また，マインドフルネスを継続して行う際の基本スタンスは，Kabat-Zinn[3]により表1のように示されている．

| MEMO | 瞑想の形式に囚われない

以下の瞑想法の手続きを読んで，「これは自分が知っている方法と違う」と思われる方もいるかも知れない．だが，マインドフルネス瞑想に「こうでなければならない」という決まった「形式」は，究極的にはないと考えた方がよいであろう．もちろん，インストラクターごとに

メソッドが確立されており，そのインストラクターの下ではこうしたやり方をしなくてはならない，という決まりはある．しかしそれは，テニスを学ぶ際に，コーチによって指導法が異なり，コーチの言いつけを守らないとその指導の中では怒られるのと同じである．初心者には徹底的にグラウンドを走り込ませて，やっとコートに入ることを許すコーチがいるとして，走り込みを怠けていたらそれは怒られる．しかし，走り込みをしないとテニスと呼ばないかといったらそうではない．マインドフルネス瞑想も同様で，いくつかのメソッドはあるが，それこそがマインドフルネス瞑想であると誤解しないようにしたい．マインドフルネス瞑想の中核は，自分の今ここでの状態に気づくことであり，この「気づく」スキルの涵養を中核とした，多様な認知的スキルを獲得していくことである．もし「形式」への囚われが生じたら，それも気づきの対象とすればよいであろう．もちろん特定のインストラクターについて学ぶ際には，郷に入っては郷に従えである．形式を身につけることも，さらなる学習のための大事な一段階として意味を持つことになる．

1）食べる瞑想

食べる瞑想は，MBSRやmindfulness-based cognitive therapy（MBCT：マインドフルネス認知療法）では，導入としてよく用いられる瞑想法である．干しブドウが広く用いられ，レーズンエクササイズとしても定着しているが，何を食べるかはそれほど重要ではない．ポテトチップ，クッキー，おにぎりなど，手に入る食べ物なら何でも可能である．普段の食事を，時間をとってゆっくり食べる中でも実践できる．あえて言うなら，刺激が強いものやアルコールを含んでいるものは避けた方がよいであろう．大事なことは，予断なく，食べる行為の中で「五感」が受けとっている情報を丹念に感じ取ることである．よく見て，触って，においを嗅いで，音を聞いてみる．それぞれに3分程度時間をかけてゆっくり行い，それを行っている間に自分が「感じていること」をしっかり認識する．よく「理解」したり，「分析」したり，「覚えておく」ことが目的ではない．ただ感じるのである．最初はただ感じてみた後で，再度見る時には，今度は見ることだけではなく，それに応じて動く，思考や感情，イメージなどの，いわゆる「こころ」の動きにも注意を向けてみるとよい．すると，「～に似ているな」などのイメージが生じていたり，「思ったより醜い」といった評価が生じていたりする．心の中に何が生じていてもそれ以上追い求めず，そのこと自体に「気づく」だけでよい．何が生じていれば良い―悪いということはない．あるいは，何も生じないことが良いわけでもない．心の自動的な反応が起こっていることに気づくのである．それに気づくことができたら，あとはただ「見る」ことに戻ればよい．

食べ物を口に運ぶ段階でも，唇，舌，口腔，喉など，さまざまな部位の感覚があるし，一口噛むことで生じる香りや音の変化に気づくこともある．こうして，一つの小さな食べ物を20分近くかけて食べてみる中で，五感を通して我々は実にいろいろなことを感じていることに，改めて気づくことができるであろう．また，そうして得られた情報が我々の中に，さまざまな「こころの動き」を生じさせていることにも気づく．こうした自身への気づきこそが，マインドフルネスで重視する「気づく」ということである．さらに，食べるという身近な行為の中にいかに豊かな情報が含まれているか，またいかに日頃そうした豊かな情報を無駄にして生活してきたかに思い至ることになる．幸福というものが，思いがけず身近にあったことにも気づかせてくれるのである．

2）ボディスキャン

身体の部位に注意のスポットを向け，そ

れを動かしながら全身の感覚を観察する方法である．最初に左足の先（親指など）から始め，注意を向けた先の身体感覚を，興味を持って観察する．無理に探そうとしたり，言葉にしたりせず，今ここで感じられている感覚を確認する．次にほかの指にも注意を広げ，同様に観察する．一定時間観察できたら注意を別の場所に移動する．焦点を絞ったライトで照らし，そのスポットを足の裏，足の甲，かかと……というようにゆっくりと動かす．その時々で部位を変えてもよいし，ペースも自由である．時に何も感じられない場所が出てくることもあるが，よくあることなのであまり気にせず，「ここには感覚がない」ことを認識する．またバリエーションとして，例えばかかと辺りを観察した後，「かかとに息を吸い入れる」あるいは「かかとで呼吸をする」と表現するように，吸った息が内側からかかとに触れ，そこにあるわだかまりを吐く息とともに外に出してくれるようなイメージで深呼吸を数回したりする．また，ある程度進んだところで，それまで注意を向けた場所全体に注意を広げて観察したりもする．例えば，左の骨盤あたりまで注意を動かした後で，つま先から骨盤まで，左足全体を感じてみるようなことをする．左足が終わったら右足，また上半身，両手，顔を通って，頭のてっぺん，というように全身をスキャンする．

　ボディスキャンは，注意の移動，注意のスポットの拡大や縮小，注意の集中，イメージの操作など，多様な注意コントロールスキルが必要とされる．そのため，最初は難しく感じる人がほとんどであるが，それだけにできるようになってくると自身の成長を一番感じやすい瞑想でもある．また，身体感覚への観察の力を高める上では最適な訓練法といえる．

3）動きを伴う瞑想

　瞑想は，じっとしていなければできないわけではない．動きを伴う瞑想もいくつもある．MBSRやMBCTではストレッチ瞑想や，歩く瞑想が行われる．ストレッチ瞑想は，ハタ・ヨガのポーズ（アーサナ）を取り入れたものである．ヨガの本来の目的は身体に精神を結びつけることによる精神の統一であり，どちらかといえばサマタ瞑想に近い．そのため，ヨガをそのまま行えばマインドフルネス瞑想になるわけではない．同じようなアーサナをとっていても，ただ身体感覚に集中をするのではなく，その時々に反応するこころの動きにも気づきを向ける意識が必要である．ストレッチ瞑想に典型的なこころの動きとして，痛みに対する忌避的反応がある．アーサナをとることによって身体の節々に痛みを感じる．すると，その痛みは「無理！」といった評価や苦しみの感情を生じさせ，その動きを止めたり，ポーズを緩める行動を引き起こす．また，「きれいな，正しいポーズがとれているだろうか」「上手くやらないと恥ずかしい」といった評価も生じる．どのような心の反応にも，気づき，気づいたらそれ以上その思考に囚われず，そっと注意を身体に戻すのである．

　歩く瞑想も同様で，歩くことで生じる感覚（例えば足の裏の感覚）に注意を置くが，それだけに没頭し続けるのではなく，そこから逸れる心に気づくことが必要である．特に歩くときには，視界が常に変化するため，それらに心が奪われがちである．知らず知らずのうちに，ぼーっと外を眺めていたり，気持ちよく散歩するイメージが湧いてきたりするが，そうなっている自分自身に気づき，足の裏に注意を戻すことをでき

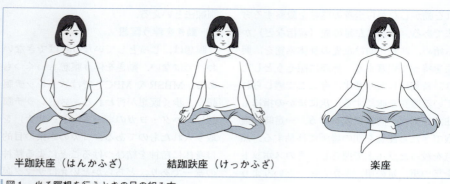

図1 坐る瞑想を行うときの足の組み方（半跏趺坐（はんかふざ）／結跏趺坐（けっかふざ）／楽座）

るだけ繰り返すのである．

　動きを伴っても，気づいて戻すマインドフルネス瞑想の中核は変わらない．とはいえ，じっとして行う瞑想よりも，動きがある分，注意の対象に注意を維持しやすいメリットがある．

4）呼吸瞑想

　瞑想の中でも最もよく用いられるのが，呼吸を注意の対象とした瞑想法である．基本的には座って行う．古くは足を組んで座るが（図1），それはより長く安定して座るために推奨されるだけで，椅子で行っても構わないし，立って行うこともできる．今自分がしている呼吸を，おなかの動きで，あるいは鼻先を風が通る感覚で感じる．呼吸瞑想を行う際に気をつけるのは，呼吸を意図的に調整するのではなく，身体が自然に行っている呼吸を観察することである．これは案外難しい．どうしても呼吸をコントロールしたくなったり，息苦しい気がしてくることもある．心配しなくとも，生まれてこの方呼吸は意識ではなく身体が担ってきた活動である．こんな時だけ意識が出しゃばろうとせず，謙虚に呼吸を観察「させてもらう」気持ちで臨むことである．もし呼吸の仕方がわからない，という思いに囚われてしまうようなら，呼吸をすることを止めてみるとよい．本当に酸素が必要になったら，身体が勝手に呼吸を始めてくれるはずである．その呼吸を観察するのである．よく観察してみると，呼吸は一つ一つ深さも長さも心地よさも違う．また，一つの呼気の中にも始まりがあり，盛り上がりがあり，終わりがある．それらを言葉にするのではなく，身体で感じるのである．そのようにして，呼吸に興味を持って観察を続けていても，注意はいつしか必ず逸れ，さまざまな世界に我々を誘う．それを悪いことと評価することなく，逸れていることに気づいて，気づけたことを喜び，再び注意をやさしく呼吸に戻して観察を続けるのである．

> **アドバイス　本当のマインドフルネススキル訓練**
>
> 　これまで見てきたように，どんなことを行っていても，基本のスタンスは動く心に「気づいて」「戻す」ことである．しかし，そのことに少し慣れてきたら（45分程度持続して瞑想ができるようになってきたら），徐々に扱うスキルを拡大していく．まずできることとしては，自分がどんな世界に誘われているのかにも少し興味を持ってみることである．瞑想をしていると，とかく逸れることを悪いことであると評価し，逸れていることに気づいた瞬間，即座に注

意を戻してしまうことがある．また，逸れている自分に気づいたとき，その内容が不埒なことであったり，人を悪く言う声が聞こえることもあり，「そんな自分を見たくない」と思うこともある．しかし，どんな自分も平等にしっかりと見つめるのである．仏教では，こうしたスキルを「正知（巴：sampajañña，英：clear comprehension）」と呼ぶ．興味を持つとはそのことについて考えを深めることではない．どんな自分も，ただ正面から見つめる，それだけである．そして，「～と考えている自分」に気づき，戻すことを何度も繰り返すうちに，いつも同じようなところに注意が逸れたり，同じようなパターンがあったりすることに気づいたり，そうしたパターンが自身にもたらす意味が理解できたりする．そうしたメタ認知的視点からの自己知識が，仏教で言うところの智慧となっていく．

さらに，瞑想は，決して楽な活動ではない．むしろ，苦悩の連続である．例えば足を組んで座っていると，痛みや痺れが必ず生じてくる．足の痺れは，立てなくなるイメージや「足がおかしくなる」といった破局的思考を生じさせ，恐怖や不安の感情を喚起させる．そうした感情を和らげるために，足を組み替えたり身体を動かすといった行動が引き起こされる……これらは，一連のプロセスとして自動的に生じる．このプロセスは，瞑想の最中だけに特別に生じるものではなく，人が悩み苦しむとき，常に生じるプロセスである．そこで，この痛みを通して，日常の中で苦悩が生じたときの付き合い方を学ぶことができる．まず初めにやることは，その痛みや痺れを，「変えようとしない」ということである．痛みを和らげることも，目を逸らしたり気を紛らわすことも，「変える」ことの一部である．それをしようという意図を手放すのである．次に，その対象を興味を持って観察する．痛みがあるなら，それがどのようなものなのか，どこでどんな感覚や変化を我々に与え，どんな思考や行動を急き立てているのか，いわば私と痛みの関係も含めて観察する．しっかりと直面すると，痛みが苦悩を生じさせるプロセスが見えてくる．痛み（pain）は避けがたいものであるが，その後に生じる思考や感情が生み出す苦悩（suffering）は私自身の中に生じている反応に過ぎない[4]．それが見えてきたら，次に行うのは，その反応を「そのままにしておく」あるいは「解き放つ」ことである．仏教ではこれを，「捨（巴：upekkhā，英：equanimity）」と呼ぶ．その反応が次にかき立てる反応を，起こさせないということである．痛みに優しく息を吹き入れながら，「大丈夫」「怖くない」と声をかけ，そのままにしておく．しばら

くそうしていると，痛みや痺れは，それほど怖いものではなくなってくる．苦悩とつき合うための重要な認知的スキルである．最初は2～3分程度チャレンジしてみて，難しければ姿勢を変えても構わない．「姿勢を動かしてはいけない」という信念に囚われながらやることは，マインドフルネス瞑想ではないからである．「やってみたい」と思えたときが，練習を始めるときである．

このように，マインドフルネス瞑想は，常に同じことを繰り返すのではなく，段階に応じて訓練するスキルも変化していくものである．

3 活用対象

マインドフルネスは近年，医療・保健，教育，福祉，司法・犯罪，産業・労働すべての領域にわたって心理学的技法として活用が進んでいる．さまざまなMBIの効果研究が行われているが，最も効果研究が充実しているのは，MBSRとMBCTである．MBSRはさまざまな不安障害や身体疾患に効果を発揮することが確認されている．また，MBCTも，うつ病の再発予防効果を皮切りに，急性期のうつ病や強迫性障害，PTSD，自殺企図の再発予防など，多様な対象に効果を発揮している．このほか，子どもや大人のADHD，また親の養育力向上のためのプログラムなども開発されている．

本邦独自の取り組みとして，少年院において活用が始まっている．9か所の女子少年院を中心に，普通日課の中にマインドフルネスが組み込まれ，専門家，あるいは教官による2週に1回程度の集団瞑想指導と，毎日の瞑想活動を組み合わせたプログラムが行われている．

4 活用する際のコツ

マインドフルネスを現場で活用する際に

は，これまで述べてきた瞑想実践をインストラクター自身が日々行っており，十分な実践経験を積んでいることが不可欠である．それは，その方が印象がよいとか好ましいという問題ではなく，掛け値なしに「不可欠」なのである．その理由は明確である．マインドフルネスとは，宗教的儀式でもなければ，リラクセーションでもなく，スキルの訓練だからである．スキルがない人に，どうやってそのスキルを指導することができるのであろうか．教本を100冊も読んで理論はばっちりだがラケットは握ったことのない人に，本当にテニスの指導ができるだろうか．「気づく」ということがどういうことであり，「戻す」ということがどういうことであるのか，自分の経験を通して学んでいない人には，それを指導することは到底不可能である．そして，マインドフルネスの技術は，ただ座っていれば勝手に身につくのではなく，指導により身につくものである．インストラクターは，質疑応答を繰り返す中で，そのスキルの「質」に気づかせていく．まさに，認知療法で行われる誘導的発見である．瞑想後には，必ず経験のシェアリングや指導者に対する質問の時間が設けられる．指導者は，質問やシェアリングの内容から，実施者が瞑想中にどのような経験をしていたのかを推測し，実施者に必要な声をかけていく[5]．自分自身が紆余曲折しながらそのスキルを身につけた経験があるからこそ，実施者を育てる声がけが可能となる．もちろん，瞑想経験だけでなく，質疑応答についてのスキル訓練も指導者には必要である．

最後に，MBCTやMBSRなど，マニュアルが翻訳されて利用可能なプログラムを行う際には，できるだけマニュアルに即して行う方がよいであろう．指導者の一存でプログラムの内容を変えることがよく見受けられるが，それはプログラムの本質を損なう変更となっていることも少なくない．例えば，「ホームワークを毎回45分もやるのは大変だから20分にしよう」という変更は，本当に参加者のためになるであろうか．しっかりとマインドフルネススキルを獲得してもらうためには，45分でも十分とはいえないことが，瞑想経験があれば自ずと理解できよう．参加者のためでなく，その必要性を伝える自信がないというインストラクター側の理由でプログラムを変えることになっていないか，常に自問自答する必要がある．

マインドフルネスとは，ただ同じことを繰り返す固定的なものではなく，続ければ続けるほど新しい世界が開けていく「ロールプレイングゲーム」のような趣がある．インストラクターの役割は，「賢者」として，旅を続けるパーティをサポートすることなのである．

文献

1) 蓑輪顕量：仏教瞑想論，春秋社，東京，2008
2) 伊藤義徳：マインドフルネストレーニング．運動器リハビリテーション新時代 セラピストの動きの基本，山口光國ほか編著，文光堂，東京，222-242，2014
3) Kabat-Zinn J：Full catastrophe living：Using the wisdom of your body and mind to face stress, pain, and illness, Delacorte Press, 1990（春木 豊訳：マインドフルネスストレス低減，北大路書房，京都，2007）
4) 村上春樹：走ることについて語るとき僕の語ること，文藝春秋社，東京，2007
5) 伊藤義徳：マインドフルネス系CBTのアセスメントとケースフォーミュレーション．臨床心理学 16：444-449，2016

1）リラクセーション

長谷川恵美子

Key word 自律訓練法／ストレスコントロール／リラクセーション反応／疾患予防

要点整理

- リラクセーションは，その技術の習得状況が生理指標などを利用することで可視化できる心理療法である．
- リラクセーションの技術は，その習得に一定期間の練習が必要であるが，一度体得されれば，さまざまな場面で応用可能である．
- リラクセーションの導入では，その反応やメカニズムについて，事前に説明する必要がある．
- リラクセーションのポイントは，受け身の態度で臨むとともに，「リラックス」という本来の目的を見失わないよう，継続を支援することである．

1 理論背景

1）リラクセーションとは

リラクセーションは坐禅，ヨーガ，瞑想など心理療法に限定されたものではない．しかしそのテクニックは，精神分析における自由連想法や認知行動療法などさまざまな心理療法，あるいは面接場面で応用されているものである．その効果が学問として注目されるようになったのは，ストレスによる自律神経系の働きに関する研究である．代表的な研究としては，「"fight-or-flight" response（闘争・逃走）反応」で知られる，アメリカの生理学者ウォルター・B・キャノン（Walter Bradford Cannon）のストレスに対する身体の反応の研究[1]や，汎（一般）適応症候群」（general adaptation syndrome）を提唱したカナダの生理学者，ハンス・セリエ（Hans Selye）の研究[2]がある．このような反応は状況に対応するために動物として必要な反応であり，それ自体悪いものではないが，現代の社会生活の場面では不都合であることも多く，さらにその緊張状態が日常的に続くことで心身のバランスを崩し，冠動脈疾患，不眠症，慢性頭痛，腰痛，高血圧などさまざまな疾患を引き起こす．リラクセーション法はストレスが引き起こす緊張状態に，心身から直接働きかけバランスを調整する1つの方法である．

2）活動と休息のバランスが崩れた状態

リラックスできない状態とは，心理的ストレッサーなどが交感神経系を過度に働かせ，休息がとれない状態であり，さらにその解消のために，飲酒・喫煙，過食，過労，不眠，活動の低下など不健康な行動パターンが増えやすく，悪循環につながりやすい．近年医療において，患者が自分の病気や健康に対し主体的にかかわることでより高い治療効果が期待できるため，アドヒアランス（adherence）が重視されているが，ストレスのセルフコントロールは，不眠の改善やストレス軽減だけでなく，この向上にもつながるものである．

3）活用対象と有用性

リラクセーションは言葉がある程度理解

できる子どもから高齢者まで幅広く利用することができる療法である．このため相談室などの個人相談のみならず，産業領域や教育場面でのストレス対策の講習会，スポーツ選手のメンタル強化やイメージトレーニングへの応用まで適応範囲が広い．

医療場面では，不眠症，不安のコントロールなど精神科，心療内科をはじめ，がん，循環器疾患患者の心理面・QOL の改善や疾患の再発予防，慢性疼痛の治療，痛みを伴いやすい慢性疾患の治療，妊娠中のストレスや抑うつ状態の軽減，災害時の不眠対策など精神面の支援など相談室よりもさまざまな領域で利用されている．

2 リラクセーションの基本的要素

1）共通する要素

ハーバート・ベンソン（Herbert Benson）は著書「リラクセーション反応」のなかで，リラクセーション反応によって闘争・逃走反応を中和することができ，またその特徴的な心身の状態は，ヨーガ，瞑想，催眠などさまざまな方法でも引き起こすことができることを報告している[3]．そこでリラクセーション反応を引き起こすための共通する基本的な要素として，① 静かな環境，② 心を向ける対象，③ 受け身の態度，④ 楽な姿勢の 4 つのポイントを指摘している．特に ③ 受け身の態度は，自律訓練法の受動的注意集中や，マインドフルネスの「手放す」という感覚にも表れており，リラクセーション状態を引き起こす過程の中で，受容的なこころの姿勢を整え，気づきにもつながる姿勢であり，リラクセーション習得のコツにつながるため重要である．

またリラクセーションでは，姿勢や呼吸を整え，気持ちを落ち着けることが重視されたり，静かで大きくゆったりとした呼吸を目指すなど，「呼吸」に注目されることが多い．生理学的には，吸気時には緊張と関連のある交感神経が優位となり，呼気時には弛緩と関連する副交感神経が優位となることが知られている．また呼吸は寝ている間のように無意識的（不随意的）に動くとともに，深呼吸などのように意識的（随意的）にも動かすことができる器官であること，そのため自らの身体の動きが感じられやすいことなどからも，リラクセーション時に注意を向ける題材として活用されやすい．

2）リラクセーション法の選択

リラクセーションは，そのアプローチ方法から大きく 3 つに分けることができる．① 催眠のように他者から誘導する方法，② 自律訓練法や瞑想法のように心理面（認知面）からのアプローチを中心にし，暗示や言葉などを用いて，意識を集中させリラックスへと導く方法と，③ 漸進的弛緩法やバイオフィードバックなどのように，筋肉を緩めることで脳（中枢神経系）の働きを変化させ，身体全体をリラックス状態に導く身体面からのアプローチを中心とした方法である[4]．いずれもその時の状態・状況に応じて，気持ちを落ち着かせる要素が強いもの，感覚に目を向ける要素が強いものなどを選択すると受け入れやすい．特に身体疾患の治療や健康増進には，E・ジェイコブソン（Edmund Jacobson）の漸進的筋弛緩法，ドイツの精神医学者 J・H・シュルツ（Johannes Heinrich Schultz）が催眠を発展させ紹介した自律訓練法[5]，ジョン・カバットジン（Kabat-Zinn J）によって創始された MBSR（mindfulness-based stress reduction）[6]，それを発展させた MBCT（mindfulness-based cognitive therapy），前項参照）などがよく使用されている．

> **MEMO** 漸進的筋弛緩法（progressive muscle relaxation：PMR）
>
> 漸進的筋弛緩法は，1929年にジェイコブソンが開発した方法で，筋肉の緊張と弛緩に目を向けることで身体のリラックスを導く方法であり，筋肉の弛緩を誘導するため各部位の筋肉を数秒間緊張させた後に弛緩させることを繰り返す方法が良く用いられる．具体例としては，こぶしを握って力を抜く，両肩をあげて首をすぼめるように力を入れて，緩める，口をすぼめ顔全体に力を入れて緩めるなど，各部位に10秒間ほど力を入れ緊張させ，脱力・弛緩させ，10～20秒その感覚を味わうことを繰り返すなどがある．

> **MEMO** 自律訓練法（autogenic training）
>
> ドイツの神経科医であったシュルツが1932年に「注意集中による自己弛緩法」として体系化した方法で，落ち着くことのできる場所でゆったりとした姿勢を取り，身体に感じられる感覚に注意を向けながら，筋弛緩に結びついた四肢の重感（「両腕両脚が重たい」），血管拡張と関連した四肢の温感（「両腕両脚が温かい」）などを自己暗示する方法である．不安を軽減し入眠を促すリラクセーションとして，日本やドイツを中心に利用されている．心理面だけでなく身体にも目を向け，重感，温感などリラックスしているときの身体の状態を表す言葉を頭の片隅で唱えるものであり，言葉だけでなく感覚からもリラックスに導くという特徴がある．自律性フィードバック法，空間感覚練習など複数の技法から成る自律療法の体系から成る療法であるが，最も基本的であり，個人療法としても集団療法としても使用しやすい「標準練習」が，特にその第2公式までがよく使用されている．個人差はあるが，不安時，眠る前などに効果を引き出すためには，2週間から1ヵ月くらい日常生活の中で，寝る前や休憩時などに繰り返し練習する必要がある．

> **MEMO** マインドフルネス・ストレス低減法（MBSR）
>
> ジョン・カバットジンによって創始された，慢性疼痛患者のストレス緩和を目的に作られた，瞑想とヨーガを基本としたストレス低減プログラムであり，現在では，がん，うつ病などをはじめさまざまな領域で活用されている治療法．善悪，好き嫌いなどの価値観の判断をいれずに，今この瞬間に意識を集中させることを重視し，身体感覚に目を向け，その気づきを大事にする療法である．手法の中に，味わう，呼吸，歩行などボディーワークの要素が含まれているのが特徴である．うつ病の再発予防によく利用されているマインドフルネス認知療法（MBCT）に応用されている．

3）習得過程における注意

　リラクセーション法は，健康法として，副作用がなく，耐性がつかず，時間や場所を選ばず利用でき，1度習得されれば，その後一生，問題解決力の向上や再発予防などに活用できるスキルである．一方，薬のような即効性は少なく，身につくまで一定期間練習する必要があるため，練習継続のモチベーションをサポートすることが重要となる．特に早く習得しようと能動的になりすぎる姿勢は，逆にリラクセーションの習得を妨げやすく，不安・焦燥感やイライラした感情を生み出しやすい．特に興味関心が高まる初回や，効果が感じられはじめた時期には注意が必要である．

4）リラクセーションの効果と記録

　リラクセーションは，身体面，精神面，行動面において，一定の効果がみられる（図1）．このため練習過程で，生理面・心理面などの記録を残すことも有用である．特に身体面において，リラクセーションでは技法の習得状況を皮膚温，GSR（皮膚電気抵抗），脳波，血圧，皮膚温などの生理指標を通し，可視化できるため，上達や効果を実感しやすい．

　さらにこれらを記録しておくことで，クライアントに自らの状態を意識させやすく，調整（セルフコントロール）するのに役立つ．このように自分自身ではなかなか

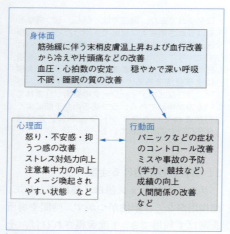

図1 リラクセーションの効果

表1 リラクセーション指導の流れ

1. 現病歴・既往歴および怪我や妊娠などで取りにくい姿勢がないかを確認
2. 練習への動機づけと各リラクセーション法のメカニズム，および導入するリラクセーション方法の概要，動作などの説明
3. 環境・姿勢の確認（表2参照）
4. 実際の練習（導入と体験）
5. リラクセーション状態から賦活するための手続きや動作
6. 振り返り（副反応，違和感，不安の確認）と練習のポイントの確認
7. 次週までの自宅での練習方法の確認（練習がうまくできない時の対処などを含む）

3 実際のリラクセーションの指導

1）リラクセーション導入の流れ

実際のリラクセーション法導入の流れは**表1**のようになる．リラクセーション法は副作用が少ない心理療法ではあるが，適応と練習時の姿勢への配慮は最初に確認すべき事項である（**表2**）．療法によっては各練習段階において，禁忌や非適応が示されていることもある．また妊娠や腰や肩の痛みから望ましいとされる姿勢や動作が行えない場合もあるため必ず事前に心身の状態を確認しておく必要がある．またリラクセーション誘発性不安（relaxation-induced anxiety）と呼ばれる，リラクセーションを行うことによってかえって不安が引き起こされることがあることも報告されている[7]．これは実際の臨床場面でも遭遇する症状の1つであり，クライアントが示している問題の性質や状況をよくアセスメントした上で適用することが重要である．

次にリラクセーション法の背景や効果などメカニズムの説明が必要となる．①ストレス反応とリラクセーション反応，②リラクセーション法などセルフコントロール法の特徴，③実際のやり方と日常生活の中での練習など適切にポイントを絞り説

感じることができない身体の状態を，可視化することで身体の活動状態をセルフコントロールするスキルを習得する方法をバイオフィードバックという．バイオフィードバックは大変有効な方法ではあるが，効果を期待しすぎる場合，あるいは計測機器につながれることに不安を感じる場合などでは，逆にリラックスの妨げになる場合もあるため，事前に十分説明するとともに，導入のタイミングを検討する必要がある．

> **MEMO** リラクセーションは暗示をかけた場所だけに効果が出るの？
>
> リラクセーション法ではよく，何かに注意を向ける形をとるため，そこに意識が向き，身体の一部分だけが反応を起こしているように錯覚しがちであるが，このようなバイオフィードバック法を利用すると，リラクセーション反応そのものは全身反応として起きていることが確認しやすい．例えば，自律訓練法の標準練習第一公式において，右腕に意識を向けるために，右腕だけが重たく温かくなるように感じることも少なくないが，皮膚温などで生理指標を用いると，左腕も同じように温まっているなど，全身反応が起きていることが確認できる．

表2 リラクセーション指導前の準備

1.	導入前の説明	動作やリラクセーションでクライアント本人が練習を開始する前に、姿勢や動作など一連の手続きがクライアントに要領よく手短に説明されている必要がある。特に、うまく注意を向けられない時の対処法について、クライアントが理解しているかどうかはスキルの体得、継続に大きく影響する
2.	練習する環境	基本的にどのような場所でも練習は可能であるが、特に導入開始時期は、周囲の刺激が少ない方が集中しやすいため、静かな部屋で、照明が明るすぎない環境を選び、空腹時・満腹時、排せつ前などを避けるとよいとされている
3.	体勢づくり	可能であれば、着ている服をゆるめ、スマートフォンや時計を身体からはなし、靴を脱ぐなどリラックスしやすい体勢をつくる。目は閉じた方がリラックスしやすいことが多いが、特に導入時期には閉眼することにより、不安を喚起する場合もあるので、開眼でもかまわないため、クライアントに合わせて選択する
4.	練習時の姿勢	仰臥位、安楽椅子姿勢、あぐら、単純椅子姿勢、歩きながら、などさまざまであるが、いずれの場合も姿勢を崩しすぎないよう心掛ける。場合によっては、開始前に身体を少しゆすって余分な力を抜き、1〜2回深呼吸するのも有効である
5.	呼吸	呼吸を意識的にゆっくりする深呼吸は、いつでもどこでもできる方法として一般的にも親しまれているため、他の心理療法とも組み合わせやすい。伝え方として腹式呼吸を使用する場合も多いが、呼吸を意識しすぎてかえって緊張から息苦しさなどが訴えられる可能性を考慮し、タイミングをみながら「ゆっくりすって…おなかの力を使って全部押し出しましょう…」のように声かけをしながら導入する方法もある。この時、背中が丸く腹部が抑えられているような姿勢では深い呼吸は実施しにくいため姿勢にも注意が必要である。また力が抜きにくく、感覚がわかりにくい場合は、「4〜5秒かけて息をゆっくりすい、数秒息を止め、7〜8秒かけて息をはききる。」など吸気と呼気との間に少し息を止めてみる方法を試すとイメージをつかみやすくなることもある

明する必要がある．その療法の要点をまとめたパンフレットや資料なども有用であるが，書籍やインターネットで独自に学んだものの，ポイントがずれてうまく習得できなかったという事例も少なくなく，文字だけの伝達には注意が必要である．

2回目以降のセッションでは，日常生活での練習状況などを把握し練習を調整する必要があるため，練習の記録用紙などを活用することも有用である．リラクセーション，入門的なスキルの練習であったとしても，十分な効果が感じられる療法であるが，うまくできていなくても練習段階を進め，あるいは長い時間練習するほど上達するものだと誤解されやすい．気が散りやすく，集中できない時は，逆に練習時間を短めにするなどの工夫も必要である．このようにうまく練習できない時，あるいは練習時に疑問や不安を感じた時に，それを丁寧にとりあげ解消することは習得や継続の大きな手助けとなる．このようなさまざまな不安や疑問点，特に感覚に関係する問いに答えるためにも，指導する側は，自ら体験・実践し熟知しておく必要がある．

それぞれのリラクセーション法の手順や形式は，長年にわたり，何らかの意味を持ってその形になったため，指導者がその療法を深く理解せず，勝手に変更することは望ましくない．しかしクライアント病状や環境を考慮し安全で継続しやすい方法を一緒に検討してみる姿勢は，継続意欲にも大きく影響する．

4 活用する際のコツ

リラクセーション法が利用される領域は広い．精神科や心療内科では治療の責任が医師であり，連携もスムーズであるが，それ以外の領域では心理療法や精神症状について十分理解されていない環境であることも多く，連携のためにクライアントのみならず関係者にも両方を要領よく丁寧に説明することが必要となる．特にリラクセー

ション法の動作は，場合によっては怪しげな運動にうつりやすく，周囲からみると「変なことをはじめた」と誤解を招きやすい．このため家族や周囲のスタッフにも，目的や練習内容を簡単に伝えることが本人の練習継続へのサポートとなる．

リラクセーション法の多くは，クライアント自らが実践，継続してはじめて効果が表れるものであるため，初回で意欲を高め，ポイントを理解することが重要である．このためクライアントが関心をもちやすい例や事例を用いて説明するとともに，積極的に疑問点を伝えてもらうなど，クライアントがその内容を十分理解できる工夫とコミュニケーションが求められる．

最後に，リラクセーション法は，身体で覚えるスキルであるため，コツをつかめるよう，テンポよく指導することも重要である．目の前のクライアントがイメージしやすい表現方法を用い，いろいろな角度からポイントを繰り返し伝えることが習得の手助けとなる．またリラクセーション法を習得する過程では，心身の小さな変化に気づきやすくなるため，セッションの中で日頃の練習の様子や気づきが練習記録などを通して表現されることも，クライアント本人の修復力や問題解決力の強化につながると考えられる．

| MEMO | 精神科・心療内科領域以外の医療場面でのストレスマネジメント「心臓リハビリテーション」とは

米国の循環器専門医であるオーニッシュは，心臓病患者の病状改善や再発予防に重要なのは，手術や薬剤投与ではなく「生活習慣の改善」であると報告している[8]．心臓リハビリテーションとは，運動療法，患者教育，生活指導，カウンセリングなどのプログラムを通し，心臓病の再発を予防し，低下した体力を回復させ自信を取り戻し，社会復帰を目指すプログラムである．我が国でも，心臓リハビリテーション指導士資格があり，臨床心理士など心理職にもこの受験資格が与えられ，その養成のプログラムや資格試験には臨床心理学も含まれている．

文献

1) Cannon WB：The Wisdom of the Body, Norton, New York, 1932（W. B. キャノン：からだの知恵，舘 鄰ほか訳，講談社，1981）
2) Selye H：現代社会とストレス，法政大学出版局，1988
3) Benson H, et al：Relaxation Response, Harper Collins, New York, 2000（中尾睦宏ほか訳：リラクセーション反応，星和書店，2001）
4) Lehrer PM, et al eds：Principles and Practice of Stress Management, 2nd ed, Guilford, New York, 1993
5) JSAT：標準自律訓練法テキスト，日本自律訓練学会教育研修委員会編，2012
6) Kabat-Zinn J：Full Catastrophe Living：Using the Wisdom of Your Body and Mind to Face Stress, Pain, and Illness, Delacorte, New York, 1990（春木 豊訳：マインドフルネス・ストレス低減法，北大路書房，2007）
7) Heide FJ, et al：Relaxation-induced anxiety：Paradoxical anxiety enhancement due to relaxation training. J Consult Clin Psychol 51：171-182, 1983
8) Ornish D：Dr. Dean Ornish's Program for Reversing Heart Disease：The Only System Scientifically Proven to Reverse Heart Disease, BALLANTINE BOOKS, 1995

2）催眠法

長谷川明弘

Key word　心理療法の打ち出の小槌／ラポール／有効な言葉掛け／知覚・認知・行動・感情の変容

要点整理

- 催眠からは，その長い歴史の中で精神分析や認知行動療法などさまざまな心理療法が枝分かれしてきた．催眠療法としての活用だけでなく，さまざまな心理療法と併用して支援に用いることで効果的な心理療法の実践を可能にする．
- 催眠法は，心理師が心理療法として用いたり，実験研究で用いたりと幅広く活用ができる．
- 催眠法は，心理的・生理的な反応が引き起こされた状態である催眠状態を活用して，医学，教育，産業など幅広い分野・領域で活用できる．

1 理論背景

1）催眠の歴史[1〜3]

（1）古代から近代までの彷徨

催眠は，紀元前26世紀頃の中国，紀元前12世紀頃のギリシア，紀元前10世紀頃のエジプトでの原始治療が起源ともいわれている．1770年代になると医師であるFranz Anton Mesmer（1734〜1815）が診察を行う中で担当する患者の状態が改善する仕組みに動物磁気が存在していると考えていた．しかしフランス国王であったLouis XVIが動物磁気について検討する委員会を編成し，1784年に動物磁気を否定する報告書が出されてからMesmerが社会的な信用を失った．James Braid（1795〜1860）は，動物磁気説に研究の価値を見出し，1843年に出版した研究書「Neurypnology（neuro-hypnotismという神経的な睡眠を意味する造語）」にて，ギリシアの眠りの神「ヒプノス」から転用した hypnosis を催眠という意味で使った．

（2）20世紀以降の科学的な催眠研究

福来友吉（ふくらいともきち：1869〜1952）は，博士論文をもとにして1906年に「催眠心理学」を発表したが，「超能力者」を対象とした研究と積極的に関与し，その検証を十分に行えず批判を受けて大学の職を辞した（「千里眼事件」）．Ivan Petrovich Pavlov（1849〜1936）は，1927年に動物実験を通じて催眠が大脳皮質の一部分が活動を停止した部分的な睡眠であると「部分睡眠説」を提唱した．Clark Leonard Hull（1884〜1952）は，1933年に『催眠と被暗示性』を出版した．Hullは，20世紀における科学的な催眠を促進した功労者ともいえる．Milton Hyland Erickson（1901〜1980）は，抵抗回避を工夫する中で個人に合わせる催眠誘導法を考案した．またEricksonは，知覚変容や多重人格に関する催眠実験にも従事したり，時間歪曲といった催眠現象を発見したりするなど多数の実験の成果を論文として報告し，生涯にわたって催眠療法を実践し続けた．Hans Jurgen Eysenck（1916〜1997）は，1943年と1947年に発表した性格研究の中で催眠感受性と知能との関連を検討している．

(3) 心理療法の打ち出の小槌[1,2]

催眠からは，Freud S. による精神分析，Walpe J. による行動療法の中の系統的脱感作，Moreno J. L. による心理劇の中での催眠劇，Schultz J. H. による自律訓練法，成瀬悟策による臨床動作法などが枝分かれしており，催眠が心理療法の打ち出の小槌と呼ばれている．さらに，Erickson M. H. は，家族療法やブリーフセラピーを始めた実践者に多大な影響を与えた．

Sigmund Freud（1856～1939）は，催眠そのものを高く評価していたが，「転移」と依存を回避する方法を工夫する中で精神分析を確立していった．

| MEMO | 精神分析

精神分析は，人の行動が無意識によって影響を受けているという仮説に基づいている．神経症の症状は，意識にあるさまざまな欲望を無意識に抑圧した結果生じると捉えている．無意識に押し込められた葛藤を自覚（意識化）することで症状が解消するという心の仕組みを想定している．

Joseph Wolpe（1915～1997）は，系統的脱感作法の中で不安に拮抗させる手法の一つとしてもともとは自己催眠によるリラクセーションを適用していた．

| MEMO | 系統的脱感作

不安反応を誘発する刺激が存在する環境で，不安反応を少しでも抑制するような反応を引き起こす刺激が他に存在するならば，誘発している刺激と不安反応との結合を弱めて，不安を抑制する刺激と不安反応との再結合を可能にする手続きをとることで不安反応を軽減できるという．具体的には，困難な場面を主観的障害単位（SUD：subjective unit of disturbance）によって不安階層表を作成する．続いて，困難な場面をイメージ上で想起させて，その間を耐える工夫（例えば，催眠によるリラックス体験）をして面接を組み立てていく方法のこと．

1932 年に Johannes Heinrich Schultz（1884～1970）が催眠状態にみられた身体の状態を系統立てて練習するよう体系化して自律訓練法を完成させた．

| MEMO | 自律訓練法

心身全般が変換した状態（自律状態）が得られるように工夫された自己コントロール法であり，「からだ」と「こころ」のバランスの崩れた状態を回復する方法である．受動的注意集中をして段階的に訓練を進めていくことにより，弛緩鎮静，自律神経系の安定などの方向に変化していく．

Jacob Levy Moreno（1889～1974）は，1917 年にウィーンで精神医学を学び，即興劇に熱中し，劇を子どもに活用した取り組みを始めた．1925 年にアメリカへ移住し，女優で心理療法家でもあった妻と共に 1936 年に心理劇として発展させた．心理劇の中で催眠を用いることにより，自発的で自由に表現することを促進させた場合において催眠劇と呼んだ．

| MEMO | 心理劇

演劇の枠組みの中で，クライアントが抱える問題を演じていく集団心理療法である．集団を統括する監督の元で，クライアントである参加者が演者（主役や補助自我）の役割を務めたり，観客として演劇に関与する過程を通じて，自己や他者の理解を深めていく．

成瀬悟策（なるせごさく：1924～）は，1960 年代半ばから催眠に端を発する臨床動作法を開発し，現在（本稿執筆時：2018 年）も成瀬は，臨床動作法の理論への貢献と実践を続けている．

| MEMO | 臨床動作法

動作は，身体を動かそうと計画する「意図」や「イメージ」が人の心に発生し，意図された身体運動を実現するために身体の適切な部位に適切な力を入れる「努力」がなされて，「身体運

動」として観察できるまでの一連の過程のことである．動作という心理活動を対人支援に用いる場合に動作法と呼ぶ．動作法をさまざまな対象に適用する場合を総称して臨床動作法と呼んで，特に心理療法として用いる場合を動作療法と呼ぶ．

　Ericksonに長年師事し，戦略的ブリーフセラピーや戦略的家族療法を創始した一人であるJay Douglas Haley（1923〜2007）は，1973年に発刊した『アンコモンセラピー』の中で，Ericksonの臨床実践を取り上げ，会話によるトランス誘導を強調することで人と人との間のある特殊なコミュニケーションの型であると催眠を再定義した．

　解決志向ブリーフセラピーを創始した一人であるSteve de Shazer（1940〜2005）は，Ericksonが1954年に発表した「水晶玉技法」に注目して，トランスがない状態で同じ成果が得られるように言葉掛けを工夫する中でミラクルクエスチョンを考案した．

| MEMO | ブリーフセラピー |

　ブリーフセラピーは，Erickson M. H.による臨床実践とサイバネティックスを精神医学に導入したBateson G.の認識論をモデルの中核に位置づけながら，相互作用論に立脚して問題解決のためにセラピストとクライアントの協働によってできるだけ短期間に変化をもたらそうとする心理療法である．トランスなき催眠療法と称されることがある．

2）催眠の定義と用語[3〜5]

　催眠ならびに用語は，これまで長く研究ならびに議論されてきて定式化した定義が存在しないまま現在に至る．本項では，以下のように定義しておく．催眠は，基本的に人と人との間の会話を通して行われる．催眠は，一方の人が，相手の人や状況を注意深く観察しながら，日頃気づかない状態に注意を向けるように「特殊な」会話や合図を出している（暗示）中で，人が本来有している心理・生理的な反応・機能や能力が出現した状態である．この過程や手続きを催眠誘導と呼ぶ．誘導する側とされる側の二者関係で生じる催眠を他者催眠と呼び，誘導する側と誘導される側が同一の場合を自己催眠と呼ぶ．また催眠を誘導するのではなく，その人から能力を喚起する・引き出すという捉え方もできる（催眠喚起）．催眠誘導を経て，自覚していない心の領域が活性化し，一方で自覚している心の領域の活動性が低下する．この状態を催眠状態と呼ぶ．これら一連の形態を催眠と呼ぶ．

　意識とは，今ここで経験していること・感じていることを総体的に呼び，意識の内容は，その当人のみが経験したり感じている1回限りの現象である．意識内容は，言語で表現したり，知識や文化として蓄積することで他者と共有できるが自然科学の研究対象とするには困難を伴ってきた．無意識は，自覚していない心の側面を指す．

　変性意識状態（altered state of consciousness：ASC）は，意識が日常とは変わった状態で，宗教儀式に参加したり，音楽を聴いたり，絵画を鑑賞したり，深い思考をしたり，アルコールや薬物を摂取したり，夢中になったり，興奮したり，ヒステリー症状の中でも生じる．クライアントは，変性意識状態になると主観的に意識が変化したことを実感する．トランスは，注意が特定の対象に一定の時間だけ向かった状態を指している．

　暗示とは，人と人の間の相互に影響を与え合う関係の中で，知覚・認知面，感情面，行動面での変化を無批判に受け入れさせようと意図された刺激や合図のことで，催眠

と暗示は別の概念である．催眠では，言語だけでなく身振りなど非言語でも暗示を提示できる．覚醒暗示は，通常の覚醒状態で提示される暗示であり，催眠暗示は，催眠状態の中で提示される暗示である．

3）催眠の理論[3,4]

催眠を実践していく上では，催眠研究で論じられてきた理論を踏まえることで，催眠のその習得と実用に役立つと考えられる．いちばん大きく議論されてきたのは，催眠が変性意識状態であるか否かという論争である．これはそれぞれ状態理論と非状態理論という立場をとって長らく論議されてきた．近年は，神経科学の測定手法が進歩し，例えば大脳の画像診断が催眠研究へと導入され，新たな知見が産出されているという[3,4]．以下は，代表的な催眠の理論とモデルについて筆者の考えを交えて簡単に紹介する．

1）解離理論―状態論

催眠は，暗示によって自覚している部分だけでなく抑圧された自覚の部分にも注意が向けられて，不随意的な行為や心理現象が生じた変性意識状態を伴った特殊な状態である．

Pierre Janet（1859～1947）は，解離を催眠とヒステリー状態の基盤となる要素と考えていた．Janet は，人の観念体系には，主たる人格と下位人格が存在し，人格が持っている記憶などの材料が人格別に分断された上で，さらに自覚できたり随意的制御できる部分と自覚が抑圧されたり不随意的制御な部分に分離されると解釈していた．Ernest Ropiequet Hilgard（1904～2001）は，Janet の理論を引き合いに出して新解離理論と自らの立場を呼び，解離を病理から生じるのではなく本来備わっている能力の1つと捉えることにした．Hilgard は，1977年に「隠れた観察者」という概念を催眠の実証研究に基づいて提唱した．隠れた観察者は，自覚しないが常に状況を監視し実行していく自律的な機能を心が有していることを仮定している．

2）社会-認知理論―非状態論

催眠は，変性意識状態を伴わないで，社会的におかれた環境下で提示された合図（暗示）への単なる心理的反応に過ぎず，社会心理学や認知心理学の原理で説明がつく状態である．社会-認知理論の立場から催眠が生じる前提として，人には，以下の信念があると考えている．催眠は変性意識状態になって，催眠を誘導する人に力があり，被催眠者は受け身で感受性が強く，催眠暗示が努力しないで自動的に達成できるという信念を有しているという．

Robert W. White（1904～2001）は，1941年に発表した論文の中で催眠行動が，催眠状態の人であるように振る舞うという目標に向かっていく努力の成果であるとした．Theodore Roy Sarbin（1911～2005）は，社会心理学的な行動の一形態として催眠を捉えて役割理論を提唱し，被催眠者が催眠状態になった人の役割を取得（role taking）しているに過ぎないと考えていた．Theodore Xenophon Barber（1927～2005）は，論理実証主義から催眠を捉えようとした．新行動主義の立場に立っており，課題動機教示を出して，催眠誘導の代わりに，「イメージ力をテストする」と教示して検証した．Irving Kirsch（1943～）は，反応期待理論を提唱し，催眠暗示が，痛みを感じるといった意思とは関係のない結果に対しての期待を変え，その期待が，これらの結果の経験にも寄与しているという．

3）コミュニケーション理論における原則と戦略モデル

Ericksonは，130本程の論文と共著による専門書を通じて催眠の理論に関してほとんど言及してこなかったが，従来の指示的で権威的な催眠誘導法とは違って，クライアント一人一人に合わせてその特徴や状況を利用して催眠誘導を行って治療する催眠療法を独自に発展させた．この点でHaleyをはじめ多くの専門家からコミュニケーション理論の原則や戦略を催眠に持ち込んだと評価されてきた[3]．催眠療法家としてのEricksonは，変性意識状態を想定し（状態論），催眠状態を引き出す働きかけをする心理師と催眠状態になる資源を有するクライアントとの相互作用の文脈の中の状況に合わせた自然なやり方で，直接的だけでなく時に間接的な暗示を用いてさまざまな形態のコミュニケーション（非状態論）を用いる催眠誘導の技法を多く考案した．Ericksonは，状態論と非状態論をつなぐ実践をしていたと捉えられ[3]，理論とまでは呼ばなくとも独立した「コミュニケーション論モデル」として催眠学の中に位置づけることが現時点では適切であると考えている．

4）神経生物学適用モデル

fMRI（機能的磁気共鳴画像）やPET（positron emission tomography：ポジトロン断層法）といった脳神経画像技術の進歩により，幻覚や催眠性麻痺などの催眠現象，トランス状態とそうでないときの暗示の影響，催眠時のストループ効果，痛みを感じている時の意志や筋肉を支配している際の脳や身体の活動部位および機能を解明する研究などが取り組まれて，催眠の本質に迫ろうと試みられている[3,4]．

2 技法の手続き

1）催眠手続き[5]

催眠の手続きには，催眠誘導者（心理師）がどちらかというと積極的に働きかけているような「伝統的な手続き」や心理師とクライアントの間の会話を強調した「自然な手続き」だけでなく，Hilgardなどが開発した催眠感受性尺度を用いて一定の条件統制のもとで催眠法を行う「形式的（科学的）な手続き」がある[5]．

明示とは，意識に働きかける表現の仕方である．意識的に行為することを指示する．「深呼吸をしてください」「目を閉じてください」「腕を降ろしてください」などである．一方で暗示とは，意識せずに行為を行うよう求める表現の仕方である．意識して行うのではなく，意識しないで何か行うことや何かが生じることをほのめかす．「自然に深呼吸ができるようになってくるでしょう」「目が自然に閉じてくるでしょう」「腕が自然と降りてきます」などである．催眠の手続きでは，心理師は暗示と明示を組み合わせた言葉掛けを主に行っていく．一般的な催眠暗示の出し方にみられる規則がある．① 予告（こうなりますよ）→② リハーサル（練習しましょう）→③ 実施（はい，こうなる）→④ 暗示効果の確認（どうですか？）という4段階に区分される．例えば① 私の話を聞いていると右腕が自然に上がってきますよ．→② 右腕を一度挙げてみてください．③ 深呼吸をしていたら，右腕が自然と上がってくる感じがあることに気づきますか．④ すっかり右腕が上がっていることに気づいていますか？　という流れになる．

催眠法を用いた支援を行う場合は，他の心理療法と同様に相互のやりとりに注目し

表1　トランス状態に見られる特徴
- 表情の平板化（能面のような表情）
- 1点をボーッと眺めているような目つき
- 動作が緩慢になる
- まばたき頻度の変化（瞼の痙攣を含む）
- 呼吸頻度の変化
- 嚥下反射の変化
- 筋緊張の変化
- 皮膚の色の変化（血流量の変化）
- 反応するまでに時間差が生じる
- 文字通りの反応
- 声の質の変化

表2　催眠中に経験すること
- 注意が精神内界に向かうために周囲で発生した音などに気づきにくくなる
- 自己制御感が薄れるが喪失するわけではない
- 現実感覚が薄れる．想像が現実味を帯びてくる
- 意識は，はっきりしている．むしろ鋭敏な感覚に研ぎ澄まされたと感じるときがある
- 通常は目を閉じているので外から見ると眠っているように見える
- 目を開けてもトランスから覚めないで活動的に行動できる（という暗示が出せる）
- どんな経験をするのかには個人差が大きい
- 催眠に深さがあるという立場では，催眠感受性（催眠暗示に対する反応の程度のこと）によって変わる
- コミュニケーション論の立場では，暗示の出し方によっても引き出される反応が変動し，個人の特性によって引き出させる催眠現象が変わる

ながら行うのが良い．その中でも催眠法では，日頃とは変わった状態であるトランス状態になることを前提としている．トランス状態に見られる特徴を**表1**にまとめた．

トランス状態へと導くためには，会話の中に催眠法を用いていることを確認し，注意を一定方向に向けていくこと（あるいは注意を逸らしていくこと），考えや状況の要素の連合・連想と心理面・身体面での解離を促したり，日頃の意識や習慣となっている構えを崩すことを促進するために混乱や驚きやユーモアを取り入れたり，催眠法を経験した後に体験し生じるであろう変化・変容へ向けた期待をクライアントの中に構築したり，トランス反応が生じていることや知覚・認知・行動・感情面の変化といった「催眠現象」が生じつつあることの確認をしたりする．

催眠誘導の流れの一例を示す．① 準備段階では，落ち着いた面接環境を準備する．ラポール・信頼関係を構築していく．② 導入段階では，催眠に対する誤解，偏見，過剰な期待について確認の上で説明して解消する．被暗示性を測定する場合がある．催眠中に多くのクライアントが体験することは**表2**に示した．③ 誘導・深化段階では，深呼吸によるリラクセイションを用いたり，数字を数えたり，階段の昇降のイメージを用いる．時々クライアントに今感じていることを尋ねることで目を覚まさせて誘導を小分けにすることがある（小分法・中断法）．④ 治療段階は，下記の「催眠による心理支援・臨床適用」を参照して欲しい．⑤ 終結段階では，クライアントに自己制御感を戻し，治療目的でない催眠暗示を解除して覚醒してもらう．心理師は，クライアントと催眠中の出来事を振り返る．

2）催眠による心理支援・臨床適用[3,6]

催眠では，催眠状態までの手続き（催眠誘導・催眠喚起）や催眠状態そのものが援助的に機能する．催眠を心理療法として用いる際，心理学的・医学的な現場でこれらの機能を主に催眠単体で活用した場合に臨床催眠法や催眠療法と呼び，催眠を他の心理療法と併用して補助的に用いる場合を催眠面接[6]と呼ぶ．催眠法では，催眠誘導中に提示される催眠暗示や催眠合図に対して，クライアントがどのように反応したり（心理・生理面の変化），どんな体験をしているのかを取り上げていく．本項では，催眠の臨床適用モデルを大きく二つ

示した[3,6].

(1) 臨床催眠法・催眠療法[3,6]

催眠を単体で用いて心理療法として展開していく．例えば，クライアントが提示している精神症状に類似した催眠現象を催眠中に喚起して，精神症状と催眠現象を連動させた面接を通じてクライアントが対処可能な形に変容させていくよう心理師が支援する．

催眠現象は，心理的・生理的な反応が引き起こされた状態であり，イメージを含む知覚，記憶や思考などの認知，意欲，行動・行為，動機づけなどの感情・情動・気分などに変化が生じた状態である．なお，ここで生じる心理変化ならびに生理変化などは催眠状態だけとは限らず催眠誘導中に随伴して生じる．

時間歪曲法は，実際の時間（物理的な時間・客観的な時間）と，主観的な時間の間にずれが生じる催眠現象を活用する方法で，疼痛やトラウマ体験場面を圧縮して感じるように支援したり，スポーツ選手の一連の身体の動きを詳細にかつ丁寧に振り返ってパフォーマンス向上に役立てることができる．

例えば，筆者が考察して用いている複数の催眠現象を活用した「ビデオ再生法」は，まず最初にクライアントが一連の苦手な場面を催眠状態で想起した後，その場面の「ビデオ」を巻き戻してもらう．巻き戻した後に時間経過と共に特定の場面ごとの主観的障害単位（SUD）の変動を報告してもらう．その後，苦手な一連の場面での視点の変化や感じ方の変化をSUDを合わせて尋ねながら，一連の苦手な場面の想起を2〜3回してもらう．回を重ねるごとにSUDの得点が低下し，クライアントが現実場面で対処できそうという気持ちになったことを確認したら面接を打ち切る．その後に現実場面での状況がどうであったかを次回以降の面接で報告してもらう．

(2) 催眠面接法[6]

催眠と他の心理療法理論（精神分析，認知行動療法など）に基づいた面接とを組み合わせて心理療法を展開していく．

a) 精神分析的アプローチ

Freudによる精神分析の理論や疾病利得の説明や無意識，退行という精神病理的な現象を取り上げる．なお精神分析では，解離ではなく，抑圧を主たる概念として用いている．催眠分析，催眠夢法，スクリーン法，心像連想法，光体凝視法，自己像視法などが挙げられる．

ⅰ) 催眠分析：精神分析の理論を用いて実践する心理療法に催眠を取り入れて行う方法のこと．年齢退行，自動書記・自動描画などを用いて無意識に接近しやすくなる．

ⅱ) 催眠夢法：クライアントは，催眠中に夢を見て，夢の内容を報告する．心理師は，精神分析の視点でその夢の報告を活用する方法のこと．上述した催眠分析での重要な方法でもある．

ⅲ) スクリーン法（映画投映法・テレビ視聴法・観劇法）：催眠中に，目の前にスクリーン（テレビ，劇の舞台）を思い浮かべてもらい，そのスクリーンにイメージが浮かんでくる．この場面を取り上げる方法のこと．

ⅳ) 心像連想法：心理師が特定の言葉を提示する．クライアントは，その時に浮かんだ（連想した）言葉を言ってもらう（通常の言語連想法と同様）．ここで，クライアントが連想の手順を理解したことを確認する．続いて，心理師は，クライアントが連想時に目の前に浮かんできたイメージが出ることを確認し，出てきたイメージに注意

表3 催眠が活用できる分野・領域

- 医科・歯科学
  痛み（癌，妊娠・分娩，抜歯），不安，うつ病，心的外傷後ストレス性障害，アレルギー反応，脳腫瘍，身体化・転換性障害など
- 心理療法
  不安・緊張，うつ症状，葛藤，恐怖症，強迫，パニック，恥ずかしがり，嗜癖，睡眠障害など
- 教育
  注意集中，記憶，学習，夜尿症，乗り物酔い，指しゃぶり，爪かみ，吃音など
- ビジネス・能力開発・スポーツ・健康増進
  適切で効果的な会話（会議やプレゼンテーション），身体と精神の適切なコントロール，創作活動（芸術・音楽），集中，あがり，減量など

してもらい，クライアントからイメージの報告をしてもらう．

v）光体凝視法：クライアントは水晶球やガラス球，パチンコ球や鏡面などの光体を凝視する．続いて光体の中にイメージを浮かべてもらう（光体の中にクライアントが入ったイメージを引き出し，そこで何かのイメージをみるというやり方もある）．忘れた記憶を思い出したり，思考過程を洞察することに有効といわれている．

vi）自己像視法：深度の深い催眠状態で，特定の風景を見せ，そこから自己像が発現するような関わり方をして面接を展開させる方法のこと．

b）認知行動療法との併用

学習理論を用いた認知行動療法を実践する中で条件づけや曝露法の中で用いたりできる．下記には代表的な方法としてメンタルリハーサル法，系統的脱感作などを挙げておく．

i）メンタルリハーサル法：行動が制限される場面をイメージし，そのイメージの中でより適応的な行動をとる体験をさせる方法のこと．

ii）系統的脱感作は，本項のMEMO（p.436）を参照してほしい．

3 活用対象[3〜6]

催眠を用いてどのような成果が生じるかを見通しを持った上で適用するかどうか判断し，その上で催眠によってどのように心理療法を進めていこうとするのか考えておくことが重要になってくる．あくまで言語による暗示が主に用いられるため会話が成立することが条件である．特定の精神症状に禁忌があるとはいえないものの闇雲に適用もできないので，見通しと異なる場合は他の心理療法へと切り替えることを念頭に置くなど，ある程度の制約は存在する．催眠法は，医学，教育，産業など幅広い分野・領域で活用できる（**表3**）．心理学の専門家として催眠に関する日本催眠医学心理学会などの学会が主催する研修を受けた上での適用が求められる．

4 活用する際のコツ

催眠の歴史で紹介したように，研究者や実践者が催眠を用いる中で，新たな心理療法を考案したり，新たに効果的な支援を工夫して心理師が実践してきた．催眠を活用する上で何より強調したいのは，催眠を消極的にかつ受け身で使うのではなく，むしろ催眠を慎重ではあるが積極的な姿勢で用いることである．これは心理師による責任を持った活動の基盤であり，個々のクライアントに合わせた創造的な実践を可能にしていく姿勢にもなる．

公認心理師などの心理専門職が心理療法を行う中で催眠法の知識や経験が少しでもあると，クライアントとの心理面接を行うときにどのような言葉掛けをしていくのが有効な支援を生み出すのかの手がかりが得られるであろう．また催眠から派生した精神分析，自律訓練法，系統的脱感作，臨床

動作法，ブリーフセラピーといった心理療法を実践する際にも催眠を合わせて用いて，いっそう有用な支援を可能にしていくことが期待できる．

最後に強調したいことは，催眠誘導の技法が巧みなだけで，心理療法として有効に機能することがないことは心理学の専門職であれば当然の知識である．催眠が有効に機能するには，ラポール（rapport）＝信頼関係が重要である．ラポールは，Mesmerがフランス語の古語で「何かを戻すこと」という意味で用いた言葉だが，その後にJanetが，クライアントの特殊な知覚麻痺の中で心理師を際立って知覚する様態（選択的注意）という意味で用いており，それが転じてラポールを心理師とクライアントの間の信頼関係という意味合いになったと考えられる．とはいえ，催眠誘導が巧みであればそれに越したことはない．でも単にそれだけである．残念なことに催眠を用いなくても同様の成果や効果が得られることがあるにもかかわらず，催眠の効果だけを強調してしまう人が一部にいる．心理学や精神医学の基礎知識がなく，催眠や心理療法の専門家からの訓練・研修を全く受けていない人が催眠を心理療法として安易に用いないでほしい．一方で催眠法を自由自在に使える心理師が増えてくることを願う．

文献

1) Pintar J, et al：Hypnosis：A Brief Hystory. Wiley-Blackwell, New Jersey, USA, 2008
2) 長谷川明弘：臨床心理学の歴史―催眠を基軸として―，東洋英和女学院大学心理相談室紀要，18：56-66，2015
3) 高石 昇ほか：現代催眠原論―臨床・理論・検証，金剛出版，東京，2012
4) Nash MR, et al eds：The Oxford Handbook of Hypnosis；Theory, Research and Practice, Oxford University Press, Oxford, 2008
5) Weitzenhoffer AM：The Practice of Hypnotism, 2nd ed, John Wiley & Sons, New York, 2000
6) 成瀬悟策：催眠面接法，誠信書房，東京，1968

2 各種技法 | C. その他の心理療法

3）イメージ療法

井上忠典

Key word イメージの特性／指定イメージ／自由イメージ／イメージの鮮明さ

要点整理

- イメージ療法は，内的に感じられるイメージ像やその展開を手掛かりに，それに伴う体験のあり方の変化を通して，適応状態の改善を目指す心理療法である．
- イメージは，自律性，具象性，集約性（多義性），直接性，象徴性，創造性，心的エネルギーの運搬といった特性を持ち，感情を伴う体験を引き起こしやすい．
- イメージ療法が適しているのは，意識的レベルの言葉を使ったアプローチでは進展が見られないクライアントである．

1 理論背景

1）イメージ療法

イメージ療法とは，内的に感じられるイメージ像やその展開を手掛かりに，それに伴う体験のあり方の変化を通して，内的あるいは外的な適応状態の改善を目指す心理療法である[1]．イメージ療法は一人の人物によって提唱されたものではなく，さまざまな人々によって理論や技法を提唱された内的イメージを用いた心理療法の総称である．

この場合のイメージとは，閉眼安静状態で人が心の中に思い描く絵のようなものであるが，視覚だけでなく，聴覚，嗅覚，味覚，触覚の五感や身体・運動感覚などを伴う．イメージ過程が深まるほどにそれらの感覚が統合されて，より体験的になり，何らかの感情が引き起こされる．このような体験を治療的に利用したものがイメージ療法である．

2）イメージを用いた心理療法

イメージを用いた心理療法は，非常に多種多様である（**表1**）[2]．広い意味では，芸術療法，箱庭療法，コラージュ療法，心理劇，遊戯療法などが含まれる．これらは，内的イメージを外的現実に存在する物や人に投影させて，そこに表現することにより体験を深めていく．外的な対象が存在するため，そこからクライアントが何をイメージして体験しているのかを推測することが容易であり，心理師との間でその体験を共有しやすい．

また，よく知られる心理療法の中にも，それぞれの独自の理論の中で行うアプローチの一部として，あるいは基本的な媒体として，内的なイメージを用いるものがある．精神分析における自由連想法，能動的想像法，フォーカシング，マインドフルネス，自律訓練法の黙想練習，行動療法における系統的脱感作法などである．これらは，言葉や身体感覚などのイメージ以外の要素もうまく取り入れて，クライアントとの間でコミュニケーションをはかりながら心理療法を進めていく．そのため，クライアントが何をどのように体験しているのか，心理師が比較的了解しやすい．

これらに対して，狭義のイメージ療法では，心の中にイメージとして表れたクライ

表1 さまざまなイメージを用いた心理療法

外在化されたイメージを利用	内的イメージを部分的に利用	内的イメージを利用
芸術療法 箱庭療法 コラージュ療法 心理劇 遊戯療法	精神分析の自由連想法 能動的想像法（ユング） フォーカシング マインドフルネス 自律訓練法の黙想練習 行動療法のうち 　系統的脱感作法など	イメージ面接（水島） 催眠イメージ面接法（成瀬） イメージセラピー（増井） イメージ分析療法（柴田） 壺イメージ療法（田嶌） 三角形イメージ体験法（藤原） 誘導覚醒夢 夢療法 誘導感情イメージ

アントの個人的な世界を体験させ，内的イメージとそれに伴う体験を主に言語によって心理師に伝えてもらい，そこに何らかの介入を行うことでクライアントの体験を深めていく．イメージ療法は，指定イメージを基本とした構造化されたイメージ法と自由イメージ法に大別される．構造化されたイメージ法はヨーロッパで発展し，誘導感情イメージ，夢療法などがある．日本では自由イメージ法としてイメージ面接，催眠療法の一つである催眠イメージ面接法，構造化されたイメージ法として壺イメージ療法，イメージ分析療法などがある．いずれも言語によって伝えられたイメージを手掛かりに，クライアントの体験を推測することになる．そのためにイメージに伴う体験の共有が難しく，その意味をくみ取ることが容易ではない．言葉に文法があるようにイメージにも法則性があると考えられるが，イメージ療法によってその捉え方が異なり，共通性が曖昧で理論化が難しい．心理療法としてのイメージの利用は，心理師個人がイメージ体験を理解し共有する力に左右される．

3) イメージの特性

多くの心理療法では，その媒体として言葉を用いており，言葉のやりとりを通じて生じる気づきや体験によって変化を促す．言葉が，概念的・抽象的・間接的・認知的・

表2 言葉とイメージの特徴の対比

言　葉		イメージ
概念的	－	前概念的
抽象的	－	具体的
間接的	－	直接的
認知的	－	感情的
限定的	－	拡散的
現実的	－	空想的

限定的・現実的な要素が強いのに対して，イメージは，前概念的・具体的・直接的・感情的・拡散的・空想的な要素が強い（表2）．多くの心理療法では，認知的あるいは概念的変化によって悩みや心理的な問題の解決や軽減を目指しているが，そこに至る過程では感情を伴う体験が必要とされる．イメージは，この感情を伴う体験を直接引き起こすことが容易であり，この点から心理療法においてイメージを用いることに利点がある．

また，河合[3]によると，イメージの特性として，①自律性，②具象性，③集約性（多義性），④直接性，⑤象徴性，⑥創造性，⑦心的エネルギーの運搬が挙げられる（表3）．このようなイメージの特性を考慮し，利用しながら心理療法が行われる．

2 技法の手続き

イメージ療法にはさまざまな種類のものがあるが，介入部分以外は似たような手続

表3 イメージの特性

1. 自律性	自我のコントロールを超えて，イメージが自由に動く．イメージが深層から出てくるものほど自律性が高い
2. 具象性	イメージは，具体的な姿や形に表現されて，その意味がわかりやすい．例えば，背中に重たい荷物を背負っているイメージが，文字通り「重荷を背負う」という意味を表している
3. 集約性（多義性）	一つのイメージが同時にいくつもの意味を含んでいる．例えば，沼地に足を取られるイメージは，歩きづらさを表しているが，同時に，地盤が固まっていない，底が見えない，誰かに足を取られるなどの理解が可能である
4. 直接性	例えば「焼け野原に一人で立ちすくんでいる」というイメージは，それまであったはずのものをなくしてしまったという喪失感を直接的に訴えかけてくる．その状況や体験についての説明を必ずしも必要としない
5. 象徴性	イメージは，何かの代理を表している．何を表していると考えるのか，シンボルの解釈は，文化や寄って立つ立場によって異なる．例えば，煙突は男性器の象徴である
6. 創造性	もともとイメージは創造性と深く関わる．絵画，文学，音楽などはもちろんのこと，人の日常の活動すべてに創造性が求められ，その背後にイメージがある．心理療法は，創造的活動の最たるものである
7. 心的エネルギーの運搬	イメージは，退行していた心的エネルギーとともに意識領域に流れ込んできて，新しい発見をもたらし，それが創造性につながる

（文献3）をもとに加筆）

きをとることが多い．ここでは，その共通した部分を中心に，1セッションの中で行う手続きについて説明する．

1）準備

・イメージについての説明

「自分自身や物事について考える時は，意識的なレベルですが，もう少し深い心のレベルで体験する方法としてイメージがあります．イメージ体験を通して，普段の意識レベルでは気づかないような心のメッセージに気づくことができます．」

・イメージ練習

ソファやパーソナル・チェアにゆったりと腰掛けて，リラックスした姿勢をとる．イメージ練習を始める前に「何かイヤな感じがした場合には，いつでも途中でやめることができますよ」と許可を与える．「目を開けたままでも，閉じても構いません」「練習としてイメージを思い浮かべてみましょう．では，『海』が思い浮かびますよ」イメージが浮かんできたという合図があったら，「どんな海ですか．その様子を教えて下さい」と尋ねる．さらに「波の音，潮の匂い，砂浜の感触など，視覚以外の感じるものも教えて下さい」と，五感を通して全体の体験を感じ取るように促す．また，「どんな気持ちがしますか」と，イメージ体験に伴う感情について尋ねる．

実際にイメージ体験をしてみて生じた疑問や不安があれば聞き取り，それに対して丁寧に説明をして，疑問や不安を解消するように努める．

2）導入

・閉眼，深呼吸，リラクセーション

「目を閉じて，ゆっくりと深呼吸をします．呼吸に合わせて，胸やお腹が上下して，次第に力が抜けていきます．そして，力が抜けると，気持ちがゆったりとします」このようにして，閉眼安静状態を作る．

・イメージへの誘導

これまでのイメージ練習やリラクセーションが十分にできていれば，指定イメージの場合「〇〇が見えてきます」，自由イメージの場合「何かが見えてきます」と教

示するだけで，イメージ力の高い人はイメージを思い浮かべることができる．

補助的な方法として，例えば「あなたは映画館の中に座っていて，目の前にはスクリーンがあります．ブザーが鳴って，映画館の中が少しずつ暗くなっていきます．すると，スクリーンに映像が映し出されます．そこに○○が見えてきます（何かが見えてきます）」

3）展開

どのようなイメージ療法にしても，浮かんできたイメージについて「どんなふうですか」とイメージの内容を尋ね，さらに「どんな感じがしますか」とイメージに伴う感情を尋ねる．例として，3つのイメージ療法を簡潔に記す[4]．

- イメージ面接…「何かイメージが見えてきます」という教示から始めて，自由にイメージを語らせ，心理師はイメージの中で共感的に付き添っていく．
- 壺イメージ療法…「あなたの心の中のことが少しずつ入っている壺または壺のような容れ物が見えてきます」という教示によって浮かんできた壺について，数，形などを尋ねて，それを語るのを共感しながら聞く．壺の中に入って，その中の感じを味わって，十分に味わったと感じたら外に出て蓋をする．その壺をどこかにしまっておく．壺の数だけこの手続きを繰り返す．
- 誘導感情イメージ（GAI）…「草原が見えてきます」というイメージ導入のための指定イメージを用いる．イメージは，草原，山登り，小川，家，親しい者などの10の指定イメージであり，それぞれに象徴的主題などをもつ半構成的なものである．

4）終了

- 覚醒と開眼

イメージ療法の種類によるが，イメージ体験の時間は20～30分程度が適当である．特に初めの頃は時間を短めにする．イメージ体験のきりのよいところで覚醒を促す．「では，そろそろ終わりにしましょう．イメージの世界から現実の世界に戻りましょう．2～3度大きく深呼吸をして，大きく背伸びをします．自分のペースで目が開いて，気持ちよく目が覚めます」

- 振り返り

イメージセッション後の面接では，イメージ中の体験について振り返って言語化させて，イメージ体験と現実の問題をつなぐことができるように援助する．イメージ中の体験それ自体が最も重要な治療的要因と考えており，基本的にはイメージについての解釈はしない．意識的な期待や操作を離れて，自律的なイメージの流れが起きることにより，イメージの治療的な働きが高まる．

3 活用対象

イメージ療法が適しているのは，① 意識的レベルの言葉を使ったアプローチでは進展が見られない，② 現実状況に比して，クライアントの内的な不安が大きい，という臨床上の特徴のあるクライアントである．また，イメージ療法を適用するのに必要なクライアントの資質は，③ 神経症レベル以上の自我の強さを備えている，④ 深い内界に触れても安全な状態，⑤ クライアントの言語表現に比喩やイメージが多く含まれ，親和性が高い，といったことが考えられる．逆に適用を避けた方が良いのは，① パーソナリティ障害より病態水準が重い，② 情緒的に混乱していて行動化しやすい，といった特徴をもつクライアントである．

4 活用する際のコツ

人によってイメージを想起する力が違っていて、鮮明に活き活きと思い浮かぶ人もいれば、曖昧で静止画のように見える人もいる．また、イメージに伴う感情についても、明確で強い感情の場合もあれば、ぼんやりとしていて弱い感情の場合もある．初めのうちは、曖昧で静止画のようにしか見えない人でも、イメージを繰り返し想起しているうちに、鮮明に活き活きと浮かべられるようになることも多い．イメージを明確に思い浮かべることにこだわる必要はなく、無理にイメージを浮かべようとすると、かえって浮かびにくくなる．自然に浮かぶのを待つという受動的態度が大切である．

また、イメージ体験を繰り返していくうちに、自然と変性意識状態（トランス状態）に入りやすくなる．そうなると、より鮮明で活き活きとした、そして豊かな感情の伴うイメージが展開するようになる．また、自律性を初めとしたイメージ特性が強まり、本人にとって意味のある体験が得られやすくなり、心理療法として効果が高まる．

| MEMO | イメージ療法における心理師の役割

指定イメージを中心に構成されたイメージ療法では、ある程度枠組みや手順が定められていて、心理師はガイドの役割を果たすことになる．それに対して、自由イメージ中心のイメージ療法は、クライアントが想起したイメージ内容とそれに伴う感情を聞きながら、心理師はクライアントが体験しているであろうものを自ら共感的に体験することで伴走者の役割を果たす．何を想起してどのような体験をするのか、前者はある程度まで枠があるが、後者はその枠がないために自由度が高く、イメージの自律性を発揮しやすく、うまくいけば高い効果が得られる．しかし、その分だけ、強い不安や恐怖感などのネガティブな感情に取り込まれる危険性も高くなる．

例えば、指定イメージ法である壺イメージ療法[5]は、「壺」という器を用意して、危機的体験が急激に進行しないように「安全弁」を備えている．安全に体験を進められるように、クライアントや心理師が工夫しやすい場を提供している．イメージの中でちょっとした危機状態が起きたときに、心理師は見守りながら必要に応じて手助けをするが、クライアント自身がその事態をどのように克服していくのか、その体験が治療的に意味を持つ．

文献

1）福留留美：実践イメージ療法入門—箱庭・描画・イメージ技法の実際—，金剛出版，東京，2016
2）Sheikh, AA et al：イメージ療法ハンドブック，成瀬悟策監訳，誠信書房，東京，2003
3）河合隼雄：イメージの心理学，青土社，東京，1991
4）水島恵一ほか編集：イメージの臨床心理学，誠信書房，東京，1984
5）田嶌誠一編著：壺イメージ療法 その生いたちと事例研究，創元社，東京，1987

4）プレイセラピー

小倉加奈子

Key word　8つの原則／認知行動プレイセラピー／モデリング／焦点型プレイセラピー

要点整理

- Virginia Axline が掲げた8つの原則に基づく子ども中心プレイセラピーと，認知行動プレイセラピーについて，目標や遊びの活用の仕方などについて相違点を整理した．
- Knell が概念化した認知行動プレイセラピーは，モデリングやロールプレイを活用して，特に低年齢の子どもの新しい認知と行動の獲得を目指すものである．
- 近年，深刻な虐待など重篤なトラウマを持つ子どもたちや，発達障害を持つ子どもたちなどを対象とした，焦点型のプレイセラピーも開発されている．

1 理論背景

1）プレイセラピーの成り立ち

プレイセラピー play therapy の歴史は，子どもの遊びに，単に楽しむこと以上の意味を見出すことから始まったといえる．子どもたちが自らの経験を遊びの中で再現することによって，その経験を受け入れようとしているということは，1920年代にSigmund Freud によって指摘された．その後 Anna Freud と Melanie Klein によって児童分析そして児童心理療法が構築され，両者による論争が子どもの心理療法の発展につながったことはよく知られている．他方，Carl Rogers の展開したクライアント中心療法（client-centered therapy），人間中心アプローチ（person centered approach）の考えを子どものセラピーにも応用できると考えたのが Virginia Axline であり，Axline によって子ども中心プレイセラピー child-centered play therapy（CCPT）が誕生した．

2）子ども中心プレイセラピー（CCPT）

CCPT では，子どもを基本的に自己実現の力を持った善の存在とみなし，何らかの問題や不調が生じているのは，子どもたちがその力を発揮できていないためであると捉える．発達早期に，養育者との関係から一貫した関心やケア，応答を得られなかった場合には，自己実現の力は発揮されず，その子らしく成長していくことが難しくなる．このような考えに基づき，CCPT ではセラピストが子どもの存在を認め，心を開いて子どもからの要求や感情などのメッセージを受け取ることで，子どもが承認されているという感覚を持てるようにする[1]．Axline によって提示されたプレイセラピーにおける8つの原則は，プレイセラピスト（心理師）が子どもたちの自己治癒の力，成熟へと向かう力を引き出すためのものであり，わが国でもよく知られている（**表1**）．

3）認知行動プレイセラピー（CBPT）

プレイセラピーは子どもたちの主訴や症状に合わせ，その対象を拡大している．国内外の事例を見ると，CCPT で重視されている，子どもを尊重し，子どもの要求や

表1 Axlineのプレイセラピーにおける8つの原則

1. 子どもと温かく友好的な関係を築く
2. あるがままの子どもを受け入れる
3. 子どもが自由に表現できるように，許容的な雰囲気を作る
4. 遊びの中で表現される子どもの感情を適切に理解する
5. 子どもの持つ問題解決の力を尊重する
6. 非指示的態度をとり，セラピストは子どもの後に従う
7. セラピーを急がない．セラピストは，支援には時間がかかることを認識する
8. 必要な制限を与える

感情に対し肯定的な関心を示す姿勢を前提としながら，来談した子ども（あるいは大人）に合わせさまざまな理論や技法との統合が進められている．特に欧米では1980年代には認知行動療法 cognitive behavioural therapy（CBT）や認知療法 cognitive therapy（CT）とプレイを組み合わせる試みがなされており，主に児童期の子どもたちを対象としてさまざまな手法とエビデンスが報告されてきた．その潮流の中で，Susan M Knellは児童期以前の，未就学の子どもに対してもCBTを行うことが可能であると述べた．Knellは1998年の論文[2]において，成人に対するCTをそのまま子どもたちに適応することはできないとした上で，子どもの認知そして行動にアプローチするためにプレイを活用した，認知行動プレイセラピー cognitive behavioural play therapy（CBPT）の概念化を行っている．

Knellははじめに，未就学の子どもたちがもつ非機能的な認知に注目した．例えば"引っ越して新しい幼稚園に行ったら，きっと誰も友だちになってくれない"という考えを持っている場合，それがその子どもの生活を困難にすることがある．引っ越しが近づくにつれて不安定になる，新しい幼稚園に行きたがらないなどである．ただし，非機能的な考えをもつことは子どもの認知機能，そして言語の発達段階において一般的なものであり，大人の認知の歪みとは区別する必要があるとされる．よって，KnellはCTで通常用いられる「認知の歪み」という用語は用いるべきではないとも述べている．低年齢の子どもの場合，むしろ非適応的な認知が発達上必然的に形成されることや，あるいはまだ特定の考え方（信念）が形成されていないことが特徴として挙げられる．さらに，一般的なCTでは，クライアントのもつ信念を検証するために実験を行ったり，ソクラテス式問答法によって直接信念の妥当性を検討したり，ホームワークによって思考や行動を記録してもらったりというやり方を用いるが，幼児期の子どものクライアントにそのままこうしたアプローチを行うことはほとんどないということも述べられている．

代わりにCBPTでは，子どもたちの観察学習の力を活用し，言語よりもプレイを通して，子どもがより適応的な認知と行動を獲得できるよう関わる．それは幼い子どもの場合，複雑な認知的，言語的なスキルを用いるよりも，体験に焦点を当てたアプローチを用いる方が有効であるためであり，CBPTではモデリングとロールプレイをプレイの中心に位置づけている．子どもは，セラピストが主導し，展開する遊びを通して，より適応的な考え方を身に着けていくことを目指す．加えて，心理師がその場で体験と感情を言葉にするように励まし，促すことで，子どもがより適応的なやり方で感情を表現できるようサポートする．

Knellは子ども主導のプレイを，子どもの特性や強みについて情報収集をするための重要な時間と捉えており，セッションの中で，心理師が主導する指示的なプレイと

表2 非指示的プレイセラピーとCBPTの相違点

	非指示的プレイセラピー	CBPT
指示と目標	子どもがありのままで受け入れられていると感じられるよう，指示は行わない	セラピーの目標に応じた指示が介入のベースとなる
用いる物とプレイの内容	常に子どもによって決定される	子どもとセラピストの双方によって決定される
教育としてのプレイの捉え方	教育は指示の一種であるためプレイセラピーには適さないと考える	プレイは，スキルと適切な行動を教えるために用いられる
解釈/関連づけ	象徴遊びの解釈は行わない．セラピストは無条件の受容的態度を示し，子どもがしない限り，遊びを関連づけることをしない	子どもの言語表現を促すため，経験や感情とプレイの関連づけを行う
ご褒美	セラピストによって与えられるべきではないと考える	適切な行動を促し，強化するために褒めることは重要な要素であるとする

(文献3) より抜粋)

のバランスを考えることが重要であるとしている．従来の非指示的なプレイセラピーと，CBPTの相違点を表2[3)]にまとめた．

2 技法の手続き

1）導入

初回面接でセラピストは，子どもが初回のセッションをどのように迎えるかが非常に重要であるということを保護者に伝える．その上で保護者には子どもと，困っていることはどのようなことで，なぜ来談することが良いと思われるのかなどを説明し，困っていることについて子どもと話し合ってもらう．加えて，心理師から子どもに対しても，その子の発達段階に適した表現で説明を行う．

2）アセスメント

主訴や診断名だけでなく，アセスメントはCBPTの初期の段階を通しても行われ，支援計画の作成につながる．保護者への聴き取りや子どもの行動観察，子どもの行動チェックリストなどのツールが用いられる．The Puppets Sentence Completion Taskは，幼児期の子どもたちのためにKnellによって開発された文章完成法である．このツールでは3つのパペットが用いられ，心理師の使うパペットが，子どもの持つパペットに話しかけるというやり方で，子どもの持つ考えや認知，信念について知ろうとするものである．

3）介入中期

心理師は子どもの自己コントロール感や達成感を高めることに焦点をあてながら，子どもたちが特定の状況においてより適応的な行動，感情表現をできるよう促していく．主訴に応じて選択できるよう，心理師にはさまざまな認知的，行動的な方法を準備しておくことが求められる．シェイピングや曝露反応妨害法，トークンを活用するなどケースによってアプローチの組み立て方はさまざまであるが，例えばKnell[2)]は母親から常に離れることのできない4歳の女児の例を挙げている．セッションの流れは表3の通りである．

介入中期ではまず特定の一場面がセラピストによって選ばれ，新しい行動の獲得と，認知の変容が進む．その後，般化と再発予防の手続きが行われ，子どもたちはセッションを通して学んだ新しい対処の方法を，より多くの状況で活用することが目指される．そのために，今後困難が予想される状況（例えば，入学式など）をパペット

表3 4歳の女児に用いたCBPTの流れ

(1) 子どもが絵やお話，パペットを使って母親と離れる時の気持ちを表現するよう促す

(2) 子どもにパペットが幼稚園に残っている場面をやってもらう．その際，パペットが感じている恐れを子どもと一緒に書きだすとともに，ポジティブな対処法も一緒に書きだす．（恐れは例えば，「この子のママは戻ってこないかもしれない」などであり，ポジティブな対処法は「何か楽しいことを考える」，あるいは「ママが戻ってくるって考える」といったものである）

(3) 心理師はパペットを通して，適応的なコーピングスキルをやって見せる

(4) 子どもは，徐々に学んだスキルを物語の中に取り入れるようになり，最終的には幼稚園での子ども自身の行動に活かすことができるようになる

（文献2）より抜粋）

で演じる，学んだスキルを自宅でも行うといった方法がとられる．

4）終結

終結が近づくと，子どもと家族はセラピーの終結に向けて準備をする．子どもは終結をめぐって起こる感情を扱う作業にも取り組む．

MEMO　指示的プレイと非指示的プレイのバランスを取る

CBPTなどの構造化あるいは焦点化されたプレイセラピーを行う際，常に意識しておかなければならないのは，指示的なプレイと非指示的なプレイとのバランスである．これは，子どもの自由な遊び，動きについていくことを原則としたプレイセラピーと，そのほかのアプローチが統合されるにつれて生じてきたテーマであるといえる．CBPTでは自由に展開される子ども主導の遊びを，その子どもに関して知る貴重な機会であるとみなしている．子どもが自由に遊ぶとき，その子らしさを最も見ることができる．しかしながら，非指示的なプレイに終始すると，子どもが適応的な行動や考えを身に着けることができないというのがKnellの考えである

非指示的な，自由な遊びをどのように捉えるかはセラピストの依って立つ理論的背景により異なるであろうが，指示的な関わりをどれくらい取り入れるかは個々のケースによってよく検討される必要があると考えている．子どもへの介入にどれくらいの時間を取ることができる

か？　その子の生活の困難は，適応的な行動を学習してこなかったために生じているのだろうか？　それとも，とるべき行動がわかっていても何らかの理由でそうすることができないのだろうか？　このような質問を基にアセスメントを行うこと，ケースフォーミュレーションを行うことで，行動の学習に重きを置く，指示的プレイと非指示的なプレイとのバランスを取っていくことができるのではないだろうか．

3 活用対象

1）プレイセラピーの対象とその有効性

プレイセラピーの発展において国内外に共通の課題として指摘されてきたのは，研究報告の少なさ，なかでも大規模サンプルの効果研究の少なさである．それでも2000年代に入ってから，欧米ではCCPTや非指示的なプレイセラピーの有効性を示すいくつかのメタ分析の結果が報告されている．それらの文献から，CCPTは子どもの自尊心，親との関係性，学習成績，内在化問題（不安，抑うつ，心身症状など），外在化問題（落ち着きのなさ，癇癪，人や物への攻撃，過度の反抗や非行など）に対して改善効果を持つことが確認されている．また研究者たちは，CCPTの効果を左右する重要な変数として，子どもの年齢，支援の枠組みへの養育者の参加，主訴を挙げている．

CBPTについては，おおむね3～8歳の子どもたちを対象としており，選択性緘黙や不安症，睡眠障害，遺糞症の症状を持つ，もしくは性的虐待を経験した子どものケースが報告されている．開発者たちは怒りや不安を行動化してしまう子どもに対しても，CBPTが役立つとしている．CBPTに限定した効果研究はまだ数が少ないものの，CBPTを含む，より構造化された指示的なプレイセラピーのメタ分析の結果で

は，その有効性が確認されている．前述の通り，幼児期にはある程度の非機能的な認知を持つことが一般的であり，そうした認知は自然と機能的で適応的なものに変わっていくことが多い．そのため，どういった子どもがCBPTの対象となるのかという点については，よく検討する必要があるとされる．また，CBPTはモデリングによる行動の学習を基本とするため，ある程度の模倣ができる子どもが対象となる．

> **アドバイス** プレイを柔軟に活用する
> ―曝露反応妨害法への活用の例
>
> 　強迫性障害など不安症の改善においては，曝露反応妨害法が選択されることが多い．しかし子どものケースにおける曝露反応妨害法の導入は大人のケース以上に難しくなることがある．それにはいくつかの理由が考えられるが，子どもは強迫観念に関する自我違和感が少ないことや，馴化のメカニズムを理解しづらいことなどもその一つである．そうすると，曝露反応妨害法のやり方の説明を受けたとしても，やってみようという動機づけが高まりづらかったり，不安を生じさせるものと向き合う自信や勇気が持てなかったりする．そうした時，プレイを活用することでセッションが進むことがある．例えば，子どもが自分の状況や考え方を客観的に見ることができるように，セッションの中で絵や人形を使ってストーリーを作ることができる．あるいは，子どもが遊びの中で主体的に動き，困難を克服したり挑戦をしたりする経験は，子どもの自己効力感を育て，不安と向き合う力になる．また，通常の曝露への不安や恐怖が強い場合には，遊びがクッションとなって，間接的な曝露を行うこともできる．そしてケースの見立てによっては，強迫行為を減ずることよりも，その背景にある子どものテーマにアプローチするため，まず非指示的なプレイセラピーに重点を置くこともあるだろう．このように，プレイの持つ機能を多面的に捉え，ケースに応じて柔軟に取り入れることが最も有効性の高いプレイの活用の仕方ではないだろうか．

2）発達障害を持つ子どもたちへのプレイセラピー

また近年は，発達障害を持つ子どもたち，深刻な心的外傷（トラウマ）を負っている子どもたちなど特別なニーズのある子どもたちへのプレイセラピーの開発も進んでいる．

発達障害，なかでも自閉症をもつ子どもたちへの支援については，CCPTなど非指示的なプレイセラピーのケース報告も多いが，目的と内容が焦点化されたプレイセラピーの報告も増えている．例えばKaren Stagnittiら[4]は2017年に，Learn to Play Therapyと呼ばれる，自閉症や関連する障害をもつ子どもたちを対象とした指示的なプレイセラピーを実施した3事例について報告している．研究者らによって開発されたこのセラピーでは，言語発達や他者との社会的なインタラクションと関連の深い，ごっこ遊びを子どもたちが自発的に行うようになることを目的としている．セラピストは，子どもへ肯定的関心を示すことや，リアクションをすること，子どもの遊びについていくことなどをCCPTと共有しつつも，子どもの遊びの段階を見極めながら，より抽象度の高い遊び方を子どもに紹介する．研究者たちは，セラピーの後で子どもたちの模倣や象徴遊び，自発的なごっこ遊びが増えたことを報告している．

3）トラウマを負った子どもへのプレイセラピー

深刻な精神的傷つきを経験した子どもたちへのプレイセラピーの事例報告も多い．例えば子どもの誘拐や交通事故，ハリケーンや地震をはじめとする自然災害，そしてテロによる被害からのサバイバーに対してプレイセラピーが行われた事例が挙げられる．西澤[5]は，特に虐待を幼少期から経験した子どもたちは，「Axlineが考えるような問題解決能力を担う自我が年齢相応には形成されていないことが多い」ため，自由な表現を促すだけでは問題解決に向かう

ことが難しいと述べている．こうした理由から，トラウマからの回復に焦点を当てたトラウマフォーカスト・プレイセラピー trauma-focused play therapy が開発された．虐待を受けた子どもたちの支援においては，子どもが遊びを通して，虐待体験を間接的に再体験し，その時の記憶を整理し，再構築することによって虐待の記憶から受ける衝撃を徐々に減じていくことが目標になる．トラウマから回復するためにはこのような曝露の体験が必要であるが，子どもたちが自らセラピーの中で虐待の記憶に向き合うことは通常非常に難しく長期的な回避が生じることも多いため，トラウマフォーカスト・プレイセラピーでは訓練された心理師が，虐待の記憶につながるおもちゃを用いたり，ストーリーを展開したりすることで少しずつ曝露を促す．その際，安全で安心感の持てる環境であることが必要であり，心理師自身が子どもをさらに傷つけてしまうことを防ぐためにも，心理師には虐待を受けた子どもたちに関する知識が不可欠である．

4 活用する際のコツ

CBPT は非指示的プレイセラピーと異なり，介入の目標（ゴール）が明確に設定される短期介入のセラピーである．このような，限定された回数での目標達成を目指すセラピーでは，具体的な支援計画と，計画を進めるための創造性が求められる．支援計画は，各セッションで何を目的とするのか，どのような内容にするのかといった，各回のアジェンダの元になるものであり，セッションが進む中で精緻化されていく．

CBPT のセッションは１回 40 〜 50 分であることが多いが，低年齢の子どもでは集中力が長くは続かないため，自由遊びからセラピストによるテーマの展開に移行する際などには，一緒に身体を動かす，場所を少し移動するといった工夫が必要かもしれない．そのような区切りもアジェンダに含めておくと良いだろう．また，子どもが自分の気持ちや体験を最も表現しやすくなるように，そして心理師からのメッセージが最も伝わるように，心理師は常に頭を柔軟にしておいて，工夫を凝らすと良い．これは大人のケースでももちろん言えることであるが，セッションが思うように進んでいないと感じる時にも，創造性が求められる．

文献

1) West J：子ども中心プレイセラピー，倉光 修監訳，創元社，大阪，2010
2) Knell SM：Cognitive-behavioral play therapy. J Clin Child Psychol 27：28-33, 1998
3) Knell SM：Cognitive behavioral play therapy：theory and applications. Blending Play Therapy with Cognitive Behavioral Therapy, Drewes AA ed, John Wiley & Sons, Inc, New York, 117-134, 2009
4) Stagnitti K, et al：Methodological considerations for a directive play therapy approach for children with autism and related disorders. International Journal of Play Therapy 26：160-171, 2017
5) 西澤　哲：トラウマとアタッチメントに焦点を当てた心理療法―施設での支援・治療 ③. 乳幼児虐待のアセスメントと支援，青木　豊編著，岩崎学術出版社，東京，175-191，2015

4章 コミュニティ・アプローチ技法

4章 コミュニティ・アプローチ技法

1 コンサルテーション

冨岡 直

Key word コミュニティ心理学／地域精神衛生／コンサルティ／コンサルタント

要点整理

- コンサルテーションは，精神衛生に関係した問題を抱えるコンサルティに対して，コンサルタントが解決できるよう援助する関係を指す．
- コンサルテーション関係は双方の自由意志に基づき，コンサルティはコンサルタントの意見に従う必要はない．
- コンサルテーションでは，問題状況を明らかにしたうえで，現実的な問題解決を目指す．
- コンサルテーションのねらいは，コミュニティ全体の，心理社会的問題への対処能力向上や発生予防にある．

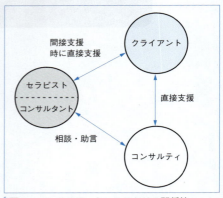

図1 コンサルテーションにおける関係性

1 コンサルテーションとは

1) コンサルテーションの定義

コンサルテーションは，地域精神衛生活動やコミュニティ活動における，最も重要なサービス方法であり，コミュニティ心理学の基本姿勢を表したものといえる．

その中で，コンサルテーションとは，「二人の専門職；一方をコンサルタント（consultant）と呼び，他方をコンサルティ（consultee）と呼ぶ，の間の相互関係の一つの過程」であり，「コンサルタントがコンサルティに対して，コンサルティのかかえているクライアントの精神衛生に関係した特定の問題をコンサルティの仕事の中でより効果的に解決できるよう援助する関係」と定義される[1]．

図1はコンサルテーションにおける関係性を図式化したものである．コンサルタントは，クライアントに対して基本的には間接支援を行うが，時に直接支援を行うこともある．その場合，一人二役を担うこととなり，関係性は複雑化しやすい．

2) コンサルテーション関係の基本特性

(1) コンサルテーション関係は双方の自由意志に基づいている

コンサルティが，コンサルタントの力量を求めて問題解決に役立てられると判断して依頼する一つの契約関係であり，必要性がなくなればその関係は解消される．

(2) コンサルタントは，局外者（アウトサイダー）である

コンサルタントは，コンサルティの置かれている状況や問題を客観的にみて指摘で

きる立場である必要があり，コンサルティも，コンサルタントの意見に服従する必要もない．よって，コンサルタントは，コンサルティが属する組織の権力者であったり，利害の生じる存在であってはならない．

(3) コンサルテーション関係には，時間制限がある

コンサルテーションには段階があり，始まりと終わりがはっきりしている．

(4) コンサルテーション関係は，課題中心で成り立つ

コンサルティの性格，個人的問題に関わることはせず，コンサルティの社会性や専門性を尊重し，相手の抱える問題を現実的にどう解決するかに焦点を当てる．

2 技法の手続き

コンサルテーションのプロセスとして，野末の提唱する「リエゾン精神看護専門看護師によるコンサルテーションプロセス」[2]が具体的であり，心理師にとっても有用であるため，表1に紹介する．

3 活用が必要な状況

コンサルテーションは，医療・保健領域においては，リエゾンコンサルテーション精神医学および地域精神保健コンサルテーション活動として比較的早くから活用され，近年では学校や児童福祉施設など，教育や福祉領域においても，地域援助の一つの介入技法として活用されている．

4 活用のねらい

コンサルテーションは，コンサルティが自らの専門性を最大限に生かしながら，心理・社会的問題に対処する力をつけ，その結果，コミュニティや援助機関全体の心理社会的問題の対処能力の向上（エンパワメント）と発生予防につながることを最終的にめざしている[3]．

表1　コンサルテーションのプロセス

① コンサルテーションの導入
　業務規定を作成し，組織内での普及活動を行う．
② 安心して話せる雰囲気作り
　コンサルティの心情に配慮する．
③ 問題に取り組むための基盤づくり
＜問題状況の見直し＞
　問題状況の概要や問題発生のプロセス，関係者の状況，問題に取り組める時間的猶予やケアシステムの状況を確認する．
＜コンサルティの心理的サポート＞
　コンサルティを受容・保証する．
＜コンサルテーションでできることの見極め＞
　コンサルティ，コンサルタント双方の力量と特性や両者の関係性をアセスメントし，問題状況を見立てたうえで，コンサルテーションでできることを見極める．
④ 問題の明確化
＜分析と仮説の提示→仮説の追加・修正・補強＞
　提示した分析や仮説に関して，コンサルティに実際の状況と照らし合わせて吟味してもらう．
＜コンサルティの自己理解促進＞
　コンサルティの感情が問題状況の認知や対応に関連があると思われる場合，自己理解が進むように働きかける．
⑤ 目標設定
　目標は，具体的で実行可能なものとし，いつまでに誰が何をするのかを明らかにしたうえで，関係者間で共有する．
⑥ 具体的対策の提案と検討・計画の実施
　コンサルティが実行可能な範囲での提案とする．提案を受け入れるか否かは，あくまでもコンサルティの意思と責任による．
⑦ コンサルテーションの総合評価
　以下の点に関して評価する．
・問題の本質が明らかになり，現実的で実行可能なケア計画を立てることができたか．
・コンサルティの欲求不満や緊張感，不安感は和らいでいるか．
・コンサルテーションが終了した時点で，コンサルティがケアの方向性にある程度の確信を持てているか．
・フォローアップは必要か．
⑧ フォローアップ
　医療者からの情報収集，患者・家族との面談，記録などからフォローアップを行う．

| MEMO | コンサルテーションの基本姿勢

① 個人の精神衛生のみならず，コミュニティ全体の精神衛生を目標とする
② 治療よりも予防を中心に考える
③ 地域社会の人々と共に支援を必要とする人を支えようとする

5 活用する際のコツ

1）事例

　肺がん終末期の78歳男性．呼吸苦が強く，「助けてくれ」との訴えが日々続いていた．主治医は緩和治療に長けた医師であり，医療用麻薬（オピオイド）を用いた症状緩和ケアは施されていたにもかかわらず，呼吸苦の訴えは治まらず，特に夜になるとその訴えが強まる傾向にあった．

　主治医は，呼吸苦に不安感が関与しているのではと考え，精神科リエゾンチームに依頼をかけた．依頼を受け，精神科リエゾンチームのメンバーである精神科医，リエゾン精神看護専門看護師（以下，リエゾン看護師），公認心理師（以下，心理師）が訪室すると，患者は「とにかく苦しいのを何とかしてほしい」と訴えた．見当識は保持されており，自らの身体状況も理解している様子であった．病棟看護師からは，日中，特に家族面会時は静かに休んでいることも多いが，夜になるとナースコールが増え，「息苦しくて死んでしまいそう．助けてくれ」との訴えが続くとの報告が聞かれた．夜勤帯の看護師は対応に追われ，疲弊している様子が窺えた．

　これを受けて，リエゾンチーム内のカンファレンスで対応方針の相談がなされた．夜間の呼吸苦増強には，確かに不安感の関与が窺えた．せん妄発症のリスクも懸念されたが，抗不安薬の効果に期待し，試すこととした．リエゾン看護師と心理師は，病棟看護師の疲弊への対応の必要性を感じ，病棟のカンファレンスに参加することとした．家族支援が必要となる可能性についても共有された．

　カンファレンスでは，病棟看護師から「本人のつらさもわからなくないが，夜間は何をどう対応しても訴えが減らない．家族のいる時間帯は落ち着いているのに…」との発言があった．リエゾン看護師が，「何をどう対応しても」とは，具体的にどのような対応を指すのか尋ねると，オピオイドレスキューの使用や，体位変換やベッド周りの環境調整が行われていることがわかった．しばらく付き添いタッチングをしても，退室するとまたすぐコールが鳴るとの話もあり，無力感を抱いている様子も窺えた．心理師が，声かけの内容について尋ねると，「血中酸素濃度は十分にあるから大丈夫」と伝えているとのことであった．そこで，事実を柔らかく伝えつつも，本人の不安感を受け止める形で言葉かけをすることを提案した．また，家族が現在どのような思いを抱えているかを尋ねたところ，病棟看護師も家族の負担感を気にしており，これまで家族のみに声をかける機会がなかったが，タイミングを見て尋ねてみるとの返答があった．心理師は情報を得られたら，記録に残してもらうよう伝え，同時に，病室でも家族を労う声かけを行うことは家族のサポートになり，ひいては患者のケアにも繋がるのではと話した．リエゾン看護師が病棟看護師の抱える無力感について言及すると一同に頷いており，本人も同様の無力感を抱いているのかもしれないということ，また，些細に思えても，患者や家族への日々の声かけは立派なケアになることを話し，看護ケアにおける目標設定を提案した．病棟看護師からは，患者の主観的な呼吸苦の程度を，現在の10/10から6/10程度に減らすことを目標とすることが挙げられた．薬物療法と併せて，話し合われたケアを実践して，1週間後に評価することを決定し，カンファレンスは終了となった．

2）効果的なコンサルテーションを行うコツ
・コンサルティとの良好な関係性の構築，保持を重視する

　何より良好な関係性がなければ，提案や助言を受け入れてもらうことにもつながらない．コンサルティとの協働関係は，ケース対応の積み重ねの中で築き上げられていくものである．

・柔軟な対応と具体的提案を心がける

　忙しい現場で働くコンサルティに対し，専門的知識に基づいた理想論を伝えることが正しい介入とは限らない．コンサルタントは現場の声に耳を傾け，状況に合わせて柔軟に考え，具体的な助言，提案を行うことが望ましい．

・コンサルティの自己効力感向上を目指す

　コンサルティは，時にクライアントの苦悩や葛藤に感情的に巻き込まれ，クライアントの状態や当人を取り囲む問題状況を客観的に見られなくなることがある．その場合，コンサルティの抱く感情を言語化できるよう支援し，自らのクライアントとの関わり方を冷静に捉える契機を提供する．

　そのうえで，コンサルティ自らが，現状を踏まえた実現可能性を考えた現実的な目標を設定し，そこに至るための方法を検討できるよう支援する．その過程自体が，コンサルティをエンパワメントすることにもつながる．

文献

1）山本和郎：コンサルテーションの理論と実際．コミュニティ心理学―地域臨床の理論と実践，東京大学出版会，東京，87-137，1986
2）野末聖香：コンサルテーション．リエゾン精神看護　患者ケアとナース支援のために，野末聖香編，医歯薬出版，東京，2004
3）箕口雅博：コンサルテーションによる介入と援助　臨床心理地域援助特論，改訂版，財団法人放送大学教育振興会，東京，2011

2 リエゾン

冨岡 直

Key word コンサルテーション・リエゾン／精神科リエゾンチーム／身体科医療／多職種連携

要点整理

- リエゾン（liaison）は，一般的に「コンサルテーション・リエゾン」を略した用語であり，一般医療において身体疾患患者にメンタルケアを行うことを指す．
- コンサルテーション・リエゾンのサービス対象者は患者のみならず，家族や身体科の医療スタッフも含まれる．
- コンサルテーション・リエゾン活動を行うにあたっては，特に，(1) 多角的理解力，(2) 力動理解と協働能力，(3) 疎通困難な患者との疎通能力が求められる．

1 リエゾンとは

1）リエゾンの定義

リエゾン（liaison）とは，仏語で「連絡・連携」を意味することばであり，一般的には，「コンサルテーション・リエゾン」を略した用語といえる．本項では，「コンサルテーション・リエゾン活動」について解説する．

コンサルテーション・リエゾン（CL）は，一般医療において，身体科に入院する患者のメンタルケアを行うことを指す．この領域における「コンサルテーション」は，身体各科の治療中に生じた精神症状や問題行動への対応策について，主科からの依頼に応じて助言や提案を行うことを指す．また前者と対比しての「リエゾン」は，患者だけでなく患者−医療スタッフ関係，患者−家族関係，時には，医療者同士の相互関係を扱って連携や調整を図るなど，チームの一員として機能することをも意味する．

2）コンサルテーション・リエゾンにおける心理職

わが国で心理職が CL 活動に従事するようになってからの歴史は長くないが，2012年に精神科リエゾンチーム加算が新設され，その施設基準として，精神科医と精神看護専門看護師が必須であるのに加え，「臨床心理技術者」は，精神保健福祉士，作業療法士，薬剤師とともに，専従（常勤）すべき職種として挙げられ（いずれか一人），心理職も多職種チームの一員として活動する者が増えている．

CL における心理師の役割は，① 心理スペシャリストとして，② 精神科スタッフとして，③ コーディネーターとして，④ 医療スタッフのメンタルヘルスプロバイダーとしての4点が挙げられるが，ケアの享受者を患者家族とした場合，その役割は①〜③にあり，図1のように整理できる．①〜③すべてが重なる領域を中核的な役割，すなわち心理師としての専門性も生かしたコンサルタント役として捉えられる[1]．

2 技法の手続き

まずは依頼状を読む．依頼文の限られた情報から，コンサルティはなぜ今介入を求

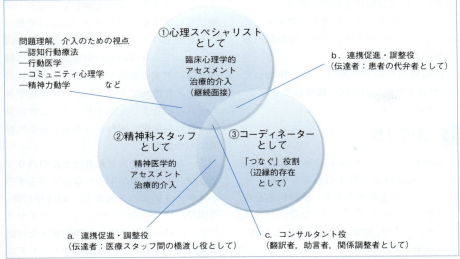

図1 コンサルテーション・リエゾンにおける心理師の役割

めているのか，何を問題と感じ，どうしてほしいと思っているのかを予測する．事前にカルテが読める状況であれば，経過を追って患者の身体状況や現在の治療内容，今後の方針について，また依頼内容に関連する情報を得ておく．

次に病棟を訪ねて，依頼主から趣旨を確認し，依頼事由を明確にする．日頃の患者の様子を最もよく見ている看護師からも必要な情報を収集する．

そのうえで，実際に患者に会う．極力プライバシーに配慮する必要はあるが，患者の身体状況や治療スケジュールを優先し，時間や場所などの面接構造は柔軟に変更する．面接では，患者が今最も困っていること，訴えたいことを中心に聴く．闇雲に生育歴を遡って問題を掘り下げるようなことはしない．なぜなら CL は危機介入だからであり，あくまで問題解決的アプローチが望まれるためである．必要に応じて家族からも情報収集する．

医療スタッフ，患者・家族からの情報を総合して，初めて問題の核心が見えてくる．問題が見えてくれば介入方針も立てられる．具体的には，患者への薬物治療，心理面談，医療スタッフへのコンサルテーション，他職種との連携など，どこに重点を置いた介入が必要になるかを見定める．

次に，見立てや介入の方針，必要な助言などを医療スタッフに伝え，カルテに記載する．カルテ記載時には専門用語は避け，平易なことばで簡潔にまとめることを心がける．

時に患者にはニーズがないのも CL の特徴である．直接患者に会って，その後の継続的支援のための足掛かりを築けるとよいが，患者の拒否が強い場合には，直接介入はせず，医療スタッフへのコンサルテーションのみ行うなど後方支援に回ることもある．

そして次の評価日を定め，経過を追っていく．その都度，介入の適否を見定め，必要に応じて方針を変更したり，他職種に繋いだりする．

依頼当初の問題が解決したと判断したら，患者や依頼主の意向を確認したうえで，介入を終了する．

3 活用対象

精神科リエゾンチーム加算の加算対象は，「一般病棟に入院する患者のうち，せん妄や抑うつを有する患者，精神疾患を有する患者，自殺企図で入院した者」とされている．つまり，対象となる病態としては，以下が挙げられる[2]．

1) 身体疾患に伴う精神症状（薬剤性・器質性精神障害）

例：アルコール依存症の患者が肝障害で入院となり，離脱せん妄を呈している場合

2) 疾病をもつこと，入院生活そのものに伴う心理的問題（適応障害）

例：がんが進行し，積極的治療が困難となったことで抑うつ症状を呈した場合など

3) 精神状態による身体治療の修飾

例：食事が食べられず脱水症状で入院となったが，内科的な原因は見つからない場合など

CLのサービス対象者は患者に限らず，患者を支える家族や，医療スタッフ（医師や看護師など）も含まれる．精神科リエゾンチーム加算は，一般病棟に入院する患者の精神状態を把握し，精神科専門医療が必要な者を早期発見，早期治療することにより，症状の緩和や早期退院を推進することを目的としている．しかし，実際には，依頼を受けて対応するコンサルテーション型チームであるので，チーム自らが早期発見するというより，活動を通して，患者の精神状態に関する医療スタッフ全体の把握レベルを底上げすることで医療の質向上を図る．そして，身体治療の阻害因子となる精神状態に対する治療を施したり，病棟におけるケアを提案することで，身体治療がスムーズに進むよう支援する．こうした活動は，身体科医療に関わるスタッフの負担軽減にもつながる．

チーム全体の介入対象者は上記の通りであるが，どの職種が中心となって対応するかはケースによって異なる．2004年以降，英国ではうつ病治療を中心に，プライマリケアの段階から基本的な心理的介入を可能にするモデルとして，段階的ケア・モデルが提唱されている[3]．近年ではがん医療においても援用され，CL精神医療においてもその適用可能性が検討された[4]．その結果，精神・心理的問題のレベルに応じて要求される専門性も異なるため，担当するスタッフも，身体科スタッフ，エキスパート性のある看護師，リエゾン看護専門看護師，心理師，精神科医と役割分担することで，より効率的な心理的介入が可能になると考えられた．

また，図2の四象限モデル[5]のように医学的複雑さ（治療内容や病気の取り扱いにおいてより医学的専門判断が要求される），心理社会的複雑さ（心理状態や病院内外の生活状況の問題があり，医療の妨げになる）の2軸を元に，職種間の役割分担を検討することもできる．

4 活用する際のコツ

図1からもわかるように，CL活動は心理師にとって応用的な活動といえる．チーム医療の一員として有効に機能するためには多職種と協働する能力が必須である．

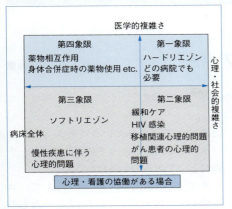

図2 コンサルテーション・リエゾンの四象限モデル

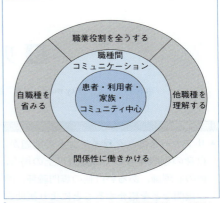

図3 協働的能力としての多職種連携コンピテンシーモデル

| MEMO | 多職種連携コンピテンシーモデル

医療保健福祉に関わる職種に共通する協働能力を示したのが図3である[6]．コアドメインとしては，「患者・利用者・家族・コミュニティ中心」（患者などのサービス利用者を対象に，課題解決のために協働する職種で共通の目標を設定すること），また，「職種間コミュニケーション」（共通の目標に向かい，職種間が相互にコミュニケーションを取ること）が挙げられる．そして，コアドメインを支え合う4つのドメインとして，「職種役割を全うする」（互いの役割を理解，尊重したうえで，職種としての役割を果たすこと），「関係性に働きかける」（他職種との関係性構築や成長を支援・調整し，時に職種間の葛藤に対応できること），「自職種を省みる」（自職種の思考・行為・価値観や，他職種との連携協働の経験を振り返り，連携協働に活かせること），「他職種を理解する」（他職種の思考・行為・価値観を理解し，連携協働に活かせること）の4領域が挙げられる．

また，筆者らはCL領域における心理臨床研修で特に求められる能力（コアコンピテンス），つまりはCL活動を行うにあたって特に必要な能力として，(1) 多角的理解力，(2) 力動理解と協働能力，(3) 疎通困難な患者との疎通能力を挙げている[7]．

文献

1) 冨岡 直ほか：多職種協働のために精神科リエゾンチームの心理職に求められること―チームの内と外，二側面による検討．総合病院精神医学 25：33-40, 2013
2) 中嶋義文：医療領域におけるメンタルケアとコンサルテーション・リエゾン．臨床心理学 13：85-89, 2013
3) National Collaborating Centre for Mental Health：Depression in adults：recognition and management. NICE clinical guideline, 90, 2009
4) 筒井順子ほか：コンサルテーション・リエゾン精神医療における心理的介入―段階的ケア・モデル導入の可能性．総合病院精神医学 27：131-138, 2015
5) 中嶋義文ほか：コンサルテーション・リエゾン・サービスの量と展開を決定する要因―四象限モデルによる説明．心身医学 46：527, 2006
6) 多職種連携コンピテンシー開発チーム：医療保健福祉分野の多職種連携コンピテンシー，2016
7) 冨岡 直ほか：総合病院での心理職の訓練システム．臨床心理学 13：101-106, 2013

3 リファー

吉田沙蘭

Key word 職責／紹介／並診／説明と同意

要点整理

- リファーとは，クライアントの問題が，自身の専門外もしくは能力以上の場合，他の心理師，あるいは他の専門職種，関連機関などを紹介することにより援助を行うことを指す．
- 心理師が行う直接介入と並行して行う場合もあれば，直接介入は行わずリファー先のみでの対応とする場合もある．
- リファーを行う際には，クライアントの問題を適切にアセスメントすることに加え，リファーの目的についてクライアントに十分な説明を行うことが重要である．

1 技法の概要

リファー（refer）とはクライアントの問題が，自身の専門外もしくは能力以上の場合，他の心理師，あるいは他の専門職，関連機関などを紹介することにより援助を行うことを指す．心理師の職業倫理の原則のひとつとして，「十分な教育・訓練によって身につけた専門的な行動の範囲内で，相手の健康と福祉に寄与する」ということが述べられている[1,2]が，この中で，「専門的に認められた資格がない場合，必要とされている知識・技術・能力がない場合，その分野での規準に従わないケアや技術などの場合，等の際にはカウンセリングを行わず，他の専門職にリファーする等の処置をとる」と記述されていることからも，リファーが心理師にとって必要なアプローチのひとつであることがわかる．

リファーと類似のアプローチとして，コンサルテーション，リエゾンといったものがあげられるが，リファーの場合，クライアントに関わる複数の専門職や専門機関がそれぞれ目標を立て，互いに独立して援助を提供する，という点が他のアプローチとは異なる（図1）．この際，各専門職は，既存の専門性の範囲で役割を遂行し，専門職間の協力は情報提供ないしは情報交換のレベルにとどまって行われる．なお，リファーの目的によって，自身が行う直接的な援助と並行して行う場合もあれば，自身の代わりに他の心理師や専門職を紹介し，直接的な介入は行わないこととする場合もある．

なおリファーは，面接過程のさまざまな段階において生じる．最初にリファーが方針の選択肢として検討されるのは，初回面接の後である．しかし，この時点で継続面接の方針となった場合であっても，より詳細なアセスメントを通して見立てが変わった場合や，新しい問題が明らかとなった場合，当初の目的と異なる問題が生じてきた場合など，途中でリファーの検討が必要になることもある．したがって心理師は，常に治療目的と自身の専門性やスキルを照らし合わせ，適切な援助が提供できているか振り返る姿勢が必要である．

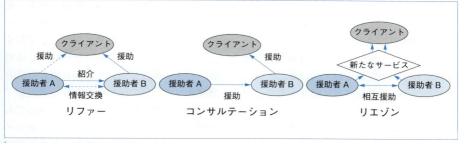

図1　リファーと類似のアプローチ
（文献3）より引用改変）

2 技法の手続き

1）問題のアセスメント

リファーに先駆けて必要なのが，クライアントのおかれた状況や，クライアントが抱える問題のアセスメントである．来談したクライアントに対し，リファーを提案する場合，その理由や目的を明確に説明できることが必要となる．リファーを選択肢として検討する際に評価すべき事項を表1にまとめる．

最も重要なのは，主訴，および治療目標が，自身が取り扱うのに適したものかどうか，という点である．心理師の元を訪れるクライアントが，心理的な問題にとどまらないことは珍しくない．特に多問題を抱えているクライアントの場合，整理していくと最も困っているのは心理的な問題ではないことが明らかとなった，ということが起こりうる．例えば，離婚を希望しており，そのことにより気持ちの落ち込みが生じている場合には，心理師の元で面接を行うよりも，弁護士の援助を得ることの方が有益であろう．また経済的な困窮から不安になっている場合，利用できる社会制度がないか，社会福祉士などに相談することで問

表1　リファーを検討する際評価すべき事項

専門性の適合	・心理師の専門領域として扱うことのできる問題か ・心理学的な側面以外で対応が必要な課題はないか ・問題解決の優先順位はどうか
個人のスキル	・自身のスキルで対応できる目標か

題が軽減，解決する可能性がある．このような場合，主訴となる問題をより適切に扱うことができる専門職へリファーすることが必要になる．なおここで，リファーを行うことと，自身の元での直接介入を行わないことは，必ずしも同義ではないことに留意したい[4]．主訴が心理的な問題ではなく，他機関にリファーする場合であっても，その他の問題として心理的な問題があり，その点についても並行して扱っていきたいとクライアントが希望する場合，両者は並行して行うことができる．例えば，社会福祉士の援助を受け必要な制度を利用する準備を進めながらも，将来への不安について対処方法を考えたい，といった場合には，同時に心理支援を行うことが可能である．したがって，主訴についてアセスメントを行う際には，同時に，心理的な問題を扱うこ

とへのクライアントのニーズについても明らかにしていくことが重要である．

　逆に主訴が心理的な問題であった場合にも，リファーを検討する余地は残る．主訴以外にも複数の問題を抱えていることが明らかとなり，他の専門職に紹介することでその解決が見込まれるのであれば，やはりその点についてはリファーを行うことが望ましい．この際，一度に対応できる問題には限りがあるため，クライアントの許容範囲や問題の優先順位について十分にアセスメントを行い，必要性の高いものから順に，可能な範囲で対応していくことが重要である．これは初回面接だけでなく，面接を継続する経過の中で，他の問題が生じてきた場合についても同様である．面接の中で心理的な問題以外の課題が語られた場合，「それはここで扱う問題ではない」として無視するのではなく，その時点でリファーの必要性を検討することが求められる．

　以上は心理師としての専門性に関するアセスメントであるが，リファーを検討する場面としてそれ以外に，心理師個人のスキルの問題があげられる．扱う問題は心理的なものであるものの，その解決のために有効であると考えられる特定の心理療法のスキルが心理師にない場合，クライアントが特定の心理療法を希望するがそのスキルが心理師にない場合，あるいはクライアントのおかれた状況が非常に複雑であるため自身では対応しきれないと思われる場合，などがこれに該当する．このような場合，同じ職場の他の心理師，あるいは他機関の心理師にリファーするという可能性を検討する．

2）適切なリファー先の検討

　問題をアセスメントした上でリファーすることが適切であると判断した場合，適切なリファー先を検討する．医療，司法，福祉など，連携する可能性の高い領域については，リファー先のリストを作成しておくことが役に立つ．特にリファーが生じる可能性が高い事項については，日頃から協力機関として，他の機関との関係を構築しておくことが望ましい．またこの際可能であれば，複数のリファー先を示して，クライアントに選択の余地を残すことも重要である．ただし，クライアントが遠方から来談している場合や，頻度の高くない問題についてリファーを行いたい場合など，既存の連携体制の中では対処が困難な場合もある．その際には，その場で回答せずに時間をおいて心理師が情報収集したり，クライアント自身が利用しやすい機関を選択できるよう，機関の探し方を伝えたりすることで対応が可能である．

3）クライアントへの説明

　クライアントは基本的に，その場で援助が受けられることを想定し，来談する．したがって，来談したにもかかわらず，他機関を紹介された場合，「見放され感」を抱く可能性がある．心理師による直接介入と並行してのリファーの場合，この可能性は低いが，完全に他機関にリファーする場合には，この問題が生じやすいため，注意が必要である．最も重要なのは，リファーの理由と目的を，十分にクライアントに説明することである．クライアントの問題についてアセスメントした内容を伝えた上で，その問題に対し，心理師ができること，できないことを説明する．さらに，他機関ではどのような対応ができるかについて説明を行うことで，リファーに対する理解を促す手順を踏むことが望ましい．

　また，心理師の元での直接介入と並行してリファーを行う場合，複数の機関にかか

ることでクライアントが混乱する可能性がある．そこでリファーの前に，クライアントの問題を整理した上で，どの問題をどこで扱うか，ということについて十分に共有することで，混乱を予防し，より効率的な介入につなげることができる．

4）紹介状の作成

リファーに関してクライアントの同意が得られた場合，必要に応じて情報提供のための書類を作成する．紹介状には，クライアントの問題に対するアセスメントの内容，リファーの理由について記載する．また，心理師の直接介入も継続する場合には，心理師が行う介入の方針や頻度などの概要および，連携や情報交換に関する依頼事項についても記載することが望ましい．

表2　リファーを行うことが望ましい状況

異なる専門性を必要とする場合	・投薬治療を要する精神症状がある ・環境調整が必要である ・司法的な介入が必要である ・社会福祉制度の利用が有用である　など
心理の専門性の範疇であっても個人の能力に限界がある場合	・専門としない特定の心理療法が有用である ・専門としない特定の心理療法をクライアントが希望する ・行動化が激しいなどの理由により初学者には対応困難である　など
環境的に対応が困難な場合	・面接可能時間とクライアントの来談可能時間が合致しない ・遠方からの来談である ・心理師が休職・退職する　など
利害関係がある場合	・心理師の親族，友人である ・心理師と多重関係（教員と学生など）にある　など

3　活用が必要な状況

リファーを行うことが望ましい状況として考えられるものを表2にまとめる．上述のような，専門性の違いや心理師個人のスキルの限界に加え，心理師が所属する機関の環境的な限界がある場合や，心理師とクライアントに利害関係がある場合なども，リファーを検討することが必要となる．

4　活用のねらい

リファーを活用する主なねらいは，クライアントにとって，より適切な支援を受けられるようにすることである．リファーが必要な場面については表2にまとめた通りである．こうした状況に当てはまる場合，心理師がそのまま支援を継続することよりも，他の専門職や施設にリファーを行う方が，クライアントにとって望ましい．なお，「望ましい」というのは，少なくともその時点において，という意味である．場合によってはリファー先で適切な支援を受け，その問題が解決した後，再度心理師の元を訪れた際には，心理師が行う支援が有用になるということもある．このようにリファーのねらいは「その時点においてクライアントにとって最も適切な支援を提供できるようにすること」であり，その判断のためには，心理的な側面以外を含み，クライアントが抱えている課題を総合的にアセスメントし，優先順位をつけることが必要となる．

5　活用する際のコツ

リファーを行う際のポイントの1点目としてリファー先の機関との関係があげられる．上述の通り，日頃より他機関と連携体制を築いておくことで，スムーズなリファーが可能となる．また，一方的にリファーするだけでなく，場合によっては他機関からのリファーを受け入れる姿勢を示すことで，相互にとって有益な関係を築くことができる．2点目として，リファーの提案に対してクライアントが同意しない場

合の対応があげられる．この場合，まずはその理由を丁寧に傾聴する．その上で，誤解や不安があるようであればその点について取り扱う．特に相談行為自体が困難で，長い経過の中でようやく来談したクライアントなどの場合，再度，別の機関を訪れなくてはならないことに伴う負担は大きい．そうした場合，可能であれば，紹介状を作成するだけでなく，リファー先の機関へのアクセス方法について具体的に提示したり，リファー先で対応を依頼できる専門職の個人名を伝えたりすることで，リファーに対する抵抗を低減できる場合もある．またリファー先が日常的に連携を取っている機関であれば，その旨も説明することで，クライアントの不安を低減させる可能性がある．

文献

1）溝口純二ほか編：職業倫理の七原則．医療・看護・福祉のための臨床心理学，培風館，74-82，2001
2）American Psychological Association：Ethical principles of psychologist and code of conduct. American Psychologist, 42：696-703, 1992
3）宇留田 麗：協働―臨床心理サービスの社会的構成．臨床心理学の新しいかたち，誠信書房，223-227，2004
4）Goodman CC, et al：Introduction to screening for referral in physical therapy. Differential Diagnosis for Physical Therapists, 6th ed, Elsevier, Philadelphia, 1-29, 2018

4 危機介入

山崎修道

Key word 危機状態／リカバリー／生活臨床／地域メンタルヘルスシステム

要点整理

- 危機介入とは，コミュニティで生活する人の生活の均衡が崩れた状態（危機）に対して，迅速かつ短期間に集中して援助を行う方法の総称である．
- 危機介入では，危機のポジティブな側面を積極的に意味づけ，危機後の成長につなげる視点が重要である．
- 危機介入を迅速・適切に行うためには，危機に直面したクライアントだけでなく，クライアントの家族・友人・同僚・教師など，コミュニティのメンバーとの協働が必要不可欠である．
- 危機介入を支えるためのチームづくり・システムづくりを，危機に直面する前から進めておくことが，危機介入を成功させるポイントである．

1 活用が必要な状況

1）コミュニティにおける危機状態とは？

地域生活における危機（crisis）とは，地域で生活する人の生活の均衡が崩れた状態を指す．危機状態とは，「人生上の重要目標が達成されるのを妨げられる事態に直面した時，習慣的な課題解決法をまず初めに用いてその事態を解決しようとするが，それでも克服できない結果発生する」状態である[1]．この危機に対して，迅速かつ短期間に集中して援助を行う方法の総称を危機介入（crisis intervention）と呼ぶ．具体的には，精神疾患の症状が増悪した急性期の状態や，仕事・対人関係での行き詰まりからこれまで身につけた方法・対処戦略では上手くいかなくなった状態に対して，短期集中的に必要な介入・支援を行い，日常的に保っていた心理的平衡状態の回復を目指す．行動レベル（例：新しい対処方略の獲得），認知レベル（例：危機に新たな意味づけを行うリフレイミング），社会レベル（例：知人・専門職への相談援助希求促進），生物レベル（例：症状緩和のための短期的な薬物療法）など，さまざまなレベルでの介入法が考えられる．

2）危機状態の特徴・段階・臨床的意味
（図1）

危機状態の特徴は，① 急性・短期間であること，② クライアントに行動の顕著な変化が現れること，③ クライアントに不安・危険・恐れ・罪悪感・抑うつ的感情が生じること，④ クライアントに身体的な緊張が現れること，⑤ 同様の状況・ストレッサーでも，危機の深刻度には個人差があること，の5点である[1]．危機状態に直面すると，Ⅰ）緊張解消のために，平時から用いている問題解決法をまず試みる．しかし，Ⅱ）いつも用いている問題解決では対応できず，対応に失敗してしまうため，新しい対処方法を求める必要に迫られる．新しい対処方法を用いるために，Ⅲ）新しい資源（内的・外的資源）の導入が必要となる．Ⅰ）〜Ⅲ）を経た後にもなお未解決

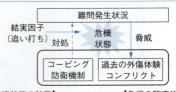

図1 危機状態のモデル/危機の特徴・段階・臨床的意味

【危機状態の特徴】
①急性・短期間
②行動の顕著な変化
③不安・危険・恐れ・罪悪感・抑うつ的感情
④身体的な緊張
⑤深刻度に個人差あり

【危機の臨床的意味】
1) タイミング・タイムリーな支援が重要
2) 治療関係を作りやすい時期
3) 自己変革の最も良い機会
4) 「分かれ目」の時期

【危機の4段階】
Ⅰ：緊張解消のために，いつも用いている問題解決法を試みる
Ⅱ：いつも用いている問題解決が失敗して，新しい対処方法を求める
Ⅲ：解決のために，新しい資源（内的・外的）を導入する
Ⅳ：未解決な問題が残った場合は，不安・緊張を抑圧して平衡状態を維持する

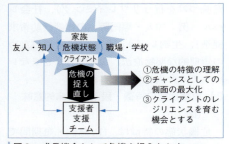

図2 成長機会として危機を捉えなおす

な問題が残った場合には，Ⅳ) 不安や緊張を抑圧して平衡状態を維持しようとする．抑圧による平衡状態の維持によって，未解決の問題やコンフリクトを抱え込むことになり，新たな危機に直面した時にさらに負荷を増す要因になることもある[1]．

2 活用のねらい

1) 成長機会としての危機

危機状態は，個人や集団にとってネガティブな側面だけでなく，危機の乗り越えを通じて成長を促進させるというポジティブな側面もある．臨床的には，1) 危機は急性・短時間であるため，介入のタイミングがタイムリーであることが非常に重要，2) 危機時には，それまで培ってきた対処方略・防衛機制を使い切り，新たな解決方法を求める動機づけが高まっているため，治療関係を作りやすい時期でもある．3) 今までと異なる対処方法でしか解決できない状況であるため，見方を変えると自己変革の最も良い時期と捉えることもできる．4) 新たな対処方法を身につけて危機を乗り越えられれば，対処のレパートリーが増え，一歩進んだ平衡状態に移行できるが，問題を抑圧してやり過ごすと，未解決の問題・コンフリクトを抱え込んでしまうため，「分かれ目」の時期でもある[1]．

このように，危機を「成長促進」の機会と捉え，積極的に意味づけをすることが肝要である（図2）．危機を「回避すべきもの，未然に防ぐべきもの」ととらえ過ぎると，リスク回避・管理的な対応になってしまい，新たな危機に直面した際のクライアントのレジリエンスを育む機会を奪いかねない．クライアントがコミュニティの中で自立し

て継続的に生活していくためには，危機の特徴を理解し，危機のチャンスとしての側面を最大限に活用する支援・働きかけが必要である．

2）リカバリー志向の危機介入のために

危機介入においては，従来のリスク回避・リスク管理の発想に基づく精神医学的管理アプローチから，地域生活の中でのクライアントのリカバリーを促進するアプローチへの転換が必要である．また，医療職・専門職のみで対応するアプローチから，クライアントの生活の場において，身近な支援リソースとなり得る家族・友人・同僚・教師などの非専門職のサポーターが自然に支えられるサポートシステムを構築していくことが大切である．特に，統合失調症や双極性障害などいわゆる severe mental illness（SMI）を持つクライアントを地域の中で支えていくためには，危機状況に遭遇したクライアントが，適切な援助をすばやく地域の中で受けられるためのシステムが不可欠である．従来型の精神医学的管理アプローチでは，症状の管理のみに重きが置かれ，危機をクライアントの成長につなげる視点が欠けているため，根本的な解決にはつながらず，クライアントのリカバリーを阻害することもあるため，注意が必要である．

3 活用する際の視点とコツ

1）生活臨床と危機介入

精神疾患，特に SMI を持つクライアントの危機をリカバリーにつなげるためには，生活臨床の考え方・技法が有効である．生活臨床とは，病院ではなくコミュニティの中で，SMI を持つクライアントの回復・リカバリーを支えるために，1950年代にわが国で生み出された地域ケアの方法論である[2]．生活臨床の最大の特徴は，症状の管理ではなく，クライアントの希望する生活目標を見つけ，その達成を支援することである．生活臨床では，生活が破綻しかかったクライアントに対して，① 時期を失せずタイムリーに，② 具体的かつ断定的に，③ 繰り返し，④ 無駄なことを言わずに働きかけることがコツであるとされている．これは，危機介入の原則である接近性（出来るだけ地域の中で介入する），即時性（危機に陥ったらすぐに支援する），見通し（具体的な見通しをもった明確な働きかけをする）とも通じる方法である．また，生活臨床では，クライアント・家族や友人・支援者の協働作業によって，支援の方策を探っていくプロセスを非常に重視する．危機を乗り越える上で協働するプロセスそのものが，クライアントの成長を促し，クライアントを取り巻く人々との関係を改善し，結果としてリカバリーにつながっていくことを目指す．そのため，失敗や再発を恐れず，希望の実現に向けて挑戦し続けるプロセスを，コミュニティの中で支援していくことが大切である．この点も，コミュニティにおける危機介入の指針として，非常に重要な点であるといえる．

2）平時における危機介入を支えるネットワーク・システムの重要性：英国のシステムを例に

地域における危機介入を迅速に行うためには，危機に直面したクライアント個人だけでなく，クライアントを取り巻く家族・友人・同僚・教師など，コミュニティのメンバーと，コミュニティの中（＝病院・施設の外）で協働することが必要不可欠である．また，専門サービスの側も，従来型の病院・施設中心のサービスから，危機状態の時点でクライアントが住む地域の中で即

表1 英国における CMHT および ACT，FACT チームの違い

	地域精神保健チーム CMHT	積極的訪問支援チーム ACT	フレキシブル積極的訪問 支援チーム FACT
対象者	精神疾患を持つ クライアント	重度精神病性疾患の既往があり，通常のサービスにはつながりづらいクライアントや併存疾患を持つクライアント	精神病性疾患の既往があるクライアント
年齢	導入時：17〜65歳 導入後は年齢制限なし	導入時：17〜65歳 導入後は年齢制限なし	17歳以上
専門・高度医療との関係	必要に応じて，他の専門医療サービスにリファーする	他のサービスには基本的にはリファーせず，チーム内の資源で対応する	他のサービスには基本的にはリファーせず，チーム内の資源で対応する
ケアコーディネータ1人当たりの担当患者数	30名	12〜15名	25名

（文献3）より引用）

時に集中的にサービスできるシステムを構築する必要がある．地域精神保健医療システムの構築が進んでいる英国では，地域の中で住民の精神保健医療的課題に広く対応する地域精神保健チーム（Community Mental Health Team：CMHT）に加えて，迅速な危機介入による入院予防を目的とした危機解決/家庭治療チーム（Crisis Resolution and Home Treatment：CRHT）や，精神病早期支援に特化した早期介入チーム（Early Intervention：EI），ニーズが複雑で手厚い支援が必要なクライアントを対象とした積極的訪問支援チーム（Assertive Community Treatment：ACT）が重層的に配置されたシステムとなっている．

3）日本における FACT モデルの可能性

近年では，地域精神保健チームと ACT チームの切れ目をできるだけなくし，シームレスな支援を実現するために Flexible ACT（FACT）が注目されている（**表1**）．CMHT は，定められた範囲（キャッチメントエリア）の地域に在住する，精神疾患を持つ住民個々人に対して，個別のニーズに合わせたケースマネジメントを，地域の中で提供する．1人のケアコーディネーターが担当する上限は30名である．必要に応じて，さらに専門的なサービスにつなげていく役割も担っており，危機時には，上述の CRHT や ACT，入院治療へのつなぎも行う．一方 ACT では，重度の精神疾患（主に精神病性障害）や併存疾患を持ち，従来のサービスにつながりにくい住民を対象とする．ケアコーディネーター1人当たりの担当上限は12〜15名であり，複雑かつ高度なニーズに対応するため，チームで1人のクライアントの支援を共有する．チームのリソースを最大限活用して，クライアントの地域生活を支え切る点が特徴である．FACT は，その中間的な性格を持ち，基本的には個別のケース担当制であるが，危機時などニーズが高まった状態のときには，1人のクライアントをチーム全体のリソースを活用して支える．ケアコーディネーター1人当たりの担当上限は25名である．FACT では，個別ケース担当制とチーム全体でのケース支援を，クライアントのニーズに応じて，特に平常時と危機時に合わせて柔軟に使い分けること

で，高強度のケアと低強度のケアの移行を切れ目なく行うことができる[3]．英国のような，ニーズに特化したチームを作り，ニーズに合わせてチームを使い分けるシステムが無い日本では，1つのチーム内でニーズに合わせてチーム編成を柔軟に変えていくFACTモデルが有効だと考えられる．実際，東京都世田谷区における精神科訪問専門クリニックのモデル事例[4]でも，FACTモデルと同様に，平時は個別担当制（プライマリ制）により基本的に1対1での支援を提供するが，危機介入時など非常に高度なニーズに対応することが必要な場合には，一時的に1人のクライアントを複数体制・チーム全体でフォローする体制をとる．

4 これからのコミュニティでの危機介入

地域の中で危機介入を迅速かつ適切に行うためには，個々の支援者の技量や個別支援技法以上に，クライアントを地域の中で支えるシステムを構築し，タイムリーかつプロアクティブ（問題が深刻になる前に動く）に機能する訪問型アウトリーチサービスを提供することが重要である．しかしながら，日本ではまだシステムが作られ始めたばかりであり，未だ不十分な状況である．今後は先進的なモデル事例を参考にしつつ，地域に応じたシステムを構築していくことが，地域で危機介入を展開する上で必須となる．地域の中でクライアントを支えるシステムがあってこそ，危機を成長につなげる実践が可能となる．

文献

1) 山本和郎：コミュニティ心理学　地域臨床の理論と実践，東京大学出版会，東京，1986
2) 伊勢田尭ほか編著：生活臨床の基本　統合失調症患者の希望にこたえる支援，日本評論社，東京，2012
3) Sood L, et al：Flexible assertive community treatment (FACT) model in specialist psychosis teams：an evaluation. BJPsych Bulletin 41：192-196, 2017
4) 近田真美子ほか：訪問専門の精神科クリニック，解禁か？「こころのホームクリニック世田谷」に注目する．精神看護 18：492-497, 2015

5 ネットワーキング

髙岡昂太

Key word リーダーシップ／マネジメント／コーディネート／多職種研修

要点整理

- 心理師のスキルは，多職種・多機関連携の中でもケースワークの一部として発揮できる．
- リスクが高いケースこそ，多職種・多機関ネットワークで対応する必要がある．
- 成熟したチームビルディングでは，連携機関と対立した際に，データに即した根拠を元に対立ポイントを会議で話し合うことが重要である．

1 技法の手続き

ネットワーキングとは，多職種・多機関連携を意味する．コミュニティアプローチでは，心理師のみで活動することはほとんどなく，さまざまなステークホルダーとの連携が前提となっていることが多い．欧米では，多職種連携として，組織内のコンプライアンスに基づき，基本的に専門職単位で連携することが多く，Inter-Disciplinary Team または Multi-Disciplinary Teams（MDT）という言葉が使われる．しかし，日本ではまだ多職種連携というよりは，所属長の判断が業務の意思決定に最も影響を与える多機関連携という言葉のほうが現場では馴染んでいると思われる．

連携で絡むのは医療・福祉・司法・教育・保育・保健などといった行政組織だけでなく，NPO/NGO，そして民間企業や大学・研究所なども含む．特にメンタルヘルス領域では，個人情報保護法及び各自治体の個人情報保護条例を遵守した上で，どのような情報が共有されるかは基本的に本人または子どもの場合は親権者から同意を得ることが前提となる．しかし，虐待や犯罪といった自傷他害に関わる情報は，個人情報保護を超え，関係機関には情報提供・共有がなされ，クライアントの早期支援と介入が行われる．

2 活用が必要な状況

MDTが必要な理由は，クライアントの支援に複合的な専門性が必要になる場合が多いからである．また，地域で自傷他害のリスクが高いクライアントへの危機介入や見守りなどにおいて，支援者一人では常時状況をモニタリングできない場合，多くのステークホルダーが関わることでリスクを分散・共有することが重要になる．

一つの例として，子ども虐待の例を挙げる．虐待対応の現場では，支援者が対象となる子どもの状況を見て，虐待かどうか判断に迷うことが少なくない．なぜならば，加害者は真実を話さずウソをついている場合があったり，被害児童は十分に事実を話せなかったり，または加害者から脅されて話すことが難しい状況にあるためである．そのような判断に迷う事例には担当者や一機関だけで判断をするのではなく，多職種のMDTで合議的に判断することが重要である．これまでの海外の研究で，性虐待事

例の対応において意思決定が児童保護局（日本における児童相談所）のみだった場合と，MDTにより合議的に意思決定した場合を比較した結果，20％のケースに判断の違いがみられたという（例：児童保護局は低リスクと考えるが，MDTでは高リスクと考えるなど）．その誤差に関する詳細を検討した結果，児童保護局は過剰に一時保護による悪影響（例：保護者との対立を恐れたり，子どもの安全よりも子どもが家庭で育つ権利を優先するなど）を懸念し，リスクを低く見積もる「正常性バイアス」が生じていたとされる．そのため，一つの組織の考え方だけで意思決定がなされるよりも，結果的にはMDTとして連携したほうがリスクを客観的に評価できていたと指摘される[1]．ほかにも虐待事例に対してMDTで対応した場合と一機関だけで対応した場合のリスク評価についてRCTを行った結果についても，MDTで対応したほうがより包括的な判断に至っていたという結果が出ている[2]．さらに経済的なコストに関する研究では，MDTが構築され連携がある程度機能してくると，対応時間が短縮され，平均してかかるコストを36％カットできるという[3]．

以上のように，MDTを構築する際は，導入当初は現場の時間，エネルギー，コストがかかるものの，将来的にはその投資が回収でき，それ以上の価値を生み出す可能性が高い．人的資源には限りがある分，すべてのケースをMDTではできないが，リスクが高いケース（例：重篤な身体的虐待や性的虐待など）や，調査をしても事実がはっきりしない場合などには，MDTで対応することが重要である．

3 活用のねらい

1）チームビルディングとしての心理師の役割

MDTを構築する上で，心理師が重要な役割となる理由は，（個々人の質に差はあれど）チームビルディングのためのリーダーシップを取れたり，チームメンバーのアセスメントとファシリテーションに優れているからである．効果的なチームを作るためには，チームとしての目的とビジョンを共有し，各メンバーの特性に合わせたファシリテーションと，チーム内のサポートや研修体制を整備することが求められる[4]．特にチームとして機能するまでには時間がかかるため，チームメンバー全体が失敗経験から学び，得意な各自のスキルを有効に活用するという視点が不可欠である．すなわち，チームを作り上げる過程自体が臨床的なケースワークの一つといえる．

また，コーディネーターとしてのリーダーシップを発揮するには，どのようなチーム運営ができるのか基礎心理学の知見が重要である．人材育成の視点でさまざまな心理学知見が活用されているように，MDTを構築するためにはグループダイナミクス理論や教育心理学的な知見が有用であるし，資料作成についてはユーザーインターフェイス＆ユーザーエクスペリエンスの視点から認知心理学の知見が役立つ．人が関わる以上，一つ一つのチームに違いが出るのはごく自然なことである．そのため，多職種・多機関連携のネットワーキングをどのように構築するかは，各チームの特徴や状況などを見立て，チームビルディングを実行し，評価を行うサイクルを絶えず繰り返していくことが重要である．

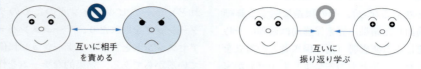

図1　MDTの成熟過程

2）チームにおけるコンフリクト

どんなMDTのチームビルディングでも，避けては通れないものが問題やコンフリクトである．チームメンバーも人間であるがゆえに，必ず合う，合わない，または対立関係になることは当然起こりえる．ただ，そのときに心理師としてどのような舵取りをするのか，という点こそ心理師の強みを活かせるチャンスである．

例えば子ども虐待の領域における多職種・多機関連携の研究では，コンフリクトが起こる理由は，チーム役割や見通しが共有されていなかったり，他機関がどのように動くかよく理解されていないことがあるためと指摘される[5]．その他，最低限知っておくべきエビデンスや法律知識，子ども虐待に対する共通のリテラシー（例：保護者との関係性よりも子どもの安全を優先するなど）がない場合や，チーム内の力量がバラバラで上手く対応できないことも理由の一つになりうる．どこでも最初から完璧に機能するMDTは存在しない．そのため，

多機関連携はただ作ってその都度動けばよいのではなく，地域の中で担当者が異動で変わっても持続的に機能するよう，成熟度を高める"仕組み"として，マネジメントしていくことが最も重要となる．そのマネジメントの一つの例が事例検討会（アドボカシーの項 p.492 を参照）である．MDTのマネジメントに関する研究によると，効果的にMDTが組織化されている地域は，事例検討会の開催が重要視され，そこからの学びをMDTのルールやシステム化につなげていた．一方，結成されたばかりのMDTでは，連携の相手機関の不備を突いたり，相手の支援者の質に文句を言うだけで，MDTの持続可能なシステムマネジメントはほとんど触れられていなかったといわれる[6]．

以上のように，MDTの成熟度も人との関係性や知見の積み重ねといったマネジメントが重要である（図1）．第一にネットワークを組む共通の目的をはっきりさせ，相手のニーズや役割を明確にする．コンフ

リクトが起こった際にも事例の特徴と過去の分析データに即して検討し、そこから得られた知見をシステムとして反映することが必要不可欠である。

4 活用する際のコツ

- 一人で事例を抱えず、MDTメンバーの得意な点を活かす。
- 忙しい時ほど、重篤ケースのリスクを過小評価しないよう、多職種・多機関で合議的に判断する。
- ネットワーク（MDT）を成熟させるためにチームメンバーの対立や問題は不可避である。そのような状況で、どのように会議を持ち、現状把握のデータに即してファシリテートできるかが心理師としてのポイントになる。

文献

1) Brink FW, et al：Child advocacy center multidisciplinary team decision and its association to child protective services outcomes. Child Abuse Negl 46：175-181, 2015
2) Goldbeck L, et al：A randomized controlled trial of consensus-based child abuse case management. Child Abuse Negl 31：919-933, 2007
3) Shadoin AL, et al：Cost-Benefit Analysis of Community Responses to Child Maltreatment：A Comparison of Communities With and Without Child Advocacy Centers(Research Report No. 06-3), National Children's Advocacy Center Huntsville, 2006
4) West M：Effective Teamwork：Practical Lesson from Organizational Research, 3rd ed, John Wiley, Hoboken, 2012
5) 髙岡昂太：子ども虐待へのアウトリーチ 多機関連携による困難事例の対応、東京大学出版会、東京、2013
6) Jackson SL：Results from the Virginia Multidisciplinary Team Knowledge and Functioning Survey：The importance of differentiating by groups affiliated with a child advocacy center. Children and Youth Services Review 34：1243-1250, 2012 https://doi.org/10.1016/j.childyouth.2012.02.015

4章　コミュニティ・アプローチ技法

6 アウトリーチ

髙岡昂太

Key word　地域包括支援／多職種・多機関連携／臨床心理学的地域援助／ソーシャルワーク

> **要点整理**
> - アウトリーチとは，臨床心理学的地域援助だけでなく，面接技法，アセスメントスキル，研究知見をすべて用いたアプローチである．
> - クライアントは，生物-心理-社会的問題から，自ら援助を求めない，または求めにくい状況にいることが多い．
> - アウトリーチでは，支援者自らが出向くことで，閉じた家庭のニーズを地域に開き，支援・治療につなげることが目的である．

1 アウトリーチとは

　アウトリーチとは，支援者が自らクライアントの元に出向く支援である[1]．家庭訪問にも近いが，家庭だけでなく，ケースの特性によって職場や居場所にも出向くことになる．理論的な背景として，近年，各自治体における地域包括支援の枠組みで論じられることも多い．コミュニティアプローチの一つであるが，日本でも母子保健，地域保健，精神保健などの保健・看護分野や，医療・福祉・司法・教育分野でもソーシャルワークの一領域として，多くの実践と研究が積み重ねられている．そのため，心理師だけがアウトリーチを行う場合もあれば，基本的に身の安全，複数体制による客観的事実の記録，複合的な専門性の担保という三つの理由から，多職種と一緒にアウトリーチを行うことも多い．そのため，アウトリーチは単体として議論されるよりも，多職種・多機関との連携とセットで論じられることが重要である．アウトリーチは場合によっては，危険を伴うこともあるため，支援者の安全を確保した上で，支援を行うことが必要である．

2 技法が必要な状況

　上記のように，自ら援助を求めない，または求められないクライアントが想定される中，アウトリーチは予防，介入，治療・再発予防の各段階で行われる．以下では，メンタルヘルスに関連した内容のアウトリーチ状況についてまとめる．

1）予防におけるアウトリーチ

　産後うつなどの予防や子育て環境のアセスメントのために保健師によるこんにちは赤ちゃん訪問事業や，大災害・事件後の被害者に対する必要な心理教育（例：災害後のサイコロジカルファーストエイドなど）を避難所に出向いて行うことなどがあげられる．

2）介入的におけるアウトリーチ

　妄想が伴う精神障害であったり，強迫性障害などで家から出られない場合に，アウトリーチを行い，その場で必要な心理教育や動機づけ面接により，医療機関につなぐことがある．また，犯罪や福祉領域で虐待やDV，性暴力被害などでクライアントをトラウマイベントから救出・保護すること

などもあげられる．

3）再発予防のアウトリーチ

　精神障害による入退院後に地域で生活するクライアントへの定期的なアウトリーチによる在宅支援もあれば，復職支援などによるその後の状況確認などでもアウトリーチが行われることもある．他にも虐待が疑われる家庭への見守り支援であったり，非行や犯罪者への保護観察などでもアウトリーチが使われる．

3 技法の手続き

1）アウトリーチを行う体制

　支援機関に行くことが難しいクライアントによっては身体的・心理的に症状レベルが深刻な場合があったり，クライアントだけでなく家族や親族の問題，地域性や文化の問題，社会・経済的な問題が複合的に絡み合うことが多い．その他，反社会的な団体や宗教問題などが絡むこともある．そのため，支援者一人がアウトリーチを行う状況はなるべく避ける必要があり，少なくとも二人体制で出向くことが重要である．また緊急事態には，クライアントの居住区域に立ち入ることが必要となる．そのためには，法律的根拠が必要で，具体的には介入段階における児童相談所の立入調査および臨検捜索，また警察による法的強制力を持った捜査と被害者保護などがあげられる．

2）複数対応の役割分担

　基本的に複数体制であれば，介入的に淡々と事実を確かめる役割と，受容共感的に関係構築をめざしながら話を聞く役割の二つを分担することになる．他にもどちらが主担当か副担当かで役割を分けることもあるが，いずれにせよクライアント・家庭のリスクに関する事実確認と，ストレングスを探し出す支援的なかかわりの両者が必要となる[2]．

3）第一声と訪問目的の説明

　アウトリーチ時は，相手が支援に対するニーズを感じていない，またはニーズを持っていないことが多いため，「何しに来た？」と怪訝な顔をされることが当然起こりえる．そのため，各地域性や文化に応じたあいさつや第一声であったり，訪問の目的理由を明確に伝えることが必要である．

4）現場とクライアントのプロファイル

　アウトリーチ時は事例のアセスメントや問題行動のケースフォーミュレーションだけでなく，クライアントのプロファイルが必要不可欠である．コミュニケーション時にクライアントの態度が攻撃的であったり，拒否的である場合も少なくない．アウトリーチに来た支援者は，クライアントの攻撃性を感情的に真に受けるのではなく，それ自体を分析することが必要である．具体的には，相手が「訪問支援などいらん！　帰れ」という場合，クライアントが精神障害に対する不安があるのか，何か法律に触れるような問題を隠しているのか，支援者に知られたくない事実があるのか，それとも生育歴や家族との関係に問題があるのか，訪問されたこと自体におどろき傷ついたのかなど瞬時に支援者の中で考えうる仮説を生成し，その可能性を一つずつ検証してつぶしていく作業が必要となる．いずれにせよ，通常の面接室では知りえないクライアントの生活空間を見ることができるので，その情報を加味しプロファイルを進めることが重要である．

5）リスクアセスメント

　情報がすべて揃わず不確かな状況下で意思決定が求められる際に，リスクの推定と判断をどのように行えばよいか，研究結果

に即して科学的に考えることをリスクアセスメントという[3]．特にアウトリーチ場面で危険が伴ったり，クライアントが予期せぬ行動に出る場合などでは，常にヒューマンエラーや見落としなどノイズとバイアスが生じやすいため，アウトリーチ時における科学的なリスクアセスメントは客観的な評価として有効である．なぜならばリスクアセスメントは症状評価だけでなく，どのような危険が今，そして今後起こりえるのか，科学的に検証された注意すべき項目をもとに，できるだけ漏れのない調査を行うことに役立つからである．

6）状況確認と意思決定

アウトリーチでは，面接室での待ちの姿勢ではなく，常に冷静かつ大胆に行動することが求められる．その点は，面接構造や治療構造論になれた支援者である場合，心理師としてのアイデンティティ問題に直面することもあるであろう．しかしながら，面接室で得られるクライアントの臨床像以上に，生活環境や家族との関係性，地域とのかかわり度合い，社会的リソースの活用度合いなど，より豊かなクライアントの情報を把握することができる．それらの情報を用いて，その場その場で次にどのように判断するのか意思決定が求められる．不確定な状況であり，どんなに調べても真実が明らかにならないことも多い．そのために，複数人体制での出動，出向いての現地調査，リスクアセスメント，そしてストレングスの発見といったさまざまな複合的な視点から，その後のコスト・リスク・ベネフィットを最適化したクライアントの生活の質（QOL）を高める判断が求められる．

7）法律や福祉制度の知識活用と関係機関へのつなぎ

状況によっては，訪問時にすぐにクライアントに使える法律支援は何か，生活保護を受ける具体的な福祉サービスはあるかなど，アウトリーチは心理学以外の知識が必要不可欠である．それらの知見を最初からすべて覚えることは到底無理であるが，複数人体制の相方の知見を借りたり，あるいはオンザジョブトレーニング（OJT）の中で身につけ，クライアントに還元していくことが求められる．また，実際のサービスや関係機関につなぐことも重要である．定量的な研究はないものの，多くのアウトリーチ熟練者は去り際に「何かあれば連絡ください」とは言わず，具体的に本項1）～6）までで得られた情報から，「今後○○のようなこと，□□なこと，その他気になったことがあれば，すぐに連絡をください．また△△のような状況が確認されれば，私たちがまたすぐに訪問します」など，具体的に援助を求めてほしい場面や条件，安全に関する介入基準を明確に心理教育し，クライアントのリテラシーを高めることを行っている[4]．

4 活用のねらい

前項で述べた内容について，大まかにフローチャートにしたものが図1である．

関係機関や調査で得られた情報の取得，更新を常に行い，仮説の精度を高めていくことがアウトリーチ現場では重要視される．また，問題を同定（ケースフォーミュレーション）し，今後の見通し（アセスメント）を立て，その仮説に対して支援や治療，および関係機関によるサービス利用の戦略を立てていくことになる．

例えば，今後アウトリーチ場面は，以下のような状況や課題が今現在検討されている．近年インターネットによる認知行動療法（internet based CBT：iCBT または

computer based CBT：C-CBT）により，ポピュレーションレベルを対象とする低強度セラピーが提供されている．しかし，ユーザーであるクライアントには低強度セラピーでは対応できない重症患者も一定数混じっている．そのようなユーザーが治療機関に自ら行けない場合などには，支援者がオンラインからSNSなどを通してアウトリーチを行うということも考えられる．

また，一方でこれまで述べてきたように，アウトリーチは臨床心理学以外の近接領域の知見が必要不可欠であり，かつ治療動機が低いクライアントに接し，通常の治療構造論から外れた枠組みで対応せざるをえないことが多い．すなわち，アウトリーチは臨床心理学スキルの中で最も高度かつ困難な技術の一つといえ，一個人のOJTだけでは，非常に専門性教育の時間とコストがかかる．そのため，現場でのデータ収集とリアルタイムコンピューティングによる人工知能を用いたリスクシミュレーション，より良い支援方法のリコメンドなど，テクノロジーの実装も重要な課題となっている．

5 アウトリーチをする際のコツ

・臨床心理学と近接領域の知見を総動員する．
・クライアントの特性に合わせたコミュニケーションスキルやジョイニングの引き出しを増やす．
・理論的な枠組みも重要であるが，論理的かつ高速な仮説の生成と検証が必要である．
・クライアントがネガティブな態度や言動をしてきたら，すべてを真に受けず，プロファイルが進むチャンスと捉える．なぜならば，そのような態度の裏側には不安や悲しみが隠されていることが多いからである．
・聞くだけのスキルでなく，見立てるスキル，わかりやすく話すスキル，関係機関につなぐスキルが重要である．
・アウトリーチはリスクが高い事例に関わることが多い．そのため，一人で抱えないチームビルディング（ネットワーキングの項を参照）やセルフケアの時間の確保が大切である．

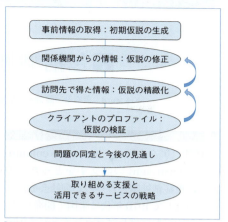

図1　アウトリーチ時の戦略フローチャート

文献

1）髙岡昂太：子ども虐待へのアウトリーチ 多機関連携による困難事例の対応，東京大学出版会，東京，2013
2）Turnell A et al：Signs of Safety：A solution and Safety Oriented Approach to Child Protection Casework, W W Norton & Co Inc, New York, 1999
3）Hurst NW：Risk Assessment：The Human Dimension, Royal Society of Chemistry, Cambridge, 1998
4）髙岡昂太：アウトリーチ・スキル．臨床心理学 15：718-721，2015

7 包括型地域生活支援

西尾雅明

Key word 重症精神障害者／地域移行／地域精神保健／超職種チーム

要点整理

- ACT（アクト）は，assertive community treatment の頭文字をとったもので，重症精神障害者への心理社会療法の一つとして1970年代に米国で開発され，科学的根拠に富むプログラムとして国際的に普及している．
- リカバリー（recovery）やストレングス・モデル（strength model）といった援助理念を重視し，24時間365日対応で医療や就労支援，ピアサポート機能なども包含したチームでの濃密なケアマネジメント（care management）を，主に利用者の生活の場で展開する．
- 心理師は超職種チームの一員として，総合臨床職（generalist）と専門職（specialist）の両面をもち活動する．

1 技法の手続き

ACT（アクト）は，assertive community treatment の頭文字をとったもので，州立精神科病院脱施設化過程で回転ドア現象に対応する必要があった1970年代の米国ウィスコンシン州マジソンで，Stein らが開発した，重症精神障害者のための心理社会療法の一つである．1975年に予備的研究が報告されているが，1980年に Archives of General Psychiatry に関連する3本の研究論文が掲載され，入院利用の減少と費用効果性が明らかとなり，この領域に

表1　ACT の対象

(1) 薬物療法など通常の治療では症状が改善せず，日常生活や社会生活上の苦痛や苦悩が持続，あるいは重度能力障害のために地域に適応できずトラブルを起こす傾向がある．
(2) 幻覚や妄想などの精神症状により現実検討能力が低下，あるいは病識がないために必要な精神保健サービスを拒否あるいは回避している．
(3) 薬物依存や身体合併症（糖尿病，腎不全，視覚障害など）のために包括的なサービス・ニーズが高まっている．

多大な影響を与えた[1]．邦語では，包括型地域生活支援などと意訳されることが多い．

> **MEMO** 回転ドア現象
> 入退院を繰り返すこと．

1）対象

対象となるのは，従来のシステムでは長期入院処遇となるか，頻回入院を繰り返す重症精神障害者で，**表1**のいずれかに該当する者である．

2）援助構造

① 在宅で多様なサービスが提供できるように多職種でチームアプローチを行う，② 利用者の生活の場である自宅や職場に出向く訪問が支援の中心となる，③ 責任をもって一貫性と機動力のある支援を展開するために多領域のサービスをチームが直接提供する，④ 24時間365日，電話などで連絡がとれる体制を保つ，⑤ 濃密な支援を担保するため，1スタッフにつき10

名程度と利用者数の上限を設定するなど，援助構造上の特徴がある．

心理師，看護師，作業療法士，精神保健福祉士などの多職種がケアマネジャー（ケースマネジャー）として支援を行い，これに就労支援担当者とピアサポーター，チーム精神科医，プログラムアシスタント（チーム内で臨床以外の事務的な業務に携わる秘書的存在）が加わる．米国のように統合失調症と薬物依存症の重複診断（dual diagnosis）例が多い国では，薬物依存の専門家が加わるなど，その国の背景にある精神保健の状況やプログラムを立ち上げた目的によって，スタッフ構成も異なる．チームリーダーには通常，精神科医以外のコメディカルスタッフが任命される．装備としては，オフィス以外に携帯電話や自動車が必要になるが，経費の8割ほどは人件費である．

年齢，居住地，診断，重症度などの観点から作成された加入基準を満たした利用者と関係作りを行い，保健医療福祉サービス，家族支援，就労支援などさまざまな領域のサービスを提供する．また，個別支援を重視し，支援計画作成など一連のケア・プロセスのなかでサービスを進めていく（表2）．チーム内の情報共有のため，出勤者全員による朝夕のミーティングが重要になる．

また，「理想的なACTにどれだけ忠実にサービスが実践されているか」を評価するために開発されたフィデリティ尺度（fidelity scale）では，尺度値と利用者入院日数との負の相関が確認されている．既存の訪問サービスとの違いは，対象者の限定，就労支援担当者やピアスタッフを含めた超職種チームアプローチであること，などが挙げられ，フィデリティの高いACTが普及することで，個人の善意や熱意でなく，システムレベルで地域での支援体制を向上させていくことが可能になる．

表2 支援の流れ

1. 利用者の加入
2. 関係作りと契約
3. アセスメント
   i．初期アセスメント
   ii．包括的アセスメント
4. 支援計画の作成
5. サービスの実施とモニタリング
6. 支援計画の見直し
   i．支援継続あるいは終了
   ii．終了の場合は時間をかけて他の社会資源に引き継ぐ（ステップダウン・プログラム）

| MEMO | 超職種チームアプローチ

ACTなどの多職種アウトリーチチームでは，チームサイズが小さく，スタッフ間の密接な連携が求められると同時に，職種の役割分担が明確ではない．地域での生活支援場面が多くなるためにケアマネジメントという共通の支援形式をもち，看護師が就労支援を，精神保健福祉士が心理教育を担うなど，職種を超えたかかわりが求められる．これは超職種チームアプローチと呼ばれ，各職種の技量，時にはスタッフの職歴やパーソナリティがブレンドされ，創発的な価値観やスキルを生み出す．こうした文化が，ある局面においてはサービス利用者がリーダーシップを発揮し，各専門職からの異なる意見を取捨選択しうる状況を担保する．

3）効果と限界

数多くのRCTによって，ACTの援助効果が高いことは良く知られている．Bondらは，対象をACTのRCT研究25に絞り，ACT群の方が結果が良好であった研究数，対照群との間に差が認められなかった研究数，対照群の方が結果が良好であった研究数を，患者満足度やQOLなどといった調査項目ごとに比較した．患者満足度，入院抑止，住居の安定性に関する効果は高く，それと比較すると精神症状や社会適応についての効果は不十分であった[2]．

このような初期の研究成果から，ACTはさまざまな診療ガイドラインに取り上げられ，エビデンス・ベイスト・プラクティス（evidenced based practice：EBP）としても推奨されることになった．米国連邦保健省薬物依存精神保健サービス部，米国精神医学会統合失調症治療ガイドライン，米国保健省主導のPORT（Patient Outcomes Research Team）治療推奨2009，統合失調症エキスパートパネルによるエキスパートコンセンサスガイドラインなどでも，心理社会的治療のエビデンスレベルで筆頭クラスに挙げられ，欧米各国，オーストラリア，ニュージーランド，南アフリカなど各国での導入の根拠となった[3]．

一方で，西欧州を中心にACT援助効果の限界を報告する研究も少なくないが，これは，ACT導入以前からの対象地域の入院率と，対照群のサービスの質，の二つが影響を与えたと考えられている．また，それまでのACTの研究や実践の影響によって，対照群を支援した既存の地域精神保健チームの力量が向上した側面も指摘されている[3]．

2 活用が必要な状況

厚生労働省「精神障害者に対する医療の提供を確保するための指針等に関する検討会」が平成25年12月18日に公表した「指針案とりまとめ」でも，入院医療から地域生活への移行推進，アウトリーチ（多職種による訪問支援）の整備などが重点事項として挙げられている．つまり，脱施設化あるいは地域移行の受け皿としてアウトリーチチームを必要数整備していく必要があるが，ACTは多職種アウトリーチの代表的モデルで科学的根拠も豊富であるため，国内での導入が検討され，平成14年度から国立精神保健研究所において厚生労働科学研究としてモデルプロジェクト（ACT-J）が実施された．その結果も受け，全国各地で中核となるACTチームが誕生し，全国の実践者同士の研修・交流のためのネットワークも形成されている．また，平成30年度より新たに，アウトリーチ支援にかかわる国のモデル事業が創設された．

3 活用のねらい

英国のコクラン共同計画による体系的レビューでは，「地域において重症精神障害者のケアを管理するための効果的な臨床アプローチである．入院治療のハイユーザーに正確に的が絞られれば，ACTは入院コストを概ね減じ，また転帰や利用者の満足度を改善することが可能である．政策立案者・臨床家・利用者は，ACTチームの立ち上げを支持するべきである」と結論づけている[4]．わが国においてもACTは，従来のシステムでは長期入院あるいは頻回入院を繰り返す重症精神障害者の地域ケアにおいて，入院利用を減少させ，転帰や利用者の満足度を高め，住居の安定性を向上させることが可能になる．

4 活用する際のコツ

1）重要な援助理念

ACTでは，地域での患者管理に陥らないように，いくつかの重要な援助理念を掲げている．リカバリーモデル（病状や障害の改善に焦点を当てず，健康な部分を活用しての自己実現にその人の目が向くことを重視），訓練よりもマッチングを大事にする姿勢，などである．日本のACTでは，ストレングスモデル（利用者や環境の長所に目を向けて関係作りや支援に活用していく）を大切にしている．

2）支援の多様性

ACTによる支援は元来，包括的であることが前提であるが，利用者と家族が同居する率が高いわが国での実践においては，さらに家族支援のニーズが高くなるし，就労支援やピアサポートを組み入れたうえでの多職種性が求められる．

3）支援者の意識と連携の在り方

ACTスタッフは共依存に陥らないようにし，ステップダウン（表2の6）が可能な利用者については，ACTの支援を終了するよう働きかけていくことが重要である．また，支援者側の万能感に基づく支援は，タイムリーな入院機会を逃し，利用者の自殺や地域から排除される結果につながりかねない．避けられない入院の場合は，ACTスタッフ自身が決断して動くべきである．さらに，救急医療機関との連携も含め，圏域の地域精神保健福祉システムを構築する一要素として全体の中に統合されることが肝要である．

> **MEMO** ステップダウン
>
> 利用者がACTを終了する際には，ステップダウンプログラムと呼ばれる終了計画に基づき，通常は3ヵ月程度かけて，ACTスタッフが既存の社会資源のスタッフと同行訪問したり，訪問頻度を減らすなどして，その支援者の状態にあった社会資源に円滑に移行できるよう援助する．

4）財政基盤の課題

診療報酬の平成26年改訂において，「精神科重症患者早期集中支援管理料」として，一定要件を満たす24時間体制の多職種アウトリーチチームによる，基準を満たす長期入院患者や頻回入院患者への退院後の在宅支援が診療報酬化された．同管理料は30年度より「精神科在宅患者支援管理料」に移行するが，現状では十分に採算性の高

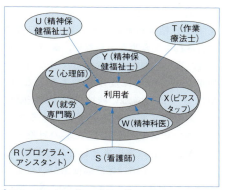

図1　チームアプローチの一例
灰色の楕円内のスタッフがこの利用者にとっての個別援助チーム（ITT）である．

い制度とはいえない．そのため，診療所，訪問看護ステーション，相談支援事業所などの組み合わせなど，既存の医療・福祉制度を活用することで，実態としてACTとして機能させているチームがわが国では主流であり，制度化と財政基盤の整備が求められる．

5 実践例

本例は，ACTについての架空事例である．ACTは，心理師自体が単独で実践するよりも，チームアプローチ（図1）に重点をおいたプログラムであるため，それに即した実践例とした．下線＿＿＿は心理師がgeneralistとしてかかわっている場面を，下線＿＿＿はspecialistとしてかかわっている場面として，例示している．

家族歴・既往歴とも特記事項なく，同胞2人の次男で1歳上に兄がいる．出生・発達は特に問題なかった．小学校時は成績良くおとなしかったが，中学3年頃から成績低下とともに被害関係妄想，幻聴が出現し，家庭内での精神運動興奮がみられ，16歳時にA大学病院精神科初診．統合失調症

の診断で入退院を繰り返した．30歳時に民間のB精神科病院に転医後は，幻聴に左右されて，食事をとらない，画びょうを飲む，裸で病棟内を歩き回るなどの問題行動があり，10年に及ぶ長期入院となり，ACTチームのあるC精神科病院に転院した．入院時に病棟担当医が記入するスクリーニングシートによりACTの対象となり（表2の1），主担当としてZ心理師が，副担当としてY精神保健福祉士がつくことになった（図1）．医療への不信感が強く病棟でも拒薬傾向にあったが，ACTスタッフは定期的に病棟内で過ごす本人のもとを訪れ，好きな音楽の話題で関係作りをし，時にCDショップへの外出にZ心理師も同行し，本人からACT登録の同意を得た（表2の2，3ⅰ）．複数のスタッフによる初期のかかわりのなかで，本人が抗精神病薬を服用しても残遺する幻聴に影響を受けていることや，長期入院のために退院に関しても両価的で不安が強く，父親との関係が悪いことなどが明らかとなった（表2の3ⅱ）．そのため，認知行動療法の素養があるZ心理師が中心となって，本人と相談しながら幻聴が強い時の気分転換の方法を検討し，さらに長期入院経験のあるXピアスタッフの介入と家族支援を組み入れた退院支援計画を主・副担当が病棟の担当看護師と協力して作成し（表2の4），ウィークリーマンションでの外泊練習や不動産同行を繰り返し（表2の5），アパート契約に至った．前医では実家への外泊時に規則的な服薬ができず悪化を繰り返していたが，アパートへの電話や訪問を活用した濃密な服薬支援を外泊時にも行い（表2の5），徐々に服薬自己管理が可能となった．退院後も本人の生活の場で，多職種のスタッフが，地域生活への適応状況や精神科状態像など，包括的な領域に関するアセスメントを実施し（表2の3ⅱ），通院支援と買い物同行以外に日帰り旅行などお楽しみのプランニング，家族支援なども継続し（表2の4，5），単身生活を支えている．一度，アパートの上の階の住人が変わってから物音に敏感となり状態が悪化したが，主担当のZ心理師・副担当のY精神保健福祉士・Xピアスタッフ・W精神科医（チーム精神科医で主治医でもある）で構成される個別援助チーム（Individual Treatment Team：ITT）以外の，通常は本人の訪問に入らないACTチームのスタッフ（S，T，U）も含めた訪問ローテーションを組み（図1），1日複数回訪問で再入院の危機を乗り切った．

最近では就労に意欲的な発言をみせていたので，Z心理師は支援計画を見直し，チーム内のV就労支援担当者に本人をつないだ（表2の6）．時にはZ心理師もハローワークに同行したり，一緒に商店街を散歩しながら本人がどんな店の前で目を輝かせるかをアセスメントしている．

| MEMO | アセスメント

かかわりと同時に完全なアセスメントと支援計画作成を実施することは，現実的ではない．初期アセスメントにおいて支援者は，関係作りも視野に入れながら，当面利用者とかかわっていくための最初のニーズと目標を明らかにし，初期支援計画を立てる．それに基づいた支援を行いつつ，可能な限り利用者の生活の場において包括的な領域のアセスメントを実施し，一定の期間内に支援計画を作成し（長期入院患者の地域移行においては退院支援計画となる），少なくても半年以内に見直しを行う．

| MEMO | 個別援助チーム

ACTでは，スタッフ全員が何らかの形で個々の利用者にかかわることで包括的ケアを容易にし，利用者が担当スタッフの突然の転勤や

休暇に動揺することを最小限に留め，かつスタッフ側の燃え尽きを防ぐ．さらに利用者単位でITTと呼ばれる，「全体のチームの中で，ある利用者に関するアセスメントと支援計画の作成，日常的なケアの提供と調整を中心となって行う小さな単位のチーム」が定められている．このITTは，個々の利用者毎に異なるスタッフで構成される．サイズの大きなACTチームでは，通常，主担当者（primary casemanager：利用者に対して支持療法や疾患管理教育を行うなど，日常的なかかわりをもつとともに，支援計画の作成と見直し，ITT活動全体の調整とモニタリングを担っている．利用者の危機的状況下では最初に連絡を受け，対応を検討する），副担当者（backup casemanager：利用者の日常生活支援に主担当者とともにかかわる．主担当者が不在の際や，危機的状態にある他の利用者の支援で手が離せない時には，代わりに日常支援サービスを提供する），看護師，精神科医，他のスタッフ（利用者のニーズにより，薬物依存に対する専門職や就労支援専門職，ピアスタッフなどが指定される）の5名程度でITTが構成される．利用者の状態が落ち着いている時は，ほとんどのサービスはITTにより提供される．一方で，利用者の症状あるいは機能障害の程度が重篤で支援ニーズが高い状況では，ITTの調整と監督のもと，チーム全員がかかわることで，1日に複数回の訪問支援を実現可能にする．日頃からITTはチーム全体に情報提供を行い，他のスタッフも必要に応じてITTに利用者の現在のケア方針を確認するなど，きめ細やかな連携が必要とされる．

アドバイス　心理師に期待されること

ACTの各スタッフは，特定の職種を除いてはgeneralistとspecialistの両面をもち活動する．チーム内で心理師がspecialistとして期待されることは，本例のように認知行動療法も含めた心理療法（あるいは心理療法的支援）の実施，利用者への心理検査の実施，スタッフへのスーパーヴァイズやメンタルヘルスケアの提供，と多岐にわたる[5]．一方でこの事例では，心理師がgeneralistとして機能しうることを強調している．これまでの常識にとらわれずに，生活の場での多職種協働スキルをバランス良く身につける必要があるが，心理師の役割や位置づけはチームにより異なる．

文献

1) Stein LI, et al：Alternative to mental hospital treatment.1. Conceptual model, treatment program and clinical evaluation. Arch Gen Psychiatry 37：392-397, 1980
2) Bond GR, et al：Assertive community treatment for people with severe mental illness. Disease Management and Health Outcome 9：141-159, 2001
3) 西尾雅明：ACT（Assertive Community Treatment）の現状と課題．精神科治療学 31（増刊号）：289-294，2016
4) Marshall M, et al：Assertive Community Treatment for people with severe mental disorder（Cochrane Review）. In The Cochrane Library, Issue 3, Oxford：Update Software, 2003
5) 仲　沙織：「包括型地域生活支援プログラム」のスタッフが心理職に求めること～質問紙調査を用いて～．病院・地域精神医学 58：277-285，2016

8 予防啓発

山崎修道

Key word ポピュレーションアプローチ／ウェルビーイング／当事者との協働／疫学

要点整理

- 精神疾患の予防には，発症を未然に防ぐ一次予防，発症後早期に支援し重症化を防ぐ二次予防，機能回復を促し再発を防ぐ三次予防がある．
- 予防啓発戦略を展開する際には，①住民全体を対象すること，②精神的健康（well-being）を高めるアプローチを使うことが有効であると考えられる．
- 住民全体を対象とした予防啓発活動では，①当事者・市民・専門職が協働して普遍性の高いメッセージを発信すること，②疫学的エビデンスに基づいた予防・啓発活動を展開することがポイントとなる．

1 活用が必要な状況

1）精神疾患の予防啓発をめぐる日本の現状

日本において一生のうちに1回でも精神疾患にかかる人は，約5人に1人（18%）である．また，2008年時点で，精神科を受診している人は，40人に1人（323万人）であり，近年さらに増加している（2016年時点で392万人）．2011年7月，精神疾患は，がん・脳卒中・急性心筋梗塞・糖尿病と並んで，医療法に基づく5大疾病として厚生労働省から指定を受けた．5大疾病化を踏まえて，2013年より，精神疾患が地域保健医療計画重点項目に含まれた．精神疾患対策への国民的なニーズは非常に大きい．それにもかかわらず，①精神疾患への偏見が未だ根強く，②精神保健医療サービスが未だに病院・施設中心で提供されていること，また，③住み慣れた地域の中で精神保健医療サービスを提供するシステムが脆弱なことが重なり，日本では精神疾患を抱えるほとんどの人が，必要な治療や支援を受けられていない．精神疾患発症後，長期間の未治療期間を経て重症化した後に，入院医療から治療が開始され，人生における負担が非常に大きくなってしまう構造になっている．

精神疾患の予防の段階は，発症を未然に防ぐ一次予防，発症後早期に支援し重症化を防ぐ二次予防，治療後機能回復を促し再発を防ぐ三次予防に分けられる（図1）．この三段階は他の疾患と同様である．しかしながら，上述のように，日本の精神保健医療システムでは，急性期の入院治療に投資が集中しており，かろうじて三次予防であるリハビリテーションに少ないリソースが回されている状況である．一次予防と二次予防に関しては，非常に脆弱なシステムとなっており，地域ベースの取り組みはほぼ皆無といってもよい．

2）住民全体を対象とした予防啓発活動の重要性

日本の精神保健医療サービスの構造を変え，病院中心で，重症化した後に後手後手に対応するシステムから，地域中心で，予防・早期支援を重視したシステムに転換す

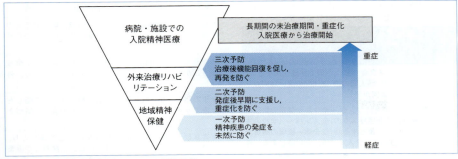

図1　日本の精神保健医療システムと予防啓発

るために，2010年に当事者・家族・専門職90名による「こころの健康政策構想会議」が発足した．3ヵ月間の集中討議を経て，提言書を作成し，2010年7月に厚生労働大臣へ提出した[1]．提言書でも，住民全体を対象としたコミュニティにおける予防・早期支援の重要性が強調されている．

コミュニティでの精神疾患予防戦略は，住民全体を対象とするポピュレーションアプローチと，発症リスクの高い集団に選択的にアプローチするハイリスクアプローチがある．住民全体を対象とするポピュレーションアプローチは，大規模な集団全体の精神的健康度を底上げし，結果的に発症者数や重症化する数を減らすという意味で効果が大きいが，長年の隔離収容政策の影響で精神疾患への偏見が強いわが国では，住民全体に発症予防を狙って啓発活動を行ったとしても，啓発の受け手が自分に関わることとして受け止められなかったり，専門サービスの利用を促したとしても，専門サービス自体がスティグマ化されているため，サービスの利用につながらず，予防や早期支援につながらない．精神疾患についての知識の普及・既存リソースの紹介は，かえって偏見を強めてしまうこともあるため，有効な予防啓発戦略を行うためには，発想の転換が必要である．

活用のねらい

1）精神的健康（well-being）を高めるポジティブアプローチへの転換

地域住民を対象とした精神疾患の予防啓発活動においては，「病気・症状（ill-being）をなくす」アプローチだけでなく，「精神的健康（well-being）を高める」アプローチが効果的である．精神的健康を高めるアプローチは，精神疾患の有無にかかわらず，個々人が自分らしく，より良く豊かに生きることを支えるポジティブアプローチであり，リスクを回避・軽減する従来のアプローチとは異なる．学校教育において若い一般人口全体を対象として，ポジティブな態度や行動を増やし，困難な状況に柔軟に直面しても立ち直るためのレジリエンスを身につけるためのプログラムを実施することが，集団全体の精神的健康を高め，メンタルヘルスの問題を予防する効果が大きいことが，多くのエビデンスで示されている[2]．わが国における予防啓発戦略でも，ハイリスク・症状軽減・アプローチから，ポピュレーション・ウェルビーイング向上・アプローチへ転換し，住民全体の精神的健康を戦略的に向上させていく取り組みが求めら

表1 個別（ハイリスク）アプローチと一般住民（ウェルビーイング）アプローチ

	個別（ハイリスク）アプローチ	一般住民（ウェルビーイング）アプローチ
問題意識	（ハイリスク者とそうではない）個人間の違いは何か？	（国や地域住民などの）集団間の違いは何か？
介入戦略	精神疾患を持つ人や，精神疾患発症リスクの高い人を対象とする特殊性の高い介入	全住民や特定の集団の全メンバー（学校の生徒全体・職場の職員全体）を対象とする，普遍性の高い介入
介入の目的	リスクの高い人の症状を減らす	症状を持つ人の数を減らす＋より健康的に生きる人の数を増やす

（文献2）より引用）

表2 ウェルビーイングを高める5つの方法

1 ひととつながる	Connect	家族や友達，職場や近所の人，身の回りの人とつながりましょう
2 からだをうごかす	Be active	散歩したり，自転車に乗ったり，スポーツしたり，外出しましょう
3 まわりをみてみる	Take notice	季節の移り変わりを感じたり，いつもの違いに気づきましょう
4 まなびつづける	Keep learning	知らないことを調べたり，新しいことに挑戦してみましょう
5 ひとにあたえる	Give	地域のグループ活動をしたり，周りの人が喜ぶことをしましょう

れる（**表1**）．

3 活用する際の視点とコツ

1）メディア関係者・政策立案者との協働

住民全体のウェルビーイングを向上させるためには，メディアを活用したプロモーションが有効である．英国ケンブリッジのWell-being Institute では，エビデンスに基づいた「Five ways to Well-being（ウェルビーイングのための5つの方法）」を分かりやすい形でまとめ，プロモーションに活用している（**表2**）．マスメディアだけでなく，ウェブサイトやSNSの活用も有効である．専門職だけでなく，行政・NPOを巻き込んだ上で，広報・メディアの専門職と協働して，予防啓発活動を推し進めることが必要である．地方自治体の政策にも関わるため，政策立案者・政治家との協働も必要となる．

2）当事者を含めたさまざまなステークホルダーとの協働：こころの健康を考える世田谷区民会議

わが国では，先駆的な試みとして，「こころの健康を考える世田谷区民会議（区民会議）」の活動が2012年5月より開始している．区民会議は，心の健康について，オープンな対話と議論を行う場としてスタートし，現在まで継続している（2018年10月現在）．世田谷区の住民であり，心の健康について関心がある人であれば，誰でも参加できるオープンな会議体である．精神疾患を経験した当事者とその家族を中心に，研究者・医療スタッフ・NPO関係者・行政関係者など，多種多様な立場の参加者が，対話と議論を続けている[3]．区民会議では，いち早く予防啓発戦略の中心に，住民全体を対象としたウェルビーイングを高めるアプローチを採用した．また，こころに不調を抱える人が気軽に立ち寄り，ウェルビーイングを高められる場として，「ここからカフェ」の活動を続けている．2016年2月には，4年間の成果を「世田谷宣言」としてまとめ，区長を含む関係者が集う区民向け報告会を実施した．今後は，ウェブサイトやSNSを用い，区民会議で創ったコンセプトの発信を強化していく段階である．

3）普遍性の高いメッセージを当事者・市民・専門職が協働して発信する

区民会議の活動の中でも,「ウェルビーイングのための5つの方法」は大きな柱となっており,多様な背景を持つ関係者に普遍的に訴えるコンセプトとなっている.これまでごく一部の人の問題だとされてきた心の健康についての認識を,地域で生活するすべての人に関わる問題という枠組みに変え,当事者意識を引き出していくためには,普遍性の高いメッセージを発信していくことが肝要である.そのためにも,精神保健に関心のある異分野・非専門職人材を地域のサポーターとして取り込んでいくこと,また,多くの住民・市民の協力・賛同を得るために,当事者・市民・専門職が協働してプロモーション活動を展開することが重要な要素となる.

日本でもすでに,当事者である若者自身が主体的に自殺予防活動に取り組むNPO法人などの団体も増えつつある.従来の精神保健医療専門職のみによる予防啓発活動では,地域住民全体を対象としたポピュレーションアプローチの場合,活動の広がりや有効性に限界があるため,さまざまな地域のステークホルダーと協働していく技能が求められる.

4）疫学的エビデンスに基づいたコミュニティでの予防・啓発実践

ポピュレーションアプローチによる実践を展開する際には,疫学的な視点やエビデンスが非常に役立つ.集団を集団として捉え,集団に働きかけていく上で,疫学のエビデンスは介入の指針となる.わが国では精神保健分野の疫学研究は,他国に比べて遅れており,わが国独自のエビデンスは限られているが,諸外国では多くの疫学研究の知見から,精神疾患発症や回復に関わる要因・因子の同定が進んでいる.また,精神疾患が非常に高頻度に生じることも疫学研究のエビデンスから示されている.疫学研究には,実際に地域で生活する住民を対象として,個人内要因だけでなく環境要因にもアプローチできる強みがある.疫学研究の知見が,個々のケースの概念化を進める際に役立つこともある.集団だけでなく,個々のケースへの先を見越した予防的な働きかけのためにも,疫学的な視点と知識が有用である.

5）これからの予防啓発戦略

住民全体を対象とした予防啓発活動を有効に展開するためには,① ウェルビーイングを高めるアプローチを活用し,すべての住民に届く普遍的なメッセージを発信すること,② 当事者・家族などのサービスユーザーを中心に,専門職・市民・NPO・行政関係者が協働して予防啓発に関わる事業を進めていくこと,③ 集団全体を捉える疫学的視点やエビデンスをベースとして戦略を立てること,以上の3点が今後コミュニティでの予防啓発戦略では重要となる.

文献

1) 大熊輝雄（原著）「現代臨床精神医学」第12版改訂委員会編：現代臨床精神医学,改訂第12版,金原出版,東京,2013
2) Huppert FA : A new approach to reducing disorder and improving well-being. Perspect Psychol Sci 4 : 108-111, 2009
3) 山崎修道：こころに優しいコミュニティ・デザインに向けて～世田谷区民会議の活動～.精神保健福祉ジャーナル 響き合う街で 67 : 27-32, 2013

9 アドボカシー

髙岡昂太

Key word 被害者支援／政策提言／子どもの権利擁護センター（Child Advocacy Center）／司法面接

要点整理

- アドボカシーとは政治的提言および権利擁護の文脈で使われる．
- 心理職だけでなく，多職種との連携が鍵となる．
- クライアントの権利を守るために，クライアントを最優先にするポリシーのもと，科学的な根拠とそれに基づく具体的支援が求められる．
- 子ども虐待分野で最もアドボカシーが進んだ組織は，子どもの権利擁護センターと呼ばれる医療－福祉－司法の多職種連携機関である．

1 技法の手続き

アドボカシーとは，社会的差別撤廃や医療制度の改善，環境問題への提言など，政策的な言及に及ぶものと，社会的弱者やマイノリティ，犯罪被害者などの権利擁護の文脈で使われるものの二つに大きく分かれる．現在もさまざまな議論があるものの，本項ではアドボカシーをクライアントの権利擁護を支援者が代弁・具体的支援するだけでなく，問題解決のための仕組みや制度作りも含むものとして概説する．すなわち，アドボカシーとはクライアントのことを最優先に考えるというポリシーのもと，社会福祉における権利養護の支援だけではなく，多職種・多機関と連携した包括的な支援とそのための制度設計までを含むものとする．

2 活用が必要な状況

アドボカシーが必要な状況とは，クライアントが心理的または社会的に不利益を被っている場合であり，クライアント個人への支援と社会全体への提言をしていくことが必要な段階である．

例えば，性暴力被害に対する被害者支援では，アドボカシーは被害に傷ついているクライアントの心理的サポートはもちろんのこと，警察や医療機関への付き添いであったり，福祉サービスを受けるための書類手続きの手伝い，専門職のコーディネートなど社会的なサポートも行う．さらに専門職が被害者支援のために必要な制度改革の必要性を，支援組織だけでなく政策決定者や政府に具体的に伝えることや，社会制度を変えた際にどのようにインパクトを測るのか，尺度や評価デザインを実装することもアドボカシーに含まれる．さらには，さまざまな問題状況で困っている支援者に対するコンサルテーションであったり，現場支援者を後押しする科学的エビデンスの提供などもアドボカシーの範疇となる．

3 活用のねらい

以上のように，アドボカシーは具体的支援活動や事業活動に関することから，政策決定者や市民，地域への広報啓発活動まで多岐にわたる．以下ではその具体例として，

欧米で子どもの虐待対応でグローバルスタンダードとなっている子どもの権利擁護センター（Child Advocacy Center：以下CACと略）について紹介する．

1）子どもの権利擁護センターとは

CACは，児童相談所，警察・検察，医療機関が各機関の縦割りを取り払い，被害児を何よりも最優先にするというポリシーのもと，CACに全関係機関の専門職を集める．そして，被害児への捜査・調査・介入から治療・支援までをその場で完了させる役割を持っている．近年犯罪被害者支援で広まっているワンストップセンターを，さらに家庭の問題に対して強化した多職種・多機関連携のアドボカシー機関ともいえる．物理的な空間は，センターとして確保されているところもあれば，関係機関の空き部屋をCACとして機能させているところなど地域によって異なる．運営母体も児童保護局（日本でいう児童相談所）主体，医療機関主体，警察検察主体，NPO主体のCACなど，各自治体によっても違いがある．いずれにせよ，CACは必要なときに即座に集まるチームという機動性が確保されていることがポイントである．

CACに求められる機能は，アメリカではCACの認定・評価団体であるNational Children's Allianceによって表1のような提案がされている．具体的な手続きの流れは図1を参照されたい．

2）CACの代表的な効果

CACで対応したケースとそうでないケースを比較すると，CACで対応したケースのうち80％は，60日以内に調査・捜査完了から申し立てまで意思決定が早く完了している[2]．またCACで対応すると，医療―福祉―司法機関がそれぞれ独自に調査する場合と比べて，性虐待ケースの場合，挿入行為がなかった性虐待は4倍開示しやすく，挿入が確認された性虐待でも1.5倍開示されやすかったという報告もある[3]．以上のような研究結果から，実際の支援の中で，被害児のアドボカシーのためには，具体的な面接手法への配慮から，関係機関が子どもの元に集まるという連携手法の洗練，そして科学的評価に基づく政策提言や啓発活動まで，CACでは広くアドボカシーの対象にしている．

CACはネットワーキングの項（p.474）で述べたように，導入時は各機関が行ってきたやり方があるので，議論のぶつかりや怒鳴り合いはごく自然に起こりえる．しかしながら，自らのやり方を踏襲するのではなく，被害児を最優先に考えるというスローガンの元で介入と支援を継続し，研究により評価を行い，そして制度を改変していくというサイクルを常に回し続けることが求められている．

4 活用する際のコツ

・CACは多職種・多機関連携をコーディネートし，実務・研究・政策提言のサイクルを回し続ける．
・CACは当初は各参加機関で怒鳴り合いやぶつかりが常に続くが，それはごく自然なことである．課題はむしろその際に，どのようにその問題が起こったかを整理し，データから評価し，被害者支援のための政策提言や多職種・多機関連携の協定書を結ぶなど，持続可能なシステムやルールにしていくことが重要である．

表1 子ども権利擁護センターに必要不可欠な10機能

	機能	目的とポイント	その他ポイント
1	医療ー福祉ー司法の多職種・多機関連携	・虐待対応の専門職として，医療機関・児童保護局・警察/検察が一同に集まること ・介入ー調査ー支援/治療を1ヵ所で行うこと	
2	文化的多様性と問題への対応	・被害児や家庭の文化的背景や宗教的な条件への配慮をすること ・身体的な問題に対する対応策を提示すること	・例：肢体不自由児に対するバリアフリーのアクセスしやすさ
3	司法面接 (Forensic Interview)	基本的に一度の面接で子どもに何があったのか被害事実を聞き取る半構造化面接として，以下2点 ・虐待を受けた子どもの治療と支援の前に被害事実確認をすること ・子どもに何度も被害事実を話す心理的負担を最小限にすること	・子どもに対する供述の誘導や面接者からのバイアスを与えず，裁判においても子どもの供述内容を科学的にサポートするために認知心理学で発達した認知面接を発展させた，科学的なエビデンスに基づく専門的な面接技法である ・世界にはいくつかの司法面接手法がある ・日本では主に児童相談所や警察，検察で使われているNICHDとChild First Protocol（以前はRATACと呼ばれていた）という二つのプロトコルがある ・実際の司法面接には，介入に関わる専門職のみ（児童保護局職員，警察官，検察官，被害児童への弁護士，全身医学的診察を行う医師など）が参加でき，司法面接者と被害児童の面接をモニター越しに見ながら一度の聴き取りで必要な情報をその場で共有する
4	法律的な支援やアドボケイト	・法律支援や社会経済的なサポートを行うこと	・被害事実を告訴する際の書類作成の手続き支援 ・心理的なトラウマを呼び起こせないよう，被害児の法廷証言では加害者と合わせないような配慮を求める　など
5	全身医学的支援	・司法面接と必ずセットで全身の医学的診察と治療を行うこと	例えば性虐待であっても，性器診察だけでなく，他の虐待の医学的証拠を見落としてはならない 理由はa）合併する身体的虐待とネグレクトの評価および必要な支援につなぐため，b）各所を診察して性虐待を含む虐待全般の記憶を引き出すことができるため，そしてc）病院は馴染みのある場であり子どもの羞恥心や不安を低減できるため（Bays & Chadwick, 1993）
6	エビデンスに基づく心理療法	・エビデンスに基づく心理療法（必要であれば集団認知行動療法や薬物療法の併用なども含む）を行うこと ・非加害親や非加害きょうだい，その他被害児童の養育家族になり得る大人に家族支援（環境調整などのソーシャルワークなど）を行うこと	CACで被害事実の調査・捜査が終了した段階（特に裁判判決までが迅速に終わる場合は裁判判決後から）で支援・治療初期に移る時から始まる
7	関係者全体での事例検討会と研究評価	・リアルタイムでの進行管理を行うこと ・終結ケースについて各機関の振り返りを行うこと ・必要な政策や支援方法の発展のため事例検討会と研究による評価を行うこと	
8	各事例のフォローアップ	・子どもがその後も支援を求める場合には，CACに来れば継続的に相談ができるように体制を維持すること	
9	組織的な研修会や啓発活動	・政策へ提言すること ・多職種や一般市民への地域啓発活動を行うこと	
10	子どもを最優先にした仕組みの構築と維持	・それぞれ機関の目的と関わり方が違っても子どもを最優先にするというポリシーを共有すること ・常にそのためにできることを維持する努力を惜しまないこと	

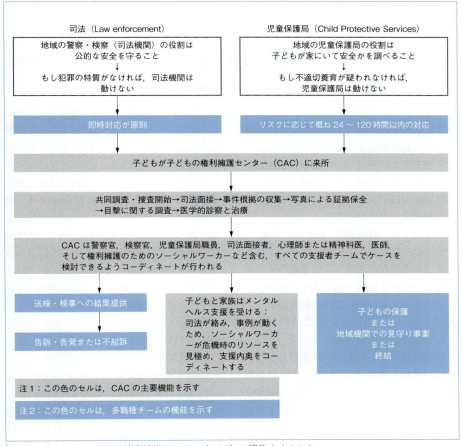

図1 どのように子どもの権利擁護センター（CAC）は機能するのか？
本図は National Children's Alliance による CAC モデル図を著者が翻訳したものである。
（文献1）より引用改変）

文献

1) National Children's Alliance：Standards for Accredited Members Revised Effective -2017. Retrieved from http://www.nationalchildrensalliance.org/sites/default/files/NCAAccreditationStandards201708202015.pdf, 2015
2) Walsh WA, et al：How long to prosecute child sexual abuse for a community using a Children's Advocacy Center and two comparison communities? Child Maltreatment 13：3-13, 2008
3) Walsh WA, et al：Which sexual abuse victims receive a forensic medical examination? The impact of Children's Advocacy Centers. Child Abuse Negl 31：1053-1068, 2008

10 政策立案

山崎修道

Key word マス目モデル／当事者との協働／コ・プロダクション／地域包括ケアシステム

要点整理

- 精神保健医療政策を立案する上では、マス目モデルが役立つ。精神保健医療政策は、3つの空間軸（国・地域・個人）、3つの時間軸（準備・実行・評価）に分けて整理することができる。
- 先進国では、精神保健医療政策の立案や、サービス提供のためのガイドライン作成は、専門職だけでなく、当事者やその家族といったサービスユーザーと協働（コ・プロダクション）して行われている。
- 日本でも、2010年に、こころの健康政策構想会議が設立され、当事者・家族・専門職が協働した上で、政策提言が行われ、精神疾患が5大疾病として認められた。すべての住民を対象とした政策立案プロセスでは、コ・プロダクションが重要である。

1 活用が必要な状況

1）日本における従来の精神保健医療政策

日本の精神保健サービスシステムは、5人に1人が一生のうち1回は精神疾患を経験し、40人に1人が現時点で精神科医療サービスを受けているというニーズの大きさにもかかわらず、他の保健医療サービスと比べて、予算・人員ともに規模が小さく、ニーズに合った投資を受けてこなかった。厚生省による「精神科特例」（1958年）によって、精神科病床運営に必要な医師数が他科の3分の1、看護師が3分の2に抑制されてきたため、ニーズに見合ったサービスを提供できていない。低コストに利用できる入院施設への投資が過剰に進み、2014年時点で人口10万人当たり269床と、先進諸国に比べて群を抜いて多い精神科病床数となっている。医療費の配分は、精神科入院医療への投資が73%、入院外医療への投資が27%となっており、地域ケアシステムが完成している英国（入院35%、外来65%）とは、予算配分比率がほぼ逆転している。日本の精神保健サービスは、入院医療中心のシステムとなってしまっている。

2）人材を病院・施設から地域の中へ

1970年代以降に精神科病床数を政策的に削減し、脱施設化を達成した英国では、施設でのケアから地域内でのケアに投資をシフトし、支援スタッフの人員配置を病棟から地域へと移行させた。病院・施設依存のシステムは、地域の中で支えるシステムよりも高コストであり、医療費財政の逼迫から今後行き詰ることが予想される。重症化した後に入院医療で対応するよりも、軽症・早期段階に地域の中で対応する方が、当事者の立場からみても、生活・人生への影響を最小限に食い止められるメリットがある。しかし、わが国では精神科病院内に人材が集中していた時代が長く、地域でサービスを展開できる人材が非常に少なくなってしまっている。サービスの地域化を進めていくためには、まずは精神科病院内

に留まっている人材を，地域の中で働けるように政策的に誘導していく必要がある．

2 活用のねらい

1）政策立案の枠組み：マス目モデル

精神保健医療サービスに関する政策を整理する上では，マス目モデルが役立つ．マス目モデルでは，精神保健医療政策を，空間軸である 1) 国レベル，2) 地域レベル，3) 個人レベル（表1），そして時間軸である A) 準備段階，B) 実行段階，C) 評価段階（表2）の 3×3=9 マスに分けて捉える．マス目モデルで現状の精神保健医療サービスを整理することで，① サービスの強みと弱みの幅広い評価，② 評価に基づいた改善プランの立案，③ 国・地域の実情に合わせた解決策の実行が可能となる．

2）マス目モデルを通してみる日本の精神保健医療政策（表3）

マス目モデルを用いて，日本の精神医療の現状と，2010年以降の改革の動きについてまとめた．日本の精神保健医療は，病院への入院治療に投資が集中しており，しかも，病院で提供されるサービスも，精神科特例によって，少ない予算・人員に抑えられてきた．病院でしか治療が開始できず，病院でも人員不足から非常に少ない時間での不十分な外来診療（いわゆる3分診療）と，重症化後の入院医療に限られていたため，精神科病床数が世界でも類を見ないほどに増え，自殺者数も高止まりしていた．地域レベルでは，1994年の地域保健法制定以降，保健所統廃合による地域精神保健機能の予算・人員削減に伴って，重症化したケースへの対応に限定されていき，早期・日常からの支援関係づくりが困難となった．また，高齢化の進展に伴い，認知症患者数が増加していくにつれて，強制入院件数，特に家族等の同意による医療保護入院が増加の一途をたどっている．個人レベルでは，精神疾患に関する情報不足のため，身近に頼れる人が非常に少なく，地域に専門職がいない状況となっている．家族のみでケアをせざるを得ず，早期に援助を求められないため，重症化した後に入院治療から始めなければならなくなってしまう．自らの意に反した強制入院の体験は，当事者のトラウマ体験につながり，長期にわたる入院によって地域生活が断絶されてしまうことから，当事者や家族の人生に非常に重い負担を与えてしまう．

3）こころの健康政策構想会議による精神保健医療政策改革（表4）

こころの健康政策構想会議では，現状を変えるための政策を当事者・家族・専門職の協働により提言書にまとめ，厚生労働大臣へ署名とともに提出した．提言に基づく基本法制定を求める国会請願署名は，短期間で70万筆を超えた[2]．この動きを発端に，精神疾患が5大疾病化され，精神科特

表1 マス目モデル（空間軸）

1) 国レベル：精神保健医療に関わる政策・法律・標準的な治療法を定める段階になり，日本では，国会・厚生労働省等関連省庁・国の研究機関等が関与する．
2) 地域レベル：国レベルと個人レベルの中間に位置し，国の政策に基づいて個人にサービスを提供する具体的な仕組みを動かすレベルとなる．
3) 個人レベル：一人ひとりの患者・家族・市民が実際にサービスを受ける段階であり，個別の臨床実践の段階に当たる．

表2 マス目モデル（時間軸）

A) 準備段階：サービス提供に必要な予算・人員・設備・政策・法制度などを用意し，策定していく段階
B) 実行段階：準備段階で投入した様々な資源をもとにサービスを実際に提供していく段階
C) 評価段階：実行段階で提供したサービスの効果を評価する段階　となる[1]．

表3　マス目モデルによる日本の精神保健医療サービスの現状

	準備段階	実行段階	評価段階
国レベル	病院での入院治療に重点配分された予算 ニーズに対応できない少ない人員	病院でしか治療が受けられない 短時間での医師の診察 重症化して入院治療	世界トップクラスの精神科病床数 自殺者数の高止まり
地域レベル	地域精神保健機能（保健所・訪問支援など）予算・人員の削減	重症化したケースのみへの対応に限定 日常的な関係づくりの困難さ	強制入院件数の多さ
個人レベル	情報不足・身近に頼れる人がいない 地域に専門家がいない	家族のみでケアをせざるを得ない 重症化して入院	長期の入院による 地域生活からの断絶 人生への負担大

表4　マス目モデルによる日本の精神保健医療サービス改革の方向性

	準備段階	実行段階	評価段階
国レベル	当事者・家族・専門家の協働による「こころの健康政策構想会議」 厚生労働大臣への提言書の提出	精神疾患5大疾病化 精神科特例廃止 基本法制定へ向けた活動	国レベルでのDALYsによる評価 自殺率による評価 社会的損失による評価
地域レベル	行政・市民協働のプラットフォームとしての「こころの健康を考える区民会議」の発足	地域住民のウェルビーイングを高めるための活動 （普及啓発・場づくり）	地域レベルでの自殺率・DALYsによる評価
個人レベル	当事者・家族・専門家への最新情報の提供 日本の現状と改革の必要性について認識を共有	正しい知識の普及 家族のみで抱え込まず早い段階で相談・支援を受けられる体制づくり	当事者・家族のウェルビーイングに基づいた評価

DALYs：障害調整生命年（disability-adjusted life years）

例廃止等の法改正の動きへつながっていった．国レベルの動きを受け，地域レベルでも「こころの健康を考える区民会議」が発足し，地域住民全体のウェルビーイングを高めるための協働活動がスタートした．改革は端緒についたばかりだが，こころの健康政策構想会議の動きは，精神保健医療の政策立案という点から見て，画期的なものであった．

3　活用する際の視点とコツ

1）政策立案を当事者との協働で進める「コ・プロダクション」

諸外国では，精神保健医療サービスに関する政策立案プロセスを当事者や家族といったサービスのユーザーと協働して進められている．わが国でも，精神疾患を経験した当事者から政策について意見を聞くこともあったが，専門職・行政主導で大枠を決定した後に，補足的に意見を聞くことが常であり，本質的な協働ではなかった．コ・プロダクションと呼ばれる近年英国を中心に広がっている政策立案プロセスでは，サービスの最終的な受益者であるユーザーが，政策立案の最初から，専門職や行政担当官と同じ立場で政策立案に参画する．政策立案だけでなく，臨床ガイドラインの策定プロセスでも，当事者・家族が積極的に関与している．英国のNICEガイドライン策定プロセスにも，当事者や家族が，精神保健医療サービスユーザーとして策定に参画し，重要な役割を担っている．

コ・プロダクションを通じて，サービスと地域の双方が効果的に変化することが知

られている．コ・プロダクションの基本原則は，サービス利用者と専門職の間の対等性と相互性の関係を基盤にし，サービス利用者と専門職との間の信頼関係を築き，それぞれの長所・持ち味を発揮し合う協働の取り組みを推進することである[3]（図1）．

2）日本での今後の動き：地域包括ケアシステムとの統合

こころの健康政策構想会議は，国レベルでのコ・プロダクションであったが，今後は，国レベルと個人レベルをつなぐ地域レベルでのコ・プロダクションによる政策立案が重要になる．こころの健康を考える世田谷区民会議にように，地域レベルで精神保健医療サービスの在り方を，当事者・家族・専門職・行政・一般市民が集まって協働しながら検討していく会議体がスタートした．今後は，厚生労働省が打ち出す地域包括ケアシステムの中に，いかに精神保健医療にかかわる課題を入れ込んでいくかが重要になるだろう．

地域包括ケアシステムとは，団塊の世代が75歳以上となる2025年を目途に，重度な要介護状態となっても住み慣れた地域で自分らしい暮らしを人生の最後まで続けることができるよう，住まい・医療・介護・予防・生活支援が一体的に提供されるシステムのことである．厚生労働省は，今後認知症高齢者の地域生活を支えるためにも，地域包括ケアシステムの構築を重視している．地域包括ケアシステムは，市町村や都道府県が，地域の自主性や主体性に基づき，地域の特性に応じて作り上げていくことが必要とされている．元々は認知症を持つ高齢者の地域生活を支えることが大きな目的であったが，2016年には精神障害を持つ当事者に対応した地域包括ケアシステムの構築を目指すことを厚生労働省が指針とし

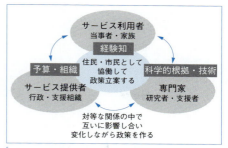

図1　コ・プロダクションによる政策立案

て打ち出している．

3）すべての住民のウェルビーイングを高めるための政策立案へ向けて

これまでの専門職主導・行政主導の政策立案は，すでに時代にそぐわないものとなりつつある．これからは，当事者・家族・市民・専門職・行政が対等な立場で議論し，協働して政策を立案していくことが必須となる．コ・プロダクションを進めていく上では，立場や価値観の異なる多様な人々の合意形成を進めていくための方法や，コミュニケーションを促す仕組み・仕掛けとともに，精神保健医療サービスの目的が，すべての住民のウェルビーイングを高めることにあるという理念を改めて中心に据える必要がある．

文献

1） Thornicroft G, et al（著），岡崎祐士ほか監訳：精神保健サービス実践ガイド，日本評論社，東京，2012
2） 大熊輝雄（原著）「現代臨床精神医学」第12版改訂委員会編：現代臨床精神医学，改訂第12版，金原出版，東京，2013
3） 小川一夫ほか編：コ・プロダクション：公共サービスへの新たな挑戦―英国の政策審議文書の全訳紹介と生活臨床，萌文社，東京，2016

5章　疾患・問題別の専門技法

5章　疾患・問題別の専門技法

1 うつ病

1) うつ病の認知行動療法

杉山　崇

Key word　うつ病／認知再構成法／スキーマ同定／下向き思考法

要点整理

- うつ病の認知行動療法は症状の概念化と目標設定，活動記録と行動活性化，認知再構成法，スキーマ同定のプロセスを6ステージに分けて考える．
- クライアントの動機づけやうつ病についての実感をベースに，クライアントが感じている痛みに沿ってうつ病理解を深めることがポイントである．
- 各セッションで関係構築/関係の確認（step 0），現実受容（step 1），問題解決技法（step 2）の3つのstepが必要であるが，事例のステージとクライアントの個性に応じてどのstepが手厚くなるかは変わることがある．

1 技法の手続き

1) CBTの3 steps

うつ病の認知行動療法（以下，CBT）では各セッションを表1の「関係構築（step 0）」「現実受容（step 1）」「問題解決（step 2）」の3つのstep[1]を下から上へと積み上げたい．ただし，事例の進展（ステージ）に応じて各stepの厚みが変わる．また「活用のコツ」で詳述するがクライアントの個性に応じても厚みが変わる．

2) セッションの構造

うつ病のCBTは後述する6ステージ（16回）で展開することが多いが，各セッションに共通した構造から紹介しよう．

1セッション30分以上で，① セッション開始前にBeckうつ病スケールなど症状の状態をチェック，② ホームワークをふり返る，③ アジェンダ（課題）の設定と協働的問題解決（話し合い），④ ホームワークの設定，⑤ セッションへのフィードバックを求める，のプロセスで構成する．なお，開始前に＜効果を高めるために…＞と，CBTの啓発書を読むこと，治療ノートを作って各セッションで行ったことや気づきを記録すること，を促しておこう．

アジェンダは心理師が必要と思うこと，クライアントが話したいこと，を双方向的に話し合って設定する．はじめは心理師主導になりがちであるが，「慣れてきたら積極的に提案してほしい」と依頼して少しずつクライアント主導にする旨を示唆しておこう．また，クライアントが自覚および認識している問題点を最優先して，クライアントが自分に必要なアジェンダだと実感できる配慮を心がける．問題の解決ではなく「問題の緩和」を目標にして「不安を和らげる」「苦手な仕事（人）に慣れる」「何ができるか考える」など達成可能なアジェンダの設定を目指そう．

3) ステージ1（1～2回目）

ここでは，① 治療関係の入り口，② 心理師によるクライアントの理解，③ クライアントによる症状理解の入り口，④ クライアントのCBTへの期待の醸成，など今後のCBTの展開への基盤を築く．①は

表1 CBTの3 steps

step	目標	主な技法（方法）
step 2	問題解決技法 （認知・行動・ 感情の変容）	情報提供・心理教育 問題解決技法 環境調整・行動実験 認知再構成法（コラム4-7） 情動調整法，など
↑　↓		
step 1	現実受容 （現実検討） （自己理解・ 状況理解）	認知行動アセスメント 認知再構成法（3つのコラム） 損益比較法 外在化（ワークシート），など
↑　↓		
step 0	相談関係 （関係構築） （関係の確認）	傾聴技法 ↓　↑ 「苦悩」の把握 空想・願望・動機づけ （欲求×目標×達成期待）の把握

（文献1）より引用一部改変）

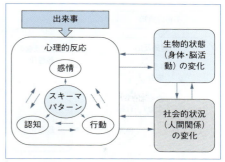

図1　CBTの基本モデルと生物―心理―社会モデル

クライアントが「いま最も困っていること（病歴・症状）」と「来談への動機づけ」を心理師が受容・共感的に聴取することから始まる．時に「医師に言われて来た」と来談に消極的なクライアントもいるが，その際は消極的であることも含めて受容・共感しよう．その上で「今困っていること」にCBTが役立つかどうか話し合う提案をしよう．

②③は「出来事→認知・感情・行動→症状」，そして「生物―心理―社会」の病態を図1に基づいて聴取することからはじめる．

聴取のポイントは「出来事―認知（解釈・評価）―気分・行動」の関連に重きを置き，特に認知と気分・行動については受容・共感的に情緒的な応答を心がけよう．

④は認知と行動が変われば心理だけでなく生物的状態や社会（人間関係）の状況も変わる可能性を強調し，「CBTで改善した人がたくさんいるので…」など結果への期待を与える．心理療法の効果要因の一つは期待（プラセボ）であり，CBTでは「効果をうたう効果[2]」も重要である．

4）ステージ2（3～4回目）

ここでは，① 症状・問題の概念化，② 治療目標の設定，③ 行動モニタリングと活性化を行う．①はステージ1の聴取をさらに精緻化して「何が問題の本質か？」を解明する．

例えば，図2の事例は「失職中のクライアントが求職活動で応募先から不採用通知を受けた」場面である．なお，このステージでは必ずしも認知・行動・感情を明確に分けずに，大まかに症状を中心にした病態を共有できればよい．大事なポイントはクライアントにとって何が最も「辛い（変えたい）」と感じているのか同定して，そこを中心に共感的に共有することである．例えば「抑うつ気分が辛い」，「何もできなくなることが辛い（行動の停滞）」，あるいは「寝つけなくなることが辛い（生物的不調）」と，クライアントの実感はさまざまである．実感を中心にした共感豊かな概念化を目指そう．

②はまずは「問題リスト」を作成して，取り組むべき問題の優先順位をつける．ポイントは改善への動機づけと改善可能性が高いかどうかである．全般的な上位目標と具体的な下位目標に分けて設定する．例えば「仕事を見つける」が大目標ならくそのために何から始めましょうか？＞とそれを

1）うつ病の認知行動療法

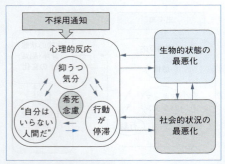

図2 失職中の求職活動

阻んでいる心理的反応，社会的状況，生物的状態の改善を下位目標にする．「行動できるようにする」「サポートしてくれる資源を増やす」「目覚めをよくする方法を探す」などが下位目標になる．

なお，例えば「応援してくれていた人に見放されそう」といったクライアント本人だけではどうにもならない問題を目標にしてはいけない．このような場合は「見放されるリスクを増やす行い，減らす行い」を探る，など本人ができる目標を設定しよう．

③は1週間の活動記録表を書いてきてもらい，症状・問題，目標に影響する活動を探る．良い影響がありそうな活動を増やす工夫を話し合うことで，クライアントを活性化することが重要である．

5）ステージ3（5〜6回目）

ここからは認知再構成法がスタートする．まず，① 3つのコラム法の使い方を身に着け，② 目標達成を阻む自動思考を同定する．図2の事例なら「不採用通知」という出来事（コラム1）に対応して「抑うつ気分」という感情（気分）が発生した対応関係の発見（コラム2）から始まる．次に感情の強度を＜これまでで最も強いときを100としたら，あなたの感覚としては…＞と数値化してもらう．

ポイントは数値化と感情の言語化に慣れていない人への対応である．＜数値化することで改善がわかりやすくなります＞と意義を強調し，＜感情は"悲しい""心配"など一言で表すもの＞と説明しながら感情の例を示す，と言った対応が効くことが多い．

次に「自分は…」などの自動思考の発見に進む（コラム3）．＜このときどのようなことが頭に浮かんでいましたか？＞＜連想していたことはなんですか？＞など複数の言い換え方を用意しておこう．なかなか出てこない時は，Beckの抑うつ認知の3大徴候を念頭に自己・他者・世界がそれぞれどのように見えているのか聴いてみるのも一つの方法である．自動思考が出てきたらその確信度について，＜間違いないと思っていれば100として，あなたの感覚としては…＞と数値化を促そう．

最後に自動思考と感情の対応関係を確認しよう．＜仮に，このように思わずに済めば感情は変わりそうでしょうか？＞など，対応関係を考えてもらう質問を投げかけて実感が持てるように支援しよう．なお，3つのコラムは使い方を覚えたらホームワークとして別の場面について書いてもらう．

6）ステージ4（7〜12回目）

ここでは認知再構成法がさらに進む．7つのコラム（コラム4〜7）を展開して自動思考の検討と適応的思考の発見を行う．検討の方法は，① 認知のかたより（p.399参照）の例を紹介して，これに陥っていないか話し合う方法，② 自動思考を裏づける根拠（コラム4）と反証を見つける（コラム5），の2つの方法がある．どちらの方法でも構わない．①②とも具体的な実施方法はp.399を参照してほしい．

なお，ここで自動思考に認知の誤りがなく，反証もほぼないことが確認される場合

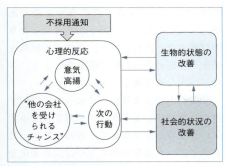

図3　認知再構成法による介入

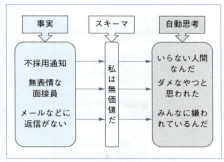

図4　スキーマが自動思考を生む

もある．その場合は，クライアントと話し合った上で問題解決療法（p.405参照）や対人関係療法（p.317参照），アサーション・トレーニング，などに誘導するほうが良い場合もある．

　次にクライアントがこの自動思考と距離をとっても良いと思えるようになったら，新しい考え方を探る（コラム6）．考え方を探す方法は考えうる最強最悪の展開と最も楽観的な展開を考えてもらう「シナリオ法」，＜他の人があなたのように考えていたら，なんと助言しますか？＞，＜信頼している人たちなら，どう考えそうでしょうか？＞または＜元気な時（または10年後）のあなただったらどう考えますか＞などと問いかける「視点の切り替え法」，などが代表的な方法である．

　図3では求職中の不採用通知について「他の会社を受けられるチャンス」という新しい考え方を見つけた（コラム6）．確信度が高ければチャンスと捉えることで抑うつ気分が軽減し，わずかであるが意気高揚が見られる．この対応関係を気分数値の変動確認を通してクライアントと共有する（コラム7）．

　新しい考え方を使って生活してもらう行動実験を通して効果的であれば新習慣として続けてもらう．効果が低ければ，コラム6に戻ってみよう．

7）ステージ5（13〜14回目）

　ここはスキーマを整理するステージである．手順としては，① 図4のようにスキーマが自動思考を生むことを心理教育し，② スキーマを同定する協働作業，を行う．

　①の心理教育のポイントを挙げる．

・スキーマの説明を伝わるように行う．例えば＜過去の経験の中で獲得した考え方の雛形（テンプレート，信念）＞など．

・＜身につけた時は必要だったことが多い＞などスキーマがあることを悪く思わない工夫．

・スキーマ同定の意義を伝える．例えば＜柔軟な考え方や自由な行動を妨げることがあるので，ここで確認しましょう＞＜明らかにしておくと今後が楽になることが多い＞＜再発予防になる＞など．

・スキーマには自己（自分は無能，など），他者（人は自分に冷たい，など），世界（この世は怖いところだ，など），の3領域があるが，うつ病には自己関連のスキーマの関与が深いことが多い．

　次に②の作業は，これまでに発見した自動思考から繰り返し見られるテーマを探る方法，生活史を振り返る方法，などがある．

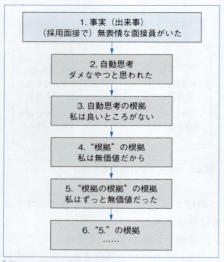

図5 下向き思考法

これらはクライアントがある程度主体的になっている時には，比較的自由に本人の考える力が活かせるので適した方法といえる．

クライアントがやや受け身なタイプの場合は下向き矢印法に誘導する方法もある．例えば図4の例における下向き思考法は図5のようになる．

図5の例では"4."以降は具体性がなく過度に概括化された自己認知が繰り返されるだけである．この場合は"4"で見出されたものがスキーマの候補となる．いつ頃からそのように思っていたのか，その当時はそう考えるメリットは何だったのか，今のように考えるメリットがあるのか，などを語り合う中でスキーマとの最適な距離感のヒントが得られれば理想的な展開である．

8）ステージ6（15〜16回目）

ここでは終結準備として，① 終結後のCBTスキルの活用，② 治療による変化，③ 終結に向けての不安軽減，④ 再発への対策，について話し合う．多くは質問の形

で展開するが，①は心理教育も必要である．＜ほとんどの方は調子が良くなったり再び悪くなったりします．ここでの経験を踏まえて悪くなった時に備えましょう．＞などが主な形である．

②は＜開始前よりも良くなったのは何が良かったのでしょうか？＞＜何が役立った気がしますか？＞などで，改善に繋がったクライアント自身の考え方や行動の変化を確認する．自分の力で症状を改善できる実感を持ってもらうことが重要である．

③は不安について話し合い，活用したツールや技法はいつでも使えることを確認する．④は再発しそうなサイン（予兆）を確認し，そこでどの技法が使えそうか確認しておこう．

2 活用が必要な状況

うつ病の急性期には休養が勧められることが多いが，休み続けていると世の中での立場や社会的なつながりを失ってしまう．社会的な状況が悪くなれば生物ー心理ー社会モデルの中で慢性化・長期化につながるので，社会復帰に向けて具体的なアクションを起こす準備としてCBTが使われている．

3 活用のねらい

図6は今のところ明らかになっているうつ病の生物ー心理ー社会モデルにおける病態を整理したものである[2]．うつ病のCBTは心理面にアプローチすることで生物・社会の側面も変化することを目指している．特に生物における神経レベルは，回復期においては社会的刺激に反応しやすいと見込まれている．心理的変化が社会的な状況の改善につながることを意識して実施したい．

| MEMO | うつ病と時間制

うつ病のポストフェストゥム的時間制とは「後の祭り」的な世界のとらえ方である．「自分の人生は手遅れで，もう取り返しがつかない」ように見えていることが多い．経験的にはこの状態が見られる時はCBTのステージ展開が遅い．治療期間が長くなる可能性を考慮して，クライアントにも示唆しておいた方が良いと思われる．

4 活用する際のコツ

1）損益比較表の活用

筆者が実感するコツとして，自動思考とスキーマについて話し合う際に損益比較表を用いると話し合いが進みやすいことがある．＜メリットは活かして，デメリットを減らしましょう＞＜自動思考やスキーマのいいとこ取りを目指しましょう＞のように促すと誘導しやすい．

2）他罰的なうつ病

古典的に考察されてきたうつ病観は自罰的なうつ病であるが，近年では他罰的なクライアントがうつ病と診断されるケースもある．その場合は自分に関連する自動思考やスキーマを考えることを嫌がり，他者や世界に対する批判的な内容になる場合もある．その際は認知の再構成はパターンの確認程度にとどめて，行動の最適化を手厚くしたほうが良いこともある．

3）パーソナリティの問題

複雑な葛藤（コンプレックス）が根深い場合はパーソナリティの病態水準が悪いクライアントといわれる．この場合，ステージ1を手厚くする必要があることが多い．step 0が中心になるセッションが続くが，どのような空想（世界観）の中で，どのように欲求や願望が阻害されて，どのような動機づけを持っているのか，その苦悩を丁寧に共有したほうがその後の展開が良い．

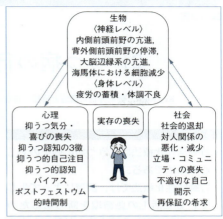

図6 抑うつの生物—心理—社会モデル

苦悩は一つではないこともあり，なかには隠しておきたい内容もある．それを共有できる関係づくりを手厚くするべきケースもある．

| アドバイス | 共感の効果

クライアントの多くはすべてが手遅れで絶望的に見えるという独特の世界を生きている．その中で孤独を味わい，そのことが心の痛みになっている．心の痛みを生み出す大脳辺縁系の亢進は共感で緩和することがわかっている．共感の治療効果は最大限活かそう．もし治療者に抑うつ状態に長期間悩んだ経験があるなら，時には開示することもクライアントの救いになるだろう．

文献

1) 杉山 崇ほか：認知療法の治療関係．統合的方法としての認知療法，東 斉彰編，岩崎学術出版，東京，2012
2) 杉山 崇：「心理学研究におけるパラノイア感，抑うつ感の定義と測定尺度の作成」．心理相談研究，神奈川大学心理相談センター，9, 1-11, 2018
3) うつ病の認知療法・認知行動療法マニュアル（平成21年度厚生労働省こころの健康科学研究事業「精神療法の実施方法と有効性に関する研究」）

2）うつ病の行動活性化療法

髙垣耕企

Key word 機能分析／価値と目標の特定／活動スケジュール／回避と反すうへの介入

要点整理

- 行動活性化療法は，うつ病に効果のある心理療法である．
- 行動活性化療法では，回避によって生じている生活上の悪循環を断ち切るために，回避に変わる適応的な行動へと変化させるが，単に楽しい活動を増やすのではなく，望んでいる生活目標に向かって，行動を促進させ，行動のレパートリーを広げるようにアプローチする．
- 行動活性化療法では，クライアント自身が自分の行動の結果をモニタリングし，自らの行動をセルフコントロールできるようになることが目標となる．

1 技法の手続き

　うつ病の行動的な特徴は報酬知覚の低下と回避行動の頻度が増えることであり，うつ病に対する行動活性化療法の主な特徴は，回避に注目している点である．まずは刺激―行動―結果の関係を常に意識しながら，クライアントが嫌悪的な状況や体験から回避している文脈を明らかにする．そして，回避によって生じている生活上の悪循環を断ち切るために，回避ではなく適応的な行動へと変化させるが，単に楽しい活動を増やすのではなく，望んでいる生活目標（価値）に向かって，行動を促進させ，行動のレパートリーを広げるようにアプローチすることがポイントになる[1〜4]．

1）価値と目標を特定する

　まずクライアントが生活の中で何を大事にしていきたいかという価値を明確化させることからはじめる．価値を考えることは難しいこともあるが，自分にとって何が大事かを少しずつ理解していくと，今後自分がどのように生活していきたいかという指針になる．つまり，価値が明確になればそれに応じて短期目標や長期目標を定めやすくなる．目標の設定に関しては，例えば短期目標として1〜2ヵ月で達成したいこと，中期目標として治療終結時までに達成したいこと，長期目標としては1年後というように数年後に達成したいことを設定する．

2）クライアントに合った活動を特定する

　クライアントの習慣化している行動を変化させるためには，まずは行動パターンを理解することからはじめる必要がある．活動記録表では，1週間の活動を1時間ごとにどのような活動をして，その時にどのような気分であったかを記録することが多い．ここで注意すべき点は，クライアントにとって1週間すべてを記録することが難しい場合があり，その際には例えば平日の1日と休日の1日を記録してもらうように適宜変更する必要がある．活動記録表を振り返ることで，1週間で気分の変動があったかどうか，クライアントの気分の変動に何か特徴はあるか，どのような活動をするとどのような気分になるかなどを客観的に把握することができる．このように行動と

気分の関係を客観的に把握できることで、「達成感や喜びを感じられる活動やリラックスできる活動」と「気分を下げる活動」について理解することができるようになる．また，気分を下げる活動は，回避行動である可能性が高く，回避行動を特定することにも役に立つ．

活動記録表だけで「達成感や喜びを感じられる活動やリラックスできる活動」を特定できない場合には，一般的に楽しみや達成感を感じることができる活動のリストを用意しても良い．活動のリストをあらかじめ用意しておき，その中からクライアントの価値や目標に合わせて活動を選択する．その後，実際に取り組む活動を特定し，楽しさや達成感がどれだけあるかを予想し，その活動を行う上での難易度を評価する．難易度に基づいてランクづけをして整理することで，クライアントにとって取り組みやすい活動が明確になる．

> **アドバイス　活動を特定する際のポイント**
>
> 活動を特定する際には，自分の価値や目標と関連した活動であるか，活動した後に達成感や楽しみを感じることができるかがポイントになる．注意すべき点として行動活性化療法という名前からも積極的に何か活動をしなければいけないと勘違いしてしまうことがある．しかし，積極的に活動するだけでなく，リラックスできるような活動を選択することも大切である．また，普段の生活パターンからかけ離れた活動を選択しすぎるとうまくいかなくなることが多い．普段の活動にちょっとした変化をもたらすためには，どんな小さなことからできそうかを考えることもポイントとなる．

3）活動スケジュールの作成

クライアントにあった活動を特定した後は，活動スケジュールとして実際に取り組む．正の強化を受けることができる活動だと判断しても，実際にその活動を試さない限りその行動がクライアントにとって良い行動であるかわからない．そのため行動をした後には，どのような結果になったか，行動した後で何か発見したことがあったかを評価する必要がある．活動スケジュールとして取り組む際には，活性化シートを使用すると良い（図1）．このシートでは，実際に取り組む活動について，「何を」「いつ」「どこで」「誰と」というように細かく活動を設定し，活動することで達成感や楽しさをどれだけ感じることができるかを予想する．そして，実際に活動した後には，活動前，活動中，活動後の状況を確認し，気分の変化，考えたこと，発見したことなどを記録し評価する．

クライアントの中には，「いまは何もやる気が出ません」という人がいるかもしれない．「いまは何もやる気が出ません」ということは，現在の抑うつ気分に依存している状態であり，気分に依存したままでは行動はだんだんと制限されてしまう．行動活性化療法では，「今は何もする気になれない」，「元気になったらやります」というように元気があれば何でもできるではなく，行動することがきっかけで，気分が変化することをクライアントにしっかりと理解してもらう必要がある．ここで重要なのが，行動しなさいといったように行動の押し売りにはなってはいけない．まずはしっかりとクライアントを受容し，共感的に理解しながら活動スケジュールの計画を立てることが必要である．さらに，活動する際にはこれは実験であるというスタンスを持ってもらう方が良い．実験のために事前に準備をして，これは実験なので，成功する自信がなくてもまずはやってみて，行動の結果をしっかりと評価することの大切さを理解してもらうように説明する．

> **アドバイス** ホームワーク設定上のポイント
>
> ホームワークが設定されるのは，行動活性化療法だけでなく，認知行動療法全般にいえることである．行動活性化療法では，セッション中に取り組む課題を設定し，次のセッションではホームワークを基に行動の機能を評価する．そのためにホームワークの課題設定は大切であり，課題が曖昧だったり，難しすぎる課題であればホームワークの実施率は下がることが予想される．活動スケジュールとして実際に試してもらうためには，セッション中に「何を」，「いつ」，「どこで」，「誰と」課題を実施するかを明確にしておく必要がある．次に，各セッションの最後にホームワークの確認をして，実際にホームワークを取り組む自信（例えば，0：「まったくない」～：10「完全にできる」）がどれだけあるかを確認するのも1つの方法である．どれだけ自信があるかを確認し，例えば6点以上であれば課題を変更することなく実施してもらう．もし5点以下であれば，もう一度ホームワークの課題を見直す必要があるかもしれない．取り組む活動をさらに細かく分けて，どのような状況で，どのようなことが実施可能かを一緒に確認しながら，自信の程度が6点以上になるまで確認する．

4）活動スケジュールの確認とトラブルシューティング

　活動スケジュールはホームワークで取り組んでもらい，次回のセッションで振り返りをする必要がある．活動スケジュールの結果，クライアントに良い結果をもたらす行動であれば行動のレパートリーの1つになるまで繰り返し試してもらう．しかし，活動スケジュールを試しても失敗してしまうこともある．その際には，なぜうまくいかなかったかを調べることは再度活動する上で貴重な経験になることをクライアントに理解してもらい，何が障壁となっていたかを検討し，障壁に対する対抗策を一緒に考える．そして，次回の活動スケジュールの際には，あらかじめ活動する際の障壁を予想し，その対抗策を持って再度活動してもらうように支援する（図1）．

5）TRAP を基に回避パターンの特定

　回避行動を理解し変容させるため，行動活性化療法では Trigger Response Avoidance-Pattern（TRAP）と Trigger Response Alternative-Coping（TRAC）という方法を使用する（図2）．TRAPは，Trigger（きっかけ），Response（反応），Avoidance-Pattern（回避パターン）の頭文字をとったものである．まずどのような状況で回避行動を行っているかの「きっかけ」を特定し，そのきっかけに対して生じる「反応」に注目する．多くの場合，この「反応」は不快な反応であることが多く，この不快感情を取り除こうとする行動が回避行動になる．例えば，昨日友人と喧嘩をした状況を想像してほしい．家にいるときに友人の写真が目に入ったときなど，悲しみ，イライラ，などの不快な反応が起こる可能性が高い．友人と会ってしまうとさらにこのような不快な反応が起こるかもしれないために，大学に行かずに家で過ごすようになる．この状況では，「きっかけ」は友人の写真が目に入ることであり，「反応」は悲しみやイライラであり，「回避行動」は大学に行かずに家で過ごすことである．次に，回避行動をとることで生じる短期的な結果や長期的な結果を確認すると，短期的な結果としては，友人を避けることでイライラや悲しみを一時的に避けることができる．しかし長期的な結果としては，家にいることで友人関係が修復するわけでもなく，友人のことを思い出すと気分の落ち込みが生じるかもしれないため，気分の落ち込みは維持してしまう．ここでは，回避行動をとることで，短期的には良い結果のように思えるが，長期的には抑うつ症状を維持させるように機能していることをクライアントに理解してもらうことがポイントになる．

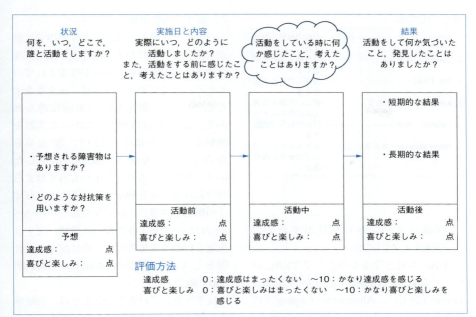

図1 活性化シート

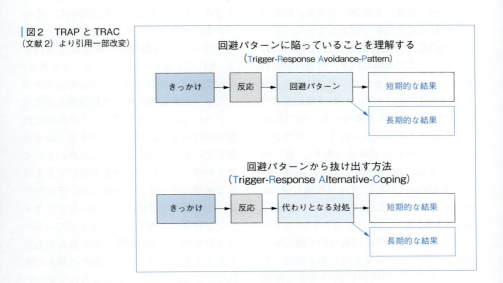

図2 TRAP と TRAC
（文献2）より引用一部改変）

2）うつ病の行動活性化療法

表1 ACTION

① Assess（評価）………………行動の機能を評価する
② Choose（選択）………………取り組む活動を選択する
③ Try（挑戦）……………………選択した行動を実行する
④ Integrate（取り入れる）………新しい行動を日常生活に取り入れる
⑤ Observe（観察）………………行動の結果を観察する
⑥ Never give up（あきらめない）……あきらめずに一連のプロセスを繰り返す

6）回避パターンから抜け出すためのTRACとACTION

　TRAPの対となるものとしてTRACがあり，これはTrigger（きっかけ），Response（反応），Alternative Coping（代わりとなる対処方法）の頭字語である．TRACでは，クライアントが望んでいる生活目標（価値）を確認しながら，回避行動に代わる対処行動を特定していく．そして，TRACで対処行動を特定した後には，ホームワークで実際に試す．回避行動は習慣化されていることが多くすぐに変化させるのは困難であるため，行動活性化療法ではACTIONツールを使用する．ACTIONツールはクライアントが行うプロセスをステップ化したものである（表1）．表に示したように，ACTIONとは，Assess（評価），Choose（選択），Try（挑戦），Integrate（取り入れる），Observe（観察），Never give up（あきらめない）の頭文字をとったものであり，回避行動を機能的に評価し，代わりとなる対処行動を選択・実行してみて，その代替行動の機能を評価するものである．そして，あきらめずにこのステップを何度も繰り返す必要がある．

7）反すうへの対処

　行動活性化療法では，反すうの内容に焦点を当てるのではなく，反すうの機能に注目するための2分間ルールが提案されている[1,3]．ここでのポイントは，反すうをすることで，① 問題解決の方向に進んだか？，② 以前は理解できなかった問題を理解できるようになったか？，③ 自分を責める気持ちや抑うつ気分が減少したか？，である．このうち1つも当てはまらなければ反すうと判断する．そして，反すうの機能を理解し，反すうであるかのラベルづけができるようになった後は，反すうを違う行動に変化させるために反すうを合図として行動する（rumination cues action：RCA）[1,3]．

　反すうをしているということは，問題解決に至っていない状態である．反すうをしている状況に対して，反すうではなくどのような行動をとることが問題解決につながるかを心理師とクライアントでブレーンストーミングし対処方法を特定して実行する．それでも反すうが持続することもあり，その際にはマインドフルネスが有効な方法となる．行動活性化療法では瞑想を指導することはないが，クライアントの体験に注意を向けるようにアドバイスする．反すうをしている際には注意が自己に向いていることが多く，それでは活動を通してさまざまな感覚に気づくことが難しい．そのために，その瞬間の景色，音，匂いなどクライアント自身の体験や，いま何をしているかに注意を向けながら課題に取り組んでもらうようにする．例えば，出勤中に過去の失敗について反すうしていることに気がついたときには，まずこれは反すうだとラベルづけをし，このまま反すうを続けてしまうと自分にとって悪い結果になることをしっ

かりと自覚する．それだけでは反すうが止まらない場合には，現在の活動に注目したり，周りの人，物，音に注意を向けてもらう．また，音楽を聞く，音楽を聞きながら歌詞に注目する，なども対処方法になる．このように，反すうに気づき，反すうの機能について理解し，反すうから代替行動へと変化させる．

2 活用が必要な状況

行動活性化療法の活用は，うつ病はもちろん，うつ病の診断基準を満たさない閾値下うつにも有効であると考えられている[5]．うつ病になると回避行動や反すうの頻度がだんだんと増え，普段の生活の中で正の強化を受ける行動の頻度が減少し，抑うつ症状が維持，悪化してしまう．行動活性化療法は回避行動や反すうの頻度が高いクライアントには特に有用な治療法となるかもしれない．

3 活用のねらい

行動活性化療法を活用するねらいとしては，クライアント自身がさまざまな状況で自分の行動の結果をモニタリングし，少しずつ自分の行動をセルフコントロールできるようになることである．そのためには，まず活動記録表や機能分析などから自分の行動パターンを客観的に把握し，気分に依存することなく個人の価値や目標に沿って行動することができるようなることが必要である．そして，機能分析によって回避行動や反すうであることを理解し，回避行動や反すうに代わる行動を自ら選択し，行動することができるようになることも必要である．

4 活用する際のコツ

うつ病になるとおっくうだから何もしたくない，というように気分に依存した行動をとりやすくなる．しかし，気分に依存した行動が定着してしまうと気分が改善するのが難しくなる．ここで注意すべき点として，クライアントが体験している気分を軽視してはいけない[6]．クライアントの話を受容し，共感的に理解しながら，生活目標（価値）に向けた課題を細分化して，まず簡単な課題から取り組む計画を一緒に考えていく必要がある．そして，気分に依存せず行動を活性化させることで気分が変化することを実際に体験してもらうことが非常に重要である[6]．

文献

1) Martell CR, et al：うつ病の行動活性化療法—新世代の認知行動療法によるブレイクスルー，熊野宏昭ほか監訳，日本評論社，東京，2011
2) Martell CR, et al：セラピストのための行動活性化ガイドブック—うつ病を治療する10の中核原則，坂井 誠ほか監訳，創元社，大阪，2012
3) Addis M, et al：うつを克服するための行動活性化練習帳—認知行動療法の新しい技法—，大野 裕ほか監訳，創元社，大阪，2012
4) Kanter JW, et al：行動活性化 認知療法の新しい潮流，大野 裕監修，岡本泰昌監訳，明石書店，東京，2012
5) Takagaki K, et al：Behavioral activation for late adolescents with subthreshold depression：a randomized controlled trial. Eur Child Adolesc Psychiatry 25：1171-1182, 2016
6) 髙垣耕企ほか：行動活性化療法．精神科 25：393-397，2014

3) うつ病の対人関係療法

宗　未来

Key word　IPT／対人関係／重要な他者／4つの問題領域

要点整理

- 初期・中期・終結期の3期に分けられ，それぞれに固有の課題が設定される．
- 通常週1回程度のペースから徐々に間隔を開けながら施行される．
- 重要な他者との間における問題と症状の結びつきを心理師─クライアント間で分析され，クライアントは自身の感情を言語化するように導かれ，その感情に基づきながら状況（特に対人関係）に変化を起こすように援助される．
- 問題領域への焦点化を維持しながらも，常に終結を意識し，クライアント自身の対人スキルの熟達感を高めていく．

1 技法の手続き[1)]

対人関係療法 interpersonal psychotherapy（IPT）は，初期・中期・終結期の3期に分けられ，それぞれに固有の課題が設定され，通常週1回程度のペースから徐々に間隔を空けながら施行される．

1）初期

治療の土台作りとしてうつ病に対して医学的モデルに従った見立てや心理教育，同意取得がなされる．病歴聴取では，抑うつ症状の発症や維持に人間関係がどのように寄与してきたかが振り返られる．そして，現在のうつ病が，重要な他者との間でどんな問題（複雑性悲嘆（悲哀），役割期待のずれによる不和，役割変化への行き詰まり，対人関係の欠如）によって症状の発症や維持が起こっているかを心理師─クライアント間で共有される（ケースフォーミュレーション）（図1）．また，「病者の役割」という心理教育が本人や周囲に対してなされる．

見立て：IPTは，病気の生物学的な側面も重視する立場をとり，精神医学的（実際にはDSMに基づいた）説明を含んだ心理教育がなされる．うつ病の場合，IPTとの併用も含めた薬物療法という選択も可能なことが説明される．

対人関係の振り返り：これは，クライアントの人生における，生存者だけでなく故人も含めた重要な対人関係に関する情報を集める，包括的な聴取作業のことである．実際にはどんな人物が重要であったか？ それらの人間関係において好ましかったこと，または好ましくなかったことはどんなことであったか？ それらの関係にはどんな変化が起こってきていたか？ どのようにこれからそれらの関係が変化してほしいと思っているのか？ どのくらいの頻度でそれらの人とは接点を有していたのか？ 何を一緒に取り組んでいきたいのか？ 例えば，口論などはあった（ある）のか？ あるならば，どのくらいの頻度で，具体的にはどんなやりとりがあったのか？ といったことが確認される．

重要な他者の同定：それらを踏まえて，クライアント自身にとっての重要な他者を

同定する．IPTでは，期待度に応じて対人関係が三層に分類される．第一層は最も親密で最重要な関係とされ，一朝一夕には形成できず，また気に入らないからと簡単に切ることも難しい配偶者・恋人・親・親友のような，何かあれば互いの情緒に非常に大きな影響を及ぼし合う運命共同体のような存在である．一方で，職業上の人間関係など一時的に濃厚になる場合もあるが，あくまでも条件付きや限定的なものであり，環境変化や利害などで容易に失われる関係である点から最も期待度の低い第三層と位置づけられる．そして，友人や親戚などのその間の関係が第二層とされる．第一層は，"重要な他者"とも呼ばれる．精神的に最もレジリエントとされる理想的な人間関係では，図1のように中心にある第一層との関係性に全力が注がれる一方で，周囲の層にいくほど力を抜いた付き合い方が望ましいとされる．

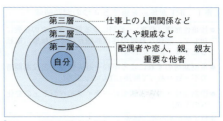

図1　重要な他者と親しさのサークル

病者の役割：クライアントがうつ病という病気によって症状や機能低下に苦しんでおり，自身で制御できない本人にその責めを負うことはできないことが，IPTでは明確化される．これにより，治療への専念に支障をきたしていた仕事や家事といった通常の社会的義務から一定期間はある程度免除される．と同時に，周囲がクライアントに有している「怠けではないか？」といった治療阻害的な誤解も避けられる．一方で，クライアント本人は病者としてできるだけ治療に専念する義務が生じる．このような「義務の転換」により，クライアントは罪悪感が減じられ治療がスムーズに進めやすくなるとともに，周囲との対人関係においても「役割期待の不一致」による不和を是正することが可能となる．クライアントの症状や行動をいたずらに疾病利得とあげつらうことでクライアントが追い込まれることを避けつつ，とはいえ病人なのだからとまるですべてに免責を周囲が求められるかのようなプレッシャーも取り除かれることで，それらから生じる関係性の悪化も回避可能となる．

問題領域の同定：これは症状の発症と結びつく人間関係の問題を，4つの問題領域のいずれかに分類する作業である．

(1) **複雑性悲嘆（悲哀）**：死別による重要な他者の喪失に対して，適切な悲嘆の感情処理が滞った状態（遅延した悲嘆，歪んだ悲嘆）が存在している場合である．

(2) **役割期待のずれによる不和**：いわゆる重要な他者との間における不和状態が認められる状態で，これをIPTでは対人関係上の役割期待の不一致があり，それが解決していないと解釈する．さらに，その場合，不和の3段階として現在の重要な他者との関係性が以下のいずれかに当てはまるかを見極め同定する．

① 再交渉（互いの期待のずれに気づき，積極的に変化をもたらそうとしているが，言い争いなど非建設的な交渉が繰り返されている段階）

② 沈黙（互いの期待のずれはもはや修正が困難と，解決への努力や交渉が棚上げされている一方で，関係修復の余地はまだ期待しうる段階）

③ 離別（不和は修復不能なところまで

表1　IPTが焦点を当てる4つの問題領域
- 複雑性悲嘆（悲哀）―死別による重要な他者の喪失に対して、適切な悲嘆の感情処理が滞った状態（遅延した悲嘆、歪んだ悲嘆）
- 役割期待のずれによる不和―対人関係上の役割期待の不一致があって解決していない状態
- 役割変化への行き詰まり―ライフイベント上の変化への不適応
- 対人関係の欠如―孤立

きているが、完全に別れるためには何らかの支援が必要な段階）

(3) **役割変化への行き詰まり**：ライフイベント上の環境変化への不適応で、離婚やリストラといった明らかに望ましくない変化もあるが、昇進うつ病に見られるような一見すると社会上望ましくみえるが本人に合わない変化や、引っ越しなど実際に本人の希望通りで望ましかったとしても、多大なエネルギーを費やす変化などがある．

(4) **対人関係の欠如**：孤独や社会的孤立の状態である．他の3つの問題領域が該当する場合には、この問題領域としては選択されない．

症例の定式化：対人関係上の問題と症状の発症や維持を結びつけて、それらを心理師―クライアント間で話し合いながらセンテンスでまとめて共有する作業である．

こうした問題領域の同定や症例の定式化後、共に治療での目標やその現実性について話し合い、治療において積極的に人間関係に向き合っていくといったことも含めて動機づけられる．

2）中期

初期で領域が同定されたクライアントの問題を、領域ごとに規定された対応に応じて扱われる（表1）．

(1) **複雑性悲嘆（悲哀）**：悲嘆プロセスに関しては種々のモデルが提唱されているが、IPTでは、否認→絶望→脱愛着という三段階で説明される．他の悲嘆ケアのアプローチと同様に、この悲嘆プロセスの停滞により症状化が生じるため、"喪の作業"の促進や新たな関係性の構築の援助が目指される．喪の作業では、心理師がクライアントの悲嘆を受け止め、悲しみを整理していく支えとなることで、十分に深い悲しみを表出しまっとうできるように支援していくことが目指される．IPTでは、悲嘆促進のために、失った存在と自分との関係を再確認できるように故人との思い出をなぞることや、悲しみ以外の感情（何もできなかったという無力感、もう少し何かできたのではという後悔、さらに先に去ってしまったことによる対象への怒り、長期介護後のほっとした気持ちやそれに対する罪悪感など）にも目が向けられる．並行して、もう失った人は戻って来ない、代わりの存在はいないといった硬直化した態度で孤立しがちな場合には、共感しながらも現在の新たな対人関係に心を開けるようになることも目指される．

(2) **役割期待のずれによる不和**：初期で同定された不和の三段階のそれぞれに対応して介入がなされる．再交渉の段階では、相手が変わることへの期待がまだ強く、同時に速やかにそれが叶わない不全感も生じ、それらが顕在化している状態である．この段階では、交渉の軌道修正、つまりより適切な互いのコミュニケーションを探るのが有効とされる．具体的には期待のずれの確認、および修正の作業が目指される．例えば、行き違いをもたらした問題は何か？（例：「どんなきっかけで行き違いが生じたのか？」「何が以前と変わったのか？」）、互いの期待のずれやその背景にある価値観は何か？（「互いの事情について冷静に共有しあう」「互いの共通点と相違

点をリストアップしてみる」），どんな対処法がありうるのか？（「これまで，どんな努力をしてきたのか？」「誰に相談が可能であるか？」），今後どのような方法を実際に選択していくのか？，といった点が挙げられる．この際に重要な点としては，すぐに解決のみに執着するのではなく，まずは互いに期待のずれが存在するという問題意識の共有と，冷静に話し合うための相互の協働的姿勢が重要であることが強調される．「たとえ内容が100％正しくとも，伝え方が間違っていれば伝わらないどころか，マイナス100％の逆効果」といったように，具体的な問題自体の是非だけに目を奪われる単層的コミュニケーションではなく，並行して存在するコミュニケーションの妥当性も検証しあう，多層的なコミュニケーションの重要性が強調される．その際，コミュニケーション分析といった技法が活用される．これは，自身のコミュニケーション・スタイルが問題のあるパターン（表2）ないかと検証し，該当する場合はそれを修正するといった作業である．また，"すぐに解決しない→感情のぶつけあい"という短絡的な図式ではなく，すぐに解決困難な問題であればこそ，"ずれはあっても，折に触れてそのずれを確認しあう配慮のある関係性"の構築が目指される．

沈黙の段階では，「どうせ話し合ってもわかってもらえない」，「本音を言ったら嫌われる」「子どもの前で夫婦が大喧嘩したら，教育上悪影響だから自分だけが我慢すればいい」といったような，いわばコミュニケーションが棚上げされたままの冷えきった関係である．この段階では，まずは再交渉の可能性をさぐることが有効とされる．そこで，現状の不和が再交渉に持ち込むことが可能か，関係改善の可能性の有無

表2 問題のある5つのコミュニケーション・スタイル

1) 非言語的コミュニケーション
   言語化せずに身振りや態度だけで理解してもらおうとする
2) 不必要に間接的な言語的コミュニケーション
   言語化はしても，嫌味や相手の顔色を伺った婉曲表現ばかりを多様しすぎる
3) 自分が伝えたという間違った憶測
   相手はわかっているはずだ，ちゃんと言ったのになぜ理解していないのか，といった一方的な思い込み
4) 自分が理解したという間違った憶測
   いわゆる否定的，被害的にとらえすぎてしまう
5) 一方的な打ち切り
   対立を恐れたり，どうせ何を言っても何も変わらないとコミュニケーション自体を放棄してしまう

が話し合われる．将来もその関係性でよいのか？ 沈黙で停滞している理由が，変化への不安や恐れといった自分自身の感情処理の問題に起因していないか？，コミュニケーション分析を通じた互いのコミュニケーション・スタイルの見直しや相手に対してのその働きかけが可能かといった点が検討される．技法としては，再交渉と離別それぞれの長所と短所を比較する決定分析（表3）も活用される．再交渉が難しいと判断された場合には，離別が進められていく．

離別の段階では，互いの関係解消が目指される．もはや修復不能な関係であっても離別できない場合，いくつかの働きかけがなされる．まず，関係の構築や修復だけでなく，離別にもコミュニケーションが重要であることが強調される．さらに，互いの期待のずれを明確化する作業がなされる．離別の際に生じる抵抗については，離別のつらさや寂しさといった情緒的問題と現実的な関係性継続の難しさが同列に混在されていないかも話し合われる．特に，その情緒的問題が，他の人間関係が乏しいことや，離別という苦痛な感情の回避による悲嘆の停滞から生じていることも少なくない．その場合には，前者であれば他の人間関係の

表3　IPTで活用される技法
■感情表出の促進 人間関係では, いろいろな感情を高度に抑圧していることが多く, それらを, 健全な形で表出させるための技術 1) 変えられない, 変えてはいけないと信じている苦しい感情を認め, 受け止めていく方法 2) 沸き起こった感情を利用して, よりよい人間関係を作っていく方法 3) 自分の中に眠っている抑制された感情を望ましい形で呼び覚まし発展させるための方法 ■決定分析 うつ病患者の中には, 狭い選択肢からいつも自滅的な選択をして, やはり失敗するというパターンを繰り返してきている場合が多い. こういった背景には, 自分の行動の結末を適切に評価できなかったり, いろんな代案を選択肢として思い浮かべるのが苦手だったりする部分がある. これらを見つめ直す技術を決定分析と呼ぶ ■想定問答やロールプレイ 決定した新たなコミュニケーションのやり方に基づいて, 実際に治療場面で練習する

充実, 後者であれば悲嘆促進のための"喪の作業"がすすめられる. また, 互いの将来につながる建設的な離別につなげるための, 泥沼にならないための具体的な方法についても話し合われる.

(3) 役割変化への行き詰まり：役割移行が問題の場合は, 失った役割への客観的評価や感情表現, 新たな役割の獲得などといったことが課題とされていく. 一般に, 人は新たな役割に行き詰った時には, 古い役割の良かった面だけを重視して悪かった面を軽視する傾向があり, 過剰に美化しがちである. その際には, 前の人間関係の良かった面, 悪かった面を客観的に挙げながら検討が行われる. さらに, 過度の「昔はよかった」は, 過度に「今がよくない」の裏返しであることを共有し, 新しい役割とは新しい対人関係の構築に他ならないことを話題としながら, 将来, 改善したり, 新たに作りたい人間関係を話題にしながら, その実現のための具体的な方法なども検証する. また, 新しい役割への不安などを具体的に見つめ検証することで軽減することで, 過度の過去の美化が軽減することもある. 加えて, なるべく家庭, 仕事, 遊びなどでいろいろな役割を意識して使い分けることで, ひとつの役割の明暗に過度に巻き込まれすぎることも避けられることも示される. また, 現実を遠慮せず率直に示唆してくれる人やどんなに弱気な時にでも無条件に受け入れ支えてくれる人といったバランスの良い周囲の人間関係を意識しながら, 新たな人間関係を築いていく方向を模索していく.

(4) 対人関係の欠如：いわゆる孤立状態のことで, IPTでは最も治療が難しい領域とされる. そのため, IPTでは短期での解決は困難と考え, 対人問題への気づきや問題着手までが課題とされる. 具体的には, 過去の繰り返された対人関係パターンを振り返っていく. その際, 過去の問題点を振り返ることも重要であるが, それ以上に将来に向けて, 過去の良かった時期の人間関係の有り様から, 将来のモデルの参考にするといった点も検証される. 場合によっては, 心理師との間に生じる関係性の問題が, その後の人間関係の基礎にもなっていくと考え, 治療関係を取り扱いながら, 対人関係を阻害する感情（怒りや不安など）を検討したり, 孤立を招きがちなコミュニケーションのパターンを見直していく. 特に, 心理師への陰性感情などを治療材料として適切に取り扱うことで診察室における治療関係を通じたコミュニケーション上の望ましい変化が, クライアントの診察室外での全般的人間関係にも好影響を与え, 症状軽快に結びつくと考える"医原性役割の変化"という技法も活用される.

治療の中では, 他にも多彩な技法が適宜

応用される（**表3**）．

3）終結期

治療終結期には，クライアントがこれから心理師の援助なしに問題に向き合っていけるという自信を持てるようにすることが課題として話し合われる．なかには，治療終結前後で症状が軽くぶり返す人もいるが，その多くは心理師との関係喪失による一種の悲嘆反応に起因するものであり，病気の再燃と早合点しないようにといった指導もなされる．

2 活用が必要な状況

特に，IPTの適用が高いと考えられるうつ病患者は，"対人関係の欠如"以外の問題領域が明らかに特定できる場合である．抗うつ薬により気分が改善するだけで現実の課題を達成できることも少なくないが，それができずに対人問題に支援を要する場合には有用である．もちろん，既存治療への抵抗性を有するうつ病に対して試みる価値は高い．さらに，薬物療法を控える必要性が高い時，特に周産期のうつ病では，多くが「変化」あるいは「不和」に該当するテーマを持っており，IPTが第一選択にもなりうる．治療適応を有する摂食障害や不安症を併存するうつ病では，疾患が異なっても基本的には同じ枠組みで治療を行うIPTは，効率的な診断横断的活用も可能となる．過去に虐待などのトラウマを抱えているような，いわゆる複雑性PTSDの病態を有するうつ病では，薬物療法単独よりもIPT併用の効果が優ることも示されている．双極性障害のうつ状態には修飾版の対人関係・社会リズム療法の適応が検討できる．また，治療関係が不安定なケースでは，既述のようにそれ自体を治療につなげる"医原性役割の変化"が方法論として確立されている点も留意したい．

3 活用のねらい

- 対人関係はもはや修復不能だと燃え尽きているクライアントも少なくない，自分と周囲との関係については自分自身で考える必要があること，過去については話し合われるが，現在の対人関係が治療焦点として繰り返し扱われることで，"今，ここで"の対人解決能力が身につく．
- 感情に根づいた治療であるため，自分の感情をよく振り返り，言語化する積極的な態度を育み，その感情に基づいて状況（特に，対人関係）に変化を起こすように試みることで，対人関係における統制感が高まる．
- コミュニケーション・スキルを高めることで，健全でレジリエントな人間関係形成の実現を通じて，対人問題の解決や症状回復だけでなく，その先の人生の質をも高められるという気づきが得られる．

4 活用する際のコツ

- 具体的な対人関係上の出来事ややりとりの詳細を聴取し，感情との関連に焦点を当て，その感情に基づいた対人関係上の変化を支援する．
- 治療上のスタンスは，"中立的"ではなく，心理師はクライアントの味方や代弁者としての温かさを保ち，評価を下さない，無条件の肯定的関心を注ぐ．
- 問題領域への焦点を維持するという点には積極的でありつつ，常に終結を意識し，クライアントの熟達感を育てていく．

文献

1）水島広子：臨床家のための対人関係療法入門ガイド，創元社，2009

4) うつ病のマインドフルネス認知療法

越川房子

Key word マインドフルネス／doing モード／being モード／脱中心化

要点整理

- マインドフルネスはマインドフルネス認知療法の中核となるスキルである．ここでのマインドフルネスは「意図的に，この瞬間に生じていることに判断しない注意を向けること」と定義され，こうした注意を向けることやそれによって生じる状態を指す．そこから生じる洞察を含めることもある．
- マインドフルネス認知療法は，マインドフルネスの理論的枠組みのなかに認知療法を組み入れたものであり，その逆ではない．

1 プログラムの手続き

1）マインドフルネス認知療法（MBCT）の構成

マインドフルネス認知療法 Mindfulness-Based Cognitive Therapy（MBCT）はうつ病の再発予防を目的として開発された8週間の介入プログラムである．週1回，2時間程度のセッションが8回と自宅でのホームワークからなる．各セッションの中心テーマおよび実践されるマインドフルネス瞑想とエクササイズを表1に示した．各セッションはマインドフルネス瞑想の実習とそれに関する探求（inquiry）およびうつ病に関する心理教育から構成される．探求は瞑想実践に続いて行われるもので，クライアントに瞑想実践で気づいたことを報告してもらい，それに対するインストラクターの応答を通してマインドフルネスについての理解を深めていくとても重要な時間である．インストラクターの経験と力量が問われる部分でもある．セッション開始に先立って，MBCTについて紹介し参加の意思を確認するためのインタビューが，60分間の個別面接か90分間のグループ面接で実施される．クライアントが自分のうつの経験についてインストラクターに伝えるとともに，MBCTがどのように役立ちうるのかを学ぶ機会となる．またその際には，週6日，1日1時間程度のホームワークが出されることと，そこで育成されるマインドフルネスな心の態度がうつの再発／再然リスクの減少に強い影響を与えることが説明される．

> **MEMO** ホームワークのフォーマルな実践とインフォーマルな実践
>
> フォーマルな実践は"決められた瞑想"を"決められた時間"行うものである．インフォーマルな実践は日常生活において，例えばストレス状況にある時など，必要に応じて学んだ瞑想技法を行うものである．

2）MBCTの第一段階：気づきを養う

MBCTでは何よりもまず，瞬間ごとに，判断をせずに，意図的に注意を払う方法の習得を優先する．初心者のうちは，ここでの"判断をせずに"を，価値判断をせずに，あるいは快・不快で判断せずに，と理解し

表1　各セッションのテーマ，瞑想，エクササイズ

セッション	主要テーマ	実践されるマインドフルネス瞑想	用いられるエクササイズなど
セッション1	アウェアネス（目覚めていること）と自動操縦	2～3分間の呼吸への集中　ボディスキャン	レーズンエクササイズ
セッション2	頭の中で生きること	ボディスキャン　座瞑想（10分間）	思考と感情のエクササイズ
セッション3	散乱した心をまとめる	30分間の座瞑想　3ステップ呼吸空間法　マインドフルストレッチ	見る（聞く）エクササイズ（5分間）
セッション4	嫌悪に気づく・知る	座瞑想（30～40分間）3ステップ呼吸空間法　マインドフルウォーキング	見る（聞く）エクササイズ（5分間）
セッション5	許容すること・そのままにすること	座瞑想（30～40分間）	Rumiの詩「ゲストハウス」から学ぶ
セッション6	思考は事実ではない	座瞑想（30～40分間）呼吸空間法	気分，思考，代替の視点のエクササイズ
セッション7	最善の自己ケア	座瞑想（30～40分間）3ステップ呼吸空間法/マインドフルウォーキング	活動と気分の関係を知るエクササイズ
セッション8	学んだことの維持と拡大	ボディスキャン　締めくくりの瞑想	今後の計画と話し合い

ておけばよいだろう．この学習はセッション1から4を通して行われる．具体的な各セッションの内容は下記のとおりである．

セッション1：自分が今考えていること，感じていること，行っていることに無自覚な状態（自動操縦状態と呼ぶ）では，うつの再発と関係する反すう思考と感覚・感情の悪循環パターンに知らないうちに入り込んでしまいがちとなる．しかし意図的に，できるだけ思いやりや好奇心を携えた注意を経験に向けることができると，経験は変容していく．毎日の経験に意図的にマインドフルに注意を払うことを実践して，自動操縦から脱する練習を始める．

セッション2：思考を介して自分の経験について知ることは，たやすく反すうや心配に私たちを連れ込む．身体感覚に意図的にマインドフルな注意を向けることは，身体を通して経験的に知る機会を与える．反すう的思考や心の悪循環に入らずに不愉快な経験に気づく方法を学ぶ．

セッション3：心はしばしば散らばって，思考の中で迷子になる．そのような時は"今，ここ"に意図的に戻ってくることが役立つ．呼吸と身体は常に存在しているので，これらをアンカー（錨）として用いることでマインドフルな心の態度を取り戻し，散らばった心をまとめて落ち着かせ，doingからbeing（後述）へとギアシフトすることを学ぶ．

セッション4：私たちを反すうや心配へと連れ去ってしまうもの，多くの場合は嫌悪，をよりはっきりと見る．嫌悪は不愉快な感情や感覚に対する心の習慣的な反応であり，このような経験はしたくないという欲求に駆り立てられているが，これこそが感情的苦痛の根底にあるものであることを理解する．

これら前半の4つのセッションでは，第一に，日常生活にどれほど注意が払われていないかに気づき，心がどれほど素早く一つの話題から別の話題へと移るかに気づくように導く．第二に，心のさまよい歩きに気づいたら，それを特定の焦点（最初は呼吸や身体の部分）に連れ戻す方法を教える．第三に，心のさまよい歩きがネガティブな思考と感情をエスカレートさせてしまう様子に気づくように導く．これらを通して，

気分の変化をモニターする力が育成される．

3）MBCTの第二段階：気分の変化に対処する

MBCTの第二段階は気分の変化に巧みに対処するスキルを習得することである．この学習はセッション5～8を通して行われる．

セッション5：価値判断せずに，また変えようと試みずに，意図的にすべての経験にそのままの姿で存在することを"許可"することで，嫌悪から力を奪えることを学ぶ．このような許容の態度は，どのような経験も思いやりをもって扱う，というマインドフルネスの基本的態度の具体化でもある．この立場に立つことで，自動的・反射的反応から離れることが可能となり"脱中心化"（後述）が促進される．必要に応じて変えるべきものとそのままにおいておくものを選択できるようになる．

セッション6：ネガティブな気分は通過していく心の状態であり，ネガティブな思考はこのような心の状態が生み出した歪んだ産物であることを経験を通して学ぶ．この経験によって反すうや心配を続ける心のモードから自身を解放できる．思考が（自らを）思考ではないと主張する思考さえも，単なる思考であると認識することは大きな解放力をもつ．

セッション7：気分が沈んだ時に，自分をケアをするのに役立つ行為を選択することを学ぶ．気分低下に関する自らのパターンがわかると，それにより素早く効果的に対応できる．マインドフルネス呼吸瞑想の時間を取った後，自分に喜びまたは達成感を与える行為を行うか，マインドフルな注意を対象に向けることで，思いやりを伴う自身のケアができることを知る．

セッション8：マインドフルで思いやりのある存在の仕方を，維持し発展していくことを学ぶ．

これら後半の4つのセッションを通じて，クライアントはうつに陥りそうであることを知らせる自身の警告サインにさらに気づくようになる．セッション7では警告サインに気づいた時に採用する具体的な行動の計画を立て，最終のセッション8ではマインドフルネスの実践を続けていく理由を明確にし，MBCTで学んだことを今後も活用していくことをサポートする．

MBCTはセッション全体を通じて，これまでとは異なる方法でものごとと関わるスキルを育成する．すなわち，頭の中の考え（それは多くの場合，今ここにはない過去や未来に関わるものである）に反射的に反応するのではなく，身体や呼吸を用いて現在とつながることで反すうや心配から離れるスキルであり，より広い視野からの選択を可能とするスキルである．

> **MEMO｜マインドフルネスの日**
>
> MBCTではセッション6と7の間に"マインドフルネスの日"を設定することも多い．終日マインドフルネス瞑想を実践して過ごす日であり，プログラムの卒業生を招待してフォローアップセッションの役割も果たすものである．

4）MBCTで用いられるマインドフルネス瞑想の諸技法

MBCTの各セッションで導入，実践されるマインドフルネス瞑想の諸技法を**表1**に示した．基本的なマインドフルネス呼吸法とマインドフルネス呼吸空間法の手続きは，次のとおりである．

(1) マインドフルネス呼吸法

① 凛とした（緊張もだらけもしない）姿勢を作る．

② 吸う息とともにお腹が膨らみ皮膚が引っ張られる感じ，吐く息とともにお腹がへこみ皮膚が緩む感じに注意を向ける．
③ 息が入って出ていくまでのお腹周りの感覚にずっと寄り添いそれを味わう．
④ ほどなく注意は呼吸から離れて考えなどに逸れていくが，それに気づいたら，そのことを非難せずに（すなわち思いやりのある態度で），呼吸とともに生じる感覚に穏やかに注意を連れ戻す．これを決めた時間の間，何度も繰り返す．

手続きはこのように単純なものであるが，実際にやってみると思いのほか難しいことに気づく．しかしこの単純な手続きの繰り返しが，うつの再発へとつながる"反すう的思考と気分の悪循環"の始まりや悪循環にはまり込んでいることに気づく力と，そこから戻ってくる力を確実に育ててくれる．いわば，心の筋トレなのである．

(2) 呼吸空間法（breathing space）

ここでの"空間"にはひと休みという意味もあるが，選択のための空間を創り出すという意味もある．呼吸空間法はMBCT独自の技法であるとともに，セッション3で初めて導入され，それ以後のセッションをつなぐ縦糸のような役割を果たす．

ステップ1：気づく
① 座っていても立っていても，意図的に凛とした姿勢をとり，この瞬間の状況に気づきを向ける．できれば目を閉じる．
② 今，ここにある考えを言葉にし，できるだけそれを（事実ではなくて）心に生じている"できごと"として眺めてみる．
③ 今，ここにある感情に注意を向け，それが不快なあるいは不愉快なものであっても，できるだけそれらを拒否せず，そこにいることを許容する．
④ 今，ここにある身体感覚に注意を向け，さっと身体全体をスキャンして，たとえそれが不快なものであっても，その感覚をできるだけ拾い上げる．

ステップ2：まとめる
⑤ 呼吸によって起こる身体感覚へと注意をシフトする．息が入る時の腹壁が上がる感覚，息が出て行く時の腹壁が下がる感覚を感じる．息が入ってから出るまでずっとその感覚を追うことで，散らかりやすい心を現在に繋ぎ止めるアンカーとして呼吸を使う．

ステップ3：拡げる
⑥ 気づきの範囲を呼吸から身体全体の感覚へと拡げ，姿勢，顔の表情までも含めていく．何か不快，緊張，抵抗の感覚に気づいたら，そこに息を吸い入れて，気づきをそこに届ける．それから，そこから息を吐き出す．それによって感覚が変化するならそれに気づく．変化してもしなくても，それに思いやりのある気づきを向けていればマインドフルネスである．この拡げられた気づきを，できるだけそれに続く瞬間にも持ち続けることを意図する．

大きく3つのステップからなるこの技法は，ストレス状況で採用する最初の対処法としても推奨され，マインドフルネスを日常生活に織り込んでいくのに役立つ技法である．この対処法をとることで結果的にストレス状況が解消されたり，解決されることも多いが，対処法という言葉が示すように，ストレス状況の解決を目指して用いられるものではない．ストレス状態に反射的に反応せずに，その状態を観察した後に次の一歩を選択するために用いられるのである．

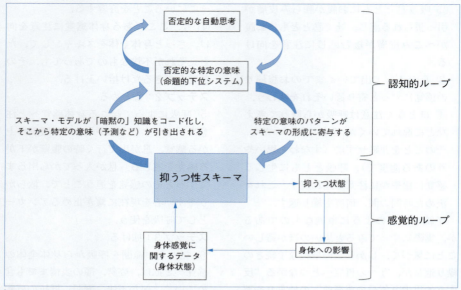

図1 TeasdaleのICSモデル(Interactive Cognitive Subsystem model)(うつ病の再発に関連するモデル)

2 活用が必要な状況

MBCTの対象者は，うつ病の寛解期にある人々である．うつ病は再発率の高い疾病として知られており，最初のうつ病から回復した人の半数以上が少なくとも1回は再発し，過去に2回以上のうつ病エピソードをもつ人の再発可能性は70〜80%と推定されている．RCTにおいて，3回以上の発症経験をもつクライアントの再発率が通常治療で66%であったのに対して，MBCTを受けたクライアントの再発率が37%であり，通常治療のほぼ半分に再発リスクを抑えることが示されている．この実証研究などを基に，イギリスではNICEによって費用対効果の見込める再発予防プログラムとして認証されている．したがって，特に再発を繰り返すうつ病の再発予防プログラムとして推奨される．

3 活用のねらい

MBCTの中核はマインドフルネス瞑想である．マインドフルネス瞑想を活用する狙いは，その効果機序と密接に関係しているため，マインドフルネス瞑想の効果機序を概説しながら，なぜこれを活用するのかを説明する．

1) 考えと気分・身体感覚の悪循環がうつを連れてくる

うつ病の発症には，認知的ループと感覚的ループの二つが関わっており，これら二つのループの結節点にはスキーマ（物事をとらえる時の枠組み．例えば，うつ病の人はものごとを否定的にとらえる）があると仮定されている（図1）．このスキーマが働くと，ものごとを否定的に考えてうつ的な気分が生じる．またうつ的な気分が生じると，このスキーマが作動し始める（抑う

つ的処理活性仮説).一度このスキーマが活性化し,そこから離れることができないと,うつ的な気分とそれを助長するものごとのとらえ方の間に,相互に増悪していく悪循環が生じる(認知的ループ).一方,うつのスキーマが活性化してうつ状態になっている時には,それに呼応した身体状況,例えばだるさなどが生じている.うつのスキーマとだるさの対提示が続くと,疲労などで身体がだるくなると,うつ的スキーマが活性化され,スキーマとうつ的気分と身体状況の間で相互増悪の悪循環が始まる(感覚的ループ).そしてうつのスキーマを結節点として2つのループ間で起こる相互増悪の悪循環がうつ病の再発と大きく関係すると考えられている.認知療法はスキーマの内容を書き換えることで悪循環から離れるが,マインドフルネス瞑想はスキーマを作動させないことで悪循環から離れるのである.

マインドフルネス瞑想を繰り返し実践していると,まず自分の考え,気分,身体感覚に気づく力が養われる.早い時期にうつと関連するこれらの出現に気づくと,悪循環によってうつが増悪する前に,いわば芽のうちにそれらを摘むことができる.気づきの力が育成されたら,次には嫌な感情,身体感覚,考えに気づいてもそれに対して反射的に反応しない力,それらの有り様や変化の様子を観ている力が育成される.また,注意が今,ここにある感覚から離れて,過去や未来の考えに集中し始めたことに気づいたら,そこから今ここにある感覚に戻る力も養われる.これらの力を養うために,気づきに"思いやり"や"好奇心"を運び入れることを何度も実践する.これらの力が育成されることで,うつをはじめとする心の不調を増悪させている考え・気分・身

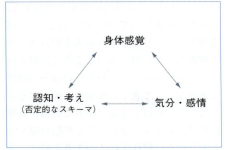

図2 うつを増悪させる悪循環

体感覚の悪循環から離れることが可能となる(図2).

2) 心のギアチェンジ

MBCTの開発者たちは,広範囲の精神活動を支えている心のモードを仮定している.それらは車のギアのようなもので,心の各モードにはそれ自体の特徴と機能がある.車が一度に一つのギアでしか走れないのと同じように,心があるモードに入りこんでいる時には,同時に別のモードに入ることはない.マインドフルネス瞑想の実践は,どの瞬間においても心のモードに気づき,役に立たないモードであればそれを離れて,その時に有用なモードに入るためのスキルを育てる.それは,心の二つの主要モードを理解し,一方から他方へのギアシフトのスキルの学習でもある.これら二つのモードはdoing(すること)とbeing(あること)として知られている.どちらのモードも有用なものであるが,doingモードが「できない仕事に名乗り出る」場合は特にdriven-doingモードと呼んで区別している.これがうつの再発や心の不調と関係するモードである.

doingモードはできるだけ無駄のない手続きでゴールを達成するために,必要な手

続きに集中して，関係ない情報を無視する．このモードの使用でゴールが達成されれば問題はない．しかしそれが実を結ばず，その理由を，例えば「私は目上の人に好かれない」などのすぐに変わらない自分の性質に求めると，できない仕事に名乗り出ることになる．心はdoingモードで情報を処理し続け，堂々巡りをし，自分が望む姿とどのようにかけ離れているかを考え続け，気分はますます悪くなる．次には，幸福になるためにはある種の人間になる必要があると感じているが，自分はそのような種類の人間ではないという見方を正しいと考えるようにし向けてしまう．

これに対してbeingモードでは，思考や感情は単に心の中を通過する出来事であり，発生し，気づきの対象になり，そして過ぎ去っていくものとして見られる．ここに"脱中心化"した視点が生まれる．脱中心化は認知療法の効果機序として非常に重要とされるものであり，自分の思考と距離を取り，それを絶対の事実として扱わないことである．beingモードでは，いつもの反応パターンが即座に誘発されることはなく，今，ここで生じていることにアクセスすることが可能となる．それによって，反射的反応をするのではなく，より偏りのない情報を収集し，その上で次の行動を選択できるようになる．またこのモードでは，不快な感情に寛容でいる力，それを受容する力がより高まる．8週間を通じて定期的にマインドフルネス瞑想を実践することによって，beingモードを開拓し，ギアシフトの力を育成することで，悪循環から離れ，うつの再発や心の不調と関係するストレスや心の状態と巧みな関係を取れるようになっていくのである．

4 活用する際のコツ

1）インストラクター自身の実践

MBCTではプログラムをクライアントに提供する者（インストラクター）が，日々マインドフルネス瞑想を実践することを求めている．この実践によって，自身がマインドフルネス瞑想を知識として知るのではなく，経験として知り，それがもたらすものをよく理解できるようになる．また先述した探求において，インストラクター自身の経験を例として用いることで，クライアントのマインドフルネス実践に対する疑問に適切に応答し理解を大きく助けることができる．何よりもMBCTでは，日々のマインドフルネス瞑想実践によって培われたインストラクターのマインドフルな心の態度，すなわちすべての瞬間に思いやりを運び入れることを意図し，どのような考え，感情，身体感覚をも拒否せずにその存在を許可する態度，これこそがクライアントの変化を促す大きな要因であることが強調されている．

2）思いやりと好奇心，そして意図すること

心がいろいろなところに飛んでいくのは心の習慣である．問題は，飛んだことに無自覚なままに，考え，気分，身体感覚の悪循環に陥ることである．この悪循環から離れるのに役に立つのが，"思いやり"と"好奇心"である．ストレス状況が批判や非難と関わっており，そのために悪循環が生じている時には"思いやり"という態度を意図するのがコツである．自分に対しても，他者に対しても「だって人間だもの，いろいろあるよね」と，どのような考えや感情が生じても，それを拒否したり否定したりせずに優しい思いやりのある態度で眺めてみることを"意図"するのである．"好奇心"

をもっと有効なことも多い.「こんな結果になったら嫌だ」という嫌悪や「ぜひこういう結果になって欲しい」という執着ではなくて,「この状況は,このあと一体どんな風に展開するんだろう(どうなっても大丈夫.何とかなるものだ)」というように"好奇心"のある態度で眺めてみることを"意図"するのである.意図することから次の変化が始まる.また「最善をつくして/できるだけ(as best you can)」という言葉を使って励ますことも役立つ.この表現は,無理して骨を折ることよりも"思いやりのある試み"を強調するからである.

5 実践例

クライアントは39歳女性で,診断はうつ病,「アトピーでイライラする.掻いた後の自己嫌悪が苦しい.自分を受け入れるように,あるがままでいいんだと指導されてきたけれど,それができずに苦しい」としてMBCTに参加.セッションが進むにつれて,「マインドフルネス瞑想は,心に何も浮かばず無心になる方法だと思っていたが違っていた.実践を続けることで,自分の考えや気分に気づき,それらに反射的に反応するのではなく,適応的な反応を選択できるスペースを生み出す方法だということがわかった」と話してくれた.また終結のセッション8でMBCTで何を学んだかを尋ねると「ここに参加する前はネガティブなことを思っちゃいけないと思っていた.ありのままの自分でいいんだよといわれてきたが,その"ありのまま"がわからなかった.否定しなくてもよいといわれても,それができなかった.でも実践を続けていたらそれらが徐々に減って,それが体調の改善につながった.不安とか妄想(病的なものを指すわけではなく,過去や未来などについての考え)の受け止め方が大きく変わった.思考と事実は違うということが,腑に落ちて納得できた.本を読んだだけでは変わらない.でも瞑想実践を続けることで変わっていった.それで自分を信頼できるようになってきた.皮膚がかゆくなっても,とても冷静に対応している自分がいる」と,8週間の経験をまとめてくれた.

文献

1) Zindel SV, et al(著),越川房子監訳:マインドフルネス認知療法, 2nd ed, 北大路書房, 京都, 2007
2) Teasdale JD: Emotional processing, three modes of mind and the prevention of relapse in depression. Behav Res Ther 37: S53-S77, 1999
3) Williams JMG, et al(著),越川房子監訳:うつのためのマインドフルネス実践―慢性的不幸感からの解放,星和書店,東京, 2012

1) パニック症の認知行動療法

竹林 唯

Key word 心理教育／認知再構成法／内部感覚／現実エクスポージャー／安全確保行動

要点整理

- パニック症（PD）の認知行動療法（CBT）は，心理教育，セルフモニタリング，認知再構成法，内部感覚/現実エクスポージャー，再発予防を中心に構成されている．
- まずは，自分の症状がどのように維持されているのかを理解し，不安な時の自分の身体感覚，認知，行動を客観的に観察できるようになることを目指す．
- 最終的には，クライアントが不安に感じる身体感覚が生じても，それからの回避に生活が支配されるのではなく，クライアントの望む生活を送れるようになることを目指す．

1 技法の手続き

PDのCBTでは，心理教育，目標設定，セルフモニタリング，認知再構成法，内部感覚/現実エクスポージャー，再発予防を，週1回12～14セッションで行う（短いものでは7セッション）．クライアントは，心理教育を通してどのようにPDが維持されているのか，どのように治療をしていくのか理解し，終結時の目標をたてる．セルフモニタリングを通して，周囲の状況，自分の症状，認知，行動を客観的に観察できるようになると，認知再構成法では，自分が不安に思っていることを整理し，具体的にする．そして明確になった不安に，エクスポージャーを通して向き合い，自分が不安に思っていることは本当に起こるのか確かめ，新たな経験を積んでいく．

1）心理教育と目標設定

心理教育では，PDとCBTについて解説することで，クライアントがこれから行う治療の理論的根拠を理解し，治療意欲を高めることがねらいである．PDについては，疫学的特徴，典型的な症状（パニック発作，予期不安，広場恐怖など）について解説する．CBTについては，まず不安や恐怖という感情は危険を回避し，自分を守る働きをする必要な感情であること，危険回避のために身体反応が生じることをクライアントに理解してもらう[1]．また，パニック発作や広場恐怖が発症する理由として，レスポンデント条件づけについて説明することもある[2]．しかし繰り返し経験するパニック発作は，実際に危険な場面で生じるのではなく，クライアントが何かしらのきっかけから不安を感じ，「発作が来るのではないか」と破局的に解釈し，さらに不安が強まり，強い身体感覚が生じるという連鎖の中で起こる（図1）[3]．このような身体感覚と不安や解釈，パニック発作とのつながりを内部感覚の条件づけと説明することもある[1]．そのような傾向が生まれると，クライアントは，正常な不安反応にも過敏になり，危険を過度に予測し，破局的に解釈することでさらに不安が強くなること，また安全確保行動（不安な考えや状況

に直面せずに回避することで，恐怖を避けたり不安を弱める精神的あるいは身体的活動[2])をとることで，安全確保行動をとらなくても危険が生じないことを経験できず，症状が維持される．このような症状維持の仕組みについて，パニック発作の認知モデル（図1）を用いて説明する[3])．

そのため，PDの治療には，不安な身体感覚や場面に直面し，破局的な解釈が現実のものか検証する必要がある[3])．さらに不安はその対象に直面している間に自然に馴化すること，対象に直面する回数を重ねるごとに馴化すること等からも，不安に直面する必要があるとクライアントに理解してもらう[2,4])．

このような心理教育が，心理師からの解説だけでなく，クライアントが自分の症状や考え方，不安場面での対処やこれまで治療に向けて努力してきたことの中で当てはまる部分を考えたり，新しく学んだことを言葉にしたりしながら行われることで，クライアントの理解を深めることができる．

そして，治療に入る前に目標をたてる．目標は，① 具体的で，② 測定可能で，③ 達成可能な，④ クライアントにとって意味のあるものを設定する．例えば，もともと旅行好きなクライアントであれば「一人で飛行機に乗って北海道に行く」などである．しかし，現時点で電車に乗れないクライアントの場合，飛行機に乗るという目標を達成するには時間がかかるだろう．そのために，⑤ 目標は長期目標，中期目標，短期目標とたて，少しずつ達成していけるように段階をつくる．クライアントにとって達成したいと思える長期目標を設定することで治療全体への動機づけを高めることができ，治療の早い段階でも短期目標を達成できることで，取り組みを継続しやすく

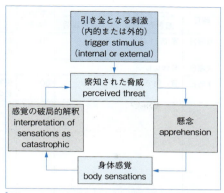

図1　パニック発作における出来事の連鎖（認知モデル）

外的な刺激（電車や人混みなど）や内的な刺激（動悸や息切れといった正常な不安反応，パニック発作になるんじゃないかという思考やイメージ）が，差し迫った危険のサインだと解釈され，懸念（不安）の状態を生む．その状態が広範囲の身体感覚と結び付けられる．これらの不安によって生み出された感覚が，破局的な意味づけで解釈されると（コントロールができなくなる，死ぬ，発狂してしまうなど），懸念はさらに悪化し，より強い身体感覚を生み出し，パニック発作へ至る．この連鎖ができると，さらに，クライアントは自分の身体感覚に過敏になったり，安全確保行動をとったりするようになり，破局的な解釈を維持させてしまう．
（文献3）より引用改変）

なる．

2）見立てとセルフモニタリング

認知モデルは心理教育で使うだけでなく，クライアントの現症の見立てにも用いる．クライアントの不安のきっかけとなる状況や身体感覚，身体感覚の破局的解釈（不安になったり恐れている身体感覚が生じることで，どのような最悪な結果が生じると考えているか），安全行動について情報を集め，クライアントの症状に沿ったモデルを作成する．クライアントともモデルの内容を共有する．

治療初期には，日常生活の中で不安の生じる状況，身体感覚，破局的解釈，安全確保行動について，クライアントが記録をとることをホームワークとする（セルフモニ

曜日	パニックが起きた状況または起きそうになった状況の説明	不安の点数	身体感覚	否定的な解釈・イメージ（信念の評価 0～100）	安全行動
月曜日	家で11時	70	動悸，息切れ，胸のしめつけ感	心臓発作を起こす　80%	横になる
火曜日	発作なし				
水曜日	買い物でトイレ	60	失神しそうな感じ，息切れ，めまい	倒れてしまう　70%	しゃがみこむ

図2　パニック日記とその記載例（文献4）より引用）

タリング）．記録することで，クライアントがこれらについて理解し，自分を客観的に観察し，系統的にデータを集め，振り返ることができるようになる（図2）[4]．

3）呼吸訓練やリラクセーション

呼吸のコントロール感が低いクライアントには呼吸訓練を実施し，不安場面でパニックの悪循環を止める感覚を得たり[1]，リラクセーション（呼吸法）を実施することでパニック発作を起こしにくくする場合もある[4]．

4）認知再構成法

認知再構成法では，不安につながる認知を整理し，クライアントに自分が何を恐れているのか理解してもらう．必要に応じて，認知の妥当性を検討し，エクスポージャーへの準備をする段階である．まず，クライアントの不安を感じる場面について，その状況を特定し，その時に感じている身体感覚と，その状況や感覚に対する認知を同定する．この時に，クライアントのいう「パニック発作」とはどのような状態なのか，発作になることでどうなってしまうことが不安なのか，破局的な解釈やイメージを具体的な言葉にする．具体的にすることで，頭の中でもやもやと広がっていた不安が整理され，より現実的な不安になることも多い．

同定された認知については，それが現実的に生じる確率がどの程度か，認知と矛盾する出来事がこれまでになかったか，最悪の結果が起きたらその後はどうなるかを話し合いながら，その妥当性を検討したり[3]，代替となる説明を探す手続きをとる場合もある[1]．しかし，認知を具体的にする段階までにとどめ，その認知が事実か検証するためにエクスポージャーを行うこともある．

5）内部感覚エクスポージャー

内部感覚エクスポージャーでは，不安の中心となる身体感覚を引き起こし，その感覚に向き合い，感覚の中にたたずむ．例えば，「1分間口からできるだけ速くて深い呼吸をする」，「2分間鼻をつまんだまま細いストローをくわえて呼吸をする」，「1分間その場で膝をできるだけ高く上げて走る

動作をする」などして，不安な身体感覚を引き起こす．この手続きでは，① クライアントが，身体感覚を引き起こすことで生じると考えている予測（認知）と現実の矛盾を検証すること[3]，② エクスポージャーを繰り返すことで，引き起こされる不安感や身体感覚が馴化し，内部感覚の条件づけを妨害すること[1]がねらいとなる．

① 予測と現実の矛盾を検証する際には，心理師から内部感覚エクスポージャーの手続きを説明し，それを行うとどうなりそうかを予測する．どのような身体感覚がどの程度の強度で生じるか，どのような発作が起こりそうか，エクスポージャーを終えた後，不快な身体感覚がどのくらい長く続きそうか，といった予測を書き留めておき，実際にエクスポージャーを行った後，その予測が現実のものとなったか検討する．この時に，「発作が起きると思っていたが起きなかった」というように，予測していたことが起きないことも多い．しかし，「発作が起きてしまった」「苦しくなってしまった」というように，破局的だと思っていたことが起きても，現実にはその感覚を味わっているとだんだんと症状が落ち着き，死に至るようなことはなく，破局的なことではなかったという気づきを得ることも重要である．

② 内部感覚条件づけの妨害をねらいとする際には，エクスポージャーを行った時の不安や身体感覚の強さを0～10で評価し，記録することで，回数を重ねるごとに不安や身体感覚の強さが変化することを確認しやすくなる．

1つのねらいに絞る場合もあれば，複数のねらいを組み合わせて行う場合もある．最初は，セッション内で心理師と一緒に行うことが多いが，難しい場合には，心理師が行うのを見てもらったりイメージで行ってみたりしてから実際に行うこともできる．ホームワークとしてクライアント1人でも継続して練習する．

6）現実エクスポージャー

現実エクスポージャーでは，日常生活の中でクライアントが回避している場面に直面する．内部感覚エクスポージャーで挙げた①，②のねらいのほかに，③ 長時間エクスポージャーをすることで，不安の馴化を経験すること[2]もねらいとなる．まずは，クライアントが不安を感じたり回避をしたりする場面の整理から始める．それぞれの場面に自覚的障害単位尺度（subjective units of discomfort：SUD）で得点をつけ（0：全く不安ではない，100：感じうる限り最高の不安），得点順に並べられた不安な場面のリスト（不安階層表）を作成する．最初にエクスポージャーを行う場面は，成功率向上やドロップアウト防止のために，SUDが0ではないが低めの項目から始めることが好ましい[2]．

エクスポージャーをするときには，安全確保行動をせずに行う必要がある．PDのクライアントがよく行う安全確保行動には，飲み物や薬といったお守りになるもの（安全信号）を持ち歩くことや，携帯電話を見たり本を読む，一緒にいる人と話すといった不安な場面の中で行うもの，頭の中で別のことを考える，大丈夫だと言い聞かせるといった認知的な回避などがある[5]．クライアントは，安全確保行動をとることで，その時には安心できたり，「パニック発作が来なくてすんだ」と思っていることが多い．しかし，安全確保行動により不安を十分に感じることができないため馴化も経験できず，安全確保行動を取らなくてもパニック発作や破局的な出来事がこない

とを経験できないのである．安全確保行動を全てやめることが難しい場合には，行動を整理し，やめられそうなものからやめていく．呼吸訓練やリラクセーションも，安全確保行動となることがあるので，注意が必要である．

③ 時間内の馴化の経験をねらいとするときには，エクスポージャーを行っている間，SUDを1〜数分ごとに記録することで，どのようなSUDの経過をたどったのか確認できる．この場合には，15分は必ず1つの場面にとどまるようにする15分ルールを用いることもある[4]．

現実エクスポージャーについても，まずはセッション内で心理師と一緒に行うことが望ましい．面接時間内にエクスポージャー場面に行くことができれば，倫理的問題に配慮した上で，心理師もクライアントと一緒に電車に乗ったり，人混みに行ったりする．セッション内での実施が難しい場合には，イメージエクスポージャーを行うこともある．セッション内でエクスポージャーを行った後，セッション内で行ったものよりSUDの低い場面をホームワークとしてクライアント1人でも練習する．次のセッションにて，ホームワークとしていた場面へのSUDが低くなれば，SUDのより高い場面でエクスポージャーを行っていく．

内部感覚エクスポージャーと現実エクスポージャーを組み合わせて行ったり，多様な場面でエクスポージャーを行うことで，エクスポージャーの効果をより高めていくことができる．

7）再発予防と終結

PDは再発率の高い疾患であり，再発予防に向けた話し合いをしてから終結する．カウンセリング開始時からの変化を振り返り，これまでの回復を継続・強化していくために必要なこと，再発しそうな場面，その時の対処方法について検討する．終結後は，フォローアップを行うことで再発率が低くなる．

| MEMO | PDのCBT小史

PDのCBTでは，Clarkの認知療法[3]とBarlowのパニックコントロール療法[1]が現在広く用いられているプログラムである．これらのプログラムが開発される前は，現実エクスポージャーが主な治療法だったが，これらのプログラム以降，内部感覚や認知再構成法に重点が置かれるようになり，広場恐怖だけでなくパニック発作にも有効な治療法となった．両者には共通点も多く，ともに有効性が示されているが，前者[3]では，クライアントの解釈と現実の矛盾を明確にするという認知変容に重点が置かれ，エクスポージャーを行動実験と呼び，後者[1]では条件づけの説明が含まれるといった違いもある．本邦のPDのCBTマニュアル[4]は，これらのプログラムや，Clarkの研究チームが後に発表した社交不安症の認知療法をもとに作成されたものである．エクスポージャーの用い方については，近年でも活発に研究が行われており，さらなる治療技術の改良が期待される．

2 活用が必要な状況

PD，広場恐怖症の診断基準を満たすことが必要条件となる．しかし，PDや広場恐怖症は，併発疾患が多く，併発する疾患が現在の生活上の支障に大きく関連している場合には有益でない可能性も考慮する必要がある．

3 活用のねらい

以下がPDのCBTを活用する際の狙いである．
・PDが，どのように維持しているか，どのように良くなっていくか理解すること．
・自分が不安になる状況で，自分を客観的

に観察できるようになること．
- 不安に伴う認知を具体的な言葉にすることができ，現実と思考を区別できるようになること．
- 不安につながる身体感覚を引き起こし，身体感覚や一緒に生じる不安に向き合えるようになること．そうすることで生じると考えていた予測と現実の矛盾を検証できるようになること．エクスポージャーを繰り返すことで，不安感や身体感覚の馴化を体験できること．
- 不安を感じたり回避していた場面に行き，不安に向き合えるようになること．長時間エクスポージャーをすることで，不安の馴化を体験できること．

4 活用する際のコツ

PDの重症度を測定するためにパニック障害重症度尺度日本語版（Panic Disorder Severity Scale）やパニック発作・広場恐怖評価尺度（Panic and Agoraphobia Scale）といった尺度が，国際的に使われており，日本語版も標準化されている．セッションごとにこれらの尺度を用いることで，治療効果を判定し，治療標的を明確にできる[3]．

エクスポージャーは，PDのCBTにおいて，中心的な要素である．しかしながら，クライアント自身がエクスポージャーを行うと選択できるように，動機づけを高める必要がある[2]．

またエクスポージャーを実施する際には，心理師がクライアントを励まし，クライアントが不安に向き合う努力をしていることに理解と敬意を払い評価すること，クライアントが学んだことを自覚できるようにフィードバックをすること，またクライアントがホームワークでエクスポージャーを行う時には，クライアント自身が自分にご褒美をあげる工夫をすることがコツとなる．

5 実践例

Aさん（20歳代女性，会社員）は，2年前に自宅で突然激しい動悸や息苦しさ，このまま死んでしまうんじゃないかという恐怖感におそわれ，救急車を呼んだ．いろいろ検査を受けても異常はないが，それ以来，たびたび同じような発作におそわれるようになった．心療内科を受診し薬物療法を開始すると，半年ほどで大きな発作が来ることはほとんどなくなった．しかし，発作が起こりそうな気配は続き，自分なりに工夫をしたが不安は解消されず，むしろ不安を感じる場面が多くなっていき，遂には欠勤や遅刻が目立つようになった．事情を主治医に相談したところ，薬物療法と併行してCBTを受けることになった．

心理師から心理教育を受け，中期目標は職場まで電車を使って行くこと，長期目標はもともと好きだった旅行に新幹線で行くこととした．セルフモニタリングを始めると，自分の解釈や行動の共通点が見えてきた．

認知再構成法では，電車の中で，動悸や息苦しさを感じた時の認知を振り返った．Aさんは，これまで「発作が来る」「発作が来たらどうしよう」ということで頭がいっぱいになっていたが，「発作が来て，自分をコントロールできなくなり，電車の中で倒れて，周りから変な目で見られる」ことが不安なんだと気づいた．

内部感覚エクスポージャーでは，細いストローで2分間も呼吸をすると聞き，「絶対に発作になる」と思った．やってみると，発作が来る前に感じる「息を吸えていない

感覚」が強く出て,急に不安になった.不安を感じないようにしようとする自分がいたが,不安な感覚をモニタリングしていると,冷静でいられる自分がいた.エクスポージャーを通して,不安との向き合い方のコツを掴めたので,目標にしていた電車にも頓服薬なしで乗ってみることができた.

現実エクスポージャーでは,中期目標としていた職場まで電車を使って行くことに挑戦したり,朝混雑している駅に15分立ち続けたりした.最初のうちは不安や息苦しさを感じたが,時間とともに慣れていった.以前は携帯電話で気をそらしていないと発作になると思っていたが,携帯電話を鞄から出さない方が,周囲も自分も客観視でき,慣れていく感覚も得られた.1度通勤電車の中で小さいけれど発作が来てしまった.苦しそうな様子を周囲の人に見られてしまい,不安も苦しさも強くなったが,それも一時のことなんだと気づいた.

Aさんの日常生活の問題は,通勤も含めて解消され,仕事も休日も不安に左右されずに行動できるようになった.これまでの経過を振り返り,これまでの回復を維持するためにセルフモニタリングやエクスポージャーを続けることとして,治療は終結した.その後,フォローアップセッションでは,新幹線や飛行機などにも挑戦していることが報告された.

> **アドバイス** 薬物療法との併用
>
> PDは,選択的セロトニン再取り込み阻害薬(selective serotonin-reuptake inhibitor;SSRI)やベンゾジアゼピン系薬剤といった薬物療法の有効性も示されており,こうした薬剤を服薬しているクライアントが多い.SSRIを含む抗うつ薬を併用した場合は,CBT単独と有効性に差はないことが示されているが,ベンゾジアゼピン系薬剤については,頓用のベンゾジアゼピン系薬剤を不安時に服薬することが安全行動となり,CBTの効果を阻害する可能性が指摘されている.ベンゾジアゼピン系薬剤とCBTを併用する場合には,医師と心理師の間でよくコミュニケーションをとり,ゆっくり柔軟な薬剤漸減計画を立て,エクスポージャーを行う際には服薬方法も含めて計画を立てることが必要である.

文献

1) Craske MG, et al:Mastery of Your Anxiety and Panic(Therapist Guide), 4th ed, Oxford University Press, Oxford, 2007
2) Sisemore TA:セラピストのためのエクスポージャー療法ガイドブック,坂井 誠ほか監訳,創元社,大阪,2015
3) Clark DM, et al:認知行動療法の科学と実践,伊豫雅臣監訳,星和書店,東京,2003
4) 関 陽一ほか:パニック障害(パニック症)の認知行動療法マニュアル.不安症研究7(特別号):94-154,2016
5) Barlow DH, et al:不安とうつの統一プロトコル:診断を越えた認知行動療法(セラピストガイド),伊藤正哉ほか訳,診断と治療社,東京,2012

2）社交不安症の認知行動療法

関 陽一

Key word 注意のシフト／否定的な自己イメージ／安全確保行動／行動実験

要点整理

- 社交不安症に対する個人認知行動療法は，薬物療法を超える効果が示されている心理療法である．
- 症状を維持する仕組み（悪循環）と各要因を，心理教育や認知行動モデルの作成を通し，まずは「頭で理解する」．
- 「頭で理解した」症状の維持要因への対処スキルを練習して身につけ，行動実験を通して「腑に落ちる」感覚を得て自信をつけていく．
- 治療のゴールは，「不安をゼロにする」ことではなく，「不安と上手く付き合いながら，やりたいことができるようになる」ことである，ということをクライアントと共有する．

表1 社交不安症の認知行動療法セッション

(CBT1)	アセスメント面接
(CBT2)	社交不安症の心理教育
(CBT3)	認知行動モデルの作成
(CBT4)	安全行動と注意の検討
(CBT5)	否定的な自己イメージの修正（ビデオフィードバック）
(CBT6)	注意トレーニング
(CBT7-10)	行動実験
(CBT11)	「出来事の前後で繰り返しやること」の検討
(CBT12)	最悪な事態に対する他者の解釈の検討（世論調査）
(CBT13，14)	自己イメージと結びつく記憶の書き直し
(CBT15)	残っている信念・想定の検討（スキーマワーク）
(CBT16)	再発予防

1 技法の手続き

1）社交不安症に対する認知行動療法

社交不安症に対する認知行動療法（cognitive behavioral therapy：CBT）のマニュアルが，厚生労働省および日本不安症学会のWebサイトで公開されている．

社交不安症のCBTのセッションは**表1**のとおりである．本項ではマニュアルに沿って前半の行動実験までのセッションを中心に述べる．実際の治療では，社交不安を維持していると考えられている心理学的な要因に焦点を当てながら，必要なスキルを練習しながら治療を進めていく．

2）アセスメント―クライアントのつらさへの受容と共感

アセスメントでは，クライアントの主訴や関連する情報を把握し，横断的・縦断的な見立てを行い，優先して取り組むべき課題と目標の設定を行う．このセッションで大事なことは，クライアントとの信頼関係を構築することである．そのためにクライアントのつらさへの受容と共感，それらがクライアントに伝わっていることが必要になる．CBTは，症状を良くするために，自分の考えや行動を変えてみることを目指すが，心理師への信頼感があって初めて，クライアントは変えようとする意志を持つことができる．

表2 社交不安症の症状を維持する要因

① 注意が自分自身（内的情報）に向いてしまう（自己注目）

自分が人からどう見られているか，を過剰に気にするあまり，注意が自分自身に偏り，外部に注意を向けることができなくなる．そのため他者の現実の反応に気づくことができない．自分の不安症状に気づきやすくなってしまう

② 否定的な自己イメージを構築してしまう

自分の身体反応と不安感情（いわゆる内的情報）をもとにして，自己イメージを構築するため，「こんなに自分が不安を感じ，震えを感じているのだから，きっと他人から見た目も，さぞや不安そうに震えて見えるだろう」と，否定的な自己イメージを形成する

③ 恐れている結果を防ぐために安全行動を続けてしまう

安全行動を続けることで，不安が持続し自動思考が強化されてしまうことになってしまう．また安全行動を他者からは奇妙な行動と捉えられてしまう場合もある

心理師は，「クライアントはどのようなつらさを抱えているのか」という視点で見ていくことがクライアントを理解するうえで大切になる．社交不安症は，対人・社交の場面で「恥ずかしい思いをしそうなことに対して，強い恐怖や不安を感じてしまい，日常生活に支障をきたしていくこと」が症状であるが，周囲からは，性格や考えすぎ，と片づけられてしまうことも多い．そのため社交不安症のクライアントは症状のつらさに加え，病気を理解・共感してもらいづらい，という悩みも抱えていることが多い．苦手な状況に対する行動を踏み出せないため，成功体験も得られず，「皆ができることができない」というように自己肯定感が低い場合も多く見受けられる．

アセスメントを通して，心理師がクライアントのことをよく理解しようとしていること，症状を良くしていこうという姿勢があること，専門的な知識・方法を熟知していることなどの期待感が得られることが，クライアントのモチベーション向上につながる．

3）治療のゴール（不安と上手に付き合う）―クライアントと共有すべきこと

治療を進めるにあたって，クライアントとまず共有すべきことは，治療のゴールである．「不安をゼロにしたい」と思っているクライアントは少なくない．しかし不安をゼロにする必要はない．不安を感じることは，脅威や精神的ストレスに対する正常な反応であり，ヒトが生きていくために必要不可欠な機能である．ほどほどの不安はむしろパフォーマンスを高める．問題は不安が過剰になってしまい，さまざまな生活上の支障をきたしていることである．望ましい治療のゴールは，「不安をゼロにすること」ではなく，「不安と上手につきあいながら，やりたいことをできること」である．これから始まるセッションで対処法などを身につけて，「やりたいことができた」経験を通じて自信がつき，結果的に社交不安症の症状が落ち着く，ということを共有したい．

4）心理教育―まずは症状が維持する仕組みを「頭で理解する」

心理教育はCBTの特徴の一つであるが，利点はクライアントが症状を維持する要因や悪循環を理解し，治療で何をなすべきかを心理師と共有できる点である．社交不安症とはどのような疾患なのか，どうして症状が続いているのか，など理解を深めることが治療のターゲットも明確にすることにもなる．社交不安症の症状を維持する要因を表2に示す．

社交不安症は決して珍しい疾患ではなく，症状の程度はあるにせよ，多くの人が悩んでいる，というノーマライゼーションはクライアントを勇気づける要因にもなる．また「自分にできるか？」という不安

をもっているクライアントには，ペースを合わせて進めることも伝え，「焦らなくてよい」，との安心感を得てもらうことも必要になる．

説明は心理師から一方的にならないように注意したい．心理師―クライアント双方向で話し合いながら，クライアントの理解度を確認しつつ，クライアントの症状と照らし合わせながら進めていく．CBTの説明では，受け身ではなく主体的に治療にかかわることの大切さを伝え，ホームワークを積極的に取り組むことが改善につながることを理解してもらう．

心理教育の段階では，「頭でわかっても，実際の場面でできるのか不安…」で十分である．症状を維持する要因への対処法を，その後のセッションで練習をして身につけ，少しずつ「できるかも」の感覚を得ていくのである．

目標の設定では，症状により障害されている生活上の問題に焦点を当て，設定していく．変化がわかるような具体的な行動の変化を目標にするとよい．「これができると嬉しい！」「これができると家族も喜ぶ！」など改善した時をイメージできると治療意欲の向上につながるだろう．

5）認知行動モデルの作成（ケースフォーミュレーション）

心理教育で一般的な社交不安症について学んだあとは，認知行動モデルの作成を通して，クライアント個人の社交不安が維持されているパターンを明らかにしていく（図1）．ここでは，認知（自動思考）の同定に続き，不安症状としての身体反応（赤面，手や声の震え，発汗など）を同定し，自己注目への注意のバイアスによる悪循環をまず理解する．次に，安全確保行動（下を向く，話す言葉を検閲するなど）を同定

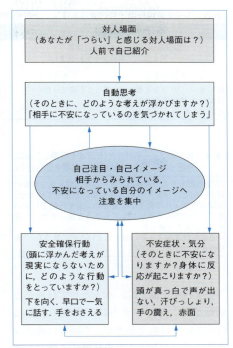

図1 社交不安症の認知行動モデル
（文献5）より引用）

し，安全確保行動による注意のバイアスについて理解する．自動思考は，クライアントが考えている最悪の事態まで聞き出すことが有用になる．クライアントが，社交不安症の症状を維持する要因である自己注目，否定的な自己イメージの形成，安全確保行動の問題について，クライアント自身が自分の体験を通して理解してもらうことが，このセッションの目標になる．

6）安全確保行動と自己注目―今までのパターンに気づき，新しいパターンをやってみる

このセッションでは，安全確保行動と自己注目が社交不安症の症状を維持していることを，ロールプレイを通じて理解してもらう．

表3 ①安全確保行動と自己注目を行う，②安全確保行動と自己注目をしない，のロールプレイ

対人場面：皆の前で自己紹介			
安全確保行動（＋），自己注目（＋） 下を向く，早口で一気に話す		安全確保行動（－），自己注目（－） 前を向き，ゆっくり話す	
メリット	デメリット	メリット	デメリット
特にない．いつもと変わりはないので，何とか話すことができる	ずっと不安だった	最初は不安だったが，意外と落ち着いて話すことができた	特にない．慣れるまで時間がかかりそう

表4 ビデオフィードバック（ビデオを視聴した後に，自己イメージの予想と実際の結果を話し合う）

「安全行動をした方の自己イメージは，顔を見られないので，何とか不安そうには見えないと思っていたが，実際は予想より不安そうに見えた．安全行動をしない方が，逆に不安そうに見えてしまうと思ったが，不安そうには見えなかった
→不安症状を隠そうとしなくてよいことに気づく．「ありのままの自分でよい！」

 安全確保行動とは，本人としては最悪な事態が起こらないように，安全のために行っている行動であるが，実際には最悪な事態には至らないことを経験する機会が奪われる．結果として，社交不安症の悪循環を維持・悪化させる方向に働いてしまう．人前でスピーチをするときに，「下を向く」「アイコンタクトを避ける」という安全確保行動をすると，実際には，下を向けば向くほど，不安症状に気づきやすくなったり，自己注目が高まったりしてしまうのである．さらに「自分は笑われているだろう」という否定的な自己イメージが大きくなってしまい，余計に不安感を高めてしまう．この場合，実際にも自信がなさそうに見られてしまうと思われる．
 人は不安になると自分が気になっていることに注意が向いてしまう．社交不安症の人は，自分が周囲からどう見られているかが気になるから，自分に注意が向いてしまう（自己注目）．結果として現実に起こっている「事実（客観的事実）」を見過ごし，自分が「感じていること（主観的考え・イメージ）」を頼りにしてしまうため，否定的解釈につながる．
 そのため，① 安全確保行動と自己注目を行う（これまでのパターン），② 安全確保行動と自己注目をしない（新しいパターン）を実際にロールプレイで行い，違いを感じてもらう．ロールプレイはビデオで撮影し，次セッションで実際の姿を見てもらう．その後，それぞれのメリット，デメリットを話し合い，これまで良かれと思ってやっていた安全確保行動が，実際は不安を高めていた，ということへの気づきを得てもらう（表3）．

7）ビデオフィードバック―否定的な自己イメージを修正する

 社交不安症のCBTで，最も特徴的なセッションになる．前セッションで撮影された現実の自分の姿を自分の目で見てもらうことで，認知の誤りに気づいてもらうという方法を使う．ビデオを見る際のポイントは，自分ではなく見知らぬ第三者を見るように見ることである．見えること，聴こえることだけに注目し，感じることは無視するように伝えておく．ビデオを視聴した後に，自己イメージの予想と実際の結果を話し合い，現実の姿よりも過大に，否定的な自己イメージを形成していたことへの気づきを得る（表4）．

表5　行動実験の例

状況	予想	実験方法	結果	学んだこと
	何が起こると予想するか？ それはどのようにしてわかるのか？	その予測をテストするために何をするか（安全行動をやめることをイメージ）	何が起こりましたか？ 予測は正しかったか？	どのようなことを学んだか？ もとの予想をさらに実験するためにはどうしたらよいか？
コンビニのレジに，ペットボトルを2本持参して，店員さんに，「1本買うのをやめます」と言う	店員さんには自分を変な人だと思う（どのようにしてわかるのか）嫌な顔をしながら自分の顔を見る	アイコンタクトを避けるという安全行動をやめて，店員さんの顔や視線を観察する	店員さんは，表情を変えず「わかりました」とあっさり言い，レジを打ちなおした	店員さんは返品しても，顔を見ない．つまり変な人とも思わない．今回はたまたま優しそうな店員さんだったので大丈夫だったかもしれない．次回は，少し怖そうな店員さんに対して，実験する必要がある

8) 注意シフトトレーニング—注意の向きを自在にするスキルを身につける

　ヒトの注意は限られており，対人場面で極度に不安を感じることが，注意の範囲を狭め，内向きにしてしまっている．そこで，注意は能動的に変えられるコントロールできることを理解し，練習して鍛えていくことで，自分にばかり向いていた注意（意識）を自在にシフトできるようにしていく．

　練習が必要なスキルであるので，日常的にも意識して練習することを繰り返し伝える．セッションでも，①非社交状況での外部注目，②非社交状況での内部外部の交互切り替え，③社交状況での内部外部の交互切り替え，と段階的に練習していく．クライアントが注意を向けやすい外部の対象を探してもらうのも，楽しみながら取り組めることにもなるので推奨したい．

9) 行動実験—実際の場面で予測と結果の検証をする

　認知行動モデルで同定した，否定的な信念や予想を実際に行動することで検証してみよう，というセッションである．行動実験を行うには，安全行動をやめて否定的なイメージに対して肯定的なイメージでバランスを取り，注意を柔軟に外部にシフトできることが必要で，これまでのセッションで身につけてきたスキルを用いる総括的なセッションになる．連続4セッションで前半2回は定番的な行動実験（目の前の場所に行く道を尋ねる，コンビニエンスストアでの買い物に行く）（表5）を行う．後半2回は，クライアントのテーマに沿った行動実験にして，段階的にハードルを上げていく．例えば，不安になっている人の特徴を強調するような行動をあえて行い，他人の反応がどのようなものであったか検証する．クライアントが不安でできなかったら，心理師が率先して，モデリングをする．セッション中に実際に行うことが大切である．客観的な情報を意識した体験を繰り返し経験することで，今まで主観に基づいて行われていた対人場面へのネガティブ思考をあらためる．腑に落ちる感覚を得ていく過程になる．ホームワークで実際の対人場面で実践することが改善につながるので，セッションでは場面設定まで丁寧に行い，クライアントを励ますことも大切である．

| MEMO | 「行動実験」と「曝露療法」

　「曝露療法」は馴化の原理を用い，恐れている場面に曝露することで，不安は自然に下がっ

ていくことを学習する．一方，「行動実験」は否定的な信念や予測を，現実的な場面で実験として検証（予測と結果）することを目的としており，不安の馴化を狙っていない点で異なる．

2 活用が必要な状況

CBT の活用が必要なのは，社交不安症と診断されているクライアントはもちろんのこと，診断に至らずとも，対人関係・対人場面で悩んでいる人である．症状維持の仕組みや要因を学ぶことや，それらに対する対処法を身につけることが困りごとの改善に向けて有効であると考えている．

社交不安症は，性格や考えすぎ，と片づけられてしまうことも多く，数年以上も見過ごされてしまうことも多い．発症する年齢が 10 代半ば〜20 代前半と若いことが多いことも特徴であるが，こうした時期に何か対人場面でのつまずきがあると，それが過剰な不安感につながるときがあり，学校にも行けなくなり，引きこもってしまうケースもある．成人になっても，だんだん人付き合いがつらくなり，職場で孤立したりすることで，仕事をやめざるを得ない場合もある．周りからだけではなく，クライアント自身も性格などの問題と思っていることも多い．そのため困りごとが対人関係・対人場面であれば，CBT の活用を一考してもらいたい．

3 活用のねらい

クライアントが自分自身で苦手な状況に立ち向えることができるように，対処法や認知の柔軟性を身につけることが，社交不安症の CBT でも求められる．いわゆるセルフヘルプであるが，実際のセッションでクライアントは以下のような経過を辿ることが想定される．

- 社交不安症の仕組みを理解する．
- 症状の維持要因に対する対処スキルを練習して身につける（「できない」から，徐々に「できそう」に）．
- 実際の対人場面で，「できなかったこと」が「できた」感覚を得ていく．
- これらを繰り返すことで，確実に自分のものになり自信がついてくる．「ありのまま」「今のまま」の自分で OK! という感覚を得る．ひいては自己肯定感が高まる．

これらは心理師の支えがあったとしても，勝ち取ったのはクライアント自身である．努力して身につけたことで達成感を得てもらうことも CBT のねらいであり，治療後の再発予防にもつながる．

4 活用する際のコツ

症状を改善するプロセスの中で，"一歩踏み出す勇気"は必ず必要になる．特に行動実験がその場面になるが，それまでに対処スキルを身につけていても，実際に苦手な状況を前にすると，不安でなかなかできないクライアントもいる．苦手なことでも「まずはやってみる」⇒「やってみたらできた．大丈夫だった」の体験が増えることを通じて自信はついていくが，そのために，クライアントができることから少しずつ行うことが求められるし，心理師が先にやってみてクライアントに手本を見せることが大切になる．いずれにしても，いくら頭でわかっていて，練習して身についていたとしても実践するにはやはり少しの勇気は必要である．後押しする言葉がけも大切であるが，折に触れクライアントを励まし，クライアントが頑張ったことはどんなことでも褒めること，そしてクライアントの力を

信じて，ここを乗り越えれば，やりたいことができるようになる，とクライアントと一緒に取り組む姿勢が，一歩踏み出す勇気への後押しになる．

> **アドバイス　対人場面の中の一人としての心理師**
>
> 社交不安症のクライアントにとって，CBTのセッション自体も対人場面である．そのためCBTは不安を感じずにリラックスできる場所，と感じてもらうことは大切である．心理師の態度は信頼感，治療の道筋がみえることは期待感につながるが，それに加えて，セッション中，クライアントにできるだけ笑ってもらうことも，有効であると実感している．リラックスして肩の力が抜ければ，セッションに対する緊張感も程よいものになる．セッションに対するモチベーションも高まる．
>
> 心理師は，症状を一緒に改善していく協働作業者，症状を改善する道筋を知っている専門職，であると同時に，「対人場面の中の一人」という側面もあることを意識したい．街にいる一般の人の側面である．クライアントの努力でできるようになったことがあったら，一緒になって喜んだりするような「普通」の反応が，クライアントの自信という貯金になって，一般社会のイメージに広がっていく．

文献

1) Yoshinaga N, et al：Cognitive behavioral therapy for patients with social anxiety disorder who remain symptomatic following antidepressant treatment：A randomized, assessor-blinded, controlled trial. Psychother Psychosom 85：208-217, 2016
2) 吉永尚紀ほか：社交不安障害（社交不安症）のCBTマニュアル．不安症研究 7（Special issue）：42-93, 2016
3) 吉永尚紀：不安症の診断・治療/社交不安症．不安症の辞典，貝谷久宣ほか編，日本評論社，東京，2015
4) 清水栄司：自分で治す「社交不安症」，法研，東京，2014
5) D.M. クラーク，A. エーラーズ（丹野義彦監訳）：対人恐怖とPTSDへの認知行動療法，星和書店，東京，2008

3）強迫症の認知行動療法

原井宏明

Key word エクスポージャーと儀式妨害（ERP）／行動分析／認知的技法／3日間集団集中治療

要点整理

- 強迫症は認知行動療法が特に有用な疾患である．他の疾患と比べると自然治癒がまれで，薬物も含めた他の治療法の効果が劣る．
- セルフモニタリングや強迫儀式短縮化訓練，エクスポージャーと儀式妨害（ERP）が主である．ハビットリバーサルや認知再構成法，円グラフ技法なども使われる．
- ERP とは強迫を引き起こすトリガーへのエクスポージャーと数時間以上，儀式や回避をさせないようにする儀式妨害である．
- 動機づけ面接の併用や集団集中治療，自宅訪問のような工夫がある．
- 心理師によって成績が大きく違う．クライアントに口で指示をするだけの心理師と，クライアントと一緒に入浴し，洗い行動を丁寧に観察し，適切な洗い方を指導できる心理師との間には天と地の差がある．

1 技法の手続き

1）エクスポージャーと儀式妨害

ERP や E/RP，EX/RP，E&RP と略す．E はエクスポージャーであり，治療的な意味では不安などの情動反応を起こす刺激に対してクライアントが十分な時間，触れ合うようにして情動反応や問題行動を生じにくくさせることである．RP は ritual prevention または response prevention のことであり，儀式妨害または反応妨害と訳す．

エクスポージャーは治療セッションが主な介入の対象になるが，RP が加わる場合は治療セッション以外の時間に起こる回避行動が主な対象である．

例えば不潔恐怖・洗浄儀式のクライアントの場合，不潔物に対するエクスポージャー中には回避や手洗いが起きないことが多い．その場では全く平静にしているが，自宅に帰り，ベッドに入る前にすべての汚れを落とす儀式が始まる．加害恐怖・確認儀式のクライアントの場合なら，心理師が後部座席に乗り，その指示に従って車を運転している間は避けたり，確認したりせずに普通に運転できる．しかし，心理師と離れて1人で休憩をしている間に，頭の中で自分の運転の場面を最初から思い浮かべる心の中の確認をしたりする．

恐怖対象にどれだけエクスポージャーしたとしても，後からクライアントが1人になった時についついやってしまう洗浄・確認儀式が野放しになっていたとしたら，エクスポージャーをする意味がない．

1950年代，系統的脱感作によって恐怖症を治療できるようになったときと同時に，強迫に対するアプローチも始まった．当時は強迫と恐怖症は連続的な疾患としてとらえられていたのである．しかし，不安を軽減する技法のみでは強迫を治すことが

できなかった．強迫を治せるようになったのは Meyer[1] が 1966 年に ERP を開発するまで待つ必要があった．

1980 年代以降，ERP を構成する各々の技法の効果を調べる研究が行われた．リラクセーションのような不安を下げる方法は不要であること，エクスポージャーと儀式妨害の組み合わせが必要なこと，セッション中に不安が下がる必要はないこと，ERP の前に認知再構成法を行うと効果が下がること，弱い刺激から始める段階的なエクスポージャーよりも可能な限り最初から強い刺激を使うフラッディングのほうが効果が高いこと，などがわかってきた．

2）ERP 以外の認知行動療法

ERP は認知行動療法ではなく行動療法と呼ばれることが多い．認知療法とは無縁の治療法だからである．強迫に使われる他の技法としてセルフモニタリングやハビットリバーサルトレーニング（習慣逆転法）がある．

認知的な認知行動療法の技法の場合，強迫の背景には特定の認知プロセスがあることを想定する．面接や課題によって想定された認知プロセスの変容を目指す．

1) 些細な刺激に対して，将来起こるかも知れない望ましくない結果を過度に結びつけて，強迫が生じる．刺激等価性などのメカニズムが想定される．
2) 自分は完全でなくてはならない，自分は破滅を防ぐだけの力がある，白黒思考などの不合理な信念のために強迫が起こっている．
3) 強迫観念の中の取り返しのつかない破滅的結末に対する過剰な責任感のために強迫が生じている．微小なリスク変動に対する感受性が強く，逆に大きなリスクには鈍感になっている．
4) 意識が一部の観念に集中し，全体を認識するメタ認知が弱くなっているために強迫の存在自体に気づかない．

具体的な方法としては強迫の図式化（図 1），セルフヘルプマニュアルを使った読書療法[2]，動機づけ面接における複雑な聞き返し[3]，思考中断法（thought stopping），円グラフ技法などがある．円グラフ技法とは過度な責任感があると考えられる場合に，想定される好ましくない結末に対するさまざまな要因を列挙させてその寄与の度合いを円グラフにさせ，クライアント本人の責任割合をそのグラフの中で考えさせるものである．

2 活用が必要な状況

強迫症と身体醜形症や抜毛症などの強迫スペクトラム障害である．これらは他の疾患と比べると自然治癒がまれで，薬物も含めた他の治療法もその効果が見劣りする．

治療効果の検証を目的とした臨床研究の中で扱われる ERP は次のように定義される．1）比較的高い恐怖刺激から始められる段階的エクスポージャー，2）入院などの制限された環境の中での数時間から 1 日にわたる厳密な儀式妨害，3）10～20 回程度のセッションを週に 2～3 回行う，4）自宅でクライアントが行うホームワーク，としたパッケージである[4]．

こうした ERP による臨床試験成績は以下のようになる．ERP を勧められたクライアントのうち 25% がこの治療法を受けることを最初は拒否する．完全にやれてうまくいくクライアントは全体の 67～90% である．やや改善以上のクライアントが 85%，かなり改善以上のクライアント（重症度が 50% 以上改善）が 55%，改善後に再発するクライアントが 25% である[5]．

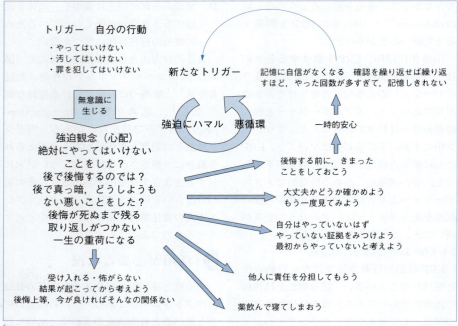

図1　強迫の図式化：後悔恐怖の仕組み

3 活用のねらい

　初期はマウラーの二過程説に基づき，エクスポージャーには恐怖刺激によって起こる不安反応を軽減する働き，儀式妨害には強迫儀式を軽減する働きがあると考えられていた[6]．現在はこのような単純な考え方をしない．マウラーの仮説も捨て去られた．強迫に伴う情動は不安というよりも，嫌悪・後悔を避ける衝動，正義・納得を求める衝動だとされるようになった．強迫儀式は衝動を中和するというよりも，むしろ強化していると考えられるようになった．メカニズムに関しても情報処理理論やスケジュール誘発行動，付随行動として説明するようになった[7]．

　意識的な努力では観念の自発や儀式の反復を制御できない．機能的脳イメージング研究の結果などから，セロトニン動作ニューロンの機能異常や前頭前野─帯状回─大脳基底核の間を結ぶ回路の機能亢進などの生物学的な基盤の存在が想定される．ERPもこうした生物学的機能異常と関連づけられる[8]．

　ERPの後に認知療法が現れた．認知療法を支持する研究者はERP以外の方法を求めて，さまざまな工夫を行った．しかし，現在でも効果の点で標準的治療としてのERPの地位は揺るがない．ERPを行いやすくするための動機づけやメンタルチェッキングなどの心の中で行われる儀式を妨害したりするなどの工夫が進んでいる．

4 活用する際のコツ（図2）

1）治療目標を設定する

強迫を治すと言ってもどこまで治りたいかはクライアントしだいである．治療目標を大きく3つに分けることができる．

(1) 短期的症状軽減（ハームリダクション）

一時的に苦痛や生活の障害を軽減し，最低限の日常生活が行えるようにする．必ずしも強迫からの回復にはつながらないが，一時的に苦痛から逃れることも最初は必要になる．儀式短縮化訓練，観念から注意をそらす練習などがある．

(2) 長期的回復

重症度を改善し，普通と同じレベルの日常生活が行えるようにすることである．心理師同伴 ERP を行い，さらにクライアントが自分で自分を治せるようになることを目指す．2, 3ヶ月に1回程度はブースターセッションで ERP を行う必要がある．

(3) 随伴する問題の改善

学業や職場適応，家族問題などの強迫に合併するさまざまな問題を改善する．工場の検査部門で働くクライアントの場合，職業病的に確認強迫が悪化している場合がある．このような場合，職場との話し合いも必要になる．

2）導入する

(1) 行動記録

治療目標が何であってもクライアント自身が主体となって自分の行動のパターンを知り，変えられるところを見つけて，自分の行動を実際に変えていくことが必要である．周りの理解が必要な場合であっても，理解を得られるようにするための行動は本人のものである．行動の変化は具体的な行動記録がなければ，起きたとしても起きたと知ることができない．観念がどのような

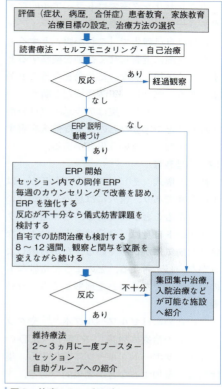

図2 治療のアルゴリズム

文脈でどのようなトリガーによって起きるのかが記録されていなければエクスポージャーができないし，儀式の回数や時間が記録されていなければ，儀式妨害ができたかどうかがわからない．

自分の行動を自分でチェックできるセルフモニタリングが強迫においても治療の基本になる．またこれによって，強迫儀式の短縮化も可能になる．手洗い時間を記録するだけでも，一種の意識づけになる結果，2～3時間かかっていたものが半分程度になることがよくある．子どもの場合や重症者の場合は家族などによるモニタリングでも役立つ．

カウンセリング室ではトライアル的なエクスポージャーを行うと良い．クライアント自身は自己報告で「これが嫌」とするものが，実際に近寄らせて行動を観察するとまったく予想と異なった行動をとることがよくある．例えば，不潔恐怖だと訴えていたクライアントが，実は加害恐怖（自分が汚れることで家族などの大事な他人を害することが怖い）という場合がある．

（2）心理教育

観念と儀式，そしてそれらのトリガーは実に多様であり，常人には思いもつかないものであることがよくある．この結果，クライアント自身は「自分は名もないような特殊な病気にかかっている，だから治しようがない」と考える．どのように奇妙なものでも強迫であることを理解してもらう必要がある．

このためにはセルフヘルプ本[2, 9]やクライアントの治療体験談[10]を読む，OCDの会などのサポートグループに参加する，集団教育に参加するなどが効果的である．

クライアントや家族はOCDと他の精神疾患との区別がついていない．OCDはうつ病などと違って休息や自然経過では治らないことを説明する．観念と儀式について具体的に現在，体験していることに基づいて考えるように促す．行動分析を一緒に行い，儀式を行うことによって一時的安心は得られるが，長期的には強迫を悪化させることを本人自身の病歴から理解させる．嫌悪対象を避け，嫌悪感が生じたら手洗いをすることで，観念は薄まり，日常生活ができるようになるが，長期的には観念を悪化させていることを分かってもらう．「汚れた，嫌と感じて洗いたくなっても，洗わずに日常生活を行うようにしてみる」とクライアントが述べるようになれば，ERPに入る準備ができている．

3）ERPする

ステップ1：説明し，希望を与え，動機づけを促す

ERPは儀式を完全に妨害しながら，クライアントを不快さに直面させることである．動機づけが十分な不潔恐怖・手洗い儀式のクライアントであれば，簡単な教示によって行わせることができるが，動機づけが乏しい場合，心の中の儀式がある患者は難しい．頭の中での良いイメージを思い浮かべ思考を中和するような行為は，クライアントの心の中だけで行われ，心理師はその存在に気がつくことすら難しい．中途半端な儀式妨害は強迫をむしろ悪化させる．

ERPが終わった後はどうなれば良いのかという目標（課題）も必要である．強迫が治ると暇になる．暇を持て余すと強迫が付け入ってくる．

ステップ2：エクスポージャーしながらチェック

エクスポージャーを始めるとその場で観念と儀式の起こり方を行動分析できるようになる．一般に，観念が起きやすい状況（仕事が立て込んでいない時や自宅でゆっくりしている時など）→観念が起こる直前のトリガー→観念→情動→1回目の儀式→観念と情動の確認→2〜3回目の儀式→終了と移動，のように一連の行動のチェーンがある．

行動がわかれば快感・強迫衝動を意図的に起こすことができるようになる．症状質問紙も利用すると良い．立ち向かうべき課題をリストアップし，困難な順序に並べるようにすること自体が恐ろしいことを思い浮かべることであり，それがイメージエクスポージャーになる．意図的に恐ろしい話題を30分程度以上，繰り返して話しあう

ようにする．

ステップ3：エクスポージャー課題

　心理師が実際にする場面をデモンストレーションする．次にクライアントが行い，心理師が賞賛し，さらに勧めるようにする．進んで不快感を味わうという態度が必要である．次第に難しい課題に向かうようにする．最低2時間は必要である．代表的なエクポージャー課題に次のようなものがある．

- 汚れたままの手を舐める
- スリッパの裏を触り，頭にのせる
- 便器の中に手を入れる
- 生魚・生肉を手でさばく
- カードや免許証を置いたまま移動する
- 宗教的な絵を踏む・駅で人にぶつかる
- 持ち物の置き場所を逆・反対にする
- 最悪のストーリー・最悪の歌
- 部屋を移動しながらスイッチや蛇口などを連続して10箇所以上オン・オフ/開け閉めする
- 身だしなみを乱し，顔にシールをつけて駅を歩く

| MEMO | エクスポージャーとしての薬物

　しばしば認知行動療法と薬物療法は対立する概念のように認知されているがそうではない．むしろ対立しているのは認知行動療法の中でのリラクセーションのような不安減弱技法とERPのような不安増強技法である．同じように薬物療法の中でも抗不安薬の頓服とSSRI（selective serotonin reuptake inhibitors，選択的セロトニン再取り込み阻害薬）の継続的服用は対立する方法である．強迫の患者の中に，SSRIを服用することを頑強に拒む者がいる．飲むように勧めると，飲みたくない理由をさまざまに出してきたり，飲んでもいいが十分に納得してからでないと飲めないとして質問を繰り返してきたりする．ERPが十分に進んで改善している場合はよいが，そうではない場合や抗不安薬の頓服に頼っている場合には，SSRIを拒むこと自体が強迫だと考えると良い．「飲んでもすぐには結果がでない薬をあえて何週間と体に入れ続け，その結果，何年後には副作用に悩み，飲んだことを後悔するかもしれない」このような観念があることを想定して，本人のアンビバレンスに共感し，薬（本人にとっては毒に見えている）を敢えて飲んでみることがERPなのだと説明する．

ステップ4：儀式妨害課題　手洗いの例

- 目に見える汚れは乾いたタオルでとってよい．このタオルは"汚れタオル"と呼び，最初から最後まで同じタオルを使う
- 目に見えない汚れはとらない，他に広げる
- 汚れタオルを足元，シーツにつける，手で広げる
- ティッシュはなし．服，髪，手，足，顔を拭かない，洗わない．手でさわり広げる
- 食事前，手は洗わない，拭かない．食物で手を汚したときは，"汚れタオル"で拭いてよい．食事のテーブルも拭かない
- 外出から帰ってきたら，手で顔・服・服の下の素肌，髪の毛，シーツ，枕カバーをくまなくさわる．ベッドに横になる．寝る方向を2回かえる
- トイレ後の手洗いをしない．手を汚れタオルで拭く．拭き終わったら，身体中を手でさわって，体全体を汚す
- 朝起きたとき，歯は磨いてよい．洗顔は駄目
- 掃除はしてもよいが，終わったとき手を洗わず拭かない
- 着替えの服など袋に入れて他に触れないようにしている物すべては袋から出して触り，汚す
- 次のように想像する「さわるものの全部が，同じように汚れている」「綺麗で洗わなくてもいいと思うところが一つもない」「自分は全部汚れてしまったので，

もうこれ以上汚れることはない．今さら汚れても気にならない」

ステップ5：次を考える

行動療法は不快さに自ら直面していくことである．クライアント自身が独力で行動療法を行えるのは一部に限られる．行動療法を独力で行えなかったり，クライアントがさらなる改善を希望したりする場合には3日間集団集中治療[11]のようなことができる専門施設に紹介すべきである．

文献

1) Meyer V: Modification of expectations in cases with obsessional rituals. Behav Res Ther 4: 273-280, 1966
2) 原井宏明ほか：図解やさしくわかる強迫性障害：上手に理解し治療する，ナツメ社，東京，2012
3) 原井宏明：方法としての動機づけ面接，岩崎学術出版，東京，2012
4) Foa EB: Workshop: Behavioral treatment of obsessive-compulsive disorder, at the Third World Congress of Behavior Therapy, Edingburgh, 1988
5) Jenike MA: Clinical practice. Obsessive-compulsive disorder. N Engl J Med 350: 259-265, 2004
6) Foa EB, et al: Differential effects of exposure and response prevention in obsessive-compulsive washers. J Consult Clin Psycho 48: 71-79, 1980
7) 原井宏明：強迫の不安理論 認知行動療法の視点．臨床精神医学39：445-449, 2010
8) Nakao T, et al: Neurobiological model of obsessive-compulsive disorder: Evidence from recent neuropsychological and neuroimaging findings. Psychiatry Clin Neurosci 68: 587-605, 2014
9) 原井宏明ほか：認知行動療法による子どもの強迫性障害治療プログラム，岩崎学術出版，東京，2008
10) クリチョコ．"3日間の集中治療が私を変えた"．とらわれからの自由 No.10：62-65, 2016
11) 原井宏明ほか：3DI- 強迫性障害3日間集団集中治療．精神科31：505-510, 2017

4）PTSD の持続エクスポージャー療法

小林奈穂美

Key word 4つの症状（侵入症状，回避症状，感情と認知のネガティブな変化，覚醒の亢進）／想像エクスポージャー／現実エクスポージャー／情動処理

要点整理

- 持続エクスポージャー療法（prolonged exposure：PE）は，PTSDに効果のある心理療法である．
- PTSDの治療では，治療関係の構築と維持をし，守られた設定でトラウマ記憶を想起することで，安全な情報を取り込み，認知の修正を図る．
- 想像エクスポージャーでは，繰り返しトラウマを想起することで，情動処理を行い，馴化を促す．
- 現実エクスポージャーでは，トラウマに関連する刺激に自らを曝し，恐怖反応を消去する．

1 技法の手続き

持続エクスポージャー療法は，マニュアル化されており，その手順に沿いながら治療を進める．以下に各セッションの内容について述べる（表1）．

1）セッション1

セッション1では治療原理の説明を行う．治療プログラムは，通常1回90分のセッションを10～12回，時に15回行うことをクライアントに伝える．クライアントの体験を聴き取り，恐怖を喚起する刺激を回避することが，トラウマによる症状からの回復を長引かせていることを説明する．そして，イメージ（想像）エクスポージャーと現実エクスポージャーについて説明する．「トラウマ面接」[1]を用いて，クライアントのトラウマに関する情報収集を行う．この際，過去の記憶に触れるという点で，すでにエクスポージャーをしていることになる．呼吸再調整法を教え，治療セッションの期間中，クライアントがどこででも必要な時に使えるよう，セッション内で練習をする．セッションを録音し，次のセッションまでに聞いてくることをホームワークとする．

2）セッション2

セッション2では，「よくあるトラウマ反応」を説明し，ノーマライゼーションを行う．PTSDの症状を呈している場合，4つの症状（侵入症状，回避症状，感情と認知のネガティブな変化，覚醒の亢進）が観察される．フラッシュバックや悪夢などの再体験症状，トラウマ体験を想起させる場所，人やものからの回避，感情麻痺，解離，および過度な驚愕反応などの症状を呈する．さらに，「私は無力だ」「世界はすべて危険だ」などと考えていることが多い．そのような反応がPTSDの症状であることを知ることが治療の重要なポイントとなる．次に現実エクスポージャーの原理の説明と主観的苦悩尺度（subject unit of disturbances：SUD）の紹介を行った後，クライアントが恐れて回避している刺激に関する「不安階層表」を作成する．不安階層表は，最終セッションの際に治療開始時点でのSUDと比較し，改善の度合いを確

表1　PEセッションの主な内容

セッション	モジュール	自宅
1	構造化面接・心理教育・呼吸再調整法	
2	よくあるトラウマ反応 不安階層表	
3	現実エクスポージャー 想像エクスポージャー プロセッシング	HW
4〜9	現実エクスポージャー 想像エクスポージャー（5〜6からホットスポット） プロセッシング	HW
10	現実エクスポージャー 最終セッション 不安階層表比較・確認 尺度確認・学んだスキルのまとめ・再発防止	HW

HW：ホームワーク

認する．不安階層表から現実エクスポージャー課題を選び，毎回，次のセッションまでのホームワークとする．

3）セッション3

セッション3では，ホームワークの振り返りを行い，現実エクスポージャーに挑戦できているかどうかを確認する．

取り組めていない場合は，それ自体が回避行動であることを丁寧に説明し，それを行うことで症状が改善するという心理教育を再び行い，クライアントを動機づける．次に想像エクスポージャーの説明を行い，セッション内でエクスポージャーを行う（45〜60分）．クライアントがトラウマに関する出来事，考えや情動に近づけるよう，心理師はクライアントに，現在形ではっきりとした声で語ってもらうように促す．この際，心理師は指示的になりすぎないよう，クライアントが自分のペースで記憶に近づけるようにする．心理師は，クライアントが語る際に「よくできていますよ」「イメージから離れないで，ここは安全です」などと途中で語りかけながら，クライアントがトラウマ記憶を想起し，その際に生じる情動反応から回避しないように手助けする．この際，閉眼し語るのが通常だが，クライアントが恐怖を訴える場合は，開眼したまま記憶を語ってもらうこともある[4]．想像エクスポージャーを終えたら，次に「情動処理（プロセッシング）」を行う．とても恐ろしい記憶に初めて長時間立ち戻った後であることから，クライアントの苦痛は大きい．その際のクライアントの状態をよく観察し，記憶に立ち戻れたことをほめて励ます．その後，クライアント自身が記憶を語ってどう思ったか，どのような感じがしたかを話してもらう．ここでは，クライアントが体験してきた「非現実的認知」が語られることが多いが，初回からそれを修正しようとするのではなく，そのように感じたり，考えたりするのだということに共感を示し，それがトラウマのよくある反応であることを改めて確認することが大切である．宿題では，セッション全体を録音したものと，想像エクスポージャーの部分を録音したものを2つに分け，全体を録音したものを次のセッションまでに1回，想像エクスポージャーの部分は毎日1回，自宅で聴くことをホームワークとする．

4）セッション4〜9

中間セッションと呼ばれる．ここでは毎回，クライアントにトラウマ記憶をイメージしてもらい，トラウマ体験の想像エクスポージャーを行う．その後，繰り返し語ってもらう，プロセッシングを行う．クライアントが語る，非現実的および否定的認知についてソクラテス式質問を用いながらクライアントが持っている誤った認知に対する妥当性を検討し修正していけるよう促す．（例：「私がもっと強かったら，こんな目には遭わなかったのに」に対し，「もし，あなたのお友だちが同じ体験をして，『私

がもっと強かったら』と嘆いていたら，どんなふうに言ってあげますか？」などと問いかけ，客観視できるような手助けをする．治療がすすむにつれ，クライアントが世界は危険であるとか，無力だという認知は修正されていく．現実エクスポージャーでは，より SUD の高い課題に直面することを続け，長く回避してきた行動を消去し，より適応的な行動を獲得していく．セッション5もしくは6からは，クライアントのトラウマ記憶の中で一番強い恐怖を感じている場面（ホットスポット）を同定し，それに限定して，想像エクスポージャーを2〜3回繰り返し行う．クライアントにホットスポットを選択してもらうが，心理師も，これまでのセッション内でどの場面がクライアントにとって一番苦痛になっているのかを見極め，クライアントと共有するのもよい方法である．協働で苦痛場面を克服していくという姿勢は，クライアントが PTSD の症状を克服していくためには重要なことである．ここでも，想像エクスポージャーの後にプロセッシングを続け馴化と認知の修正を行っていく．現実エクスポージャーも継続して行い，徐々に高い SUD の課題にとりくんでいく．

5）最終セッション

最終セッションでは，トラウマ全体の記憶を20〜30分かけて話してもらう．ここでは，この治療を通して，クライアントがどのようにトラウマ記憶の整理ができているかを話し合う．また，回避してきた課題にとりくむことによって，クライアントの生活がどのように変化したのか，どのようなスキルを習得できたのか，さらに何が治療に有効だと感じたかなどについて話し合う．ここでは，セッション2で作成した不安階層表の中の課題を，どの程度克服した

のかを確認し，また，PTSD 症状尺度の変化を提示し，症状改善の度合いを共有する．ここでは，クライアントがこの苦しくてつらい治療を短期間で乗り越えてきたことを称賛し，どのようにしたから乗り越えることができたのかを考えてもらう．また，身に着けたスキルを今後の生活の中でどのように活用していくか，話し合う．また，治療後も万が一，トラウマ関連の刺激に触れ，症状が一時的に悪化しても，セッションの中で行ったエクスポージャーを行って克服できるという確認を行い，治療が終結する．

2 活用が必要な状況

PE 療法の活用が必要なのは，PTSD の症状により，クライアントの生活の支障が大きく，心理・社会的な機能が著しく損なわれている場合や，回避行動が顕著で生活が成り立っていないような場合で，なおかつクライアントやその家族がそれを何とかしたいと思っている状況である．

3 活用のねらい

以下が PE 療法を活用する際のねらいである．

- 心理師との良好な治療関係の下で，トラウマ記憶を想起しても安全であるということを知ること．
- 記憶にコントロールされるのではなく，自分で記憶をコントロールできることを学ぶこと
- トラウマ刺激を想起し情動反応を活性化し馴化が起きることによって，回避していた行動が消去されること．
- トラウマ体験によって抱えてきた，非現実的および否定的認知が修正されること

4 活用する際のコツ

トラウマ反応を体験しているクライアントたちは，その体験を想起することを恐れている．しかし心理師は，この治療法が，つらい体験を想起する，いわば，つらい体験に直面することになることを説明する必要がある．良好な治療関係を構築できないうちに，この治療法を導入することを提案したとたんに拒絶される可能性は大きい．トラウマ反応のノーマライゼーションを行いながら，心理師が治療原理をわかりやすく説明し，なぜ，この治療法を導入することが有効なのか，を伝えることがカギである．

治療法を導入してしばらくは，不安や恐怖が増大したり，抑うつ気分が強まったりすることがあることを，治療導入時によく説明し，実際に治療中に一時的に症状が増悪しても，それが治療の過程で起こることをクライアントに伝え，エクスポージャーを継続し馴化が生じれば，恐怖や不安は必ず減少するものであることを説明することが大切である．治療導入時は，クライアントが記憶を想起することを回避していないか，もしくは情動をコントロールすることが難しく，混乱していないかをよく観察し，その都度必要な指示を与えたり励ましたりしながら治療を継続する必要がある．クライアントが自ら語り気づけるよう，ソクラテス式質問などを用いて，プロセッシングを行うことが重要である．また，クライアントが，トラウマ記憶を想起する過程で，強い不安を表出することがある．そのような時でも，心理師が治療原理をよく理解し，エクスポージャーを続けることによって，不安が減少していくこと，記憶はクライアントを傷つけるものではないこと，を繰り返し伝え支えていくことが重要である．ケースを担当する際には，経験を積んだスーパーヴァイザーによるコンサルテーションを受けることも重要である．

5 実践例

Bさんは30歳代女性である．20歳代で結婚した．元夫はギャンブルに興じ，金銭を要求した．その要求に答えないと暴力を振るうようになった．いわゆるDVである．最初は暴力を振るわれてもその後すぐにやさしくなる夫を許していた．しかし一児を設けた後は，暴力がひどくなり，子どもの前でも暴力を振るう元夫に恐怖を感じていた．ある日，金銭の要求を拒否した直後に首を絞められ意識が遠くなる経験をして警察沙汰にもなった数日後，何も持たずに子どもを連れて実家に避難した．その後，離婚調停を経て離婚が成立したものの，街中で元夫に似たような背格好の男性を見たり，大きな声を聴いたりすると，当時暴力を受けていた時の感覚がよみがえりパニックになる，全く関係のないはずの男性と会話することを回避する，自分は無力で弱い人間だと感じる，些細な音で覚醒しその後眠ることができない，近所の家から喧嘩をする声が聞こえることに耐えることができずに，引っ越しを繰り返す，など生活に大きな支障をきたしていた．また，抑うつ気分が強く，休日に子どもを遊びに連れ出すことができない，無気力で食事を作ることもできず生活に支障をきたしていた．人生が長く続く感覚が持てず，この先どうやって生きていけばよいのかわからないという主訴で来談した．化粧はしておらず，疲労感が見て取れた．主治医からPTSDとうつ病の診断が下り，薬物治療を継続しながらPEを導入した．治療開始時に，必ず良

くなりますよと心理師が言ったことを後に振り返り「そんなことがあるわけがないと思っていました」と終了時に述べている．それくらい，クライアントにとっては，恐怖を乗り越えられるはずがないという圧倒された感覚を持っていたことがわかる．治療中は，不安階層表に挙げた，回避してきた刺激に積極的に近づき，元夫と暮らしていた住居を見に行けたことで自信をつけ，治療は順調に進んだ．想像エクスポージャーでは，最初は緊張が強く，「すごく怖い」と述べていたが，ホットスポットのセッションのころから，「だんだん平気になってきた」と馴化が起きていることが観察された．プロセッシングでは，「私が弱かったから」「私は何もできない」などと述べていたが，次第に認知が再構成されていった．一番恐れていた元夫の顔が映った結婚写真を心理師に見せ，「（元夫は）他人にはすごく良い人でしたけど，違いました．私は弱いから子どもを連れて逃げたのではなく，子どもを健康的に安心して育てるために積極的に，家から出たのだと今は思えます．これからはもっと自分のためにおしゃれとかしたい」と述べ，PTSDの尺度（PDS，IES-R）のスコアも十分改善されたことを確認し，治療終結となった．

> **アドバイス** マニュアルに沿いつつ，柔軟なテイラーメイドな治療を行う
> PE治療法は，エビデンスに基づいたマニュアル化された治療法である．E.B. Foaが研究によって実証してきた方法であり，その後，わが国に紹介された後も，研究者らがエビデンスに基づいた治療を重ね，その有効性を実証している[1]．PTSD症状を呈するトラウマ体験はさまざまであり，その症状の現れ方は，当然ながらクライアントによって違う．治療過程としてマニュアルに沿うことは基本であり重要であるが，目の前のクライアントが語る体験を共有し，クライアントが何を恐れていて，何を回避しているのかを見極めることが心理師の役割である．なぜなら，クライアントは不安や恐怖といったトラウマ刺激からの情動反応を回避することが日常的になっていて，それがトラウマ反応を長引かせていることに気づいていないからである．長い間回避してきた刺激に直面するので，恐怖が一時的に強まるという情動反応を回避しようとして，記憶を想起する際にアンダーエンゲージメント[1]になったりするため，心理師が柔軟に対応するスキルが不可欠である．つらい体験を語り恐怖を感じても，安全な場所で，信頼できる人に話をしているという安心感を持ってもらいながら治療に臨むことで，治療を継続し完了することにつながる．

文献

1) Foa EB, et al：PTSDの持続エクスポージャー療法　トラウマ体験の情動処理のために，金　吉晴ほか監訳，星和書店，東京，2012
2) Foa EB, et al：PTSD治療ガイドライン，第2版，飛鳥井　望監訳，金剛出版，東京，2013
3) 金　吉晴：持続エクスポージャー療法とPTSD臨床．トラウマティック・ストレス 14（2）：21-25，2016
4) 佐藤　梓ほか：PTSDのための持続エクスポージャー療法／PE療法．トラウマティック・ストレス 14（2）：26-31，2016

5) PTSD の EMDR

市井雅哉

Key word 適応的情報処理／二重注意／心的外傷／解離

要点整理

- EMDR は PTSD をはじめとする外傷記憶を処理できる心理療法である．
- EMDR の成功のためには，丁寧な生育歴聴取，解離傾向のチェックなど準備が重要である．
- 適応的情報処理モデル，二重注意などの考え方を理解することが治療を進めるために役立つ．

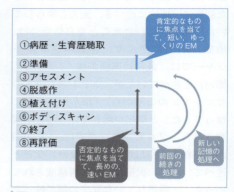

図1　EMDR の 8 段階

1 技法の手続き

EMDR（eye movement desensitization and reprocessing：眼球運動における脱感作と再処理法）は，(1) クライアントの生育歴・病歴の聴取，(2) 準備，(3) アセスメント，(4) 脱感作，(5) 認知の植え付け，(6) ボディスキャン，(7) 終了，(8) 再評価の 8 つの段階から成っている[1]（図1）．

第 1 段階では，ラポールをつけること，主訴を聞き，十分な生育歴，現病歴の聴取や，EMDR の適用かどうか，治療と治療の間を支えるソーシャル・サポートやリラクセーションのようなセルフコントロールができるのかといったクライアントの安全性を確認する．

クライアントの脆弱性に注意をし，あえて，ゆっくりしたペースで生育歴を聴くことが必要な場合もある．過去の辛い記憶を考えただけで不安定になるクライアントがいることを意識しておくことは必要である．

全体の治療計画の中で，どのような記憶がひとまとまりとなるか，またどのような記憶が相互に関連しており，どの記憶から扱うのがより効果的か，より安全性が高いかを見定めることが重要となる．主訴である比較的最近の出来事の否定的認知，感情，身体感覚などを頼りに，過去に遡り，より早期の，例えば幼少期の記憶を同定する．最も早期の記憶が試金石記憶と呼ばれ，可能ならばその記憶から処理を行う．例えて言うなら，樹木の実や枝葉から治療を始めるのでなく，幹から始める，さらには根に遡り，根の治療から始めると，全体としての健康度が高まる．これが包括的治療と呼ばれる．しかし，いつもこのように，根本から攻められるとは限らない．クライアントの希望が，より表面的な症状の緩和であることもあるし，時間的にも限られていて，根本からする余裕がないこともあるだろ

う．さらには，根本を攻めると，より感情的に揺さぶられる可能性があり，不安定なクライアントはそのような状態に耐えられず，治療から脱落する可能性もある．あえて，最近の記憶に焦点を当てる，もしくは，日常の適応を良くするために，対処的な資源を探すことを優先することもある．

　第2段階では，直接的なEMDRの準備として，EMDRの概略を説明し，クライアントの期待や不安を調整する．司法的な訴訟へ備えて，インフォームドコンセントを行い，治療のタイミングを考慮する．眼球運動や，他の両側刺激を紹介し，ストップサインを教えて，いつでもクライアントが止めたいときに止められることを伝え，コントロール感を持たせ，治療の場で再外傷を負わせることを防ぐ．さらなるセルフコントロールとして安全な場所を創造し，情動耐性を高める．

　さて，いよいよ過去の外傷記憶を扱うことになれば，第3段階では，1つの焦点を当てる外傷記憶（映像，音など）を思い出してもらいながら，今感じられる，否定的な認知（NC），治療の目標となる望ましい肯定的な認知（PC）とその妥当性（Validity of Cognition：VOC，1～7の7段階），不快な感情とその障害度（Subjective Unit of Disturbance：SUD，0～10の11段階），身体感覚をまず評価する．例を上げれば，性被害を受けた女性は，自身の上に男がかぶさっている映像をイメージし，「私は汚れている」という否定的認知を抱く．治療が成功したら「私は美しい」と思いたいが，現時点では7段階の2くらいにしか思えない．不快な感情としては，恐怖，嫌悪感，悲しみが浮かぶ．その苦痛は0～10の9くらい出てくる．体では，その苦痛を胸，肩，あごに感じる．といったアセスメントを行う．

　そして，第4段階で，記憶，否定的認知，身体感覚に意識を向けたままで，心理師が1秒に2往復程度の速さで左右に振る指を追って，左右方向のリズミカルな眼球運動（EM）に導く．これを25往復程度（これを以下EM 1セットと数える）行った後に，深呼吸させ，何か気づいたことがあるかを問う．そのクライアントの応答に意識を向けさせ，次の眼球運動を行うということを繰り返す．十分処理が済んだ感じを受けたら，SUDが低下していることを確認し，まだ低下していなければ記憶の別の未処理な側面などを探してEMを続ける．

　例えば，先ほどの性被害の女性の例でいえば，おおいかぶさる加害者のイメージ→加害者の顔→加害者の声→殺されると思った→加害者が加害行為の後に言った言葉→泥だらけの自分→帰宅してシャワーを浴びながら泣いている，というように展開していくかもしれない．このように時間経過で展開し，さらには，警察での事情聴取→親からの優しい言葉→打ち明けた友人の親身な対応→彼氏ができたこと，などの中に肯定的な面を見出していくこともあるだろう．また，加害者への反撃のイメージが出てくる人がいたり，一人の人の処理の中である局面でそうしたイメージが出てくることもあり得る．これは，実際にはなかったことでも，その時に抱いて，達成できなかった願望を満たす形で，「あっちへ行け」「死ね」「バカ」という言葉を言う，相手を押しやる，立ち上がる，逃げるなどの行為をしているイメージが出てくることもある．さらには，ただ，イメージが薄れたり，遠ざかったり，客観的に見えたり，昔のことと感じられるなど，早々にこうした変化が起こることもあれば，最終的にこのような

状態へと移行することもある．変化が起こりにくい場合には意図的にこうしたイメージを浮かべてもらうことで変化を促す場合もある．

1つの記憶に対して何セットのEMが必要かは，全く予測することが難しい．出来事の中に肯定的な要素がどれくらい含まれているか，その人が人生の中にどれくらい肯定的な記憶を持っているかといったことが，EMDRの展開を有利な方向へと向かわせてくれると考えることはできるだろう．

十分低下した時点で第5段階に移り，肯定的認知のVOCを聞き，EMをしてその妥当性を上げていく．

十分上がったら，第6段階に進み，身体に意識を向け，元の記憶を考えても不快な感じがなければ終わり，あればそれに焦点を当てて，EMを行う．

第7段階では，次の治療までの間にも情報処理が続きうることなどの説明をして，イメージ，夢などの記録をとるように伝えておく．日常に戻っていけるために，処理が不完全な場合には，包み込みのイメージや安定化を行い，次回までは記憶に触れないように指示する．

第8段階は，次回での再評価となる．1つの記憶を第4〜8段階を繰り返すことで，完全に再処理し，次の記憶へと移る．第3〜8段階を繰り返し，必要な数だけ過去の記憶を処理し終える．そして，再度再評価し，過去の記憶として，支障となるものが何も残っていないことを確認する．現在（非常に近い過去）の引き金となる状況を処理し，望ましい未来の鋳型をリハーサルする（過去・現在・未来の3分岐のプロトコル）．

2 活用が必要な状況

PTSDを含め，心的外傷およびストレス因関連障害群，解離性障害群，さらには，広く未処理な否定的記憶が根底に寄与していると思われる精神疾患や身体疾患に適用が可能である．これは，EMDRが適応的情報処理モデルに基づいていることから，このように広い対象への適用が可能となる．

この適応的情報処理モデルは，① そもそも生体は，否定的な情報を受け取っても，初期の機能不全な不均衡な状態から，適応的解決と呼ばれる適応的な状態へと移行させる自然治癒力を持っている．② しかし，これが強度のストレスや成長期の持続的なストレスにより情報処理システムが不適応的状態特異的形態に滞ることがある（＝未処理な否定的記憶）(MEMO)．③ EMDRで用いるような両側性の刺激によって，再び自然治癒力が働き，バランスが回復され，適応的解決へと至る，とするものである[2]．

| MEMO | 心的外傷記憶の統合の失敗

Janet (van der Kolk, 1996) は，「激越な感情」が体験されるときには，心は現存の認知の枠組みにその恐ろしい体験を適合させることができなくなるのではないかと考えた．その結果として，その経験の記憶は個人の意識内には統合されず，意識から，あるいは意志の支配から切り離される（解離する）．このように，極端な感情の興奮が心的外傷性の記憶の統合の失敗をもたらす．

EMDRは，1989年に発表され，浅い歴史ながら強い関心のもと着実な発展を遂げてきた．懐疑的な目を向けられたこともあったが，各国，団体がPTSDの妥当性・実証性のある治療法として推奨し，2013年にはWHOがPTSDの治療ガイドラインに最もストレスの少ない心理療法として取り上げたことで注目を集めている．このように，PTSDへの治療法としては，エビデンスが積み重ねられ，評価が確立され

ている.

DSM-5から，PTSDは，不安症のカテゴリーから「心的外傷およびストレス因関連障害群」へと移り，このカテゴリーには，反応性アタッチメント障害，脱抑制型対人交流障害，急性ストレス障害，心的外傷後ストレス障害，適応障害，他の特定される心的外傷およびストレス因関連障害（「持続性複雑性死別障害」が含まれている），特定不能の心的外傷およびストレス因関連障害が含まれている．すなわち，これらは，「心的外傷およびストレス因」として，こうした先行事象が存在することで成り立つグループとカテゴライズされたわけである．先行事象の記憶を扱うことの意義が確認されたといえよう.

解離症群/解離障害群は別のカテゴリーであるが，「しばしば心的外傷の直後に生じ」，「心的外傷後およびストレス因関連障害群の1つには数えられていないが，2つの診断分類の密接な関係を反映して，直後の章に配置されている（DSM-5）」とあるように心的外傷が大きな影響を与えていることが認識されている.

Molら[3]によれば，PTSDのA基準を満たす心的外傷と，A基準を満たさないライフイベントを比較した場合，後者のPTSDの評価尺度（IES-R）がより高いことを示している．すなわち，これにより，我々が影響を受ける上では，A基準を満たす心的外傷の解消以上にその他の否定的記憶を扱えることが重要であることがわかる．例えば，ACE（Aversive Childhood Experiences）Studyの中で扱われる子ども時代の逆境体験には虐待，ネグレクト，DV家庭での成育，精神疾患やアルコール，薬物依存家族がいる家庭での成育，関係ストレス（離婚，離別）のある家庭での成育，犯罪行為を行う家族のいる家庭での成育が上げられている[4]．こうした子ども時代の逆境体験が，社会的，情緒的，認知的障害をもたらし，健康危機的行動の選択，病気，障害，社会的問題，最終的には早逝にまでつながる.

EMDRにおいては，こうした未処理な否定的記憶を適応的情報処理モデルにより扱うことができ，そのため世界規模で人間が抱える大きな疾患原因に働きかけることが可能なので，大変大きな貢献を期待するところである.

3 活用のねらい

EMDRにおいては，二重注意という方略を取る．片方で，過去の心的外傷に焦点を当てつつ，もう片方で，現在の安全に意識を向ける．この両者を適度なバランスで保つことで，圧倒されずに意識に上らせ，脳が本来持つ情報処理過程に乗せるのである．手続きの中では，現在の安全は，面接室における水平方向の眼球運動で導かれる．水平に素早く動く指（光刺激を提示する機械が販売されており，それでも可能）を追うことで，心的外傷から適度に注意を逸し，退屈な往復運動は，この部屋が安全で，指の向こうに見える心理師が安心，信頼できる人物であることを思い起こさせてくれる．出来事はもう終わったことだとも伝えてくれる．このように，適切に記憶と距離を取ることが可能となるのが1つのポイントである.

さらには，眼球運動により，外傷記憶の周辺にある他の肯定的な記憶（例えば，成功体験，被援助体験，ソーシャルサポート，失敗から立ち直った体験，同じ失敗を繰り返さないための工夫など）へと連想が促される．こうした脳内の肯定的な記憶ネット

ワークを，前もって聞き取っておくことで，眼球運動中に自然に想起される，または促すなどして意識に上らせることが大切となる．脳内の記憶ネットワークを有効に活用できるように活性化するのもポイントとなる．

4 活用する際のコツ

さて，生育歴・病歴聴取である第1段階で押さえるべきクライアントの選択基準としては，住居，経済状態，同居者との関係，原家族との関係，自身や他者の強い感情への対処方法，感情の変わりやすさ，解離傾向（MEMO），希死念慮，物質乱用傾向，自傷の有無，柔軟性，自尊心，身体疾患，法的な問題などを評価する．外傷記憶への接触は，クライアントを不安定にする危険性はあるので，こうした項目の中に不安定要素があるのかどうか認識しておくことは重要である．起こりうる急激な悪化に備えて，より上級のトレーニング，コンサルテーションを受けて進めることを考慮する必要がある場合もあるだろう．

| MEMO | 解離

解離は，1つの対処的な防衛機制と見ることができる．耐えられない状況への対処として，出来事の全体や，いろんな側面を感じない，したがって，憶えていないといったことが起こりうる．行動の解離（知らぬ間に行動を起こす，全く動けない），感情の解離（感情が湧かない），感覚の解離（感じられない，見えない，聞こえない，臭わない，味がわからない），知識の解離（何が起こったか知らない）といった記憶のさまざまな側面がすべて，もしくは一部が解離してしまう（BASK (Behavior, Affect, Sensation, Knowledge) モデル[5]）．

構造的解離理論[6]によれば，第一次解離として，一見正常なパーツ（ANP）と情動的なパーツ（EP）に別れる状態がある．このEPが外傷記憶を抱えていて，ANPとの統合が見られない．この第一次解離であれば，EMDRを適用する際にさほど工夫は必要ない．外傷記憶のすべての側面（行動，感情，身体感覚，知識）が無理でも，想起できる側面に焦点を当ててEMを加えることで，意識に上らなかった側面が浮かんできて，再処理過程に乗ることが十分期待できる．

第二次解離は，ANPは1つであるが，EPが2つ以上となり，いくつもの心的外傷を別々のEPが抱えるようなより複雑な解離となる．第三次解離は，EPのみではなく，ANPも複数となり，面接に訪れているパーツさえ，主たる人格とは限らない．第二次解離や第三次解離の場合には，個々のパーツを尊重し，存在意義を認め，パーツ間のコミュニケーションを図り，パーツが協働して安定化や否定的記憶の再処理の作業に取り組めることが重要となり，自我状態療法[7,8]の活用などが望まれる．

5 実践例[9]

20代半ばの独身一人暮らしの女性は，X年2月，午後8時前に職場から帰宅する際，後をつけられ，全く気づかないまま，部屋に入り鍵を締めようとしたときに急に外からドアを開けられ，押し入られ，首をしめられた．それから数時間体を触られた．見つからないように実家の親に携帯電話でメールして通報してもらい，午前6時ごろ警察に保護され，犯人は捕まった．被害名は強姦致傷（余罪もあり，被害者は5人おり，4件の起訴があり，懲役11年，控訴中）であった．その日，病院で待っている間に機動隊員に事情聴取され，さらに警察内で女性警官に話す．実況見分が辛かった．

被害後仕事を続ける自信を喪失し，退職．抑うつ的，食事を受け付けず，体重が減った．実家に帰り，カウンセリングと心療内科の処方薬で軽快し，食欲は回復，徐々に外出も可能となり，半年契約のアルバイトを勤めた．その後，服薬が減り，1年以内には通院終了となる．しかし，毎日，仕事中でも頭からいやなことが離れることはなく，何となく憂うつな気分が続く．警察の

紹介で，同じ犯人からの被害者とメール，電話など交流があり，EMDRの効果を聞く．1年ぶりに被害に遭った土地を訪れ，パニックになり，泣きながら母親に電話した．男性のふとした仕草で恐怖が出るときがある．

治療経過

7回の面接で事件の記憶を扱い，治療が終結した．

第3セッションでは，「映像：押し倒され，首を絞められ，身体を触られた，NC：私は自分を守ることができない，PC：私は自分を守ることができる，VOC：3，感情：恐怖，SUD：8，身体部位：胸」とのアセスメントをした．

再処理（脱感作→植え付け→ボディスキャン）の中では，時間を事件後に経過させる試み（第3セッション（17セットでSUD：8→9）），身体的な編み込み（身体状態を無力な状態から，抵抗する効力感を持てる状態への変化を起こそうとする試み）をねらって，クッション押しをさせたが，結果的には，さらに再体験を鮮明にさせたようであった．最後は両親がドアを開けるという実際にはない救助のイメージが出てきて，やや軽快（第4セッション（35セットでSUD：6→4）），警察が犯人を捕まえ，救助されるイメージ（第5セッション（31セットでSUD：4→1）），被害の原因を犯人に帰属するイメージ（第6セッション（24セットでSUD：1.5→2））などを体験した．第7セッションでは，日常の中で事件を思い出させる刺激として，「ニュース報道」を扱っている．犯人への怒り，自分の取った行動の正しさ，今後の人生の希望的な展望が出てきた．9ヵ月後のフォローアップでも，就職や充実感，意欲が報告された．

このように，EMにより連想が活発化し，出来事の中の肯定的側面，クライアントの人生の肯定的側面（ソーシャルサポートなど）が自然と想起され，連結が起こるなどして統合され，記憶が適応的な解決へと至るのである．

文献

1) Shapiro F：Eye movement desensitization and reprocessing. Basic Principle, Protocol and Procedures, 2nd ed, Guilford Press, New York, 2001（市井雅哉監訳：EMDR：外傷記憶を処理する心理療法，二瓶社，東京，2004）
2) Leeds AM：A Guide to the Standard EMDR Therapy Protocols for Clinicians, Supervisors, and Consultants, 2nd ed, Springer, New York, 2016
3) Mol SSL, et al：Symptoms of post-traumatic stress disorder after non-traumatic events：Evidence from an open population study. Br J Psychiatry 186：494-499, 2005
4) Anda RF, et al：Building a framework for global surveillance of the public health implications of adverse childhood experiences. Am J Prev Med 39：93-98, 2010
5) Braun BG：The BASK model of dissociation. Dissociation 1：4-23, 1988
6) van der Hart O, et al：The Haunted Self：Structural Dissociation and the Treatment of Chronic Traumatization. Norton, New York, 2006（構造的解離・慢性外傷の理解と治療・上巻（基本概論編），野間俊一ほか監訳，星和書店，東京，2011）
7) 日本EMDR学会：EMDRによる解離性障害・複雑性PTSDの治療―キャロル・フォーガッシュ講義録，二瓶社，東京，2014
8) 白川美也子：EMDRと自我状態療法. EMDR研究 2：13-26, 2010
9) 市井雅哉：性被害と心的外傷―EMDRを中心に. 心的外傷とPTSDの心理援助 心の傷に寄りそって，杉村省吾ほか編，金剛出版，東京，2009

1）幻聴の認知行動療法　古村　健・石垣琢麿

Key word　幻声の認知行動ABCモデル／声の主の全知全能性／ノーマライジング／対処戦略増強法

> **要点整理**
> - 幻聴の認知行動療法は，幻聴と関連した感情や行動の問題が生じている場合に，認知的概念化に基づき，クライアントと協働して解決を図る支援方法である．
> - 幻声と関連した苦痛や問題行動に対しては，声についての認知［B］のなかでも，声の主が全知全能であるとする認知が最も大きな影響力をもつ．
> - ノーマライジング，対処戦略増強法，認知の修正によって声の主の全知全能性を弱めることができれば，クライアントの苦痛や問題行動は改善する．

1 技法の手続き

1）関係づくりと事例の見立て

　幻聴の認知行動療法は，幻聴と関連した感情や行動の問題が生じている場合に，認知的概念化に基づき，クライアントと協働して解決を図る支援方法である．幻聴体験を有するクライアントは生物・心理・社会の各側面において多くの問題を抱えている可能性がある．統合失調症のような精神障害自体にかかわる問題だけでなく，ライフイベントに伴う問題や経済的な問題を抱えていることも多い．そのため，クライアントが抱えている問題のリストを作成したうえで，認知行動療法が適用できるかどうかを見立てる必要がある．リストに含まれる問題のなかには，幻聴との関連が深いものから浅いものまである．心理師は「誰にとって何がどの程度問題となっているのか？」，「この問題には，生物・心理・社会の各側面において何が強く関連しているのか？」をあわてず丁寧に問い，事例の見立てを行う必要がある．

　臨床的に特に重大な問題は，自傷/他害を促す命令幻聴によって，強い苦痛を感じたり，命令に従って危険な行動をとってしまったりすることである．クライアントのなかには，自傷/他害のリスクは低いものの，幻聴に支配されて思考や行動を自己制御できなくなり，引きこもりのような社会的不適応行動が生じたり，自尊感情がきわめて低下したりしている場合もある．一方で，幻聴を体験していても，それに関連した重大な臨床的問題が生じていない事例もある．この場合は，幻聴に特化した認知行動療法の適用ではない．もちろんこうした事例でも，認知行動アセスメントによって問題を把握できた場合は，その情報をもとに関連職種と連携することはチーム医療の一員として当然の役割である．

　命令幻聴のように他者の声が聞こえてくる幻聴を幻声とよぶ．幻声に関連した問題の見立てには「幻声の認知行動ABCモデル」（図1）を用いる．これは英国の臨床心理学者Chadwickらが1990年代に開発したものだが，現在も幻声理解の基礎として幅広く用いられている[1,2]．見立てにおいては，あわてず注意深く，感情と行動の

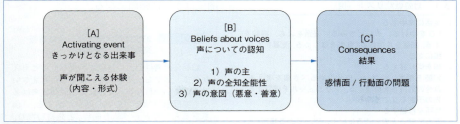

図1 幻声の認知行動 ABC モデル
（文献 1）をもとに作図）

問題［C］と，きっかけとなる幻声体験［A］に耳を傾けながら，問題［C］と関連する認知［B］を引き出す．特に重要な認知［B］は，幻声の全知全能性である．たとえ危険な内容の命令が聞こえたとしても，「声が言っていることは，意味がなく，影響力もない」と認知［B］していれば，苦痛は生じず，クライアントの行動に大きな影響も及ぼさない．一方，「声には力があり，自分の全てが知られていて，声の意図に従って何でもやられてしまう」と認知［B］していれば，内容に左右され，脅威を感じ，不本意ながらも危険な命令に従って行動化するリスクも高まる．見立てを行ううえで，『幻声の認知行動アセスメント調査票』と『幻声に関する信念についての質問紙』（いずれも文献 1) に収載）は役に立つツールとなる．

また，関係づくりと事例の見立ては表裏一体の関係にある．上記のような認知行動 ABC モデルに基づく見立てをクライアントと協働して進めることは，「心理師とクライアントは問題解決のパートナー同士である」とする認知行動療法的な関係づくりを促進することにもなる．

2) ノーマライジング

幻聴に伴う苦痛や問題行動を改善するためには，クライアントも心理師も，「問題の改善は実現しうる」という態度を身につけていなければならない．ノーマライジングは，クライアントが孤立と絶望から抜け出すための情報提供やアナロジーと言える．

例えば，「同じような体験をしている人が他にもいる」，「そのような人達の知恵が，クライアントの問題を改善するために役に立つ可能性がある」という情報はクライアントに希望を与える．また，「あなたがストレスを感じやすい状況に陥ると，声が聞こえるのではないですか？」，「声はいじめっ子のようであり，声にずっと従っていると相手の要求がエスカレートしてくるのではないですか？」，「声はあいまいなことしか言わない占い師みたいなもので，当たっていると思うことだけを探しているから，そのように信じ込んでしまっているのではないですか？」といったアナロジーを用いることで，問題の性質を特異なものから一般的な問題に変化させ，解決に向けた指針を得ることができる．『正体不明の声ハンドブック』[3]は，ノーマライジングから解決への方向性を示す情報を提供してくれる資料として有用なので，手もとに用意しておくとよいであろう[3]．

3) 対処戦略増強法

これは，幻聴への対処法を増やしたり，

表1 対処戦略リスト（例）

① 生活に集中する
CDをつける，テレビをみる，漫画をよむ，掃除をする，部屋を片付ける，食事をはじめる，洗濯をする，横になる
② 頭を切り替える
幻聴を相手にしない，自分のやるべき事を考える，自分の気持ちを整理する，スケジュールを確認する，先の予定を立ててみる
③ 場所を移動する
安心できる人のところにいく，安心できる場所にいく，その場を離れる
④ 医療を使う
頓服をのむ，診察をうける，入院する

有効な対処法をさらにうまく活用できるようにしたりすることを目指す介入法である[4]．すべてのクライアントに有効な対処方法があるわけではなく，たとえ有効な対処方法でも，実際に適切なタイミングで使えるようにするには準備が必要な場合もある．対処法としてクライアントが既に使っているものを確認しつつ，さらに効果的な方法を協働して探し，それを強化することが目標となる．実際に有効と思われる対処法を見極め，実施するタイミングをイメージし，リストに書き出す．可能な範囲で，面接場面でも対処法をロールプレイしてみるとよい．例えば，対処戦略リストは**表1**のようになる．ここに示されている対処戦略のカテゴリーを言い換えると，①行動的対処，②認知的対処，③対人接触を利用する対処，④医療資源を利用する対処（緊急時の対処を含む）である．抽象的な戦略と具体的な対処法を，クライアントと協働して紙面に書き出すことで，さらに有効な方法を発見することもある．対処戦略増強法により問題へのセルフコントロール感覚を高めることができれば，幻声の主の全知全能性を弱められるとクライアントに伝えることは重要である．さらに，このような手続きによって，先述した協働的治療関係はさらに強固になる．

アドバイス 幻聴体験者同士が安全に情報交換できる場を作る

幻聴体験者は自分の体験が特異なものと考えがちで，他にも幻聴体験者がいるとは考えないことが多い．しかし，実際には幻聴体験者は多く，集団療法などで幻聴の話題が出ると，「僕もあるんだけど」，「私も同じ」と発言したり，後で心理師にこっそり打ち明けたりすることもある．精神科病棟やデイケアで勤務するときは，グループワークで幻聴への対処を話し合いたいという希望が参加者から出される可能性があることや，幻聴体験者同士の情報交換（知恵の共有）が治療上有効だということを忘れないでほしい．ただし，情報交換する際にはクライアントにとって安全な場を作る必要がある．参考になるのは，アイディアを出す段階では批判せずにアイディアを受け入れる，というブレインストーミングの考え方である．このような場では，アイディアを出した人の有益性が保証され，アイディアを採用する側の自己決定権（他の人の体験やアドバイスを参考にしつつ，自分にとって役立つと思うことを取り入れる）も保証される．

4）認知行動 ABC 分析と認知 [B] の検討

幻聴に関連する問題を解決する動機づけが得られたら，「認知行動 ABC 分析」に進む．まずは，クライアントとともに ABC の枠組みを用いて幻聴体験を分析することから始める．その際，ABC が明確にリンクした分析を行い，クライアントの感情反応を十分に共感的に理解できるところまで情報を引き出すことが肝要である．

例えば，次のような例を考えてみる．このクライアントは，入院中に「目だけで生きろ」という幻声が聞こえたとき [A] に，怒りと恐怖を感じた [C] という．このクライアントは，学生時代に自分が目立ったことに腹を立てた人物（声の主）から，逆恨みされて不当に攻撃されると考えて [B]，怒りを感じた．一方，「目だけで生きろ」という意味は，夜中に声の主が刃物

をもって病室まで入り込んできて手足を切られ,自分の祖母のような身体障碍者になってしまうと考えて［B］,恐怖も感じた.このような認知［B］を引き出すことができれば,怒りと恐怖を共感的に理解することが一部可能となる.また,それをクライアントにフィードバックすることで,心理師に理解されていることをクライアントに十分に実感してもらう.これによって,次の段階でクライアントの認知［B］に揺さぶりをかける介入を行っても協働的に取り組む関係を継続することができる.

つぎの段階では認知［B］を詳しく検討する.幻声の認知行動療法では,声の主の全知全能性に特に焦点をあてる.声には力があるという根拠に揺さぶりをかけ,逆に声には力がないという根拠を積み上げていく.

前述のクライアントの場合,声の主が医療スタッフに見つからず,夜間の病棟に刃物をもって入り込むことができるかどうかを検討した.するとクライアントは,実際には不可能だと考えなおし,恐怖が弱まった.このような検討の機会では,声の主の全知全能性にも疑問を投げかけ,実際にはどの程度の力をもっているのかを話し合う.さらに,行動実験も用いて行動的・現実的に検討することによって,声の主が全知全能であるという認知が修正されていく.

声の主が全知全能であるという認知が順調に修正されたならば,さらに,生活上の目標や意欲の源となるものをクライアントから引き出す.この段階になって初めて,トラウマ,ひどい失敗体験,否定的な自己イメージなどがクライアントに潜んでいることが明らかになる場合もある.これまでの関係のなかで心理師はクライアントの強みや良さを確認できているはずである.クライアントの弱さと強さの両方にバランスよく目配りして,生活上の目標を話し合うことが重要である.妥当な目標が定まれば,幻聴の認知行動療法の役割はほぼ終了しているが,症状の再燃予防のために,悪化時の注意サインや対処方法を協同して決めておくとよい.

> **アドバイス** 幻聴との関係は,過去や現在の対人関係と同じかもしれない
>
> 幻声が全知全能性だと考えて服従しているクライアントは,過去や現在の対人関係でも同様に,他者に対して服従する傾向があるといわれている.実際の対人関係でも,クライアントが過度の恐怖から従属的になったり,逆に攻撃的になったりするのではなく,適切な自己表現(アサーション)ができるコミュニケーション能力を育むことは重要である.ただしクライアントのなかには,対人関係が希薄な生活を長年続けていたり,コミュニケーション能力がきわめて未熟だったりする人も多い.時間をかけて,多くの人々がかかわるなかで対人関係は変化していく.まずは心理師がモデルとなれるように,日頃から適切な自己表現(アサーション)ができるよう研鑽することが重要である.

2 活用が必要な状況

抗精神病薬による標準的な治療が行われているにもかかわらず,クライアントが持続的な幻聴体験を有しており,強い苦痛や不適応的な行動の改善を希望していれば,認知行動療法が必要な状況だと考えられる.特に,危険な命令幻聴に行動が左右されているならば,薬物療法や環境調整に加えて認知行動療法を導入することが望ましい[5]).

3 活用のねらい

幻聴の認知行動療法は,幻聴に関連した感情と行動の問題の改善をねらいとしてい

る．したがって，この方法の第一の目標は幻聴を消失させることではなく，クライアントの気分や行動がより適応的になることだといえる．なお，こうした支援は，原則としてチーム医療で行われる．幻聴の認知行動的見立ては，クライアントの体験を追体験可能で共感的に理解可能なものに変えることを目指している．そのため，認知行動的見立ては，クライアントと医療スタッフとの間に生じやすい「正常と異常との間の溝」に橋を架ける役割もあるといえ，クライアントと心理師との協働関係がクライアントと全ての支援者との協働関係へと広がることも期待される．

4 活用する際のコツ

　幻聴の影響力が強い状態では，クライアントは心理師だけではなくすべての医療スタッフに対して，受動的であったり警戒が強かったりする．関係づくりの段階では，心理師の治療における役割を簡潔に説明することも大切で，クライアントの状態に応じて面接時間の長さやタイミングを調整する柔軟さも必要となる．

　また，クライアントのもつ（幻聴に関するもの以外の）さまざまな信念が介入の障害となることもある．たとえば，幻声体験を他者に話すと「頭が狂っていると思われ，薬が増やされて，閉じ込められてしまう」，「声の主からひどいことをされる」と考えているかもしれない．こうした信念は，過去に体験した医療者や周囲の人たちからの反応によって生じた可能性もある．あるいは，社会的に孤立して，幻聴に支配された生活を長く続けることで形成されたのかもしれない．心理師はクライアントの体験にじっくり耳を傾けたり，幻聴体験者の手記や回復者の体験談に触れたりすることを通して，彼らの体験と心理を深く理解する努力を続けなければならない．

5 実践例

　現在30歳代のCさんは，20歳頃から知人や家族の幻声が持続し，自宅に引きこもってしまった．家族の勧めで精神科を受診し，統合失調症と診断された．入院と薬物療法で状態は落ち着いたが，退院後しばらくすると通院が途絶えた．その後のある日，幻聴に命令されて自宅へ放火し，精神科に再入院となった．再入院直後の知能検査では軽度知的障害の水準であり，思考のまとまりも悪く，気分も不安定であった．一人になると独語が頻繁で，怒った口調で幻声と言い争っているように見えるものの，スタッフが声をかけると「なんでもないです」と取り繕った．医師はCさんに「幻聴があるようですね．薬も効くが心理療法も役に立つと思うので，心理師と相談することをお勧めします」と伝え，心理面接の導入が図られた．

　心理師は，Cさんの現在の気分や日常生活での困りごとを尋ねながら関係づくりを行った．4回目の面接で，Cさんのほうから「幻聴で困っているんですけど」と相談を持ち掛けてきた．具体的な幻聴体験を多次元的にアセスメント（幻聴の頻度，大きさ，明瞭度，内容，苦痛度，行動への影響）したうえで，理解できたことをフィードバックすると，Cさんは心理師に理解されたことに安堵の表情をみせた．しかし，Cさんは「幻聴って言っても，実際の声なんですけど，薬で良くなるんですか？」と戸惑いながら尋ねてきた．心理師が＜入院してからは薬を毎日飲んでいますが，声の大きさは変わりましたか？＞と尋ねると，Cさんは「確かに，声の大きさは小さくなっ

てますね．入院する前は，下から大声で聞こえてきて，つらかったんですけど」と振り返り，幻聴に対する薬物療法の効果を自覚するようになった．また，「声が聞こえている人ってほかにもいるんですか？」と幻聴体験の理解に関心をもち始めた．そこで，『正体不明の声ハンドブック』を用いてノーマライジングと心理教育を行った．「相手の姿が見えない場合や他の人には聞こえない場合には声に従わない」ことを目標とし，Cさんと協力してその対処法を検討した．Cさんは，幻聴に「迎えに行くから待ってて」と言われると深夜でも眠らず，スタッフと口論になることもあった．しかし，幻聴が聞こえない時間帯にその体験を振り返ると，「今まで何回も『迎えに行く』と言ってくるけど，実際に迎えに来たことは一回もない．おかしいですね」と声の影響力を冷静に検討できた．また，「何かに集中していると声が聞こえない」ということにも気づき，幻聴に対するセルフコントロール感覚を徐々に取り戻すこともできた．Cさんの幻聴はその後も消失しなかったが，幻聴に左右される行動はなくなり，生活に必要なルールやマナーを自ら守ることができるようになった．退院後はグループホームで生活するようになり，5年が経過している．

> **アドバイス** クライアントの混乱を防ぐため，心理師の役割を明確にして，率直に対応しよう
>
> 病院臨床のチーム医療において心理師は，心理面接だけでなく，心理検査の実施，リスクアセスメントとマネジメントの評価，治療効果の評価，社会復帰の支援など，多様な役割を期待される．そのためクライアントは，心理師がどのような役割なのか，どのように関わればよいのかが理解しにくいことがある．統合失調症を抱えたクライアントは，あいまいな状況では容易に混乱し，被害的に考えやすくなる．このような混乱を防ぐために，クライアントに会う前に，心理師は自分が関わる目的や役割を明確にしておく必要がある．クライアントに対して自分の役割をいつでも率直に説明できるようにしておくと，クライアントも安心，安定し，その後の支援にも大いに役立つ．

文献

1) Chadwick P, et al：妄想・幻聴・パラノイアへの認知行動療法，古村 健ほか訳，星和書店，東京，2012
2) 丹野義彦編著：認知行動療法の臨床ワークショップ—サルコフスキスとバーチウッドの面接技法，金子書房，東京，2002
3) 原田誠一：正体不明の声，アルタ出版，東京，2002
4) 丹野義彦ほか編著：PTSD・強迫性障害・統合失調症・妄想への対応—ワークショップから学ぶ認知行動療法の最前線，金子書房，東京，2008
5) Byrne S, et al：命令幻聴の認知行動療法，菊池安希子監訳，星和書店，東京，2010

2）妄想の認知行動療法　古村 健・石垣琢麿

Key word　積極的傾聴／協働作業／SMART／コロンボ・テクニック

要点整理

- 妄想の認知行動療法では，治療対象となる妄想を「その考えを有する人に苦痛をもたらすか，あるいはその人の機能を障害する強い信念で，周囲の状況から考えられる範囲を超えているもの」と定義する．
- 妄想のアセスメントでは，積極的傾聴を行いつつ，妄想の形式と内容，妄想の発生と持続過程を調べることが重要である．
- 思考の変化のための戦略を用いる段階では，多彩な認知行動療法の技法が活用できる．

1 技法の手続き

1）関係づくりと問題の共有

統合失調症を抱えたクライアントは，言葉が少なく，受動的であることが多い．また，困りごとを話そうとしても，唐突でまとまりにかける話になることも多い．クライアントの体験を適切に理解するためには，積極的傾聴の姿勢と理解の枠組みが必要となる．

積極的傾聴は治療関係の構築に役立つ．強固な妄想を有するクライアントの多くは，「考えが非現実的で，行動も常識から外れている」と他者から指摘され，周囲との軋轢が生じている．また，過去に強制的な治療を体験していると，他者への警戒心が強いことも多い．そのため，心理師にも警戒心を抱き，攻撃的な口調で不満を訴えることもある．あるいは，「大丈夫です」，「普通です」という返答を繰り返し，内的情報を開示したがらないこともある．関係づくりでは，来所のいきさつを確認し，クライアントの思いを聞く態度が必要となる．ここでは，クライアントを理解したい，支援したいという態度を明示することが大切である．

クライアントの体験を聞き取る際に役立つ理解の枠組みは「認知行動ABCモデル[1]」である．**表1**に示したように，認知行動ABCモデルの各要素に対応した質問例を用いて，問題をクライアントと共有していく．「何が起こり [A] ―どう思い [B] ―どう感じ・どう行動したか [C]」というストーリーをつかみ，苦痛や不適応行動 [C] を臨床的問題として共有する．

> **アドバイス**　クライアントの「思考―感情」を捉え，共感的に理解する
>
> 妄想の内容は常識の範囲を超えているため，たいていの場合は「状況」と「認知」のつながりに必然性を感じられない．しかし，クライアントの「認知」を把握できれば，その「感情」や「行動」が生じている事情は共感的に理解できる．私たちは妄想には共感できなくても，感情には共感できる．このことが統合失調症においても協働的治療関係の土台となっていく．

2）目標設定

クライアントの臨床的問題を理解した後

表1 認知行動ABCアセスメント

要素	質問例	要点
A 状況（知覚）	何があったのですか 何を見たのですか 何を聞いたのですか 何に気づいたのですか	1) 外的出来事 2) 内的出来事（幻覚・侵入思考・衝動） ★注意機能障害の影響を検討
B 認知	何が起こったと思いましたか どんなことが心配になりましたか 嫌なイメージや記憶が出ましたか どんな意味があると思いましたか	妄想： 1) 苦痛／機能障害をもたらすもの 2) 状況から考えられる範囲を超えている ★認知バイアスの影響を検討
C1 感情	どう感じましたか 体はどうなりましたか どのくらい辛いですか どのくらい続いていますか	1) 強い／慢性的な感情 2) 身体症状・睡眠覚醒パターン
C2 行動	何をしようとしましたか 何を避けようとしましたか それらの行動は役に立ちましたか	1) 対処行動 2) 安全行動（回避行動）

表2 目標設定の要点（SMART）

適切な目標設定	質問例
S. 具体的（Specific）	たとえば，何ができるようになりたい？
M. 測定可能（Measurable）	できたかどうか，どうすればわかる？
A. 達成可能（Achivable）	あなたにできることは何だろう？
R. 現実的（Realistic）	いつ，どこで，取り組めると思う？
T. 限られた時間の中で（Time Limited）	いつ達成できると思う？

表3 妄想の形式的側面のアセスメント

項目	質問例
1. 確信度	どのくらい真実だと信じていますか？
2. 心的占有度	どのくらいの時間，そのことを考えていますか？
3. 苦痛度	そのことを考えていると，どのくらい辛いですか？
4. 生活障害度	そのせいでできなくなっていることはありますか？ （日常生活，対人関係，仕事／学業など）

に行うべきことは目標設定である．最も自然な目標設定の流れは，まず問題リストを作成し，次にそれを目標に変換する．抽象的な目標や非現実的な目標では，成果は出ない．目標設定の要点は5つある（表2）．頭文字をとって「SMART（スマート）な目標設定」と覚えておこう．

目標設定では，妄想が消失した場合のことも考えておくとよい．例えば，誰かが自分を監視しているという被害妄想をもつ人には，「もし，監視がなくなったら，何がしたいですか？」と尋ねる．満足感や達成感を抱くことができる目標がみつかると，クライアントの治療意欲も高まる．また，目標を達成できると治療意欲が高まり，心理師への信頼感も高まるため，目標は複数あるとよい．

3）妄想のアセスメント（内容と形式）

妄想の現象学的アセスメントは内容と形式に分類できる．妄想の全体的重症度は，客観的評価法である陽性・陰性症状評価尺度PANSSでアセスメントされることが多い．一方で，妄想内容に踏み込んだアセスメント法は少ない．妄想が他者と自己との関係を反映することから，Chadwickらは対人関係における3つの方向性である「他者→自己」，「自己→自己」，「自己→他者」を包括的にアセスメントする評価的信念尺度Evaluative Beliefs Scale[2]を開発して妄想のアセスメントに応用している．

妄想の形式的側面は，表3に示した4項目のアセスメントが重要である．いずれも妄想の影響力を評定するものであり，妄想の認知行動療法の介入標的となる．心理的

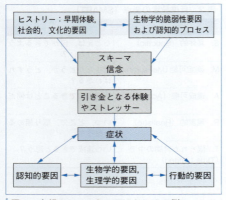

図1 妄想のフォーミュレーションの例

介入によって妄想をなくすこと(確信度が0%になること)ができなくても,妄想に没頭する時間が短くなり,妄想に関連した苦痛や問題行動の程度が減ることはしばしばみられる.

4)ノーマライジング

統合失調症のクライアントは妄想だけで苦しんでいるわけではない.例えば,異常な感覚体験は,「自分は狂ってしまったのではないか」,「周りの人から疎外されるのではないか」といった,疎外感を伴う不安を生じさせる可能性がある.また,「薬によって自分の心が変えられてしまう」,「周りの人は,自分を薬漬けにしようとしている」と他者から支配される不安が語られることも多い.

ノーマライジングとは,このような未知の体験に対する恐怖や本人の偏見を取り除くための認知的アプローチである.具体的には,クライアントの過度な不安に対して,現実的で適応的な情報提供を行うことになる.ストレス脆弱性モデルや疫学的な情報などを使って,クライアントの不安が現実的なものに落ち着くよう支援する.

5)妄想のアセスメント(発生と持続)

妄想の発生と持続に関する見立て(フォーミュレーション)によって,支援方法を具体的に検討できる.妄想の発生と持続に関する要因への問いは次のようになる.「どのようにして形成されたか」,「その考えが長く続いているのはなぜか」,「何がきっかけとなり活性化するのか」,「何がきっかけとなって止まるのか」.このアセスメントにも認知行動ABCモデルを使う.

妄想の引き金となる出来事は,ストレッサーを検討するための重要な情報となる.また,クライアントには,妄想的解釈を生じやすくする「結論への飛躍」や「心の理論の障害」などの認知バイアスや認知的エラーがあるかもしれない.

妄想の持続要因として安全行動(回避行動)は重要である.例えば,妄想のとおりの被害に遭わないためには,家に引きこもることで安全が確保できるとクライアントは考えるかもしれない.しかし,外出を避けると妄想の真偽を確認する機会が失われ,妄想が持続してしまう.この悪循環を断つことは,妄想から抜け出す一歩になる.

> **MEMO** メタ認知および認知機能障害へのアプローチ
>
> 妄想に関する認知的な弱さ(脆弱性)を自覚したり,適応的に調整できるようにしたりする支援方法(メタ認知トレーニング[3],認知矯正療法[4]など)もある.

6)発達的フォーミュレーション

妄想を生物-心理-社会の枠組みで包括的に理解することは,治療戦略を検討するうえで重要である.**図1**は認知行動ABCモデルに情報を追加した発達的フォーミュレーションの一例である.

妄想の形成には,人生早期の体験や社会・

文化的要因が関係する．トラウマ体験が土台になることも多い．また，遺伝子や脳機能のような生物学的脆弱性や認知的な脆弱性も影響する．アルコールや違法薬物に影響を受ける場合もある．

こうした背景要因から自己や世の中に対する見方（スキーマ）が徐々に形成され，現在の妄想に影響を与えている．スキーマには，過去に適応的であっても，現在では不適応的なものもある．例えば，「世の中は危険だ．人を信じてはいけない」というスキーマは，不遇な幼少期には適応的だったとしても，成人となって状況が変わると不適応的なものになりかねない．こうした要因を理解できると，そのクライアントにとって何が妄想の引き金になるかを理解しやすい．

また，生物─心理─社会的なフォーミュレーションは多職種チーム医療の土台となるだけでなく，薬物療法や環境調整といった標準的な精神科的アプローチとの統合にも役立つ．

7) 思考の変化のための戦略

クライアントの問題に合わせて認知行動療法の技法を多彩に用いる．これらはアセスメント結果をもとに心理師が選択し，クライアントとの協働作業を通して実施される．補助ツールとして，クライアント用に書かれた書籍や資料も活用すると効果的である．

(1) 現実検討

妄想は「その考えを有する人に苦痛をもたらすか，あるいはその人の機能を障害する強い信念で，周囲の状況から考えられる範囲を超えているもの」と定義される[3]．妄想には必ず矛盾があるため，現実検討ではそこに焦点を当てる．これはうつ病の認知行動療法でも同じである．信念の根拠を丁寧に調べることで，妄想に対するクライアント自身の疑念が強まり，確信度の低下がもたらされる．

(2) 代替説明

問題となっている思考とは異なる思考を案出する技法を，認知行動療法では代替説明と呼ぶ．妄想の代替説明を行うには，「妄想の機能」を分析しておかなければならない．多くの場合，妄想にはクライアントの自尊心を保護する機能があるといわれている．したがって，代替説明に自尊心を保護する機能がなければ妄想の代わりとはならず，クライアントに受け入れられない．妄想の代替説明は難しい作業なので，最初から確固とした代替説明を構築しようとせず，クライアントが納得できる説明を根気よく探す態度が不可欠である．

(3) ソーシャル・スキルズ・トレーニング（SST）

コミュニケーション能力の不足や自信のなさ→ストレス状況下での過覚醒→判断力の低下→妄想の再燃，というルートをたどるケースは多い．SSTではクライアントの苦手な場面を明らかにして，コミュニケーション能力を段階的に学習することで自信を高める．

(4) 問題解決技法

さまざまな問題解決法を検討するこの技法は，柔軟な思考が苦手な統合失調症のクライアントには有効である．苦手な場面の問題に関しては，SSTを用いるとさらに具体的かつ実践的に検討できる．

(5) 再発予防のためのクライシスプラン

再発・再燃の予防にはクライシスプラン作りが有効である．信号機をイメージし，順調な場合は「青色」，注意の場合は「黄色」，危険な場合は「赤色」として，それぞれのサインを探し，紙に書き出す．自分で気づ

くものと，周囲が気づくものの両方を挙げておくとよい．また，黄色と赤色の状態での対処法も検討しておく．

2 活用が必要な状況

これまでの精神医療では，妄想には触れないほうが良いと教育されてきた．しかし，統合失調症のクライアントは実際に長期間，妄想に苦しめられており，話したい，相談したいと考えていることも多い．彼らにそのようなニーズがあるならば，認知行動療法の導入を検討すべきである．ただし，面接の設定は慎重に行う必要があり，トラウマ体験が妄想と関連している場合は，介入自体がストレスになるため慎重にアプローチすべきである．

3 活用のねらい

統合失調症の認知行動療法ではおしなべて，症状の消去が目標ではなく，症状による苦痛を減らしたり，生活の質を高めたりすることが目標になる．アプローチすることがその目標に照らして有意義ならば妄想に直接介入することもあるが，妄想に関連する日常生活の困りごとがあり，その方がクライアントにとって切実な問題ならば，その問題解決のために認知行動療法を用いてもよい．いずれにしても，クライアントのニーズを丁寧に汲み取ることが最初の一歩である．

4 活用する際のコツ

あわてずに，クライアントのニーズに応えて介入のチャンスをつかめるよう，常に準備をしておくことは大切である．

妄想は強い信念であることに加えて，自尊心を保護する機能を併せ持つことがあるので，クライアントがそれへの意見に対して猜疑的になったり，ときに強く反発したりするのは当然のことである．また，我々は彼らの妄想の詳細を熟知しているわけではない．妄想を最も理解しているのはクライアントだともいえる．したがって，妄想をアセスメントしたり現実検討を促したりする際には，「刑事コロンボ」のような態度で接するとよいと言われている（コロンボ・テクニックとも呼ばれる）．クライアントの語りがいかに非論理的・非現実的であっても，まずは共感をもって傾聴する．しかし，論理的につじつまの合わない部分に気づいたら，「あなたはとてもよくわかっていらっしゃる．でも，私は頭が鈍くて，ちょっとわからないんで教えてほしいんですが…」と質問しながら介入を展開していくのである．

5 実践例

Dさん，40歳代男性．大学在学中の就職活動に不安と緊張が高まり，就職面接の際に「周囲から監視されている」，「親が裏で糸を引いて自分が就職できないようにしている」と興奮した．統合失調症と診断され精神科病院に入院し，抗精神病薬によって興奮は速やかに治まった．しかし，退院後は治療を中断してしまい，その後は就労しては数ヵ月後に具合が悪くなるという悪循環を繰り返した．

Dさんはある時から「すべての原因である親を殺さないと，自分が生きていけない」と思いつめ，父親に暴力を振るったため強制的な入院となった．入院後に担当心理師が声をかけると，緊張しつつも丁寧な口調で応対したが，不安なことはないかと尋ねても，「大丈夫です」，「元気です」といった表面的な回答しか得られなかった．

状況が変化したのは家族との面会後で

あった．「表面はいい顔をしているけど，裏で何をやっているのかはわかっている」と強い怒りをもってDさんは語った．家族に対する思いを尋ねると，「自分の進路を邪魔している」と強い怒りを抱きつつも，「大企業にも手を回すほどの力がある」と恐れていることが明らかとなった．一方で，A氏は自立したいという目標を語るようにもなり，心理師と協働作業ができる関係ができ始めた．

妄想の根拠を尋ねると，発症時にさかのぼって「就職面接の時に，面接官が笑ったこと」，「面接室の衝立の後ろに親がきっといたこと」がその根拠だと語った．しかし，就職面接時の状況を詳しく尋ねると実家に電話をしていたことがわかり，「家にいたということは，約400 kmもの距離を瞬間移動した？ おかしいですよね」と現実検討を体験できた．

発症当時は友人もおらず孤立しており，面接前にはひどく緊張し不眠だったこと，不合格となり絶望したことなども語られた．さらに，親のせいだと「気づいた」ことで，意欲が再び高まり，過活動になったという流れも理解できた．協働して代替説明を考えるなかで，Dさんも考えが極端であったことを自覚した．また，意欲が低下するからと嫌っていた服薬についても，認知行動的なアプローチによって「睡眠がとれて，気持ちが穏やかになる」という効果を受け入れられるようになった．最終的には，再発予防に向けてこれまでの経過を振り返り，黄色と赤色状況でのサインと対処方法も整理することができた．

家族との面会で緊張が強く，過度に丁寧な口調になってしまうことに関して，Dさんは特に母親の過干渉が苦痛で，自分の空間に侵入されることが嫌だったと語るようになった．そこで，ロールプレイを通して母親に対する自己主張を練習し，対処方法の強化を促した．また，安心できる環境づくりのための問題解決として，自室に内側から掛けられるカギを設置することを家族と話し合った．外泊中も安心感が徐々に増し，退院が可能となった．退院後は交際範囲も広がり，落ち着いた生活を獲得できるようになった．

文献

1) Trower P, et al：よくわかる認知行動カウンセリングの実際　面接の進め方とさまざまな感情への応用，石垣琢麿監訳，古村健ほか訳，金子書房，東京，2016
2) 古村　健ほか：否定的個人評価を測定する尺度 Evaluative Beliefs Scale 日本語版の開発．精神医学 56：213-219，2014
3) 石垣琢麿：メタ認知トレーニング（Metacognitve Training；MCT）日本語版の開発．精神医学 54：939-947，2012
4) Wykes T, et al：統合失調症の認知機能改善療法，松井三枝監訳，金剛出版，東京，2011
5) Wright JH, et al：認知行動療法トレーニングブック―統合失調症・双極性障害・難治性うつ病編，古川壽亮監訳，医学書院，東京，2010

3) 陰性症状の認知行動療法

古村　健・石垣琢麿

Key word 心理教育／環境調整／目標設定／行動活性化

要点整理

- 現在のところ，陰性症状に対する薬物療法の効果は限定的である．また，陰性症状は複雑な要因が絡んでおり，生物─心理─社会的アセスメントを行い，個別性を考慮した見立て（ケースフォーミュレーション）が必要となる．
- 統合失調症の消耗期では，陰性症状が保護的な機能をもつこともある．十分な休息がとれるように環境調整と心理教育を行う必要がある．
- 意欲低下の改善には，適切な目標設定と行動活性化が有効な手段となりうる．

表1　陰性症状

(1) 表出の貧困	：面接場面で観察に基づいて表出行動を評価
感情の平板化	表情や声の抑揚が乏しい，アイコンタクトがない
会話能力の低下	会話での応答が遅い，会話の内容・量が乏しい
(2) 意欲・発動性の低下	：被評価者の報告に基づいて日常生活の行動を評価
快感情の喪失	喜びを感じるような活動や対人交流への関心がない
意欲の減退	自発的な行動が乏しい，身だしなみを整えず清潔さがない，仕事や学業における粘り強さがない
社会的ひきこもり	社会的な交流への参加がない

1 技法の手続き

1) アセスメントと関係づくり

(1) 陰性症状のスクリーニング

陰性症状は，思考，感情，行動の活動性が低下した状態である．陰性症状は表1に示すように「表出の貧困」と「意欲・発動性の低下」の2つの因子に分けられる[1]．前者は面接中の態度から評価し，後者はクライアントや周囲の人からの報告に基づいて評価する．

> **MEMO** 統合失調症は2つのタイプ（Ⅰ型，Ⅱ型）に分けられる[2]
>
> 陽性症状を主とするⅠ型は，神経伝達物質の異常，発症前の適応の良さ，薬物療法への反応の良さと関連する．陰性症状を主とするⅡ型は，脳の異常（特に脳室の拡大），発症前の適

応の悪さ，重い認知障害，薬物療法への反応および予後の悪さと関連する．つまり，Ⅱ型の統合失調症に対しては，薬物療法も心理療法も効果が限定的な場合があるため，認知機能改善を図る認知矯正療法[3]のようなトレーニング法が推奨されている．記憶，注意，問題解決能力などの認知機能の改善が，陰性症状の改善をもたらすと考えられている．なお，認知機能の評価には統合失調症認知機能簡易評価尺度（Brief Assessment of Cognition in Schizophrenia : BACS）が用いられることもある．

(2) 陰性症状の包括的なアセスメント

本質的な陰性症状は，先述のように脳機能の低下，認知機能の低下によって生じ，長く持続する．陽性・陰性症状評価尺度（Positive and Negative Syndrome Scale : PANSS）の陰性症状項目と，評価のためのアンカーポイントはアセスメントの参考になる．

一方，この陰性症状と同じような思考，

感情, 行動の異常は心理社会的な要因によっても生じる. このいわゆる「二次的な陰性症状」は認知行動療法の適応となりうる. 脳機能の障害か心理的反応かを検討するためには, 生育歴上のどの時点から変化が生じたかを探索しながら, 表2のような生物—心理—社会的アセスメントを行う. ただし, 両者は完全に区別できるものではなく, 相互に関係している場合が多い. なお, 発症早期の若年者にはできるだけ早めの心理社会的支援が有効であり, 認知行動療法を導入した方が予後は良いと考えられている[4].

幼少期からの生育歴を丁寧に検討すれば, 生来的な気質と発達上の問題を評価できる. 本質的な陰性症状の原因となる認知機能障害は, 統合失調症の発症前から軽度の認知的問題として日常生活や学校での活動に影響を与えている可能性がある. また, 生育歴からは, 不遇な生活体験の有無とその影響も理解できる.

一方,「二次的な陰性症状」は次のような心理社会的要因から生じることもある. 発症間もない時期には, 幻覚や妄想のために疲弊してしまい, これらの陽性症状を避けるために意図的に外界からの情報を遮断しようとすることがある. つまり, 易疲労感による活動性の低下や心理社会的なひきこもりが生じる. また, 強制入院の経験があると, その際のネガティブな体験が家族や医療関係者への不信をもたらして他者との接触を避けるようになるかもしれない. 長期間の入院経験は地域生活に戻ることへの不安を生じさせ, クライアント自身が退院を嫌がることもあるし, 社会における精神障害者への差別を恐れて自宅にひきこもるかもしれない. つまり, これらの状態には保護的な機能があり, 心理的に必要な陰

表2 陰性症状の生物心理社会的アセスメントのポイント

気質	引っ込み思案, 自閉症的傾向
不遇な生活体験	いじめ, 虐待, 転校, 家庭内の不和, 離婚
陽性症状	被害妄想, 命令幻聴
精神科における入院の影響	社会からの隔離, 強制入院に伴う人間不信
偏見	統合失調症に対する狂人というレッテル
生物学的要因	身体疾患, 物質乱用, 抗精神病薬の副作用
ソーシャルサポート	家族, 友人, 精神保健スタッフ

性症状だということもできる.

さらに, 身体疾患, 物質乱用, 抗精神病薬の副作用などの影響で陰性症状のような状態が生じる可能性がある. 大切な人との死別や不和によってソーシャルサポートが失われたことが, 意欲低下や心理社会的なひきこもりと関連している場合もある. したがって, クライアントだけではなく, 家族や関係する医療者などからの情報を総合して, 陰性症状がどのように形成され, 持続しているのかを個別に見立てる(ケースフォーミュレーション)必要がある.

(3) 心理教育と環境調整

統合失調症の経過は, 前兆期, 急性期, 消耗期, 回復期の4つに分けられることが多い. 急性期では脳の神経伝達物質の過剰放出があり, 大量の活動エネルギーが消費されてしまう. そのため, 回復のプロセスでは十分な休息期間が必要とされる(消耗期). 消耗期に他者と頻繁に接触したり, 多くの情報に触れたりすることは, クライアントに強い疲労感を生じさせるだろう.

このとき, 家族や関係者が「本人は何もしないで, 怠けている」と捉えて批判的に接すると, クライアントは十分な休息をとれず, 回復が遅れるだけでなく陽性症状が

表3 意欲向上への目標設定

意欲が低下しやすい状況	意欲が高まりやすい状況
・目標が高すぎて，実現できない	・実現可能なスモールステップの目標を設定する
・自分にとって価値のない目標に取り組まなくてはならない	・価値のある目標を設定する
・目標達成までに，報酬や休息のない時間が非常に長い	・目標達成までに，報酬や休息を作る
・目標達成への障害が多い	・目標達成の障害を取り除く
・失敗体験が続く	・成功体験を積み重ねる課題を設定する
・孤独な状況で目標に取り組む	・共に取り組む協力者がいる

再燃する危険も高まる．家族の感情表出(expressed emotion：EE)がネガティブなものであるほど，またそうした家族との接触時間が長いほど再発率が高まることは，多くの実証研究によって明らかにされている[2]．この点に関する心理教育を家族や関係者に丁寧に行い，彼らをサポートして環境を調整することは，治療とリカバリーにおいてきわめて重要である．

(4) クライアントのペースに合わせた支援

陰性症状の認知行動療法では，クライアントとの協働作業で，陰性症状が引き起こす悪循環からの脱却を目指す．陰性症状が保護的な機能を持つ場合には，クライアントのペースで行動することを保障しながら進めなければならない．例えば，「ベッドで横になっていると，どんな気分になりますか？」という質問に，「外に出るといろんなことが気になってしまうので，落ち着きません．一人でベッドに横になっている方が楽です」と返答したとしよう．この人は，外界からの情報を適切にふるい分けることができなくなっている．つまり，情報処理能力の低下のため，ひきこもることで対処しているという仮説が立てられる．ま

た，「たくさんの人がいるところに行くと，声（幻聴）が聞こえてきたり，みんなから見られたりするので，外に出るのが辛いです」のように，幻聴や被害妄想などを避けるためにひきこもるクライアントもいる．症状のこのような心理的な保護機能に十分配慮することが，彼らのペースを保障することにもなる．

> **アドバイス** 模擬幻聴体験でクライアントの苦痛や障害への理解を深めよう
>
> この模擬幻聴体験は3人一組で行う．2人が日常会話をし，残りの1人が幻聴役となる．幻聴役は，紙を丸めて幻聴を聞かせる人の耳元にあて，2人の会話中に批判，命令，中傷，実況中継などを語る．この模擬幻聴体験を1分間行うだけでも，クライアントの会話のしづらさ，集中困難，疲労感などを実感できる．

2）介入方法

(1) 目標設定

意欲低下が生じているクライアントには，目標を話し合うこと自体が意欲を高める介入となる．多くのクライアントは仕事や対人関係などに関して「普通の人と同じようになる」ことを目標に掲げる．たとえば，「月給20万円の仕事に就きたい」，「結婚したい」，「料理ができるようになりたい」と希望するが，目標に至る現実的なプロセスをイメージできないことが多い．ゴールまでのプロセスが不明確だと，目に見える成果も上がらず，自信も意欲も高まらない．目標をスモールステップに分け，クライアント自身にとって価値があり達成可能な目標を設定できることを目指す．表3には，意欲向上を阻む状況と，意欲向上を促進する状況が挙げられている．

(2) 行動活性化

うつ病に対して発案された行動活性化は陰性症状へのアプローチとしても有効であ

る．行動活性化では，クライアントの意欲を向上させる「達成感」と「喜び」を活用する．日頃の活動を振り返り，計画し，実践するというプロセスを繰り返し，日常生活を見直すことがこの方法の主眼である．

日頃の活動を振り返るために，活動記録表を作成することがうつ病では一般的に行われる．しかし，記録を細かくとることは統合失調症のクライアントにとって負担が大きく，意欲低下をもたらしかねない．最初は楽しみや満足を探すことだけでも治療目標になる．表4に挙げたような質問内容に関してクライアントが注目できるように導くことがまず大切である．このような行動や対話のなかで，達成感や喜びを感じられる体験へのクライアントの感度を高めるように支援する．

意欲が高まる体験を想起できれば，クライアントに笑顔が生まれる．その想起を傾聴することでクライアントの快体験を十分に活性化する．また，この傾聴によって，クライアントにとって価値のある活動が明確化できる．さらなる行動への意欲が生まれるように，表3に示した意欲を向上させる状況を活用する．

また，立てられた計画が面接室以外で実践できるかどうかが行動活性化の鍵になる．計画を実践する可能性が低い場合は，クライアントの不安や不満と，それに関連した彼らの認知を引き出し，障害を取り除いたり計画をさらにスモールステップに分けたりする．計画の実践場面を想定したロールプレイもリハーサルとして有効である．

実践結果は次の面接で必ず取り上げるが，心理師がクライアントの生活に関心を示し，協働的に取り組む態度を示さないと，クライアントの意欲は容易に低下する．面接で取り上げる際には，実践できた行動，実践した際の意図，結果としての感情や意欲，身につけたスキルなどに注目する．

「取り組もうと思ったができなかった」とクライアントが語る場合にも振り返りは丁寧に行う．なぜならば，できなかった理由を考えることによって，クライアントの背景にある思い込みやルールを探り，必要に応じて修正できるからである．

クライアントが幻聴や妄想に伴う不安から回避行動をとっている場合には，幻聴や妄想への認知行動療法を参考にする．このとき，社交不安症のモデルを応用したり，段階的な曝露反応妨害法を用いたりすることもある．

(3) 多様な認知行動アプローチ

社会機能のさらなる向上を目指す段階で活用できる認知行動アプローチを表5に例示した．これらはクライアントの意欲や自信を高め，他者との交流を促進する効果があると考えられている．これらのアプローチ法には個人用と集団用があるので，臨床現場の状況とクライアントの問題や課題に

表4 行動活性化のための探索的質問例

最近，ほっとしたり，うれしくなったりしたことはありますか？
楽しみにしていることはありますか？
以前，楽しめていたことや趣味はありますか？
近いうちにできるようになりたいことはありますか？
没頭したり，集中したりできるものはありますか？
何をしているときに，時間の経つのが早いですか？

表5 多様な認知行動アプローチ

アプローチ法	概要
ノーマライジング	精神障害の偏見を修正
問題解決技法	行き詰まった問題の整理
ソーシャル・スキルズ・トレーニング	コミュニケーションスキルの向上
認知矯正療法	認知機能の改善
メタ認知トレーニング（MCT）	認知バイアスを自覚し悪影響を弱める
社会認知・対人関係のトレーニング（SCIT）	認知的衝動性を弱め，共感性を高める

合わせて使い分ける．

> **アドバイス　ワークブックの活用も大切**
>
> 統合失調症のクライアントは，程度の差はあるものの注意や記憶の機能が障害されていることが多い．そのため，会話内容は十分に記憶されにくく，話題が展開しづらいことも多い．問題や解決策の要点が書かれ，クライアントと治療者の双方が書き込むことができるワークブック[5]を用いながら介入を進めることは有効である．

2 活用が必要な状況

特に初回エピソードの急性期後には，十分な休息をとるために計画された心理教育と環境調整が予後を良くすると考えられている．心理師自身が介入する場合だけではなく，コンサルテーションにおいても，この原則を忘れてはならない．

陰性症状に対する薬物療法の効果は，現在のところ限定的である．また，陰性症状には複雑な要因が絡んでいるため，アセスメントに基づく，個別性を考慮した見立て（ケースフォーミュレーション）がきわめて重要である．

支援者がクライアントとその生活へ関心を向けなければ，回復へのクライアントの希望も育たない．陰性症状が重いと「何をやっても反応しないクライアント」という見方が支援者に定着してしまう恐れがある．彼らの思考，感情，行動への理解を深め，支援方針を立てるときこそ，認知行動アプローチは必要とされる．

3 活用のねらい

認知行動アプローチでは，統合失調症の陰性症状を取り去ることではなく，クライアントの「生活の質」を高めることが最大のねらいである．陰性症状は，急性期より も消耗期，回復期に治療の標的となることが多い．クライアントの情動を安定させ豊かにし，「生活の質」を高めることは，再発予防にも大きく寄与すると考えられている．

4 活用する際のコツ

当事者の価値観や好みを尊重し，主体的な意思決定を引き出し，意欲を高めることが最も大切である．クライアントとその生活に関心を示すこと，クライアントのペースを尊重すること，適切で十分な励ましを与えること，クライアントのニーズや課題に合わせて多様な認知行動アプローチを取ること，などが心理師の介入原則となる．この折々で，認知行動療法の基本である協働的経験主義が活かされることになる．

クライアントは相手によって異なる顔を見せる．例えば，医師の診察場面では，意欲が乏しく，淡々とした発言しかしなくても，看護師とは表情豊かに会話していることもある．また，家族とはほとんど話さないが，心理師に対しては多弁なこともある．これには，それぞれの支援者に対する期待や不信，警戒心や安心感が影響している可能性を忘れてはならない．チーム医療において多くの職種がさまざまな場面で関わり，支援のチャンスをうかがえば，誰かがクライアントとの窓口になる可能性が広がる．

また，関与のタイミングも考慮すべきである．急性期から関わっているスタッフはクライアントとの強い信頼関係が形成されていると考えるかもしれないが，クライアントは「あの人には自分の見られたくない部分を見られた」のでその後の関わりを避けたいと考えるかもしれない．急性期の状態が落ち着いてから関わるスタッフの方が

クライアントの健康な部分を見出しやすく，クライアントの自尊心も保たれるかもしれない．

5 実践例

50歳代男性のEさん．20歳代に陽性症状が活発となり精神科に入院したことがある．その後は自宅に引きこもり，他者との関わりが乏しい生活を長年送っていた．あるとき体調が悪くなったが，「家族に毒を盛られたからだ」と確信し，家族に対して暴力を振るったため入院となった．入院後1ヵ月ほどは易怒的だったが，薬物療法の効果もあり徐々に情動は安定していった．表情は乏しく，会話の内容も乏しい状態であった．心理師は当初，心理検査の目的でかかわることになった．心理師に対しても言葉は少ないが，知能検査や人格検査を拒否することはなかった．検査の結果，知能は平均的で，性格的には一人でいることを好む傾向はあるものの，自閉症スペクトラム障害の診断は満たさないことがわかった．

他者への暴力防止に向け，心理師も治療チームに入ることになった．心理師はEさんに生活での困りごとがないか尋ねつつ，病棟への適応を支援した．病棟では他者とのかかわりをほとんど持たず，病室にひきこもっていた．Eさんは毎日同じような生活を淡々と送っていたが，心理師は週1回，10分程度の面接を根気よく続けた．すると，1ヵ月半ほどして，Eさんの方から「入院の経緯をお話した方がよいのではないでしょうか？」と語り，心理師に対して自発的に話し始めた．「先生と話ができて，すっきりしました」と淡々と述べたEさんだったが，彼が自分のペースで会話し

たかったことを心理師は理解できた．Eさんの生活を振り返り，楽しみを尋ねていくと，「体を動かすことは嫌いではありません」と語った．そこで，作業療法でのスポーツ活動に加わることを生活改善の目標とした．作業療法のスタッフに誘われるとバレーボールに参加でき，笑顔を見せることもあった．その後，心理師は主たる介入目的であった他者への暴力防止に向けた振り返りを行い，悪化のサインと対処方法をEさんと一緒に検討した．Eさんは，健康な生活を送るために必要な楽しみは，運動や毎朝の新聞を続けることだと語った．心理師が定期的に面談することで，Eさんの会話の内容にも徐々に変化が生まれた．日常の楽しみについて話題に上るようになり，笑顔も時折みられるようになった．状態が全体に落ち着いたころを見計らい，家族と相談のうえ自宅に退院した．その後も，定期的な通院や支援者との相談は行っており，日中はデイケアに通所しつつ安定した生活を送っている．

文献

1）池淵恵美：「陰性症状」再考─統合失調症のリカバリーに向けて─．精神神経学雑誌 117：179-194，2015
2）Birchwood M, et al：統合失調症─基礎から臨床への架け橋，丹野義彦ほか訳，東京大学出版会，東京，2006
3）Medalia A, et al：「精神疾患における認知機能障害の矯正法」臨床家マニュアル，中込和幸ほか監訳，星和書店，東京，2008
4）French P, et al：統合失調症の早期発見と認知療法─発症リスクの高い状態への治療的アプローチ─，松本和紀ほか訳，星和書店，東京，2006
5）Turkington D, et al：リカバリーをめざす統合失調症の認知行動療法ワークブック，菊池安希子ほか訳，星和書店，東京，2016

4 摂食障害

1）摂食障害の認知行動療法

薛　陸景・中里道子

Key word　変化への準備／食事日誌／規則的な食行動の確立／症状維持の要因への介入

要点整理
- 認知行動療法は摂食障害，なかでも特に神経性過食症に対して高い有効性が確かめられている心理療法である．
- 摂食障害の認知行動療法では，現在と未来への変化に焦点を当て，変化への準備の援助に力点を置く必要がある．
- そのうえで食事日誌の記載を中心に協働的に設定した課題への取り組みを続け，規則的な食行動の回復・確立を目指す．
- そのプロセスで明らかになる摂食障害の症状を持続させている問題に焦点を当て，望ましい変容を支援する．

1 技法の手続き

　摂食障害は，体重や体型，それらのコントロールに対する過度な価値付けのもと，食行動の乱れや不健康なコントロールへの没頭を特徴とする精神疾患である．本項では，さまざまな摂食障害への心理療法の中でも特に高いエビデンスレベルが認められている認知行動療法（cognitive behavioral therapy：CBT）について記述する．

1）アセスメントと導入
　摂食障害のCBTの構造にはいくつかの様式があるが，ここでは一般的な1対1の面接の形式で行われる個人CBTについて述べる．開始にあたって，CBTがクライアントにとってふさわしい介入方法であるかどうかの判断やクライアントの状態を把握し介入の見通しを概括的に立てることを目的として，アセスメントのための面接を行う．まずは，他の疾患に対するCBTと同様に，優先して取り組むべき身体疾患や精神症状（重度の抑うつや希死念慮，物質乱用など），その他セッションの提供が困難であるような社会的な問題がないかどうかを確認する．さらに，摂食障害のCBTの特徴として，体重およびBMI，身体合併症の有無やその重症度に気を配る必要がある．クライアントの摂食障害の下位診断が神経性やせ症（anorexia nervosa：AN）でありそのなかでも特に低体重を認めているケースや，治療すべき身体合併症を有するケースでは，ケースのマネジメントを医師に担わせ，チーム内でカンファレンスを行いメンバーの役割分担を定めておく，などの対応を行う．

　アセスメント面接で具体的に把握すべき情報としては，食行動の問題の始まりとこれまでの経過，現在の食行動の詳細，体重調節のためにとっている方法，体重や体型やカロリー量に関するクライアントの考え方や定めているルール，併存する精神障害の有無，これまでの問題の改善に向けた試みとその経過，外的資源（問題についての支援者など）と内的資源（コーピングレパートリーなど）などであり，共感的な態度のもと時間をかけて聴取を進める．このステップで重要なことは，クライアントとの間に信頼関係を構築することと，「治して

もらう」技法なのではなく「共通の目的に向かってともに取り組む」技法であるということを理解してもらうことである．アセスメントの最後に，CBT の構造について説明しクライアントからの理解と同意を確認する．NICE のガイドラインでは，成人の神経性過食症（bulimia nervosa：BN）患者に対する心理療法として，患者が書籍などの教材を用いて症状の改善に自ら取り組むことを援助する方法（guided self-help：ガイドされたセルフヘルプ）を第一選択として推奨しており，この提供が難しいときや無効であるときに，20 週にわたって最大 20 セッションで提供する個人 CBT を推奨している．

2）心理教育

摂食障害とはどのような疾患であり，なぜ治らずに続いているのか，クライアントに知ってもらうことを目的として資料などを用いて情報提供を行う．例えば，AN であれば，極端にやせているにもかかわらず「自分はまだまだ太っている」と感じるようなボディイメージの障害があり体重の回復への極度の恐れを持つこと，栄養不足による様々なリスクを伴うこと，BN であれば，一度に大量の食べ物を食べてしまうコントロール困難な食行動（過食）と体重増加を防ぐための行動として意図的に嘔吐をしたり極端に運動をしたりする「代償行動」との悪循環に巻き込まれていることを理解してもらう．食事の制限や極端なコントロール，過食やむちゃ食い，嘔吐や下剤の乱用が身体やこころに及ぼす影響は多岐にわたることや，規則正しい食事の重要性，家族など重要な他者と問題を共有することの意義についての説明も重要である．特にクライアントの理解を目指すべき点として，摂食障害が単なる食行動の問題として理解されるべきものではなく，非機能的な認知のために維持されている精神疾患であるということが挙げられる．すなわち，「やせていることが自分にとって最も重要なことである」「体重が 45 kg 未満でなければ美しくない」といったような体重や体型，食事のカロリー量，それらをコントロールしていくことへの過大な価値づけが現在の悪循環の根底にあり，摂食の制限や過食，排出などの体重調節行動，回避行動や身体の確認行動，強迫的な体重測定，こだわりの強さなどの臨床症状は，この自己評価に関連する非機能的な信念に由来するものとして捉えられる．これらの相互の関連を，後述するケースの概念化の技法を用いて，クライアントにとってわかりやすい形で視覚化して理解を促進する．

3）変化への準備の援助

CBT に取り組めばどのような変化が望めるかについて十分な情報提供を行った後にも，摂食障害を持つクライアントは，変化することそのものに対して強い不安や恐れを抱いていることが多い．これは，規則正しい食行動を取り戻すことが体重の増加や体型の変化に結びつくのではないか，そのために自らが重要な価値づけをしている領域が侵されるのではないか，という認知が活性化されるためである．そのため，ガイドされたセルフヘルプにもとづく CBT の導入にあたっては，変化することへの関心を引き出すためのワークを行う．内容としては，「バランスシート」を用いて「摂食障害をやめたい理由」と「摂食障害のままでいたい理由」との両方を考え記述することによる変化に対する両価性の意識化（図 1）や，「未来の自分への手紙」を書くことによる回復後の生活のイメージづくりなど，動機づけに重点をおいた介入である．

	摂食障害のままでいる場合	摂食障害を治した場合
良いこと	・吐いた後に気分が安定する ・体型に自信がもてる ・お母さんが心配してくれる ・自分は自分をコントロールしていると感じる	・時間に余裕ができて好きなことができる ・吐かなきゃ，という焦りがなくなる ・病気だという劣等感がなくなる ・人づきあいが楽になる気がする ・ぐっすり眠れそう ・食費がだいぶ減ると思う
悪いこと	・いつも気持ちに余裕がない ・吐かないと不安で眠れない ・理由もなく落ち込むことが多い ・仕事に集中できない ・友達と食事に行けないのがつらい ・いつもお金がない	・治った後の体型を考えると自分のことがもっと嫌いになりそう ・食べたくてイライラすると思う ・ストレスが発散できない ・お腹が張って苦しくなりそう

図1 摂食障害のバランスシートの例（あるクライアントの記入例）

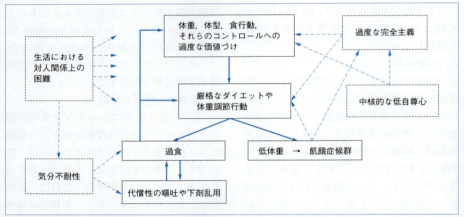

図2 摂食障害の診断横断的モデル
（文献1）より引用）

このようなクライアント自身の変化を志向する理由を引き出して整理していく作業のもと，変化することの重要性についての認識と変化することへの自信を深めていくプロセスでは，動機付け面接の技法が有用である．

4）ケースの概念化

現在の問題の全体を視覚的に把握するため，ケースの概念化（ケースフォーミュレーション）を作成する．これは拒食，過食や排出行動，それらに影響されている気分や身体の問題，根底にあると考えられる体重や体型に関連する信念や価値観などの相互的な関係について認知行動モデルに基づいて整理し問題全体の見取り図を共有する作業である．作成にあたっての参考となる理論モデルは複数あるが，本項ではFairburnの提唱するモデルを示す（図2）．初回のケースフォーミュレーションは心理師の主導のもとで心理教育に並行しながら作成することが多いが，CBTの経過中のクライアントからの発見や気づきにもとづい

て適宜加筆や省略を行いながら更新していくことが重要であり，クライアントが自身の問題を客観的に把握できるように，また，セッションの内外でいま何に取り組んでいるのか（問題となっている悪循環全体のうちのどの部分に変化を起こそうとしているのか）をその都度明瞭に認識できるように援助する．特に理解を目指すべき点として，（1）拒食や過食，嘔吐などの臨床症状によってもたらされる不安や否定的感情が，非機能的な信念のさらなる強化に結びついていること，（2）短期的には一見不安や抑うつから逃れられるという機能を持つ行動（例えば，自らが定めた食事摂取に関するルールの遵守，嘔吐や下剤使用などの排出行動，体重や体型の確認行動など）が，問題全体の見取り図から見てみると，長期的には非機能的な信念の維持に結びついていること，などが挙げられる．

5）目標の設定

到達を目指す具体的な目標について，短期的な目標，中長期の目標を協働的に設定する．例えば，短期的な目標の具体例としては「1回1回の量はともかく，時間を定めて必ず1日3食を摂るようにする」「過食はすぐにはやめられないが朝食を必ず食べるようにする」「嘔吐で1日を終えるのをやめ，嘔吐後であっても必ず何か食事を摂ってから就寝する」など，達成の可否や程度を評価しやすい目標を設定することが望ましい．達成が困難な高い目標を設定してしまい失敗する体験を重ねてしまうことを避けるため，セラピストは，変化は段階的に目指すものであること，スモールステップで達成していくものであることを伝える．

6）食事日誌の開始と規則的な食行動の確立

食行動の改善を促すための技法として，1日3食あるいは1日3食＋間食の規則正しい食生活を確立させることが目下の最大の目標であることを共有したうえで，ABCアプローチに基づく「食事日誌」の記載を習慣化する．これは，非適応的な食行動が維持されているプロセスを，A：きっかけや状況，B：行動，C：結果のそれぞれの関連のもとで捉える方法である．食事日誌には，飲食をした時間，飲食が始まった状況や先行した考え，食品の内容と量，その飲食を通常の食事もしくは適切な間食だと認識したのかあるいは過食だと認識したのか，ひとりでの飲食か誰かとの飲食か，どこで食べたか，その後の排出行動，食後あるいは排出後の気分や考え，などについて，その都度すぐに記載してもらうようにする（図3）．この食事日誌への取り組みにより，事実を記録し日誌の中で文字のかたちをとって視覚化されることが続くなかで，クライアントはできごとや行動，さらには思考を客観的に観察することができるようになる（セルフモニタリング）．セッション内では1週間の食事日誌を振り返り，「きっかけ」「行動」「結果」の流れを整理し，現在の食行動がどのような良い結果，悪い結果に結びついているのかを共に検討する．行動や思考のパターンに気づくことに並行して，セッション毎の課題への取り組みの結果達成できたことに気づくことも重要である．拒食や摂食制限，特定の食品の忌避などが目立つケースでは「栄養を摂ること，食べることそのものが"くすり"と同様の働きを心や脳にもたらす」ことを根気よく伝える．過食や排出行動のために過度に自責的な思考が浮かぶケースでは特に支持的な対応を心がけ，クライアントが冷静に自らの行動を観察し対処への取り組みができるようになることを援助す

○月○日

時間	食べたもの	食事の分類	嘔吐・下剤	引き金，結果 （できごと，感情や考えたこと）
7:30	コーンフレーク 牛乳	朝食		昨日からおなかいっぱい 朝食は少しにしよう
10:30	アイスクリーム2つ チョコパイ3つ クッキー6枚 リンゴジュース クリームパン1つ スナック1袋	過食		空腹だった 冷蔵庫を開けたらいきなり始まった 何も考えられない たくさん冷蔵庫にいれておいたのがまずかった
12:00			おう吐	はやく吐かなきゃ 吐いた後少しすっきり 自分にうんざり 買い物にいくとき，持っていく金額を決めるようにしよう

図3　食事日誌の例（あるクライアントの記入例）

る．過食あるいは排出行動が，他の行動で代替できないかどうか行動戦略を立て，段階的に食行動の規則化・正常化を目指す．

7）症状維持の要因への介入

多くの試行錯誤，ときには失敗を重ねながら規則的な食行動の確立を目指す過程で，クライアントは初めて，変化の妨げとなっている自身の価値観や信念，あるいは思い込みを意識化できるようなる．この段階ではじめて認知再構成法などの技法が有用となる．外在化が進むと，それまで自我親和的であった思考や行動に対して「これは『摂食障害の』思考態度である」と気づけるようになる．過度な完全主義や著しく低い自己評価，感情の変動に非機能的な行動で反応してしまう傾向などが確認されるケースでは，取り組む対象を決め，その変化を目指して一般的なCBTの技法を用いながら面接を行う．体重や体型，食事のコントロールへの過大な価値づけが形成されるに至った経緯，例えば過去の生活史やラ

イフイベントを議題にして検討することも有意義である．また，回復の妨げとなっている現在の生活上の問題はケースごとの個別性が大きく，それらへの望ましい対応についてもこの段階で話し合われる．対人関係上の問題，学業や労務によるストレス，妊娠や出産，育児といったライフイベントなどが摂食障害の維持と関連していることは少なくなく，問題解決法やアサーショントレーニングなどの技法を用いて対処していく．体重や体型，食事のコントロール以外に重要な価値づけをする領域を話題にして，その拡大を援助し，「やせていない自分には価値がない」「1日あたり700 kcalを超えた食事を摂取する自分は敗北者である」といった非機能的な信念が少しずつやわらいでいくことを目指す．

8）終結

CBTの終結にあたっては，それまでのセッションで達成できた変化を維持するための，あるいは，症状の再燃を予防するた

めの話し合いを行う．CBT の開始前と現在とでの行動面，身体面，認知面，感情面での変化，これまでの取り組みの中で有効であった無理な食事制限や過食，嘔吐の衝動への対処法，獲得できた新しいコーピングレパートリー，終結後にも頼りにすることができる外的資源，再発の引き金となりうる危険因子などについて話し合う．摂食障害そのものを宛て先とした決別の手紙（good-bye letter）を作成するワークを行うこともある．現在も残されている課題と，CBT の終結後も自らの力で可能な取り組みを整理し，今後の継続的な取り組みを支持したうえで終結とする．

2 活用が必要な状況

摂食障害は下位診断として，肥満恐怖や拒食，低体重を特徴とする AN と，過食と体重増加を防ぐための排出行動を繰り返す BN，過食はあるが代償行動を認めない過食性障害（binge eating disorder：BED）に大別される．Fairburn は摂食障害の下位診断が何であるかにかかわらず CBT は有用であるとして全ての摂食障害に共通した CBT プロトコルを用いることを提唱している[1, 2]．しかし，近年までの研究では，BN に対する CBT については高い有効性が確かめられているものの，AN への効果は BN に比較すると限定的であることが示されている．このため，BN を持つクライアントが回復を望んでいる場合には CBT は非常に良い適応となるが，AN を持つクライアントに対しては，家族療法や対人関係療法，あるいは特定の技法に限定しない包括的支援などその他の方法も含め，心理師の経験や施設の特性などを考慮して慎重に介入の方針を選択するべきである（MEMO 参照）．特に，クライアントが飢餓状態あるいは重度の低栄養（BMI が 15 未満）状態にある場合は，心理師は，常に飢餓状態が認知機能にもたらす影響や合併症のリスクに配慮し，身体的な治療を優先する必要性を認識しておく必要がある．

| MEMO | 認知行動療法以外の技法

摂食障害に対する心理療法には他に以下のような技法がある．ただし，特に AN に対しては，単一の技法に限定しない包括的支援の重要性も確かめられており，NICE のガイドライン（https://www.nice.org.uk/guidance/ng69：2018 年 10 月現在）なども参考にされたい．
ガイドによるセルフヘルプ：クライアントが書籍などの教材を用いて症状の改善に自ら取り組むことを援助する方法である．BN に対して優れた効果が認められることから，NICE のガイドラインでも成人の BN に対する心理療法の第一選択として推奨されている．Schmidt らの自助本はわが国でも入手できる[3]．
対人関係療法：クライアントと重要な他者との現在の関係性に焦点づけて進められる技法である．BN に対しては CBT に劣らない結果が得られた研究も複数ある．AN に対する効果のエビデンスはやはり十分とはいえないが，食行動や体重などを話題にせずに進められることから動機づけに問題があるクライアントにも用いやすいという利点がある．
家族療法：機能不全的な家族の交流パターンを対象として，家族全体に介入する技法であり，若年のクライアントがよい対象となる．AN に対する家族療法では，クライアントに対する家族の態度やクライアントの栄養摂取への家族からの援助に注目しながら，摂食障害を基盤として成立しているクライアントと家族との関係を，新しくより健全な関係へと変容させていく[4]．
精神分析的精神療法：Dare らが提唱した AN の精神分析的精神療法では，治療者は非指示的な立場に立ち，クライアントの体験という観点から，意識的および無意識的な症状の意味を探る．症状がもたらす効果とそれによる現在の対人関係への影響を検討し，それらが治療者とクライアントとの現在の関係にどのように影響しているのかを検討する[5]．十分な訓練を要することやわが国の臨床現場における汎用性の問題などからの制約は大きいが，精神分析的な観点から摂食障害を理解しようとすることの意義はわが国でも複数の医療者が指摘している．

表1　摂食障害に対する認知行動療法の特徴

① 診断横断的なモデルに基づいて介入する
② 動機づけへの働きかけを重視する
③ 食事日誌の記録を習慣化し，記録に基づいて規則的な食行動の回復に取り組む
④ 認知への働きかけに先んじて，身体の回復と行動の安定化に取り組む

③ 活用のねらい

CBTを摂食障害に活用する際の介入の手順に沿ったねらいを以下に列挙する．

・自らの問題を理解し，過度に否定的な感情に巻き込まれないようになること．
・家族など重要な他者を含め，問題を共有できる援助者を増やし，孤立感をやわらげること．
・「変化することの重要性」を認識し変化に向けて「一歩踏み出してみる」こと．
・規則的な食行動を確立し，それが恐れていたほどの破局的な結果や否定的な感情をもたらす結果に結びつかないことを体験し実感できるようになること．
・摂食障害を，自らの敵であり友である，というように両方の側面から外在化して捉えられるようになること．
・摂食障害の悪循環に巻き込まれていた状況そのものが，向き合うべき／受け入れるべき現実的な問題やそれに伴う否定的な感情からの回避の機能を持っていたことに気づき，それらに向かい合っていくこと／受け入れていくことができるようになること．
・体重や体型，食事のコントロール以外に重要な価値をおく領域を回復／獲得し自らの人生を歩めるようになること．

④ 活用する際のコツ

摂食障害に対するCBTには，他の疾患に対するCBTと比較して，表1のような特徴があり，これらを理解したうえで活用するとうまくいきやすい（表1）．①の診断横断的なモデルに基づいた介入とは，下位診断（AN，BN，BED）が何であるかにかかわらず共通のモデル（図2）を原型としてケースを概念化して介入する，ということである．②，③については先に述べたとおりである．特に，④で挙げたように，介入の順序が，うつ病や不安症などに対するCBTとは異なることに留意する．すなわち，うつ病のCBTでは，まず「思考」や「気分」を同定し，認知再構成などの技法を用いて考え方の特徴への気づきを促し，思考の内容の切り替えや幅広い思考パターンの獲得を図り否定的な「気分」をやわらげ，それに並行して，行動活性化や問題解決などの技法を用いて行動の変化あるいは拡大を促すが，摂食障害のCBTは，「身体」の回復と「（食）行動」の安定化に重点をおいた介入から取り組み，規則的な食行動の定着を目指す過程で浮かび上がってくる「思考」や「気分」の問題をセッションの議題としていき変容を目指す（図4）という順序となる．

> **アドバイス　セッションに臨むにあたって有用ないくつかのポイント**
>
> ・ホワイトボードや大きめの白紙などを用意しておき視覚的なアプローチを重視する．
> ・毎回のセッション開始時に体重測定を行い，自宅では体重測定を行わないように指示する．体重が毎回のセッションでのみ明らかになるようにすることには，体重確認などの安全行動による非機能的認知の維持を変容させていく効果や，行動とその結果との関連をセッションの議題としやすくする効果などがある．
> ・1セッションの内訳として，食事日誌の振り返りには十分な時間をあてる．食事を摂取するたびにまめに記録しそれを継続することには多大な労力を伴うが，心理師が十分な時間をかけてクライアントの記録を熱心に振り返る姿勢

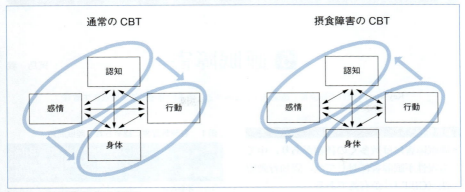

図4 摂食障害のCBTの特徴
(Waller G：BABCP 2011（口演）より引用)

を見せ続けることで，記録を継続する動機が維持されやすくなる．
・食事日誌に現れない非機能的な行動，例えば食事摂取と関連しない"日常的な"過活動，ほとんど意識にのぼらないような身体の細部の確認行動などを見落としていないか注意する．

文献

1) Fairburn CG, et al：Cognitive behaviour therapy for eating disorders：a "transdiagnostic" theory and treatment. Behav Res Ther 41：509-528, 2003
2) Fairburn CG：Cognitive Behavior Therapy and Eating Disorders, Guilford Press, New York, 2008（切池信夫監訳：摂食障害の認知行動療法，医学書院，東京，2010）
3) Schmidt U, et al：Getting Better Bit (e) by Bit (e)；A Survival Kit for Sufferers of Bulimia Nervosa and Binge Eating Disorders, Psychology Press, UK, 1993（友竹正人ほか訳：過食症サバイバルキット；ひとロずつ，少しずつよくなろう，金剛出版，東京，2007）
4) Lock J, et al：Treatment Manual for Anorexia Nervosa, Guilford Press, New York, 2001
5) Dare C, et al：Living dangerously：Psychoanalytic psychotherapy of anorexia nervosa. Handbook of Eating Disorders：Theory, Treatment and Research Szmulker G, et al eds, John Wiley & Sons, Chichester, 125-139, 1995

5 睡眠障害

岡島 義

Key word 慢性不眠障害／睡眠スケジュール法／漸進的筋弛緩法／睡眠衛生教育

要点整理

- 睡眠障害には数多くの種類があり，中でも慢性不眠障害に対しては，認知行動療法（CBT-I）が有効である．
- いったん不眠恐怖が獲得されると，生理学的問題，行動的問題，注意・認知的問題によって，慢性不眠（夜間症状のみ）や慢性不眠障害（夜間症状＋日中機能障害）が維持される．
- CBT-I によって，不眠症状の改善効果だけでなく精神症状や身体症状の軽減効果が期待できる．

表1 各睡眠障害に認められる睡眠問題

睡眠障害 \ 症状	入眠困難	睡眠維持困難	早朝覚醒	熟眠感の欠如	日中の過度の眠気
不眠障害〔短期不眠障害〕	○	○	○	○	
不眠障害〔慢性不眠障害〕	○	○	○	○	
概日リズム睡眠覚醒障害〔睡眠相後退型〕	○				○*
概日リズム睡眠覚醒障害〔睡眠相前進型〕			○		
中枢性過眠症〔睡眠不足症候群〕					○
睡眠関連運動障害〔むずむず脚症候群〕	○	○			
睡眠関連呼吸障害〔睡眠時無呼吸症候群〕		○		○	

*予定（授業，仕事）のために早起きした場合は，睡眠不足状態となって眠気を訴えることがある．

1 技法の手続き

睡眠障害は，「眠れない」といった不眠の問題だけでなく，「起きられない」といった過眠の問題もある．睡眠障害ごとに治療方法は異なり，すべてに非薬物療法が有効とは限らない．睡眠障害の中でも心理学的側面が疾患の形成・維持に強く関係しているのが慢性不眠障害であり，現在，欧米では，慢性不眠障害に対して認知行動療法が第一選択として推奨されている．わが国でも，薬物療法が無効もしくは部分寛解の場合，および休薬する際の併用療法として認知行動療法の実施が推奨されている．

1）睡眠問題の概念化

睡眠問題に対するクライアントの訴えは，「寝つけない（入眠困難）」「途中で目が覚める（睡眠維持困難，中途覚醒）」「朝早く目が覚めてしまう（早朝覚醒）」「よく寝た感じがしない（熟眠感の欠如）」「日中とても眠い（日中の過度の眠気）」といった5つに集約することができる．これらの症状は，いずれも慢性不眠障害[1]に認められる症状だが，実は，他の睡眠障害患者も訴える症状である点に注意が必要である（**表1**）．睡眠障害国際分類第3版（International Classification of Sleep Disorders, 3rd ed, ICSD-3）[1]では，80種類以上の睡眠障害が掲載されており，不眠障害（ICSD-3では，慢性不眠障害）は睡眠障害の1つであることに留意する必要がある．睡眠障害の中でも，現在，特に認知行

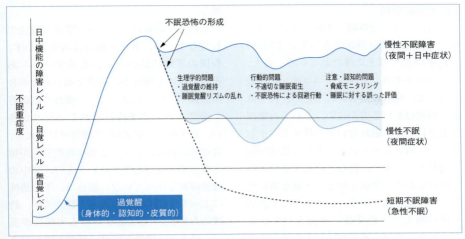

図1　不眠の経過：発症と維持

動療法の有効性が明らかにされているのは，慢性不眠障害であるため，本稿では，慢性不眠障害に対する認知行動療法（cognitive behavioral therapy for insomnia：CBT-I）の治療技法を紹介する．

慢性不眠障害の診断基準は，週3日以上続く夜間の不眠症状（入眠困難，睡眠維持困難，早朝覚醒）とそれによる日中症状（疲労感，集中力・記憶力低下，業績・学業成績の低下，気分の低下など）が，3ヵ月以上存在することと定義されている[1]．つまり，慢性不眠障害は，夜間の不眠症状だけでなく，それによる日中機能の障害が持続して認められる疾患である．

一般的に，不眠は図1のような経過をたどる．もともと不眠になりやすい特徴として，性別（女性の方が罹患しやすい），性格特性（心配性，完ぺき主義など）などが指摘されているが，そこに何らかの刺激（一般的にはストレス）が加わると，人は過覚醒反応が生じる．これは，危険信号を察知した際の適応的な反応で動物全般に備わっている能力であり，2～3日間はほぼ眠れない状態になる．物理的に眠れないため，日中の機能障害も伴うが，時間経過とともに不眠症状は落ち着いてくる（短期不眠障害）．

これらの不眠症状は心身ともに疲弊させるため，不眠に対して恐怖感を抱くようになってしまうと（不眠恐怖の形成），(1)生理学的問題，(2)行動的問題，(3)注意・認知的問題によって不眠症状が維持される．

(1) 生理学的問題

不眠恐怖の形成によって，夜になると緊張したり，脳の興奮が治まらないといった過覚醒状態が維持されてしまう．また，不眠恐怖から眠れなかった日の翌日の活動を制限したり（予定をキャンセルする，運動不足，朝日を浴びないなど），寝床に長い時間横になっていたりすると，睡眠覚醒リズム（ホメオスタシス，概日リズム）が乱れて，夜間症状が悪化してしまう．

(2) 行動的問題

通常，人は睡眠時間（実際に寝ている時間）と臥床時間（寝床に入っている時間）の比率は85％以上に保たれている．また，アルコールやカフェイン，ニコチンの摂取によって，睡眠は妨害されるため，寝る直前の摂取は避ける方が良い．これらを睡眠衛生というが，眠れない日が続くと，少しでも長く横になっていようとして臥床時間が延長する．また，寝るためにアルコールを摂取したり，緊張を解そうと寝る前にたばこを一服したりする．このような不適切な睡眠衛生は不眠症状を維持させてしまう．また，不眠恐怖を軽減しようと，さまざまな行動をすることがある．例えば，中途覚醒時に時計を見て時間を確認したり，寝つけない時に，寝床でTVを見たりスマートフォンをいじったりする．このような回避行動は，不眠恐怖を一時的に軽減するものの，不眠恐怖の解消にはつながっておらず，不眠症状の維持要因となってしまう．

(3) 注意・認知的問題

いったん不眠恐怖が形成されると，これまでは意識もしていなかったような不眠に関連するさまざまな刺激に注意が向きやすくなる．例えば，頭重感，だるさ，筋緊張，動悸といったような身体感覚，室内・室外音（時計，車の音など），寝具への違和感（枕の高さやベッドの寝心地など）に対して神経質になる．また，これに伴って，「今日はもう眠れないかもしれない」，「起床時刻まであと数時間しかない」，「頭痛も仕事のミスも眠れないせいだ」といったような思考が浮かびやすくなり，「ちゃんと眠りたい」「今晩は疲れたから眠れるだろう」といった希望や期待が高まるとさらに眠れているかどうかに注意が向きやすくなってしまう．

これらの問題によって不眠症状は慢性化してしまうが，日中の機能障害を伴わず，夜間の不眠症状のみを訴えるケースもある．いったん慢性不眠障害に至った者が自然回復するケースは少なく，慢性不眠障害か慢性不眠のまま維持されるケースが多い．日中機能の障害は，不眠恐怖に加えて，物理的に個人にとって必要な睡眠時間が短くなっている可能性が高い一方で，日中の機能障害を伴っていない場合は，不眠恐怖によって主観的には不眠感を訴えるが，物理的な睡眠時間は足りている可能性が高い．つまり，慢性不眠は一種の不安症のような状態と言えるだろう．

このように，不眠症状はいくつかの経過をたどる．短期睡眠障害であれば，時間の経過とともに不眠症状は鎮静化していくため，正確な知識提供を行い，不眠恐怖の形成につながらないようにすることが大切である．一方で，いったん不眠恐怖が獲得されると，さまざまな問題によって不眠症状が維持されてしまう．こうなると自然寛解の見込みは低下するため，CBT-Iや薬物治療といった積極的な介入が必要となる．

2）問題ごとに合わせた治療技法の提供

CBT-Iの標準的な技法としては，睡眠ダイアリーによるセルフモニタリング，睡眠教育，睡眠衛生教育，漸進的筋弛緩法，睡眠スケジュール法，認知的介入がある[2,3]．ここでは，各治療技法の特徴を紹介し，上述した3つの問題ごとに合わせた提供方法について説明する（図2）．

(1) セルフモニタリング

クライアントは，眠れなかった日のことは鮮明に覚えていても，眠れた日のことはあまり覚えていないことが多い．また，「眠れないと必ず支障が出る」と思い込んでい

る場合もある．そこで，CBT-Iでは，はじめに，睡眠ダイアリーを用いて毎日の生活と睡眠状態，生活の支障度などについて記録を取ってもらう．それを用いることで，思い込みやとらわれている事象（注意・認知的問題）に気づきやすくなる．

(2) 睡眠教育

睡眠に関する正しい知識を持つことは，現在の睡眠状態の適切な評価につながる．また，ノーマライゼーションとしても重要な役割を担う．そのため，睡眠教育では，睡眠の基礎メカニズムである「疲れたら眠るリズム（ホメオスタシス）」，「夜になったら眠るリズム（概日リズム）」，「体温が下がったら眠るリズム（深部体温）」の説明，一晩の睡眠段階（ノンレム睡眠，レム睡眠）の変動と加齢による睡眠内容の変化，**図1**に示したような不眠症状の経過と維持要因，さらには，覚醒度を高めてしまう環境要因（たとえば，寝床で時計を見る）などについての情報を提供し，新しい習慣を獲得するための手段を考える（環境調整）．

提供する際のポイントとしては，心理師が淡々と話すのではなく，クライアントの現在の睡眠習慣や生活習慣が睡眠改善にとって良いかどうかを，基礎メカニズムの観点からともに検討していく姿勢を示すことである．こうすることで，クライアントは誤った知識に基づく思い込み（認知的問題）に気づき，生活習慣・睡眠習慣を正しい方向に修正しやすくなる．また，概日リズムが乱れている（後退，もしくは前進）クライアントには，光の浴び方や食事の取り方などの同調要因についてより詳しく説明し，日常生活での調整を図るとよい（生理学的問題）．

(3) 睡眠衛生教育

これまでの研究によって明らかにされて

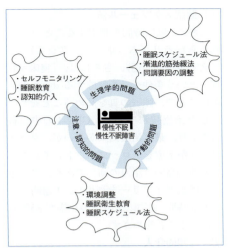

図2　慢性不眠・慢性不眠障害を維持する3つの問題とそれぞれに対する治療技法

きた睡眠妨害要因について説明するものである．具体的には，カフェイン，ニコチン，アルコールなどの刺激物の影響，運動や食事などの習慣の影響，光や音などの環境の影響について，現在のクライアントの生活習慣と照らし合わせながら説明していく．睡眠衛生が不適切なために不眠症状が出現している場合（行動的問題）は，睡眠衛生教育がとても大事になる．

(4) 漸進的筋弛緩法

不安や緊張と相反するリラックス状態を作り出すことで，質の高い睡眠を促すことを目的とした治療技法である．具体的には，身体の各部位（手，腕，肩，腹部，背部，脚，など）に8割くらいの力を入れて抜くことを繰り返していく．慢性不眠障害のクライアントは，昼夜問わず過覚醒状態が持続していることが明らかにされているため，その鎮静を目指して就寝前や日中に実践してもらう．

(5) 睡眠スケジュール法

これは，臥床時間を制限することで，「疲れたら眠るリズム（ホメオスタシス）」を整え（生理的問題），さらには，「寝床＝覚醒」という条件づけを解除する（行動的問題）ことで，睡眠の質を高めることを目的とした治療技法である．CBT-I の中核技法であり，最も治療効果が高いが，クライアントが治療をドロップアウトしてしまう可能性も高い「諸刃の剣」である．先に示した睡眠ダイアリーを利用し，1週間の平均睡眠時間/平均臥床時間の比率が 85% 以上になることをめざす．

(6) 認知的介入

上記（2）〜（5）は，考えたくても寝てしまう身体づくりを行う方法である．慢性不眠・および慢性不眠障害のクライアントは，「寝床に横になると，いろいろと考えが浮かんできてしまう」と訴えることが多い．これは，「卵が先が鶏が先か」問題であり，考えているから眠れないのか，それとも眠れないから考えてしまうのかがわからない．そのため，まずは，考えたくても寝てしまう身体づくりを優先し，それでも考えて眠れないという訴えが残るような場合に，認知的介入を行うと良いだろう（注意・認知的問題）．具体的には，うつ病の認知療法で行うような認知再構成法（コラム表）を用いたり，心配ごとをする時間を1日 30 分程度に制限し，その時間には，心配ごとへの問題解決策を徹底的に紙に書き出すといった方法がある．

2 活用が必要な状況

わが国では，4人に1人が過去の不眠経験を報告している．また，ICSD-3[1]では，これまで，区別していた原発性不眠症と精神疾患・身体疾患に伴う不眠症（二次性不眠症）の鑑別を撤廃し，慢性不眠障害という1つの診断基準にしている．実際のメタ解析データからも，原発性不眠症と二次性不眠症に対する CBT-I の治療効果は同等であること，さらには，CBT-I によって，精神症状（例えば，抑うつ）や身体症状（例えば，痛み）の軽減効果が期待できることも明らかにされている[4]．このことからも，不眠症状を訴えるすべてのクライアントに対しては，CBT-I の知識を活用し提供していくことが望ましいといえる．

> **MEMO** 睡眠の崩れと精神疾患の関係
>
> 精神疾患の中でも特に不眠と密接な関係にあるのがうつ病である．不眠はうつ病の前駆症状であることが数多くの研究によって明らかにされており，従来から言われていた早朝覚醒よりも，睡眠維持困難や入眠困難の方がうつ病のリスク要因になることが指摘されている．また，うつ病罹患者の 90% は不眠症状を有しており，うつ病寛解後も不眠症状がもっとも残りやすい症状（残遺不眠）と言われている．さらに，この残遺不眠は，うつ病の再発要因になることも明らかにされていることから，うつ病改善には睡眠が密接に関わっていることがうかがえる．このような二次性不眠症を有するうつ病のクライアントに対して CBT-I を実施した研究では，CBT-I を受けた半数以上のクライアントが不眠症だけでなく，うつ病までもが寛解に至っているのは注目に値する[5]．最近では，双極性障害の再発要因として，睡眠覚醒リズムの崩れが指摘されている．CBT-I が不眠症状だけでなく，精神症状・身体症状の軽減にも有効である[4]ことを踏まえると，精神科，内科，身体科でも積極的に CBT-I を導入していく必要があるだろう．

3 活用のねらい

- 正しい睡眠の知識を持つこと．
- 眠れないこと自体が問題なのではなく，眠れないことで日中に支障がでてしまうことが問題であることにクライアントが気づくこと．

・カウンセリングが終わった後も，自分自身で睡眠改善に取り組めるようなセルフコントロール力を身につけること．

4 活用する際のコツ

慢性不眠や慢性不眠障害のクライアントは，眠れない不安感が強く，毎日の睡眠に一喜一憂している．そのせいか，すぐにでも試せる方法を知りたがる．しかしこれは，不眠恐怖からの回避行動にほかならない．睡眠時間は，足りなければ補い，足りていれば増えないという性質があるため，睡眠を一日単位で評価するよりも1週間単位で評価していく方がよい．

また，クライアントは，すでにインターネットや書籍などで睡眠に関するさまざまな知識や情報を得ており，すでに実践したものの，症状が改善しなかったという経験者が多い．そのため，睡眠教育・睡眠衛生教育を実施する際に心理師が「知識を提供する」という態度でいると，知っている知識を説明されているという印象をもたれやすい．そのため，「今一度確認を」という姿勢で行うとよいだろう．

> **アドバイス** クライアントの状態に合わせて技法を柔軟に導入するのがポイント
>
> CBT-Iを提供する際には，クライアントが呈する問題に合わせて，治療技法を決定する必要がある．たとえば，睡眠に関する正しい知識はすでにあるが，臥床時間の長さが問題になっているクライアントに対して，睡眠教育や睡眠衛生教育から丁寧に行うと，「CBT-Iでは私が知っている以上の方法は得られない」と治療から脱落してしまう可能性がある．また，「言われたことを正確に実践しなければならない」という思考が強いクライアントに対して，睡眠教育や睡眠衛生教育を提供すると，些細なことが気になってしまい余計に不眠症状に注目させてしまうこともあるので注意しなければならない．クライアントの中には，心理師の提案（たとえば，臥床時間の短縮）が受け入れられないものがいる．押し問答になってしまう場合は，いったん，クライアントの提案（たとえば，臥床時間は変更しない）をHWとし，次セッションで，HWの実施による睡眠の変化，クライアントの改善目標につながっているかどうかを再検討することで，治療技法実施への動機づけ（いわば覚悟のようなもの）が高まる．

漸進的筋弛緩法は，心理師が実践して見せること（モデリング），そして，クライアントがうまく力が抜けたことを，すかさずフィードバックすることが成功の秘訣である．さらに，イラスト付きの資料を渡し，セッション内でやったこととイラストを対応づけて振り返ることで，ホームワークでの効果が出やすくなる．

睡眠スケジュール法を実践する際のポイントは，睡眠時間と臥床時間を区別して説明することである．クライアントは，「睡眠時間が足りない」と感じているため，「睡眠時間を短くする」というメッセージを与えてしまうと難色を示す．臥床時間は，1週間の平均睡眠時間＋30分にすることを説明し，睡眠時間は確保した上で質を高めるために臥床時間を短くする提案をするとよいだろう．

5 実践例

Fさん（50歳代の女性，会社員）は，昔から就寝時刻が遅く，朝起きるのが苦手であった．小学校から高校時代は，いつも家族に起こしてもらっていた．大学時代や社会人になってからもこの傾向は変わらなかったが，現在の会社はフレックス制を導入していたため，特に支障もなかった．しかし，5年前から寝つけない日が多くなり（入眠困難），夜中に目が覚めるとその後しばらく眠れない日が出てきて（睡眠維持困難），仕事中の集中力低下や眠気，疲労感が蓄積してきたため病院を受診し，eszopiclone（2 mg）を処方されたものの，十分な改善が認められなかったため，CBT-Iを実施することとなった．アセスメントによって，睡眠覚醒リズムの後退（生理学的問題），不眠恐怖からくる臥床時間の長さ（行動的問題），睡眠時間の短さが日常生活に支障を来している原因だとする考え（注意・認知的問題）が不眠症状の維持要因と考えられた．まずは，睡眠ダイアリーの記録をホームワーク（HW）とした．

次セッションで確認すると臥床時間が1:30～8:30（7時間），睡眠時間が5時間，寝つきにかかる時間が30分，中途覚醒後の再入眠にかかる時間が66分，日中の支障度が3点（5点満点）であった（いずれも1週間の平均）．上記アセスメント通りであったため，睡眠教育，睡眠スケジュール法（HW：就床1:30～起床7:00〔臥床時間:5時間半〕），同調要因の調整（HW：朝日を浴びる，日中眠くなったら気分転換をする，夕方以降は部屋の明かりを暖色系にする），環境調整（HW：アラームをかけたら置き時計をひっくり返し，時刻がわからないようにする）を行った．

睡眠スケジュール法では，当初，上記の設定で行ったところ，寝つきにかかる時間と中途覚醒後の再入眠に要する時間が減少した．その結果に対して，クライアントは「こんなによく寝たのは久しぶりです．最近は日中のだるさや眠気もあまり感じなくなってきました」と嬉しそうに述べていた．また，「これまで，遅寝・遅起きが当たり前だと思って生きてきたけど，早寝早起きになりたいと思っていた．せっかくだからチャレンジしてみたい」と要望された．そこで，同調要因の調整と，まだ若干残っている睡眠維持困難への対応として環境調整を加え，臥床時間を0:30～6:00に再設定した．

これらのHWを実践したことで，入眠困難と睡眠維持困難は改善し，日中の支障も認められなくなった．また「生まれて初めて朝6時台に起きれました．早起きってこんなに快適なんですね！」と喜んでいた．その後，医師との相談によって，上記の方法を継続しながら減薬中止に至り，調子も良いとのことだったため，終結となった．最終セッションの睡眠状態は，臥床時間が0:30～7:00（6時間半），睡眠時間が5時間半，寝つきにかかる時間が14分，中途覚醒後の再入眠にかかる時間が0分，日中の支障度が0.3点（5点満点）であった（いずれも1週間の平均）．

文献

1) American Academy of Sleep Medicine：International Classification of Sleep Disorders, 3rd ed, American Academy of Sleep Medicine, Darien, 2014
2) 井上雄一ほか：不眠の科学，朝倉書店，東京，2012
3) 岡島 義：4週間でぐっすり眠れる本，さくら舎，東京，2015
4) Okajima I, et al：Efficacy of cognitive behavioral therapy for comorbid insomnia：A meta-analysis. Sleep and Biological Rhythms 16：21-35, 2018
5) Watanabe N, et al：Brief behavioral therapy for refractory insomnia in residual depression：An assessor-blind, randomized controlled trial. J Clin Psychiatry 72：1651-1658, 2011

6 アディクション

蒲生裕司

Key word 三項随伴性／ABC分析／代替行動／スリップ

要点整理

- アディクションを行動という視点で捉えることで，アディクションに対するさまざまなアプローチに応用が可能である．
- アディクションを自発された行動として，その行動に先行する状況，その行動の結果に注目することで，アディクションの原因を本人の「意志の弱さ」などという内面の問題として追求せずに済むというメリットがある．
- アディクションに代わる別の行動が増加すれば，相対的にアディクションという行動は減少することとなるが，時にアディクションも増悪する場合があるので注意が必要である．

1 技法の手続き

1）行動としてアディクションを捉える

アディクションの治療には様々なアプローチが存在するが，確実な治療効果が期待できるアプローチは今のところ存在しない．しかし，アディクションを行動として扱うことにはさまざまなメリットが存在する．例えば，アディクションを繰り返す場合に「本人の意志の弱さ」などのいわゆる「根性論」でその原因を追求されることがあるが，そのようなことを行ってもアディクションの治療には全く意味がない．それどころか，本人の問題として叱責や懲罰などを行った場合，そのことがアディクションを悪化させることもある．むしろアディクションがどのような状況で自発され，どのような結果によって維持されているかに注目することで，アディクションの原因をクライアントの内面の問題に帰することなく扱え，治療の継続を期待できる．

> **MEMO　アディクションへの介入**
>
> アディクションへの介入について最もエビデンスがあるのは認知行動療法である．本項では認知というよりも行動をメインに扱っているが，実際の治療では認知再構成などを行うこともある．しかし，初めから認知を扱う場合，時間がかかることも多く，初めは行動からアプローチをして，ある程度の効果を得た段階で認知再構成法を行うと比較的スムーズに成果を得ることができる．また，薬物やアルコール使用の問題を抱えたクライアントのためにSMARPP（Serigaya methamphetamine relapse prevention program，せりがや覚せい剤依存再発防止プログラム）という回復支援プログラムがある[1]．これは認知行動療法をベースとした集団療法のプログラムであり，平成28年からは「依存症集団療法」として診療報酬化されている．また，多くの自助グループでは12ステップという回復のためのプログラムが行われており，世界中で多くの実績がある．他にも多くの介入の方法があるが，どれが一番優れているとかではなく，本人にとってのやり方で回復するのが向いているのかということに重点が置かれるべきである．

2）ABC分析

応用行動分析では，先行する状況（A：antecedent）—行動（B：behavior）—結果（C：consequence）という枠組みで行動を扱う．この枠組みを三項随伴性（さんこ

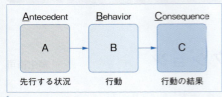

図1　ABC 分析

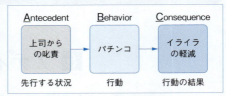

図2　パチンコを行うことに関する ABC 分析の一例

うずいはんせい）という．三項随伴性をアセスメントすることを，各要素の英語での頭文字を使って，しばしば ABC 分析と呼ばれる（図1）．アディクションを扱う際にも，アディクションという行動が自発される状況とその結果を詳細にアセスメントすることが重要である．なお，疾患・問題としてのアディクションと実際の行動としてのアディクションとの混同を防ぐため，ここからはアディクションとしての行動を便宜的にアディクション行動と表記する．

例えば図2に示すように，上司に怒られた後にパチンコをすることで怒られたことのイライラが軽減されたとする．この場合，パチンコという行動は上司の叱責によるイライラが軽減されることによって強化されることとなる．

さらに必要なアセスメントとしてはアディクション行動の指標を定義することである．アルコールの摂取が問題であれば，摂取量，アルコール摂取をしている1日の時間，1週間のうちで摂取する日数などが考えられるかもしれないし，ギャンブルが問題なのであれば1週間のうちギャンブルに通った日数，ギャンブルを行っていた時間，1回のギャンブルに要した金額，借金の額などが考えられる．いずれにせよ，介入の前後で比較できるよう，またクライアント本人あるいはクライアントに関係する家族などが計測できるよう，客観的かつ具体的な指標を定義することが必要である．

3）ABC 分析に基づく介入

ABC 分析の結果に基づき，介入のポイントを決定する．先行する状況に対する介入であれば，そのような状況が生じないような工夫を考える．また先行する状況とアディクションの対象への渇望が条件づけられていることも多いため，そのような渇望が生じた際は思考ストップ法などで対処する．具体的には，あらかじめ輪ゴムを手首につけておき，渇望が生じた際にこの輪ゴムを弾き，あらかじめ用意していたことを考えることで注意をそらす方法などがある．

行動の結果に対する介入については，通常の応用行動分析では，消去手続きのように問題となる行動の結果そのものの呈示の仕方を工夫することが可能である．しかし，アディクションの場合，行動の結果そのものに対する介入はなかなか難しい．薬物摂取などが問題であれば，薬物の効果そのものを変えることはできないし，ギャンブルなどの行動嗜癖でも，例えばパチンコの当選確率を変えるなど行動の結果の出現頻度を変化させることはできない．したがって，行動の結果そのものに対する介入は行わず，結果がその行動を強化する力を弱めるような工夫，つまり確立操作を行うことが必要となる．

図2の例を用いて説明してみよう．先行

する状況に対する介入としては，妻との喧嘩を減少させるための工夫が必要となる．具体的には，喧嘩しそうになったら妻の前から離れるなど，クライアント自身に喧嘩を回避するために行動してもらう場合もあれば，妻に喧嘩を回避するような行動をお願いすることもある．アディクションの場合，クライアント本人と家族とのやりとりが引き金となりアディクション行動を自発する状況となることがあるため，家族に対する説明や介入が必要なこともある．家族に対するアプローチとしてCRAFT（Community Reinforcement And Family Training）の有効性が示唆されているが[2]，これも行動分析学を応用したアプローチである．

　行動の結果に対する介入については，クライアントに対して「続けることのデメリット」を一方的に説教するなどクライアントを責めるようなことは避ける．アディクションの場合，不快な感情を軽減するために薬物使用やギャンブルなどのアディクション行動が自発される危険があるからである．確立操作には図3に示すようなバランスシートを用いる．効果的な確立操作はアディクション行動を続けるメリットよりも，アディクション行動を止めるメリットがより大きくなることが望ましい．アディクションのクライアントは，将来得られる報酬の価値を下げてしまい，目先の報酬を選択する傾向が示唆されている[3]．したがって，アディクション行動を止めることで将来得られるメリットの価値が下がっても，アディクション行動を続けるメリットを上回ればよいということになる．バランスシートに関してはデメリットも確認するが，メリットだけでなくデメリットを確認することで，アディクション行動の結果の

パチンコを続けるメリット	パチンコをやめるメリット
パチンコを続けるデメリット	パチンコをやめるデメリット

図3　バランスシートの一例
どの項目から埋めるかはあまり気にする必要はないが，必ずすべての項目を埋めてもらうことがポイント．

強化力を弱めることが可能となる．さらに，名刺サイズ程の大きさのカードにアディクション行動を止めることのメリットとアディクション行動を続けることのデメリットを書いてもらい，常に持ち歩いて，渇望が出現した際はいつでも確認できるようにしておくなどの工夫をすることもある．

4）代替行動の形成

　アディクションのクライアントは，アディクションの対象となるもの以外には関心が向かなくなる傾向がある．そのためアディクション行動に従事することが日常生活における優先順位の高い位置を占めるようになってしまう．したがって，介入によりアディクション行動が減少した場合，何もしない時間というものができてしまう恐れがある．何もしない時間というのは退屈を招く．退屈とは多くの場合嫌悪的な状況であり，その嫌悪的な状況を回避するために再びアディクション行動が増加する可能性がある．そこでアディクション行動に代わる行動（代替行動）によりその時間を使う必要がある．代替行動は運動や仕事，家

事，読書，映画鑑賞，自助グループへの参加などクライアントによってさまざまであるが，バランスシートに示されたアディクション行動を続けるメリットと同じようなメリットを得られる行動を選択することが望ましい．また，代替行動はクライアントにとってやりがいや楽しさを得られるものが望ましい．代替行動はクライアント自ら選択する必要があり，心理師が「これをやってみましょう」と一方的に提案し，押し付けるものはいけない．

しかしながら，すぐに代替行動を思いつくことは稀である．そこで，少しずつでも良いので，とにかく何か行動をして最終的にはアディクション行動に代わるものとなるような目標を設定し，それを次の面接での課題とすることもある．

一般に代替行動が増えるということは，分化強化の原理が示すように，相対的にアディクション行動に従事する時間が減ることになる．分化強化とは，例えばAとBという2つの行動があった時に，Aが自発した時のみ強化する手段である．これによりAの自発頻度が増え，Bの自発頻度は減る．代替行動が強化され，自発頻度が増えれば，アディクション行動の自発頻度が減少するのも同様である．しかし，時にはその行動が増えたためにアディクション行動も増えてしまう場合もあるので代替行動として何を選択するか十分に注意することが必要である．

5）スリップ時の対応

「スリップ」とは，やめていたアディクション行動をあるきっかけの下で「つい，やってしまう」ということである．スリップには長年断酒していたクライアントが祝いの席で「お猪口一杯だけならば」と飲酒してしまうような状況もあれば，我慢できずに「今回だけ」と飲酒をするなどさまざまな状況が考えられる．クライアントも「スリップ」程度なら問題ないと考えることも少なくない．いずれにせよ，スリップはアディクションの再発に繋がることもあるためスリップ時の対応はとても重要となる．

先にも述べたが叱責はアディクションの治療には全く必要がないだけでなく，むしろ害となる．スリップ時の対応も同様であり，スリップしたことを心理師が咎めるようなことをしてはいけない．スリップはアディクションからの回復には起こりがちであり，それまでの治療方針を見直すチャンスだと考え，もう一度，丁寧にABC分析を行う必要がある．

まず，スリップした時の状況を丁寧に聴取することが必要で，今まで同じような状況があったかどうか，あったとしたら，その時にアディクション行動が自発されなかったのは何によるものなのかなどを確認する．また，その状況の前から渇望が強かったのか，あるいはその状況下で渇望が強まったのかなどの確認も必要である．そして，あらかじめ学習した対処法を用いることができなかったのか，あるいは用いたけれど有効でなかったのかということも確認し，用いることができなかったなら，より用いやすい対処法を考えることや，対処法がすぐに使えるような練習を行う．また，有効でなかったのなら新たな対処法を考え，次に起こるかもしれないスリップに対応しておく必要がある．

また，代替行動についても見直す必要がある．本当に代替行動がアディクション行動と同じような機能を持っているのか，代替行動についての確立操作は十分であるかなどを確認するとよい．

2 活用が必要な状況

 応用行動分析的なアディクションの捉え方はあくまでも，アディクションのある側面を見ているに過ぎない．よってこのやり方だけが有効と考えずに，アディクションの回復，支援に対してより有効な材料を提供すると考えた方がよいだろう．ただ，クライアントの治療意欲が低く，なかなか心理師に顔を見せてもらえず，動機づけ面接などの導入も困難な時は，家族などに行動変容の手伝いをしてもらえるなどのメリットもある．また，アディクションの回復，支援に重要な役割を担っている自助グループへの参加なども，アディクション行動の改善に必要なものとしてクライアントの理解を得やすいと思われる．

3 活用のねらい

 何よりもアディクションを行動で捉えることで，本人の性格や根性，やる気などといった内面の問題としての追及を避けることができる．また，丁寧な ABC 分析を行うことで心理師との信頼関係を築きやすくなる．行動を扱う上でも，心理師とクライアントの信頼関係は不可欠であり，だからこそ，時に困難とも思える課題も実行してもらうことが可能であることを忘れてはならない．

 また，ABC 分析では状況，行動，結果それぞれに具体的であることを重視する．そのことによってクライアントや家族などにも何が問題であり，何が行動を改善するために有効なのかということを理解してもらいやすい．これはとても大切なことであり，クライアントだけでなく家族も混乱していることが少なくなく，少しでもやれることを具体的に提示できるということは，この混乱の改善に役立つ．

4 活用する際のコツ

 行動を扱う際には，その行動が客観的であること，具体的であることが必要である．そして何よりもその行動が「～しない」というものは扱わない方が良い．「アディクション行動をしない」状況や結果を分析するよりも，「アディクション行動をする」状況や行動を分析する方が有用である．ただし，アディクション行動が自発されそうな状況でアディクション行動が自発されなかった場合，「何が自発させなかった要因なのか」という視点は重要である．また，「アディクション行動が自発されなかったこと」が強化の対象となる場合もあるので，あまり「～しない」ということにとらわれ過ぎず柔軟に対応する方が有益と思われる．しかし，その際も「アディクション行動の代わりにどのような行動をしていたのか」をしっかり確認し，その随伴性を分析することは必要である．

 アディクションのクライアントにとって，遅延して提示される強化子の強化力が低下する傾向がある[3]．したがって，なるべく即時強化を得られるような課題の設定を行うのも活用する際のコツと言える．

5 実践例

 43 歳の男性．大学在学中からパチンコにのめり込んでいたが，大学を卒業し，就職したことでパチンコを行う時間を確保できなくなり，いつのまにかパチンコをやらなくなっていた．32 歳で結婚したが「一人の時間も欲しくなった」とのことで休日に再びパチンコを始めるようになった．次第にパチンコを行う時間が長くなり，仕事の帰りにもパチンコに通うようになり，帰

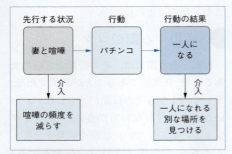

図4 実践例におけるABC分析と介入のポイント
パチンコの結果が「一人になれる別な場所を見つける」ことになるのではなく、パチンコの頻度を減らすためにそういう場所を見つけるということに注意.

宅が遅くなることで妻との口論も増えた．借金も増え，返済が滞るようになり，返済の請求が自宅に送られてきたことで，パチンコで借金ができてしまったことを妻に知られてしまい，妻と一緒に受診となった．

まず，併存する精神疾患，自殺念慮がないことを確認した上で，妻に何が問題かということを尋ねたところ「パチンコをやったのにやっていないと嘘をつくこと」と答えた．そのことを本人に確認すると「妻と口論になると，いたたまれない気分になり一人になりたくてパチンコに行く」との返答を得た．そこで，本人と妻と話し合いパチンコという行動をターゲットとして図4のようなABC分析を行い，介入のポイントを考えた．妻は「喧嘩が原因とは思えない」と不満な様子であったが，嘘をつくことが喧嘩を回避する機能があるということを理解し，最終的に納得した．

介入として喧嘩を避けるにはどうしたら良いかということを話し合い，本人には「パチンコをしてしまった時は正直に報告すること」をお願いし，妻には「いくら使ったかは問わないこと」「叱責せずに正直に報告してくれたことを労うこと」をお願いした．また，クライアント本人に「一人になれる居場所」をできる限り挙げていただき，もしパチンコをやりたくなった時は「図書館」「映画館」さらに「サウナ」のどれかに行ってもらうことにした．

その後，パチンコには行かなくなり，空いた時間の大半を図書館で資格を取るための勉強に費やすようになった．夫婦喧嘩は減少したとのことで，その喧嘩もパチンコや嘘に関することが原因ではないとのことである．また，借金も順調に返済できているそうである．

> **アドバイス　本当にアディクションだけが問題なのかを把握することがポイント**
>
> 　アディクションでは気分障害や神経発達症などが併存しており，アディクションそのものへのアプローチよりもそういった併存する障害へのアプローチが必要なことがある．ただ，そういった併存障害があったとしても行動そのものを扱うことは可能であり，是非ともABC分析は活用してほしい．
> 　また，アディクションでは自殺のリスクが高いということも常に意識している必要がある．何故，自殺のリスクが高いのかということについては諸説あるが，アディクションのクライアントは常に苦痛を抱えており，自殺のリスクのアセスメントをしっかり行うこと自体，良好な治療関係を築けることを助けると考えられる．

文献

1) 松本俊彦ほか：SMARPP-24 物質使用障害治療プログラム，金剛出版，東京，2015
2) 吉田精次：CRAFTとは何か？．やさしいみんなのアディクション，松本俊彦編，金剛出版，東京，151-152，2016
3) 蒲生裕司：よくわかるギャンブル障害 本人のせいにしない回復・支援，星和書店，東京，2017

7 性に関する障害

石丸径一郎

Key word 性同一性障害／トランスジェンダー／カミングアウト／アイデンティティ発達

要点整理

- 性同一性障害・トランスジェンダーは，性のあり方の諸側面の中でも，身体の性別と心の性別とのミスマッチにより苦痛が生じる状態である．
- 性同一性（性自認）の確立を目指すが，精神疾患の治療や心理的問題の解決と異なり，急ぐ必要はなく，本人の試行錯誤や模索が重要である．
- 性同一性障害・トランスジェンダーのカミングアウトには2種類があり，家庭・学校・職場などそれぞれの生活の場面でのあり方には4つの段階がある．

1 技法の手続き

1）性同一性障害・トランスジェンダーのアセスメントと支援の技法

本項では，性に関する障害の中でも，心理師が行う性同一性障害やトランスジェンダーのアセスメントと支援の技法に絞って解説する．なお，精神科診断基準に含まれている性に関する障害には，性同一性障害（性別違和），性機能障害（性機能不全），パラフィリア（性嗜好の障害），月経前不快気分障害などがある．また，精神疾患という枠組み以外でも，LGBTQ，DV加害や被害，性犯罪の加害や被害，望まない妊娠や中絶，不妊治療，HIVや性感染症などに関連するケアや支援を心理師が担うことがある．

性別違和感を持ち，身体の性的特徴や性役割を嫌悪するという現象としては似ているが，「性同一性障害」は医療における疾患名であり，「トランスジェンダー」は疾患扱いされたくないという当事者の思いから出てきたアンチテーゼとしての言葉なので，ニュアンスの違いに注意して使用する必要がある．

2）アセスメントの観点としての性のあり方の4側面

性同一性障害を専門とする医療機関においては「自分は性同一性障害なので，ホルモン療法や手術をしたい」と迷いのない気持ちを述べる者や，「性同一性障害ではないかと思っているが，専門家の目から見て判断してほしい」といった主訴を持つ者がよく見られる．このように専門機関においては，純粋に性別違和感そのものについての相談が多い．一方，一般の心理相談や，学生相談，スクールカウンセリング，産業領域など，多くの心理師が活動している場面においては，性別違和感と生活とをどう調整し両立するかといったものになる．

いずれにしろ，このような相談を受ける心理師は，性別違和感とは何か，そして，似た概念，関連する概念は何かということを十分に理解しておく必要がある．性同一性障害・トランスジェンダーや，LGBTといったセクシュアル・マイノリティを理解するための，性のあり方の4側面を，図1に示した．一般的な理解としては，性別

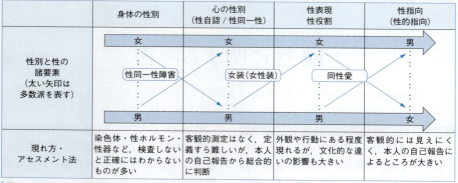

図1 性同一性障害に関するアセスメントの観点

は男性か女性かの1側面である．しかし，より正確には，個々人の性的なあり方を4つの側面から整理することができる．図中の太い矢印で表されるあり方が多数派である．一方セクシュアル・マイノリティと呼ばれるあり方は，細い矢印で示した．

3）身体の性別

1つ目の側面は身体の性別である．身体的な性別は簡単に判別できそうに感じられるが，実は複雑である．身体的な性別は，性染色体，SRY遺伝子，性ホルモン，内性器，外性器，乳房，声，ひげなど身体のいろいろな部分に存在する．これらは，簡単に見えるものから，検査をしなければわからないものまでさまざまである．心理相談において問題になるのは多くの場合「見える」身体的特徴である．例えば，乳房，高い声，月経，ひげ，肩幅が嫌だ，などである．一方で，性染色体，内性器などは「見えない」ため，非典型的な状態であったとしても，検査をするまで本人が気づいていないことも多い．身体の性別の諸要素について典型的な男性や典型的な女性ではない状態にあることを，性分化疾患やインターセックスなどと呼ぶ．

なお，この1つ目の側面を生物学的な性別と呼ぶこともある．しかし，生物学的な性別とは何かということは，上述のように突き詰めて考えると基準が複数あり困難な問題である．また，後述する心の性別，性表現，性指向などの一部が，生物学的に規定されている可能性も排除できない．そのため，生物学的な性別よりも，身体的な性別の方が，よりシンプルで混乱の少ない言い方であるといえる．

4）心の性別

2つ目の側面は心の性別である．英語ではgender identityであり，日本では性自認や性同一性と訳されている．心の性別は，身体の性別とのミスマッチによって性別違和感を生じさせる要因となるものである．そのため，心の性別のあり方を丁寧に把握する必要がある．しかし心の性別は測定やアセスメントがとても難しい．心の性別は，アイデンティティつまり同一性であるため，自分は男性である，自分は女性であるという感覚や確信が，時間や場面によらず一貫しているということである．自分は男性である，自分は女性であるという感覚や確信について，究極的にはそこに根拠は存

在しない．それにしても，そこには本人なりの経緯や，感じられた原因や理由があり，心理師はこれを丁寧に聴き取る必要がある．

また，心の性別は，それ自体として把握できることはほとんどなく，身体の性別や性役割とのミスマッチからくる違和感として現れることがほとんどである．身体の性別については，月経や乳房が苦痛である，ひげや喉仏や低い声が嫌だといった感覚から，自身の心の性別が感じられる．身長や肩幅や顔の大きさといった部分への違和感もあるが，これらは男女間での重なりが大きく，本人の解釈が大きく入り込む余地がある．性役割に関する違和感はなおさらである．性役割は文化や個人の価値観に大きく左右され，普遍性がない．例えば，男性の友達に馴染めないから，スポーツが苦手だから，荒々しいものが嫌いだから，甘いものが好きだから，などの理由で自分が女性だと述べるクライエントも多い．このような訴えは，十分に妥当であるとは感じられないかもしれないが，まったく無意味だともいえない要素である．心理師は，このような訴えを総合し，整合性や文化の中での相対的了解可能性からアセスメントと判断を行っていく．

なお訳語としては「性自認」が行政においても使用され始めている．identityを自認と訳すのは日本語としてわかりやすいものの，相当な意訳である．英語のもともとの意味や，自我同一性，性役割同一性といった心理学の伝統的な概念とのつながりからいって「性同一性」の方が正確な訳ではないかと考える．

5）性表現・性役割

3つ目の側面である性表現や性役割は，髪型，一人称，使用するトイレや更衣室，名（下の名前）などさまざまなものがあり，非常に文化相対的である．この側面について，臨床で特に問題となるのは服装である．図1では，性表現・性役割にクロスする細い矢印は一方向にしか描かなかった．これは，男性が女性的性表現をすることは重大に捉えられるのに対して，女性が男性的性表現をすることはあまり問題にならないからである．女装は，古くからさまざまな形で日本の文化の中に位置づいてきたものである．近代化以降，もしくは戦後に，女装への抵抗感は一時的に大きくなっていた時代があったが，近年は男の娘ブームや女装コンテストの隆盛など，女装に対するスティグマが減少しているようである．男性の身体を持った人が女性の格好や行動をしているからといって，性同一性障害やトランスジェンダーであるとは限らない．女性の心を持ち，性別違和感を持って女性の格好をしているのか，それとも男性としての認識があり，性別違和感はないが，女装を好んでいるのかを，心理師はよく聴き取る必要がある．クライエント本人も，この点について混乱していたり模索中であることもありうる．女装者という認識であったものが，ある程度の時間が経過した後に，身体治療を行いすべての場面で女性として過ごしたいトランスジェンダーや性同一性障害者に移行することも珍しくない．

6）性指向

4つ目の側面である性指向とは，どちらの性別に性的関心を持つかということである．LGBとはこれに関する用語で，Lesbian（女性に性的関心を持つ女性），Gay（同性に性的関心を持つ男性または男女），Bisexual（両性に性的関心を持つ人）の頭文字である．性的関心を持つ相手の性別を男女といった二元論で考えないパンセクシュ

アルや，どちらの性別にも性的関心を持たないエイセクシュアルという状態もある．このような性指向についてのマイノリティは，一部では差別や偏見にさらされることによるメンタルヘルスの悪化や，法律婚ができないことによる具体的不利益など法制度的な問題を持ちうる．しかし，ホルモン療法など医学的治療は不要であり，LGBであること自体が必ずしも苦痛を生じ支援を要するわけではない．むしろ，支援を要する弱者であるという姿勢で心理師が接することで，当事者のプライドを傷つけてしまうことがある．相手に敬意を払い，対等な姿勢で接することが望ましい．

このように性指向は，性同一性障害やトランスジェンダーのような性自認・性同一性の問題とは関係がないことは，基本的知識とされている．しかし，これらは別個の概念であるが，無相関で均質に分布するわけではなく，多少の関連や特徴がある．例えば，トランス男性（female to male）の場合は約9割が女性に対して性的関心を持つ一方で，トランス女性（male to female）の性指向はより多様で，男性に性的関心を持つ者だけでなく，女性や両性に性的関心を持つ者，自分でもわからない者もかなりいる[1]．

7）支援技法

これまでアセスメントの観点を解説したが，一方でこのような相談に対して画一的な支援技法があるわけではない．性別に関する問題は，生活の一部分を障害する限局されたものではなく，生活のあらゆる場面に関わってくるものであり，それぞれの場面における，現実的な調整を見極めるプロセスが必要である．

まず重要なのは，支持的心理療法である．共感的に正確に，状況とそれに伴う感情を理解し整理し把握してクライアントと共有することである．性同一性はアイデンティティの1つであり，発達する．試行錯誤し，模索し，しっくりくるものを探し，成長していく過程である．これは精神疾患の治療や心理的問題の改善といった枠組みとは違い，急ぐ必要はない．適切な情報提供をしながら，クライアントの状況と感情を丁寧に把握して整理するだけで，アイデンティティ発達の助けとなる．その際に，先述した性的あり方の諸側面を深く理解しておくことは有用である．また，日本精神神経学会は，性同一性障害に関する診断と治療のガイドラインを定めている[2]．このガイドラインの内容もよく理解しておくとよい．

2 活用が必要な状況

人間の性別は，数多くの場面で前提とされている．企業内相談室など産業領域では，性同一性障害者・トランスジェンダーの従業員がどのように働くかを考えていくことになる．カミングアウトするかどうか，名刺や名札の名前，トイレや更衣室の使用をどうするかといった現実的な問題も考えていく必要がある．性別移行が進んだ段階では，どのように本人のもともとの性別情報が流出しないように守るかを考える必要もある．

学生相談やスクールカウンセリングにおいても基本的には同様であるが，年齢が若いため，より初期の発達段階にいる者が多い．現実的な対応を考えていくよりも，本人の性同一性・性自認を模索する歩みに寄り添う対応が主になるかもしれない．性別に関するアイデンティティの確立には，後述するような友人，親へのカミングアウトが大きな役割を果たす．

医療領域では，下の名前を使うのが不都

カミングアウト			生活の場面
↑	なし	女性として過ごしており，かつて男性であったことは秘匿している状態（たまに，「かつて男性であった」というカミングアウトをすることもある）	・家庭 ・職場 ・学校 （上記3つが主であるが，地域活動，ボランティア，宗教の活動など他の生活の場面を持っている人もいる）
	あり	男性として生まれたが心の性別が女性であるとカミングアウトし，理解を得て女性として過ごしている状態	
	あり	心の性別が女性であるとカミングアウトしたが，理解を得られず男性扱いされている状態	
	なし	心の性別が女性だと感じていることは言えず，不本意ながら男性として過ごしている状態	
カミングアウト		トランス女性（MTF）の場合 （トランス男性（FTM）の場合は逆になる）	✕

図2 実生活におけるカミングアウトの4×3のパターン

合な者も多いので，待合室での名前の呼び方への配慮や，入院時に男女どちらの部屋を使用するかといった配慮が必要になることがある．

3 活用のねらい

・性同一性を確立すること．本人の内的な試行錯誤や模索だけでなく，カミングアウトと周囲の理解の程度，治療費に関する経済的問題などの諸要素を考慮に入れて，妥当な着地点に近づいていくこと．
・本人へのアプローチだけでなく，本人が生活する職場や学校や家庭を過ごしやすい環境にするアプローチも必要である．具体的には，不要な性別による区分を減らし，多様性を歓迎する土壌をつくること．

4 活用する際のコツ

性同一性は，年齢が若ければ流動性も高いと考えられる．若いクライアントの場合は，なおさら急がないことが大事である．また，性同一性の発達には，周囲へのカミングアウトが大きく影響するので，カミングアウトの諸側面についてよく理解しておくとよい．カミングアウトとは，coming out of the closet の略で，現在では秘密にしていることを打ち明けるという意味で使われる．LGBに関するカミングアウトはシンプルであるが，性同一性障害・トランスジェンダーに関するカミングアウトは発達段階的な様相を呈し，やや複雑である（図2）．図示したように，性同一性障害・トランスジェンダーの場合には，2種類のカミングアウトがある．それは，心の性別を打ち明けることと，生まれた時の元々の性別を打ち明けることである．人は生活の場として，家庭，職場，学校といった領域を持っている．このそれぞれの場面で，カミングアウトについてどの段階にあるかを把握しておくとよい．多くの性同一性障害者は，理想的にはすべての生活の場面でカミングアウトせずに性同一性に沿った生活をすることを望む．しかし，これはあくまで理想であり，多くの場合は現実との折り合いの中で，より妥当なあり方を模索することになる．

文献

1）石丸径一郎ほか：性同一性障害患者の性行動．日本性科学会雑誌 27：25-33, 2009
2）日本精神神経学会・性同一性障害に関する委員会：性同一性障害に関する診断と治療のガイドライン（第4版）．精神神経学雑誌 114：1250-1266, 2012

8 パーソナリティ障害

1) パーソナリティ障害の弁証法的行動療法

遊佐安一郎

Key word DBT／承認／弁証法／感情調節

要点整理

- 弁証法的行動療法は境界性パーソナリティ障害（BPD）の問題を感情調節の問題として捉えた生物社会理論に基づく治療システムである．
- 感情調節の問題に対するスキル訓練，そして幅広い認知行動療法的技法を問題解決方略として活用する．
- 問題解決のための技法の活用自体がクライアントに負荷がかかり，ドロップアウトや行動化の刺激になるリスクに対して，承認（validation），そして承認と問題解決の弁証法的バランスを重視する．
- BPDのみならず，薬物依存，摂食障害，うつ，ADHD，PTSD，虐待（加害者）などにも適用され，多くのRCTによってその効果が実証されている．

効果が報告されており，更に刑務所の受刑囚，少年院，思春期の衝動的行動など，感情調節の問題に関連するさまざまな障害に応用されている．

> **MEMO** 境界性パーソナリティ障害に関する生物社会理論
>
> DBTの生物社会理論では，感情的敏感さという生物学的特徴を持つ個人が，発達段階において社会環境との相互作用の中で非承認（invalidation）を体験することを通して怒り，恐れ，不安のみならず，罪悪感，恥，悔恨など，多くの感情の調節が困難になることをBPDの発生機序と考える．非承認とは「相手の反応は理にかなっていない，理解，受容できない，というメッセージを相手に伝えること」だと定義される．
>
> 従って，治療においては承認的関係が重要になると同時に，それを通して非承認的な環境に対する対処スキルなどの感情調節のスキルを身に着けて行動変容することも同時に重要になる．このことに関しては本文での3つの核となる方略の項目で説明する．

1 技法の手続き

弁証法的行動療法（dialectical behavior therapy：DBT）は米国の心理学者Marsha Linehanが，特に自殺，自傷行動が激しいBPDの治療のために構築した，統合的な認知行動療法であり，現時点で，世界で最も多くの実証効果研究によりその効果が支持されているアプローチである．そして治療アプローチの進化とそれにつながる研究を通して，現在では摂食障害，物質依存障害などにも応用され，それなりの治療

DBTはその生物社会理論が示すように，BPDの中心的問題を感情調節不全としてとらえ，それを改善するためのスキルを，認知行動的テクノロジーなどを活用して学習することで感情調節を改善しようとするアプローチである．しかし，感情調節不全による攻撃的言動，自傷，回避行動，治療ドロップアウトなど，さまざまな行動化などから，そしてそのようなクライアントに対する周囲のネガティブな反応との悪循環のために治療が困難になるリスクが高い．

治療が困難とされるこのクライアント層のための，治療を効果的にするための工夫として，1）必須とする4つの治療形態，2）（承認，問題解決そして弁証法の）3つの核となる方略，3）（マインドフルネスを含む多様で包括的かつ統合的な）スキル訓練など，さまざまな工夫が組み込まれている．ここではそれらの工夫についての説明を加える．

なお，DBTを行う者は米国では心理師に限らず精神保健の専門教育を受けた者がDBTで規定された訓練を受けた者とされる．

1）必須とする4つの治療形態

DBTではBPDのニーズに応えるために以下の4つの治療形態を組み合わせることで，治療を効果的なものにしようとする．

(1) 毎週1回，約3時間の感情調節のためのスキル訓練グループ

これはクライアントの感情調節の能力を高めることを主たる機能としている．認知行動療法的な技法を中心にした，マインドフルネスを含むさまざまなスキルを学び，さらにグループとグループの間に生活の中で学んだスキルを実際に練習してその成果を次のグループで報告するという構造になっている．スキル訓練については，3）のスキル訓練で詳しく説明する．

(2) 原則毎週1回，約1時間の個人療法

これは感情的に不安定になりやすいクライアントの，治療へのモチベーションを維持し高めることをその主な機能の一つとしている．DBT個人療法セラピストは承認と問題解決のバランスを心がけ，個々のクライアントのニーズや問題に焦点を当てて，クライアントがスキル訓練で学んだスキルを活用して問題解決することの支援を行う．

DBTの標準的実施においては，DBT個人療法セラピストがクライアントの担当セラピストとして，スキル訓練担当のトレーナーを含む他の治療チームメンバーや，クライアントが関わっている他の機関と連携し，治療プランを構築し実施する．DBT個人療法セラピストは認知行動療法に精通することに加えてDBTの原則の理解と，DBT独特のさまざまな技法も活用することが求められる．

DBT個人療法セラピストは応用行動分析のみでなく，DBT独特の行動連鎖分析も活用して，クライアントが変えることができずに困っている行動の変化を促進させるための支援も行う．行動連鎖分析は応用行動分析の刺激（Antecedent：A）—行動（Behavior：B）—随伴性（Consequence：C）に加えて，刺激に反応しやすくなる脆弱性を強める出来事（実際の出来事，認知，感情，行為など）の連鎖，そしてクライアントが刺激に対して，問題となる行動を起こすまでの間に起きる鎖のつながりのような一連の出来事（リンク）を分析の対象に組み込む．それらの連鎖を分析して，連鎖によって成立，維持されてきている問題行動の鎖を切る工夫をすること，または問題行動を含まない異なる連鎖をつくることで，問題行動を変える工夫をするための方策である（図1）．

(3) 必要なときにいつでも使うことができる電話コンサルテーション

これは学習の般化を確実にすることを主な機能としている．たとえ真夜中であっても，感情調節が困難な状態に陥った時にクライアントがセラピストに電話をして，それまで学んできたスキルを活用してその状態を改善させるためのコンサルテーションをする．学んだ感情調節のスキルが最も役

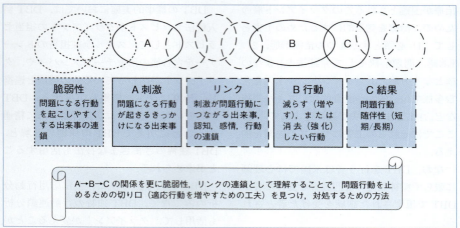

図1 行動連鎖分析

に立つのは感情調節が困難な状況の時であるため、その時に電話でセラピストの支援を受けて困難を乗り越えることができる経験が、学習の般化に非常に重要であるだけでなく、クライアントの自分の感情調節に関する自信にもつながる可能性がある．クライアントの依存性を強化せずに、自発的問題解決行動を強化するために、自傷などの行動化した後は24時間電話コンサルテーションは使えないというルールもクライアントに前もって明示される．

(4) 毎週1回3時間行われる治療チームのスーパーヴィジョン、コンサルテーション

多くの困難を抱えたクライアントのために、セラピストやスキル・トレーナーなど支援関係者が連携して効果的に役割分担をして、より効果的に支援するために必要な問題解決を行うことがこのチーム・ミーティングの主な機能である．そのためには治療関係者が常に自らの支援のスキルを向上させることが重視されると同時に、チームが相互に承認的にかかわることも重視される．

当初、治療効果が報告されている実証研究はこれらの4つの治療形態の組み合わせによるものがほとんどで、しかも顕著な治療効果が報告されている．そのためにこれらの4つの治療形態の遵守が勧められている．しかし、これらの4つの治療形態を日本で実施することは、治療経済的にも、必要な訓練を受けた臨床家が少ないということからも、困難な場合が多い．しかし、2016年に出版されたマニュアルの第二版で、新しい実証研究で治療形態の部分的実施においても好ましい治療効果が報告され始めていることから、スキル訓練グループや個人療法形態のみの実施でも、DBTの臨床的理念を考慮に入れて実施することで、効果が期待できる可能性があると考えられる．

2）3つの核となる方略

BPDの特徴とそれに付随する治療の困難さに対応するためにも、DBTでは3つの方略、すなわち連動した一連の工夫を組

み合わせた技法群，と臨床的理念をその中核的な位置におく．現状の受容と関連する承認方略と，同時に状況改善にむけての変化のための問題解決戦略，そしてその2つの方略のバランスをとる弁証法的方略を組み合わせて行われる．

(1) 承認方略

DBTでは，承認は「相手の反応は，理にかなっており，相手の現在の生活の文脈と状況では理解可能であると伝えること」と定義されている．そのためには支援者は相手の出来事への反応に内在する妥当性を探し，認識し，言及する必要がある．

生物社会理論からも，敏感で感情反応性の高い生物学的特徴を持つ人の強烈な感情体験は，たとえ心理師であってもそのような生物学的特徴を持たない人には理解し難い．そのために感情に反応しての行動も他者から理解されないことが多いので，BPDの傾向をもつ人は非承認の体験をすることが多い．そして非承認の体験は敏感な人にとっては強烈な感情的苦痛を伴う体験になるので，さらに感情反応性が高まる．DBTではBPDの強烈な感情反応性とそれに伴う衝動的行動化を，このような環境との悪循環による相互作用によるものだと捉える．このような状態のクライアントにとっては，心理師がクライアントにとって臨床的に必要だと考えて変化を強調する介入を導入すると，クライアントの反応は理にかなっていないので，変化すべきというメッセージだと感じられ，非承認を体験し，より強烈な感情反応の刺激になってしまうリスクがある．そのためにも承認が重要だと考えられる．

しかし，承認は単にクライアントの反応に共感して受容することとは異なる．何故クライアントがそのように感じ反応するかに関しての深い，クライアントに寄り添った理解と受容を表現すると同時に，クライアントが自己破壊的で自滅的な動きをしている側面もしっかりと認識し，変化と行動のシェーピングのためのテクノロジーを模索することも同時に重要だと考えられる．自殺を考えるほど生きることに困難，苦痛を経験しているクライアントに対して，その体験に対する理解と受容も重要であるが，クライアントが必要としているのは，その困難，苦痛が改善することである．そのために必要な変化に関して，クライアントがすでに，小さくても変化を始めていること，変化しようとしていること，変化したいと思っている側面をクライアントの言動から探し，認識して言及することが，承認には含まれると考えられる．そしてそれを言及する際，クライアントのできていること，しようとしていることを尊重し，更に好ましい変化を続けて集積できるように，シェイピングの原則に従うことが役に立つと考えられる．このように，受容と変化の両方を含むという，一見相いれない，実行不可能のように見える承認のとらえ方は，DBTの弁証法的理念を反映していると考えられる．

> **アドバイス** 承認的にクライアントに関わるコツ
>
> 実際に心理師がどのようにしてクライアントに承認的にかかわれるかに関して，DBTテキストで，承認を，(1) 積極的観察，(2) 反映，(3) 直接的承認の3つのステップとして説明されている．承認の練習のために，そして実践のための参考になると思うので，その要点を報告しよう．
>
> (1) 積極的観察
> ・先入観・個人的偏見を捨てて相手の行動を観察する．
> ・あくまで直接，相手の声に耳を傾け，目の前の行為を観察する．

1) パーソナリティ障害の弁証法的行動療法

- 言葉にされない感情や思考, 価値観, 信念などを聞き取る.
- 目に見えない相手の行動を推測し観察する.

(2) 反映
- クライアントの感情や思考, 前提, 行動を正確に表現し返す.
- 非判断的な姿勢で.
- 正確な感情的共感や, クライアントの信念と期待と前提に対する理解, そして行動のパターンの認識を伝える.
- 心理師は頻繁に「これでよいですか」と確認する：クライアントに, 心理師が間違っているといえる機会を提供する.

(3) 直接的な承認
- クライアントの反応の中にある知恵や妥当性を探し出し, 表現し, その反応が理解可能であることを伝える.

(2) 問題解決方略

問題解決方略は, クライアントの困難, 苦痛, そして生きにくさを軽減して, 生きる価値を感じることができるような生活を構築するための一連の技法などの工夫である. 以下の部分的リストにあるように, 基本的には認知行動療法的な技法が広く活用されている.

- 行動分析方略（行動連鎖分析）
- スキル訓練
- セルフモニタリング（DBT日記カード）
- 曝露
- 随伴性マネジメント
- 教示戦略（心理教育）

これらの技法, 方略の実施に関しても, BPDのニーズを考慮に入れて, DBT独特の工夫がちりばめられている. 上のリストの中でも, 行動連鎖分析, スキル訓練などは, DBT独特の工夫の例であると考えられる. それと同時に, 認知行動療法的テクノロジー, そして他の治療のアプローチで役に立つと思われることも取り入れられている.

(3) 弁証法的方略

弁証法とは, ある立場の理論や意見の一つ一つには, それ自体の中に相反する理論または立場が含まれているという考え方だと定義される. これを事例に当てはめると, 自殺傾向のあるクライアントは生きる願望と死ぬ願望という相反する願望を同時に持ち合わせていることが多いという弁証法的とらえ方は, 一見矛盾するかのように見えると同時に, 事象としての妥当性があるだけでなく臨床的にも有意義な理解と対応の指針を提供すると考えられる. このような理解に基づき, 相反する願望, 立場を調整して一つに統合することから弁証法的変化, 進展が生まれる, という考え方である.

DBTでは弁証法を治療的アプローチの基盤を形成する臨床の理念と, そしてより具体的に変化のための治療方略としての側面を持つ. このような理解から次のような弁証法的世界観が臨床的指針として提案されている.

- 人間の行動や体験に関して絶対的な真実はない
- 物事のあるがままを受け入れ, 同時に変化の努力をする
- 人はその時その時でベストを尽くしている
- 人はより効果的になれるように更に努力する必要がある
- 関係者が一緒に努力する, 少なくとも同じ方向を向く（synchrony）方が効果的である

このような弁証法的な発想は, BPDの「白黒思考」と呼ばれる二極的思考に対処するためにも有意義であると考えられる.

3) スキル訓練グループ

DBTではDSM-IV-TRのBPDの9つの診断基準を感情の制御不全, 対人関係の

表1　DSM-Ⅳ-TR の BPD 診断基準と BPD の制御不全と DBT スキル群との関係

DSM-IV-TR の診断基準（要約）	BPD の制御不全	DBT のスキル群
6. 感情不安定性 8. 不適切で激しい怒り	感情の調節不全	感情調節スキル
1. 見捨てられ不安 2. 不安定な人間関係	対人関係の制御不全	対人関係スキル
4. 自己を傷つける可能性のある衝動性 5. 自殺行動または自傷	行動の制御不全	苦悩耐性スキル
9. 一過性の妄想観念，解離	認知的制御不全	マインドフルネススキル
3. 同一性障害：不安定な自己観 7. 慢性的空虚感	自己の機能不全	マインドフルネススキル

制御不全，行動の制御不全，認知的制御不全，そして自己の機能不全とに整理し直して（表1），それぞれの制御不全を改善するために訓練，練習する 4 つのスキル群を構築した．感情の制御不全を改善させるための感情調節スキル，対人関係の制御不全のための対人関係スキル，行動の制御不全のための苦悩耐性スキル，そして認知的制御不全と自己の機能不全のためのマインドフルネススキルの 4 つのスキル群である．苦悩耐性スキルは，感情的苦痛に対して，自傷など衝動的に，治療そして自分の生活を破壊させるような行動化をスキルを活用して回避するためのスキルなので，DBT マニュアルの第二版ではその特徴を反映した「危機サバイバルスキル」という表現も見られる．

それぞれのスキル群に 6 週間ずつかける 24 週間のプログラムが実施される．しかし，実際にはマインドフルネススキルが他のスキルの学習のためにも役に立つスキルであるという特徴を考慮に入れて，感情調節スキルモジュール，対人関係スキルモジュール，そして苦悩耐性スキルモジュールのそれぞれの最初の 2 週にマインドフルネスを組み込むという形で，3 つの 8 週間のモジュールという構造の 24 週のプログラムになっている．そしてスキルを身に着けるためには繰り返しの練習が必要だという考慮から，最低 2 回（2 クール）繰り返す，48 週のプログラムとしてデザインされている（図2）．

2　技法が必要な状況

クライアントが，感情調節が困難なために衝動的な行動をとってしまい，その結果，非承認の悪循環に陥っている状況が，DBT が必要な状況だといえよう．そのように技法が必要な状況を捉えると，BPD のみならず，薬物依存，摂食障害，うつ，ADHD，PTSD，暴力・虐待（加害者も，被害者も）など，更に精神科の診断名がついていなくとも自傷行動，自殺企図などで救急利用頻度の高い人などもその対象として考えられる．

3　活用のねらい

治療初期の，感情調節が困難で危機対応が必要な状況になることが多い時には，衝動的に危険な行動，生活の破たんにつながるような行動以外の代替行動をとれるよう，感情調節スキルと対人関係スキルだけでなく，特にマインドフルネスと苦悩耐性スキルを活用して危機対処を図る．そして

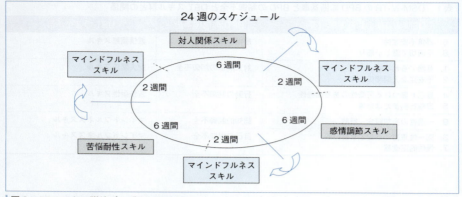

図2 DBTスキル訓練プログラムのスケジュール

生活が安定している状態では，生きにくさの緩和に向けて感情調節スキルと対人関係スキルをクライアントの生活の再構築と結びつける形で活用する．そして，生きる価値のある生活を構築するために，更にスキルを活用して学習を促進するだけでなく，セラピストは常に承認を心がけ，クライアントが自分を承認することができるようになる方向で，クライアントの努力，学習，そして成長を強化する．

4 活用する際のコツ

感情調節が困難なクライアントが自分で感情調節がより効果的にできるようになるためのスキルを学習し活用する支援をする際に，クライアントの問題行動の強化を避けるように心がけることが重要だと考えられる．感情的に苦しい状況では，人は長期的な問題に目を向ける余裕がなく，即時的にその苦しさの緩和を求めて依存行動，衝動行動を起こす可能性が高い．それだけに，セラピストも意図せずに問題行動を強化してしまい，反治療的な関わりになってしまうリスクがある．そのためにセラピストのコンサルテーション，スーパーヴィジョンが必須と考えられている．それだけに，セラピストはクライアントだけでなく自分の行動にもマインドフルになることが役に立つ．治療も常に順調に行くわけではない．現状が理想とかけ離れていても，現状を受け止め受容し，同時に小さくても効果的な行動を積極的に観察して強化するという弁証法的姿勢を心がけることが勧められる．

5 実践例

30歳代のGさん（女性）は仕事での不全感と人間関係のトラブルからうつ状態になり，休職することになった．休職中に，夫が自分の困難，苦悩に対して理解がないと感じて，夫との関係で怒りの爆発が増え，夫との葛藤が増悪し，怒りや不安の感情に圧倒されて，過量服薬（overdose：OD）をする頻度も増えた．そんな中，Gさんが自分を保てない状態なので見捨てないでほしいと懇願してもそれを無視して（とGさんが感じた）夫が遠方の出張に出ている間に，致死量のODで救急病院に搬送され，九死に一生を得た．その時の主治医の

承認的対応で,「自分が生きていても良いと思ってくれる人がいる」と思い,立ち直るために,DBT を受けることにした.

スキル訓練グループ,そして個人療法に参加し,徐々にマインドフルネスを含む感情調節のためのスキルを身に着け始めた.それに加えてグループの仲間たちとスキル学習の経験を共有することを通して,感情に圧倒されて自分を傷つけたり,他者に感情をぶつけてしまうことで生きにくい状態になっているのは自分だけではないということ,そして自分も含めて仲間同士で苦しい中,頑張って自分の感情とより効果的に付き合う術を身に着けようとしている経験からも,自己受容,自己効能感の改善の兆しもみられ,徐々にうつや不安に改善が見られ始めた.

友人の妊娠や同僚の昇進のニュースなどに対して自分が成人女性として,職業人として,人間失格だと感じて苦しくなり,そんな状態の G さんを叱咤激励する母親や,家庭内別居状態で自分に対して無関心で非協力的だと感じる夫と衝突してしまうと,さらに感情的に苦しくなることは続いてはいたが,苦悩耐性スキルなどを活用して OD せずに耐えることが徐々にできるようになってきた.

その結果,復職に向けて,会社の復職支援プログラムも開始になり,不安が高い中,学んだスキルも活用して,仕事にも慣れ始めた.そして正式な復職が一月後と決まった時に,夫から復職を機に離婚すると要求を突き付けられた.復職と離婚の可能性で不安が高まり,不眠にもなっていた G さんに,職場の先輩の男性が心配して声をかけてくれたので,自分の悩みを相談することができた.しかし,復職直前にその先輩から仕事後,二人で飲みに行こうと誘われた.丁寧に断ったら先輩の態度が急変して,嫌みを言われ,いつもは退社時に「お疲れ様」と声をかけてくれていたが,その日は声もかけずに帰ってしまった.「見捨てられた! 夫からも母親からも職場の先輩からも!」と思ったとたんに苦しくなり,薬のことが頭から離れなくなったのでセラピストに電話で相談した.セラピストとそれまで行ってきた行動連鎖分析を活用して,できていること,頑張っていることを確認して,その上で対策を練った.男性の先輩との関係を修復するために対人関係スキルを活用するだけでなく,自分の見捨てられ恐怖や破局的思考に関して認知再構成法を試み,さらに対人関係スキルを積極的に活用して会社の女性の先輩,同僚との関係を大事に育てる工夫をすること,主治医に眠剤を含め薬物療法の調整を相談することなどを通して,この急場を凌いだ.

その後,復職も果たし,離婚も成立した.感情の波はあったが,どうにかそれを乗り切って,約 3 年で DBT を卒業となった.

文献

1) Linehan M(大野　裕監訳):パーソナリティ障害の弁証法的行動療法:DBT による BPD の治療,誠信書房,東京,2007
2) Linehan M(小野和哉監訳):弁証法的行動療法実践マニュアル:境界性パーソナリティ障害への新しいアプローチ,金剛出版,東京,2007
3) Dimiff L, et al(遊佐安一郎訳):弁証法的行動療法(DBT)の上手な使い方,星和書店,東京,2014
4) Linehan M:DBT Skills Training Manual, 2nd ed., Guilford, NY, 2015
5) Linehan M:DBT Skills Training Handouts and Worksheets, Guilford, NY, 2015

2) パーソナリティ障害の
スキーマ療法

伊藤絵美

Key word スキーマ療法のお膳立て／治療的再養育法／モードへの介入／ヘルシーアダルトモード

要点整理

- スキーマ療法は，パーソナリティ障害（特にBPD）に効果のある心理療法である．
- BPDのスキーマ療法では，まずは治療関係を築いたり，限界設定を行ったり，うつや不安の症状を緩和したりするなど，「お膳立て」が必要である．
- その上で「治療的再養育法」をベースに，スキーマやモードを概念化し，様々な技法を用いて介入を試みるが，特に各モードに対する介入を通じてクライアント自身の「ヘルシーアダルトモード」を強化していくことが重要である．

1 技法の手続き

1）スキーマ療法の「お膳立て」

パーソナリティ障害（特に境界性パーソナリティ障害，borderline personality disorder：BPD）を対象としたスキーマ療法の場合，いきなりスキーマ療法に入るのではなく，いくつかのお膳立てが必要である[1]．それは例えば，抑うつ症状や不安症状といった精神症状の治療であったり，さまざまないわゆる「問題行動」（例：自殺企図，重篤な自傷行為，過量服薬，過食嘔吐）に対する限界設定であったり，予約通りにセッションに来るための工夫であったり，といったことである．心理師は，「治療的再養育法（治療という限られた設定の中で，治療者は「よい親」として養育的にクライアントに接する）」を意識した関わりをクライアントと持ち，これらのお膳立てを実施するなかで，良好な治療関係を形成していく．BPDの場合，このお膳立てに1年以上かけることも珍しくない．

2）スキーマやモードを用いた概念化

お膳立てが整ったら，スキーマ療法の心理教育を改めて行い，「安心できるイメージ」と「安全のための儀式」を用意したうえで（p.617のアドバイスを参照），スキーマ療法のモデルに基づく概念化を行う．具体的には，満たされなかった中核的感情欲求と，その結果形成された早期不適応的スキーマを同定し，スキーマが活性化されることでどのようなモードに入りやすいか，といったことを整理し，ツールに外在化（視覚化）する．BPDの場合，アタッチメントをめぐる中核的感情欲求がことごとく満たされず，その結果，「見捨てられスキーマ」「不信／虐待スキーマ」「情緒的剝奪スキーマ」といった，それを一つ持っているだけでも相当生きづらくなるようなスキーマが多数同定され，それが非機能的なチャイルドモード，非機能的ペアレントモード，不適応的コーピングモードとして体験されるといったマップが描かれることが非常に多い（図1）．さらにBPDの場合，各モードの上位にあって司令塔的役割を果たす「ヘルシーアダルトモード」が非常に脆弱なため，非機能的あるいは不適応的なさま

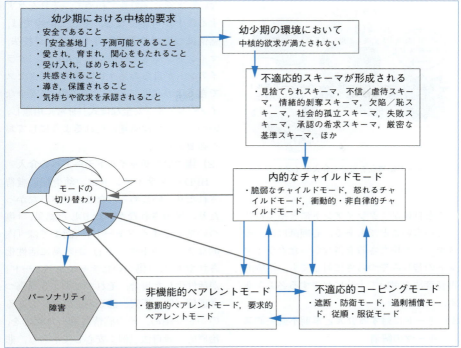

図1 スキーマ療法―境界性パーソナリティ障害の病理モデル
(文献3)より引用)

ざまなモードに容易に切り替わり,あたかもそのモードに乗っ取られてしまったかのような状態になりやすい.その極端な状態が,BPDの主要症状の一つである解離である.

このような概念化によってBPDのクライアントが抱える生きづらさが客観化され,心理師とクライアントがそれを共有できるようになる.また日々のストレスをスキーマ療法のモデルに沿ってモニターしたり理解したりできるようなる.Young[2]によれば,DSMなどの操作的診断基準においてBPDはあたかも「問題行動ばかり起こす困った人」のように記載されているが,BPDの本質は問題行動ではなく,幼少期から持続する内的な深い傷つきそのものである.クライアントは,心の深い部分(すなわちスキーマレベル)がひどく傷つけられ,それが早期不適応的スキーマに結実し,大人になってからもそのせいで生きづらくなっている人たちなのである.図1のフォーマットはBPD当事者の負ったそのような傷つきを具体的に外在化したものであり,このような概念化を通じて,クライアントの自責感が軽減し,「このような自分になったのは自分のせいではなかったのだ」「こんなに自分が生きづらいのはスキーマのせいなんだ」と思えるようになり,それだけでそれまでの苦しさがある程度改善されることがある.ただしこのように思

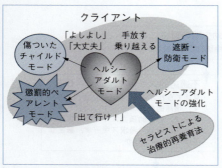

図2 モードに焦点を当てた介入のイメージ

うこと自体が，クライアントにとっては苦しくつらいことでもある．心理師は多くのスキーマを持たざるを得なかったクライアントの苦しみやつらさに対しても，治療的再養育法を用いて十分にケアする必要がある．

3）モードに対する介入と早期不適応的スキーマの解消

BPDに特徴的な早期不適応的スキーマの数があまりにも多いため，BPDに対するスキーマ療法では，スキーマを直接扱うより，モードに焦点を当てた介入（図2）を行うほうが効率的である[1,3]．非機能的あるいは不適応的な数々のモードへの介入を繰り返し行う中で，結果的に早期不適応的スキーマが解消されることを狙うのである．主なモードへの介入について以下に示す．どの介入を行うにせよ，心理師は治療的再養育法を意識した関わり方を一貫して行う必要がある．

（1）遮断・防衛モードへの介入

スキーマの活性化によるつらい感情を感じたくないがゆえに，感情そのものを遮断するのがこの「遮断・防衛モード」である．スキーマ療法は自らの生きづらさに関わるつらい感情にアクセスしない限り前に進めない．アクセスできて初めて，それをケアすることが可能になる．そこで治療では，感情についての心理教育やイメージ技法，マインドフルネス技法などを用いて，クライアントが自らの生々しい感情にアクセスできるようにしていく．その際，「安全なイメージ」や「安全な儀式」を常に用意し，いつでも安全な感覚に戻れるようにしておく必要がある．

（2）傷ついたチャイルドモードへの介入

BPDのクライアントは，幼少期に虐待されたり，いじめられたり，愛されなかったり，保護されなかったりした結果，「傷ついたチャイルドモード」（図1では「内的なチャイルドモード」）が容易に活性化されやすい．「傷ついたチャイルドモード」が活性化した場合，それがどのような傷つき感情（例：不安，悲しみ，怒り）であるのかを見極め，その感情に沿った対応を，治療的再養育法（例：安心してもらう，悲しみを癒す，怒りを承認し言い分を聞く）や，イメージ技法や対話技法（例：イメージの中でチャイルドモードを癒す，2つの椅子を用いてチャイルドモードとヘルシーアダルトモードの対話を行う）を通じて行っていく．イメージ技法や対話技法を行う際にも，最初は心理師が積極的にチャイルドモードを癒す役割を取り，モデルを示す必要がある．

（3）懲罰的ペアレントモードへの介入

幼少期にクライアントを傷つけた大人（主に養育者）の声に乗っ取られてしまうのが「懲罰的ペアレントモード」である．このモードの言いなりになってもクライアントは傷つくばかりで何もよいことはないので，このモードが活性化したら，心理師は直ちにイメージ技法や対話技法を用いてこのモードを撃退する（これも治療的再養育

法の一環である).それを繰り返すうちに,クライアント自身がこのモードを自ら撃退できるようになっていく.

(4)ヘルシーアダルトモードの育成と強化

治療的再養育法を通じて心理師は「よい親」として機能し,その振る舞いはクライアントにとってそのまま「ヘルシーアダルトモード」のモデルとなる.BPD クライアントの場合,当事者のヘルシーアダルトモードは非常に脆弱なので,最初からそれを強化しようとはせず,心理師が時間をかけてクライアントに養育的に関わり続け,それによって中核的感情欲求が満たされる体験が数多く積み重なるうちに,結果的にクライアントにヘルシーアダルトモードが内在化されていくことを狙う.内在化の過程で,ヘルシーアダルトモードをイメージさせるキャラクター(例:ムーミンママとパパ)を使うことも有効である.

4)行動パターンの変容と終結

1〜2年かけて,各モードへの介入が繰り返し行われ,クライアント自身のヘルシーアダルトモードがある程度強化されたら,セッション内および実生活での行動パターンを変容させていく.それまで非機能的な,あるいは不適応的なモードとして行動していたクライアントは,新たに内在化されたヘルシーアダルトモードに沿って,これまでとは異なる新たな行動を取るのである.その際,必要に応じてアサーション訓練や SST(p.382 参照)を行い,新たな行動レパートリーを作っていく.なかでも対人関係における行動パターンの変容は重要で,他者への関わり方がこれまでと大きく変化することで,対人関係が改善され,それがクライアントの早期不適応的スキーマのさらなる解消へとつながっていく,という好循環を目指す.このようにしてクライアントの行動が変容し,日常生活や社会生活での生きづらさが解消された時点で治療は終結となるが,いきなりではなく,フォローアップセッションを何回か実施しながら徐々に終結となるようにする.

2 活用が必要な状況

スキーマ療法の活用が必要なのは,クライアントが BPD などのパーソナリティ障害を有し,それによって多大な生きづらさを抱え,思うような生き方ができなくなっている状況,あるいはそれによって他者と良好な対人関係が築けなくなってしまっている状況である.そしてクライアント自身が,そのような生きづらさを自らが治療に取り組むことで乗り越えたいと願っている状況である.

| MEMO | BPD 以外のパーソナリティ障害に対するスキーマ療法 |

スキーマ療法は BPD に対して開発されたアプローチであるため,臨床研究で最もエビデンスが出ているのは BPD であるし,臨床実践が盛んに行われている対象も BPD である.しかし現在,BPD 以外のパーソナリティ障害にもその適用が広がり,ヨーロッパを中心に多施設で臨床研究(RCT)が行われており,今のところ,回避性パーソナリティ障害,自己愛性パーソナリティ障害,依存性パーソナリティ障害,反社会性パーソナリティ障害といったパーソナリティ障害への治療効果が認められている.臨床的に重要なのは,各パーソナリティ障害に特徴的なスキーマを心理師がよく理解しておき,適切な概念化と介入を行うことである.例えば回避性パーソナリティ障害の主たるスキーマは「社会的孤立/疎外スキーマ」「欠陥/恥スキーマ」であり,自己愛性パーソナリティ障害の主たるスキーマは「権利要求/尊大スキーマ」「自立と自制の欠如スキーマ」であるといわれている[1].また,どのパーソナリティ障害を対象にするにせよ,スキーマ療法では,本文にもある通り,DSM などに記載された行動レベルの問題ではなく,クライアントの抱える内的な生きづらさに焦点を当て,時間をかけて援助していく,ということが重要である.

3 活用のねらい

以下がスキーマ療法を活用する際のねらいである.

- 心理師を信頼できるようになること. 治療者との間に良好なアタッチメント関係が形成されること. それが心理師以外の他者にも広がっていくこと.
- 自らの体験をスキーマやモードの概念を通してモニターしたり理解したりできるようになること. スキーマやモードに基づき自己を客観視できるようになること. 自我親和的だったスキーマやモードが自我違和化されること.
- 自らの感情(特に「傷ついたチャイルドモード」の持つつらい感情)にアクセスし, 自らの「ヘルシーアダルトモード」を通じてセルフケアできるようになること.
- 「懲罰的ペアレントモード」に代表される「非機能的ペアレントモード」に巻き込まれずにすむようになること.
- 「ヘルシーアダルトモード」を強化し, それが司令塔として他のモードをモニターしたり, 他のモードに対応したりできるようになること.
- 長年クライアントを苦しめてきた「生きづらさ」の正体を知り, それから解放されること. 自分に自信を持ち, 人とつながれるようになること. 自分の価値に沿って自分の人生を歩めるようになること.

4 活用する際のコツ

スキーマ療法を開始する前に, 理論モデルや進め方などを具体的にクライアントに伝え, 同意の上で始める必要がある. その際, 長期にわたる年単位の治療法であること, 概念化や介入の過程でつらい感情に触れる必要があること, だからこそお膳立てや安全なイメージと儀式が不可欠であること, 治療的再養育法というスキーマ療法に特有の治療関係を築くこと, といった説明は不可欠である. 時間も労力も非常にかかる治療法なので, ある意味心理師もクライアントも「腹をくくる」必要がある. また, とにかく時間をかけて, じっくりと少しずつ進めていく必要があるが, BPDのクライアントは, その「時間をかけてじっくりと」というのが非常に苦手で, 自分の苦しさやつらさを即時に解消したい人たちである. その苦しさやつらさに共感しつつも, 現実的な範囲で限界設定を行い, 治療的再養育法を通じてクライアントのチャイルドモードをケアし続けるなかで, 少しずつ, 薄皮がはがれるように回復していくのがBPDに対するスキーマ療法であり, それにはかなりの根気がいる. したがって心理師もスーパーヴァイズを受けたり, 自身のセルフケアを行ったりするなどして, 長い治療過程を息切れせずに全うできるよう努める必要がある.

5 実践例

Hさんは30歳代の女性である. 長年うつ病と摂食障害で苦しんでいたが, それと同時に, 自分に全く自信が持てないこと, 他人を一切信頼できないこと, 仕事を長く続けられず職を転々としていること, パートナーとの関係で傷つきやすく, パートナーとの間で何かあると自傷行為(リストカット)を行ったり, 相手に感情を爆発させたりしてしまうことなどに長年悩んでいた. このようなことになったのは幼少期や思春期における両親からの虐待や学校でのいじめが関係していると薄々わかってはい

たが，そのようなトラウマに直面するのが怖いので，向き合うのを避けていた．しかしあるとき過量服薬をして救急外来に運び込まれ，精神科にリファーされるという出来事があった．その精神科医に上記の主訴について話したところスキーマ療法を勧められ，心理師のもとへ来談した．

とはいえHさんは当初心理師を全く信じられず（人を信じられないのだから当然である），スキーマ療法に対しても半信半疑だった．「治療的再養育法」について説明を受けると，「そんなのは気持ちが悪い」と感じ，その思いを心理師にぶつけたところ，心理師はHさんの思いをそのまま承認し，受け止めてくれた．「ネガティブな思いを話しても大丈夫だ」ということを初めて体験したHさんはそこでやっと「この心理師を信じてみよう．スキーマ療法に取り組んでみよう」という気持ちになれた．そして長い治療過程が始まった．最初の1年は治療関係を築きつつ，抑うつ症状や摂食障害の症状の緩和のために費やされた．次の1年でスキーマ療法のモデルを使った概念化が行われ，Hさんはようやく自分の生きづらさと，幼少期の体験およびそれによって形成されたスキーマとの結びつきを，実感をもって捉えられるようになり，「謎が解けた」ような気持ちになった．その後も2年ほどかけて心理師とともにさまざまなワークを行うなかで，Hさんは徐々に回復し，自分の選んだ仕事や対人関係を自分の意思で継続できるようになったところで治療は終結となった．

> **アドバイス** 移行対象を上手に活用することがポイント
>
> パーソナリティ障害に対するスキーマ療法では治療的再養育法という治療関係および治療技法が特に重要であり，治療的再養育法がうまくいくかどうかが治療効果を左右するといっても過言ではない．ここで不可欠なのは，心理師から「大切にケアされている」と心の底からクライアントに感じてもらう，ということである．またそのような「ケアしてくれる心理師」のイメージを，セッション後（次のセッションまでの間）にも抱き続けてもらうことである．そのために役に立つのが「移行対象」である．例えば治療者が用意したアロマオイルをたらしたコットンをお守りとして渡す，心理師の手書きのメッセージカードを持ち歩いてもらう，心理師のメッセージをスマートフォンに録音しいつでも聞けるようにする，といった工夫が可能である．このような移行対象があることで，ともすれば対象恒常性が揺らぎやすいクライアントは，自分を心底ケアしようとする心理師の存在を，セッション中のみならず日常生活においてもしっかりと感じることができ，それが中核的感情欲求を満たし，早期不適応的スキーマの解消へとつながっていくと考えられる．

文献

1）Arntz A, et al：Schema Therapy for Borderline Personality Disorder, Wiley-Blackwell, Hoboken, 2009
2）Young JE, et al：スキーマ療法―パーソナリティ障害に対する統合的認知行動療法アプローチ，伊藤絵美監訳，金剛出版，東京，2008
3）Farrell J, et al：グループスキーマ療法―グループを家族に見立てる治療的再養育法実践ガイド，伊藤絵美監訳，金剛出版，東京，2016

9 身体疾患

1）痛みの緩和

金　外淑

Key word　家族参加型心理教育／痛みの変化／痛み関連行動／セルフヘルプ

要点整理

- 「痛みで困る時期」「周囲が困り始めるセルフコントロール時期」「セルフヘルプの時期」に応じた身体的・心理的ウェルビーイング支援の併合が，痛み緩和につながるカギとなる．
- 痛みに関連する行動が生じる仕組みを理解することで，優先すべき支援を見極めやすくなり，家族との関係づくりのヒントにもなる．
- 痛みに対する予期不安と分離不安が起こりやすい時期を早期予測し，適切な心理教育的支援を強化することで，痛みの再燃・再発の予防・痛みの緩和効果も期待できる．

1　家族参加型心理教育的支援強化技法の手続き

1）家族参加型心理教育をベースとした身体的・心理的ウェルビーイング支援

心理的視点から見た痛みの緩和に向けた最終的ゴールには，痛みと身体疾患を抱えつつも，「痛みの変化」・「今ある痛み」と上手に向き合うように，セルフヘルプ（self-help）力の向上をめざした支援が問われる．表1は，家族参加型CBT心理教育強化支援プログラム[1]をベースとした，痛みの変化による痛み関連行動が顕在化しやすい「痛みで困る時期」「周囲が困り始めるセルフコントロール時期」「セルフヘルプの時期」といったそれぞれの時期に優先されるべき支援は何かなど，痛みの緩和につなげるセルフヘルプ実践に向けた支援の大まかな流れを示した．

2）「痛みで困る時期」のクライアント中心の痛み評価の工夫

痛みのつらさを強く訴え続けるこの時期は，痛みの部位，強度，頻度に対するこだわりが強すぎることがあり，そのために心理教育的関わりを難しくすることもよくある．また，周囲との間に痛みの捉え方に対する認識のズレから生ずる複雑で感情的な思いに，身体的な痛みによる不安，感情面（メンタル不調）などの苦痛が加わることで，同じ強さの痛みでもより強烈に感じられるようになり，痛みを増悪しやすい悪循環を自らつくり出すことになりがちとなる．

この時期は，疾患の病態やクライアントの属性によって用いる痛み評価スケールは少々異なるが，痛みの変化を具体的に把握するために，クライアントによる痛みの評価は必須である．一般的に痛みの程度を視覚化，数値化，言語化，表情化する各種のペインスケールが臨床では広く使われており，痛みの特性ごとに包括多面的痛み評価シートなども用いられる[2]．大切なことは，痛みの記録データを面接過程でどのように活かすことができるかである．特に心理師はクライアントに精神的症状も見逃さないように注意を促すとともに，クライアント

表1 痛みの変化による心理的技法の導入時期と大まかな支援の流れ

総合的CBT 6段階による家族参加型心理教育支援プログラム	心理的技法	痛みの変化・痛みの特性		
		痛みで困る時期	周囲が困り始める時期	セルフヘルプ時期
1. 準備段階（情報収集）	セルフモニタリング ホームワーク	←痛みアセスメント①→		
2. 心理教育段階	心理教育①	←痛みの心理教育→		
3. 環境調整段階	家族支援心理教育①		←家族間の葛藤→	
			←家族面接開始→	
4. 認知・行動変容段階	認知モデル（認知再構成法）		←感情混雑状態・性格特性→	←小冊子による間接的心理教育→
	アクセプタンス＆コミットメント（ACT）		←不安・うつ状態の症状→	
			←痛み関連行動→	
	オペラント条件づけ行動療法		←家族環境・治療環境→	
5. 自己管理・維持段階	マインドフルネスストレス低減法（MBSR）心理教育②		←自己管理アセスメント②→	←予期不安・分離不安状態心理教育の強化→
6. 再発予防段階	リラクセーション技法 家族支援心理教育②			←リラクセーション→
			←家族同席面接→	

CBT：cognitive behavioral therapy, ACT：acceptance and commitment therapy, MBSR：mindfulness-based stress reduction

中心のフィードバックが必要である．クライアントと共感できる痛みの評価をフィードバックすることにより，「理解してもらった」という安心感が生まれ，次の心理的技法の導入に向けてのクライアントの気持ちに変化をもたらすきっかけにもつながる．痛みの感じ方・訴え方もクライアントによって全く異なるため，心理師側にとってもクライアントが訴えた苦痛をデータ（数字化）で示すことで，クライアントの痛みの変化や痛みが起こるしくみを理解しやすくなり，より信頼関係を築くことにもつながる．

3）「周囲が困り始める痛みのセルフコントロール時期」に求められる支援とは

(1) 周囲が困り始める時期の支援

「痛みがあっても身体を動かす」といったクライアントの痛みに対する受け止め方にも徐々に変化がみられる時期でもある．しかし，多くのクライアントは長引く痛みにより，周囲（家族，社会，治療環境）との間に「自分の痛みを理解してくれない」などの葛藤から，痛みを伴った情緒不安定などの二次的症状が加わり，さらなる痛みを起こすといった負の連鎖に陥りやすい時期でもある．これらの状況が改善できずに続くと，一段と痛みに執着する傾向が強まり，周囲の人々はどのように向き合ったらよいか困惑することになる．また，この時期は，クライアントが今の痛みをどのように受け止め解釈しているかなど，クライアントを取り巻く環境，性格特性・行動にも注意を向け，クライアントのニーズに応じた適切な支援が必要となる．特に，訴える

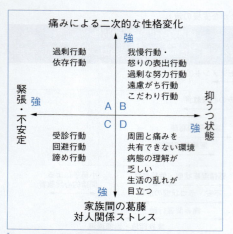

図1 痛み関連行動の起こり方に注目し，心理教育的支援の手がかりを探る

痛みのみに注意を向けることよりも，日常で起きている目に見えないエピソードや当たり前と思われる出来事に注目し，痛みがピークになる直前の状況などを十分に観察した上で，問題解決に向けて積極的に働きかけることが必要になる．

主にこの時期に目立つ行動は，① 長引く苦痛によるストレスを周囲に当たり散らすなどの攻撃的な行動が現れる．② 痛みのつらさを表現せずに我慢する生活を続けることで，感情の混乱に陥る．③ 家族間での葛藤などが痛みなどの身体的症状と相互に影響を及ぼし合い，精神的不調が起こる．などの状況が現れやすい．また，クライアントの考え方，感情，性格特性をはじめ，置かれている環境，痛みの変化などによって現れる症状や行動が異なることから，心理師には用いる心理的手法の選択・導入のタイミングやスキルが問われる（表1）．同時に，クライアントの生活環境・治療環境を把握したうえで，痛み関連行動の改善への支援と併用し，「痛みから気持ちをそらす方法」の工夫も状況に応じて行い，支援への方向性を具体的に示すことが大切である．

(2) 痛みの関連行動が生じる仕組みをどう理解し支援するか

痛みの関連行動はクライアントが自らの痛みの解釈を周囲に知らせる隠れたサインでもある．心理師はこれらの行動特性の現れ方を早期に気づき，状況に応じた適切な支援を行うことが望まれる．図1は，痛みを強く訴えるクライアントの感情と行動様式をアセスメントし，4つの視点から痛みの関連行動を整理した．

Aタイプは，何らかの出来事が起こるたびに心理師や家族への過剰な依存行動，痛みへのこだわりが強く起こる．特に，家族の中で特定の人を過度に巻き込んでいる場合も少なくない．緊張・不安定の傾向が強いため，クライアントとその家族の両者に納得できる説明の仕方を工夫することが大切である．これらの行動が長引くと，苦痛から生じる二次的な性格変化も加わり，Bタイプに至る場合も少なくない．

Bタイプは周囲にはわかりにくい「我慢の行動」と「怒りの表出行動」が起こる．背後には，痛みに耐えながら過剰な努力を積み重ねることによる疲弊のため，さらなる情緒不安定，孤独感などの複雑な感情に抑うつ症状が加わり，身の回りの出来事に敏感に反応する傾向がみられる．我慢する行動や怒りの表出行動が繰り返されることで，周囲と痛みを共有しにくい状況に陥りやすく，より痛みに執着する傾向がみられる．

Cタイプは「受診行動」と「回避行動」が起こる．このような行動の背後には，家族がクライアントの病態を理解できず，かつ生活環境を改善することが困難な状態に

置かれている場合が多い．心理師や家族に痛みやさまざまな症状を訴えても理解してもらえない時，あるいは，治療者側から心療内科，精神科受診を勧めた時に，複数の病院を探し回り痛み症状を訴え続ける受診行動が現れる．また，治療に対する不安や心理的葛藤による怒りのエネルギーが時には受診を諦める，などの痛みの関連行動をより促進させる．

　また，複数のタイプが絡み合い，痛みによる日頃の生活習慣や睡眠の乱れから生活の支障が目立つ混合性の「Dタイプ」は，痛みの経験が長いほど，抑うつ状態とともに，家族間の心理的葛藤も強く現れ，痛み関連問題行動が複雑に起こる場合もあり適切な支援が遅れがちになる．特にこのタイプはクライアントだけではなく，家族の支援も大切である．

4）「セルフヘルプの時期」に現れやすい不安症状の特徴

　セルフヘルプの時期とは，クライアント自らが痛みと付き合う方法を身につけることで，痛み緩和に向けて自立を促す時期である．心理師は心身の緊張を緩めるリラクセーション技法などを取り入れ，さまざまな生活場面でのセルフヘルプ力を高め，クライアント自らできることは何かについて支援する．一方，クライアントが自ら痛みがある今の状況を変えようと行動に移そうとするこの時期には，個人差はあるものの，年代によって**分離不安**の兆候や，痛みの再燃・再発に対する**予期不安**が現れることにも注意を向けることが大切である．これらの症状を事前に予測しクライアントと家族の両者の情緒の安定を強化・維持するよう，共感的に寄り添う姿勢でセルフヘルプ行動を増やす工夫が求められる．

> **| MEMO |　分離不安（separation anxiety）**
> 　痛み症状で不自由な生活の状況に置かれている際，特に「痛み関連行動がある程度習慣化しつつある」環境に置かれているクライアントの場合，自立に向けてストレスの負荷が加わると，感情の混乱に陥る場合がある．特に20歳代前後の若い年代に起こりやすく，母親も同じ症状がみられる傾向もあり，家族の助け合いを考慮した上での心理教育の再構成や支援の見直しが必要とされる．

> **| MEMO |　予期不安（anticipatory anxiety）**
> 　苦痛から徐々に日常生活での自立を目指し身体を動かす「セルフヘルプ時期」になると，「まだ痛みが起こるのでは」，「これ以上家族に迷惑をかけたくない」など，過剰な不安を訴える頻度が増える．特に「痛みは病院で完治してもらう」という思いが強いクライアントの場合，心身が不安定になりがちとなり，自ら行動制限を行うとともに，身体症状を強く訴え続ける傾向がある．問題解決に向けた対処法などを身につける工夫が求められる．

2 活用が必要な状況

　家族環境・治療環境は，痛みの緩和や痛み治療への動機づけを向上させる要因でもあるが，クライアントにとって痛みを増悪する刺激源にもなる．クライアントとその家族の視点を重視した「家族参加型心理教育的支援強化プログラム」は，家族との生活再構築に向けた支援を併用することで，治療に関係する家族関係の具体的なエピソードを早期に把握し，状況に応じた適切な支援を早期から行おうとするものである．図2に示したように，家族との面接を環境づくりの段階でタイミングよく取り入れ，家族全体を視野に入れた治療的介入を見立て，治療の枠組みを構築することで，家族との関係づくりに役立つとともに，その後の痛みの再燃・再発予防への改善効果も期待できる．

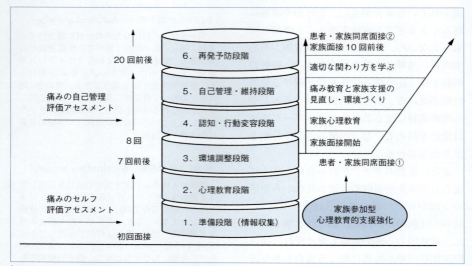

図2　総合的CBT介入プログラムによる支援強化

3 活用のねらい

・家族参加型心理教育的支援による介入は，介入初期段階から痛みの病態や痛みの変化に早期に対応し，痛み症状に隠れて認識されなかった痛み関連行動を早期の段階から支援・改善を促し，家族の適切なかかわり行動を増やすことを支援する．
・痛みの罹病期間が長いクライアントに対し，痛みのセルフコントロールを無理なく続ける仕組みを作り，環境づくりの支援につなげ，それぞれの状況に応じた心理的支援の基盤づくりを行い，二次的な情緒的不安に陥らないよう支援する．
・親子関係・夫婦間の葛藤など家族環境が痛みを増悪する要因と推測されるクライアントとその家族に対して，心理教育的支援を段階的に強化することで，痛みの増悪を事前に予測し，家族との関係づくりのヒントになることを支援する．

4 活用する際のコツ

　病態による痛みの感じ方，捉え方，罹病期間などによる痛みの変化はクライアントごとに異なる．痛みで困る時期には，クライアント中心の痛み評価への工夫，クライアントの複雑な感情の混乱と痛み関連行動への支援には，セルフコントロールを無理なく続ける仕組みづくりと症状に応じた心理的手法の導入が求められる．家族間の葛藤には環境づくりの支援につなげるなど，痛みの軽減以外の状況にも目を向け，優先すべき心理的手法と支援の見直しに柔軟に対応することが求められる．特に臨床での家族への介入は，逆にクライアントの不安を高め，心理師側との信頼を失うきっかけになることもあり，クライアントが家族との面接を強く否定する場合も起こる．家族への心理教育的支援強化をクライアントとの面接と併用する際には，取り入れるタイミングと進め方，さまざまな家族関係に応

表2　患者・家族関係を6つのカテゴリーに分類

1. 家族が過度に巻き込まれている場合
2. 家族や周囲の協力が得られずに一人で問題を抱え込んでしまう場合
3. 家族が病態を理解できず，拒否的な様子がみられる場合
4. 患者の感情の起伏が激しく，幻聴・妄想などの精神的症状がみられる場合
5. 罹病期間が3〜5年以上の長期の場合
6. 何らかの出来事に巻き込まれている場合

表3　事例の状況に応じた心理教育支援の強化ポイント

	事例1 （50歳代前半の女性Iさん）	事例2 （40歳代後半の女性Jさん）	事例3 （20歳代後半の女性Kさん）
家族環境	家族が病態を理解できず，拒否的な様子がみられる	家族の協力が得られずに1人で問題を抱え込んでいる	家族が過度に巻き込まれている
課題となるエピソード	家族との間の不和や葛藤から生じる感情的な対立が長い間続いている	家族に言っても無駄だと思い込む　家族に迷惑をかけたくない思いが強い	日常生活の出来ることまで手を出してやってあげ過ぎる母親
痛み発症きっかけ	母親に対するストレス	職場の人間関係	大学受験の挫折
プログラム	心理教育段階・環境調整段階	心理教育段階・認知・行動変容段階	自己管理・維持段階
痛み関連行動	Dタイプ（感情混乱） 複数の痛み関連行動	Bタイプ（情緒不安定） 我慢行動，過剰な努力行動	Aタイプ（痛みにより二次的性格変化） 母親・治療者に過剰な依存傾向
痛みの変化	痛みで困る時期	周囲が困り始めるセルフコントロール時期	周囲が困り始めるセルフコントロール時期 セルフヘルプ時期
心理的技法	心理教育強化 家族心理教育強化	心理教育強化，認知モデル，ACT	オペラント条件づけ行動療法 家族心理教育強化
支援のポイント	家族環境の調整を図り，母親と同時に心理教育的支援の強化	周囲にはわかりにくい我慢行動の背後にある思い込みへの気づき	母親との関わり方を見直し，痛み関連依存行動を減少させ，セルフヘルプ力をアップ

じた支援[3]の工夫が求められる（表2）．家族参加型心理教育的支援を活用する場合は，クライアントの心理教育的支援後，環境整理段階に入る時期にクライアントの理解を確認し，治療面接に家族の参加を提案することとなる．留意点として，家族の介入開始1回目と最終面接では，クライアントと同席し，得られた情報に基づき家族の理解やニーズを受け止めながら，家族が抱えているストレスも意識した両者の思いを受け止めることが大切である（図2）．

5 実践例

家族間の葛藤によるクライアントの情緒的症状が複雑に絡み合い，痛み症状を訴え続ける事例を取り上げ，得られたアセスメント情報をもとに，介入の方向性を見出した症例を表3に示す．3人の事例は，痛みによる家族内で何らかの問題を抱え，十分な支援が届かない環境に置かれていた．

まず，痛みを強く訴えるIさんは，長期にわたる母親に対する激しい怒りの感情に痛みが加わり，怒りによる苦痛を伴う抑うつ状態でもあったが，母親の治療への参加を根気よく促し，家族環境調整を図ることでそれぞれの役割に変化が生じ，その後の痛み関連行動への支援も上手くいった例である．

痛みに耐え続けながら我慢し続ける行動が目立つJさんは，痛みの苦しさを家族や

周囲の人と分かち合えない行動が，さらなる痛みを生み出し，周囲から適切なサポートを受けにくい環境を自ら作り出していた．治療への家族参加は，クライアントが受け入れず，夫婦間のトラブルがあるたびに痛みを訴え続け，治療が長引いた．

母親・心理師に対する過剰な依存傾向がみられるKさんは，痛みで体が不自由になったことがきっかけで，母親からの過度な干渉へと発展した例で，痛み症状が安定期に入っても互いに離れない生活を送っていった．一人で過ごす時間を段階的に増やしていく日常生活の中で自立と乱れを整え，母親とのより良い関係作りを再構築し，セルフヘルプ力を高めた例である．

以上の事例は，それぞれ関わっている課題はあるものの，治療にあたって優先すべき支援のポイントと，それぞれが果たすべき役割をクライアントとその家族に与え，日常生活における自信につなげる支援のくり返しが，痛み緩和に向けたセルフヘルプ力を高める契機につながった．

文献

1) 金　外淑ほか：7 認知行動療法 3) 線維筋痛症患者へのCBT介入．山本達郎ほか編，慢性痛の心理療法ABC，文光堂，東京，118-124，2016
2) 小川節郎編著：第Ⅲ章 痛みの評価表．ペインクリニシャンのための新キーワード135，真興交易医書出版部，東京，159-189，2014
3) 金　外淑：第23章 慢性疼痛患者へのケア．「からだの病気」の「こころ」のケア，鈴木伸一監修，北大路書房，京都，277-288，2016

9 身体疾患

2）生活習慣病へのアプローチ

巣黒慎太郎

Key word　セルフケア行動／アドヒアランス／行動変容への準備性／病とともに生きる

> **要点整理**
> - 生活習慣を改善しセルフケア行動に取り組み続けるアドヒアランスが重要である．
> - 行動を変える準備性を評価し，変化ステージに適合した介入をする．
> - 病気や療養への負担感を傾聴しつつ行動を変える動機を引き出し，行動変容の実行に繋げて自身の健康を保てる効力感を促進する．

1 技法の手続き

1）生活習慣を変える準備性に適した介入

　糖尿病を中心に生活習慣病（糖尿病，肥満症，脂質異常症，高血圧症，心・脳血管障害など）の治療として，生活習慣をより健康的な行動に変えていく際の動機づけから行動形成，維持，再発予防まで諸技法を解説する．

　Prochaskaら[1]は，人々が自分の在り方を変えていく際に採っている活動（変化プロセス）を，主要な心理療法の比較分析から抽出し，その各々の変化プロセスは変化に対する特定の準備段階で有効に作用することを明らかにした（多理論統合モデル，transtheoretical model：TTM）．

　生活習慣を変えるにあたり，その準備性を5つの変化ステージ（前熟考期，熟考期，準備期，実行期，維持期）で評価する．望ましい行動を始めることについて各ステージの定義は次のとおりである．

前熟考期：望ましい行動をしていない．するつもりはない．指導されるが自分では生活に問題があるとは思っていない．

熟考期：半年のうちに始めるつもりであるが迷っている．

準備期：1ヵ月のうちにすぐに始めるつもりでいる．適正な生活ではないが自分なりにはしている．

実行期：し始めてから半年以内，つづけている．

維持期：半年以上しつづけている．

　治療として必要なセルフケア行動（食事療法，飲酒習慣，運動療法，薬物療法（内服薬，インスリン自己注射））それぞれについてステージを評価する際，「望ましい行動」の適正基準（例えば一日の総摂取カロリー，運動の強度や種類）は，病状の進行や基礎代謝，日常生活活動の自立度合いなどによりクライアント個々に異なる．個人面接では「望ましい行動」を綿密に定義して準備性を確かめることができるが，集団教育や多くのクライアントに共通して使用する際には一律的に定義しにくいため，「糖尿病・自己管理のために，（医療者から指導された）望ましい食生活を実行していますか」と補足する．

　なお，行動変容を始める前段階ほど認知的，感情的アプローチを用い，生活習慣を変え始めようとしている準備期および以降は行動的アプローチが有用となる．図1は

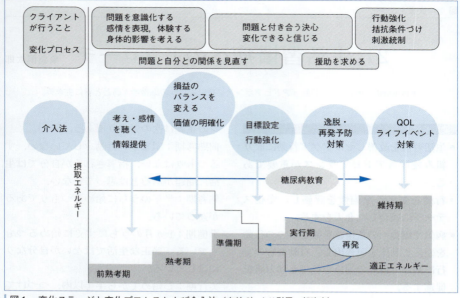

図1 変化ステージと変化プロセスおよび介入法（文献2）より引用一部改変）

この変化ステージに適した変化プロセスと介入法の対応関係を，糖尿病療養に適用したものである[2]．

(1) 前熟考期

検査値は診断基準を満たすが自覚症状がないため病識を持てずにいる人，糖尿病である自分を忘れていたい人などは，「病気を無視してセルフケア行動を遵守できない人」と医療者から見なされがちであるが，変容への準備がまだ今は整っていない段階として理解し，病気への受け入れ難さや先入観，罹患したことについての思い，療養への負担感など言い分にまず耳を傾けてみる．その上で，クライアントが自身の問題に目を向け気づけるよう，食事内容，飲酒量，喫煙本数などありのままの実態を観察記録してみるよう導入する．

(2) 熟考期

行動を始める，迷いがある段階では，行動を変える意思決定の介入として損益分析がある．行動を変えるデメリットを減らしメリットを増やすことで実行に移す準備が整うことになる．問題として指摘されている生活習慣を続けることのメリットとデメリットについてリストアップし眺め直す．否認しがちなデメリットに目を向けることになるが，心理師が説くのでなくクライアント自身に発案してもらう．一方で，健康的な行動を始めることが自身にとってどのように役立つか，困ることがあるのかも整理し，セルフケア行動を始める（増やす）ことが自分の生活に恩恵をもたらすというメリットを発見，再確認できるように引き出す．抽象概念的でなく具体的な日常生活上，健康上のメリットとして自身に身近に関連付けて考えることが重要である．また，短期的/長期的視点に分けて整理することで，即時的な欲求不満解消に気づいたり長

期的なメリット（自分が大切にしていきたい事柄）に目を向けることにもなる（価値の明確化）．

(3) 準備期

新たな行動に取り組み始めるために，達成可能な目標設定を行い，実際に達成できたという成功体験を得て自己効力感を持つ．また，新たな行動の達成率が高く定着してきたら，適正基準に向けて目標を段階的にステップアップしていく．

(4) 実行期

安定して続けていくために，セルフケア行動の継続を妨げる落とし穴に気づき，対策を持つ．維持期の再発予防と併せて次に後述する．

> **MEMO　つまずきと逆戻りを防ぐ**
>
> 行動変容の維持期において再発を防ぐために，Marlattら[3]はリラプス・プリベンション（relapse prevention：RP）を考案した．嗜癖行動の治療において考案された再発予防訓練であり，逸脱（ラプス：lapses，1回限りの問題行動）が生じるのを防ぐこと，また逸脱が再発（リラプス：relapse，元の不適切な状態に逆戻り）に進展するのを防ぐことを目的としている．
>
> 過食や間食など不適切な摂食が生じやすいハイリスク状況（例えば，陰性感情，渇望，孤独，退屈，会食場面など）を明らかにしておき，刺激統制や効果的な対処行動を習得して逸脱が生じることを防ぐ．また逸脱の捉え方として，逸脱は再発ではないことも心理教育する．逸脱を「禁止を破った失敗」と捉えてしまうと，自責が生じてその感情緩和に不適応的な食行動がとられる恐れがあり，再発を招いてしまう．その代わりに，逸脱は「一時的，状況的なものであり，セルフケア行動をつづける上では起こり得ること」として捉え，つまずきから更なる対処を学ぶ機会とする．

2）機能分析に基づく行動変容

準備性を評価した上で，行動を変えて行く際には，個々人の具体的な日常エピソードを題材に随伴性分析を重ね，現在の習慣化された生活様式が維持されている仕組みや検査値の悪化や症状出現との関連など仮説を生成していく（ケースフォーミュレーション）．

問題となる行動が生じる先行事象，行動に後続する事象およびそれらの随伴性が明らかになるよう丹念に聴取したり自己観察記録を活用する．問題となる食行動が生じるのは「意志が弱いから」と，クライアント自身も医療者もクライアントの精神力に原因帰属しがちであるが，随伴性分析で行動の機能を確かめることで，本人の意志を活かすべく環境を整える工夫など，適した変容技法の選択へと繋がる．以下に，個人内の身体状況，外部環境，先行事象，行動，後続事象など各要素への主な介入技法を挙げる．

(1) セルフモニタリング（自己観察記録）

観察記録をつけ問題点やパターンを客観的に眺め気づく．食事内容，飲酒量などターゲットにする観察項目のみに留まらず，問題となる行動が生じる先行事象，行動に後続する事象も記録することでそれらと行動との随伴性を明らかにできる．心理師から問題を指摘する指導的スタイルに偏るとクライアントは受け身に陥る恐れもあるが，行動の機能をクライアントが記録から発見していけるようガイドすることで協働的な関係を築き，治療に対するクライアントの主体性も育むことに繋がる．

(2) 確立操作

空腹は食べ物の強化力を高め，食べ物を求める行動が生じる可能性を高める．空腹時を避けて食後などに買い物に行くことで食べ物の買い過ぎを防ぐ．

(3) 刺激統制

セルフケア行動の先行事象を増やして行動を生じさせやすくする．または不健康的な行動の先行事象を減らして行動の生じ

頻度を減らす．例えば，飲食のきっかけを減らす（菓子の買い置きせず，すぐには目と手が届かないようにする．誘惑となる場所や人に近づかず避ける（スーパー菓子売り場，デパート地下食品売り場，飲食街，飲み会））．食べる分だけ提示する（大袋でなく小分け包装の食材利用，大皿から好きなだけ取り分けるのでなくあらかじめ1人分を盛り付ける，小さめの器を使う）．食べ続けてしまうことを防ぐために，食後は食卓を離れ食べ物のない環境に身を移す．

（4）適応的，健康的な行動の形成促進
① 代替行動の形成
飲食（間食，飲酒）が陰性感情や心身の疲労を緩和する機能を果たしている場合，飲食に代替する対処行動を習得する（リラクセーション，苦痛耐性スキルなど）．

② 食べ物への関わり方を変える
肥満者には早食い傾向が認められるため，咀嚼法（一口30回よく噛む）が活用されてきた．早食いに加えて，作業の片手間や，TV・スマホを観ながら食べる「ながら食べ」は食べ物に注意が向けられず過食を招く恐れもある．そのため，マインドフルに食べる（食材の色艶，形，香り，味わい，温かさや冷たさ，歯応え，舌触り，喉越し，唾液分泌など五感を十分に働かせて食べ物および摂食の体験に注意を注ぐ）ことで，過量な満腹感ではなく薄味少量でも満足感を得る．

③ コミュニケーションスキルの形成，獲得
会食場面でセルフケア行動を遂行するためには，場をともにする人々に病状を伝え理解協力を得ることも役立つ．外食・間食の誘い，飲酒の勧め，食前のインスリン注射のために離席する際に，対処として「断る」「自分の状態を知らせる」「要望を伝える」「相手に〜してもらうようお願いする」などのソーシャルスキル強化が課題となる．率直に意見要望を表現してみると（アサーティヴなコミュニケーション），どのようなセリフになるかクライアントに考案してもらい，ロールプレイ形式で体験的に練習する．自分の健康を守るためのスキルであり，まわりの人とサポート関係を築くスキルでもある．

（5）随伴性マネジメント：強化子の設定
随伴性操作によりセルフケア行動を強化するときに，習慣化されるまでは，外発的動機づけが有用である．目標行動が達成したら強化子が伴うよう設定する．家族や医療者に褒めてもらえるよう協力をお願いしておく．また，「週4日，夕食後5,000歩ウォーキングが4週（＝1ヵ月）間達成できたら，欲しかった〇〇を買う」など一定の達成率で自分の喜ぶ活動をするなど設定しておく（トークンエコノミー）．なお，食事療法・運動療法においては体重が減るという減量効果も「手応え」（セルフケア行動に変化改善が随伴した）となりえ，行動形成期には有用であるが，数値の改善は停滞することも教育しておき，数値目標だけを目指すのでなく目標行動を達成したかどうかを評価し記録する．習慣化してくるにつれ，「褒められるから歩く」のでなく，歩くこと自体の爽快感など内発的動機づけに移行していくことがみられる．

3）重要性と自信を手掛かりに話し合う
Rollnickら[4]は，心理療法を専門としない一般の保健医療従事者が診療・援助として療養指導しながらもクライアントの抵抗を生じさせずにクライアントの主体的な行動変容に導けるよう，TTMと動機づけ面接法，クライアント中心療法を統合した面接方法論を考案した（固有の命名はされておらず，ここでは「健康行動変容メソッ

ド」と呼ぶ).このメソッドでは,セルフケア行動に取り組むことについて「重要性」「自信」の2点から行動変容への準備性を評価し,行動変容に向けての円滑な会話を構築していく(図2).

例えば食事療法について「重要性」(その行動をとることが自分にとってどれくらい重要に思えるかの認識)と「自信」(その行動を遂行できるだろうという自己効力感)を尋ね,数値化し評定してもらう(0〜100%).「重要性」「自信」のうち,評定がより低値の方に話し合いの焦点を合わせる.以下の手立ては守るべき手順というより会話のための道標となる.

(1) 重要性を探る

① 「評定した得点について尋ねる」:高く評定した理由を尋ねることで,セルフケア行動を大切に思う心境や病気への危機感をもつに至ったきっかけなどを引き出すことになり,変化を望む方向の会話が展開しやすくなる.

② 「賛成と反対の気持ちを調べる」:(TTM「損益分析」参照)重要性を低く評定している場合,クライアントは自分の健康より価値をおいているものがあるかもしれない.まずは現在の健康的でない習慣のよい面,役立つ面などを聴く.次にその現在の習慣を続けると困る面を聴く中で,このままでいると心配なことを尋ねる.

なお心理師の介入に先立ち疾病教育はすでに受けている前提だが,病気についての誤解や知識不足が重要性の低値に繋がることもある.「糖尿病をどんな病気としてご存知でしたか?」と予備知識や先入観を尋ね,正しい疾病知識を情報提供することで一方的に脅す形でなく病気への危機感と療養の重要性の認識を高めることもできる.

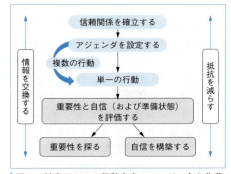

図2 健康のための行動変容メソッド:主な作業概要
(文献4)より引用)

(2) 自信を構築する

① 「評定した得点について尋ねる」:高く評定した理由を尋ねると,すでに今まで特定のセルフケア行動を習慣化して継続できていることが語られやすい.続けられている秘訣や,継続を妨げる状況に役立った対処などを引き出す.

② 「ブレインストーミングによる解決法」:指示する代わりにクライアントが主体的に目標行動やプランの選択肢を発案して選ぶ.達成できそうな目標の高さに具体化していく.

4) 病とともにありながら価値に則して生きる

Greggら[5)]は糖尿病患者にアクセプタンス・アンド・コミットメントセラピー,Acceptance&Commitment Therapy:ACTを適用し,通常の糖尿病教育だけでなくアクセプタンス,マインドフルネス,価値の明確化の単回心理教育研修を加えた群の方が3ヵ月後のHbA1cとセルフケア行動に改善が認められたことをRCTで実証した.

(1) 不快な思考・感情へのマインドフルネス

思考内容を変えて感情を和らげるのでな

く，思考や感情を自身に生じている一過性の体験として進んで迎え入れる．例えば「糖尿病に罹患すると完治はなく，一生食事を管理し続けるのはうんざりする」という考えが浮かんだ」と捉える．そして，思考や感情に没入し反すうさせて不快を増す代わりに，今この瞬間の体験に気づき，認め，とらわれることなく手放しそのままにしておく．この態度は瞑想エクササイズを通して培われる．息の出入りを観察しつづける間にも生じてくる思考や感情，身体感覚などをあるがままに認め，注意を再び呼吸に向け直す．

(2) 価値の明確化，価値に則した行動の実践

自身が価値をおく方向に向けて生きる．血糖値や体重の管理，合併症の進展抑制の先にある健康寿命をどのように生きるかに目を向ける．そして，概念的に留まらず価値に則した具体的行動をとる．

2 活用が必要な状況

1）アドヒアランスの課題

セルフケア行動（食行動変容，運動習慣の形成と促進，体重や血糖の自己測定（必要な場合は内服，インスリン自己注射））自体が治療の基本であり，日常生活の場でクライアントが主体的に習慣を改善するというアドヒアランスが肝要になる．しかし，完治のない慢性疾患ゆえセルフケア行動を絶えず継続することに困難や負担が生じやすい．

例）
・高血糖を指摘されても自覚症状がないため生活改善の必要が感じられないまま受診せず放置または通院自己中断となり療養に向かい合えずいる．
・血糖値や体重の数値を下げれば治癒したことになるとの誤解から，短期間で数値を大幅に改善しようと過度な運動や禁欲的に食事制限をし過ぎてしまう．

さらに食事療法・運動療法は，就労など社会活動の生活リズムを含めた生き方や価値観の変更を伴うこともある．

2）糖尿病にまつわる苦悩

米国糖尿病学会の基本方針表明[6]では，糖尿病とともに生きる人々の心理社会的ケアにおいて，生涯にわたる観点で心理的適応を考慮することの重要性を挙げている．糖尿病にまつわる苦悩（diabetes distress：DD）は専門治療を要するような心理的障害とは異なり，糖尿病であればよくみられることである．前述のセルフケア行動の継続が求められることや合併症へ進行する可能性などと関連して生じやすく，この苦悩が強いと，服薬行動に影響し，HbA1cの増悪，低い自己効力感，食事療法，運動療法への取り組みの乏しさなどとも関連する．特に，糖尿病と診断された時，自己管理を学び対処を維持する時期，治療法の変更があった時それぞれに予測されるDDへのカウンセリングが有益と考えられている．

3）病を自分のものとして引き受ける

ACTはセルフケア行動に対して他律的，回避的な場合，適用が考えられる．例えば，数値の改善に一喜一憂し過ぎている状態（合併症の脅威におびえている．セルフケアに取り組めず自責や罪悪感が強いなど）．また，病を受け入れられず直面することを避けているときや，セルフケア行動が他者（医療者）から課せられたものとして義務的に感じているほか，自分のためにセルフケア行動に携わることを先延ばしにしている場合にも有用である．

3 活用のねらい

本項の技法はいずれもが治療へのアドヒ

アランスを向上させる援助である．説得して指示に従わせるのでなく，医療に取り締まってもらうのでなく，クライアントの主体性を尊重し高め，クライアントが自分の健康に目を向けて，セルフケア行動と自身の健康を管理，コントロールできる自信を養うこと，これらに意味があると思えるようになることに主眼がある．

TTMの変化ステージに適合した介入が示されていることで，クライアントが次の変化ステージに移行するための介入指針が得られる．またマニュアル的に技法を適用するだけでなく機能分析に基づくことでより個別に最適化した介入を提供することができる．

日常の短時間の関わりの中でも，健康行動変容メソッドに則して行動変容への準備性を重要性と効力感の2点から簡潔にかつ効率的にアセスメントすることで，その準備性に応じて動機を引き出し変化を促進する会話を展開できる．

またACTにより，自身がどこに価値をおいて生きるのかが明らかになることで，検査値の改善の先にある生き方や健康寿命を全うすることに目が向き，他律的な治療でなく自分の望む生活のためにセルフケア行動にとりくむという動機づけとなる．

4 活用する際のコツ

何より心理師はクライアントの不健康な生活習慣を是正したくなる衝動を自覚する必要がある．医療他職種が「正しい治療・療養方法」を教えても，患者がそれらを実行しないと，医療者はさらに患者を説き伏せたり，やる気のない患者とみなして，患者はますます反発を強め自信を失う恐れがある．抵抗や対立を減らしながら心理師—クライアント双方が療養への取り組みについて話し合えるよう，TTMや健康行動変容のメソッドを参照枠にしていく．

また，生活習慣を変えることについての準備性は，セルフケア行動の種類ごとに異なることにも留意する（摂取カロリーを減らす意向はあっても，飲酒習慣は変えたくない，など）．

心理師が客観評価した変化ステージとクライアントの主観評価に相違が生じる場合もある．例えば心理師からみると望ましい行動変容が生じていなくても，クライアントは「自分なりに実行している」「始めるつもりである」と考えているなど．「行動変容への準備性＝顕在的な行動変容が生じているか否か」だけで評価するのでなく，このように自他の評価のズレを糸口にし，クライアントの意向や認識を聴いて確かめることでより的確に準備性を把握し介入することができる．

文献

1) Prochaska JO, et al：チェンジング・フォー・グッド—ステージ変化理論で上手に行動を変える，中村正和監訳，法研，東京，2005
2) 石井 均：糖尿病医療学入門 こころと行動のガイドブック，医学書院，東京，2011
3) Marlatt GA, et al：リラプス・プリベンション 依存症の新しい治療，原田隆之訳，日本評論社，東京，2011
4) Rollnick S, et al：健康のための行動変容 保健医療従事者のためのガイド，（社）地域医療振興協会公衆衛生委員会PMPC研究グループ監訳，法研，東京，2001
5) Gregg JA, et al：Improving diabetes self-management through acceptance, mindfulness, and values：A randomized controlled trial. J Consult Clin Psychol 75：336-343, 2007
6) Young-Hyman D, et al：Psychosocial Care for People With Diabetes：A Position Statement of the American Diabetes Association. Diabetes Care 39：2126-2140, 2016

3）心疾患へのアプローチ

庵地雄太

Key word アセスメント／情報共有／IPW／コンサルテーション

要点整理

- 心疾患の病態変化や生命予後は予測できないが，心理アプローチは心疾患の治療推進と増悪・再発予防には貢献できる．
- 形式にとらわれ過ぎず，環境に適応させながら患者に必要なアプローチを実践する．
- 心理師の活躍が最も期待されているのは「心疾患治療に悪影響を及ぼす，医学的な視点だけでは解決しない問題」への対応である．
- 心疾患患者への心理アプローチは多職種連携協働（IPW）がカギである．

表1　心理師に求められる特性

①不安，抑うつ，せん妄，認知症，緩和ケア，心理療法，精神薬理学，医療に関わる法律・倫理の問題などの知識
②個人ならびに多職種との協働・指導に関連するコミュニケーション能力
③生物・心理・社会的（包括的）なケースマネジメントの能力，端的で実行可能な助言，責任ある態度

1 技法の手続き

1）心疾患領域に従事する心理師の役割

今日，心疾患患者に対する認知行動療法やマインドフルネス精神療法など専門療法のエビデンスレベルが少しずつ向上してきている．その一方で，我々心疾患臨床に従事する心理師は，実臨床の中で認知行動療法などの専門療法を実施できないジレンマを抱えている．その理由は下記に詳しく説明するが，簡潔に述べると今日の本邦心疾患治療体系の中で心理療法を行うことを想定していないからである．そこで重要となるのが，我々心理師の幅広い専門性と柔軟性である．

2010年の報告[1]によると，コンサルテーション・リエゾン・サービスの視点において心理師が期待される特性は，表1[2]の3つが示されている．これを踏まえ，心疾患領域で最も心理師の参画が進んでいる心臓リハビリテーション領域において，今後「① 幅広い志向性，② 他者とのコミュニケーション能力，③ 多職種との協働性，④ 適切な自己表出性，⑤ 状態を客観的に分析できる研究能力」が将来的に求められるであろう，とも述べられている．

つまり，学際的な臨床心理学という学問を基礎とし，性格特性・行動・発達・環境などを多角的に分析し，問題解決に向けた方略を示すことも重要な専門性である．心疾患患者に起きている問題を「アセスメント」し，その問題に対する解決策と合わせて多職種と「情報共有」する．次に，心疾患臨床で可能な範囲で患者に対する「心理教育および低強度の心理療法」を実施する．また，問題の複雑さや症状の重症度などに応じて「専門科（職）へコンサルテーション，リファー」する．これが，現在の心疾患領域から求められ，心疾患臨床で実施できる心理師の役割である．

表2 急性期，回復期，維持期の時期的区分

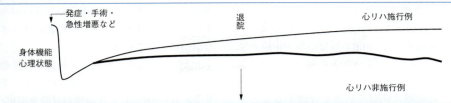

区分	第Ⅰ相	第Ⅱ相		第Ⅲ相
時期	急性期	前期回復期	後期回復期	維持期
場所	ICU/CCU	一般循環器病棟	外来・通院リハ	地域の運動施設
目的	日常生活への復帰	社会生活への復帰	社会生活へ復帰 新しい生活習慣	快適な生活 再発予防
主な内容	機能評価 療養計画 床上理学療法 座位・立位負荷 30～100m歩行試験	病態・機能評価 精神・心理評価 リハの重要性啓発 運動負荷試験 運動処方 生活一般・食事・服薬指導 カウンセリング 社会的不利への対応法 復職支援	病態・機能評価 精神・心理評価 運動負荷試験 運動処方 運動療法 生活一般・食事・服薬指導 集団療法 カウンセリング 冠危険因子是正	よりよい生活習慣の維持 冠危険因子是正 運動処方 運動療法 集団療法

(日本循環器学会．心血管疾患におけるリハビリテーションに関するガイドライン（2012年改訂版）．http://www.j-circ.or.jp/guideline/pdf/JCS2012_nohara_h.pdf（2018年5月閲覧））

2）所属で異なる心理師の役割と支援方法

今日，心疾患患者と関わる心理師は「心疾患領域に所属する心理師」と「精神科領域に所属し，心疾患患者に関わる心理師」の2つに大別される．「心疾患領域に所属する」場合，上司は循環器内科医であることが多い．一方，「精神科領域の一員」である場合，上司は精神科医であることが多い．実はこの違いは心疾患臨床における心理アプローチに大きな違いを生む．上司が精神科医であるということは，精神科診療の枠組内で心理アプローチを実施することができるということであり，クライアントが心疾患患者であるという点以外は通常の精神科での心理業務と大きな違いはない．一方で上司が循環器内科医である場合，心疾患領域における唯一の精神・心理専門職ということになる．つまり，心理師の言動に掛かる責任が非常に大きいため，過誤を生じる可能性を常に念頭に置きながら，時に「アプローチしない」勇気も大切である．心理師の知見や力量を超える依頼や問題には，その旨を明確にした上で多職種と共有し，直ちに専門科（職）へコンサルテーション，リファーすることが肝要である．

3）病期/治療期で異なる，心理師の役割と支援方法

表2に心血管疾患におけるリハビリテーションに関するガイドラインの時期的区分を示す．

(1) 急性期：集中治療室（ICU，HCU，CCUなど）

一般的に，心理師が援助介入する際にはプライバシーに配慮された静かな個室で面談することが多い．そのため心疾患臨床に従事する心理師は，初任期にはまず心疾患

患者と接する環境の特殊性に戸惑う．例えば急性期であればICU（intensive care unit），HCU（high care unit），CCU（coronary care unit）などの集中治療室で患者（クライアント）と対面することになる．集中治療室は生命を維持するために24時間絶え間なく病態を管理することを目的とした病棟である．そのため，感染症対策のため窓は開閉できず，排泄は安全と治療上の理由から床上もしくはベッドサイドで行うため，医療者が確認・処理するまでの短い時間であるが排泄物の匂いも滞留する．また病棟や病室は常に明るく点灯し，医療者や周囲が発する音や声，人工呼吸器や心電計などの医療機器が発する駆動音やアラーム音が途切れることはない．さらに治療必要上，断続的に医療者が出入りするため，患者のプライバシーは大幅に制限される．つまり，我々が専門教育の中で学んできた心理援助の基本となる静寂で安全な環境はそこにはない．しかし，生命維持と急性期治療のために集中治療室で療養していることから，心理援助を優先しての転床や環境調整は不可能である．よって，この特殊な環境下で必要な心理アプローチとは何かを十分検討して臨まなければならない．

(2) 前期回復期：一般病室（循環器内科病棟，心臓血管外科病棟など）

急性期治療を経て回復期へと移行すると，多くの場合一般病室へ転床となる．しかし，心疾患の特性上，入院加療が必要な状況であるということは，医療機器を引き続き装着することと同義である．光や声など環境は集中治療室と比較すると格段に改善するものの，心電計やシリンジポンプなどのアラーム音には引き続き曝露され続ける．また，集中治療室と比較すると頻度は減るものの，断続的に医療者が病室へ出入

りすることには変わりなく，さらに集中治療室では制限されていた面会や見舞いが増えることもあり，依然として患者のプライバシーは大幅に制約される．

一方で，回復期に移行した後は心理援助に必要な環境調整もある程度可能となってくる．具体的には，心理面接の日時を指定・周知することで他者の入室を制限することや，医療機器のアラーム音の一部消音を検討することができる．さらに，一般病棟には病状説明や面会に使用される個室が備えられていることが多く，患者の病態や身体機能・運動機能によっては静寂で安全な個室での心理アプローチが可能となる．無論，このような環境調整は主治医をはじめ関係する医療者，そして患者本人との相談および合意の上に成り立つものである．そのため，環境調整が可能な病期・病態であるか否かを推定し，調整の実現性を患者および多職種と検討するためにも，心疾患の基礎知識や多職種とのコミュニケーション能力は不可欠である．

(3) 後期回復期～維持期：外来（循環器内科外来，心臓血管外科外来，専門外来など）

心理相談室や精神科リエゾンチームなどの医療機関内において精神科診療に準じた動きをする心理援助についての解説は別項に譲り，本項では循環器内科外来，心臓血管外科外来，心不全外来，通院心臓リハビリテーションなどの身体科領域の外来場面について解説する．筆者の知る限り，上記のような心疾患に関連する外来に隣接して心理援助用の個室を常設している医療機関は覚えがない．そのため，心理師が上記の外来フロアに出向いて援助を行う場合，多くは待合の長椅子などで患者と面談することとなる．無論，そのような開放空間でプ

ライバシーに深く関わる内容の話をすることは出来ない．万が一，周囲の空き部屋を借りることができたとしても，あくまでも臨時で貸与しているに変わりはなく，落ち着いて長時間使用することは難しい．そのため，近年徐々に増加しつつある形が心臓リハビリテーションの一環として心理アプローチを実施する形である．心臓リハビリテーションを実施する際，健康保険の施設基準として一定の専用空間を確保する必要がある．そのため心臓リハビリテーションの新規開設を検討する医療機関の中には，抜本的な空間配置を検討する中で新たに個室を設置する施設が少なくない．これは主に看護師や薬剤師などによる疾病教育や個別指導を念頭に置いて設置されるのであるが，個別の心理アプローチを行う部屋として活用することも可能である．また，心臓リハビリテーションのプログラムには集団疾病教育が含まれているため，その一環としてストレスやうつ症状などに関連する集団心理教育を実施することもできる．すでに，心臓リハビリテーションプログラムの一環としての心理アプローチが徐々に広がりつつある．

4）実際に介入援助をする前に心理師が知っておくべきこと

心疾患の病態は予測不可能である．例えば，心筋梗塞を発症し治療を受けた患者が，退院翌日に突如発症した致死性不整脈で命を落とすことがある．不整脈を発症する可能性については，ある程度予測できる場合がある．しかし，不整脈が「いつ」発症するかの予測が難しい．可能性として，個室で心理師と2人きりで面接している際に発症することは十分にある．これは致死性不整脈に限ったことではなく，心筋梗塞の再発や急性心不全などの容態急変は常に起こりうる．そのため，心疾患患者に接する心理師は多職種と緊急時の対応について事前に取り決めておくことが必要で，更に心理師自身もBLS（basic life support，一次救命処置）などの最低限の救命措置は習得しておくとより安心である．

また，心疾患患者の容態がいつ急変するか予測できないことに加え，心臓は「全身の循環」を司る臓器であることから，心疾患と他の臓器は相互に影響し合うことで多彩な合併症や心疾患の増悪を来す．例えば，「心不全の悪化によって腎不全や便秘などの消化器系疾患を発症する」ことや「虫歯や風邪を契機に心不全が増悪する」などである．そのため，心疾患患者の生命予後に影響する因子は無数にあることから，正確に予後を計ることは難しい．そのため，中長期的な心理アプローチの計画を立てることは簡単ではない．さらに，中長期的な計画に基づいて援助介入を進めていたとしても，患者の容態変化に応じて中止・中断せざるを得ない場合もある．つまり，心疾患患者には心理アプローチに必要な十分な「時間・期間」が必ずしも保障されていないことを常に考慮しておく必要がある．

5）心疾患領域の心理師に求められる柔軟性

上述の通り，心疾患患者への心理アプローチには身分，環境，空間や時間など，多くの制約がある．そのため，今日の心疾患患者の治療環境内において，規定の枠組みや確立されたモジュールなどに正確に沿った心理療法は簡単ではない．一方で，心疾患患者が精神科や心療内科などに受診するにはさまざまな障壁があるため，専門的な加療は精神科リエゾンチームの存在の有無に依存してしまう．今日現在，心疾患領域に従事する心理師は，この点に最も苦

表3 心不全患者に対する抑うつの治療効果

著者	N	平均年齢	介入方法	期間	結果
Kostis et al.（1994）	20	65.7	集団認知行動療法（運動，栄養指導含む）；ジゴキシン；プラセボ	12週	CBTの方が他の群より抑うつ改善
Luskin et al.（2002）	33	66.0	集団ストレスマネージメントトレーニング；統制群	10週	治療群の方が有意な抑うつ改善
Radzewitz et al.（2002）	88	65.8	筋トレ，エルゴメーター，6分間歩行；統制群なし	4週	4週間後不安と抑うつの有意な改善なし
Lader et al.（2003）	589	64.6	ジゴキシン；プラセボ	4〜12ヵ月	両群とも抑うつには有意な変化なし
Lesperance et al.（2003）	28	59.6	抗うつ剤（ネファゾドン）；統制群なし	12週	4週間後すべてのうつ・QOLスケールに有意な改善
Corvera-Tindel et al.（2004）	39	63.2	自宅での歩行プログラム60％実施；60％以下の実施；ドロップアウト	12週	60％以上の方が60％以下より抑うつ改善 60％以上の方がドロップアウトより抑うつ改善
Sullivan et al.（2009）	208	61.0	マインドフルネス認知療法，ストレス対処スキル，グループ討議；統制群	8週	治療群の方が不安・抑うつに有意な改善

CBT：認知行動療法，QOL：生活の質 （文献4）より引用）

慮していると言っても過言ではない．そのため，我々心疾患領域に従事する心理師は，同領域の治療環境に適応させた心理アプローチを常に模索しており，その中から派生的に生じてきた言葉が「〇〇的アプローチ」である．

抑うつに対する認知行動療法を例に挙げると，厚生労働省が公開している治療者用マニュアル[3]では「1回30分以上のセッションを16〜20回前後で実施する」ことを推奨している．しかし，入院中の心疾患患者にとって1回30分以上の面接は身体的負担から実施困難な場合があり，また心疾患に対する急性期治療後に16週間以上入院していることは少ない．そこで，心疾患領域の心理師は患者の容態と治療環境に適応させた「認知行動療法的アプローチ」を日々模索している．そのため，心疾患領域に従事する心理師にはある程度の臨機応変さや柔軟性が必要なのかもしれない．なお，心疾患患者に対する認知行動療法の効果についてはMEMOを参照されたい．

| MEMO | 認知行動療法の効果

欧米では，1990年代から心疾患患者への認知行動療法が行われているが，確固たるエビデンスレベルにはまだ到達していない．近年，本邦でも導入が進む心不全患者への認知行動療法について，その効果をまとめた報告が表3[4]である．

6）医療者から期待されている心理師の活躍

2017年10月31日，日本循環器学会と日本心不全学会は「心不全」の定義を「心不全とは心臓が悪いために，息切れやむくみが起こり，だんだん悪くなり，生命を縮める病気」と示した．心疾患には心筋梗塞や弁膜症などさまざまな疾患が含まれるが，それらさまざまな心疾患によって心臓の機能が低下した状態を「心不全」と呼ぶ．

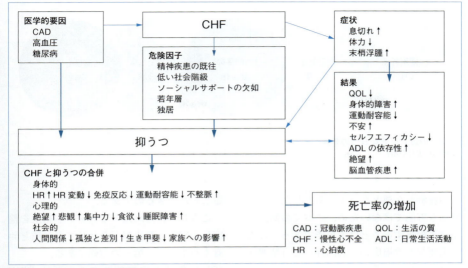

図1　心不全と抑うつの関係
（文献4）より引用）

心不全の治療は，開胸術やカテーテル治療に加え，日常生活の過ごし方が重要になる．心疾患領域の医療者は，急性期治療と共に患者のセルフケア能力獲得に向けたさまざまな取り組みを行う．しかし，ここで起こる問題が「理解力の低さ」，「意欲の低さ」，「集中力や持続力の低さ」などである．これらの問題の原因となる疾患が特定される場合には原因となっている疾患に対する治療を進めていくが，医学的な原因がない場合には「キャラクター（性格）だから，どうしようもない」と医療者に匙を投げられてしまうことも少なくない．実はこのような「心疾患治療に悪影響を及ぼす，医学的な視点だけでは解決しない問題」こそ，真に心疾患臨床から心理師に活躍が期待されている分野であると，日々実感している．この問題の詳細は，❸活用のねらいを参照されたい．

7）心疾患患者への介入援助の具体的な方略

（1）アセスメント：カギは「志向性」と「情報リテラシー」

心不全をはじめとする心疾患は身体・精神・心理・社会的なさまざまな問題を引き起こす．それら多彩な問題に対応するためには，心疾患に関連する医学的な知識はもちろん，精神医学や臨床心理学などの専門知識だけでは不十分である．

例えば，心不全とうつとの関係を図1に示す．このうち【医学的要因】の中で「糖尿病」とあるが，これに対応するためには心疾患の知識だけではなく内分泌・代謝系の知識も必要となる．また，【危険因子】の「低い社会階級」，「ソーシャルサポートの欠如」に対応するためには，産業保健や社会福祉などの知識も必要であろう．さらに，【CHFと抑うつの合併】の「家族への影響↑」へ対処するためには，家族システ

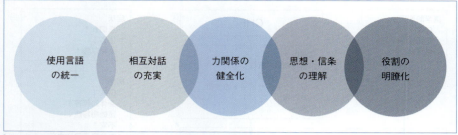

図2　IPWに必要な5つの要素
（文献5）より引用）

ムの理解も必要となってくる．しかし，心理師も万能ではないため，すべての知識を完全に網羅することは不可能である．ここで重要なのは幅広い「志向性」と「情報リテラシー」である．

「志向性」とは意識的に注意を向ける能力や心の動きである．この場合，上記のようなさまざまな関連問題について意識的に興味関心を持つことである．多彩な病態である心不全患者に「いま，この患者およびその周辺では，何が起き，何が問題となっているのか」を注意深く観察し，時に心理検査や面接法を駆使して必要な情報を収集する．そして，そこから浮かび上がってきた問題をより正確に評価するためには「情報リテラシー（information literacy）」がカギとなる．「情報リテラシー」とは情報を活用する能力全般のことを指すが，この中には「必要な時，正確な情報にアクセスする能力」も含まれる．つまり，志向性を以て収集した問題を整理するために必要な情報を，心理師自身がすべて網羅し保持しておく必要はないのである．そして幸いにも，医療機関にはさまざまな専門職が勤務している．言い換えれば，各専門職との円滑なコミュニケーションを図ることによって，正確な情報を最小限の時間と手間で得ることができるのである．

こうして得られたアセスメント結果を整理し，問題の解決策と合わせて多職種と共有するまでが，第一の方略である．

(2) 多職種との情報共有：カギは「IPWの指針」

「他者との円滑なコミュニケーション」．文字にするのは容易だが，実践するには相応の知識とテクニックが必要となる．心理師の専門性のひとつでもあるコミュニケーション技法や関連理論については他の項目へ解説を譲り，本項では他の医療者とのコミュニケーションについて述べる．

近年，心疾患領域では「IPW」という言葉が広がりをみせている．IPWとはinter-professional workの略であり，日本語では多職種連携協働などと訳される．これは従来のチーム医療の発展形として徐々に広がりを見せているのであるが，このIPWを実現するためには5つの要素が不可欠であるとされている（図2）．これら5つの要素は学歴，職歴，年齢，専門性など，異なるバックグラウンドを持つ多くの専門職が協働するための指針である．例えば，「使用言語の統一」について筆者が説明する際に良く用いるのが「MR」という略語である．一般的に「MR」という文字を見

れば「ミスター」と読む．しかし，精神科・心療内科領域の診療録に記載されていれば「精神遅滞（mental retardation）」を示すことが多い．一方で，循環器内科・心臓血管外科領域の診療録に記載されていれば「僧帽弁閉鎖不全症（mitral regurgitation）」を指す．さらに，医師間の会話で「MR」と出てきた場合には，医薬品メーカーの専門職のひとつである「医薬情報担当者（medical representative）」を指していることもある．この「MR」という言葉ひとつでも，これだけ多くの意味合いを含んでいる．このほかにも医療用語には無数の略語が存在するため，略語での会話は互いに齟齬を生み，共通理解の障壁になる可能性がある．そのため，多職種とのコミュニケーションにおいて「略語を回避し，正式名称で会話する」ことは遠回りのようで実は安全・確実な最短ルートの会話になるのである．そして，他の4つを合わせた5つのIPW要素が多職種全体で共通認識となった時，気がつけばチーム全体で円滑なコミュニケーションが図られているはずである．その上で，実は共通認識が生まれるまでの間に「衝突（conflict）」が必発するのだが，これについてはアドバイスを参照されたい．

> **アドバイス　協働の宿命「衝突」への心理的アプローチ**
>
> IPWを構築する上で，避けて通れないのが「衝突（conflict）」である．IPWは治療上重要な要素については，各職種のアプローチが重複するべきという考え方を基礎としている．そのためIPWの実践には，これまで暗黙の了解として守られていた「各職種の職域や専門性」といった職種間の緩衝地帯を乗り越える必要がある．そのため大小さまざまな「衝突（conflict）」が生じるのであるが，これは質の高いIPWを構築する上では避けて通れない関門なのである．実は，心疾患領域に従事する心理師の隠れた役割に，この衝突を予防，回避，解決するという点があると筆者は考えている．無論，衝突は疾患ではないため，医学的治療の適応ではない．しかし，我々心理師は集団療法における集団力動や家族療法における家族システムなど，この種の問題を予防，回避，解決するための術を持っている．心理師の学際的な知見と医療専門職ではない特長が，IPWの宿命を克服しえるのではないかと考え，筆者も日々実践を試みている．

（3）心理教育および低強度の心理療法：カギは「多職種のチカラ」

心疾患患者には医師，看護師のほかに，理学療法士，作業療法士，臨床検査技師，診療放射線技師，薬剤師，管理栄養士，臨床工学技士，医療ソーシャルワーカーなど，多彩な職種が関わっている．これらの職種はそれぞれに得意分野や専門性を持っているが，「心疾患患者に充実した生活を取り戻す」という目標は常に一致している．そのため心理師はまず，精神・心理・社会的な問題は心疾患治療の一環であること，また多職種が持つ情報や治療的な関わりが心疾患治療のみならず周辺の問題にも有益であることをチーム全体と共有しなくてはならない．これに成功すると，精神・心理・社会的な問題についてのアプローチを多職種と分担することができるようになる．例えば「抑うつに伴う食欲低下」という問題が発生した際，摂食状況の確認や食事介助を看護師，嗜好調査や食事の形態変更は管理栄養士，消化器系に作用する薬剤のアセスメントおよび処方調整は薬剤師，ADLや運動機能などへのアプローチは理学療法士，退院後の生活環境や社会的サポートの確認と整備は医療ソーシャルワーカーなど，多職種が自身の業務範囲内でこれらの問題に取り組むことで，同時並行・多元的に問題解決が図られていくため非常に質と

表4 循環器臨床において困る精神・心理的な症状や問題

- 気力・意欲の低下
- 不安，恐怖
- 食思不振
- 不眠，中途覚醒
- 希死念慮，自殺企図
- もの忘れ，覚えられない
- 集中できない，他のものに気持ちが移りやすい
- 理解力の低さ
- こだわりの強さ
- 医療者とうまくコミュニケーションが取れない，心を開いてもらえない
- すぐ怒る，常に怒っている，言動が粗暴，心身への暴力行為がある
- 感情や欲のコントロールが出来ない（セクハラを含む）
- 妄想（被害妄想，関係妄想，誇大妄想など）
- 気分のムラが激しい
- 自他に不利益な言動が止められない
- ストレスをうまく対処できない
- 環境の変化に適応できない
- 異常な甘え，依存
- 心の傷（臨死体験，ICDの意識下作動など）
- アルコールの不適切な摂取，問題飲酒
- やめる意思はあるが禁煙できない，禁煙に失敗する
- 医薬品の不適切な使用
- 特徴的な性格（たびたび問題を起こす人，「濃い」人，危ない人など）

効率が高くなる．これにより，心理師は真に必要な患者にアプローチの時間と力を注力することが出来るようになるのである．つまり，心理師は精神・心理・社会的な問題に関するプレイングマネージャー（選手兼監督）なのである．

（4）専門科（職）へコンサルテーション，リファー

前述したとおり，心疾患臨床でできる心理アプローチには限界がある．そのため，中等度～高度の心理療法や専門診療科による検査・治療が必要な心疾患患者については，心疾患がある程度安定した後，相応の診療科や専門家などへコンサルテーション，リファーしなければならない．心疾患領域に従事する心理師は心疾患臨床と専門科（職）の双方の事情を知る貴重な存在であり，どのように橋渡しすれば円滑に事が進むかを知っている．心疾患臨床に従事する心理師は，心疾患臨床でのみ行う対策だけでなく，他の専門科（職）へのコンサルテーション，リファーを念頭においてアプローチすべきである．

2 活用が必要な状況

筆者らは，2017年11月3日に開催された第74回日本循環器心身医学会学術総会において，循環器心身医学領域に従事する医療者を対象として「循環器臨床において困る精神・心理的な症状や問題」についての調査を実施．このうち，困っていると回答された症状や問題を表4にまとめた．

この調査項目はあえて「疾患別（うつ病，せん妄，認知症など）」ではなく，心疾患治療に影響を及ぼす問題や症状に焦点を当てている．これは心疾患臨床が精神疾患の診断基準を満たすかどうかではなく，具体的な症状や問題の解決策を求めているからである．言い換えれば，これらの問題や症状の軽減・解決について，心理師の活躍が期待されている．

3 活用のねらい

1）患者のQOL向上

心疾患に併存する精神・心理・社会的問題は，患者のQOLに直結していることが多い．そのため，それらの問題を軽減・解決していくことは，患者のQOLを向上させることにつながる．

2）心疾患治療に悪影響を及ぼす精神・心理・社会的問題の軽減・解決（急性期～前期回復期）

例えば，食思不振に伴って低栄養に陥ると，開胸術後の創部治癒やリハビリの遅れを招き，ALD向上が遅延してしまう．また，

表5 医療者から患者へ指導される増悪・再発予防に関する項目（退院時および外来において）

項目	内容
全般的なこと	・病態や心臓手術の結果について ・今後の治療やリハビリテーションの目標について
運動療法について	・運動強度，頻度，種類，運動実施の時間，禁忌など ・運動前のバイタルサインや運動時の血圧管理について ・運動時の服装や靴，天候，水分補給について ・レジスタンストレーニング開始時期について ・運動量（日常生活活動量）を設定する
服薬の徹底	・正しく服用すること（残薬を確認） ・薬の目的や内容の理解について ・薬の管理者について ・副作用について ・薬効の減少する食べ物について
栄養，食事について	・塩分管理について ・脂質（カロリー）管理について ・水分管理について ・偏食の予防について ・自炊できない場合の各種サービス利用（コンビニを含む）について
バイタルサインの測定	・血圧・脈拍測定，体重測定を習慣化する ・運動時の自覚症状のモニタリングを覚える
生活全般	・手洗い，うがいの励行 ・口腔ケアをしっかりする ・入浴の具体的方法，温泉，サウナの入り方など ・家事，草むしりなど ・性生活について ・海外旅行について ・ゴルフ，ガーデニング，登山など ・変則勤務への対応など
創部の管理	・創部の管理（発赤，圧痛，浸出液がないかを確認する） ・軽い上肢動作は可（ぶら下がりは禁） ・体幹の過度な伸展と回施は避ける ・自動車の運転や10～15ポンドのものを持つことを6週間避ける ［低侵襲心臓手術（Minimally Invasive Cardiac Surgery：MICS）の場合は制限はない］
緊急時の対応について	・異常反応についての知識 ・BLS（basic life support：一次救命処置）について ・緊急連絡先について

（日本循環器学会．心血管疾患におけるリハビリテーションに関するガイドライン（2012年改訂版）．http://www.j-circ.or.jp/guideline/pdf/JCS2012_nohara_h.pdf（2018年5月閲覧））

激しい気分変調や妄想は治療や服薬のアドヒアランスを低下させる．このように，精神・心理・社会的問題が心疾患治療に悪影響を及ぼすことも多く，これらを軽減・解決していくことは重要な心疾患治療のひとつである．

3）心疾患の増悪・再発の予防（後期回復期～維持期）

心疾患は，急性期治療によって完治するものではなく，慢性心不全に代表される慢性疾患に移行することが多い．慢性疾患である以上，増悪や再発を予防するためには**表5**のような項目についてのセルフケアが重要になってくる．そのためにも，セルフケアに悪影響を及ぼす精神・心理・社会的問題を軽減・解決することが重要である．

表6 心疾患領域でよく用いられる尺度

評価内容	(質問紙) 検査名	項目数/内容
不安	STAI：State-Trait Anxiety Inventory	40/状態不安と特性不安の尺度
抑うつ	PHQ-9	10/うつ病のスクリーニングに用いられる尺度（抑うつ状態の尺度）*「研究使用申請書」の提出が求められる場合がある
抑うつ	BDI-Ⅱ：Beck Depression Inventory-Second Edition	21/過去2週間の抑うつ症状の評価（気分・認知に重点）
抑うつ	SDS：Self-rating Depression Scale	20/自己評価式抑うつ性尺度（うつ病の重症度と治療効果の評価）
抑うつ	CES-D：Center for Epidemiologic Studies Depression Scale	20/うつ病（抑うつ状態）自己評価尺度
抑うつ	HRSD：Hamilton's Rating Scale for Depression（HAM-D）	17（他言語21，24あり）/専門家による面接法での評価.（ハミルトンうつ病評価尺度）
抑うつ・不安	HADS：Hospital Anxiety and Depression Scale	14/身体疾患を有する患者の抑うつや不安症状の評価
感情・気分	POMS：profile of Mood States	65/一時的な気分・感情の状態を測定（感情プロフィール調査）
Type D	DS14：Type D Scale-14	14/Type Dの尺度（Type D は Negative Affectivity, Social Inhibition で構成される）
怒り	STAXI 2：State-Trait Anger eXpression Inventory 2（STAXI のバージョンアップ版）	57/状態怒り，特性怒り，怒りの表出の評価
多面的人格検査	MMPI：Minesota Multiphasic Personality Inventory	550/130言語に翻訳された国際的調査票，個人の人格特徴を多面的に評価
精神的健康度	GHQ：General Health Questionnaire	60/（*短縮版・30/28/12 あり）精神障害の発見と症状評価（精神的健康度）
QOL	SF-36：The 36-item short form of the Medical Outcomes Study Questionnaire	36/身体機能，精神役割の制限などを含む健康関連 QOLの尺度
QOL	WHO/QOL-26：WHO/Quality of Life-26	26/身体的領域，心理的領域，社会的領域，環境，および概括評価2項目を含む QOL の尺度

(日本循環器学会，心血管疾患におけるリハビリテーションに関するガイドライン（2012年改訂版）．http://www.j-circ.or.jp/guideline/pdf/JCS2012_nohara_h.pdf（2018年5月閲覧））

4 活用する際のコツ

実は，心疾患患者への心理的アプローチに関する具体例が心臓リハビリテーションに関するガイドラインに記されている（**表6，図3**）．これらは草創期から試行錯誤を重ねてきた諸先輩方の努力の結晶とも言えるモデルであり，同領域の心理師にとっては実務的・精神的な大きな柱となるものである．このモデルを軸として，**表4**のような諸問題に対処してゆくことが望ましいと考える．

5 実践例

70歳代男性Nさん，拡張型心筋症．
就学歴：中学校卒業．
職歴：60歳頃まで造船所や港湾関係の短期労働を転々としていた．
同居家族：母（90歳代），妻（70歳代），長子（40歳代，知的障害あり）．
キーパーソン：叔父（60歳代，車で片道2時間の距離に在住）．

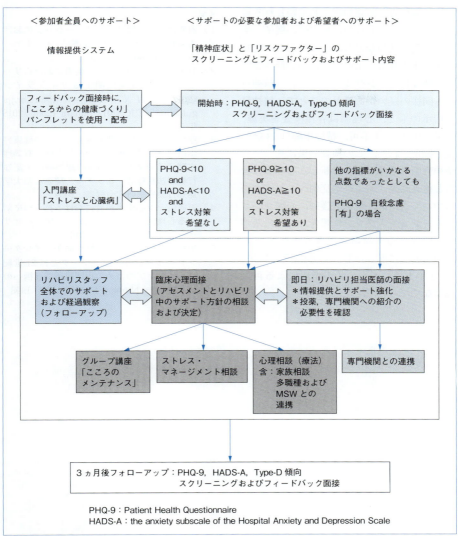

図3 心疾患領域での精神症状のスクリーニングおよび心理アプローチの例
(文献3)より引用)

　住居：病院近隣の文化住宅（貸家）．
　経過：X−10年，心不全症状にて救急搬送され，精査の結果，拡張型心筋症と診断．その後も心不全症状にて入退院を繰り返していた．X年，急性期治療後，当院へ心臓リハビリテーション目的で初回転院．入院後，粗暴行為や治療アドヒアランスの低さなどの問題行動を多く認めたため，主治医から心理師へ相談．当初，主治医は認知症を疑っていたため，MMSEとHDS-Rを

実施．両検査とも認知症が強く疑われる得点であったが，心理師は検査時の様子，生活歴や周辺情報などの収集などから，認知機能低下よりも元来の知的能力の低さを疑い，精神科へコンサルテーション．精神科医も同様の疑いがあるとのことで，精神科医指示のもと，心理師は各種検査を実施．結果，IQ は測定不可，精神年齢は 13 歳前後と推定された．この検査結果に基づいて精神科医は発達障害と診断し，心理師は診断と検査結果，および本症例への対応方法について主治医，病棟看護師，心臓リハビリテーションスタッフに報告．これに基づき，関係する多職種は指導方法を N さんの知的能力に即した形へ変更し，その結果，X＋3 年まで心不全症状の増悪による再入院はなくなった．

文献

1) 石原俊一：心臓リハビリテーションにおける臨床心理士の活用．心臓リハビリテーション 15：69-71，2010
2) 日本循環器学会．心血管疾患におけるリハビリテーションに関するガイドライン（2012 年改訂版）．http://www.j-circ.or.jp/guideline/pdf/JCS2012_nohara_h.pdf（2018 年 5 月閲覧）
3) 厚生労働科学研究費助成金こころの健康科学研究事業「精神療法の実施方法と有効性に関する研究」．うつ病の認知療法・認知行動療法治療者マニュアル，慶應義塾大学認知行動療法研究会編集，2009
4) 石原俊一：心疾患患者における抑うつに対する心理的介入とその効果．心臓リハビリテーション 21：21-25，2016
5) 田村由美ほか：今，世界が向かうインタープロフェッショナル・ワークとは 21 世紀型ヘルスケアのための専門職種間連携への道．Quality Nursing 4：1032-1040，1998

9 身体疾患

4）がん患者に対する心理的適応支援

平井 啓

Key word がん患者／心理的適応／包括的アセスメント／問題解決療法

要点整理

- がん患者の心理的問題は，がんへの罹患という大きなストレッサーに対する対処の過程，すなわち，がんというストレス状況に対する心理的適応の過程である．
- がん患者の心理的問題に対して，身体，精神，社会経済，心理，実存の5つの領域からなる包括的アセスメントが必要である．
- がん患者の心理的適応支援として問題解決療法を導入する際に，最も重要なことは患者の問題の定義を可能な限り明確にすることである．
- 問題解決療法は，ステップ1：問題の明確化・定式化，ステップ2：目標設定，ステップ3：解決策の創出，ステップ4：解決策の選択と実行計画，ステップ5：解決策の実行と評価の5つのステップに沿って行っていく．

1 技法の手続き

1）がん患者の心理的適応

がんという病気において，がん患者は150万人以上，がんの障害罹患率は約50％，がんによる死亡が死因に占める割合は約30％であり，非常に身近で深刻な病気である．現在では，その治療法も外科手術，放射線治療，抗がん剤治療，ホルモン療法など多様な治療法があり，治癒可能ながんが増えてきた．しかし，以前はがんへの罹患が致死的なものであると受け取られていたり，現在でもがん種によってさまざまな治療が組み合わせられるが，そのいずれもがん患者に対する負担が大きかったりするため，がんへの罹患は患者への心理的なインパクトが大きい疾患である．さらに，治療でがんに対する直接的・身体的脅威が取り除かれても，患者はさまざまな悩み，すなわち二次的なストレスを抱えることになる．無作為に抽出されたがん患者のうち32％が適応障害，6％がうつ病と報告されており[1]，がん患者の悩みや負担として，「不安などの心の問題（48.6％）」が最も多かったことが明らかにされている[2]．

がん患者の心理的問題は，がんへの罹患という大きなストレッサーに対する対処の過程，すなわち，がんというストレス状況に対する心理的適応の過程であると考えることができる（ストレス−コーピングモデル）．特にがんの告知を一つの大きなライフイベントして，多くの人は，2週間程度で回復するが，その後の不適応からの回復の過程においてうつ状態が継続した結果，うつ病に至ることや適応障害と診断され，精神医学的・心理学的支援が必要となることもある．しかし，実際の臨床上のがん患者の心理的適応には，がんという疾患の重症度や治療の副作用の影響などの身体的要因，厳しい身体的状況が脳機能への影響も与えることで生じる，せん妄などの精神医学的要因，さらに高額な治療費や長期の入

ID	性別	名前	主科	原発	病期	転移
年齢	PS	家族（キーパーソン）	予後	治療の希望・目標・方針		
問題：						

	①身体症状 ADL	②精神症状	③社会的問題	④心理的問題	⑤実存的問題
評価	❑痛み （部位　　　） ❑倦怠感 ❑消化器症状（吐き気） ❑便秘 ❑呼吸困難感 ❑食欲低下 ❑その他	❑不眠 ❑身体疾患に伴う症状 ❑認知機能（意識・記憶）障害 ❑精神病症状（幻覚妄想） ❑パーソナリティ・発達の障害 ❑うつ病・うつ症状 ❑不安症状・障害（パニックなど） ❑適応障害 ❑重度な心理的症状・問題 ❑了解不可能な怒り	❑経済的問題（お金） ❑仕事 ❑家族との関係 ❑友人との関係 ❑家族・親戚の背景・問題 ❑生活 ❑居住 ❑介護	❑心理的反応（ストレス反応）・行動の評価 ❑パーソナリティ ❑コミュニケーションの問題 ❑了解可能な怒り ❑疾病の理解・決める力・大きなバイアス	❑希望がない ❑他者の負担になりたくない ❑最後まで闘いたい ❑人として尊重される ❑自立 ❑信仰・宗教 ❑残された時間を知りたい・くない ❑役割を果たす・果たせない ❑心の準備ができる・できない
介入					
アウトカム					

図1　包括的アセスメントシート（Comprehensive Assessment Sheet）

院，そのサポートを行う家族の状況などの社会経済的要因，自らの死について予期的に直面化することによって生じる実存的問題などの包括的な理解が必要となる．

2）包括的アセスメントによる心理的問題の同定

このため，がん罹患というストレッサーへの心理的適応というモデルを基盤としながらも，身体，精神，社会経済，心理，実存の5つの領域からなる包括的アセスメント（Comprehensive Assessment for Psychiatric and Psychological Consultation for Cancer Patients）が必要となる．包括的アセスメントとは，緩和ケアにおいて従来から提唱されてきた身体・心理・社会・実存からなる全人的苦痛（total pain）の概念を発展させ，日本サイコオンコロジー学会においてその教育研修プログラムのコアスキルとして発展させてきたアセスメントの考え方である[3]．チーム医療において，チーム介入のゴールを設定し，達成のために各職種が協力するための情報共有のフレームとして考えられている．この包括的アセスメントでは，① 身体症状の評価（痛みはとれているか？ だるさはないか？）を行い，② 精神症状（精神医学的問題）の評価（せん妄，認知症はないか？ うつ病ではないか？），③ 社会・経済的問題の評価（経済的問題はないか？ 介護による負担はないか？），④ 心理的問題の評価（病気の取り組み方は？ 家族・医療者との関係，コミュニケーションは？ コーピングは？），⑤ 実存的問題（霊的苦痛）の評価を必ずこの順番に行っていくものである．そうすることで，医学的対応が可能なものを見落とすリスクを小さくできる．この包括的アセスメントは，これら5つの評価の領域をコラムにしたシートを作成し，そこに記録を取ることで実施することができる（図1）．各領域の評価においてはそれぞれ専用の評価ツールを併用することが望ましい．この包括的アセスメントを

用いることで、がん患者の心理的適応を心理的問題としてのみ捉えるのではなく、身体症状や精神医学的問題、経済的負担などの包括的な観点で捉えることができるようになる．

この包括的アセスメントを経て、患者の問題が、心理的問題として同定された場合、それを取り扱うことのできる技法を適応することが可能になる．

3）がん患者に対する問題解決療法の導入

現在のがん医療での心理的適応支援においては、短時間で実施可能、患者の現実的問題を取り扱うことのできる、比較的簡単な構造化された介入方法の開発が求められる．そのような条件を満たす可能性のある介入法として、認知行動療法の一つの技法であるとされる問題解決療法（problem-solving therapy）があげられる．Nezuら[4]は、がんの罹患後の適応の過程を問題解決によるコーピングの過程とし、がん患者のQOL（quality of life）向上のために問題解決療法の適用は妥当であると述べた．この技法は、Nezuら[5]など複数の研究で効果が示されている．また本邦でも厚生労働省科学研究費補助金「がん患者に対するリエゾン的介入や認知行動療法的アプローチなどの精神医学的な介入の有用性に関する研究」班において日本のがん患者に対する問題解決療法を開発し、術後の乳がん患者を対象として有効性の検証を行った結果、介入前と3ヵ月後のフォローアップ時の不安と抑うつの得点の減少に比較的高い効果（$d=0.82$）があることを示した[6]．

がん患者の心理的適応支援として問題解決療法を導入する際に、最も重要なことは患者の問題の定義を可能な限り明確にすること、すなわち定式化を行うことである．問題解決療法における患者の問題は、何らかの障害により、そうありたいと思う状態（What I want）と現在の状態（What is）が不一致であり、効果的な解決策（コーピング）がとれない状態のことである[7]．そして、効果的な解決策とは、ポジティブな結果（ベネフィット）を最大にし、ネガティブな結果（コスト）を最小にするように、問題に対処する（目標を達成する）ための取り組み（コーピング）のことである．つまり、自らが「どうなりたいか？」について最終的に患者との話し合いができることが問題解決療法導入の前提となる．

4）がん患者に対する問題解決療法の手順

問題解決療法は、ステップ1：問題の明確化・定式化、ステップ2：目標設定、ステップ3：解決策の創出、ステップ4：解決策の選択と実行計画、ステップ5：解決策の実行と評価の5つのステップに沿って行っていく（図2）．

ステップ1：問題の明確化・定式化では、さきほどのWhat is「現実」と、What I want「〜したい」/What should be「〜すべき」とギャップを明確化していく．「どのようになりたいですか？」という介入者側の質問に対して、最初から具体的なWhat I want「〜したい」を言語化できる人はほとんどいない．そのため、仮の問題の定式化をしたまま、次のプロセスに移っていく事例がほとんどである．その場合は、後述する2周目の問題解決においてこの定義を具体化することになる．また、がん患者の問題は、難治の病気に罹患したというWhat is「現実」に対して、「病気を直したい」、「病気になる前の自分に戻りたい」ということがWhat I want「〜したい」として語られて、定式化されることがある．この問題の定式化は、変容可能性が小さいため、このまま問題解決療法を進めていくこ

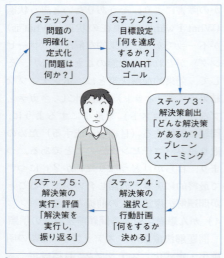

図2　問題解決療法の5つのステップ

とは難しい．現実的な目の前の問題に焦点を当てるためのやり取りが必要になるが，一方で，この問題の定義が「現実的でない」と否定することは，患者が自らの問題解決に取り組む動機づけを低下させることになるため，この問題の定義はそのまま扱いつつ，これとは別に，小さな問題についての定式化を行ってもらう必要がある．

ステップ2：目標設定においては，先の問題の定式化で行ったもののなかから，1つについて具体的にいつまでに，どういう状態になっているべきか，すなわち状態目標を設定する．状態目標を設定する際の1つの目安として使っているのが，「SMARTゴール」である．SMART ゴール[8]とは，Specific：明確である，Measurable：測定できる，Achievable：達成可能である，Relevant：関連している，Timed：時間軸が考慮されている，という5つの観点を考慮して目標設定を行うことである．

ステップ3：解決策の創出においては，「数のルール」，「判断を遅らせるルール」，「戦略−戦術の手続き」の3つのルールに従ってブレーンストーミングを行い，設定された目標に対する解決策のリストを作る．

ステップ4：解決策の選択と実行計画では，解決策のリストの中から，いくつかを選び，解決策コスト−ベネフィット分析を行う．それぞれの要素を書き出し，コスト−ベネフィットの関係を可視化できるようにする．クライアントにとっての重要性でそれぞれの要素に重みづけを行い，それらの合算（コストはマイナス点，ベネフィットはプラス点とする）し，最も得点の高い解決策を有効な解決策として選択することができる．

ステップ5：解決策の実行と評価では，計画された解決策を実行し，結果をモニターし，それが満足行くものであったかどうか，課題がなかったどうかを評価し，自己強化を行ったり，目標の再設定を行ったりする．さらに，そもそも問題の定式化が十分だったかどうかについて振り返り，What I want「〜したい」の再言語化を行う場合が多い．

2　活用が必要な状況

がん患者の心理的適応支援において問題解決療法のような心理学的技法が必要な状況は，先述のように包括的アセスメントにおいて，他の問題との関連の中で，心理的問題が特定され，心理的適応の維持・向上にがん患者自身の問題解決に対するコミットメントが見込める場合である．セラピストは，患者自身や周囲に起こっている問題に対して，患者が自らを主語として，その述語に「〜する」という思考も含む行動に落とし込むことができるようにガイドをし

ていく必要がある．

3 活用のねらい

　問題解決療法をがん患者に適用することのねらいは，問題解決療法によって，がん患者は，自らを主語として自分自身・環境への関わり方をセラピストとのやり取りを通じて，言語化し，それを客観的に理解することで，適応的，機能的な行動がとることができるようになることである．

　がん患者の問題は，最終的には，What is「現実」と，What I want「〜したい」/What should be「〜すべき」とのギャップとして定式化される．しかしながら，がん患者の定式化された問題は，例えば，進行再発期のがん患者のように病気自体を完全に治癒するというような What is「現実」自体の直接的な変容が難しい場合がある．そのような場合は，問題解決療法のフォーカスは，What is「現実」自体の直接的な変容ではなく，現在の自分の身体的状況やその能力，症状を含む What is「現実」に対して，病気とともに生きていく中での What I want「〜したい」/What should be「〜すべき」の再構成を手助けすることにフォーカスを当てることがその最大のねらいとなる．

4 活用する際のコツ

　がん患者の心理的適応支援において問題解決療法を適用する際のコツは，問題解決の5つのステップを，1回で完成させるのではなく，複数回にわたり問題解決の5つのステップを回していくことである．1回目の問題の明確化・定式化が十分ではなかったり，目標設定が SMART になっていなかったとしても，とりあえずの目標設定とブレーンストーミングによる解決策を具体的な行動として実行してもらう．それを患者へのホームワークとし，次回，行動の結果を評価する際に，うまくいかなかったことや想定以外にうまくいったことを振り返る中で，例えば，「そもそもなぜ，この問題に取り組もうと思っていましたか？　今，振り返ってみると，もともとの問題についてどのように思いますか？」というような振り返りを促す質問を行うことで，最終的には，What is「現実」と What I want「〜したい」/What should be「〜すべき」による定式化の精度を一段階上げるようにセラピストがファシリテートすることが重要である．

5 実践例

　事例は，問題解決療法プログラムに参加した63歳女性で，2度の乳癌の手術を経験し，補助化学療法が終了していた．このプログラム参加時点での抑うつと不安の指標である hospital anxiety and depression scale（HADS）のスコアは，24点であり，この尺度の大うつ病のカットオフ得点20点を超えていた．

　ステップ1：問題の明確化・定式化では，再発不安，治療副作用，漠然とした不安，病気や治療の情報に気持ちが左右される，が問題のリストに挙げられた．

　ステップ2：目標設定では，SMART ゴールとして，「（来週までに）気持ちを明るく持っていく方法を見つける，もしできそうな方法が見つかれば実行してみる」が設定された．

　ステップ3：解決策の創出では，「気持ちを明るく持っていく方法」として，「テレビ・ビデオを見る」，「音楽を聴く」，「体を動かす（体操など）」，「落語を聞きに行く」，「友人との会食」，「旅行に行く」，「お

稽古事を始める」がリストにあげられた.

ステップ4：解決策の選択と実行計画では，ステップ3での解決策のリストから，次回の実行計画に取り入れられたのは，「朝7時に起きてラジオ体操をする」,「落語を聞きに行く」,「友人との会食」であった.

ステップ5：解決策の実行と評価では，解決策を実行した際の困難として，「早起きは難しかった」や「体が無理してしまう」などをあげたが，良かった点として，「体が動きやすくなった」,「何かをしようという気持ちになった」,「先のことが楽しみになった」,「楽しかった」ということをあげた.

この事例では，当初24点であったHADSスコアが介入終了時には，5点に低減し，抑うつ・不安の状態が大きく改善されていた．また，セッション全体を通した感想として，「頭に思い浮かべるだけでなく，書き出して課題を一つずつこなしていくのがよかった」,「別のことがしてみたいと思った」と述べられていた.

> **MEMO │ 問題解決療法の理論的背景**
>
> D'ZurillaとGoldfried[7]は社会的問題解決のプロセスを，(1)問題をどのように捉えるか，考えるのかについての問題志向性の段階(problem orientation)，(2)問題を明らかにし，目標をどう設定するのかについての問題の明確化の段階(problem definition and formulation)，(3)解決策をどのように考え出すのかという解決策の産出の段階(generation of alternatives)，(4)どのように有効な解決策を選択するかについての意思決定の段階(decision making)，(5)実行した解決策が成功したか否かをどのようにして評価するかについての解決策の実行と評価の段階(solution implementation and verification)の5つの段階からなるモデルとして提示した．この中のまず，第1段階では問題に対する態度が検討される．第2段階では，その人にとっての問題を同定し，その問題の望ましいアウトカムである目標を現実的な目標として設定する．また，第3段階である解決策の算出では，3つのルールに従って，できるだけ多くの目標を達成するための解決策を考える．3つのルールとは，解決策の善し悪しを考えずにとにかく複数の解決策を考える「数のルール(quantity principle)」，解決策の実際の効果に関する判断を後回しにする「判断を遅らせるルール(deferment-of-judgment principle)」，一般的な戦略を立てるのと当時に具体的な戦術についても考える「戦略−戦術の手続き(strategies and tactics procedure)」である．第4段階の意思決定の段階ではコスト−ベネフィット分析(cost-benefit analysis)を行い，最も恩恵の大きい有効な解決策を選択する．最後の第5段階では計画された解決策を実行し，結果をモニターし，それが満足いくものであったかどうかを評価し，自己強化を行う.

文献

1) Derogatis LR, et al：The prevalence of psychiatric disorders among cancer patients. JAMA 249：751-757, 1983
2) 「がんの社会学」に関する合同研究班：がん体験者の悩みや負担等に関する実態調査報告書. http://www.scchr.jp/yorozu/pdf/taiken_koe_jpn.pdf, 2004（2018年4月閲覧）
3) 小川朝生ほか：精神腫瘍学クリニカルエッセンス，創造出版，東京, 2012
4) Nezu AM, et al：Helping Cancer Patients Cope：a Problem-Solving Approach, American Psychological Association, Washington, 1999
5) Nezu AM, et al：Project Genesis：assessing the efficacy of problem-solving therapy for distressed adult cancer patients. J Consult Clin Psychol 71：1036-1048, 2003
6) Hirai K, et al：Problem-solving therapy for psychological distress in Japanese Early-stage breast cancer patients. Jpn J Clin Oncol 42：1168-1174, 2012
7) D'Zurilla TJ, et al：Problem solving and behavior modification. J Abnorm Psychol 78：107-126, 1971
8) Mynors-Wallis L：Problem-Solving Treatment for Anxiety and Depression：A Practical Guide, Oxford University Press, 2005（明智龍男ほか監訳：不安と抑うつに対する問題解決療法，金剛出版，東京, 2009）

9 身体疾患

5）がん患者の家族支援

五十嵐友里

Key word 患者ケア／家族ケア／多職種協働／アセスメント

要点整理

- がんの罹患と治療によってさまざまな喪失体験をする患者と家族のケアを並行して行う．
- 多職種と協働して情報収集を行い，家族のアセスメントをする．
- 家族のアセスメントをふまえ，がん診療科の医療者と分担・協働して必要に応じた家族ケアを行う．
- 患者と家族の親密度を高めることが重要となり，率直なコミュニケーションを促進する．
- 日常臨床の中で臨機応変に動きながら情報収集とケアを行う．

1 技法の手続き

　家族の誰かががんに罹患すると，その患者本人だけではなく家族も大きな影響を受ける．例えば，家族の中でのそれぞれの役割が大きく変化したり，予測していた将来の変更が余儀なくされるなど，さまざまな，そして非常に大きな心理的負荷を抱えることになる．公認心理師としてどのように家族支援を行うかについて，手順や必要な工夫を整理する．

1）診療科の医師や看護師などの医療者から情報を収集する

　がんの治療は革新的な進歩を遂げることで療養期間が長年に及び，患者や家族は長い治療経過の中で病棟や外来スタッフとの信頼関係，人間関係を既に築いていることもある．したがって，まずはこれまでにかかわってきた医療者から患者と家族についてのアセスメントや印象を教えてもらう．例えば，キーパーソンは誰か，治療経過の中で様子に変化があるか（表情，医療者と話す頻度や内容，家族の見舞いの頻度など），どのような家族関係か，家族が疲弊していないか，家族はどのような反応か，などが含まれるだろう．

　まず主科の医療者とのコミュニケーションから始めるのには，上記のように，患者や家族と長くかかわる中ですでに得ている情報を知ることができることのほかに，3点のメリットがある．1つは，医療者の気がかりや困っていることをも併せて把握できる点である．身体疾患患者に対する心理的ケアにおいては，心理師が単独で患者や家族とかかわることは少なく，身体疾患の治療とケアに日々取り組んでいるがん診療科の医師や看護師との協働はかかすことができない．したがって，日々かかわっている医療者のニーズを知ることも必要不可欠である．

　2つ目のメリットは，医療者の患者家族の持つ精神的苦痛への介入の動機づけや準備性を知ることができる点である．患者や家族の精神的苦痛に対して関与して問題解決をしたいと考えているかどうか，その問題に携わる時間的余裕があるかどうか，そして，この問題をケアするための知識や経

験があって安心して取り組めると考えているかどうか，などの情報を収集する．もちろん，これは他の診療科の医療者個人だけを対象にした視点ではなく，その診療科や病棟，外来など，それぞれの該当する組織に対する情報収集も兼ねており，どこまでがんの診療科と分担・協働しながら取り組むかを考えながら情報収集する．

最後に，患者家族が感じている問題は，主治医や看護師などの医療者との関係の中で生じていることもある．例えば，医療者と家族が対立構造になっていたり，看護師が患者に対して陰性感情を抱いていること，またはその逆も生じ得る．こうした視点を持って客観的態度で医療者から情報収集することも有用である．

これらの手順をふまえることで，① 医療者から見た患者家族に起きている現状の問題，② 医療者の困りごとや気がかり，③ 主科の医療者における問題解決のリソース，④ 医療者と患者家族の関係を理解することが可能になる．他の診療科との協働関係はひとつひとつのケースを積み重ねながら徐々に醸成されていくことが少なくない．長期的な視野で協働関係を築いていくこともその後の家族支援の実践においても大切である．

2）患者のケアに取り組む

全体的に，または進行がんであったり患者が終末期である場合は特に，家族は常に患者を優先に考えていることが多く，家族に対するケアを遠慮したり不要と述べることも多い．したがって，家族ケアが必要と考えられる場合には，同時に患者のケアにも取り組むことが役に立つ．患者の精神的苦痛が軽減することや，患者がケアされていること自体からも家族は間接的にケアを受けることになる．

患者のケアにおいては，患者の精神的苦痛や精神症状のアセスメントに加え，家族背景や成育歴などの心理社会的な歴史，家族や親戚の病歴，性格，サポート資源や対処法などといった情報も収集する．これらは，患者を含む家族がどのような背景を持っているか，病気に対する経験や信念，ストレスに対する対処法，患者と家族の関係や家族員の特徴，生じている問題に家族が影響を与えているかどうかについても情報を提供してくれることとなり，患者家族の理解を促進するだろう．患者ケアにはもちろん，家族ケアに取り組むにあたっても有用な情報収集となるはずである．

> **アドバイス** 家族のアセスメント方法
>
> それぞれの家族には，それぞれの家族の役割やかたちがある．それを理解するためには，具体的な場面の話を聞くことも役に立つ．例えば，何時頃誰が帰宅するのか，そこからどんな話をするのか，食事を一緒に食べるのか，家事は誰がやっているのか，そんな風に具体的な生活についての話を聞いていくことも家庭の雰囲気や役割，関係性を理解することを可能にする．家族関係やそれぞれの家族員の性格など，私たちが知りたいことを言語的にそのまま患者や家族に問いかけず，日常生活のエピソードを聞いてみてほしい．その中で理解を深めていくことは，患者にとっても心理的負荷が少なく患者と心理師の関係性を深めるにあたっても有用な方法であることを実感できるだろう．

3）家族のケアに取り組む

渡辺[1]は，すべての身体疾患患者について家族の理解は必要であるが，構造化された家族療法はそれほど必要ではないのが現状であることを指摘している．すなわち，すべての家族に一様なケアをするのではなく，家族の状況に合わせたケアの提供が必要とされる．

患者と医療者からの情報収集によりアセスメントされた家族の状況の整理とそれに

表1 患者と医療者から収集した情報からのアセスメントとそれに応じたケアの内容，実施者

患者・医療者から収集した情報からのアセスメント	具体的な例	家族ケアの内容		ケアの実施者	
		特に行うケア	共通ケア	他の医療スタッフ	心理師
患者や家族の反応，および家族関係に大きな問題が認められない	患者や家族同士で協力して治療や療養にあたっている場合など	・がん治療をする患者を支えながら生活することの大変さを労う ・現状をどのようにとらえているか尋ねる ・心配や懸念，困りごとがないか確認し，気持ちの吐露の場を設ける ・専門的な精神医療が必要かどうかアセスメントする	・ケアの内容を実践する	・ケアの内容を実践する	・コンサルタントとしてかかわる
患者ケアにあたっている家族員のサポートが少ない	治療のつきそいやお見舞い，身の回りの世話をひとりの家族員が長期間担っていたり，仕事や家事・子育てがひとりの家族員に集中しているなど，他の家族員の関与が観察されない場合など	・身体的，精神的つらさが伴っていないかを確認する ・社会的資源の活用についての相談にのる			
家族の感情的反応が強い	患者の病気やその進行度を受け止めることができないとき，または，その反応が大きいために意思決定に影響を及ぼしている懸念がある場合など	・話を聞く中で抱いている感情を同定し，言語化して共有する ・患者本人と家族の希望を確認する ・具体的なアクションプランを立案する ・薬物療法による精神医療が必要かアセスメントする	・共通ケアの内容を実践する ・医療者の動機づけと介入の準備性があれば家族に直接介入する	・医療者と情報共有しながらケアの内容を分担・協働する ・家族に直接介入する	
家族関係の調整が必要と考えられる	家族関係が悪く患者とうまくコミュニケーションがとれていない，家族員同士の考えが異なっている場合など	・家族関係の悪さが良好な治療環境を得ることを妨害しているか，および今後の治療において悪影響を生じる可能性があるかをアセスメントする ・それぞれの家族員の気持ちの吐露の場を設ける ・それぞれの家族員の現状のとらえ方を尋ねる ・それぞれの家族員に対するとらえ方，率直な気持ちを教えてもらう ・家族機能のアセスメント ・家族間コミュニケーションを促す ・家族同席の面談を行う ・許可を得て患者家族の互いの気持ちを心理師が媒介して伝える ・複雑な場合は家族療法の手続きを用いる	・共通ケアの内容を実践する		・医療スタッフと情報共有しながら協働する ・患者家族に直接介入する
家族の適応の難しさが想定される	患者がまだ若年である，子育て中の患者で子どもへの対応が必要な時，遺伝疾患である場合など	・適宜状況に応じて上記のケアを立案，実践する ・特化して報告されたケアを参考に取り組む			

応じたケアの内容，それを誰がどのように担うのかについて表1に，家族面談の実践において留意する点を表2[2)]にまとめた．

終末期であったり，遺伝疾患である，子

表2　家族面談実施時の留意点

家族サポートの基本原則

1. 家族面接と個人面接とを原則として併用する
   ―患者にも家族に公平感を与える
2. 家族の立場を尊重し，家族（特に親）の顔を立てる
   ―家族の罪悪感を刺激したり，屈辱感を味わわせたりしないということに留意する
3. 家族の持つ顕在的ないし潜在的な保護機能を信頼し，その活性化をはかる
   ―家族から患者への応援は，医療者からのサポートよりもはるかに強力であることを伝え，家族の力を引き出す
4. 家族の苦衷を汲み，家族の不安，焦燥，疲労，自責，怒りの軽減を図る
   ―家族も苦しく疲れる状況に陥っていることへの理解を折に触れて言葉で表し，慮る

家族面接の進め方のコツ

1. 原則として，家族全員に平等に肩入れする
   ―ただし，キーパーソンである家族員には少し肩入れする
2. 患者と他の家族メンバーのそれぞれの「言い分」を明確にする
   ―治療者が家族員の発言を繰り返したり，まとめたりしてその真意を明確にしていく作業に取り組む
3. 患者の症状や行動の意味を各家族メンバーに考えてもらう
   ―なるべくそのポジティブな側面を強調する方が効果的である
4. 家族内コミュニケーションの特徴的なパターンを把握する
   ―話の主導権を握るのは誰か，意思決定に最終的な権限を発揮するのは誰かなどを把握し，共有する
5. 家族面接の間隔は個人面接よりも間遠にする
   ―基本的には患者ケアが主，家族ケアが従との印象を与える配慮をする

（文献2）より作成）

育て中の患者で子どもへの対応が必要な場合などに代表されるように家族の適応の難しさが想定される場合は，こうした状況に沿ったがん患者の家族ケアの方法が体系化されているものを参考にすることもできる．これらは，そうした場面で起こりやすい反応やその特徴をふまえた対応を含んだものとして計画されている．したがって，これらを参考に取り組むことはより問題に的確な対応を講ずることを助けてくれるだろう．しかし，その場合も定型的なやり方にこだわりすぎずに臨機応変に対応することも必要である．患者も家族も広くたくさんの人に支えられているという認知が持てるように，多職種と広く分担して取り組むことを忘れてはならない．

2 活用が必要な状況

主に想定される家族ケアの必要な状況は，表1の「患者・医療者から収集した情報からのアセスメント」欄に示した．がん患者の家族ケアは，通常ケアとしてできるだけすべての患者に行われるべきであろう．しかしながら，その家族の状況や問題生起の有無，その問題に家族や家族関係が関係しているかなどを医療者と一緒にアセスメントしながら，それぞれにおいて必要なケアを提供することが求められる．

3 活用のねらい

がん患者はがんに罹患することでさまざまな変化を余儀なくされ，その変化を受け入れて日常生活を送らねばならない．例えば，治療のための入院や通院，薬物療法が必要になり，それらが経済的負担を生むことも多い．また，手術や化学療法の副作用でボディイメージが障害され，患者は社会復帰や適応に悩まされることも少なくない．これらはすべて，これまで患者が送ってきた生活を大きく変更させるものとなる．

そして，こうした生活の変化は，患者のみに起こることではない．家族においても患者に起きていることと同じことが生じ，がん患者を支える家族もさまざまなストレス要因を抱えることになる（表3[3]）．

また，我々は普段，自らの将来の生活において家族ががんに罹患することを予測してはいない．したがって，がんは現在の生

活だけではなく，描いていた未来像の変更や修正を余儀なくさせる場合もある．例えば，患者ががんに罹患したために，家族が目指していた職業を選択できなくなったり，現状の就労の維持が難しくなったり，子どもの進学や就職先を変更する必要が生じる場合もある．また，それらによって家族において担っていた役割が変更・追加されることや，将来的な家族像に変更を迫る局面も生じる．

すなわち，家族員ががんに罹患することは，それまでの家族の健康やそれによって支えられていた生活，そして予測していた将来を失うことにつながり，患者と家族にとって重大な対象喪失となる．患者の両親，配偶者，子どもなど，それぞれの家族員にとって家族員のがんの罹患と治療がどのような体験となっているかを推察しながら病気を抱える家族全体を支援する，という視点を持つことが大切である．

4 活用する際のコツ

1）家族に会える機会を大切にする

家族は仕事や家事，子育てなどの日常生活に加えて患者のケアに取り組んでおり，忙しい日々を過ごしていることが多い．したがって，外来通院による治療中，および入院による加療中のどちらにおいても，いつでも家族に会える機会があるわけではない．会って話をできるチャンスがあったらできるだけ声をかけるつもりでいる方がよいだろう．わずかな時間であったとしても，挨拶をして顔見知りになることや少しでも可能な範囲で話をすることがその先のケアに役立つ．

こうした心掛けは，医療者は家族のことも気にかけているというメッセージも伝えるかもしれない．また，直接顔を見て話を

表3　がん患者の家族が抱えるストレス要因

ケアの提供
　情緒的援助
　見守る状況が継続すること
　時間の融通がきかないこと
　患者の責任を負うこと
　他の家族から見捨てられたと感じること
　がん以外に精神疾患の看病をしなければならない
　（患者が精神症状を有する場合）
意思決定への参加
　治療方針決定
　DNRの選択，了承
　鎮静の選択，了承
社会・財政面での問題
　入院費，治療費の問題
　失業
社会からの孤立
　友人関係の変化
家族バランスの変化
　変化への対応
家族自身の健康問題
　成人病（がんを含む）

（文献3）より引用）

することで，医療者や患者から聞いた話で抱いていたイメージが大きく変わることも多く経験する．まさに「百聞は一見に如かず」であり，長い時間話をすることが難しいとしても，実際に会うことや家族が患者と話をする様子を見るだけでも，家族の関係性やそれぞれの態度など，実にさまざまな情報を得ることができる．

また，可能な範囲でがん診療科からのインフォームドコンセント面接に同席することも非常に役立つ．医師や看護師から患者家族にどのような説明がされ，どんな反応が示され，病気に対してどのようにとらえているのかがわかることはもちろん，意思決定の上でのキーマンや家族の中で誰が主導権を持っているのか，その家族の力動などを理解することが可能になる．さらに，そうした重要な場を家族と共有することは，家族と心理師の信頼関係が作りやすくなるという利点もあるだろう．

> **アドバイス　患者の子どもを支援するための最初のかかわり**
>
> 　患者の子どもを家族として支援の対象に考えるときは，さらに実際に会って話ができる機会は多くない．平日は学校や保育園・幼稚園などに通っているために病院で会えることは少なく，直接介入の実現可能性はあまり高くない．したがって，子どもが見舞いに来ていて会うことができたときには，必ず話しかけて接触を持つ工夫が必要である．ケアとして言語的に意味のある話をしようと気負わずに，子どもの持ち物やおもちゃなどに興味を持って教えてもらったり，折り紙を持参して一緒に取り組むというようなことでもよい．患者の子どもと積極的にかかわる姿勢を示すことで，子どものことも家族員として気にかけている医療者がいること，子どものことで相談してもよいのだということを患者に感じてもらうこと，また，子ども自身の病院や医療者に対する緊張を緩和させることが可能となる．

2）家族の気持ちや考えを認め，言語化して共有する

　家族ケアの中では，家族がどのような感情を抱いているのかを同定し，本人と共有することを心掛けたい．そしてそれがどんな内容であれ批判せず，家族がさまざまな感情を持つことを認め，陥っている状況と照らし合わせれば当然であることを一緒に理解し，ノーマライゼーションする．例えば，他の家族員に対する批判的考えを持っている，周囲の理解がない，家族自身が疲れてしまった，というようなことなどが挙げられる．

　感情・情動は行動選択に際して重要な役割を担っているという知見は多くあり，人は何かを判断する際，自分の感情状態を評価の手がかりとして用いている[4]．一方，感情の言語化とラベリングは扁桃体の活動を減少させ，脳の感情反応を抑制する可能性が示唆されている[5]．がんに伴う患者や治療におけるさまざまな変化は，死と直結したりそれを想像させるものが多く，感情的な衝撃を強める悪い知らせが多い．したがって，まずは言語化を促して混乱する感情を共有し，家族が状況や世界を冷静にとらえることができるよう支援することが必要である．

3）患者と家族の認識を確認し，医療者の認識とのギャップがないか確認する

　がんは，疾患によってさまざまな経過をたどるものの，医療者ではない患者や家族はその経過や死へのプロセスについての知識やイメージを持ち合わせていない場合が多い．病気や死への過程についての何らかの知識を持っていたとしても，それは患者家族がそれまでに出会った周囲の人々の身体疾患や死の経験から形成されたものがほとんどで，患者が罹患している身体疾患がたどる経過と一致するとは限らない．したがって，適宜，今後の見通しについてどのような考えや理解を持っているかを教えてもらいながら，その相違がないかを確認していくことが重要である．場合によっては，がん診療科の医師やスタッフなどと患者や家族が抱いている理解を共有し，情報提供や相談が必要かどうかを検討することも必要である．

4）率直なコミュニケーションを促進する

　患者家族のケアにおいて，解決が必要などのような事態においても，家族員同士の関係性の問題が前面に立つことになる．患者と家族の親しみのある関係性は，患者と家族双方における苦痛を調整する上で重要といえる．すなわち，心理師は，患者と家族，家族同士の間に率直な心を開いたコミュニケーションを促し，互いの考えや感情の共有を支援することが必要である．それぞれの家族員の率直な考えや感情を理解し，それを伝え合うことを提案したり，媒介したりすることで，家族メンバーの関係

性の向上や改善に貢献する視点を持っていることが大切である．

5）臨機応変に対応すること

がんの種類やがんの病期などによって，家族が受ける影響は大きく異なる．また，同じ状況に遭遇していても，当然のことながら，それぞれの家族が違う反応を示すこともある．したがって，家族に与える影響は定型的にとらえずに，その時々で患者家族に何が起きているのか，病気が生活にどのような影響を与えているのかをアセスメントし，その時々に必要な支援を提供する視点を忘れてはならない．

文献

1) 渡辺俊之：リエゾン精神医療における家族アプローチ．精神科治療学 19：166-171, 2004
2) 佐伯俊成ほか：家族に対するサポート―家族面接のポイント―．精神科治療学 19：180-183, 2004
3) 大西秀樹ほか：精神症状を有するがん患者の家族ケア．癌の臨床 58：125-130, 2012
4) 田中知恵：感情と認知の主要理論．感情研究の新展開, 北村英哉ほか編, ナカニシヤ出版, 京都, 21-42, 2006
5) Lieberman MD, et al：Putting feelings into words：affect labeling disrupts amygdala activity in response to affective stimuli. Psychol Sci 18：421-428, 2007

6) SHARE プロトコール

藤森麻衣子

Key word 患者−医療者間コミュニケーション／がん医療／悪い知らせ／共感

要点整理

- 患者が医療者に望むコミュニケーションは「Supportive environment：支持的な場の設定」，「How to deliver the bad news：悪い知らせの伝え方」，「Additional information：さまざまな情報」，「Reassurance and Emotional support：安心感と情緒的サポート」である．
- インフォームドコンセントを前提とする医療において，患者−医療者間のコミュニケーションは必須である．
- 医療者が患者に悪い知らせを伝える際に，望ましいコミュニケーション行動を表出することで，患者の心理的ストレスを抑制し，医療者への信頼感を増し，話し合った内容の理解を促進することが，これまでの研究から明らかになっていることから，医療において患者−医療者間の望ましいコミュニケーションを促進することは非常に重要である．
- 医療者を対象としたコミュニケーションスキルトレーニングにより，望ましいコミュニケーション行動を習得することが可能であり，質問促進リストにより，患者から医師への質問を促進することが可能である．

1 技法の手続き

1）患者が望むコミュニケーション

医療の場において，悪い知らせの際の望ましいコミュニケーションは患者の心理的ストレスを軽減することから，これまで患者が望むコミュニケーションが検討されており[1]，我が国においては「Supportive environment（支持的な場）」，「How to deliver the bad news（悪い知らせの伝え方）」，「Additional information（さまざまな情報）」，「Reassurance and Emotional support（安心感と情緒的サポート）」という4つ構成要素が抽出され，頭文字からSHAREとまとめられている（表1）[2]．

2）SHARE プロトコールの概説

SHAREの各要素について概説する．

（1）支持的な場

プライバシーが保たれた，落ち着いた環境（例えば，部屋，椅子の配置，患者との距離，見だしなみなどに配慮する）と中断しない十分な時間を設定する．患者は信頼できる，面識のある医師に悪い知らせを伝えられることを望んでいるため，初対面で悪い知らせを伝えることは可能な限り避けることが望ましい．事前に家族の同席を促し，看護師など同席者がいる場合には，最初に同席の目的を明確に示し，患者や家族から同意を得る．

（2）悪い知らせの伝え方

悪い知らせは，原則として，正直に，明確にわかりやすく，丁寧に伝える．意図的に真実の一部だけを伝えることは必ずしも正直であるとは言えず，尊厳を傷つける場合もあるので注意が必要である．

患者の納得が得られるように（例えば，患者が悪い知らせの内容を理解するに加え，気持ちを整理できるように促し，患者の意向を踏まえて悪い知らせを受け入れられる状態にあるかどうかを確認しながら）説明をする．

　表情や口調をまったく変えずに事務的に伝えることは望ましくない．一方で，大げさで感情的な表現を使うことも避けるべきである．

| MEMO | 悪い知らせとは

　医療における悪い知らせは，患者の将来への見通しを根底から否定的に変えてしまう知らせと定義されている．例えば，難治がんの診断，交通事故で子供を亡くしたことを親に伝えること，精神疾患の診断名を患者に伝えることなどが挙げられる．

　悪い知らせを伝えられ頭が真っ白な状態では，診断や病状といった重要な医学的情報や今後の治療や生活に関する説明など，医療者が伝えたい内容が患者に十分には伝わらないため，悪い知らせの伝え方が重要となる．

表1　患者が望むコミュニケーションの4要素：SHARE

Supportive environment（支持的な場）
- 十分な時間を設定する
- プライバシーが保たれた，落ち着いた環境を設定する
- 面談が中断しないように配慮する
- 家族の同席を勧める

How to deliver the bad news（悪い知らせの伝え方）
- 正直に，わかりやすく，丁寧に伝える
- 患者の納得が得られるように説明をする
- はっきりと伝えるが「がん」という言葉を繰り返し用いない
- 言葉は注意深く選択し，適切に婉曲的な表現を用いる
- 質問を促し，その質問に答える

Additional information（さまざまな情報）
- 今後の治療方針を話し合う
- 患者個人の日常生活への病気の影響について話し合う
- 患者が相談や気がかりを話すよう促す
- 患者の希望があれば，代替療法やセカンド・オピニオン，余命などの話を取り上げる

Reassurance and Emotional support（安心感と情緒的サポート）
- 優しさと思いやりを示す
- 患者に感情表出を促し，患者が感情を表出したら受け止める
  （例：沈黙，「どのようなお気持ちですか？」，うなずく）
- 家族に対しても患者同様配慮する
- 患者の希望を維持する
- 「一緒に取り組みましょうね」と言葉をかける

（文献2）より引用）

(3) さまざまな情報

　患者や家族は一般的に多忙な医師に対して病気のこと以外話してはいけないと思っている，あるいは話すことを躊躇しているため，今後の治療方針のみならず患者個人の日常生活への病気の影響などについて医師自ら話題にし，患者が心配事や関心事を打ち明けたり，相談しやすい雰囲気を作る．病気だけでなく患者本人への関心を持っていることを示すことが重要である．

(4) 安心感と情緒的サポート

　患者に対して優しさと思いやりの気持ちを持ち，共感を示す．また，患者と同じように家族にも配慮を示す．

　面談に際して，患者や家族は緊張や不安を抱えているので，まずは気持ちを和らげるために，時候の挨拶をしたり，待ち時間が長ければ労りの言葉をかける．悪い知らせを伝える際には，あらかじめ心の準備ができる言葉をかける（warning sign）．患者の表情や様子をよく観察し，患者が悪い知らせによって生じた気持ちを表出したら，しっかりと受け止める．そして気持ちを支え，希望を持てる言葉をかける．

3）SHAREの使用法

　SHAREの要素を面談の時間軸に沿って概説する．

(1) 面談の準備

　悪い知らせを伝える可能性のある面談の際には，事前に次回の面談が重要であることを伝える．家族の同席を促すことで面談

の重要性に対する患者の認識を高める．面談当日はプライバシーが保たれた部屋や十分な時間を確保する．面談の中断を避けるために周囲のスタッフに協力を依頼する．もし面談中に電話が鳴ったら，患者に一言，断りを入れることを心がける．患者の医師に対する信頼感は医学的専門性だけではなく，日常診療でのあいさつや表情などからも構築されるため，身だしなみや時間を守るなど基本的なコミュニケーションを念頭に置く．

(2) 面談の開始

重要な面談に際して患者は緊張しているため，積極的傾聴を心掛け患者の話を促すことによって，患者の緊張を和らげ，患者の気がかりなことを聞き出し，関係性を築く．患者の希望に合わせて家族の同席を促し，家族に対しても患者同様の配慮を示す．この段階で，患者が自身の病気に関する現在の状態についてどのように認識しているのか把握する．悪い知らせを伝えられる患者の心理的ストレスの大きさは知らせの内容だけで決まるのではなく，患者の理解や期待と医学的現実とのギャップの大きさにも影響を受ける．また悪い知らせを聞くための心の準備ができているのかを把握し，患者が使う語彙に注意を向けて，ギャップの埋め方や何をどの程度伝えるかという戦略を立てる．

(3) 悪い知らせを伝える

悪い知らせを伝える前に warning sign（警告）となる言葉をかけることによって患者に心の準備を促す．がんを伝える際には「がん」という言葉を用いて明確に伝えることが大切である．ただし，その後患者が「私の病気」や「この腫瘍」など異なる言葉を用いた場合には，患者と同じ言葉を使うなど適切に婉曲的な表現を用いることにより患者の心理的負担を軽減する．

悪い知らせを伝えられると，たいていの場合，患者はネガティブな感情が生じるため，気持ちを労ることが重要である．例えば，沈黙の時間をとり，患者の言葉を待つだけでも十分患者に共感的な態度を示すことが可能となる．共感的な態度は，患者－医療者間の信頼関係を促進する．いったん信頼関係が構築されると，以降，さまざまな困難な局面に直面しても，円滑なコミュニケーションが期待できる．また，後々怒りなどの激しい感情を表出する患者の多くは，このような信頼関係の構築に失敗していたり，不十分なことが原因であることがあるため注意が必要である．

(4) 今後のことを話し合う

悪い知らせを伝えた後は，今後のことを話し合うことが求められる．治療に関することはもちろんのこと，病気が仕事などの日常生活に及ぼす影響を話し合う．患者は医療者とさまざまな話をしたいと考えているが，現実的に難しい場合には，チームでの関わりであることを伝えた上で，専門職を紹介することも有効である．初診の際には，セカンド・オピニオンについて積極的に説明することが望まれるが，長期の治療関係にある場合には，見捨てられる感じがして望まれないこともあるので注意が必要である．

(5) 面談のまとめ

面談中に話し合った内容を簡単にまとめることにより患者の理解を確認することが可能となる．書いて説明した場合にはその用紙を患者に手渡す．そして何より責任を持って診療にあたることを伝えることが大切である．

このようなコミュニケーションへの意向

について，関連要因を検討した研究の結果から，全般的に年齢が若い方が，また男性よりも女性の方が各コミュニケーションへの意向が強いことが示唆されているが，個人差が大きいことも指摘されており，目の前の患者の意向を汲み取ることが重要である[1,3]．

2 活用が必要な状況

インフォームドコンセントを前提とする医療においては，患者に対して心身の状態と検査や治療といったこれから行われる医療行為について十分説明を行い，きちんと理解したことを確認し，患者自らの自由意思に基づいて医療者と合意が求められる．そのため患者－医療者間のコミュニケーションは必須である．

特に，がん患者は診断後にうつ病の有病率や自殺率が一般人口よりも高いことが報告されていることから，悪い知らせの際のコミュニケーションは重要である．

3 活用のねらい

医療者が病気の状態や医療行為について説明する際には，患者にとって望ましくない情報も提供されることになる．患者にとって望ましくない情報は「悪い知らせ」と呼ばれ，患者の負の感情を惹起する．医療者が患者に悪い知らせを伝える際に，望ましいコミュニケーション行動を表出することで，患者の心理的ストレスを抑制し，医療者への信頼感を増し，話し合った内容の理解を促進することがこれまでの研究から明らかになっている．こういったことから，医療において患者－医療者間の望ましいコミュニケーションを促進することは非常に重要である．

4 活用する際のコツ

1) SHARE の活用

コミュニケーションの語源はラテン語で「分かち合う」，「共有する」という意味の communicare であるといわれ，患者－医療者間の望ましいコミュニケーションの成立には，双方向で円滑な情報交換に加え，言葉だけでなく，表情や姿勢，身振りといった非言語的なメッセージが大きな役割を果たす．例えば，目の前の患者が苦しそうに歪めた表情で絞り出すように「大丈夫です」と言ったとしても，言葉どおり「大丈夫」とは判断することはないだろう．このように患者－医療者間のコミュニケーションでは，まずは言語的情報に注意が向きがちになるが，特に感情が伴う面談の際には，言語的な情報以上に表情や語調といった非言語的な情報に十分配慮することが重要である．

2) SHARE の習得

医療者が望ましいコミュニケーション行動を習得する方法として，コミュニケーションスキルトレーニング（CST）が挙げられる．コミュニケーションに対する知識を学習するためのテキストやビデオを用いた講義，望ましいコミュニケーション行動を学習するためのロールプレイや難しいコミュニケーションを解決するためのピアディスカッションで構成される少人数のプログラムであり（図1），その有効性は系統的レビューにおいても参加者である医療者の望ましいコミュニケーションやコミュニケーションに対する自己効力感の増加により示されている[4]．我が国においても，がん患者の望むコミュニケーションに即したCST プログラムが開発され，がん専門医を対象とした RCT により，参加者であ

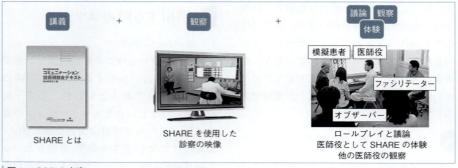

図1 CSTの内容

る医師の望ましい行動と自己効力感の増加,患者の抑うつの低さ,信頼感の高さからその有効性が示されている(図2)[5].さらに,検診センターの看護師を対象とし,検診にてがん告知を受けた患者の心理的サポートをするコミュニケーションを学習するCSTプログラムがRCTにより,患者の抑うつ・不安の低さ,前向きさの高さから有効であると報告されている[6].こういったトレーニングプログラムに参加し,望ましいコミュニケーションの実現に向けた日々の努力により,患者と医療者の間のコミュニケーションを促進することが期待される.

3) 患者へのアプローチ

患者へのコミュニケーションの介入方法としては質問促進パンフレットがある.これは,病状や治療,治療中や標準治療後の生活などに関して,よくある質問例や解説を記した冊子である.治療や今後の方針を決める重要な面談の前に,あらかじめ目を通して情報を整理し,質問したい項目に印を付けたり,メモを書いておき,面談時にそれを見ながら,あるいは医師に示しながら話し合うといった方法で使用する.その有効性は系統的レビューにおいて示されている[7].我が国においても難治がんの診断を受けた初診患者を対象に,初回治療に関する説明の際に用いる質問促進パンフレットが開発され有用性が示されている[8].

> **アドバイス SHAREプロトコールを学習するには**
>
> SHAREプロトコールは,米国臨床腫瘍学会(ASCO)のコミュニケーション診療ガイドラインにおいてもその有効性を示した論文が引用され,コミュニケーション技術研修会への参加が推奨されている.日本では,日本緩和医療学会主催の緩和ケア研修会,日本サイコオンコロジー学会主催のコミュニケーション技術研修会で学ぶことができる(URL:www.share-cst.jp).この研修会の受講でがん治療認定医申請のための学術単位5単位が取得できる.さらにファシリテーターは日本サイコオンコロジー学会主催のファシリテーター養成講習会,国際サイコオンコロジー学会主催のワークショップにおいて学ぶことができる.

5 実践例

地域がん臨床拠点病院に勤務する消化器内科のある医師は,抗がん剤治療を専門とするがん臨床経験10年を有している.外来・病棟と多くの難治がん患者を担当しており,治らないことを伝える,予後について話し合う,患者に悪い知らせを伝えるこ

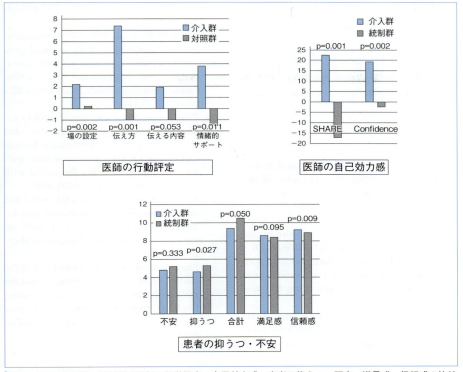

図2 CST介入群と統制群の医師の行動評定，自己効力感，患者の抑うつ・不安，満足感，信頼感の比較
（文献5）より引用）

とを家族が反対する等々，患者や家族とのコミュニケーションの難しさに日々直面しているが，相談や学習の機会を得られずにいた．

そのような中で，CST開催の情報を他科の医師から得て研修会に申し込んだ．とはいえ十分な時間があれば患者や家族としっかりと話し合うことができるが，忙しい診療の中では無理だと思いながらの参加であった．

研修会では，SHAREプロトコールに基づいたロールプレイを通して，同じような問題意識を持った医師からフィードバックを得たり，他の医師のロールプレイから参考になるコミュニケーションをモデリングしたり，対応が難しいコミュニケーションについてディスカッションすることができた．

その後の患者や家族との面談では，折に触れSHAREプロトコールに基づくコミュニケーションの実践に努めた．イメージ通りに進まないこともあるが，日々の心掛けで少しずつ自分なりの言い回しや表現が自然になされていることを実感できるようになった．その表出のタイミングを振り返ってみると，患者や家族の表情や様子から心の動きを観察していたことに気づいた．こうした気づきによりカンファレンスなどで

6）SHAREプロトコール **663**

の他職種とのコミュニケーションにも良い影響をもたらしているように感じられるようになった．

現在では若手医師への指導に加え，CSTファシリテーター養成講習も修め，院内外で開催されるCSTのファシリテーターとして活躍している．

文献

1) Fujimori M, et al：Preferences of cancer patients regarding communication of bad news：a systematic literature review. Jpn J Clin Oncol 39：201-216, 2009
2) Fujimori M, et al：Preferences of cancer patients regarding the disclosure of bad news. Psychooncology 16：573-581, 2007
3) Fujimori M, et al：Factors associated with patient preferences for communication of bad news. Palliat Support Care 15：328-335, 2017
4) Moore PM, et al：Communication skills training for healthcare professionals working with people who have cancer. Cochrane Database Syst Rev（3）：CD003751, 2013
5) Fujimori M, et al：Effect of communication skills training program for oncologists based on patient preferences for communication when receiving bad news：a randomized controlled trial. J Clin Oncol 32：2166-2172, 2014
6) Fukui S, et al：A randomized study assessing the efficacy of communication skill training on patients' psychologic distress and coping：nurses' communication with patients just after being diagnosed with cancer. Cancer 113：1462-1470, 2008
7) Brandes K, et al：The characteristics and effectiveness of Question Prompt List interventions in oncology：a systematic review of the literature. Psychooncology 24：245-252, 2015
8) Shirai Y, et al：Patients' perception of the usefulness of a question prompt sheet for advanced cancer patients when deciding the initial treatment：a randomized, controlled trial. Psychooncology 21：706-713, 2012

1) 応用行動分析による早期高密度行動介入プログラム

井上雅彦

Key word エビデンスベースド／包括的介入／ディスクリート・トライアル訓練／般化

要点整理

- 応用行動分析（applied behavior analysis）は，心理臨床の技法の名称ではなく心理学の一分野である．その領域は認知行動療法を代表とする臨床心理学だけでなく，教育，医療，看護，薬理，老年学，経済学，スポーツ，安全管理，社会政策などに広がっている．
- ASDを中心とした発達障害，知的障害の療育や心理社会的アプローチに関連する研究・臨床分野では，自閉症に対する早期高密度行動介入法（early intensive behavioral intervention：EIBI）や不連続試行法（discrete trials training：DTT）を用いた療育プログラムを「応用行動分析」と呼ぶ「狭義の定義」もある．
- EIBIは，多くのシステマティックレビューによってASDの早期療育に高い効果をもたらすことが実証されてきている．

1 技法の手続き

1）定義

応用行動分析は，米国の心理学者スキナー（Skinner BF）によって創始・発展してきた行動分析学の1分野であり，特定の技法やプログラムを指すものではないが，臨床心理学においては，認知行動療法，または行動療法の治療体系の一部として，オペラント条件づけによる行動形成に基づいた治療技法を指すことが多い．またASDを中心とした発達障害，知的障害の療育や心理社会的アプローチに関連する研究・臨床分野では，ロヴァス（Lovaas OI）によるEIBI，もしくは後に解説するDTTを用いた療育プログラムを「応用行動分析」と呼ぶ狭義の定義がある．

これらは学術的には正確に区別され，使用されるべきであり，特定分野の通称として使用する場合は注意が必要である．

応用行動分析によるEIBIとは，（a）行動分析の原理に基づいて体系的に実施される治療アプローチである．（b）できるだけ早期に，好ましくは3歳までに適用される．（c）般化手続き（他の人や場面で自発できるための指導手続き）の前に1対1の個別指導形式が提供される．（d）個別化され，かつ包括化された多くのスキルを対象とする．（e）発達に基づいた階層的なスキルを組み込む．（f）親の教育サービスと連携して使用されている．ことがあげられている[1,2]．

EIBIの主要な教授方法となるDTTは，特定のスキルを，始まりと終わりのはっきりした（discrete）小さな構成要素あるいはステップに分割し，それを一つ一つ教えていく．また多くは1対1のやりとりのなかで行われ，各ステップで成功に対して強化子が与えられる[3]．

DTTでは4つの構成要素から成る一連

の試行（trial）を提示する．(1) 指導者やセラピストは短くはっきりとした指示あるいは質問（刺激）を提示する（例：「これ何？」），(2) 子どもの正反応を引き出すために必要であれば，指示の後にあらかじめ決めておいたプロンプト（例：指さしや語頭音などのヒント）を提示する，(3) 子どもは正反応もしくは誤反応をする（反応），(4) 指導者やセラピストはそれに応じて対応する（例：正反応であれば言語称賛などの強化，誤反応であれば正答提示し，模倣後に強化）．

DTT は高度に構造化された教授法であり，刺激の選択，標的行動の基準，強化の方法は，それぞれの試行が開始される前に，あらかじめ明確に決められている．DTT は，注目や注意の共有・持続が困難な知的障害や知的障害を伴う ASD に適した効率的な教授法として，多くの療育や教育プログラムに取り入れられてきている．

応用行動分析による技法には，その他にもチェイニング（連鎖化），シェイピング（形成化），段階的ガイダンスなどがある[3,4]．

2）発展

応用行動分析に基づく治療的介入は，1950 年代以降，重度の知的障害を伴う無発語の ASD 児の治療研究に大きな実績を示してきた．

1980 年代には DTT をはじめ多くの行動論的技法を組み入れ，かつ体系化した療育プログラムが多く開発されたが，その代表的なものが Lovaas[5] による EIBI の研究プロジェクトである．

Lovaas[5] は介入群として 2〜3 歳の自閉症児 19 名に対して週平均 40 時間の療育を 2 年以上にわたって実施した．また統制群として週 10 時間以下の治療を受ける群（19 名）と別の機関で処遇される群（21 名）を設定した．その結果，7 歳時点での介入群の平均 IQ 83 に対して統制群の IQ 値はそれぞれ 52, 58 であり著しい改善が示された．また介入群の 12 名は小学校入学前に知的に正常域に達し，さらにそのうち 9 名は普通学級へ編入したことが報告された．

またその後 McEachin ら[6]は，Lovaas[5] の研究に参加した 9 名の子どものうち 8 名は 13 歳になった時点のフォローアップにおいて知能検査と適応行動尺度で同年代の定型発達児と区別がつかなかっただけでなく普通クラスでサポートなしで過ごせていることを報告している．

Lovaas[5] によって報告された研究結果は，当時の自閉症介入研究の中では先例のないものであったため，発表以来，多くの論争の主題となると同時に，指導時間数や比較群を変えた多くの追試研究や再現研究が繰り返し行われ，RCT（randomized controlled trial：ランダム化比較試験）による研究を積み重ねながら，ASD の幼児期における心理社会的アプローチとして，現時点で最も多くのエビデンスを示すとされている．

最近の研究として Makrygianni ら[7] は 1987〜2017 年までの一定基準を満たした小児の ASD における応用行動分析による 29 の介入研究を対象にしてメタ分析を行っている．結果，応用行動分析による介入は統計的に有意な治療的効果をもたらすこと，特に知的能力の向上やコミュニケーションスキルの向上に大きく寄与することが示唆されている．

ASD の早期療育に関しては，近年 EIBI 以外のもう一つの行動論的アプローチの流れとして，自然的発達行動介入法（naturalistic developmental behavioral interventions：NDBI）に関する研究が進められてきている．NDBIの源流は，応用行動分析において，般化促進のための日常場面を利用した機能的言語指導技法である機会利用型指導法（incidental teaching：IT）と，発達心理学から得られた前言語発達に関する知見の融合にある[8]とされている．

| MEMO | ASDの早期療育研究のこれから

Lovaas[5]以後の効果比較研究[9,10]は，RCTが用いられエビデンスが示されているものの，同時に研究的な厳密性からさまざまな限界も指摘されている[11]．また知能，言語，認知，適応，社会性，問題行動など多くの指標を厳密に客観的に測定していくことの困難と，地域の中で行われる研究としての倫理やIEP会議の同意などの制約も生じる．私たちは対象児や家族の利益に最大限の配慮をしつつ，可能な限り厳密に，そして長期間のフォローについて研究していく必要がある．

2 活用が必要な状況

ASDの臨床ニーズは，認知，言語，運動，身辺自立，社会性，情動，集団適応，問題行動，余暇，就労，心理的併存症など広範囲の発達領域にまたがり，また成長に伴って変化する．早期療育によって発達初期に知能や言語発達が促進され，ある程度発達的なキャッチアップが得られたとしても，児童期以降に対人関係や社会性に関する困難性を有するリスクや，問題行動や精神疾患の併存リスクに対しては，都度その状態に合わせた個別的支援を要する[12]．

例えば，一部の重度の知的障害を伴うASD児においては音声言語の獲得が困難という実態もある．そのような事例については PECS（picture exchange communication system）[13]に代表される補助代替コミュニケーション（augmentative and alternative communication：AAC）の指導

プログラムを選択肢として取り入れる必要がある．

またASDにおいてはその多くが心理的・行動的に何らかの問題行動を併存するといわれており，応用行動分析をベースとした機能的コミュニケーションスキル訓練（functional communication training：FCT）やソーシャルスキルトレーニング（social skill training：SST），CBTなどの有効性が示されている．

応用行動分析の立場からは，いわゆる対人関係や社会性の困難や不適切な形で学習してきた行動に対しては，その代わりとなる適応的なコミュニケーションスキルや対人関係スキルを再学習することで，それらを減弱させることを目指している．応用行動分析に基づくFCTや機能分析的アプローチは，常同行動，自傷行動，他傷行動，破壊行動などの多くの行動に対する有用な支援方法として複数の自治体や学術団体に推奨されている．

3 活用のねらい

・応用行動分析における測定と変容の対象は，「症候群」ではなく，それを構成する個々の行動である．EIBIの創始者でもあるLovaasは「自閉症」という概念は「構成概念」に過ぎないとし，「構成概念は研究を前進させることもある．しかし自閉症という用語であらわされる人々を援助する領域への探求を早々に凍結させるか，誤った方向に導く恐れがある」[14]と述べている．その上でLovaasは，行動分析の立場からは，自閉症という概念を追求する代わりに，自分たちの研究デザインの長所（行動と環境変数の因果関係の証明）を生かし，大きな単位としての自閉症ではなく，一つひとつの「行動」という単位で捉え分析してい

くことが最終的に自閉症の治療に繋がる，としている[15].

・応用行動分析の特徴である個々の「行動」をターゲットにすることで，ASDのように同じ診断でも特定の行動を示す人と示さない人がいたり，その程度にばらつきがあったりしても一定の治療効果を追求することが可能になる．つまり複数の異なった神経生物学的な原因からなる特異的な行動の総体としての「症候群」に対して，適切な治療が提供できるということである．例えば自己刺激行動と身辺自立に関して別々のアプローチが必要になる場合にも理論的に矛盾なく一つの治療に組み入れることができるというメリットがある．このような応用行動分析の特徴は他の精神疾患の治療的介入に対しても同様のアドバンテージとなる．

4 活用する際のコツ

知的障害を併存するASD診断のある幼児の療育ニーズは認知・言語領域だけでなく，身辺自立や集団適応など多岐に及ぶ．そしてこれら多様なニーズを限られた地域療育資源でカバーするためには，ペアレントトレーニングや保育所等訪問支援などの既存サービスについて，より密接な連携が必要となる．

海外における近年のASDへの早期療育の効果研究においても，プログラムの違いはあるが，親教育・園介入も含めた包括的介入の有効性は共通に示されている．

5 実践例

1）応用行動分析に基づく家庭・園と連携した早期介入プログラム

専門療育機関を核とした療育連携事例[16,17]を紹介する．

対象児：知的障害を併存するASD診断のある3歳男児．地域の幼稚園年少クラスに在籍し，「友達とのかかわりが少ない」，「困ったときに独り言を言う」，「要求を言葉で伝えることが少なく，怒ったり，叩いたりする」などの主訴で来談した．

プログラム：プログラムは週1回約90分で，本児に対してはDTTによる個別課題と半構造化場面課題，日常場面課題，親に対しては併行面接と課題参加から構成された．親に対してはグループによるペアレントトレーニングと家庭療育課題に関するコンサルテーション，在籍園に対しては定期的な園訪問によるコンサルテーションが実施された．

連携と情報共有については親が管理するクローズドなSNSグループにより，家庭療育場面の動画や支援環境の写真なども含めて共通理解できるようにした．図1に連携と情報共有のシステムを示す．

セラピスト：療育担当者は，大学院生3名，特別支援教育に従事する教員（内地留学生）3名で各課題別に担当を分担した．スーパーヴァイズは，研究機関に属する研究者と病院に勤務する臨床心理士の協働で行われた．

標的行動：個別で実施するDTT課題としては，物の名称，動詞，色名などに関する理解・命名課題，大小，多少などの概念学習，勝敗やじゃんけんなどの見本合わせ学習，なぞり書き，写し書き，計数などのアカデミックスキルなどを設定した．半構造化課題として2語文以上での要求，ピア（ASD児）とのやりとりを含んだゲーム課題を設定し，机上課題で学習した名称による要求や得点の計数，勝ち負け，じゃんけん，役割交代などを般化させるための指導を行った．日常場面課題としておやつ場面

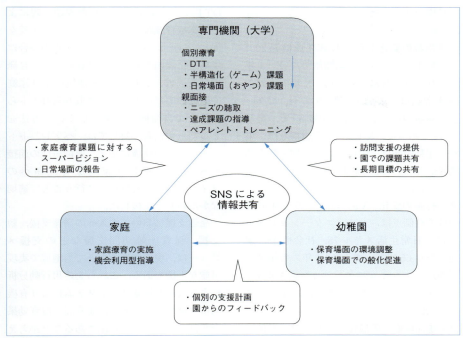

図1　連携・情報共有システム

を設定し，協力行動や自発的要求・援助要求などの指導を行った．

各課題は標的行動と手続きを書式化し，記録表とビデオで行動を記録し，達成率，手続きの妥当性を評価し，本児に合わせて改善を加えた．課題ごとに達成基準を設定し，達成できた課題は，家庭療育課題とした．家庭療育課題となる課題の実施の仕方については，大学で療育担当者の実施方法を親がモデリングし，スタッフからの指導を受けた上で，家庭で実施するようにした．

家庭療育課題：週2回，1回15分程度，親が家庭で実施した．クローズドなSNSを使用し，家庭療育の様子を撮影したビデオを親と療育スタッフで共有し，毎回スタッフがSNS上でフィードバックを行った．また，毎回の親面接時に，1週間の様子を聞き取り，課題設定の参考とした．

親支援：グループペアレントトレーニングの参加を勧め1クールの参加（全9セッション）を得た．またセッション場面での課題参加や面接を適時実施した．

園連携：在籍園との連携については，年に数回の行動観察とスーパーヴァイザーによる職員懇談を行った．行動観察は朝の自由遊び場面と朝の会について20分間ビデオ撮影を行い，そのうち15分間を30秒インターバルレコーディングによって行動をコーディングした．幼稚園での観察や療育の内容については，スーパーヴァイザーがフィードバックを行った．園からは親を通じて個別の教育支援計画の提供を受け，指

導目標を共有した．

2）経過

発達指数の変化：新版K式発達検査2001を，X年（当プログラム開始時），X+1年のそれぞれ4月に実施した．X年の本児の発達指数は，姿勢・運動領域64，認知・適応領域60，言語・社会領域65で，全領域64であった．X+1年の発達指数は，姿勢・運動領域は上限に達し，認知・社会領域85，言語・社会領域89で，全領域87であった．

適応行動の変化：Vineland-IIのX年の各領域の評価点は，コミュニケーションスキル62，日常生活スキル78，社会性55，運動スキル65であった．X+1年の各領域の評価点は，コミュニケーションスキル78，日常生活スキル93，社会性71，運動スキル85となった．

日常生活場面での般化：家庭では，半構造化課題で獲得した援助要求行動が，着替え場面などにおいて生起した．また，「○○が終わったらジュースね」などの複雑な要求行動も自発した．

所属園では，当初自由遊び場面での孤立，設定場面や行事では加配教師に抱きかかえられながらの参加であったが，療育で行ったボーリングゲーム（得点により勝敗が決定）を園で取り入れてもらい，他児とともに遊ぶ姿がみられるようになり，音楽発表会などの行事にも参加できるようになった．

3）考察

本プログラムは週1回約90分であった．低頻度の応用行動分析による介入で発達指数や適応行動が大きく改善し，行動が般化された要因として，療育場面での課題と家庭と園での連携システムがあげられる．

本プログラムでは，療育場面におけるDTTで達成基準に到達した課題を親による家庭療育課題へと移行することで定着を促し，コミュニケーションスキルの場合は半構造化課題や日常場面課題において自発機会を設け，さらにSNS連携により家庭や園での遊びなどの活動に取り入れてもらうことで自発機会を増やしていく方法をとった．また親に対しては，ペアレントトレーニングの受講に加え，週に一度の面接やSNSを活用した家庭療育課題へのフィードバックを継続的に行うことで適切なかかわりを支援した．

発達支援において本人への発達支援，親支援，保育所等訪問支援などの支援メニューは，現行制度のもとでも地域で実現可能な支援である．これらを応用行動分析による技法と情報共有システムにより有機的に連携されることで，より高い療育効果をあげていくことが可能であることが考えられる．

文献

1) Healy O, et al：Early intensive behavioural intervention in autism spectrum disorders. Fitzgerald M ed., Recent Advances in Autism Spectrum Disorder, Vol. 1, INTECH Open Access Publisher, 567-597, 2013
2) Virues-Ortega J：Applied behavior analytic intervention for autism in early childhood：Meta-analysis, meta-regression and dose-response meta-analysis of multiple outcomes. Clin Psychol Rev 30：387-399, 2010
3) Francis K：Autism interventions：A critical update. Dev Med Child Neurol 47：493-499, 2005
4) MADSEC：Report of the MADSEC autism task force：Maine Administrators of Services for Children with Disabilities, 2000
5) Lovaas OI：Behavioral treatment and nor-

mal educational and intellectual functioning in young autistic children. J Consult Clin Psychol 55：3-9, 1987
6）McEachin JJ, et al：Long-term outcome for children with autism who received early intensive behavioral treatment. Am J Ment Retard 97：359-372, 1993
7）Makrygianni MK, et al：The effectiveness of applied behavior analytic interventions for children with Autism Spectrum Disorder：A meta-analytic study. Research in Autism Spectrum Disorders 51：18-31, 2018
8）Schreibman L, et al：Naturalistic developmental behavioral interventions：empirically validated treatments for autism spectrum disorder. J Autism Dev Disord 45：2411-2428, 2015
9）Smith T, et al：Randomized trial of intensive early intervention for children with pervasive developmental disorder. Am J Ment Retard 105：269-285, 2000
10）Sallows GO, et al：Intensive behavioral treatment for children with autism：Four-year outcome and predictors. Am J Ment Retard 110：417-438, 2005
11）Schoneberger T：EIBT Research After Lovaas（1987）：A Tale of Two Studies. Journal of Speech-Language Pathology and Applied Behavior Analysis 1：207-217, 2006
12）井上雅彦：行動論的アプローチはASD治療の到達点として何を目指すのか．精神療法41：498-504, 2015
13）Bondy AS, et al：The picture Exchange Communication System：Training Manual, Cherry Hill, NJ：Pyramid, 1994
14）Lovaas OI：Certain comparisons between psychodynamic and behavioristic approaches to treatment. Psychotherapy Theory Research & Practice 8：175-178, 1971
15）Lovaas OI, et al：A comprehensive behavioral theory of autistic children：Paradigm for research and treatment. J Behav Ther Exp Psychiatry 20：17-29, 1989
16）阪本清美ほか：自閉症スペクトラム児への応用行動分析（ABA）に基づいた早期療育プログラムの効果（1）．日本自閉症スペクトラム学会第16回大会論文集，2017
17）足立みな美ほか：自閉症スペクトラム児への応用行動分析（ABA）に基づいた早期療育プログラムの効果（2）．日本自閉症スペクトラム学会第16回大会論文集，2017

2）TEACCH プログラム

三宅篤子

Key word 構造化（ストラクチャード TEACCH イング）／コアバリュー／包括的アセスメント／4 種類の構造化

要点整理

- TEACCH® 自閉症プログラム（TEACCH®Autism Program）は，ノースカロライナ大学医学部精神科と AHEC（Area Health Education Center）の共同所属機関として，ASD の子どもから成人までの生涯にわたる生活の質の向上のために，地域に根差した臨床サービス，専門職への研修，研究開発を行っている．
- ASD 者やその家族のニーズに基づいてアセスメントを行う．
- 包括的アセスメントの結果に基づき支援プログラムを作成する際に「構造化（ストラクチャード TEACCH イング）」の原理を用いる．
- 構造化とは，ASD の障害特性からくる困難の把握に基づいた支援アプローチとして，ASD の個人の特性の認識に基づき，さまざまなスキルの獲得，問題行動の予防，ASD に特化した問題解決を行う技法である．
- 構造化には，(1) 物理的構造化，(2) 視覚的スケジュール，(3) ワーク（活動）システム，(4) 視覚的構造化の 4 つの種類があり，それらはいずれもそれぞれの個人の特性に合わせて個別化される．

1 技法の手続き

1）TEACCH プログラムの成立経過及び位置づけ

TEACCH は，1972 年にエリック・ショプラーらが米国ノースカロライナ州政府とノースカロライナ大学医学部精神科の連携協働によって，ASD のある子どもから成人までの生涯教育を行う機関としてスタートした．ノースカロライナ大学医学部精神科の附属機関（Division TEACCH）として設置され，40 年に及ぶ歴史を積み上げてきたが，2012 年 5 月に，ノースカロライナ大学医学部精神科と AHEC（Area Health Education Center）の共同所属となり所属が変わり，Klinger L を総合ディレクターに迎え TEACCH® 自閉症プログラム（TEACCH®Autism Program）として再出発した．

2）TEACCH プログラムの技法

TEACCH プログラムは，ASD の人やその家族のニーズに基づいてアセスメントを行い支援プログラムを作成する．

(1) アセスメントに関する技法

TEACCH では支援を行う前に，診断的アセスメントとして一人ひとりのユニークな自閉症の特性，認知の特性，発達の特性を，フォーマルアセスメントとインフォーマルアセスメントを行い総合的に把握したうえで，指導計画を作成するという包括的アセスメントを行う．

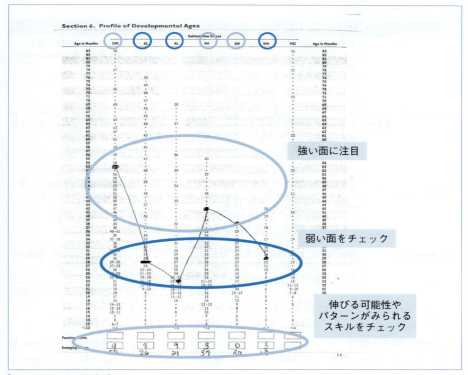

図1　PEP-3の発達プロフィール

　包括的アセスメントでは，ADOS やさまざまな知能検査，適応能力検査とともに TEACCH が独自に開発したアセスメントツールとしての PEP-3，CARS，TTAP などを実施して ASD の人への包括的支援のポイントを明らかにする．

　例えば，PEP-3 を用いた場合，アセスメントの結果は，3 つの合計得点（コミュニケーション，運動，特異行動）に沿って，認知/前言語（CVP），表出言語（EL），理解言語（RL）（コミュニケーション領域），微細運動（FM），粗大運動（GM），視覚―運動の模倣（VMI）（運動領域），感情表出（AE），対人的相互性（SR），運動面の特徴（CMB），言語面の特徴（VMB）

（特異行動）を算出する．CVP, EL, RL, FM, GM, VMI の得点を発達プロフィールにまとめ，その結果を以下の点に基づいて報告書を作成する（図1）．

　A．強みと弱みのパターン，B．個々の項目の分析（芽生え反応），C．特異行動パターンの解釈，D．養育者レポートからの情報の要約，E．行動観察のまとめ，F．教育プログラムへの提案．

　その結果から支援の課題を以下の 7 つの領域に沿って作成する．

　① 整理統合と自立性，② コミュニケーション，③ 社会性と余暇活動，④ 認知および基礎的な学習，⑤ 運動能力，⑥ 身辺自立，⑦ 適応行動．

表1 4つの構造化の種類とその特徴

	定義	内容	効能
① 物理的構造化	それぞれの場所でどのような活動が行われるかを示す．視覚的整理統合を行い，エリアを示す物理的境界線を明確に示す	物理的エリアを示す視覚的サインや標識・ラベルをつけ，エリア間の移動を助けるトランジションオブジェクト（移動の支えになるもの）を設定する	注意散漫の原因を制限し，不安を軽減，自立を高め作業効率を促進する
② 視覚的スケジュール	一定の時間にどの順番で何をするかを視覚的に提示する．全体のスケジュールや個人のスケジュールがある	個人に合わせ文字，絵や写真，チェックリストで作成．終わったらひっくり返す，ポケットに入れる，消去する，チェックマークをいれるなどで進行を示す	実行機能の弱さに対応し，課題の手順に合わせ効率よく活動できる
③ 構造化されたワーク/活動システム	活動の内容の指示 ① 何を，② どのくらい（量，時間），③ 進み具合とどうなったら終わるか，④ 次に何をすべきかを示す	① IEPに基づいて作成．課題の指示は，文字のリスト，具体物など．② 項目の数，教材の数，③ 課題の残り具合の表示，④ スケジュールの最後に視覚提示する	課題を理解して達成し，次への移動の逸脱をなくす
④ 視覚的構造化	課題の提示，教材の構造化を視覚的にわかりやすく精密化する	① 視覚的指示 ② 視覚的整理統合化 ③ 視覚的明瞭化	課題における理解の困難さからくる逸脱の予防

(文献1〜3)より作成)

(2) 療育に関する原理

上記の包括的アセスメントの結果に基づき療育プログラムを作成する際に「構造化（ストラクチャード TEACCH イング）」の原理を用いる．構造化とは，ASD の障害特性（スキルレベル，才能，興味関心，性格，感情，癖，潜在能力）からくる困難の把握に基づいた支援アプローチとして，ASD の個人の特性（聴覚情報より視覚情報が有用など）の認識に基づき，さまざまなスキルの獲得，問題行動の予防，自閉症に特化した問題解決を行うために開発された．ASD への社会的期待や環境上の機会を本人が理解でき，習得し，楽しむことができる概念に置き換えるために，構造化のさまざまな要素を用いる．そのことによって，個人のスキルを高めるとともに，環境を理解しやすいように変えることを目標とする．

構造化には，(1) 物理的構造化，(2) 視覚的スケジュール，(3) ワーク/活動システム，(4) 視覚的構造化の4つの種類があり，それらはいずれもそれぞれの個人の特性に合わせて個別化される（表1）[1〜3]．

物理的構造化のためには，① エリアの種類を決める（例：1対1学習，自立活動，自由遊び，お集まり，お手伝い，休憩，トランジションなど），② エリアの配置を決める（逸脱行動の予防，トイレへの近さなどを配慮），③ エリアの位置，境目の明確化（色，エリアの境目の明確化，活動を示すサインの明示，サインは個々のASDの興味・関心に合わせる），④ エリア間の移動（トランジションオブジェクトの確定と使用，トランジションオブジェクトは家によくあるもので移動の意味が理解しやすいものを選ぶ）などの手続きが必要である（図2）．

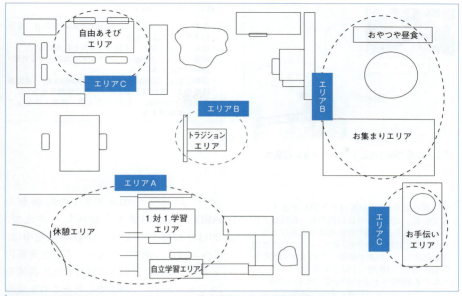

図2　TEACCHクラスルーム・トレーニング（学習エリアの見取り図）

　視覚的スケジュールのためには，①課題や活動の順番を確定し絵や文字，チェックリストなどで示す．②課題の終了を視覚的に示す，③スケジュールを教えると同時にその変更を教えることが重要である．

　構造化されたワーク（活動）システムでは，①終了の理解（終了箱の活用），②左から右の手順で課題を設定，③課題の種類には，プットイン，マッチング，分類，数，文字，概念の理解などがあり，それを個人の IEP（個別支援計画）から抽出する．

　視覚的構造化では，①どう操作したらよいかを自動的に示す（教材の配置やプットインなどで），②教材をセットにしてワンプレートに置くなど，③より視覚的にわかりやすく（色やハイライトで強調）など行う．

　それぞれの手続きには，行うことをルーティンで理解することが必要であり，スケジュールの理解のためにはまず「最初に（何をするか）」→「次に（何をするか）」の行動のルーティンを実物や絵カードのアイコン，文字などで示し行動を形成する必要がある．構造化されたワーク/活動システムには，左から右に課題を行い終了箱に入れるというルーティンが，トランジションの理解のためには，学習エリアと遊びエリア間の移動を手助けするもの（トランジションオブジェクト）を使って移動するルーティンを形成することが重要である（図3）．

| MEMO | TEACCH プログラムの理論的背景

　TEACCH プログラムの理論的背景としては多様な理論が存在する．創設から明らかにされている ASD の人たちとその家族を尊重するという基本理念やミッションに基づきその立場に沿ったエビデンスのあるさまざまな理論や研究

2）TEACCH プログラム

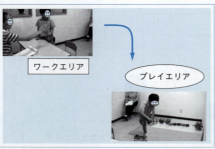

図3 場面の構造化とトランジションの基本

表2 TEACCHのコアバリュー

- 教育（Teaching）：ASDに関する知識を広め，支援のスキルを向上させる
- 拡大（Expanding）：支援のスキルを拡大する
- 尊重（Appreciating）：ASDの人々のユニークな長所・強みを尊重する
- 協働と協力（Collaborating & Cooperating）：協働実践者やより広いコミュニティーとの協働や協力
- 全人的（Holistic）：ASDの全人格・家族・コミュニティーを強調する

を活用するのがTEACCHの一貫した基本的方向である．エビデンスに問題のあった精神分析の結果である自閉症の親原因論を否定したうえで，ABA（応用行動分析）に対してはその有用性を認めつつ，汎化の問題，プロンプト依存を問題とした．1970～1980年代のバンデューラなどの認知一社会学習理論にある人の思考，期待，状況の理解が行動に影響する理論に基づき，「状況や活動を意味あるものにする」というTEACCHの原則をまず設定した．1980年代の発達心理学の研究成果からは，発達レベルに合った学習経験が重要，発達段階を把握し，もっとも適切な段階で活動や期待されることを考慮して，課題や教材を設定することを取り入れた．1980～1990年代の学習パターン，情報の整理統合の仕方の違いを解明する研究をベースにして，ASDの人の環境の理解にあわせて支援の仕方を合わせる，視覚的思考，実行機能（整理統合のスキル，衝動のコントロール，変化への対応）の弱さへ対応するように支援プログラムを修正した．1980～1990年代の神経心理学的研究成果から注意の切り替えや移行の困難を補うプログラムを開発した．近年はASD児の不安や怒り対応プログラムを認知行動療法を取り入れつつ開発している．定型発達の子どもたちのために開発されたプログラムにASDの子どもたちを適応させるプログラムとは違い，ASDの一人一人の興味関心，スキルレベル，個性的な学習スタイルに基づいてプログラムを開発することの重要性を再度強調している．

2 活用が必要な状況

ACDC（アメリカ疾病予防管理セン ター）は1966～2016年までの約66個のASDの発生率研究を総括したうえで，2011年以降の論文からASDの発生率は，2～26.4人の高率に及んでいることを報告した[4]．また，自閉症の障害特性の程度をコミュニティーで調査をしたところ正規分布に近い漸増減のある分布になることが分かった．つまり自閉症はさまざまな重症度でその障害が分布しており，支援の内容もその程度に合わせて個別に設定されなければならないのである[5]．

また，Simonoffら[6]の英国の10～14歳の56,946人発達障害児の合併症を調べたところ，合併の多かったのは，社交不安障害，ADHD，反抗挑戦性障害，不安症などである．自閉症の治療や支援を考える際には，これらの合併症への対応も不可欠であることがわかる．

3 活用のねらい

- Mesibovら[1]はASDの障害特性には以下のようなものがあるとし，それに対応する必要性を述べている．
  a. 言語などの聴覚情報に比べ視覚情報の処理能力の強さ．
  b. 細部情報の協調，他方系列化，統合，関連付け，行動から意味をとらえる

表3 幼児早期のASD児に適用された構造化概念

これまでの構造化概念	乳幼児向け構造化の概念
自立を促し維持するために構造化を使う	エンゲージメント（関わり合い）を増やし維持するために構造化を使う
最初の戦略のセットとしてのTEACCHの構造化	TEACCHの構造化の戦略に加えた自然な戦略
物理的環境の構造化	理解や予測力を促すテーブルやフロアで行う遊びのスペースの活用 重要な大人や活動を強調するために注意を妨げるおもちゃやメディアを隠す
視覚的スケジュール	トランジション・オブジェクト （移動するときの理解を促すためのもの）
活動システム	自宅でさまざまな活動がどの位続き，いつ終わるのかの理解を促す左から右に終了するルーティン
視覚的構造化	参加を促すのに必要なおもちゃの工夫，活動を確保することは意味があり，動機づけも高まる その子の課題や目に見える教育課題のために活動/ものを工夫すること
ルーティン	最初に/次に，終了箱，視覚的にわかりやすいカウントダウン，コミュニケーションのやり取り，構造化された遊びのようにルーティンを導入する コミュニケーションややり取りをサポートする創造遊びや家事お手伝いのルーティン（例えば，本を読むこと，ブランコのような感覚的ルーティン，お風呂場面）

（文献1～3）より作成）

ことの苦手さ．
c. 注意の不均衡さ（時に注意がそれやすい，他方集中すると熱中して転換が利かない）．
d. コミュニケーションの問題（発達レベルによって異なる，語用論のコミュニケーションの開始，社会的使用の問題）．
e. 時間の概念が弱く，活動からの移動に早すぎたり遅すぎたりし，活動の初めと終わりがわからない．
f. ルーティンを好むため，般化や移行がむずかしく，ルーティンを変えることが不快で混乱したりパニックになったりする．
g. 特定の好む活動への強い興味や衝動があり，そこから離れることがむずかしい．
h. 感覚的好みや嫌悪がある．

・TEACCHプログラムのミッションは，ASD児者の生涯にわたる生活の質を向上させるために，地域に根差した臨床サービス，専門職への研修，研究開発を行うこととされている．活動に当たって，TEACCHの了承を念頭に据えたコアバリューが設定されている（表2）．

・TEACCHのこのような理念に基づいた構造化という技法は，前述のようなASDの障害特性に対応して作成されたものであり，ASDが環境を意味あるものとして理解し周りの人と機能的にコミュニケーションできることを目指しているのである．

4 活用する際のコツ

ASDのそれぞれの人の年齢，知的障害の重さや自閉症の重症度に対応してさまざまなメニューを用意している．しかしいずれのメニューにもその内容には構造化（ストラクチャード TEACCH イング）の原理が貫かれている．例えば，Turner Brownらは，学童向きの構造化の技術を幼児早期（2～3歳向け）に適用する際の配慮点を以下のような表3にまとめた[1～3]．

幼児早期においては，学童期と異なり，構造化の重点を人とのエンゲージメント（関わり合い）の形成，より自然な場面設定，ルーティンの形成などに置いている．

また青年期，成人期向け配慮として，カロライナ生活学習センター（CLLC）のプログラムでは，さまざまな活動エリアで自立して生活することに焦点を当てて課題を設定している．その領域はコミュニケーション，社会，余暇，職業，ADL，家事スキルなど青年や成人の実際の生活に即した多様な領域にわたっているが，いずれも構造化（ストラクチャードTEACCHイング）の原理に貫かれている．

このようにTEACCHの構造化（ストラクチャードTEACCHイング）の技法は，単なる方法論ではなく明確な理念やミッションに基づいた支援のフレームワークと考えることができる．

アドバイス　臨床上のテクニック

TEACCHプログラムを字義通りに実践や臨床に応用することはさまざまな問題をひき起こす．「物理的構造化」と称して，教室の中を棚とパーテーションでひたすら仕切ったり，「ワークシステムの構造化」と称してクラスのすべての子供の同じ数の引き出しと棚を用意したりする場面に遭遇することがある．構造化にしても，視覚的支援にしても支援を行う前提に個別的配慮——人ひとりの生徒に沿った個別化—が必要である．一人一人に合った個別化を行うにはその前にアセスメントが不可欠である．アセスメントにはフォーマルアセスメントと支援の個別化を可能とするインフォーマルアセスメントがあり，これらのアセスメントの結果を基にしてそれぞれの認知特性と社会性の傾向に合わせた個別化された支援が必要なのである．

文献

1) Mesibov GB, et al：TEACCH Approach to Autism Spectrum Disorders, Springer, New York, 2005.（服巻智子ほか訳：TEACCHとは何か―自閉症スペクトラム障害の人へのトータルアプローチ―，エンパワメント研究所，2007

2) Mesibov GB, et al：The TEACCH program in the era of evidence-based practices. J Autism Dev Disord 40：570-579, 2010

3) Mesibov GB, et al：Evidence-based practices and autism. Autism 15：114-133, 2011

4) Centers for Disease Control and Prevention. Autism Spectrum Disorder（ASD）Data & Statistics. https//www.cdc.gov/ncbddd/autism/data.html.（2018.10.31取得）

5) Odom SL, et al：Evaluation of comprehensive treatment models for individuals with autism spectrum disorders. J Autism Dev Disord 40：425-436, 2010

6) Simonoff E, et al：Psychiatric Disorders in Children with Autism Spectrum Disorders：Prevalence, Comorbidity, and associated factors in a population-derived sample. J. Am. Acad. Child Adolesc. Psychiatry 47：921-929, 2008

3）発達障害の認知行動療法

明翫光宜

Key word 感情理解／リラクセーションスキル／視覚的補助資料／フィードバック

要点整理

- 認知行動療法は，自分の感情についてうまく言語化できない・感情に気づけない，感情調整が苦手である発達障害児・者に有効である．
- 発達障害の認知行動療法では，来談に至るまでの対人関係の失敗経験の影響から，クライアントの（セッションへの）動機づけが低いことが多いので丁寧な対応が必要となる．
- 1回1回のセッションでの学習したこと・練習したことが日常生活で効果的に機能するまでスキルトレーニングの積み重ねが必要となる．スキルトレーニングを続けてもらうために細かなフィードバックが重要である．

1 技法の手続き

　発達障害があるクライアントに対するアプローチとして，認知行動療法の有効性・必要性が2000年頃より示唆されてきたが，心理療法の技法として確立されたのはさらに5年ほど後のことである．発達障害の認知行動療法というと特殊な技法のように聞こえるが，発達障害だから何か特別なアプローチではなく，クライアントの抱えている困難さや解決したい問題に対応する具体的技法が認知行動療法であり，その技法を工夫して用いるという視点が重要となる．多くの発達障害児・者が抱える問題の1つに不安や怒りなどの感情調整の問題があり，筆者はこの問題に対する実践研究を行ってきたので，感情調整に関する認知行動療法を解説する．

　技法の手続きとして，集団セッションと個人セッションがある．発達障害の認知行動療法研究の多くが集団セッション（集団認知行動療法）で論文化・マニュアル化されているので，集団セッションの概要を説明する．海外での取り組みの紹介は他書[1]で行ったが，わが国での取り組みが活用しやすいと考えられる．なお，わが国では，主に成人の取り組みが黒田ら[2]によってなされ，児童期においては筆者ら[3]の取り組みがある．

　表1から成人の発達障害の認知行動療法のポイントは，ASDについての心理教育がなされること，セッションの最初と最後にリラクセーションが行われること，快感情から不快感情へと感情理解の学習が進んでいるという点である．まず，自己理解の支援ともいえるASDの心理教育は成人のセッションでは重要な役割を果たす．自分の苦手特性がこれまでの生活にどのように影響を与えていたのかを把握する作業となるためである．生活上の苦労と自分の苦手特性との関係が理解できると，認知行動療法セッションで何のスキルを身に着けるかの意義を理解することができる．次に，セッションの最初と最後にリラクセーションが行われること，快感情から不快感情へと感

表1 成人の発達障害の集団認知行動療法の取り組み

スケジュール	
5分	その日の気分の報告
30分	自閉症スペクトラム障害についての心理教育
10分	リラクセーション
40分	ワークおよびディスカッション
	セッション1 自閉症スペクトラム障害の概要
	セッション2 リラクセーションの方法
	セッション3 嬉しい気持ちについて
	セッション4 安心感について
	セッション5 感情について
	セッション6 不安について
	セッション7 怒りについて
	セッション8 コーピングスキルについて
5分	リラクセーション

（文献2）より引用）

情理解の学習が進んでいくプログラム構成については，発達障害児・者は高い対人緊張や不安を持っていることが多く，社会的スキルやコーピングスキルを学習しても緊張や不安が高いままであるとスキルを身に着けることが困難であるという理由からである．したがって，できる限りスキルを学びやすい状態にする工夫として実施前にリラクセーションを行い，また実施後にクールダウンの目的でリラクセーションを行い，自分の心身の状態を確認することが有効となる．感情理解については，不安や怒りなどの不快感情から取り組むと，その学習がきっかけとなるフラッシュバックやそれに伴う除反応などのリスクが考えられるため，快感情から学び，セッションを重ねるごとにリラクセーションスキルを活用しつつ，不快感情の理解を有効に進めていく流れになっている．

児童の認知行動療法の場合は，成人とどのように異なるかであるが，大きなプログラムの構造上の違いはない．筆者の臨床経験から違いを挙げるとすれば，自分の障害や障害特性の理解（自己理解の一部）については，（当然ながら）児童の場合はまだ取り組めていないことが多いということになる．これは認知行動療法の取り組みのモチベーションにつながり，認知行動療法の児童への適用の大きな課題点になる．具体的には，児童の場合は学校適応状況が悪く，周囲から叱責などを受けたうえでの心理師への来談となり，心理療法への動機づけが低く，他者に対して不信感を抱いている場合が多い．その点では，来談してくれたことをねぎらうほか，良い意味で自分の将来につながっていくことをわかりやすく説明し，かつ本人が取り組みやすい課題を提示していくことが重要である．

2 活用が必要な状況

発達障害児・者の抱える問題として感情調整の不全があり，不安症や抑うつ症状，怒り・攻撃性などの二次的障害がみられることが多い．つまり，ASDをはじめとする発達障害児・者は，不安や怒りの高さと同時にストレス耐性の脆弱性を抱えている場合が多いことが近年の研究から明らかになっている．

発達障害がある成人の場合は，感情調整の問題がクライアントの主訴として明確になってきたときに，心理師はクライアント自身の考えや行動が，その後の自分自身の感情や生活に影響を与えていること，今の気持ちの問題（不安の問題・怒りの問題）は対する適切な考え方・ストレス対処方法を学ぶことで改善する可能性があることを共有することが大切である．

発達障害を抱える児童の場合は，既に感情調整の問題で問題行動や不登校などを示しており，保護者によって来談を促されている場合が多い．心理師は，例えば「今こ

こに来ることになったのは不安や怒りが大きくなりすぎて（コントロールできなくて）○○（困った行動）が起きてしまうようだね」と伝えて「このまま大人になるとどうなると思うかな？」と子どもに尋ねて，子どもの返答に合わせて以下のようにガイドする．「怒りや不安がコントロールできなくて爆発すると，ちょっと嫌なことがあるとモノを投げたり，大声をあげてしまう大人になってしまう．すると周りの人は怖いから離れていくことになることが多いけど，これってあなたが望んでいる未来かな？」と懸念を示しながら聞く．多くの発達障害児は「それは望んでいない」と返事をするので「それなら，ここで気持ちの勉強をして，クールダウンとかリラクセーションっていうんだけど．カーっとなった気持ち，ワーッとなった気持ちを下げるような方法をコツコツ練習していくと，ちょっと嫌なことがあっても爆発しない安定した優しいお兄さん・お姉さんになれるけど，一緒に取り組んでみる？」と誘う．

必要な状況の際に，以上のような流れで導入を行い，1の技法の手続きで述べたプログラムを1つ1つこなしていくことができる．

3 活用のねらい

発達障害児・者に対して認知行動療法を行う際のねらいは以下である．

- ASDをはじめとする発達障害児・者の多くは，自分の情緒的な体験を言語化することが不得手であり，自然な流れで自分の気持ちを心理療法の関係性の中で言語化することが難しい．一方で，認知行動療法では何をどう進めていくのかが明確であるためわかりやすいという側面がある．

- ASDをはじめとする発達障害児・者は他者の意図を推し量る能力の他にも自分がどんな気持ちをどのくらい抱いているかをモニターすることが難しいことが多い．心理教育として感情について具体的に学ぶことが発達障害児・者にとってわかりやすい．

- 不快感情を抱いたとき・ストレス状況下にあるとき，発達障害児・者は独自のストレス耐性の脆弱性があり，容易にパニックや不安症状が引き起こされやすい．またストレス対処法をうまく学習できていない場合が多いため，呼吸法や漸進的筋弛緩法などを丁寧に教えることで新たな機能的なストレスコーピングを獲得することができる．

- 発達障害児・者は，自分の思考パターンや空想，怒り・不安が喚起されたときに発する言葉（暴言）がさらにその感情を高め，問題となる行動や状況をより悪くしていくという悪循環になりやすい．さらに本人自身は自分の認知を含めた行動パターンが悪循環の要因になっていることに気が付いていないことも多い．そのため，認知・感情・行動が相互に影響を及ぼしあっていることに気が付き，適切に対処することを学ぶことも重要である．

4 活用する際のコツ

発達障害児・者に認知行動療法を活用していくためのコツは，発達障害特性に合わせた工夫である．導入，課題提示，リラクセーションスキル学習，本人および周囲へのフィードバックにそれぞれの工夫が考えられる．

導入については，活用が必要な状況ですでに述べたが，多くの発達障害児・者は感

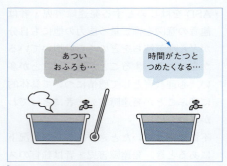

図1　不快感情も時間が経てばだんだん低減する

情調整不全の問題でトラブルを積み重ねてきている．トラブルを積み重ねていることは心理師に出会うまでの段階で既に自己評価が低く，また他者への信頼感も薄くなっている．子どもの言葉で代弁するならば「どうせ自分なんて」と投げやりになり，「この人に相談してもムダ」とこれからの支援について価値下げをしてしまっている．心理師は「でも，ここをちょっとでも改善できたらいいよね．ちょっとずつやってみようよ．ちょっとした改善を増やしていこう」と励ますことも必要になってくる．

プログラムの課題提示は，発達障害特性を考慮して視覚的補助資料[4]を使うことが心理教育などに大いに役立つ．しかし，ただ絵を見せれば良いというものではなく，あくまで補助資料であって心理師のわかりやすい具体的な言葉でクライアントの理解度を確認しながら感情（不安・怒りなど）の心理教育を進めていくことが望まれる．以下，筆者のコツを示す[5]．発達障害児・者は，感情のセルフモニタリングが苦手なため，不安や怒りの強さが時間経過とともに引いていくことや呼吸法などによって何となくおさまっていくなど気持ちの動きを自覚することが難しい．つまり，心理教育で感情の性質を教えてからリラクセーションスキルの学習に移ると練習への動機づけが高まる．例えば図1を例にとると「熱いお風呂だけど，時間が経つとどうなりますか？」と聞いて反応に応じて調整しつつ「いやな気持も時間が経てば，熱いお風呂と同じように下がっていきます．だから慌てないでくださいね」と説明できるし，さらに「熱いお風呂に冷たい水を入れるともっとはやく冷めます．気持ちのコントロールプログラムでいう水は次に勉強するリラクセーションです」と導入できる．

次にリラクセーションスキルの学習になるが，発達障害児・者の多くは感情に伴う身体感覚に気づきにくかったり，身体の緊張が抜きにくかったりするという側面がある．リラクセーションスキルの学習が成功しないとクライアント自身も改善している・自分は成長しているという実感を持ちにくいので，筆者はさまざまな工夫を取り入れてスキル学習のサポートを行っている．呼吸法でいえば，視覚的補助資料[4]を提示しつつ，以下の3つのポイントを段階的に声かけして練習する．「鼻から吸って，（口をすぼめて）ゆっくりフーっと吐く」，「そうそう．上手ですね．次は吐く強さはろうそくの火が消えない程度（ティッシュペーパーがゆらゆら揺れる感じ）に吐いてみて」，「では次は吐く長さがポイント．いつもよりちょっと長くて4秒くらいフーっと吐こう」というような形でサポートしていく．さらに心拍変動バイオフィードバック法を援用してさらにリラクセーション状態を可視化して上手にできていることを共有する（詳しくは文献[1]）．

本人および周囲へのフィードバックも認知行動療法の効果を上げる重要な要因である．スキルや適応行動という観点からみる

と，認知行動療法とはクライアントがメンタルヘルスにつながる適応的な考え方や行動のスキルを1つ1つ学んでいくプロセスであり，身についていくには練習と積み重ねが必要であり，本人や家族にはそのことを伝えておくことが必要である．さらに心理師は1回1回のセッションの中でクライアントの小さな進歩をつかみ取って，なるべく言葉にして伝えていくことで次回からのセッションへのモチベーションにつながっていき，また保護者も「私も○○をむやみに怒らないように頑張ります」と家族が明日に向かって努力していく方向になることがある．つまり，現在クライアントが進んでいる道のり・進んだ距離をこまめにフィードバックすることが大きな成長につながっていく．

クライアントが何らかの感覚過敏を抱えている場合は，集団などの刺激の多い場では集中ができなかったり，イライラが高まってしまうために，感情制御の力が格段に落ちてしまう．そのため感覚過敏へのアセスメントと対応を忘れずに行うことも重要である．

> **アドバイス** mm単位でほめること
>
> 発達障害児・者のスキル学習は，自然にパッとできるというよりは，1つ1つ丁寧に説明して努力を重ねていくとコツがわかり，上達していくことが多い．そのプロセスを心理師は伴走することが必要であり，走ること（練習すること）をやめないために「mm単位でほめる」ことが大切である．これは定型発達の人はm単位・cm単位でスキル学習が進んでいくが，発達障害児・者がコツをつかむまでの努力しているときはmm単位で進んでいる．進んでいることは確かなので本人なりの進歩を細かくフィードバックしていくという視点である．

> **MEMO** 心拍変動バイオフィードバック法
> (heart rate variability biofeedback)
>
> 心拍変動バイオフィードバック法とは，心拍変動と呼吸の様子がパソコンやスマートフォンの画面にモニターされ，変化する両者の対応関係をチェックしながら呼吸ガイドに合わせて約1分間に6回程度のゆっくりした呼吸のコントロールを行う呼吸法である．これにより呼吸法によって心身が実際にリラックス状態になっているかどうかをクライアントの主観的な身体感覚の報告だけに頼らずに，心理師も共有できる技法となっている．

5 実践例

本実践例は，筆者がこれまで教育相談または福祉分野での発達支援事例の中で体験してきた実践を示すための架空事例である．

L君はASDがある13歳の中学生である．学校では友人のからかいに対して激高して椅子を投げつける，暴力・暴言があるということで教育相談機関に申し込みがあり，親子で来談した．筆者が主訴を確認した時，L君は反抗的で投げやりな態度が見られたが「L君だけが悪いわけではないものね．L君にも言い分があるでしょう．」と聞くとからかいに対してイライラが止まらないこと，キレてしまうことについて述べた．さらに筆者は「あとで内心しまったと思うのでしょう？」との問いにはうなずいたので，感情のコントロールスキルとこれからの将来について筆者が話しながら，支援方法として感情のコントロールプログラム（認知行動療法）について提案すると同意した．心理アセスメントでは保護者によるCBCL（子どもの行動チェックリスト）では攻撃性が高いと同時に不安・抑うつも高いことが特徴であった．筆者は「そもそも普段から相手からどう思われるかとか，心

配や不安が高いよね．それがさらにイライラを高めているし，普段がイライラモードだよね」とL君と自身の状態を共有し，感情の心理教育を行いながら，リラクセーションスキルの学習として毎回5分程度の心拍変動バイオフィードバック法を開始した．最初L君はうまく呼吸法ができず，「こんなのやっても意味があるの？　どうせ出来んし」と訴えることが多かった．筆者は心拍変動の波形をみながら「L君，でもここを見てごらん．なめらかな波でしょう．これはうまくいっている証拠．これを増やすようにしていけばいい．慌てないでやっていこう」と細かなフィードバックを行っていった．家庭では本人なりにときおり呼吸法に取り組もうとしている様子だった．半年後，心拍変動バイオフィードバック法のリラクセーション得点も上昇し，リラクセーションスキルから進歩していることを共有できるようになった．筆者は「これはL君のカーっとなったときの武器．火事でいうと消火器．使わないともったいない．でも大火事になると使えないこともある．だから0（怒りゼロ）から5（怒り爆発）でいえば2か3で使えるとベストだよ」と伝えた．母親の話では「2・3のときは『大丈夫！　怒っていない！』と口調を強めるんです」という．この話をL君と共有し「今日からこの状態は，大丈夫！　から黄色信号に変わったね．この情報をぜひ学校の先生に伝えていいかな？　先生にも知っててもらってクールダウンの合図をもらえるといいと思うから」とL君の同意を得て，筆者は中学校の担任教諭にも連絡して，L君が校内でしかるべきタイミングにおいて自分自身で呼吸法を使えるように支援をお願いした．学校との協力体制の中でL君が激高することによるトラブルは減少し，次のステップとしてからかいや建設的批判への対応について話し合うようになっている．

文献

1) 明翫光宜：不安のコントロールプログラムの動向．Asp heart：広汎性発達障害の明日のために 13：148-152, 2014
2) Kuroda M, et al：A cognitive-behavioral intervention for emotion regulation in adults with high-functioning autism spectrum disorders：study protocol for a randomized controlled trial. Trials 14：231, 2013
3) 明翫光宜：感情調整を支援する認知行動療法プログラム．必携発達障害支援ハンドブック，下山晴彦ほか編著，金剛出版，東京，93-97, 2016
4) 明翫光宜：自分で気分を変えてみよう，NPO法人アスペ・エルデの会，2010
5) 明翫光宜：自閉症スペクトラム障害の感情のコントロールトレーニング．臨床心理学の実践：アセスメント・支援・研究，八尋華那雄監修，金子書房，東京，225-238, 2013

4) ペアレント・トレーニング

井潤知美

Key word 行動変容／肯定的な注目／指示の工夫／協働

要点整理

- ペアレント・トレーニングは行動変容理論に基づくものであり、発達障害の心理社会的治療のひとつとして位置づけられている.
- プログラムでは、行動の分類、注目の使い分け、指示の工夫などについて学ぶ.ホームワークの実践とその報告、セッション内でのロールプレイなどを通して、子どもの問題行動に対応するスキルを獲得していく.
- 子どもの行動の改善、親のメンタルヘルスの改善などがもたらされる.

1 技法の手続き

ペアレンティング（養育）に関するプログラムは多数あるが、本稿で紹介するペアレント・トレーニングは、応用行動分析に基づくものであり、発達障害の心理社会的治療のひとつとして位置づけられている.行動（B：多くは問題行動）の前の状況（A：きっかけとなる出来事、状況）または、後の結果（C：周囲の対応、結果得られたこと）をかえることで、行動を変えようというものである（図1）.いうことをきかない、かんしゃくを起こすなど子どもの問題行動の対応に困難を抱えている保護者を対象に実施される.対象となる子どもの年齢は幼児期から学童期が中心である.子どもの好ましい行動を増やし、好ましくない行動を減少させ、子どもからの協力的な行動を引き出すためのスキルを6～8名の小グループで学んでいく.

標準的なプログラムは、全10セッションから構成される（表1）.2週間に1回のペースで、全10セッションが実施されるため、開始から終了まで5～6ヵ月かかる.1回のセッションは90分であり、a) 前回のホームワークの報告と振り返り＋b) 今回のテーマの説明とロールプレイが行われる（図2）.ファシリテーターは1～2名で、職種は決まっていないが研修を受けた公認心理師やソーシャルワーカーなどが担当することが多い.

プログラムはステップバイステップで、一つずつスキルを積み上げていく方式をとっている.セッション1では、すべての基礎となる「行動の3分類」を学ぶ.ここで、子どもの行動をとらえる視点を学び、わが子の行動を「好ましい行動」「好ましくない行動」「許し難い行動」の3つに分類する.セッション2～4では注目の使い分けを学ぶ.「好ましい行動」にはポジティブな注目をし、「好ましくない行動」からは注目を取り去り、「好ましい行動」が出るのを待ってポジティブな注目をして終わる.例えば、ポジティブな注目をする（＝ほめる）というセッションでは、ほめ方のコツを学び（表2）、セッション中にロールプレイを取り入れ、参加者が体験することでホームワークに取り組みやすくなる工

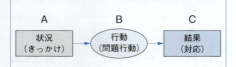

図1　行動分析（A-B-C）

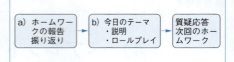

図2　各セッションの流れ

表1　各セッションのテーマ

	テーマ	内容
第1回	自己紹介とオリエンテーション	プログラムの目標を共有すること プログラムの基本的考え方を学ぶこと 安心して参加できるグループ作り
	行動を3つに分ける（好ましい行動・好ましくない行動・許し難い行動）	子どもの「行動」をとらえるスキル 「行動」を3つに分ける
第2回	肯定的注目（ほめる）を与える	肯定的な注目をするスキルを学ぶ どうやってほめるか，何をほめるか
第3回	無視する（＝注目を取り去る）	注目を取り去ることを学ぶ みてみぬふりをする 最後にほめて終わること
第4回	無視とほめるの組合せ（またはスペシャルタイム）	注目を戦略的につかうこと（肯定的な注目の応用）
第5回	子どもの協力を増やす方法1（効果的な指示の出し方1）	指示の出し方の工夫 予告する CCQで指示を繰り返す
第6回	子どもの協力を増やす方法2（効果的な指示の出し方2）	指示の出し方の工夫 選択させる ブロークンレコード
第7回	子どもの協力を増やす方法3（よりよい行動チャート）	スケジューリングの問題を扱う ほめるための表づくり
第8回	制限を加える（警告と罰の与え方）	ペナルティをどう与えるか 体罰や脅しではなく，自分の行動に責任をとらせること，親は安全な枠組み
第9回	学校との連携	学校での問題にどう親は支援できるか 学校の先生とどう協働するかのスキル
第10回	まとめ	全セッションを終わってのふりかえり 全体の復習

表2　ほめ方のコツ

① 視線
　視線をあわせて，または，子どもが振り向くのを待って
② からだ
　子どもに近づいて
③ 声
　穏やかな明るい声で
④ 感情
　感情を込めて．微笑んで，肩に手をあてる，軽く抱きしめる
⑤ 内容
　簡潔に，しかし，どの行動をほめているかを明確に伝えること
⑥ タイミング
　良い行動が始まったらすぐに！　25％ルール

夫をしている．セッション5〜7は指示の工夫である．指示が入りにくい，または，指示に従うまでに時間がかかるという特性をふまえた指示の仕方のコツや，視覚的なツールを活用して口頭での指示を減らす方法を学ぶ．セッション8では「許し難い行動」にどう制限を設けていくかというテーマでペナルティの使い方を学ぶ．セッション9は学校との連携である．ペアレント・トレーニングは家庭での対応を中心に扱っているが，ここでは，学校での行動を適応的なものにしていくために保護者が家庭でできるサポートについて学ぶ．同時に担任の先生と連携をとる方法やコツについても取り上げる．セッション10はまとめのセッションである．

表1にあげた順番で進むことが多いが，必要に応じて順番を入れ替えることも可能である．ただし，セッション1〜セッショ

ン6まではこの順番で実施することが望ましい．順番を入れ替える例としては，セッション9の「学校との連携」を学校行事との関連で7回目にもってくる，虐待のリスクが高い家族を対象にしている場合はセッション8の「制限を加える」を早めにとりあげ，体罰以外の方法を検討するなどである．

　このプログラムの特徴は，知識を学ぶだけでなく，学んだことを自ら日常生活の中で実践し，記録を取り，その記録をもとに話し合いをするという点にある．次のセッションまでの2週間，参加者はホームワークという形で毎回ひとつの課題に取り組む．これらの作業を通して，参加者が知識ではなく，スキルとして獲得いくことを目指している[1～3]．

| MEMO | 25%ルール

　100％を待っていたらほめられないと心得て，少しでも好ましい行動がみられたらすかさずほめるという考え方．例えば，宿題をするという行動は，やり終えるまで待っていたらなかなかほめるチャンスは訪れない．そこで，ノートを取り出したらほめる，宿題を1問やり終えたらほめる，といった具合に少しでも好ましい行動をキャッチする視点をもつことである．

| MEMO | CCQ

　Calm（心穏やかに），Close（少し近づいて），Quiet（静かな声で）の頭文字をとった言葉である．指示を出すときは，CCQで！が合言葉．例えば，お風呂に入りなさい，という指示を出すときを考えてみよう．なかなかいうことをきかないわが子に，イライラしながら，遠くから，だんだん大声になって指示を出していないだろうか．これを逆にするのである．指示は何回か繰り返しが必要と心得て，心穏やかに指示を出そう．指示が入りにくい特性をもっているのだから子どもの名前を呼ぶ，顔をみるなど，近くに寄って指示を出そう．そして，静かな声で指示を出そう．指示はその中身が伝わることが肝心，大きな声で怒る必要はないのである．

2 活用が必要な状況

　幼児期から学童期前半における家庭内での養育の在り方は子どもの発達に大きな影響を与える．しかし，発達障害または発達に偏りのある子どもの養育は困難を伴う．その結果，過剰に叱責する，または放任するといった不適切な養育となり，子どもがメンタルヘルスの問題を抱えるリスクが高い．一方，親自身も周囲からの非難，子育てがうまくいかない不全感，誰からも理解されない孤立感などの体験をしやすく，抑うつや不安といったメンタルヘルスの問題をもちやすい．健全な親子関係の構築，親子のメンタルヘルスの向上のためには，これらのリスクを予防することが求められている．

3 活用のねらい

・子育て支援の一環として：地域の子育て支援対策のなかで，子育てに悩んでいる保護者を対象に活用することができる．小集団で実践することで，参加者同士のつながりもうまれ，孤立した子育てを予防することも可能となる．また，具体的な養育のスキルを学ぶプログラムであるため，日常生活で活用できる．

・発達障害の治療的介入の一環として：発達障害のケアは多面的なアプローチが推奨されている．ペアレント・トレーニングは心理社会的治療法のひとつとして位置づけられている．

・ペアレント・トレーニングを通して，温かみのある親子関係を形成することができる．

| アドバイス | 小さな成功

　難しい子育てに挑戦していると，子どもの

> 困った行動にばかり目が向きがちである．このプログラムでは出来ていることに積極的に注目をしていく．着替え終わることはできなかったけれどシャツを自分で脱げたことはほめよう，文句を言いながらでも片づけ始めたことをほめようなど，小さな成功(small success)をみつける目を持つことが肝心である．親自身も10回中1回でもうまくいったら自分をほめられるように．ファシリテーターも積極的に参加者にポジティブな注目をすること．

4 活用する際のコツ

- ペアレント・トレーニングは効果的な養育のスキルを学ぶものであるが，実施にあたって，ファシリテーターは発達障害の知識を持っていることが望ましい．保護者がわが子の発達特性への理解を深めることは本プログラムの効果を高めることにつながる．
- 保護者がわが子の親としての主体性を取り戻すことが本プログラムの効果のひとつである[4]．そのためには，参加者自らがホームワークに取り組み，セッションの場で報告しながら，主体的に取り組むことが求められる．ファシリテーターは，1)安全な場を作り，参加者が安心して取り組めるよう配慮すること，また，2)ホームワークに取り組むことができるように課題を明確に示すことが大切である．
- 協働者としてのファシリテーターと保護者という視点をもつ．ファシリテーターはプログラムについて熟知している専門家であるが，わが子について誰よりも知っているのは保護者である．互いの立場を尊重しあい，協働して進めていくことを忘れてはならない．
- ペアレント・トレーニングは万能ではない．養育スキルを学ぶことは役立つものではあるが，すべての問題がこれで解決するわけではない．また，当然，うまくいかないこともある．そのようなプログラムの効果と限界を知り，対象者を選択すること，謙虚にプログラムを実施することが活用のコツである．

5 実践例

ペアレント・トレーニングは，さまざまな場で活用され，養育ストレスの減少，子どもの行動の改善，親としての効力感の改善など，その効果が報告されている[5]．以下は複数の事例から創作した架空事例である．

Mさんは8歳男児（ASD＋ADHDと診断）の母親である．テレビを遅くまでみていて，何度言ってもやめられない．朝も準備が出来ず，忘れものも多く，学校に送り出すのも一苦労といった状態であった．主治医からの紹介で，大学内の相談室で実施しているペアレント・トレーニングプログラムに参加することとなった．

手がかかるうえに，反抗的なわが子に対して，ほめることが難しかったが，ホームワークに取り組む中で，「メダカに餌をやる」「着替えをする」などできていることもあることに気づいて，少しずつほめられるようになってきた．スペシャルタイムの宿題では，金曜日の夜に子どものリクエストで一緒にトランプをやったこと，とても楽しい時間で久しぶりに子どもの笑顔を見た気がしたと報告があった．指示の工夫では，一番の難題であった「テレビを消す」に取り組んだ．何をどのくらいみているのかを観察し，一番やめられそうなタイミングをみつけた．そして，「この番組が終わったらテレビを消します」と予告をし，番組が終わったら，CCQで「テレビを消します」

と指示をする，1分後に再度 CCQ で「テレビを消します」と指示を繰り返した．それでも見続けていたので，1分後，もう1度 CCQ で繰り返したところ，ぶつぶつ文句をいいながらでもテレビを消すことができた．「テレビ消せたね．よし，一緒にお風呂入ろうか？ 入浴剤は何を入れる？」とほめることができた，と報告があった．あるとき，テレビをどうしてもやめられず，いつにも増してイライラしているときがあった．数日後に，学校でからかってきた友達を殴り先生からひどく叱られたという出来事があったことがわかった．コミュニケーションの不得手さが影響して友だちとのトラブルが持続していることがわかったため，担任に相談して対応してもらうことにした．

ペアレント・トレーニング終了時には，Mさん自身も笑顔がみられるようになり，まだまだうまく対応できないこともあるし，今後も問題は起こると思うが，自分の中に対応の軸ができたと語った．また，問題児と思っていたわが子は，じつは，困っていることがたくさんあって，「困った子」ではなく「困っている子」だったのだと改めて気づいたと感想を述べた．今まで子育てについて話せる場がなかったが，ここは気持ちがわかってもらえる場所だった，みんな同じように悩んでいるんだと感じられ励まされることが多かったと語った．

その後，フォローアップのグループに継続して参加している．ときどき問題は起こるが，そのたびに，スクールカウンセラー，主治医，担任と連携をとりながら対応している．グループのなかでは発達障害の子育ての先輩ママとして，他の参加者からも頼りにされている M さんである．

| MEMO | 日本ペアレント・トレーニング研究会 |

2016 年に日本ペアレント・トレーニング研究会が設立され，ここを中心に研修会や研究会が企画されている．ホームページも開設され，随時，情報がアップデートされているので参考になる．

文献

1) Whitham C：むずかしい子にやさしい子育て，上林靖子ほか訳，明石書店，東京，2002
2) 上林靖子：こうすればうまくいく発達障害のペアレント・トレーニング 実践マニュアル，中央法規，東京，2009
3) 井澗知美：困っている子の育ちを支えるヒント：発達の多様性を知ることでみえてくる世界，ミネルヴァ書房，京都，2018
4) 井澗知美ほか：ペアレントトレーニングに参加した親が自己効力感を獲得するプロセスの検討―修正版グラウンデッド・セオリー・アプローチを用いて―．児童青年精神医学とその近接領域 54：54-67，2013
5) 井澗知美ほか：発達障害児の親へのペアレントトレーニング―自験例 29 例による有効性の検討―．児童青年精神医学とその近接領域 52：578-590，2011

5) ペアレント・プログラム　浜田　恵・辻井正次

Key word　子育て支援／発達障害／認知の変容／行動を見る

要点整理

- ペアレント・プログラムは，子育て中の保護者を対象とし，小集団で，地域の中で実施される．
- ペアレント・プログラムは，保護者の認知の変容を扱い，「行動で見る」「適応行動をほめる」「保護者が仲間を見つける」の3つを目標としている．
- ペアレント・プログラムは，発達障害の子どもを育てる家族支援として開発されたが，現在は，子育て支援の枠組みで取り組まれている．
- 保護者の抑うつの改善や養育態度のポジティブな変化が認められている．

1 技法の手続き

ペアレント・プログラムは，地域で子育て中の保護者に対して実施される，子育て支援のためのプログラムである．"地域で"ということがポイントであり，心理学の専門家ではない，子育て支援や保育など，日常的に保護者に関わる支援者向けに開発された．大きくは，「行動で見る」「不適応行動を叱るのではなく，適応行動ができたことをほめる」「保護者が子育て仲間を見つける」という3つの目標を掲げている（図1）．応用行動分析を基にして子どもの行動変容を目指すペアレントトレーニングとは異なり，認知行動療法の枠組みで保護者の認知の修正に取り組む（子どもの行動変容はターゲットにしない）ところが特徴である．

プログラムは，8～12名程度の参加者（保護者），1～複数名の実施者（支援者）で構成されており，全6回，1回は60～90分程度である．全6回を通して，「現状把握表」（図2）の作成に取り組む．その内容は，保護者自身および子どもの「いいところ（現在できていること＝適応行動）」「努力しているところ（サポートや工夫があればできること）」「困ったところ（できないこと，保護者や子どもが困っていること）」を書き出す．表1に示すように，毎回のセッションにはテーマがある．テーマに沿って現状把握表を書き出していくと最終的に完成し，その過程で保護者は子どものことを「困った子」という漠然とした否定的な見方ではなく，「○○はできないけれど，□□はここまでできている」など，「行動」をベースにした客観的で肯定的な見方を身につけていく．

セッション1では，子どもの適応行動を見てほめることがなぜ重要かを説明し，現状把握表を書くことを体験する．保護者自身のことを「行動」で書き表すことに取り組む．名詞や形容詞的な表現（「優しい子」「頑固」など）に慣れている人も多いため，「行動＝動詞」で表現することを強調する．セッション2では，引き続き「行動」で表現して記述数を増やしつつ，「いいところ」を探すことに焦点を当てる．多くの保護者

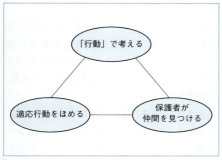

図1 ペアレント・プログラムの3つの目標

現状把握表　第　　回　　　　　　　月　日（　）

現状把握表【自分編】

カテゴリー	いいところ	努力しているところ	困ったところ

図2 現状把握表（自分編）

表1 ペアレント・プログラムの概要

各回のテーマ	内容
第1回　現状把握表を書く！	・子どもには多様性があり，パッと理解して取り組むことが難しい子どもには，具体的なコツを教えること・行動を見てほめることが重要であることの意義を伝える ・現状把握表の書き方を説明し，【自分編】の現状把握表を書く
第2回　行動で書く！	・「いいところ」（適応行動）の見つけ方を説明し，普段の生活の中で保護者も子どもも日々の生活の中に「いいところ」がたくさんあることに気づく ・「行動」の書き方のポイント（ひとつの文にはひとつの行動，「〜ない」を「〜する」に）を追加して説明する
第3回　同じカテゴリーを見つける！	・現状把握表に記載された内容を種類別に分ける．（保護者であれば「育児」「家事」「仕事」「健康管理」など） ・自分や子どもがどの側面で「いいところ」や「困ったところ」が多いのか気づく
第4回　ギリギリセーフを見つける！	・「困ったところ」に記載された行動について，「ギリギリセーフ行動」を探す ・「ギリギリセーフ行動」とは，困った行動の中でも，一歩手前まででできていたり，工夫やサポートがあればできたりする行動のこと ・現在，子どもができている行動を明らかにする
第5回　ギリギリセーフをきわめる！	・「ギリギリセーフ行動」を見つけにくかった「困ったところ」について，状況（いつ・どこで・誰と・何を）を詳細に考える ・「ギリギリセーフ行動」が起こりやすい状況を明らかにする
第6回　ペアプロで見つけたことを確認する！	・今までに学んだ内容や自分・子どもの行動の変化を振り返り，話し合う

は自分や子どものことを厳しく見がちであるため，「日常生活を送るために6〜7割できていればいいところ」と捉えるよう促す．保護者も子どもも，実はいいところが思った以上にある，ということに気づかせていく．セッション3では，たくさん書かれた「行動」をカテゴリーを作って分ける．分類例も示すがオリジナルを作ることもできる．この分類によって，保護者がどの部分では頑張っており，どの部分で困り感を強く持っているのか，整理することができる．セッション4・5では，"ギリギリセーフ行動"という枠組みで，「困ったこと」の中でも「ここまではできている」を探していく．それまで「できない」「困った」としか見ていなかった中で保護者の発想の

転換を促す．さらに，状況（いつ・どこで・誰と・何を）を詳しく思い起こすことによって，自分も子どもも，「困ってはいるが，この状況ならここまでできる」ということを把握できる．セッション6では，初回に作成した現状把握表と前回の宿題として完成させた現状把握表を見比べて，違いや成長を見つける．それまで学んだことを振り返り，地域で利用可能な子育て支援機関や相談施設を紹介する．ペアレント・プログラムがゴールではなく，支援の利用の第一歩と考えるのである．

以上が全6回のおおまかな流れであるが，全回に共通する事項が下記2点である．

1）ペアワーク

毎回，現状把握表の作成を個人で行ったあと，ペアでそれを見せ合って話し合う時間を設ける．話し合う内容は，現状把握表がテーマに沿って書けているか，書いた内容は具体的にはどのようなことか，ということであり，話すことが苦手なタイプの保護者でも，テーマが決まっているために話題に乗りやすい．ペアを毎回変える（実施者が指定する）ことで，保護者がさまざまな考えや体験と出会う機会となり，「自分だけではない」と心強く思うきっかけとなる．また，保護者同士で適応行動を見つけていくことを通して，日本の"伝統的"な子育て（叱って気づかせる）ではミスマッチを起こしやすい，発達障害の子どもたちや子育ての難しい子どもたちのための，子育ての工夫を見つけていくことができる．互いの考えを共有し，「自分もあてはまる」と思ったことは真似をして現状把握表に書くことを許容することで，真似された側の保護者は，自分の考えが他の人の役に立ったと感じる．

2）毎回の宿題

各セッションでは，次回までに宿題が出される．主に，「現状把握表」の続きを書いてくることと，周囲の人や子どもをほめてみることである．「子どもをほめてみる」という宿題では，「いつ」「どこで」「どんなふうに」ほめたら，相手が「どんな反応」を示したかについて，次回のセッションの冒頭で発表する．宿題を通して，参加者はほめることによって得られるさまざまな変化・反応を体感し，プログラムの目標である「叱るのではなく，ほめて対応する」ことの効果について，実体験に基づいて理解することができる．

> **アドバイス** 「発達障害」の捉え方
>
> 発達障害は，基本的に，胎生期以降の脳の非定型発達によって，① 多くの人たちが"当たり前"にできる社会的行動や注意行動統制や読字書字計算，運動等のスキルなどの学習に関して，"自然な"学びが難しく，日常生活で困ってしまうことが生じ，その人に合わせた学習をしていく人たちであること，② 自然には学びにくいが，"コツ"を覚えてうまくいく人たちであること，③ だからこそ，その人たちが，日常生活の中でうまくいく（適応的に行動できる）ように，適応的な行動やスキルを教え，修得してもらうことが必要で，そうしたコツを教えることを発達支援と呼ぶのだと家族には伝えている[1]．

2 活用が必要な状況

2016年に施行された，改正発達障害者支援法においては，ライフステージを通じた発達障害の人たちの支援を明確にしており，家族支援を自治体が行うよう位置づけている．全国どの自治体でもインクルーシブな支援を実施するためには，特定の療育機関や医療機関だけが実施できるセラピーではなく，すでに地域で保護者との関わりを多く持っている保育園・幼稚園・認定こ

ども園等の子育て支援機関で働く保育士などが，自治体などに勤務する心理師と協力して子育て支援を行っていく必要がある．ペアレント・プログラムはそのための共通の支援技術となる．子育て支援の枠組みの中で，家族と協力した形で支援を進めていく関係づくりにもなる．地域の児童センターや子育て支援センターにおいて，市の職員である保育士などが常設の講座としてプログラムを実施したり，保育士などの研修の枠組みでプログラムを行ったりすることは，保育士などが家族支援を担うスキルアップにもつながり，地域の子育て支援の活性化にもつながる．

| MEMO | 家族支援の最初のステップとしてのペアレント・プログラム

ペアレント・プログラムは，国立障害者リハビリテーションセンター内の発達障害情報・支援センターにおいて家族支援メニューとして位置づけられ，自治体での事業化に関して事業化マニュアルをもとに自治体で実施できることを予算措置の説明とともに，厚生労働省が2度の通知（事務連絡）を出している（平成28年5月31日付（「ペアプロの事業化マニュアル等について（情報提供）」）と平成29年9月22日付（「ペアプロの導入促進について」））．この通知は，障害福祉分野だけではなく，子育て支援や保育等に向けてのものであり，行政の枠組みを超えて家族支援の最初のステップになっている．

3 活用のねらい

- 発達障害の診断の有無で支援の有無が決まるのではなく，子育てに不安や悩みを持ったり，子どもを育てにくいと感じたりする保護者が，地域で身近な支援者（保育士など）と関わりながら支援を受けられる．
- 発達障害やその傾向のある子どもをもつ保護者はメンタルヘルスが悪化しがちであるが，プログラムを通して子どもの「できていること」にも目が向くようになることで，抑うつが低下し，養育態度もポジティブなものとなる[2]．
- 保護者が，子どもの発達を適応行動の水準で把握すること，次にどのようなサポートがあると良いかというその時々のスタートラインを確認すること，および，発達障害やその特性によって他の多くの子どもと少しだけ異なる部分を持ちながら育つという多様性（ダイバーシティ）を自分の子どもを軸に理解することで，前向きの家族支援を構築しやすくなる．

4 活用する際のコツ

ペアレント・プログラムはマニュアル化され，どのセッションでどのような説明をすれば良いかはマニュアルを熟読すれば理解できるようになっている[3]．ただし，マニュアルを読んだだけでは参加する保護者がどのようなことに難しさを感じやすいのか，どういった雰囲気が望ましいのかはわからないため，実際にプログラムに研修として参加することが最低限求められる．

実施時は，"発達障害の診断があるから支援する"のではなく，"保護者の子育ての困り感に沿って支援する"という方向性を見失ってはいけない．そのため，障害を前提とした説明やワークではなく，「行動を見る」ことを軸とした方が保護者も受け入れやすい．

地域の保育士や保健師，福祉事業所の職員などが実施することが前提となっており，心理師は，グループのファシリテーターに慣れない保育士などに助言する立場で関わることが求められる．また，保育士などが実施の準備として，研修型プログラムに参加することも有効であるが，これも心理

師が実施する．

> **MEMO** 資格認定制度
>
> 2016年度より，NPO法人アスペ・エルデの会ではペアレント・プログラムの資格認定制度を始めた．資格認定を希望する場合，事前研修1回（受講が望ましい），全6回の研修型プログラム参加，および事後のアドバンスワークショップ1回の参加が必要である．詳細は，同会の「ペアレント・プログラム」専用ホームページを参照されたい．

5 実践例

保育士が地域で行うプログラムを間接的に心理師がサポートした架空事例である．

就学前の子どもがいて，子育てに困っている人や知り合いを作りたい人を対象として自治体の広報で募集したところ，子どものこだわり行動やかんしゃくなどについ怒ってばかりだというNさん，イヤイヤ期への対応に困っているOさん，子育てに困ってはいないが引っ越してきたばかりで知人がいないというPさんなど，全部で10人参加した．参加者は全員母親であった．

プログラム実施者は，公立保育園の園長補佐である保育士4人である．1人が中心で進行・説明を行い，1人は記録係，2人はサブとして欠席者が出た場合に保護者と一緒にワークを行ったり，個人ワーク・ペアワーク中に保護者に声をかけ，理解を促したりするスタッフであった．進行・記録・サブは毎回交代して行った．毎回の事前準備の段階で，説明の仕方や理解が難しい保護者への支援などについて，プログラムに詳しい心理師が助言をした．

第1回のセッション前に保護者のメンタルヘルスのチェックとして，BDI-Ⅱ（ベック抑うつ質問紙）を実施したところ，20点以上（中程度の抑うつ）が2人（Nさん含），10〜19点（軽度の抑うつ）が6人（Oさん含），10点未満（通常）が2人（Pさん含）であり，20点以上だったNさんは，「自殺念慮」の項目に1点をつけていた．自己紹介からも子どもをつい怒ってしまって自責的になっている様子がうかがえた．そこで実施者は，前半（2〜4回）はNさんをBDI-Ⅱの得点が低い人とペアにすることとした．特にPさんはやりとりが快活で，ペアの「いいところ」や「努力しているところ」を見つけることが上手だったため，Nさんも回を重ねるごとに緊張がほぐれ，ペアワークでは笑顔も増えていった．

セッションが進むと実施者4人は，参加者数人がペアワークで話は弾むものの，現状把握表に書き込む際には「行動で書く」ことがうまくできていないことに気づいた．何が難しいのか理解するため，実施者は毎回終了後に回収している現状把握表のコピーを一人ずつ読み直し，細かく見ていった．例えばOさんは，スタッフから個別に声かけをされた項目は，具体的な「行動」で書くよう修正できていたものの，ペアで話しながら書き加えたものは，「お菓子の食べ過ぎ（自分の困ったところ）」「泣いている子に優しい（子どものいいところ）」など，名詞・形容詞的な書き方になってしまっていた．そこで，スタッフは助言者の心理師と相談し，4回目ではペアワークの話し合いに入る前に，個人で現状把握表を読み込む時間を少しとり，動詞で書かれているかどうかチェックするようにした．ありがちな間違いを真似た例を作り，クイズ形式で楽しく間違いに気づけるようにしたため，保護者も抵抗なく自分の間違いを修正することができた．修正が難しそ

うな保護者にはさりげなくスタッフが後ろにつき，積極的に声かけをした．

　欠席者が出た場合には次の回までに実施者が勤務する保育園に来てもらうか，次の回の始まる30分前までに来てもらい，休んだ回の説明をしていた．5・6回目は，現状把握表を完成させる宿題をやっていて分からなくなってしまった人も同じように30分前に来てもらい，個別に書き方を伝えるようにした．6回目には晴れて全員がギリギリセーフを理解することができ，プログラムを始めた当初との自分や子どもの違いを現状把握表で確認できるようになった．最後の感想では，「前はどうしても子どもをかわいいと思えなくなっていたが，子どもが頑張っているところがわかるようになって，かわいいと思うことが増えた（Nさん）」「いろんな人と話ができて，自分だけではないとわかった（Oさん）」「自分はけっこう頑張っているなと思った（Pさん）」といった感想が聞かれた．また，現状把握表に書かれた内容や発表内容から，子どもの発達が気になると心理師もスタッフも感じていたNさんは，次年度に地域の保育園に入園予定だったため，プログラムの様子を入園先の保育園に伝えることを提案したところ，Nさんは快く了解した．

文献

1） 辻井正次：発達障害のある子の育ちの支援：家族と子どもを支える，中央法規出版，東京，2016
2） 浜田　恵ほか：ペアレント・プログラムによる保護者支援と支援者研修の効果．小児の精神と神経　57：313-321，2017
3） 特定非営利活動法人アスペ・エルデの会：専門家・支援者向け　楽しい子育てのためのペアレント・プログラムマニュアル，2015-2020，2015

6）不連続試行法（DTT）と自然な発達的行動介入法（NDBI）の統合

山本淳一

Key word コミュニケーション／応用行動分析学／発達科学／環境と個人の相互作用

要点整理

- 「不連続試行法（Discrete Trial Teaching：DTT）」は，スキル獲得を目的とした支援方法である．一方，「自然な発達的行動介入法（Naturalistic Developmental Behavioral Intervention：NDBI）」は，支援の場として日常環境を設定し，獲得したスキルの自発化，機能化，般化，維持をはかる方法である．
- 双方とも，「応用行動分析（Applied Behavior Analysis）」，「発達科学（Developmental Science）」の最先端の知見を支援技法に組み込んでいる．
- 筆者らが開発し，実証研究を進めているKEIP（Keio Early Intervention Program）はこの双方を取り入れた早期介入プログラムである．
- 心理師は，それぞれの発達支援プロトコルを適用するだけでなく，運動・知覚・言語・認知・社会性などの発達法則，および行動と学習の法則など，心理学の基本を習得すること，および子どもの発達と環境条件に合わせて，技法を的確に統合しながら活用することが求められる．

1 技法の手続き

1）発達支援のための総合的方略

子どもたちひとりひとりに効果的な発達支援を提供するためには，「環境と個人との相互作用」に焦点を当て，支援方法を適合化する必要がある．本項では，①「個人のスキル獲得を促進する支援」，②「日常環境（空間：家庭，園，学校など）と日常生活（時間）を整備し，スキルの活用を推進する支援」の2つの方向からの発達支援を概説する．

2）「スキルを拡張する支援法」と「スキルを活用する支援法」

DTTはLovaas[1]の研究で大きな成果が得られた技法であり，共同研究者であるSmith[2]によって定式化された．DTTには明確な支援カリキュラム（マッチング，模倣，受容言語，表出言語，会話，文法）が設定されていて，その中からターゲット行動をセラピストが決める．主として子どもと大人とが向かい合って，毎日，決まった時間，集中指導する方法である．

その後，支援の場として日常環境を設定し，子どもの自発的な行動に焦点を当てながら支援を進めるさまざまな方法が開発され，その効果が実証されてきた．例えば，日常的で自然な強化によって発達の中心となる行動を拡張していく「機軸行動訓練法（Pivotal Response Training：PRT）」[3]，日常環境の中に支援機会を数多く設定し，行動を促進する「機会利用型指導法（Incidental Teaching：IT）」[4] などがある．Lovaasの共同研究者であったSchreibmanら[5]は，DTTの意義と効果を認めた上で，日常環境での子どもの発達を促進するさま

ざまな発達支援プログラムの共通の要素を抽出し，自然な発達的行動介入法（Naturalistic Developmental Behavioral Intervention：NDBI）と名づけた．NDBI は，特定のプログラムというより，発達支援のための共通のプラットホームである．

DTT，NDBI とも，応用行動分析学の技法，発達科学の発達領域の設定を取り込み，コミュニケーションスキル，社会スキル，アカデミックスキルなどの発達の基盤となる行動の獲得と機能化を支援目標としている．

| MEMO | 応用行動分析学はヒューマンサービスの体系である

応用行動分析学（Applied Behavior Analysis：ABA）は，早期発達支援のひとつの支援方法の体系である個別試行支援法（Discrete Trial Teaching：DTT）と同義に使われることがあるが，用語の使い方として誤りである．応用行動分析学は，「計画・運用・評価・再実行（plan-do-check-action：PDCA）」を繰り返す，広い意味での包括的なヒューマンサービスの体系である．心理学の基本理論である行動理論・学習理論を基盤にし，子育て，保育，教育，学習支援，医療（小児・精神・神経），リハビリテーション，看護，福祉，スポーツ，健康，組織行動など多様な分野で成果をあげている．包括的な体系であるので，応用場面での成果を，常に理論構築と検証にフィードバックしている．理論・基礎・応用の共通の枠組みによって，多様なヒューマンサービスの基盤を支えている．

そのような研究と実践の流れの中で，筆者らは，日常生活の中で支援を実施する機会をできるだけ多く設定し，子どもがすでに持っているスキルを拡張することで発達を促す支援方法の活用を進めている．応用行動分析学の諸技法[6]を，支援が必要な発達領域と日常環境の中で用いるための包括的プログラムであり，暫定的に，KEIP（Keio Early Intervention Program）と名づけている[6〜8]．

3）発達支援のためのプラットホームづくり

２つの支援方法とも，「環境と個人の相互作用」の単位を，時間軸に従って，「先行事象（Antecedent stimulus）→行動（Behavior）→後続事象（Consequent stimulus）」の ABC 単位として切り出し，その単位の繰り返しによって，行動の安定と学習の促進を進める．そのために以下の方法を用いる．① 子どもの安定した行動が出現するように「環境整備」を徹底する．② 子どもの「動機づけ」を高める（動機づけ操作）．③「注意」を常に大人に向けるよう促す．④「出現しやすい（得意な）行動」に焦点を当てる．⑤ 行動の「手がかり（言語・非言語）」を明瞭に出して，適切な行動を引き出す．⑥ 適切な手がかりに対応した適切な行動が出現したならば，直後に，さまざまな形でほめると同時に，達成感を経験させる．行動の増加の働きを持つ,行動の直後の刺激を「強化刺激」という．

適切な行動が習得されていない場合，誤学習を起こしやすい．また，問題行動が出現しやすくなる．そのため，誤反応なくスムースに学習を進める無誤学習（errorless learning）によって支援を進める．すなわち，プロンプト刺激（最小限の言語ヒントや身体誘導）を用いて，適切な行動を引きだす．確実に行動が成立したら，プロンプト刺激を徐々に減らし，プロンプト刺激がなくても適切な行動が自発できるようにもっていく．図1に，ABC 支援方法をまとめてある．

4）KEIP の基本技法

日常的な学習機会を利用して，主として対人関係，コミュニケーションの学習を進めていく．子どもと大人とが自由に遊ぶ場面，子どもと日常生活の中で相互作用を

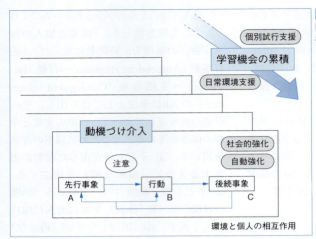

図1 不連続試行法，自然な発達的行動介入法に共通するABC支援技法とその累積効果

行っている場面を，学習機会として活用する．多様な刺激が存在する日常的な環境のもとで安定した行動の出現を促すため，大人からの強い先行事象を最小限にとどめる．適切な行動はひとつに決めずに，関連する多くの行動を観察し，それらが出現したら，十分に強化する．遊び場面での，一般的な相互作用の進め方を以下に示す．

(1) 環境整備と機能的文脈の設定

子ども主導で支援を進めるため，好きな玩具を並べておき，まず自由に遊んでもらう．子ども主導の遊びに少しずつ大人が入っていき，無理のない範囲でやり取りを展開する．

(2) 先行事象

大人が子どもとの共有空間に入っていくことで，子どもの注意を引きながら遊びを発展させる．支援の最中，「どっち？」と言いながら常に選択肢を提示し，子どもに選んでもらうことで動機づけを高める．

(3) 行動

スキルとして習得している行動と教えたい行動とを混ぜながら実施する．大人が子どもの行動を模倣したり，交互交替を常に繰り返すことで，社会的行動連鎖を長くしていく．

(4) 強化

DTTと同様，正反応が現れたらすぐに多様なかたちで強化する．強化は，行動と関係するように用いる．

5）KEIPの実際

日常生活場面に，遊び，コミュニケーション，日常生活スキルへの支援を組み込んでいくことが，支援機会の拡充という意味で重要である．日常生活の多くの機会をとらえて，支援を繰り返す．例えば，毎朝歯をみがく時に，鏡を見て「お口シュッシュ……」と歌いながら歯ブラシを動かし，子どもに音声・操作・動作・表情の模倣をさせる．視覚的・聴覚的注意，指さしへの応答による共同注意の指導が含まれるようにする．また，「はい，コップでクシュクシュして」などと繰り返すことで，音声指示理解の学習を促す．同時に，「次は，何だっけ？」など最小の手がかりで音声言語表出を行う練習も繰り返すことができる．このよ

うな練習を，食事，おやつ，おふろ，洗濯物たたみ，テレビ視聴などの日常的行動の中に組み込むことで，日常環境の中での発達支援機会を確保していく．

2 活用が必要な状況

1）早期発達支援として活用する

発達早期からの支援が，発達を促進し，問題行動の出現を予防し，大人と子どもとの相互作用を安定させることは論をまたない．わが国では，乳幼児保健の中で，発達障害のスクリーニングのための，社会機能，コミュニケーション，対人相互作用などの項目が加えられてきているが，診断を受けてからすぐに効果的な支援につなげるための支援制度は十分ではなく，自治体によって濃淡がある．

診断の前であっても，適切な行動を増やす支援はスタートできる．病院，発達支援センター，発達障害者支援センター，子育て支援センター，児童発達支援事業所，保育所などでの活用が期待できる．

同時に，発達支援の現場では，問題行動の解決が喫緊の課題である．適切な行動を増やさなければ，支援といってもその場限りの応急対応で終わってしまう．応用行動分析学では，問題行動への対応技法のエビデンスが蓄積されている[9]．不適切な行動を減らすのではなく，適切な行動を増やすために，発達支援と問題解決の双方を実現する技法として，その効果がすでに実証されているので，積極的に活用すべきである．図2が，技法の活用の全体である．

2）DTTをスキル獲得と問題行動の予防に活用する

適切なスキルが獲得されていない場合には，不適切なコミュニケーションが，「大人からの注目を得る」，「欲しいものや事象

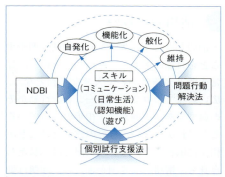

図2 個別試行支援法によるスキル獲得と日常環境支援法によるスキルの活用

が得られる」，「状況を回避できる」などの働きを持ち定着してしまう場合が多い．したがって，問題行動が増える前に，発達の早い段階から，短期間で子どもの適切な行動を増やす必要がある．「発達を待つ」のではなく，効率的，効果的な発達支援技法であるDTTをすぐにでも用いることが必要である．

3）KEIPをスキルの自発・般化・維持に活用する

日常環境の中で，自らのスキルを活用する機会をできるだけたくさん設定することで，対人相互作用の基盤を作る必要がある．日常生活の中での活用を促すために，手がかり刺激のプロンプト・フェイディングを用いながら，以下を促進していく．子どもたちが，指示がなくても活動できる（自発的使用）．支援した場面以外でも適切な行動を行う（般化促進）．対人相互作用を安定させる（機能化）．時間をおいても適切な行動を行う（維持）．DTTと同じく，発達を待つのではなく，日常環境の中で支援機会を増やし，動機づけを高くしながら，支援を進める．

3 活用のねらい

・適切なコミュニケーション行動を増やすことを目標にする：スキルが少ないと、日常生活と発達において大きな不利となる．広い意味でのコミュニケーション行動がその典型である．例えば，相手の言っていることがわからない，自分の言いたいことが相手に伝わらないなどの状況では，私たち自身も，情緒的な変調をきたし，問題行動が頻出する，また行動そのものの頻度が減少する，などの悪循環のパタンに陥る．そのような問題が起こらないようにするためには，コミュニケーション行動の獲得，スキルの蓄積によって発達を促すことをねらいにする．

・保護者，支援者が支援技法を適切に用いることを目標にする：目標となる行動の獲得，自発化，般化，維持については，保護者や支援者に課題や練習を実施してもらうのと同時に，実際に機会をとらえて，発達支援技法を活用してもらうことを目標にする．そのため，子どもと保護者，支援者とが相互に強化される文脈と場面を設定する．

保護者，支援者の支援技法活用スキルの構成要素をリスト化し，それらの適切な実施（フィデリティ）を，実際の相互作用の映像を見ながらフィードバックする．このことで，支援技法の適切な活用を促すと同時に，各支援拠点で，中心となる支援者を育成し，その人を軸に地域での支援を広げ，継続することを目標にする[10]．

4 活用する際のコツ

1）ABCのサイクルを繰り返す

支援の効果を最大化するためには，まず第1に，子どもの現在のスキルを的確に把握することが最も重要である．現在のスキルよりほんの少し難しい行動を支援目標にする．そうすることで，課題が達成される機会が多くなり，ほめられる確率が増える．同時に，課題遂行自体が自動強化によって維持されることになる．

支援中にも，常に動機づけを高め，維持するかかわりを行う．楽しい課題，達成できる課題などを混ぜる．先行事象への支援として，十分に全般的注意を引いてから，特定の刺激を出すようにする．また，即時に，明瞭に，多様に，関連のあるかたちで強化刺激を与えることが，支援技法活用のコツである．

2）日常環境で実施する

保護者に家庭で実施してもらう方略を立てる．保育士，幼稚園教諭，心理師，リハビリテーションスタッフなどの支援スタッフの支援スキルを向上させるための，ワークショップ，支援者支援を行う．保護者も，支援者も強化される設定を行うことが肝要である．

3）保護者・支援者が注意の維持，行動の連鎖化，無誤学習，強化の技法を習得する

スキルの形成のためには，集中してひとつの課題の練習を継続し，確実にスキルとして獲得させることが必要である．そのためには，ほぼ毎日，一定時間の適切なかかわりを実施する．支援を長く，楽しく進めるためには，適切な目標設定，学習が進まなかった時の課題変更，子どもが喜びながら楽しく支援を続けていく動機づけ操作，十分な強化などが活用のコツである．

日常生活は，学習機会の宝庫である．子どもの日常的な活動や遊びの様子をモニターし，適切な行動が現れたら，すぐに強化刺激で応答する．また，相互作用の連鎖

をつなげていく工夫も必要である．日常の中で少しでも適切な行動が出現したら即座に強化する習慣を，保護者，支援者が身につけることがコツである．

5 実践例

1）ASDのある幼児のコミュニケーション支援に適用する

DTT，KEIPの双方を活用した実践例を仮想事例として紹介する．Qさんは，知的発達症とASDのある4歳児である．1週間に1回1時間30分ほどの発達支援で，最大の効果をもたらすため，以下のような支援原理を活用した統合型支援プログラムを用いた．

2）動機づけを高める

他者への視線が定位しない，集中して取り組むことができないなどの問題があった．そこで，まず，椅子に座って楽しく課題を進めるため，おやつを紙皿に入れ分ける，大人やパペットに食べさせる，大人がおおげさな表情で食べるのを観察させる，などのやりとりをした．強化として，くすぐり，ハイタッチなどを用いることで，大人を見る視覚的注意，おやつと大人を交互に見合う共同注意を含んだ対人相互作用の基礎をつくった．

3）注意・共同注意・模倣・言語理解・言語表出を教える

動作模倣の練習を行った．手を頭におく動作の模倣からはじめ，おなか，膝，などの順で動作模倣が獲得できた．次に，「アタマ」「ホッペ」「オナカ」「ヒザ」という音声刺激と動作模倣とを同期させて，顔の表情と音声を大げさに示しながら音声模倣を引きだした．子どもが少しでも音声を発したら，その音声と同じ音声で応ずる「逆模倣（随伴模倣）」を繰り返し行った[11]．音声模倣が獲得されたため，次のステップとして，大人が動作を示さずに，「アタマ」と言うと自分の頭を触るようになった．模倣支援によって言語理解へと発展した．その後，大人が自身の頭を触って，「コレハ？」と聞くと，「アタマ」と単語で応答することができるようになった．音声表出の獲得が促進された．

4）交互交替を教える

子ども主導で，コミュニケーションへの動機づけを高くするため，パペットを並べ，おやつを食べさせる「見立て遊び」場面を設定した．この遊びに，交互交替行動を組み入れた．子どもと遊びながら，また注意を十分引きながら，「先生にちょうだい」，「Qさんにもあげる．はい，どうぞ」，「わんくんにも，どうぞってあげて」など自然に語りかけながら相互作用をできるだけ長く続けた．パペットの口におもちゃのケーキを入れたら，大げさに「ありがとう」「うれしい」と言いながら子どもをほめた．今度は，「誰に食べさせる？」，「今度は，何（玩具の食べ物）をあげる？」と言いながら選択機会を設定した．動作は，不完全であっても，流れがついていれば，すべて強化した．

5）般化，機能化，自発的使用，維持を促すために家庭での実施を促す

さらにスキルとして獲得された模倣を，日常場面での活用に発展させるため，行動連鎖を教えた．手遊び歌を週1回，歌と動作とを組み合わせて支援場面で練習し，家で毎日実施してもらった．また，動作の安定と行動の同期を練習するため，支援場面で長い廊下を保護者とスキップする練習を行った．日常場面では，公園で長くスキップする練習を行ってもらった．保護者に参加してもらうのは，家庭に自然な形で支援

を組み込みこむだけでなく，保護者も子どもも互いに強化される機会を最大にするからである．

対人相互作用が楽しくなったようで，園で椅子に座ってのグループ作業にも参加できるようになった．また，皆で手をつないで遊ぶお遊戯の時間にも参加するようになった．

6）語彙を増やす

ことばも単語で話せるようになり，着席が安定したため，フラッシュカードでの練習も楽しめるようになり，多くの絵の命名や読める文字が爆発的に増えていった．

> **アドバイス　生活の中で ABC サイクルを繰り返す**
>
> 問題行動を減らすのではなく，ABC サイクルを繰り返すことで，適切な行動を増やすことを徹底する．（1）まず，どんなに微弱な反応でもよいので，「子どもの適切な行動（B）」を可能な限りたくさん見つけ，それらに焦点を当てて支援する．（2）次に，適切な行動（B）を引きだすため，環境整備を含めた先行刺激（A）を工夫する．視覚支援，韻律やリズムを強調した聴覚支援，ポジティブな見通し，情緒混乱を引き起こす強い指示の除去など．（3）適切な行動があったら，すぐにその子どもにとって有効な方法でほめる（C）．臨床技法として「ほめる」ことが目的なので，日常感覚とは別に，可能な限りたくさんの行動を，即時に，多様に（視覚，聴覚，触覚，内受容感覚），達成感を持たせるようにほめ，成功体験を経験させることがコツである．

文献

1) Lovaas I：Behavioral treatment and normal educational and intellectual functioning in young autistic children. J Councel Clinical Psycho 55：1-9, 1987
2) Smith T：Discrete trial teaching in the treatment of autism. Focus on Autism and Other Dev Disab 16：86-92, 2001
3) Koegel RL, et al：機軸行動発達支援法，氏森英亞ほか監訳，二瓶社，東京，2009
4) McGee GG, et al：An incidental teaching approach to early intervention for toddlers with autism. JASH 24：133-146, 1999
5) Schreibman L, et al：Naturalistic developmental-behavioral interventions：Empirically validated treatments for autism spectrum disorder. J Autism Dev Disord 45：2411-2428, 2015
6) 山本淳一ほか：早期発達支援プログラムの開発研究．臨床心理学 14：361-366，2014
7) 山本淳一ほか：応用行動分析学による包括的コミュニケーション発達支援プログラム：慶應早期発達支援プログラム（KEIP）の開発・適用・普及　子どもの健康科学．日本子ども健康科学会雑誌 14：23-29, 2014
8) Yamamoto J, et al：Effectiveness of a nursery school teacher training program in providing interventions and supports for children with developmental disorders. Frontiers in Developmental Psychology Research, Japanese Society of Developmental Psychology eds, Hitsuji Shobo, Tokyo, 189-207, 2016
9) Cooper JO, et al：応用行動分析学，中野良顯訳，明石書店，東京，2013
10) 松﨑敦子ほか：保育士の発達支援技術向上のための研修プログラムの開発と評価．特殊教育学研究 52：359-368，2015
11) Ishizuka Y, et al：Contingent imitation increases verbal interaction in children with autism spectrum disorders. Autism 20：1011-1020, 2016

7）ESDM：自閉スペクトラム症

服巻智子

Key word 二者関係の発達／JAR と SSR／ワンナップルール／ESDM ドーセージ

要点整理

- ESDM（イーエスディーエム）は，発達早期に脳機能と学習様式の発達に直接介入して自閉症状の軽減を意図して開発された治療プログラムである．
- 乳児期の発達領域として特に重要な，共同注意，言語性・非言語性コミュニケーション，模倣を主軸に据えた介入を展開する．その際，ASD 独特の脳機能が個体の発達に与える影響は発達領域すべてに及ぶとの仮説に基づき，すべての発達領域において指導目標を設定し，プログラム化して介入する．
- 用いられる指導技法は，ABA（応用行動分析学）をベースに，NET（Naturalistic Environmental Therapy）である PRT（機軸行動訓練法）および DTT（不連続試行訓練法）を組み合わせており，マンツーマン指導を週 20 時間以上実施する．対象は 0 歳から 4 歳 11 ヵ月までの範囲で，EEG など脳機能の変化によっても ESDM 介入の効果が証明された．
- セラピストによるマンツーマン指導だけでなく，保護者による家庭療育での実践，グループ指導における ESDM 実践もあり多様な取り組みが可能である．

1 技法の手続き

ESDM（Early Start Denver Model）は，Geraldine Dawson と Sally Rogers の二人によって共同開発された自閉スペクトラム症（autism spectrum disorder：ASD）の乳幼児のための治療介入パッケージである．もともとは Rogers がコロラド大学で開発したデンバーモデルという社会性の発達を主軸にした既存の ASD 幼児（3 〜 6 歳対象）プログラムをさらに低年齢化することを目的に，再開発されたため「Denver Model」の文言が名称に残されている．ASD は先天性の脳機能障害であり，誕生の時から発達し続けている子どもの脳の発達に根源的に影響を与えており，子どもが誕生してから外界からの刺激を受けながらさらに脳を発達させるが，その超早期からの乳幼児の覚醒時間帯における外界から受ける刺激を治療的な介入として計画的なものに変え，覚醒時間帯のより多くの時間量においてその治療的介入に曝露させて脳機能の発達を最大限にするよう支援するという考え方がこの技法の基盤である（図 1）．そのため ESDM では「ESDM のドーセージ dosage 適量を確保する」という表現をする．

ESDM は，最新の発達心理学と ASD の発達心理学および脳科学を基盤に開発されている．他者に微笑みかけること，他者からの微笑みに微笑みを返すこと，コミュニケーションの意図のあるアイコンタクト，動作の非言語性コミュニケーション方略，興味あるものの共有/共同注意など言語性・非言語性の両方を兼ね備えた対人コ

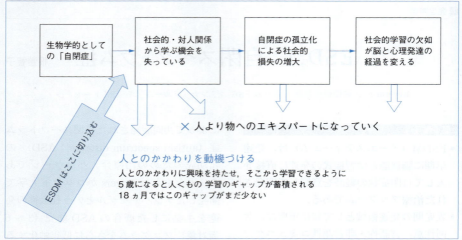

図1 ASD発達心理学と脳科学の融合によるESDM仮説

ミュニケーションの発達の質的な障害が中核障害症状との前提から，生後かぎりなく早期にASDが発現するという研究に基づき，首が座って座位での他者とのかかわりや相互交流が確実に可能になる生後9ヵ月からの発達カリキュラムを，ESDMカリキュラムチェックリストとして整理している．

ESDMの治療介入パッケージは，早期介入という目的に，ターゲット層を効果検証の済んだ生後9ヵ月から5歳までとし，個人差による適用年齢に幅を持たせつつも，ESDMカリキュラムチェックリストは4歳11ヵ月を上限としている．

この治療介入パッケージの特徴は，適用する年齢層が明確にされていることである．ASDの中核障害である対人コミュニケーション能力（非言語性，情動の共有など）の発達の最も重要な発達期への介入治療であるので，IEP（individualized education program：個別教育プログラム）の指導目標のすべてにおいて人とのかかわりやコミュニケーション指導を組み込むため，自立に向けた指導を中心にすべき年齢層には適していないであろうというのが開発者たちの考え方である．また，言語性・非言語性コミュニケーションの発達の両方に徹底的に介入するが，ある程度の介入教授期間を過ぎても表出言語が見られない子どもにはPECSを導入したり，身体機能が発達した段階で多動を発揮し適応行動に問題の出てきた子どもには早い段階で視覚的なアプローチ（TEACCHアプローチ）やABA（応用行動分析）を導入したりするなど，他のエビデンスベーストプラクティス（EBP）との組み合わせを柔軟に行い，一人ひとりの子どものための決定樹が明確にされていることもESDMの特徴である．

1）指導展開の流れ

(1) ESDMのセッティング

ESDMは自然な生活環境のどこでもいつでも実施できる．基本的にESDMセラピーセッションにおける遊びは子ども自身

が選択できるようセッティングする．子どもの特性によっては注意集中をしやすいように，見えるところのおもちゃを減らしたりするが，その場合も，必ず最低でも2者選択の状況設定をして，子どもが選択できるようにする．選択場面の設定は，コミュニケーション機会（表出言語）の創出と選択（自己決定）の練習と相互交渉の機会ともするためである．おもちゃは，あくまでその発達年齢の定型発達児が好んで遊ぶ物を意図的に選んで提示し，そのASD児が興味を示す物を自分で選べるように状況設定をする．

(2) 誰がESDMセラピーセッションを担当するのか？

　ESDMは乳幼児の発達心理学を専門的に学んだ上でABAの知識と技術を持つ（あるいはその逆もあり）ESDM認定セラピストとしてトレーニングを受けた行動分析士/言語聴覚士/作業療法士/公認心理師/臨床発達心理士がスーパーヴァイズをする環境で，ASD乳幼児の健康面を管理する医師を含むセラピーチームを構成することが望まれる．その条件下であれば，パラプロフェッショナルとして保育士や保護者でもESDMセラピーセッションを実施できる．ESDM認定セラピストがスーパーヴィジョンをすることが要件となっている理由は，ESDM臨床サービスのクオリティを維持管理するためである．チーム内の連携は重要で，メンバーはジェネラリストモデルに基づきつつ自らの専門性を発揮し，一人ひとりの子ども達へのESDM臨床サービスが最大の効果を発揮するよう協力してあたる．チームメンバーは全員，何らかの階層のESDMのトレーニングを受ける．

(3) 保護者とのパートナーシップの構築

　ESDMチームにおいては，保護者は重要なメンバーである．専門職チームは，保護者と家庭支援の側面においても協力しつつ大きくアプローチする．家庭での実践をサポートするためでもあり，また，保護者の育児にかかるあらゆる面の相談にも乗るようにし，保護者支援にも力を注ぐ．ESDMセラピーセッションを開始するときはセラピストまたはコメディカルがマンツーマン指導で開始するのが普通であるが，その間も保護者は室内あるいはマジックミラーから見学して保護者対応セラピストがつくことが多い．そこから保護者自身が家庭で実践することも開始するが，そのやり方の指導マニュアルがP-ESDM（ピーエスディーエム）としてまとめられている．親も家庭で実践するとその子どもの覚醒時間帯におけるESDMドーセージを多く確保できる．そのため，幼児教室の担当者にもESDM指導技法を学んでクリニックでのセラピーセッションと内容連携して取り入れてもらうことが推奨されている．

(4) ESDMアセスメント

　ESDMカリキュラムチェックリストに沿ってプロトコル通りに「＋（通過）」「＋/－（芽生え反応）」「－（未通過）」の観点でアセスメントするが，アセスメントは直接観察と保護者からの聞き取りの両方が必要である．デイサービスや保育園などに通っている場合はそこの指導者にも聞き取りをし，最終的に「A（合格）」「P（芽生え反応）」「N（不合格）」「X（未実施または機会がない）」とコーディングする．その結果に基づいて，個々の子どものIEP（個別指導計画）をカリキュラムエリアごとに「P」と「N」の項目から2つ以上ずつ詳細に立てる．毎週モニターし3ヵ月ごとに再アセスメントをして指導目標と指導プランを見直す．ESDMの指導目標の設

定には，セッティング，先行事象，教える行動，結果，(3ヵ月後の) マスタリー基準，般化基準のすべてを明確に書き出し，セラピストでも保育士でも親でも，指導者が交代しても常に同じ指導ができるように設定する．

(5) ESDM の指導とフィデリティ（適合基準）

ESDM は独特な指導プロトコルを持っている．ESDM 指導プロトコルに基づいて指導を展開する．基本は，ABA の数々のテクニックであるが，赤ちゃん相手の非常に基本的な遊びのうちその自閉症乳幼児の喜ぶものを選んで一緒に遊びながら，常に行動随伴性（先行事象（A または SD) → 子どもの行動「B」→結果「C」）を盛り込むことはセラピストの技能水準にかかっている．セラピーセッションで使う遊びは，その子どもが好むあるいはそれで遊ぶと笑う遊びを中心に取り入れていくようにする．4. 1) 以下に ESDM で特に重視する遊びの例を挙げる．またセラピストも親も ESDM を提供する担当者は皆，特にセラピストは定期的にフィデリティチェックを必要とする．すなわち，ESDM の指導技術を正しく使い，正しい質の ESDM を提供できているか，ということの確認をするためである．フィデリティの例として，大人はその子どもの言語発達レベルに合う言葉を使っているのか，介入としての子どもへのかかわりを少なくとも 15 秒に 1 回以上行っているか，温かな笑顔を交わしあうかかわりを維持しているか，行動随伴性としての ABC を常に成立させているか，共同活動ルーティン（JAR）に取り組んだかなどがある．セラピストは 80％以上のフィデリティ維持を求められるが，保護者はもう少し低いレートでも良いとされている．

2 活用が必要な状況

近年では，ASD の早期発見は 1 歳台あるいはそれ以前にも医学的診断が出るようになった．また理論上生後 9 ヵ月あたりから臨床に取り組むことが可能な ESDM は，対人コミュニケーションの発達に対し，子どもの好む遊びを通してダイレクトにアプローチする介入治療法であり，特に侵襲性は確認されておらず，ASD 診断前から取り組むことが可能である．日本が世界に誇る乳幼児集団健康診査である 1 歳半健診において共同注意など対人性の発達に遅れが見られるなど ASD を疑うべき行動特性が観察されたならすぐに提供開始すると良い．たとえ定型発達児であっても適用可能である．

3 活用のねらい

・ESDM は脳の発達にも影響を与えるとされており[3]，2 歳前に指導開始した時に最大の効果を得ると報告されており[2] 対人コミュニケーションの発達に遅れや弱さが確認されたら，直ちに ESDM を提供することが望まれる．1 年以上の ESDM 提供により，対人性の発達の伸びは ESDM の提供を受けなかった ASD 児より有意な差が確認されている．

・ESDM は，セラピストや親などある程度の訓練を受けた大人とのマンツーマンから指導開始するが，定型発達の 1 歳半程度の対人性の発達が ESDM カリキュラムチェックリストによって確認されたら，直ちにピア（同年代児）との遊びスキルの獲得指導に移行する．マンツーマンから子ども 2 名が遊ぶセッティングへ，そして小グループセッティングへ，さらに大きなグループセッティングへ，と，次第に他者と

の相互交流のセッティングを注意深く拡大していくよう計画的に指導展開する．この低年齢児におけるESDMグループ指導の指導マニュアルはG-ESDM（ジーエスディーエム）としてまとめられている．

4 活用する際のコツ

ESDMはまだ赤ちゃんと呼べる発達段階にある児にも提供できる介入治療法である．また定型発達の発達軌跡を追える時期でもあるため，どこにでもあるおもちゃや絵本を使う遊びのうち，その子どもが非常に好む物あるいはよく笑顔を見せる物を選んで，その遊びにESDM中は常に大人が関与してあらゆる場面で対人コミュニケーションを発生させ，さらに指導目標のより多くをその対人遊びの中に埋め込むように仕組む技術を要するが，そもそも一緒に遊ぶ大人自身が子どもを喜ばせる"おもちゃとなる"こともその重要な1つと位置づけられている．

1）対人感覚ルーティン

対人感覚ルーティン（social sensory routine：SSR）（エスエスアール）と呼ぶ．大人との遊びのうち特におもちゃを使わない赤ちゃんから幼児が特に好む遊びの群をESDMでは特にSSRと呼ぶことにし，その効用を特別に定義している．SSRはある意味，ESDMセラピー技術の真髄の1つといえる．ESDMではこのSSRを通して多くの対人コミュニケーションの基盤を構築できると位置づけている．くすぐり遊び，高い高い，歌遊び，シャボン玉遊び，風船遊びなどがこれに当たる．シャボン玉も風船も大人が作らなければ赤ちゃんは遊べないのでSSRに位置づけられている．SSRは子どものモチベーションを高く保つことができ，SSRの中にABC（行動随伴性）を徹底して盛り込み，子どもの望ましい対人コミュニケーションスキルを確立していくよう指導することが可能である．0歳から取り組むことができ，また，4歳の高機能の子どもであっても対人コミュニケーションの発達支援においてSSRは常に提供されるべきであるというのがESDMの考え方である．

2）共同活動ルーティン

共同活動ルーティン（joint activity routine：JAR）（ジャー）と呼ぶESDMのセラピーセッション技術のもう1つの真髄である．ASD児は好きなおもちゃで遊び始めたら，どんなに幼い年齢でも一人遊びに没頭することも多い．JARは，おもちゃで遊ぶルーティンの時に大人が意図的にかかわって興味深いルーティンを子どもと共同で創出することを指すが，SSRでも取り組む．JARには，遊びを1つ選んで一緒に取り組む「起」，その遊びのテーマをやり取りしながら一緒に設定して楽しむ「承」，そのテーマで一緒に楽しんだら次にそのテーマをもとに新たな展開をする「展」，そして最終段階としてその遊びを終了させる「結」と4つの段階を持つ．ASD児には遊びを終わらせることが難しい子どもも多いので，JARの取り組みによって「終わらせて片づけて次を選ぶ」というルーティンを身につけさせることができるだけでなく，1つのおもちゃやSSRをまとまりを持って遊んだり取り組んだり，そしてそれを他者と一緒にできるというルーティンを身につける．これが確立すると，同年代の子どもとの遊び方が促進されるのである．非常に重要なESDMセラピー技術といえる．

3）ワンナップルール

ワンナップルール One-up Rule．ESDM

では言語発達支援をこの年代の子ども達の対人コミュニケーション指導において非常に重要であると位置づけている．大人は子どもの言語発達レベルに合わせて言葉を用いるようにすることで，言語理解と言語表出の両方を促進するよう努める．そこで重視するのがワンナップルールである．これは，その子どもが十分発達させている主たる表出言語レベルの1つ多い長さの文を用いて話すというルールである．無言語の子どもなら大人は単単語を用いて話す．単語レベルの子どもには2語文で，2語文の子どもなら3語文，3語文の子どもには複文を用いるのである．

5 実践例

ここでは実践事例というより，ESDMセラピー技術の遊び方例を示す．

1）SSRを通した対人コミュニケーション指導の例

生後19ヵ月のRさんは要求時にアイコンタクトを取ることも手を伸ばすことも声を上げることもない．Rさんが好きな毛布で揺らす遊びを大人が開始するとSさんは微笑んで揺れる毛布の中でその感覚を楽しんでいることがわかる．大人は毛布を揺らし続けて十分Rさんを楽しませた時点で毛布を揺らすのを止める（「A」）．それに気づいたSさんがふっと目をあげて様子をみて大人を見る（「B」）．その瞬間大人は「揺らす」とワンナップルールで声をかけて再び毛布を揺らし始める（「C」）．これを何回か繰り返すと，大人を見る行動が強化され，毛布の動きが止まるとRさんは自発的に大人を見るようになる．それができるようになると，次に大人は「B」の行動に「発声」または「手を伸ばす」をアイコンタクトと同時に求めるようにシェイピングし強化していく．声が出るようになると，次に音声模倣に入り，そこから言葉の産出へと指導展開していく．

2）JARを使った物との遊びを通した対人コミュニケーション指導の例

生後22ヵ月のTさんはミニカーで遊ぶのが大好きでミニカーを常に持ち歩いているほどである．Tさんがミニカーを選んで遊び始めたら（「起」），大人はその動きにタイミングよくTさんの好む擬態音（効果音）をつけたり，別のミニカーを出してTさんのミニカーと同じ動きをしてみる．大人のタイミングの良い擬態音や大人のミニカーの動かし方に興味を持つよう工夫して働きかけるとTさんが擬態音を真似たり大人がやって見せたミニカーの動きを真似たりあるいは大人にもう1度その動きをさせて欲しいなどと何らかの働きかけをする（「承」）．そこでさらに動きにアニメーションをつけて大人がやって見せることでTさんはミニカーと同時にそれを操る大人に興味を持つよう仕向け，そこから新しい動きや新しい擬態音を出してみる（「展」）．そうやって二人で遊んだ後，その遊びを終わらせる（「結」）．遊びに固執して終われない場合は，別のさらに強力なモチベーションのあるおもちゃやおやつを見せることでそちらを選択するように仕向け，新たなものを選んだ時点でこれまで遊んだミニカーを片づけさせる．

> **MEMO ESDMとTEACCH**
> ESDMは心の理論の発達する以前の二者関係の発達の段階を強める介入をすることで二者関係の発達を強め，それにより三項関係の共同注意の発達とさらなる対人性の発達（例：他者の見地に立つ）を支援する．最近では，TEACCH自閉症プログラムにおいても，幼児期のための構造化のプログラム（FITTプログラム）にESDMを導入することを決定してTE-

ACCHとESDMの融合を推進している.

> **アドバイス** 週1でも効果アリ
>
> 2017年にオーストラリアの研究者が,週1のESDM適用でも効果があることを実証した論文を発表した.週20時間以上というのは実現が困難に感じられる向きもあると思うが,このように,週1回の集中的な臨床サービスでも効果ある発達支援として実施することが可能なのである.ESDMは侵襲性がないうえ,セラピーセッション自体は子どもの好みの遊びを中心に進めるためどの子どもも楽しんで参加するようになるので,診断の有無にかかわらず機会があればESDMセラピーセッションを受けることはどんな子どもにとっても発達支援となる.

文献

1) Rogers SJ, et al:Early Start Denver Model for Young Children with Autism, The Guilford Press, NY, 2010
2) Dawson G, et al:Randomized, controlled trial of an intervention for toddlers with autism:The early start Denver model. Pediatrics 125:e17-23, 2010
3) Dawson G, et al:Early behavioral intervention is associated with normalized brain activity in young children with autism. J Am Acad Child Adolesc Psychiatry 51:1150-1159, 2012
4) Estes A, et al:Long-term outcomes of early intervention in 6-year-old children with autism spectrum disorder. J Am Acad Child Adolesc Psychiatry 54:580-587, 2015

8）自閉スペクトラム症の早期支援：JASPERプログラム

黒田美保

Key word 共同注意／象徴遊び／関わり合い／感情調整

要点整理

- JASPER（ジャスパー）は，Joint Attention（共同注意），Symbolic Play（象徴遊び），Engagement（関わり合い），and Regulation（感情調整）の頭文字をとったもので，ASDの子どもへの介入法として開発されたものである．
- Naturalistic developmental behavioral intervention（自然な発達的行動介入法）といわれる方法で，子どもにとって自然な文脈である遊びの中で発達支援を行っていく．
- 心理師が実施するだけでなく，心理師の指導のもと保護者や保育士が家庭や保育園で実施する方法でも，心理師と同様の効果が得られる．

1 技法の手続き

JASPER（ジャスパー）は，Joint Attention（共同注意），Symbolic Play（象徴遊び），Engagement（関わり合い），and Regulation（感情調整）の頭文字をとったもので，カルフォルニア大学ロサンゼルス校（UCLA）のKasariらがASDの子どもへの介入法として開発したものである[1]．naturalistic developmental behavioral intervention（自然な発達的行動介入法）といわれる方法で，子どもにとって自然な文脈の中で発達支援を行っていく．

セラピーは遊びの形態で行われ，共同注意，象徴遊び，相互的な関わりと感情調整に焦点を当てることで，ASDの中核的障害である，対人コミュニケーションの障害の改善をめざすものである．対象は，1歳台から小学生くらいまでで，比較的広い年齢層に適応できる．具体的には，関わりをもちやすい遊びの場を設定し，共同注意や要求行動を促進しその多様性を増やすと同時に，相互的な関わりの中で他者へ自発的に関わっていけるように，またその関わりを維持できるように支援する．さらに，遊びのスキルも向上させていき，ASDにおいて苦手とされる象徴遊びを育てていく．

また，現在の早期支援の世界的潮流であるコミュニティーベースを推進してきたのがJASPERであり，地域のプリスクールで教師が実施した場合の効果の研究がされており，専門の心理師が実施しても教師が実施しても同じ効果が得られることが報告されている[2]．また，保護者や養育者による実施効果も報告されている．

JASPERの手続きであるが，基本はクライアントである子どもと心理師あるいは教師の1対1である．実施時間は約40分で週2～3回実施する．また，1対1で遊べるようになると，同年齢の子ども2名でグループ遊びとし，それに心理師が1名つく形のJASPERもあり，JASPEER（ジャスピアー）と呼ばれる．JASPERの具体的な実施方法は以下になる．

1）環境設定

JASPERを実施する場所について，慎重に環境設定を行う．遊びの空間を構造化する（遊ぶ場所がよくわかるように，敷物を敷く，椅子とテーブルをおく，おもちゃをすぐ取れる位置と，少し離れた位置におくなど）．また，実施中も，常に子どもへの刺激の大きさを考えながら，おもちゃを片づけたり提示したりする．同時に，子どもの遊びの水準の把握も行う．子どもの遊びの発達は通常のマイルストーンで考えていき，ピースを容器から出すといった単純遊び，型はめパズルをはめるといった組み合わせ遊びから象徴遊びへと連なる遊びのどの水準であるかを把握する．その上で遊具を用意する．

2）逆模倣とモデリング

子どもの自発性を尊重するため，子どもがなにか適切な遊びをすると，大人はすぐにそれに反応して同じ遊びを繰り返す（逆模倣：図1）．子どもが遊びを自発的に始められない場合は，大人がモデルを示し，子どもがモデルを取り込んで遊べば，大人はすぐに子どもの模倣をする．こうして相互的なやりとりを作っていく（図1）．

3）プレイルーティン

単純遊びの水準から象徴遊びまでを含む遊びのルーティンを作る．例えば，ピースに分かれるケーキのおもちゃを用意し，①ケーキのピースを組み合わせるという簡単な組み合わせ遊び⇒②ケーキにトッピングをするという組み合わせ遊び⇒③できたケーキを子ども自身が食べるという前象徴遊び⇒④人形が食べるという象徴遊びで，ケーキ遊びのルーティンができあがる（図2）．ASDの子どもでは，象徴遊びをすることが苦手な子は多いが，こうしたルーティンを増やし，組み合わせること

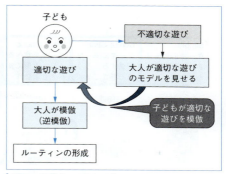

図1　模倣とモデリング

で，できる遊びを増やし，その多様性を増やしていく（図3）．

4）対人コミュニケーションの促進

子どものコミュニケーションを，単語から長い発話へと指導していく．また，ジェスチャーについても指導する（図4）[5]．発話やジェスチャーが機能的であることも大切にし，自然な文脈の中で教えていく．そのために，心理師は，子どものコミュニケーションへの反応性を高め，モデルを示し，発話のある子どもに対しては，話題を拡大する．具体的な方法としては，①子どもの話している長さに1語加えて話す（例えば，単語で話す子どもには2語文で話す，2語文で話す子どもには3語文で話す），②具体物と単語をしっかり結びつけて教える，③子どもの発声の真似をするのではなく，子どもが発声した時に，それを正しい言葉でフィードバックする（例えば，子どもがあけての意味で，「あ」といえば，「あけて」と単語で返していく），④コミュニケーションのペースだが，子どもが自発的に話せるように適切に間をとり待つ，⑤大人から「できる？」「好き？」といった質問はせず，子どもからのコミュニケーションに答えたり，真似をすること

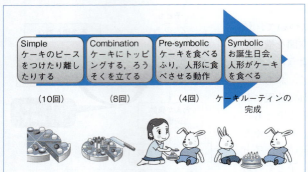

図2　ケーキ遊びのルーティンの形成

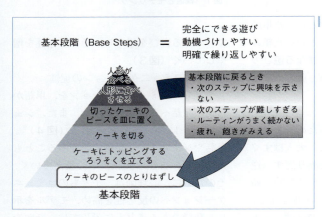

図3　ルーティンの形成方法

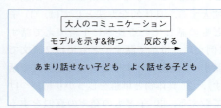

図4　コミュニケーションの基本姿勢
（文献5）より引用）

に徹する．こうした指導法をとるため，セッション全体の子どもへの声かけは多くない．子どもが行動について，ほめたり言葉で表現することはない．ただ，大人側が行動している時は行動を言葉で表現する．例えば，「つむ」と言いながら積木をつむのである．

5）拡大

　遊びにおいて，新しいステップをすでにあるルーティンにつけていく．具体的には，現在の遊びの水準と，遊びの次の段階の水準をいれていくが，両方がとても重要である．拡大のタイミングは，遊びのルーティンが確立した時や子どもが1つのルーティンに飽きてきた時である．遊びのルーティンどうしを結合し，より複雑なルーティンを作る．

6）共同注意や要求行動を引き出す

　子どものコミュニケーションに言語，ジェスチャー，行動，いろいろな方法で応えていく．応え方は以下の通り，① 自発の共同注意行動が出た場合の対応は，例え

ば，指さしをすれば指したものをいっしょに見るなど，② 自発の共同注意がない場合，モデルを示す（指さしを示したり，子どもの手をとって指さしをさせる，「手渡す」のジェスチャープロンプト，「見せる」のジェスチャープロンプト，モデリングだけでは不十分な時には意識して機会を作っていく），③ 子どもから，共同注意が出るように期待しながら「間をとり―待つ」，④ 要求行動の形成には選択場面を設定し，指差しや手を伸ばす行動を促進する．

以上の6つを組み合わせて，「関わり(engagement)」「コミュニケーション」「遊び」の水準を引き上げて，これらを融合していくことで対人コミュニケーションの力を育てていく．

> **アドバイス　感情調整とは**
>
> JASPERのセッション中に子どもが興奮したり混乱したりしてきた場合に行うのが，感情調整である．JASPERは共同注意を育て，象徴遊びの中で，子どもと大人の関わりあいを増やしていくが，感情調整によって，その関わりをスムーズにし遊びを継続していくことができる．具体的には，子どもが興奮してきたり落ち着かなくなってきた時に，新しい遊びを呈示したり，静かな対人遊びか活発な対人遊びを行う．静かな対人遊びとしては腕や胴体に掌で圧をかけたり，子どもの好きな歌を歌ったりする，また，活発な対人遊びとしてはジャンプしたりだっこして揺らしたりする．

2 活用が必要な状況

ASDの有病率は1～2%と報告されており，日本でも1.8%との報告がある[6]．このようにASDは稀な障害ではなく，また，1歳台での早期発見も可能になっている．同時に，早期介入により，社会性などの改善が見られるという複数の報告があり[7~9]，近年ますます早期発見・早期支援の必要性に対する認識が高まってきている．こうしたなか，JASPERはASDの特徴がみられる幼児であれば，1歳台から取り組むことができる．診断は必要ではなく，診断前から実施することができ，ASDの中核症状である対人コミュニケーションの改善が期待される．

3 活用のねらい

- 対人コミュニケーションの弱さから1歳6ヵ月健診や3歳児健診などでフォローアップ対象になった子どもや保育園・幼稚園で気になる子どもたちが受けることができ，JASPERによって対人コミュニケーション能力の伸びを促進する．
- 遊びの中で実施するので，遊びの水準が向上し，ASDの子どもが苦手とする象徴遊びができるようになることを促進する．
- 心理師自身が実施するだけでなく，保育士や幼稚園教諭に指導して，保育園・幼稚園で実施することにより，ASDやその傾向のある子どもが苦手とする般化の問題を克服することができる．
- 同様に親を指導して家庭で親によって実施し，家庭場面での対人コミュニケーションの伸びを促進する．

4 活用する際のコツ

JASPERは子どもへの直接支援ではあるが，親のASDの特性理解が不可欠である．そのため，子どもへの介入と同時に親に対してペアレント・プログラムやペアレント・トレーニング，ASDに対する心理教育を実施することが必須である．

また，プログラムを開始する前に，子どもの対人コミュニケーションの方法をアセスメントしておくことが必要で，ADOS-2

やADI-Rを実施することが望ましい．それ以外に，発達水準や認知面のアセスメントも必要である．同時に，JASPER独自のアセスメントであるSPACE（Short Play And Communication Evaluation：遊びとコミュニケーションの短い評定）[10]を実施する．SPACEは，子どもの共同注意，要求行動，遊びの水準を把握し，子どもの具体的な目標を定めるために行う．所要時間は約15分で，決められた玩具を使い，一定の手順に沿って行う．この検査は，介入の効果を調べるために，介入途中や介入終了後にも，実施する．

5 実践例

本実践例は，保育園での実践についての架空事例である．JASPERは，コミュニティーベースで実施することに重点がおかれるプログラムであるので，それに即した実践例とした．

介入前の子どもの特徴は，「特定の子に対して押したりたたいたりする」「遊びを転々として動きが多く，他児とごっこ遊びなどの遊びができない」「予測と違うと大泣きをしたり，保育士や友達を叩いたり蹴ったりする」「食事準備や戸外遊びに出かけたり帰ってきたりするときに混乱したり，部屋から勝手に出ていく」などの行動がみられた．

JASPERの介入を行う前に，ADOS-2，新版K式発達検査を行った．自閉スペクトラムの範囲にあることと発達水準は正常閾であることを確認した．介入目標を立てるためSPACEを実施したところ，遊びは自分がおもちゃの食べ物を食べるふりをするなどの前象徴遊びが出てきたところであり，人形を主体とするような象徴遊びはみられなかった．共同注意行動は，他者の指差しを追従することあったが，自発的な共同注意は自分の興味を共有する三点注視のみがみられた．要求行動はできないことが把握できた．そのため，介入目標を，遊びの水準としては象徴遊びができるようにすること，また，共同注意行動は興味のあるものを保育士に見せること，要求行動はほしいものを指さすことを目標とした．週1～2回，保育室とは別の部屋で実施した．期間は約6ヵ月である．

始めの頃は，保育士が遊びに加わろうとするのを嫌がり拒否していたが，遊びを進めるうちに受け入れ，一緒に遊ぶようになった．入れ子の箱やマグネットタイルなどを使って子どもの遊びを保育士がまねると楽しんで，何度もやり取りする遊びを行った．また，保育士の示す遊びのモデルを取り入れられるようになり象徴遊びもみられるようになった．遊びの水準は急速に伸び，すぐに人形を主体とする象徴遊びが可能となった．また，途中から，JASPERをとても楽しみにして，家庭でも母親に話したりするようになっていった．保育の中でも，他児と象徴遊びをできるようになったり，「貸して」といえるようになったり変化がみられた．ただ，活動の切り替え時に部屋から出ていくことはなくならなかった．これは，音への過敏が関係しているのではないかということになり，ノイズキャンセリングのイヤフォンをつけるようになって改善した．

保育園で実施するにあたっては，保育士全体への研修を実施し，園全体の理解を深めた．また，週1回は園を訪問し，心理師からの指導を行った．SPACEやJASPERを実施することにより，保育士側も発達の観点をもって保育に向かえるなどの変化がみられた．

| MEMO | JASPERとは

JASPERは，naturalistic developmental behavioral interventionといわれ，「behavioral intervention（行動介入）」という言葉が入っているが，応用行動分析よりも「developmental（発達的）」視点を大切にしている発達論的介入法である．

文献

1) Kasari C, et al：Communication interventions for minimally verbal children with autism：Sequential multiple assignment randomized trail. J Am Acad Child Adolesc Psychiat 53：635-646, 2014
2) Shire SY, et al：Hybrid implementation model of community - partnered early intervention for toddlers with autism：A randomized trial. J Child Psychol Psychiatry 58：612-622, 2017
3) Kasari C, et al：Randomized controlled caregiver mediated joint engagement intervention for toddlers with autism. J Autism Dev Disord 40：1045-1056, 2010
4) Kasari C, et al：Randomized comparative efficacy study of parent-mediated interventions for toddlers with autism. J Consult Clin Psychol 83：554-563, 2015
5) 黒田美保：自閉スペクトラム症の早期支援の最前線：ジャスパー・プログラムの紹介．臨床心理学 16：151-155，2016
6) Kawamura Y, et al：Reevaluating the incidence of pervasive developmental disorders：impact of elevated rates of detection through implementation of an integrated system of screening in Toyota, Japan. Psychiatry Clin Neurosci 62：152-159, 2008
7) Dawson M, et al：Effectiveness of intensive autism programmes. Lancet 375：722-723；author reply 723, 2010
8) Hayward D, et al：Assessing progress during treatment for young children with autism receiving intensive behavioural interventions. Autism 13：613-633, 2009
9) Kasari C, et al：Randomized controlled trial of parental responsiveness intervention for toddlers at high risk for autism. Infant Behav Dev 37：711-721, 2014
10) Shire SY, et al：Short Play and Communication Evaluation：Teachers' assessment of core social communication and play skills with young children with autism. Autism 22：299-310, 2018

9）ソーシャルストーリーとコミック会話

藤野　博

Key word　自閉スペクトラム症／社会的認知／心の理解／暗黙のルール

要点整理

- ASDの人たちには心の理論などの社会的認知の障害があり，社会的場面の理解に対する支援が必要となる．
- そのための技法として「ソーシャルストーリー」と「コミック会話」がある．ソーシャルストーリーは，社会的な場面を文章で説明した短い物語である．
- コミック会話は漫画形式で絵と発言をかき会話することによって，行動と心の関係についての理解を助け，コミュニケーションのすれ違いを解消する方法である．
- いずれも社会的場面の捉え方が違う人同士を橋渡しする方法といえる．

1 理論背景

1）ソーシャルストーリー

（1）ASDと社会的認知の問題

ASDの人たちは社会性とコミュニケーションに課題を抱えている．ASDにおけるそれらの問題の背景のひとつに「心の理論」の障害があるという仮説がある．それは人の心の状態を理解することの困難であり，社会的認知の障害としてまとめられている．そして社会的認知の障害は社会生活に必要な技能すなわちソーシャルスキルの習得を困難にする．

ASDの人たちに社会的状況を読み取ることを支援する技法として"ソーシャルストーリー（Social Stories™）"がある．ソーシャルストーリーはASDの子どもたちに暗黙の社会的な慣習やルールを教える手法で開発者のGrayは「その場にふさわしいやり方や物事のとらえ方，一般的な対応のしかたはどういうものかということをふまえて，状況や対応のしかたや場に応じた考え方を，特別に定義されたスタイルと文例によって説明する教育技術」と定義している[1]．

（2）暗黙の社会的情報の理解への支援

学校には公式に明示されたカリキュラムとともに潜在的なカリキュラムがある．例えば，決まった席に座る，チャイムが鳴ったら教室に戻る，先生が話している間はしゃべらない，授業中は指名されたときだけ話すことができる，などの暗黙のルールのことである．定型発達者は日々の生活の中でさまざまな社会的慣習になじんでいく．しかし，ASDの人にとってそれは難しくサポートが必要となる．ASDの人は例えば次のようなとまどいを経験する[2]．当事者の手記からの引用である．

> 小学校はふしぎなところだった．お勉強をしにいくところだと聞いていたのに，お勉強以外のことがどっさりあったから．『あさのかい』があったり『きゅうけい』があったり『きゅうしょく』があったり『はみがきしどう』があったり『かえりのかい』があったり『おとうばん』があったりする．…体じゅうが『な

んなんだよー』というキモチになったが，頭は『なんなんだよー』とは考えなかった．かわりにどう考えたかというと，『あさのかい』も『きゅうけい』も『きゅうしょく』も『はみがきしどう』も『かえりのかい』も『おとうばん』もお勉強だと思っていた．『そういう科目にちがいない』と考えた．

「学校ってどんなところ？」と子どもから質問された大人は，たとえば「先生がいて，お友達がたくさんいて，勉強を習うところだよ」と答えるだろう．定型発達の子どもの場合，説明者の意図が十分に伝わり，小学校に入学して説明された通りだと思うだろう．しかしASDの子どもの場合，あらかじめ受けていた説明では自分の経験とギャップが大きく納得できないかもしれない．このような社会的場面の経験様式の違いに対し，例えば次のようなソーシャルストーリーがその理解を助ける可能性をもつ．ソーシャルストーリーの文例集から引用する[3]．

「がっこうって，どんなところ？」

　がっこうは，たくさんのおともだちといっしょに おべんきょうをするところです．

　がっこうでは，おべんきょうをしたり，みんなといっしょにあそんだり，かかりのしごとをしたりして，たくさんのあたらしいことを おぼえます．

　がっこうのせんせいは，こどもたちが いろんなことを おぼえるための おてつだいをしてくれます．

　わたしのいくがっこうには，たくさんのきょうしつがあります．

　きょうしつには，つくえといすが たくさんならんでいます．

マジックやがようしも，たくさんおいてあります．

　わたしのいくがっこうには，ほかにも，たくさんのものがおいてあります．

　おべんきょうのじかんわりひょうもあります．

　このストーリーのような細部まで丁寧に記述した情報提供があればASDの子どもも学校生活への具体的な見通しをもつことができ，安心できる．ASD当事者の綾屋紗月氏は，ソーシャルストーリーの意義について筆者からの問いに対し，次のように述べた．

　行動できずに困っている状態のうち，行動の方法ではなく，その前の段階の意味づけさえ解ればいい時がある．」「行動を促すよりも意味を伝える．その時も『その意味が正しいかどうかはおいといて，あなたの身近な社会の中ではそういうルールに，これが標準的なことになっています』という客観的なアナウンスとして，『世の中，こんな理由でこんなふうになっています』と示されることで，とりあえず納得できる感じっていうのはあると思う．ソーシャルストーリーなどは意味づけのところまでは手伝える．

　このような当事者の発言からも，ソーシャルストーリーが行動の仕方を教える手法というより暗黙の社会的ルールの理解を助ける方法であることが確認できる．

2）コミック会話

　ASD児と他児との間にコミュニケーションのすれ違いが起こった状況において，その場面で生じている互いの理解の齟齬を，絵に描きながら解き明かし，問題解決の方法を考えることを目的とする「コ

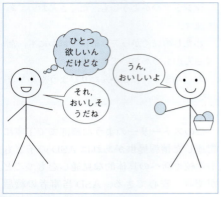

図1　コミック会話の例

表1　ソーシャルストーリーに使われる文

文の種類	内　容
事実文	社会的な状況とそこで人々の行うことを説明した文
見解文	人の心の状態について言及したり描写したりする文
指導文	一般的な社会生活で望まれる行動を示し提案する文
協力文	社会的なサポートに関する情報が表現された文
肯定文	その文化圏で一般的に受け入れられている価値を表現した文
調整文	ストーリーの内容を想起するための手がかりとして書かれる文

ミック会話 comic strip conversations」と呼ばれる支援技法がある（図1）．この手法もソーシャルストーリーの開発者でもある Gray によって開発された[4]．絵と吹き出しを使ってコミュニケーション場面をふりかえり，自分の発言が相手の心に与えた影響を理解することを助ける．不可視な心的状態を可視化することにポイントがある．

2　技法の手続き

1）ソーシャルストーリーの内容と方法

社会的な情報は ASD の人に明確で理解しやすい形で提供される必要がある．通常のソーシャルスキルトレーニングでは，それはコミュニケーションが行われている場面で教示されることが多い．しかし ASD 児は他者との相互作用そのものに困難を抱えているため，そのような状況の中での指導は子どもにストレスをかけやすい．ソーシャルストーリーはソーシャルスキルの習得にかかるこのような負荷を軽減し，社会的情報を取得しやすくするものと考えられている．

ソーシャルストーリーは，ASD 児の視覚的学習の強さを活用し，文字やイラストなどを用いる．ストーリーは，事実文，見解文，指導文，協力文，肯定文，調整文という6つの文タイプからなる[1]（表1）．

事実文はできるだけ具体的で詳細に状況を記述することが重要とされる．このタイプの文はソーシャルストーリーにおいて必須の要素である．見解文はストーリーで取り上げられる人々の知っていること，考えていること，感情，動機などが書かれる．また，指導文は「〇〇しません」のような否定的な表現はせず「〇〇してみようと思います」のように肯定的で，かつ断定的ではない表現をすることが推奨されている．そして，協力文は「〇〇さんは私が〇〇するのを手伝ってくれます」のように，肯定文は「〇〇するのはよい考えです」のように書かれる．

ストーリーを構成する各文タイプは，指導文・調整文の合計数に対し事実文・見解文・協力文・肯定文の合計数が2倍以上の比率になるべきというガイドラインが示されている[1]．行動の仕方を教えることよりも，社会的な場面の理解を助け，不安を軽減させることに重点が置かれているの

である．

また，ストーリーは基本的に一人称の視点から書かれ，子ども自身が出来事について述べているかのように書かれる．ストーリーには内容をシンプルに要約したタイトルがつけられる．そして，支援者が読んで聞かせたり，子ども自身が自分で読んだりする．

> **アドバイス** ASD者の特性に対する配慮のポイント
>
> 社会的状況は流動的で多様であり，文章によって表現されたひとつの見本が現実の場面にそのままぴったり当てはまることは少ない．定型発達者はストーリー内容と現実の細かい違いを理解し，現実に合わせた微調整ができるが，ASD者は一度インプットされた情報は常に正確に参照しないではいられないかもしれない．「『これが正しい』って入れられることによって，それにしがみつくこともあるので，今度はそこからなかなか抜けられなくなる」ことがあると綾屋紗月氏は指摘している．ソーシャルストーリーもそのようなASD者の特性に配慮し，できるだけ断定調でない表現，微変更の可能性も含んだ表現にすることが推奨されている．

2) コミック会話の方法

支援者は取り上げられた社会的状況について，だれが何をしているか，何と言ったか，そのときにどう思っているか，などを子どもに問いかけ，それを絵に描き，発言や考えや気持ちを書き入れることを促しながら会話を進めていく[4]．

子どもが相手の考えや気持ちを想像するのが困難な場合，「たぶん○○さんは，○○と考えていたんじゃないかな」などと案を示す．そのように進めていきながらその状況での問題解決策を支援者と子どもが一緒に考える．

3 活用のねらい

これまでに論文として発表されたさまざまな事例を分析しまとめると，ソーシャルストーリーによる介入が効果をあげやすい行動のタイプはコミュニケーションと情動調整の領域であり，身だしなみや生活ルーチンの遂行に関わる領域は効果が少ない傾向があった[5]．ソーシャルストーリーはASDの子どもたちのソーシャルスキル獲得には，形式的な行動レパートリーの習得でなく社会的状況の認知の促進に焦点を当てることが重要という仮説のもとに考案された介入法である．コミュニケーションや情動調整は他者の意図や感情などの心的状態の理解に密接に関わる領域であるため，ソーシャルストーリーが効果をあげやすい領域と考えられる．

例えば次のような実践報告がある[6]．スーパーなどでBGMが途切れたときなどにパニックを起こす6歳のASDの1事例に対し，音楽が途切れるのは大切なお知らせがあるときや，店の人が大事なお話をするときなどであることを説明したストーリーを作成し母親が子どもに読み聞かせ，パニックが軽減した．そのように，社会的な場面で起こる予期せぬ事態に対する見通しをあらかじめ得ておくことで安心感を得る効果があると考えられる．

コミック会話についての実践報告は少ないが，学校でコミック会話を用いた支援を行い，不適切な行動の減少と望ましい行動の増加がみられたことなどが報告されている．

4 活用する際のコツ

ストーリーに含まれる指導文と他の文型との比率の関係で効果をみると，指導文が多く含まれたストーリーより，事実文や見解文など社会的状況や心的状態の描写を中心としたストーリーによる介入の方が高い

効果がみられた[5]．また，支援効果の維持と般化という視点からみた場合，子ども自身のニーズに基づいてストーリーを作成することが有効なようである．問題解決への動機づけがあるからである．問題とされる行動が起こるときの子どもの状況の捉え方や気持ちを子ども自身からていねいに聴取し，それに基づきストーリーを作成することで，社会的知識として様々な場面でストーリーを自発的に活用できるようになった事例がある．綾屋氏も，ストーリーは大人が主導するよりも子どもからの質問を待って作成するのがよいのではないかと述べている．

| MEMO | ソーシャルストーリーとソーシャルナラティブ

　Grayの基準に従って作られたもののみをソーシャルストーリー（Social Stories™）と呼ぶことができ，その名称は登録商標であり使用が制限される．そうした状況のなか，社会的な事柄を物語的に説明する支援技法の一般呼称として「ソーシャルナラティブ Social Narratives」という名前も使われるようになった．ソーシャルナラティブも，社会的な場面を理解するための手がかりや適切な行動の仕方などを書き綴ったストーリーによって支援する方法である．ソーシャルストーリーはそれと認定されるための基準が厳密に定められているが，社会的な情報を文章で表現し伝える手法そのものはASD者に幅広く有効であり，様々な形で用いられてきた．そのような一般的な支援の方法を包括的に表現するために「ソーシャルナラティブ」という名称が使われるようになったようである．

文献

1) Gray C：お母さんと先生が書くソーシャルストーリー™：新しい判定基準とガイドライン，服巻智子訳，クリエイツかもがわ，京都，1-133，2006
2) ニキ・リンコ：俺ルール！ 自閉は急に止まれない，花風社，東京，1-316，2005
3) Gray C, et al：マイソーシャルストーリーブック，安達 潤監訳，スペクトラム出版社，東京，1-160，2005
4) Gray C：コミック会話：自閉症などの発達障害のある子どものためのコミュニケーション支援法，門 眞一郎訳，明石書店，東京，1-48，2005
5) 藤野 博：自閉症スペクトラム障害児に対するソーシャル・ストーリーの効果―事例研究の展望―．東京学芸大学紀要　第1部門（教育科学）56：349-358，2005
6) 安達　潤ほか：高機能広汎性発達障害の就学前女児が示すパニック反応に対する社会的ストーリーの適用．小児の精神と神経 43：241-247，2003

1）回想法

黒川由紀子

Key word　グループ回想法／認知症／非薬物療法／心理療法

要点整理

- 回想法（reminiscence）は，認知症高齢者に対する非薬物療法の一つである．BPSD（behavioral and psychological symptoms of dementia，認知症の行動・心理症状）の治療においては非薬物療法が優先される．
- 回想法には個人回想法，グループ回想法，夫婦回想法，家族回想法などがあるが（図１），ここでは，現在日本で認知症高齢者に対し最もよく施行されているグループ回想法をとりあげる．
- まず治療関係を築き，クライアント同士のつながりを醸成しつつ，認知症高齢者の昔語りを手がかりとし，過去・現在・未来の記憶，一貫性を保持，再確認し，自尊心の向上，自我の統合をはかる一助とする．
- そのために五感刺激を活用し，手続き記憶，意味記憶，エピソード記憶を賦活させる．

1　技法の手続き

1）認知症高齢者のアセスメント

グループ回想法を施行するに先立ち，認知障害のアセスメントを行う．背景疾患（アルツハイマー型認知症，血管性認知症，レビー小体型認知症，前頭側頭型認知症など），BPSD（行動・心理症状），認知障害の領域と程度（記憶障害，見当識障害，思考力・判断力の障害，実行機能の障害など），パーソナリティ，生活史，趣味・嗜好，ストレングス，要介護度などについての情報を得ておく．グループ回想法のなかで，トイレへの移動，手作業，体操を行う際の参考にするために，車椅子使用，杖歩行，介助の必要性の有無など，身体機能に関するADLや感覚器官のアセスメントも必要である．

アセスメントに基づき，記憶障害，注意・集中力の低下，幻視の有無等認知障害の領域と程度によって，関わり方を工夫し，障害を補い，養ってきた力やストレングスを活かすようにする．

> **MEMO　BPSD（behavioral and psychological symptoms of dementia，認知症の行動・心理症状）**
>
> 認知症の人の回想法を行う際，BPSDの理解が必要である．認知症には中核症状と周辺症状としてBPSDをはじめとする症状がある．BPSDには，抑うつ，徘徊，被害妄想，もの盗られ妄想，幻覚，攻撃的行為などが含まれる．これらの症状の根底には本人にとっては合理的な理由や原因がある．孤独，不安，変化を受け入れられない焦燥感などがそれにあたる．グループ回想法で外に出たがるクライアントを「徘徊」があると見なさず，「娘や大事な人に会って安心したい」のだろうと想像する．心理師の肩を強くたたくクライアントを，「暴力」をふるう人と見なさず，力のコントロールがうまくできないのだろうと見る．ずっと話をし続けるクライアントを，場を独占する人と見なさず，他者とシェアしたい思いがたくさんある人，時間の感覚が薄れているのだろうか，スタートした行動を自ら終えることが難しいのだろうかと見て，介入を行う．

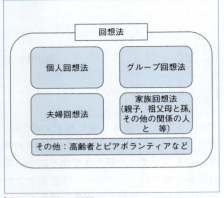

図1　回想法の種類

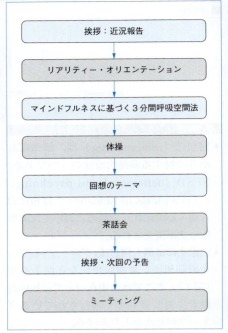

図2　グループ回想法のプログラム例

2）環境設定と基本的枠組み

　まず環境を整え（部屋の温度，光，椅子やテーブルの配置，くつろげる雰囲気），クライアントの現実見当識を高める（カレンダー，リアリティー・オリエンテーションボード，季節の草花など）よう配慮する．グループ回想法は通常約1時間の会を8セッション以上施行する．メンバーが入れ替わりつつ臨床現場で継続されるグループ回想法は，十数年に及ぶものもある．スタッフとして，リーダー，コ・リーダーの2人以上で関わる．初回にリーダー役の心理師が会の説明を行い，秘密の保持，話したくないことは話さなくてよいこと，会への参加は自由であることなどの基本ルールを確認する．

3）認知症高齢者と関わる技法

　認知症のクライアントとのやりとりでは，視界に入り正面から名前を呼ぶなどして注意をひき，こちらに注意が向いていることを確認し，相手の表情や反応を見ながら，文を区切り，間をとりながら，短文で滑舌よくはっきり話す．記憶力や言語想起の低下を補うために，あらかじめ本人にまつわる情報を頭に入れておく．その上で想像力を働かせながら，クライアントが言葉に詰まったならば，ある程度待ちつつ，出したい言葉を類推し，言葉を代わりに探して提示するよう努める．クライアントが使ったキーワードを繰り返すなどして，言語表現のサポートをする．集中力の低下を防ぐためにセッションを部分に区切る．セッションの区切り方の例を図2に示す．

4）グループ回想法のセッションの流れの一例

　「挨拶・近況報告」では，互いの名前を記憶できない可能性が高いことから，毎回参加者に名前を言ってもらい，一言ずつ近

況を話してもらう．「リアリティー・オリエンテーション」では，年月日，その日の予定時間，テーマをボードに書いて現実見当識を高める．「呼吸法」ではマインドフルネスに基づく短時間の呼吸法を行い，落ち着いて会に臨めるようにする．あわせて日常生活でも呼吸法をとりいれるよう勧める．「体操」では車椅子でもできる手指足首肩の軽体操を行う．

グループ回想法のテーマは，クライアントの希望を取り入れつつ決める．テーマは，「幼年期」「学童期」「青年期」「成年期」「今とこれから」など発達段階に沿ったもの，「両親」「祖父母」「伯父・伯母」「育った家」「小学校の先生」「仕事」「退職」等ライフステージに沿ったもの，「第二次世界大戦」「東京オリンピック」「テレビ放送の開始」等歴史的事象，「乗り物」「掃除・洗濯」「昔のカメラ」等生活に根ざしたもの，「正月の仕度」「ひな祭り」「端午の節句」「七夕」などの年中行事，「今，心配なこと」「今の希望」「これからしたいこと」など現在や未来に焦点をあてたものなどのバリエーションがある．テーマはあくまでも回想法導入の契機であって目的ではない．情報収集が目的ではなく，当初のテーマから話題が発展して別のテーマに移ってもよい．例えば「子ども時代の遊び」をテーマに始まったセッションで，「子ども時代にいかに遊べなかったか」「子守や手伝いをしたか」をめぐって話が発展し，「戦争」に話題が移り，参加者が深い共感を示すこともある．

「回想法のテーマ」についての話や作業では，回想法のテーマに即して五感刺激を活用しつつ対話をすすめるが，認知症が進行したクライアントでは，言葉を発しなくても表現できる時間を設けるために，季節の草花を生けたり，新米に触れてごはんを炊くなど，手続き記憶への働きかけを重んじ，手作業を取り入れる．「茶話会」では季節の小さな菓子を準備し，くつろぎながら終了に向けての時間をともに味わい，徐々に現実に話題を戻す．「挨拶・次回の予告」ではお開きの挨拶と，次回のセッションの予定をボードに示し，印刷物を渡す．セッションを閉じる時は，現時に話題を戻して終えることを心がける．最終セッションでは，これまでのふりかえりを行い，参加者にコメントを求め，評価を行う．会に参加したことを証明する修了証書を用意する場合もある．最終回に参加者から自発的に「また会いたい」との希望が出されることもあり，その折にはフォローアップの会を同窓会などとして行う場合もある．ここで示したグループ回想法の流れはあくまでも例であり，クライアントや場の状況などに応じて枠組みや構造を検討する．

5）回想法のメカニズム：感覚刺激による導入と記憶の想起から

認知症高齢者に対するグループ回想法では，言語でのやりとりに加え，視覚，聴覚，嗅覚，触覚，味覚など，感覚刺激による導入を行う（**図3**）．テーマに応じた感覚を刺激する物の例を**表1**に示す．感覚刺激を使用する際は，クライアントが情報処理にかかる時間を十分にとり，刺激過多にならないよう，原則として，一つずつ順番にモノや音などに触れられるようにする．認知症が進行したクライアントに対しては，味覚，触覚を用いると良い．その際，夏に氷，冬に湯たんぽなど，なるべく季節を映し出す心地よい刺激を用いるようにする．感覚刺激によって記憶が賦活され，手続き記憶，意味記憶，エピソード記憶が想起され，情動の再体験，他者による共感・受容，今，ここでの感情体験の醸成が生じる（**図4**）．

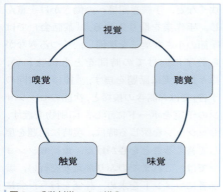

図3 感覚刺激による導入

表1 回想法のテーマと感覚を刺激する物の例

テーマ	刺激物の例
両親	写真，思い出のスカーフ，日記，俳句
子ども時代	お手玉，けん玉，こま，駄菓子，竹とんぼ，教科書
ふるさと	地図，参加者出身地の名産品，ふるさとの歌
正月	おとそ，祝膳，鏡もち，羽子板，凧，正月の音楽
夏	冷やしたすいか，うちわ，浴衣，風鈴，ひまわり
お祭り	はっぴ，はちまき，太鼓，祭りの音楽
今，心配なこと	心配事の例を書いた紙（もの忘れ，健康，お金のこと，これからの暮らし，お墓，葬式など）

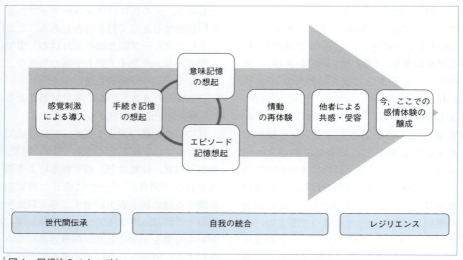

図4 回想法のメカニズム

回想法の会を重ねていくなかで，自我の統合，世代間伝承，レジリエンスの発揮が達成される一助となる（図4）．

6）記録・評価，回想法をその後のケアへ活かすために

回想法の記録は所定の様式にのっとって個人記録とグループの記録を毎回行う．評価は回想法の対象や目的によって異なるが，気分，情動，認知機能を評価することが多い．毎回のセッションの個人評価の例として，東大式観察評価スケールを示す（表2）．グループ回想法は有期であることが多いが，限られたセッションで得られた情報や知見を，本人と家族の了解の元にその

表2　東大式観察評価スケール

氏　名				男・女	セッション回数										
生年月日		年　月　日　歳			日　付	/	/	/	/	/	/	/	/	/	合　計 得　点
診断名															
出身地					テーマ										
趣味・特技など															
言語的 コミュニケーション	1. 挨拶をする					1	1	1	1	1	1	1	1	1	
	2. 他の参加者に自ら話しかける					1	1	1	1	1	1	1	1	1	
	3. 話題や活動に即した発言がみられる					1	1	1	1	1	1	1	1	1	
	4. 同じことを繰り返しはなさない					1	1	1	1	1	1	1	1	1	
	5. 話が内容的にまとまっている					1	1	1	1	1	1	1	1	1	
非言語的 コミュニケーション	1. 他の参加者への気配りや思いやりがみられる					1	1	1	1	1	1	1	1	1	
	2. 話をしている参加者のほうに耳を傾ける					1	1	1	1	1	1	1	1	1	
	3. 動作や身振り（頷き，拍手など）による表現がみられる					1	1	1	1	1	1	1	1	1	
	4. 笑顔やほほえみがみられる					1	1	1	1	1	1	1	1	1	
	5. 自然な表情					1	1	1	1	1	1	1	1	1	
注意・関心	1. 注意散漫でない					1	1	1	1	1	1	1	1	1	
	2. 眠そうでない					1	1	1	1	1	1	1	1	1	
	3. 話題や活動から逸れない					1	1	1	1	1	1	1	1	1	
	4. 話しかけられたら，適切に応答する					1	1	1	1	1	1	1	1	1	
	5. その場の話題や活動に興味や関心を示す					1	1	1	1	1	1	1	1	1	
感情	1. 不安な様子はない					1	1	1	1	1	1	1	1	1	
	2. 抑うつ的でない					1	1	1	1	1	1	1	1	1	
	3. イライラしている様子はない					1	1	1	1	1	1	1	1	1	
	4. 場に即した感情表出がある					1	1	1	1	1	1	1	1	1	
	5. 自然でくつろいだ感じ					1	1	1	1	1	1	1	1	1	
合　計　得　点															

後のケアに活かすことが求められる．あらかじめクライアントの承諾を得て，得られた情報を家族やスタッフと分かち合うこともある．医療機関や福祉施設でグループ回想法を施行する際，回想法の効果を持続的なものとして生活場面に活かすために，医師，看護職，リハビリテーション職，介護職など多職種が関わることもある．グループ回想法に参加できなくても，多職種による理解と協力を得ることがグループ回想法を開始し，意味を持つために重要なポイントとなる．

2　活用が必要な状況

　回想法の活用が必要な状況にはいくつかのレベルがある．ここでは4点あげておく．

　第一に，認知症の高齢者がうつ病や不安障害を抱え，気分が沈んで生きる意味を見失ったり自殺を考えたりする状況である．回想法はもともと認知症の高齢者への技法ではなく，うつ病等認知障害を有さない高齢者に向けられたものであった[1]．死が近づき，自身の人生の意味を見失い，アイデンティティーの危機を体験する人が，心理師をはじめとするセラピストを得て人生を自ずと回想するプロセスで，自分自身やその人生に意味や価値を再発見し，うつ病が快復する可能性がある．

　第二に，気分障害等病的状況ではないが，自宅から高齢者施設に転居したり，住み慣れた地域から引き剥がされるように慣れない都会に移り住み，生きる意味を喪失した

り，配偶者や大切な家族の死，退職などの喪失体験，心身の変化や社会的変化を伴う老いを受け入れられずに苦しむ状況である．

第三に，認知症やうつになることの不安から，老化や認知症の予防を求める状況である．現在，認知症やうつ予防として回想法を導入している地域もある．

第四に，認知症の人と配偶者等家族が，認知症を受け入れることに困難を感じ，関係性の変化に戸惑う状況である．すべての事例に適用することは避けなければならず，認知症の人と家族がこれまでの来し方をともにふりかえることに意味があると判断され，当人が同意した事例に限って適用する．

3 活用のねらい

- 高齢者が，うつ，孤独，不安，自信喪失，自殺念慮や願望から距離を置くことができるようにする．
- 自信を喪失しがちな認知症の高齢者が，自分の人生を良き聞き手を得てともにふりかえり，同世代の人と分かち合うことで，一人ではない実感を持ち，孤独感が緩和され，生きる意味を見出すこと．
- 高齢者の稀有な体験が次世代に継承されることで，世代継承性の感覚が養われること．
- 家族同席の回想法では，認知症になった本人と家族が，ともに分かち合ってきたことや達成してきたこと，困難を乗り越えてきた事実に再度目を向けること．
- 心理師のみならず看護，介護，リハビリテーションスタッフが参加する際は，認知症の高齢者に対するスタッフの理解が深まり，一人の独立した人格としてナチュラルに関わることができるようになること．

4 活用する際のコツ

認知症高齢者に回想法を活用するにあたり，高齢者心理臨床および認知症に関する基礎的知識と訓練が不可欠である．コツの土台には地道な学びと訓練が求められる．回想法の訓練は英国の Age Exchange で系統的に行われているが，国内でも研鑽を積む機会はある．

認知症高齢者の回想法では，本人にとって輝いていた時代，トラウマチックな時代，その間の多くの時間を占める普通の日常，すべてのエピソードや断片的な発語に等しく耳を傾ける．聴き手はそれらを，自身の体験，体感，わき上がる思考，感情，からだの感覚と交錯させる．語られる過去のエピソードやふとした身体表現から浮かび上がるクライアントの全体像を人生全体の中に位置付けようと努める．人生の未解決の葛藤や受け入れがたい事柄を含め，心理師はクライアントの行動やありようを受け取り，他のクライアントとシェアするためのつなぎ役となる．難聴の人の傍らにあって語られた内容の繰り返し，頷き，クライアントの言葉のつぶやきかえしなどシンプルな技法が有効である．認知症が進行したクライアントにはオープンクエスチョンよりはクローズドクエスチョンを用い，手がかりとなる言葉や刺激を提示する．身振り手振り足踏みなどの身体表現や動作を丁寧に見て，クライアントが考えや気持ちを言葉にするサポートを行う．語られることが事実かどうかにとらわれず，クライアントの記憶，想起，認識，語る現実をそのまま受けとることを基本姿勢とする．ただし，明らかな事実誤認の肯定がクライアントの現実見当識や尊厳を損ない，不利益となる可

能性が高いと判断される折には訂正することもある．高齢者は何事においても「経験が豊かな存在である」ことを，頭でわかるだけでなく真に体感する．

> **アドバイス　過去に培ってきたストレングスを活かすことがポイント**
>
> 　認知症の高齢者が，繰り返し同じことを語ることに耳を傾けることは通常容易でない．しかし，認知症の人が繰り返し語ることには意味がある．特にネガティブな語りの繰り返しの中にこそ，クライアントの人生の重要なテーマや小さな願望が隠されている．それは積み残してきた課題や葛藤，ゆるせない人への怒りを表すサインかもしれない．人生のファイナルステージにあって，そうした積み残しを現実的なレベルで解決することはできないかもしれないが，回想法を施行する中で，聴かれ続け，受けとられる中で，同年代のクライアントのサポートを得て，繰り返しが減少することがある．例えば，「頭が悪くなっちゃった」「馬鹿になっちまって，こんな私が生きててもしょうがない」とのあるクライアントの言葉に対し，別の認知症のクライアントが，「自分が馬鹿だってわかってるなんてすごいね」「それだけ歌が歌えるんだから」と，嘘偽りないサポーティブな言葉を返すシーンが数多ある．認知症で，記憶，判断力，思考力，集中力が低下した高齢者は，一見衰退喪失の一途をたどっているようにみえるかもしれないが，彼らは潜在的ストレングスに満ちている．弱さをも含むストレングスの種を発見し，弱さを強みにリフレームし，味わうことが回想法の重要な鍵となる．

文献

1）Butler RN：The life review：An interpretation of reminiscence in the aged. Psychiatry 26：65-75, 1963
2）加藤伸司：認知症の人を知る―認知症の人はなにを思い，どのように行動するのか，ワールドプランニング，東京，2014
3）野村豊子：回想法とライフレヴュー―その理論と技法，中央法規出版，東京，1998
4）黒川由紀子：高齢者の心理療法，衣食住をめぐって，誠信書房，東京，2013

2）認知活性化療法

山中克夫

Key word 認知活性化療法／認知的働きかけ／リアリティー・オリエンテーション／パーソン・センタード・ケア

要点整理

- さまざまな認知的課題や関連するディスカッションを通じて全般的に認知機能を高めること，さらには対人交流を通じて社会機能を高めることを目的としたアプローチは，認知的働きかけ（cognitive stimulation）と呼ばれている．
- 認知活性化療法（CST）は認知的働きかけの代表的なプログラムであり，軽度，中等度の認知症の人を対象としている．
- CSTの標準プログラムは，パーソン・センタード・ケアの原則に基づき，①人や物の同定課題，②日常的な話題による課題，③感覚刺激課題，④回想を題材とした14のセッションからなり，それらを週2回ずつ実施するプログラムである．

1 理論背景

1）認知的働きかけと認知活性化療法

さまざまな認知的課題や関連するディスカッションを通じて全般的に認知機能を高めること，さらには対人交流を通じて社会機能を高めることを目的としたアプローチは，認知的働きかけ（cognitive stimulation）と呼ばれている．認知活性化療法（Cognitive Stimulation Therapy：CST）は，認知的働きかけの代表的なプログラムであり，軽度，中等度の認知症の人を対象としている．このプログラムは，ノッティンガム大学のMartin Orrellがロンドン大学に在籍していたときに開発が始められ，これまでグループによる標準的なもの（以下，標準プログラム），長期プログラム，個別実施プログラム（主に在宅場面用）の3種類が開発されている．このうち，日本版[1]として刊行されているものは標準プログラムである．以下では，主に標準プログラムについて解説する．

2）理念

CSTの開発は，それ以前にイギリスで広まっていたリアリティー・オリエンテーション（reality orientation therapy：RO）への批判に対し，改良プログラムを開発する目的で始められた．ROへの批判の中心は，多くの認知症の人にとって最も苦手な現実認識の課題に直面させ，ストレスを与えることであった．これに対しCSTでは本人を中心とするパーソン・センタード・ケアの理念に立脚し，開発が進められた．

CSTのマニュアル[2]では，ファシリテーターが守るべき12の基本原則が述べられているが，その最初の原則として，パーソン・センタードの点が挙げられている．そこでは，認知症の人とかかわる際，最も注目すべき点は，「認知症（障害）」の部分ではなく，「人」の部分であること，そして人はそれぞれ，背景，個性，関心，能力などが違っている点を理解し，本人ができないことではなく，できることに着目することなどが挙げられている．このようなこと

から，CSTでは，一人一人のさまざまな認知機能に目を向け，全般的に機能を維持しようとしている．他にも7番目の基本原則の"Opinions rather than facts"（事柄について問うよりも意見をうかがう姿勢で接する）では，「子どもの頃によく出かけたのは，何という場所ですか？」のように，記憶力を試すような聞き方ではなく，「若い世代のご家族が休日に出かけるとしたら，どんなところがよいですか？」のように，アドバイスや意見を拝聴するような進行を心がけることが挙げられている[2]．また，予備研究時[3]には，以下の5つの理念が打ち出されている．

① 認知機能の活性化や記憶のプロセスを促進するために，五感のすべてを用いて行う体験的な学習である．
② 日常生活で困る点に着目した心理的介入である．
③ 認知症の人々では，情動的な側面がしっかりしていることを理解し，そのうえで認知的なスキルを向上させていく．
④ 顕在的に"教える"のではなく，（親しむことや"直感"により）潜在的に学んでもらう．重要な情報に関しては，広い意味でのリハーサルを行い定着させていく．
⑤ （認知面や情動面を含んだ）相互的な心理過程であり，本人とケアする側の双方が，互いの力量や弱さについて理解を深めていく．

このうち3番目の理念は，多くの認知症の人では情動記憶が比較的保たれているので，失敗や困難な場面に遭遇させることで，尊厳を傷つけることのないように注意せよ，ということを意図していると思われる．CSTでは，ゲームのように楽しく進めることにより，参加者の失敗を目立たなくしようと考えられている．

3）エビデンスを重視した活動

CSTでは，パーソン・センタード・ケアの理念に立脚すると同時に，エビデンス・ベーストであるべきであると考えられている．開発に当たっては，最初に認知症の人の認知機能の改善を目的とした先行研究について，システマティックレビューが行われた．そして，このレビューで効果が認められた ① 人や物の同定課題（人や物の呼名，カテゴリー分け，単語連想課題など），② 日常的な話題による課題（お金の確認と使用，地理に関するものなど）と，プログラムのスムーズな導入のための ③ 感覚刺激課題，エビデンスは少ないが，現場で有用性が唱えられていた ④ 回想法の4要素から構成されるプログラムが開発された[3]．

そのうえで，予備研究，続いて大規模なRCTを行い，intention to treat解析（ITT解析）により，CSTを実施した介入群では統制群に比べ，認知機能およびQOLに関して有意な改善がみられることが明らかにされた．また，認知機能の効果に関しては，治療必要数の分析により抗認知症薬の効果と同等であることが示された[4]．NICEのソーシャルケア評価部門（Social Care Institute for Excellence：SCIE）の認知症ケアに関する2006年のガイドラインでは，「1.6.1 認知症状の改善や機能維持の目的」において，「認知症のタイプにかかわらず，軽度ないし中等度の認知症の人々は，構造化されたグループによる認知的働きかけのプログラムに参加する機会が与えられるべきである」と推奨されている．

日本版に関しては，シングルブラインドによる臨床比較試験を行い，ITT解析の

表1　CST日本版の14回のテーマ

第1セッション	体を動かして遊びましょう
第2セッション	音や音楽を楽しみましょう
第3セッション	子どもの頃の話をしましょう
第4セッション	食べ物や食事について話をしましょう
第5セッション	最近のニュースや流行の話をしましょう
第6セッション	魅力的な人や場所について語りましょう
第7セッション	言葉の続きを当てましょう
第8セッション	料理や工作を楽しみましょう
第9セッション	言葉探しクイズを楽しみましょう
第10セッション	地図を作りましょう，地図で確認しましょう
第11セッション	物の値段やお金について考えましょう
第12セッション	数字ゲームを楽しみましょう
第13セッション	もっと言葉を使ったゲームを楽しみましょう
第14セッション	チーム対抗クイズ大会

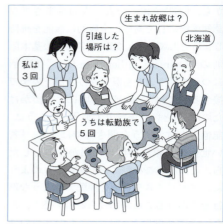

図1　第10セッション：地図を作りましょう，地図で確認しましょうの活動の一例

結果，統制群に比べ介入群では，認知機能や気分に有意な改善がみられることが明らかにされた[5]．

またCSTは，楽しむ，交流することによるQOLの改善や情動の安定もねらっている．このことに関連し，認知症の行動・心理症状（BPSD）への効果に関するシステマティックレビューにおいても高い評価を得ている．

2　技法の手続き

CSTは全14回で，それを週2回ずつ7週実施するグループ活動のプログラムとなっている．1回のセッションはおよそ45〜50分であり（ただし日本版は余裕をもって約60分としている），「ウォーミングアップ」「メインアクティビティー」「クールダウン」の3つの部分からなる．

このうち，「ウォーミングアップ」では，自己紹介，体操，歌などを通じて，集まった人たちの緊張をほぐし，自然な流れで日付や場所などの確認を行う．一方，「クールダウン」は，活動の最後に振り返りや次回の予告をした後に歌を歌うなどして，会を閉じる部分である．

「メインアクティビティー」はプログラムの中心部分であり，セッションごとにテーマが設定されている．表1はそれらを示している．最初の方のセッションでは，アイスブレーキングのための身体的・感覚的な活動，続くセッションでは，高齢者にとってなじみ深い回想活動，その後のセッションからは，さまざまな認知機能に関するクイズやゲームが配置されている．これらの活動は，「1理論背景3）エビデンスを重視した活動」で示した4つの要素からなっている．また各回では，テーマに沿って，難易度が異なる複数の活動が設定されている．図1は，第10セッションの「地図を作りましょう，地図で確認しましょう」の活動の一例を示している[1]．

3　活用が望ましい状況

CSTでは，介護現場の人々がCSTの趣

旨を理解し，こうした系統的な活動プログラムの活用に興味を持たれている場合に活用するのが望ましい．また実施するスタッフのうち，最低でもリーダーはテキストの内容を理解し，研修などで教育を受けた医療・介護の専門職がつとめるのがよい．さらに現場が外部のセラピストの受け入れに積極的ならば実施しやすい．

CSTの適用範囲は，認知症のレベルが軽度ないし中等度である．そのため，認知症のレベルが重度の場合に実施するのは適切ではない．重度の場合には，認知的働きかけよりもむしろ感覚・運動的な働きかけを個別で行い，情動の安定やQOLの維持を目指すのがよいと思われる．また，集団活動への参加を妨げるほど重度のBPSDがみられる場合には，応用行動分析などの個別な対応が有効であると思われる．現場ではこうした技法を組み合わせて用いることが重要である．

4　活用する際のコツ

CSTでは参加者に活動を楽しんでもらうことを大切にしている．現場の職員からすれば，一見通常の行事やレクリエーションと同じようにみえるかもしれない．グループホーム職員がCSTの研修スタッフとして参加した研究では，前半のセッションで参加者から質問やクイズの回答がなかなか得られないと，職員が自分で答えてしまう行動がみられた．これは職員が通常のレクリエーションと同じ感覚で，楽しくスムーズな進行を考えたためと思われる．しかし，CSTで最も重要な点は，楽しみながらも参加者の認知機能を引き出すことである．回答が得られない場合には少し待つ，それでも難しい場合には手がかりやヒントを与えるなどの段階的な対応を行う．現場では，CSTが通常のレクリエーションと異なることを初期の段階から理解してもらうことが大切である．

文献

1) 山中克夫ほか：認知症の人のための認知活性化療法マニュアル　エビデンスのある楽しい活動プログラム，中央法規出版，東京，2015
2) Spector A, et al：Making a difference；an evidence-based group programme to offer Cognitive Stimulation Therapy (CST) to people with dementia；The manual for group leaders, Hawker Publications, London, 2006
3) Spector A, et al：Can reality orientation be rehabilitated？：Development and piloting of an evidence-based programme of cognition-based therapies for people with dementia. Neuropsychological Rehabilitation 11：377-397, 2001
4) Spector A, et al：Efficacy of an evidence-based cognitive stimulation therapy programme for people with dementia；Randomised controlled trial. Br J Psychiatry 183：248-254, 2003
5) Yamanaka K, et al：Effects of Cognitive Stimulation Therapy Japanese version (CST-J) for people with dementia：a single-blind, controlled clinical trial. Aging Ment Health 17：579-586, 2013

3) リアリティ・オリエンテーション

若松直樹

Key word 直接的認知刺激／記憶障害／誤りなし学習理論／領域特異的訓練

要点整理

- リアリティ・オリエンテーションは，認知症で低下する現実見当識などを反復学習で直接的に賦活する訓練技法である．
- 訓練にあたっては，誤り反応を引き出さないように正しい情報を積極的に提示する誤りなし学習理論が重要である．
- ただし，認知症の記憶障害の特徴からみても訓練の効果は訓練に用いた内容に限定され，効果の般化は認められにくい．
- そのため，リアリティ・オリエンテーションにおける誤りなし学習理論による対応は，訓練のみならず日常生活においても応用することが必要であり可能である．

1 技法の手続き

「リアリティ・オリエンテーション（reality orientation：RO）」という用語は日付や場所，対象となる人物に対する正しい認識を指す「現実見当識」を意味するが，認知機能のひとつとして低下しやすい現実見当識の再獲得訓練を指すことも多い．認知症高齢者への非薬物的対応（リハビリテーション）のなかで，ROは効果のエビデンスという点で比較的推奨度が高いとされる．この場合，ROは認知症という集団に対して，その介入は概ね等しく影響を与えるという前提による，直接的認知刺激を用いた訓練技法である．低下した現実見当識による誤った外界認識の是正により，行動・情動面の不適応改善を図るものである．ROは1960年代，退役軍人のための医療施設において精神科医Folsomらが提唱し，1970年代にかけて現実見当識障害を呈する認知症や脳損傷患者に対するリハビリテーション技法へ整理されていった．

1）認知症の記憶障害

DSM-Ⅳではアルツハイマー病を中心として単独の診断基準であった記憶障害が，DSM-5においては「記憶，学習，および少なくとも1つの他の認知領域の低下」と包括されたうえで，複数の必須項目のひとつになるなど，記憶に力点をおいた認知機能低下（中核症状）の捉え方には変化もみられる．

しかしながら，臨床的にはDSM-Ⅳのような「記憶障害」を重視した診断や諸検査の実施は実際的といえる．また，中核症状から派生するBPSDを考えるうえでも，記憶機能は重要であり，心理師にとって記憶機能の査定およびそれへの介入技法は重要である．

ただし重要なことは，現在の医学水準では認知症の記憶障害は，抗認知症薬を服用する一時期を除いて進行性であり，低下した記憶機能は原則的に不可逆的ということである．そのため，ROはクライアントにとって最も困難な内容を含むといえる．けれども，それは記憶機能への介入が無効ということではなく，記憶障害の特徴に応じた介入が必要ということである．

ROの不適切な実施は無用なストレスを与え、それがBPSDを誘発するリスクともなる。逆に、認知症の記憶障害の特徴を踏まえたROは記憶障害が進行しても実施可能である。その点ではROのアウトカムは記憶機能改善のほか、BPSDの出現抑制効果として評価することも必要であろう。

> **MEMO** 認知症における行動・心理学的症状（BPSD）
>
> BPSDは認知症における認知機能の低下（中核症状）により外界の認識が曖昧になり不安・焦燥感が高まっている状態へ、クライアントの置かれた環境（介護者・健康状態・社会など）からのストレスが加わり、心理上・行動上の不適応を引き起こしている状態といえる。介護に対する抵抗、不潔行為、暴言暴力、妄想、抑うつなどが目立つ。BPSDへの介入の第一選択は非薬物的対応や環境調整である。クライアント自身の不安感や混乱などを緩和し、心理状態を安定させるサポートが必須である。環境を調整するためにはその行動や心理上の不適応がなぜ生じたのかを詳細に検討することが必要である。それを怠り安易にBPSDと解釈することは、薬物による過剰な鎮静を引き起こしかねない。

2）ROの概要

ROは実施のスタイルによって非定型（informal）ROと定型（formal）ROに分けることができる。非定型ROはケアスタッフなどが認知症高齢者に対して時間と場所を問わず、1日の間のさまざまな場面で日時や居場所、関わっている人物などの情報を繰り返し教示する方法であり、24時間ROとも呼ばれる。これに対し定型ROとは、定まった時刻と場所においてグループによって現実見当識情報を繰り返し学習する方法であり、クラスルームROとも呼ばれる。筆者らは認知症治療病棟において週1回の定型ROを実施し一定の効果を得ており[1]、この頻度でROを行うことは医療機関や福祉施設において現実的と言えるだろう。

2 活用が必要な状況

ROはアルツハイマー病ほかいずれの認知症、また記銘力の低下を認めるクライアントにも実施可能である。けれども、ROがより効果的なのは認知症の発症初期や軽症の段階であり、技法の性質上ある程度の言語的理解も必要となる。定型ROの場合グループ活動に対して消極的な高齢者は珍しくないが、グループの周辺から雰囲気を感じる程度の参加であってもグループ運営には差し支えない。経験的には、定型ROでは参加者が7〜8名程度であればスタッフは1名でも対応可能だが、それ以上ではサブリーダーの存在が望ましく、最大でも10名程度が運営しやすい。重要なことのひとつは実施の時間と場所を一定にすることであり、開始時には決まった音楽を流し開始を知らせるような工夫もよいだろう。

3 活用のねらい

ROの基本は現実見当識に関わる情報の反復学習である。訓練の進行に定型はないがプログラム例を**表1**に挙げる。訓練内容を明らかにするための道具として**図1**のようなボードを用意し、空欄を参加者全体や個人で確認しながら、復唱して埋めていく方法が取り組みやすいだろう。復唱を円滑にするために訓練冒頭で歌唱や軽運動を用いることは多い。また、訓練の開始と終了を明確に宣言してメリハリをつけ、終了時には次回の予定を確認することも集団療法として必要なことである。

ボードには参加者に直接回答を記入してもらってもよい。進行上、歳時記にまつわる思い出を披露しあうなど、ここでは回想

表1 ROの実施の流れ（一例）

1. 開始：アイスブレイク
   - 参加者数の確認（番号をかけ，自らの番号を記銘するなど）
   - 氏名の確認（氏名を教示し全員で呼びかけ，返事をする）
   - 軽体操や歌唱（声を出すことを意識する）
2. ボードによる見当識情報等の確認
   - 個人や全体での正しい情報の復唱
   - 誤り反応を誘発しないように留意する
   - 反応できない場合には積極的に正しい情報を提示する
   - 歳時記や場所にまつわる記憶などの披露（回想法の援用）
3. その他の課題（主としてレクリエーション効果）
   - タイマーを用い，一定時間後に定めておいた課題を行う（例，拍手する，立ち上がる，窓を開けるなど）
   - 物品を隠し，一定時間後に物品を探す
4. 終了：次回の予定の確認

```
みなさん，こんにちは！
・今の時刻は，およそ（　　）時（　　）分です．
・担当スタッフのわたしの名前は（　　）です．
・今日は（　　）年（　　）月（　　）日（　　）曜日です．
・季節は（　　）です．
・ここは（　　）です．＊施設名や現在いる建物の階数など
・住所は（　　）県（　　）市（　　）町です．
```

図1 ROのためのボード（一例）

法の技法も取り入れ一定の時間を費やすこともあるだろう．

 活用する際のコツ

1）ROと誤りなし学習理論

ROでは正答を述べられる参加者と，そうでない参加者に分かれてしまう場面がしばしばみられる．正答できるメンバーは概して積極的であるが反応できない参加者はどうしても取り残される．こうしたとき訓練実施者は対応に苦慮する．一部の参加者だけが答えを述べてよいのか，反応できない参加者を待った方がよいのか，ましてや参加者から何も反応が出ない場合は途方に暮れるばかりである．

結論としては，一部の参加者ばかりが反応する場合でもその反応を全体に戻し，集団や個人で復唱を繰り返す方法でよい．「○○さんは□□とおっしゃっています．いかがでしょう．そのとおり□□ですね」といった具合である．全体に反応が乏しい場合には，訓練実施者から正しい情報を示し，それを集団や個人で復唱する方法でよい．沈黙する参加者から有効な反応を引き出せないことは，さほど心配しなくてもよいのである．

その理由にRO実施上のポイントである「誤りなし学習理論[2, 3]」が関与している．誤りなし学習理論は重度の記憶障害を呈する健忘症候群に対する記憶訓練の知見であるが，ROに応用可能である．

> **MEMO　誤りなし学習理論**
>
> Baddeley & Wilson[2]により提唱．健忘症候群の記憶訓練からの知見．健忘を有するクライアントの場合，訓練において誤った想起がなされることは多いが，それを訂正し再想起を繰り返しても，クライアントは誤った反応の訂正を受けたこと自体を忘却してしまうと考えられる．そのため，試行錯誤（誤りのある学習）が学習効果を高めないことに着目した理論．訓練では誤り反応を引き出さず正しい情報を積極的に提示し，反復させることが望ましい．

ROを含め記憶障害に関する訓練では日時，医療機関名，担当者名などを誤想起したり想起できなかったりする．そのとき，訓練実施者は正しい情報を定着させるために，誤った想起は訂正して再度想起させる．再び誤りであればさらに訂正して想起させるといった作業を繰り返すことが多い．想起できない場合には「間違ってもよいので

おっしゃってください」と反応を促すこともある．つまり「誤想起→訂正→再想起」を反復することで記憶痕跡が強まることを期待している．しかしながら，これは記憶障害に対する訓練手法としては必ずしも適切ではない．

なぜならば，記憶障害の忘却はすべての事象に対して及んでいる．つまり，情報の想起に失敗し，それを他者から訂正されたという体験も忘却すると考えられる．そのため，誤りの訂正を繰り返しても記憶痕跡の強化には結びつきにくいのである．のみならず，自らが成した誤想起（その理由は不明のことが多いが）はむしろ強化されやすく，いつまでも正しい情報には到達できない．訂正による記憶痕跡の強化が有効なのは正常な記憶機能を有する場合である．

一般に高齢者との対応では時間をかけて反応を待ち，誤りであっても受容するといった態度が重視されるが，記憶訓練としてのROでは推奨されない．「間違ってもかまわないので述べてください」といった対応は不適切であり，反応できない場合には訓練実施者から正しい情報を伝えるようにすべきである．グループ全体が不活発なときでも，正しい反応を提供する方法が望ましいのはこのためである．

2）環境調整としての誤りなし学習
（1）誤り反応の抑制と訓練への能動性

ROでの誤りなし学習理論の特徴は，不用意な試行錯誤を避けることにある．試行錯誤を避ける最もよい方法は参加者へ正答のみを提供することである．けれども，提示された正答を反復するという受動的な訓練と，参加者がいくらかでも積極的に関与する能動的な訓練では，学習効果に差が生じる可能性もある．ただし，能動的な学習は誤り反応を誘発しやすいという二律背反が生じる．能動的であり，かつ誤り反応も抑制できる完全な方法はないが，間違いなく正答に到達するヒントを示すことなど，学習条件（符号化）の違いには検討の余地があるだろう．

この検討として，学習上の誤りについてあり—なしの軸をおき，学習への関わりを能動的—受動的とする軸をおいた場合，学習条件は4種類となる（図2）．ここでは，能動的な学習を概念的学習，受動的な学習を知覚的学習と定義した．この4条件による学習成績の違いを，デイサービス通所中の軽度記憶機能低下を有する高齢者に対する，未知人物8名の顔と氏名の対連合学習で検討した[4]．

なお，図2に示したとおり，人物氏名の場合，条件④（たとえば，氏名が植物名と同じであるとして複数の植物名を挙げさせることで誤りを喚起させ，その上で正答を示す方法）の課題は設定が困難である．ただし，条件③と④は誤り喚起（あり）条件であるため，そもそも条件①と②（誤りなし条件）に比して成績が低いことが推定される．比較のポイントは条件①と②である．成績の比較方法はいくつかあるが，訓練後終了直後に顔写真をみせ人物氏名を想起する結果を図3に示す．この場合，条件①誤りなし＋概念的符号化条件が有意に高成績であった．

（2）認知症の記憶障害の進行に応じた訓練

このことから軽度記憶機能低下を示す高齢者を対象とした誤りなし学習理論によるROでは，確実に正答に到達できるような概念的なヒントは学習を促進させる可能性が示唆された．これにはエピソード記憶を中心とした「顕在性記憶（想起を意識できる記憶）」の関与がうかがわれる．顕在性記憶は高次の記憶機能だが障害を受けやす

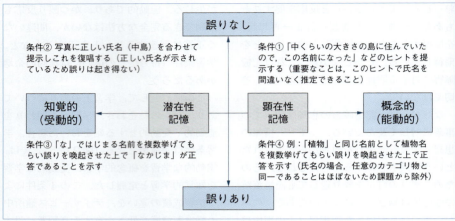

図2　学習（符号化）条件と誤りの有無条件（中島の場合）

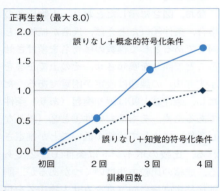

図3　顔写真を手がかりとした氏名の再生

く低下をきたしやすい．認知症においてエピソード記憶の障害が先に出現しやすいことに対応する．ただし，軽度記憶機能低下の場合，顕在性記憶に障害を認めつつも一定以上残存する可能性もある．そのため，概念（ヒント）を用いた学習への対処が可能であり学習促進効果が認められたと推定できる．

それに対して，想起を意識できない記憶として「潜在性記憶」がある．これは原初的な記憶機能とされるものの，記憶障害を有する場合でも残存しやすい．認知症の進行により概念的操作を想起できなくなった場合，条件①のようなヒントや説明の強化よりも，条件②のように正しい情報を提供しそのまま反復させる学習方法がふさわしいと推定される．

5　実践例

ROの効果について，認知症疾患治療病棟における定型ROの実施前後のMMSE得点比較を図4に示す[1]．ROに参加しなかった群を対照群とした場合，ROへの参加には認知機能低下を抑制する効果がうかがえる．

一方，軽度の記憶機能低下を指摘されROに参加したUさんを事例的に示せば，UさんはROによって実施担当者名や施設名，参加メンバー数名の氏名を想起することに不自由はなくなった．ただし，自宅では取り次いだ電話の相手，時折出会う近隣住人の氏名などについてRO参加前とさほどの改善を認めなかった．RO前後で実施したMMSEからみて，月名や季節の変

化には比較的対応できているものの，単語記銘検査では明らかな改善が認められなかった．

この事例はROが無効であることを示すものではなく，臨床的な限界と考えるべきであろう．健忘症候群に対する記憶訓練でも，その学習効果は訓練対象以外に般化が乏しいことが知られている．つまり，記憶の訓練は記憶機能全般の改善が目的ではなく，特定の学習対象のみの再獲得訓練ということである．したがって，学習対象はクライアントの日常生活にとって必要性の高い内容を選択することになる．こうした学習対象は領域特異的知識と呼ばれ，その再獲得訓練は領域特異的訓練と呼ばれる．日付や場所，人物氏名は領域特異的知識に相当し，ROそのものが領域特異的訓練の一つといえるだろう．その意味において，UさんがROで出会う担当者や数名の氏名を想起できるようになったものの，自宅ではさほどの改善を認めない（般化しない）ことは，健忘症候群への記憶訓練の場合と同様である．また，経験的には人物や場所のように変化の少ない情報は再獲得しやすいが，日付など，変化の大きい情報の学習は困難であることが多い．

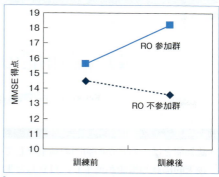

図4　RO参加群と不参加群のMMSE得点比較

このように考えると，記憶障害に対する誤りなし学習理論はROにのみ用いられるものではなく，日常的なケアにおいても有効な手法である．訓練効果が学習の対象に限定的である以上，日常生活上の要点となる情報が領域特異的知識に相当する．つまり，認知症高齢者に接する際は，まずはどのような場面でも誤りを排除した正しい情報の反復提示が必要であろう．

正しく繰り返し提示される情報は再獲得されやすい．同時に，常に正しい情報を提供される環境は記憶障害に由来する不安の軽減となり，BPSDの抑制にも有効であろう．誤りなし学習理論によるROや日々の対応は，認知症高齢者に関わる医療者・家族・関係者すべてに必要で可能なスキルといえる．

アドバイス　認知症の記憶障害の特徴に応じた介入が必要である

ROでは誤りなし学習理論を用いた反復訓練が有効である．発症初期の認知症高齢者では顕在性記憶が保たれていると推定でき，漫然とした反復訓練だけではなく，誤り反応を誘発させないようなヒントを提示するといった方法が有効であろう．また，記憶障害の進行は避けられないことを踏まえ，重症化に応じて情報の呈示をより具体的にした反復訓練へ移行すべきあろう．そして，ROの訓練効果は般化しにくいことにも留意しなければならない．こうした，認知症の記憶障害の特徴にそって，理にかなった介入が必要である．

文献

1) 若松直樹ほか：痴呆性老人に対するリアリティオリエンテーション訓練の試み．老年精神医学雑誌 10：1429-1435，1999
2) Baddeley A, et al：When implicit learning fails：amnesia and the problem of error elimination. Neuropsychologia 32：53-68, 1994
3) 三村　將：記憶障害のリハビリテーション—間違った方がおぼえやすいか？　努力したほうがおぼえやすいか？．失語症研究 18（2）：30-38，1998
4) 若松直樹：現実見当識訓練について．高齢者こころのケアの実践（下巻）—認知症ケアのためのリハビリテーション—．小海宏之ほか編，創元社，大阪，20-27，2012

4）認知症の応用行動分析

宮　裕昭

Key word　学習理論／BPSD／行動変容／環境統制

要点整理

- 認知症とは，何らかの病因の結果として後天的に認知機能が低下し，自立した生活に支障をきたすようになった状態である．
- 認知症者には中核症状である認知機能の低下以外にも，周辺症状である種々のBPSDもみられることがある．しかし，すべての認知症者に一律にみられるわけではなく，しかも対応方法を含めた介護環境によって増減することが多い．
- ABAとは，学習心理学的な行動実験から導きだされた行動原理を応用した，行動変容の支援技術である．それを手段として，認知症者の介護環境を適切に統制し，BPSDの改善を支援することが国際的に求められている．

1　技法の手続き

1）認知症の理解とBPSD介入の原則

　認知症とは，何らかの病因の結果として後天的に以前の水準よりも明確に認知機能の低下を来し，それまで送れていた日常生活に支障をきたすようになった状態である．先天的な精神発達遅滞とは明確に区別され，また，単なる老化や生活習慣，あるいはせん妄と呼ばれる一時的な意識障害に伴う混乱によるものとも区別される．米国精神医学会の診断基準集であるDSM-5[1]では，複雑性注意や実行機能，学習および記憶，言語，知覚－運動，社会的認知といった認知領域の一つ以上の障害によって自立した日常生活が困難になった状態を指している．例えば，さほど身体的には能力低下をきたしていないにもかかわらず，これまで送れていた日常生活が困難になってきた認知症者がいたとしよう．介護者が健康や生活上の助言を行っても，それに応じた適切な行動が乏しくなっている．これは種々の環境音の中から助言者の言葉を聴き出せなかったり，将来を見通して段階的に行動を計画できなかったり，聴き取った言葉を忘れてしまったり，正しく理解できなかったり，自身の置かれた状況を把握できなかったり，社会的な基準や常識に関心が薄れてしまったりした結果であると考えられる．いずれにせよ，認知症は，いくら熱心で論理的な言語教示であってもそれを有する人，すなわち認知症者の行動を統制しづらくしてしまう．原因疾患としてはHIV感染や物質・医薬品の使用，内科的疾患，外傷性脳損傷に伴う脳の機能不全によっても生じるが，その多くを占めるのがアルツハイマー病や前頭側頭葉変性症，レビー小体病といった脳変性疾患や，脳梗塞や脳出血といった脳血管性疾患である．現在，複数の認知症治療薬が存在するが，いずれも現在の医療水準では認知症を根本的に改善することはできず，あくまでもその進行をある程度，遅らせる効果を持つに留まる．このため，基本的な対応は障害された認知

機能を人的，道具的に補助することが中心となる．

一方，認知症者には徘徊や介護抵抗・拒否，不穏・焦燥，他者への攻撃行動，幻覚・妄想・誤認様言動，不適切な性行動などがみられることがある．これらはBPSDと呼ばれる認知症の周辺症状であるが，必ずしも認知機能障害が同程度であっても共通してみられるわけではない．また，認知症やその原因疾患の多くは進行性であるが，BPSDの多くは誰が，どのような環境で，どのように対応するのかによって増減することが多い．このことはBPSDが環境依存的な特徴を有していることを示唆している．

このようなBPSDに対し，国際老年精神医学会は対応教材集である「BPSD教育パック」を作成した．それによれば，BPSD治療の第一選択肢は心理社会的なアプローチであり，その理論的根拠の一つに学習理論が挙げられている．また，治療の原則的な方法論には行動に先行する原因のみならず，行動の結果についても特定するABCアプローチが推奨されている[2]．これらのことは，BPSDの改善には「BPSDは環境との関わりによって学習された＝条件づけられた行動である」との視点に立ち，対応方法を含めた介護環境を操作する方法論，すなわちABAを主たる支援技法とすべきことを示している．

2）BPSDのABA的理解

BPSDは単発ではさほど問題にならないが，繰り返されることで問題視されることが多い．ここではなぜBPSDが習慣化されるのか，それを理解するために必須の基本的な3つの行動原理や概念[3]を具体的に概説する．

人が何らかの自発的行動を行った直後に，それまでにはなかった快結果が生じると，以降，類似の環境下では当該行動は繰り返されやすくなる．この行動原理が強化である．在宅介護場面で家族が対応に疲弊するほど同じことを何度も尋ねる認知症者がいたとしよう．その認知症者が個別の関わりを受けていない時（直前）に，同じことを尋ねれば（行動），家族がその都度，懇切丁寧に説明した＝個別の関わりが受けられた（直後）ならば，その認知症者は個別の関わりが乏しくなれば同じことを何度も尋ねやすくなるだろう．

これまで強化的な随伴性にあった行動に快結果が生じなくなると，以降，類似の環境下では当該行動は強化以前の状態にまで繰り返されにくくなる．この行動原理が消去である．なお，消去の導入初期には爆発的に当該行動の頻度や強度が増加したり，消去によってほとんど収束していた行動が一時的に再燃したりすることがある．これらの現象はそれぞれ"消去バースト""自発的回復"と呼ばれるが，消去を継続することでいずれも収束していく．例えば，先述の対応によって繰り返しやすくされた「同じことを何度も尋ねる」行動に対し，個別の関わりを受けていない時（直前）に，いくら認知症者が同じことを尋ねても（行動），家族が「さぁ，どうだったかしら？」と短く返すようにした＝個別の関わりが受けられなかった（直後）ならば，その認知症者は次第に同じことを何度も尋ねなくなるだろう．しかし，一時的には激しく同じことを何度も尋ねるようになったり，ある時にまた当該行動が再燃したりする可能性が高くなる．しかし，それでも消去的な対応を継続することで，次第に同じことを何度も尋ねる行動は安定的に収束していくだろう．

人が何らかの自発的行動を行った直後に，それまでにはなかった不快な結果が生じると，以降，類似の環境下では当該行動は急激に繰り返されにくくなる．この行動原理が罰である．なお，罰が導入されると攻撃行動や逃避的・回避的な行動が誘発されたり，罰が中止されると当該行動が再び元の状態にまで増加してしまったりすることがある．例えば，それまで何ら叱責が行われていない時（直前）に，ある認知症者が何度も同じことを尋ねれば（行動），家族が厳しい口調でその行動を諫めるという関わりが行われた（直後）ならば，その認知症者はその場は同じことを何度も尋ねることをやめるだろう．しかし，攻撃性を露わにしたり，家族との会話自体を拒絶したり，家族以外の他者に当該行動を生じたりする可能性が高くなる．また，家族が諫めるのをやめてしまえば，すぐにまた同じことを何度も尋ねるようにもなるため，家族は諫め続けねばならなくなるだろう．

　行動の習慣化はその行動の直後に生じる結果に依存するが，行動の直前の状況によって結果の影響力は左右される．行動の直前に快状況が制限されておれば，行動の直後に生じた快結果はその行動をいっそう，繰り返しやすくする．逆に，行動の直前に快状況が多分に提供されておれば，行動の直後に生じた快結果はその行動を大して繰り返しやすくしない．このように，行動の直後に生じる結果が，その行動の強化力を事前に統制する操作のことを確立操作という．認知症者は種々の事情で対人関係が乏しくなるが，対人関係が乏しくなればそれだけ，同じことを何度も尋ねることによって家族から得られた個別の関わりは快の度合いを増し，いっそう，その認知症者に当該行動を繰り返しやすくするだろう．

一方，頻繁に家族から声をかけてもらったり，デイサービスなどで共感的な関わりが行われたりしていれば，それだけ同じことを何度も尋ねることによって家族から得られた個別の関わりは快の度合いを減少し，その認知症者に当該行動を繰り返しにくくするだろう．

　行動が特定の刺激下でのみ繰り返されたり，逆に繰り返されなかったりする場合がある．これは特定の刺激下で行動が強化されたり消去されたり罰を受けたりするからであり，このような行動の結果を統制する刺激のことを弁別刺激という．家族の中で息子には同じことを何度も尋ねないにもかかわらず，嫁にのみそれを繰り返す場合があるが，それは息子と比べて嫁の方がその都度，懇切丁寧に説明している，すなわち強化的に対応したために，嫁の存在が弁別刺激として機能するようになった可能性が考えられる．

　これらの知識を駆使して BPSD の習慣化要因を客観的に理解し，その改善を求める介護者に適切な対応方法を具体的に助言することで，認知症者の BPSD の低減を支援していく．

> **MEMO｜BPSD に対する ABA の有効性**
>
> BPSD に対する応用行動分析学的介入は，これまで自傷行動や徘徊，食行動異常（拒食，異食，盗食），不適切な言動（被害妄想様言動，暴言，奇声，卑猥な発言，常同言語，頻回な要求），暴力，破壊行動，収集行動，放尿，介護拒否・抵抗，不穏行動，不適切な性行動，不適切な場所への侵入，弄便といった行動に対して実践され，改善事例が報告されている[4,5]．

2 活用が必要な状況

　ABA は行動変容の支援技術であることから，それが適用できるのは認知症者に何

らかの行動上の問題が認められる場合である．特に認知症の周辺症状であるBPSDには彼ら自身の健康被害を生じさせたり，彼らが生活を依存せねばならない介護環境を破綻させてしまう要因になったりするものがある．これらを放置すれば認知症者の健やかで安寧な生活が損なわれてしまうため，本技法の活用が検討されるべきである．

ただし，BPSDの改善は認知症者自身からではなく，その対応に難渋する介護者等から求められることがほとんどである．よって，適用に際してはただ介護しやすい認知症者を作り上げてしまうことに加担することにならないよう，十分な倫理的検討が求められる．

3　活用のねらい

- あらゆる対人援助に共通する最大のねらいは，支援対象者が安全で安心できる生活を安定的に継続できるように支援することにあるだろう．現在のところ，病因を背景とする認知症の中核症状を根本的に改善する術はない．しかし，周辺症状であるBPSDは対応を含めた介護環境の影響を大きく受けやすい．このため，行動原理をふまえた環境統制によって，認知症者自身の健康を阻害しうるBPSDや，認知症者が生活を依存せねばならない介護環境を破綻させてしまうようなBPSDを改善することで，認知症者自身の健やかで安寧な生活の回復を支援することが，ABAの最大のねらいである．
- 介護者がいくら熱意や愛情を持ってBPSDに対応しても，その結果としてBPSDが改善しなければ対応行動は消去されてしまう．これは言い換えればネグレクト＝消極的虐待と呼ばれる状態である．このような状態に置かれると，介護者はスケジュール誘導性攻撃行動と呼ばれる，些細なことで誘発される認知症者に対する暴言や暴行を自制できない状態に陥ってしまう．これは言い換えれば積極的虐待と呼ばれる状態である．行動原理をふまえた有効なBPSD改善策を介護者に教示し，その実践を支援することで，介護者が熱意や愛情の対象である認知症者の虐待加害者になるリスクを回避することもまた，ABAのねらいの一つである．
- 学習心理学的な行動実験の成果から導き出された行動原理は，BPSDの事後制御のみならず予測や事前制御も可能にする．現在はまだ認知症者のBPSDが習慣化していなくても，介護者がそれを強化するような対応を行っていれば，いずれBPSDが習慣化することは予測できるだろう．そのような場合には事前に介護者に行動原理をふまえた適切な対応を助言し，その実践を支援することでBPSDを未然に防止する，すなわちBPSDを予防することで認知症者自身の健やかで安寧な生活の維持を支援することもまた，ABAのねらいの一つである．

4　活用する際のコツ

認知症者に対するABAの目的は，彼らの健やかで安寧な日常生活を支援することにあるが，ただBPSDを消去するだけでは，その空いた時間に別のBPSDが生じやすくなることもあり，認知症者にとって意味のある支援とはならない．よって，それとは両立しない，あるいは別の適応的な行動についても積極的に強化する支援，すなわち分化強化の手続きが行われて初めて，ABAは認知症者の健やかで安寧な生活に資する支援となり得る．

消去手続きを含む対応は，介護者がこれまで習慣的に行ってきたBPSDへの不適切な対応を意図的に控えるため，介護者に一定の我慢を強いることになる．そして一時的とはいえ，消去バーストへの忍耐は介護者に大きな苦痛を強いることになる．これらは介護者にとって，認知症者のBPSD次第の"コントロールできない"罰体験となり，その結果，ABA介入を諦めてしまう要因となる．よって，特に対処資源の乏しい介護者には，介護者側でコントロールが可能な確立操作や弁別刺激操作から導入していくことが必要である．

なお，罰による行動変容の効果は即時的である一方で，認知症者本人を健やかで安寧とは程遠い状態にさせてしまったり，介護者にとってより関わりづらい状況を作ったりしてしまう．このため，罰の適用は行わないのが基本原則である．

> **アドバイス　支援者支援の視点**
>
> BPSDの改善は介護者の対応方法を含めた介護環境の統制によって行われる．すなわち，介護者の介護行動の変容が直接の趣旨である．このため，なぜ介護者が不適切な介護環境を認知症者に提供せざるを得なかったのかについて十分に聞き取り，それが知識のなさによるものであれば，丁寧な行動論的心理教育から開始する．そして，徐々にでも確実に介護者が適切なBPSD介護行動を獲得できるよう，介護者自身の生活や介護負担に配慮しながら，ねぎらいを基本とした強化的な態度で助言や支援を行っていくことが求められる．

5　実践例

介護施設に入居中である認知症者の実事例をデフォルメした仮想事例である．

1）介入の経緯

Vさんは夫と死別後，昼夜の交代勤務に従事する息子と2人暮らしを送ってきた．主婦業のかたわら，長年，夕刊の新聞配達を行っていたが，2年ほど前よりたびたび近隣住民宅に「悪口を言っているだろう！」「物を盗っただろう！」と言って怒鳴りこんだり，被害感を警察に相談したりするようになった．新聞の誤配や貴重品の紛失，火の不始末も頻繁になってきたことから，自宅での対応に限界を感じた息子の判断で，85歳頃に自宅近くの介護施設に入居するに至った．

施設内生活は概ね自立しており，介護士の見守りや声掛け程度で身辺動作を行うことができていた．息子は概ね週に1回程度，仕事が休みの時に面会に来たり，Vさんを一時的に自宅に外出させたりしていた．

2）VさんのBPSDと対応状況

入居後半年ほど経った頃より，特定の2名の気弱な認知症入居者を見つけると自分から近づいて行き，「なぜ自分（Vさん）を見るのだ．文句でもあるのか！」「なぜ自分の席（共用のソファー）に勝手に座るのだ！」とたびたび言いがかりをつけ，時には顔面を殴打するようになった．その都度，介護士は業務を中断して仲裁に入り，Vさんの不満を傾聴したり親身に説得したり，時には「このまま暴力的な言動を繰り返せば，やがて施設を退去してもらわなくてはならなくなる」ことを警告したりしてきたが，一向に改善はみられなかった．

3）Vさんの希望を叶えるための支援

被害を受けていた気弱な認知症者たちの家族から，Vさんの施設退去が求められるまでになったことから，Vさんは対応に困った介護士と息子に伴われ，近隣の医療機関を受診した．脳画像や神経心理検査などの結果からアルツハイマー病による認知症の疑いと診断された．Vさんは自身

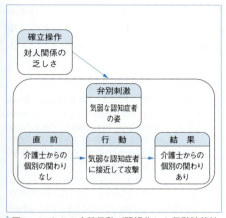

図1 Vさんの攻撃行動が習慣化した行動随伴性ダイヤグラム

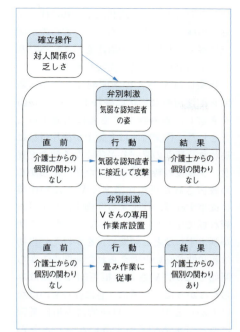

図2 Vさんの攻撃行動を改善する行動随伴性ダイヤグラム

の「特定の2名の気弱な認知症者に対する攻撃行動」について「困ったものだねぇ」と他人事のように話したが，今後については「何とか現施設に置いて欲しい」と話した．そこで，Vさんが現施設で安定的に住み続けられるようにすることを目的に，BPSDと想定された当該攻撃行動には薬物療法と併せて，国際的に推奨されているABAを介護士が実践し，その改善を支援することを医師から勧められた．

4）BPSDのABA的理解と対策

受診した医療機関の心理師に介護士が対策の助言を求めたところ，施設生活で対人関係が乏しい状況（確立操作）で，介護士が他の業務に従事してVさんへの個別の対応が行われていない時（直前）に，気弱な認知症者（弁別刺激）を見つけて攻撃する（行動）と，即座に介護士から個別の関わりが得られている（結果）介護環境が，当該行動を習慣化している可能性を心理師が指摘した（図1）．そこで，対応策を協議した結果，息子の面会や自宅への一時外出，介護士の事前の関わりを増やすこと（確立操作）は困難だが，Vさんへの個別の対応が行われていない時（直前）に介護士詰所横にVさんの専用作業席を設け（弁別刺激），そこでVさんが作業に従事すれば（行動），その間，往来する介護士たちから頻繁にねぎらいの言葉がかかる（結果）ようにすること，また，もしVさんが特定の気弱な認知症者を攻撃すれば（行動），介護士は速やかに被害者を別室にかくまう一方で，Vさんには個別の関わりを控える（結果）ことを心理師が提案した（図2）．

5）ABAの実践状況とVさんの安寧

Vさんの定期受診の際に，心理師は同

伴した介護士から実践状況やそれに伴うVさんの様子を報告してもらい,彼らの疑問点に答えたり慣れない対応をねぎらったりしながら実践の継続を支援した.

作業にはVさんの新聞配達の職歴(新聞を配達可能な形状に畳む工程があった)を考慮し,畳み物をVさんに依頼することとした.作業時間は介護士が後片付けに追われ,個別の見守りが薄くなる朝食と昼食,夕食後の時間帯を充てたが,あらかじめ設置された専用作業席でVさんが作業に従事すれば,往来する介護士たちが「お疲れ様です」「丁寧に畳んでいただいて助かります」などと頻繁に声をかけた.当初は親和性が高いと考えられた新聞畳みから開始したが,Vさんに拒否的な言動はみられなかった.次第に「他に畳むものはないのか」とVさんが自発的に専用作業席に座って求めてくるようになったことから,それに応じてタオルやおしぼり,リネン類などの畳み作業も依頼していった.その結果,Vさんは連日,数百枚にわたる施設内のほとんどの畳み物をこなすようになり,問題視されていた攻撃行動はみられなくなった.そして,Vさんは施設退去を求められなくなり,息子の面会や自宅への一時外出が得られやすい,自宅近くの現施設に安住できることとなった.

文献

1) American Psychiatric Association:Desk Reference to The Diagnostic Criteria from DSM-5, American Psychiatric Publishing, Arlington, 2013(日本精神神経学会:DSM-5 精神疾患の分類と診断の手引き,医学書院,東京,2014)
2) International Psychogeriatric Association:The IPA Complete Guides to BPSD-Specialists Guide Module 5:Non-pharmacological treatments. 5.1-5.13, International Psychogeriatric Association, Milwaukee, 2015(※邦訳最新版は国際老年精神医学会・日本老年精神医学会監訳:モジュール5 薬物によらない対応.認知症の行動と心理症状,第2版,アルタ出版,東京,109-124,2013)
3) 杉山尚子ほか:行動分析学入門,産業図書,東京,1998
4) 宮 裕昭:要介護高齢者の不適応行動に対する応用行動分析学的介入の諸相.高齢者のケアと行動科学 16:53-63, 2011
5) 宮 裕昭:わが国における要介護高齢者の不適応行動に対する応用行動分析学的介入の現状.立命館文学第641号:207-219, 2015

5）認知症者の家族支援

小野寺敦志

Key word 認知症ケア／介護支援／家族図（ジェノグラム）／社会資源の活用

要点整理

- 認知症者の介護家族への個別面接，心理教育，家族会は，介護支援として有用である．
- 介護家族の介護状況の時期に合わせた適切な援助を行うことが重要である．
- 認知症の理解をはじめ，認知症ケアに関するサービスなどの社会資源など，援助のために必要な最低限の知識を身につけ，クライアントに示せることが必要である．
- 介護家族を一体的にアセスメントできる家族心理学の知識と視点が重要である．

| MEMO | 家族介護者

主たる家族介護者とは，認知症の当事者と主に同居している家族の中で，当事者の生活支援や身辺介護を，中心的に担う人のこと．時に別居の家族が担う場合もある．核家族化が進み，最近は配偶者もしくは同居する子ども（独身の場合が多い）が担う事例が増えている．3世代家族の場合，嫁もしくは娘がその役割を負いやすい．

1 技法の手続き

認知症者の介護家族支援の主な技法を以下に述べる．

1）個別援助面接による支援

個別援助面接は，主たる家族介護者との単独面接が主であるが，時に夫婦や親子を対象にした家族面接も含む．かつ，単独面接でも援助者は家族関係を踏まえた援助面接を行うことが求められる．援助面接の設定は，援助者が所属する機関と役職によって異なる．大別すると認知症疾患治療センターや認知症専門外来などの医療機関，介護保険事業所や保健所，行政窓口などの保健福祉機関になる．

前者においては，複数回の継続的な面接援助が設定しやすい．その際は，外来の医師による診療と合わせて，心理師が介護家族への面接を実施する．認知症者が医療機関を受診する時点では，認知症の病態は初期もしくは軽度期の場合が多く，医療機関以外の社会資源にアクセスしていない場合が多い．そのため援助面接のねらいは，患者本人と介護家族へ病名を伝えた後の疾患の理解と受容と，今後の生活に必要な情報や知識を伝達し，病態が初期や軽度期の時点から，その認知症者にあった認知症ケアの環境を作ることを支援することである．援助面接の時間は，複数回の場合は，1回40〜50分程度で，受診の間隔に合わせ2週に1回程度となる．また，回数を4〜5回と決めて実施する場合もある．主たる家族介護者のみではなく，他の家族の同席が必要な時は，医師と連携しつつ援助面接を行っているので，家族の参加を得やすい利点がある．なお，診察と連携した援助なので，医師の診察に陪席して介護家族に助言

をする．看護師やメディカルソーシャルワーカーと一緒に援助面接を行う場合もある．

　後者においては，介護相談などの窓口を設置し，そこで援助面接を行う．来談する介護家族は，継続的な面接が必要であると考えて来談するわけでない場合が多い．むしろ1回のみの相談によって，アドバイスを得て帰りたいと思っている．それは，認知症の当事者への介護相談なので，介護家族自身が求める情報などを得られれば満足するためである．心理師は，個別援助面接の技法を基礎として対応することは当然であるが，1回のみの面接を前提とした態度が求められる．そのため初回の面接時間を90分に設定し，1回の面接でも完結できる構造にしておく．面接の進め方は，来談理由の聴取から始まり，認知症の病態，家族関係，利用している社会資源など必要な情報を聴取し，介護の現況をアセスメントする．その際，介護家族の疾病受容の程度，その他の家族の疾病受容の程度，介護内容の必要の程度もアセスメントする．そして家族が把握している本人の意向，家族として考えていること，今後の意向を聞き取りつつ，介護家族が抱える介護に関する課題を整理する手伝いを行い，必要に応じて認知症ケアに関する情報等を提供し，介護家族が主体的に認知症ケアを受けとめられるよう支援を行う．ただし，1回の面接で上記のすべてを実施することは難しいので，可能なところまで行う．相談の終盤で介護家族に，相談をした現時点での理解や感じていることを振り返ってもらい，介護家族がどの程度どのような事を受け取ったかをアセスメントする．継続的な面接が必要だと援助者が判断した場合は，介護家族にその旨を説明して，次回の面接を促す．ただし，介護家族から同意が得られない場合は実施が難しいので，それ以上の促しは行わず，再びその必要が生じた際に来談するよう伝えるにとどめる．

> **アドバイス　介護受容のプロセス**
>
> 　介護者の介護受容のプロセスのどの位置に介護者がいるかをアセスメントすることで，受容的支持的に聴くか，情報提供をするか，積極的にその意思を支持するか，心理師側の態度が選択される．図1を参照のこと．

2）心理教育による集団支援

　集団心理教育は，実施回数を設定し，クローズド制の小人数集団で実施される場合が多い．参加人数は10名前後とし，実施時間は集団の人数に合わせて90～120分程度とする．各回の進め方は，講義とそのあとのグループ討議である．このグループ討議は参加者全員が発言できる時間の確保が必要であるため，それに合わせて実施時間の長さを調整する．

　集団心理教育のプログラム例を**表1**に示した[1]．この例は，精神科外来の支援機能として実施した例である．この例の心理教育の目的は，認知症初期もしくは軽度期で，認知症ケアがこれから始まるという介護家族が参加するものである．ゆえに，認知症ケアに必要な情報等を提供し，ケアの心構えを作っていく支援が中心となる．このように，心理教育を実施する場合は，その目的を明確にし，その目的に応じた参加者を募集することが求められる．参加する介護家族の介護経験年数，認知症当事者の病態の程度が異なりすぎると，集団の凝集性を妨げてしまう場合がある．

　表1の例は，1回の開催時間が講義60分，質疑応答30分，全体で90分の時間設定である．なお質疑応答の時間は参加家族が

1回は発言できる時間を目安にしているので，参加者の数で時間が変動する．5家族程度であれば，この時間で収まる．これ以上参加者が多くなる場合は，質疑応答の時間を調整する，全体の時間を調整するなどの工夫が必要になる．講義担当はテーマに合わせその都度適任者に依頼する．質疑応答は，講義内容に関する質問に加え，参加者間の意見交換や情報交換などの交流に当てる．介護の現状について語れる参加者にはそれを語ってもらい，参加者同士で共有することで，自分と同様の立場にいる人が存在することを体験的に理解する．この過程が参加した介護者の心理的変化を促す，心の支えとなるといった効果をもたらす．そのためにグループはクローズド制を採用している．心理教育の進行役（ファシリテーター役）は参加者間の心理的交流が促進されるための仲介役を担うことになる．

> **アドバイス　多職種連携のコツ**
>
> 集団教育を企画する段階で，医師，看護師，MSW（PSW），場合によっては栄養士，薬剤師など，それぞれの部署に事前に協力要請を行い，協力を得ておく．これがチーム医療，多職種連携のひとつである．

3）介護家族会・介護者交流会による支援

介護家族会，介護者交流会は，上述の集団心理教育の参加者間交流に通じるものがある．しかし，当事者である介護家族同士が主体となり，集団を構成し交流していく点で，専門職がファシリテートを行うものとは異なる．その第一の特徴は，当事者同士によるピアサポート機能である．「ピアとは「仲間・同輩・同等の人」の意味であり，同じ問題や環境を体験する人が，仲間（ピア）で支え合うこと（サポート）を意味する」[2]と説明される．

表1　認知症高齢者の家族介護者への心理教育プログラムの一例

回	プログラム名	内容	講義担当者
第1回目	オリエンテーション	各家族の自己紹介．介護の現状や考えを話してもらう	
第2回目	認知症の理解	認知症の医学的説明を中心に，原因と症状の理解を促す	精神科医師
第3回目	認知症介護の方法	認知症高齢者の介護方法の基本的理解を促す	看護師
第4回目	介護ストレス対策	介護負担やストレスの軽減の必要性を促し，介護保険サービスの利点を伝える	臨床心理職／看護師
第5回目	全体のまとめ	4回までの振り返りをし，今後の対応や方向性を確認する	

全5回を1クールとしたプログラム例．
参加者数：5家族（1家族2〜3名の参加も認めている．）
クローズド制．
1回90分．
各回の時間構成：講義60分＋質疑応答30分．もしくは講義と質疑応答を交えて90分．
第2回目の講師は，認知症に詳しい医師であること．専門科は問わない．
第3回目の講師は，認知症介護の基本に詳しい者であること．介護福祉士なども適任である．
第4回目の講師は，介護負担やストレスへの対処に詳しい者であること．介護保険に関しては，介護支援専門員の資格を有する看護師が実施している．介護支援専門員など介護保険サービスに詳しい者が適任である．
司会進行は，集団療法の技法を理解して，集団への効果的介入が出来る者が適任である．

(文献1) p99の表より)

介護家族会，介護者交流会の開催間隔は，それぞれの団体や地域によって異なる．会の名称も当事者が愛着の持てる名称を付して活動する．最近は厚生労働省の「認知症施策推進総合戦略（新オレンジプラン）」[3]を受け「認知症カフェ」と総称される街の交流場所の運営が日本国内で展開されている．ここには，認知症当事者，その家族を中心に，地域住民，専門職などさまざまな人たちが集うことをねらいとしている．な

5）認知症者の家族支援　　**747**

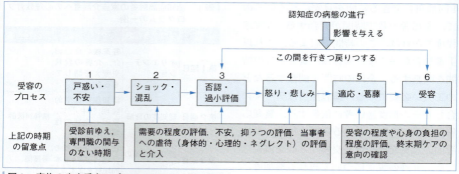

図1　家族の疾病受容のプロセスとその時期の留意点
注）認知症の進行に伴う変化とは，認知症の重症度の変化，身体状況の変化，それに伴う家族介護者側の変化，それに伴う家族介護者側の変化を含む．

各時期の解説
1：認知症発症の時期は，加齢の影響との区別ができず，家族自身も確信が持てないため戸惑い不安を持ちやすい．
2：病院受診をし，認知症の診断を告げられることで，ショックや混乱を示しやすい．
3：年のせいと否認したり，残存機能の良い面だけに目を向けて病状を過小評価しやすい．
4：具体的な介護状況が発生すると，病気や介護状況に対して怒りや悲しみを生じやすい．
5：認知症を受け入れ，介護の必要性を受け入れる努力をはじめる一方で，受容が不十分のために葛藤を生じやすい．
6：適応がなされ，認知症と介護をすることを受容する．
（文献1）p103の図7-1に加筆修正）

お，その運営は，家族会や交流会と同様に，認知症カフェ運営者の考え方によって多様性がある．

> [!MEMO] 新オレンジプランとは
> 2014年11月の認知症サミット国際会議の安倍総理の発言を受け，2013年の厚生労働省による「認知症施策推進5か年計画」（通称：オレンジプラン）の新たな施策として2015年1月に発表された施策．国の認知症施策の中核となるもの．

では，心理師はどのように関与すればよいのか．それぞれの会の運営の仕方によって関与の仕方は異なる．病院外来や老人福祉施設の利用者の介護家族会であれば，会の運営支援を行う．ただし，運営の中心になるのではなく，参加家族が主体的に活動できるように，支援を行うことが求められる．また，自治体が立ち上げに関与する場合，家族が自ら立ち上げる場合，専門職として活動継続を支援する関わりもある．その際は，会への参加者同士の関係による集団力動をアセスメントし，進行役の人にアドバイスを行うことも役割の一つである．

2　活用が必要な状況

認知症介護の場合，特に認知症の当事者が発症し診断が下される前後の初期支援が第1に求められる．さらに，介護が継続されていく中で，当事者の病態の変化，介護家族側の生活状況の変化に応じて，必要とされる状況は遷移するといえる．図1に介護者の介護受容のプロセスと，各時期に介護家族を支援する際の留意点を示した．介護家族の置かれている状況や時期によって，支援に際して特に留意すべき点は異なる．同様に個別支援を優先させるか集団支援を優先させるかも異なる．集団支援に抵

抗がない家族，集団支援を希望する家族には心理教育による集団支援や介護家族会などが適応といえる．一方，集団支援になじまない介護家族もいるので，その場合は個別援助面接を中心に行い，状況の推移に合わせて集団支援に移行できるかを検討していくことになる．目安として，同様の立場にある家族の話を聞くことで，自身の現状を内省できる可能性がある介護家族は集団支援が望ましい．一方，初期や軽度期に家族側が混乱や否認が前面に出て，他者の話を受け入れられない状況にある場合，またうつ感が強かったり，怒りが強かったりする場合は，個別援助面接により，介護家族の情緒的な安定の確保を優先とした関わりが必要となる．

3 活用のねらい

以下に活用の主要なねらいを示した．
- 認知症に罹患したことによる認知症の当事者のストレスと，介護家族の介護負担や介護ストレスを軽減するため．
- 認知症に罹患したことで生じた認知症の当事者と介護家族の関係の変化を，再度良好な関係に戻し，良好な関係を維持するため．
- 認知症の当事者が希望する生活を可能な限り継続できるように支援するため．その一方で，介護家族の希望する生活も可能な限り実現されていくため．
- 上記のねらいを実現するために，介護家族のコンピテンスを引き出すこと．

以上の通り，介護家族支援は，支援場面においては，その家族を主として関わることは援助技法の基本である．なお根幹に，認知症に罹患する当事者の生活状況を見据え，当事者と介護家族双方のQOLがバランスよく保たれる方向で支援を行うという理念があることは忘れないようにしたい．

4 活用する際のコツ

1）支援のための基礎知識を身につける

認知症者の介護家族への支援には，認知症，認知症者本人，介護家族，介護保険制度を中心とした社会資源，これらに関する理解が必要となる．なお，認知症の理解については，第2章「認知症の評価」（p.234）を参照されたい．付言すれば，疾患としての理解に加え，進行性の生活障害としての理解が，認知症の理解には欠かせない．

認知症者本人の理解には，医学的な理解に加え，本人の行動面ならびに心理面の理解が求められる．本項は家族支援がテーマなので，ここでは割愛するが，介護家族の支援は，本人理解を前提とする．本人理解には，援助者が認知症と本人との関係をどのように理解するかということも重要となる．つまり進行性の障害として認知症をとらえ，その影響を受けながらも当事者が環境適応に努力していると理解することが基本になる．

そのうえで，介護家族の理解の前提は，援助者による家族の定義づけにある．ここでの禁忌事項は，支援対象が必要な被援助者としての立場に家族を固定しないことである．家族は，認知症ケアという課題に直面し一時的に社会適応力が低下しているかもしれない．しかし，基本的には健康であり自力で適応できる力を有していると捉える．この点は，介護保険制度制定時の理念に，要介護者（ここでは認知症の当事者）にとって家族も社会資源の一つと位置づけられている．つまり，家族は我々専門的支援者という社会資源と同一の立場にあると理解することが必須である．

介護家族の定義について，福祉領域では，

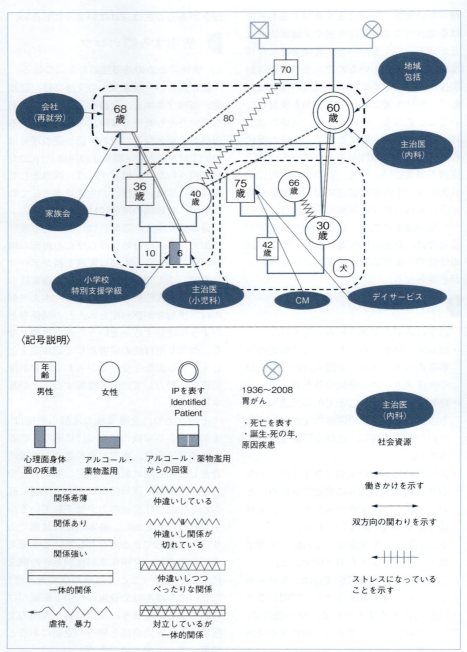

図2 ジェノグラムとエコマップ
(文献4)を基に作成)

家族内の主たる介護者のみが介護家族として取り上げられる場合が多い．しかし，家族心理学の視点から見た場合，主たる介護者のみではなく，認知症を罹患する当事者に関わる家族すべてを視野に入れ，介護家族と捉える．認知症者本人と主たる家族介護者の2者関係だけではなく，本人に関わる家族を同居の有無にかかわらず家族と捉える拡大家族としての理解が不可欠である．

社会資源の理解は，介護保険制度などに関する知識をある程度押さえておくことが求められる．ただし，関連する知識すべてに精通する必要はない．概要を理解し，家族の相談内容や家族に提供すべき情報がどのようなものであるかを判断でき，家族が必要とする介護関係の情報を，どの相談窓口や相談人物に尋ねればよいかを示唆できる程度に知識を有していればよい．

2）ジェノグラムとエコマップによるアセスメント

認知症ケアは，認知症者本人の支援を中心に置きつつ，本人と介護家族の関係，介護家族間の関係，本人の適応力ならびに介護家族の介護力をアセスメントする．介護家族の介護力には地域の社会資源の活用の現状と未使用の社会資源や求められる社会資源のアセスメントも含まれる．本人と介護家族，介護家族間の関係理解には図2のジェノグラムを活用する．ジェノグラムは最低3世代までを記述することで，別居や他出家族の状況を把握できる．それに家族成員間の心理的な関係を記述することで家族内の関係がアセスメントできる．加えて社会資源の現状を示すエコマップ（図2）をあわせて活用することで，具体的な支援の現状を把握できる．そして，不足している社会資源や必要な社会資源を明らかにし，導入の時期や方法を検討することが可能になる．

文献

1) 小野寺敦志：第7講 介護者を守るための実践，認知症高齢者のこころにふれるテクニックとエビデンス，藤田和弘監，紫峰図書，横浜，97-106，2006
2) 一般社団法人日本認知症ケア学会認知症ケア用語辞典編纂委員会編：認知症ケア用語辞典，ワールドプランニング，東京，274，2016
3) 厚生労働省：認知症施策推進総合戦略（新オレンジプラン）2015.1.27策定．http://www.mhlw.go.jp/stf/seisakunitsuite/bunya/0000064084.html（2018年4月閲覧）
4) McGoldick M, et al：ジェノグラム（家系図）の臨床 家族関係の歴史に基づくアセスメントと介入，石川 元ほか訳，ミネルヴァ書房，京都，2009

6）認知症ケアスタッフに対する支援

河野禎之・野口　代

Key word　多職種連携／虐待／スタッフトレーニング／STAR

要点整理

- 認知症ケアは多職種連携を基本としているが，特に認知症の本人と接する機会が多い介護職や看護職のスタッフに対する支援ニーズが高い．
- ケア場面において，スタッフによる虐待は深刻な課題である．虐待の発生する背景要因を踏まえると，その防止の取組において心理師が果たせる役割は大きい．
- 認知症ケアに特化したスタッフトレーニングのプログラムであるSTARは，その有効性も実証されていることから，スタッフ支援の具体的な方法として期待が高い．
- STARによる研修の効果を長期的に維持するには，そのために開発されたSSSを活用することが有効である．

1　技法の背景

1）認知症ケアスタッフを取り巻く現状

認知症ケアにおいて心理師が果たせる役割は，認知症の本人や家族への支援にとどまらない．そもそも認知症ケアは，「地域包括ケアシステム」や「認知症施策推進総合戦略（新オレンジプラン）」のもと，多職種連携による実践を前提としている．「多職種」には医師や看護師，作業療法士，理学療法士，薬剤師，社会福祉士，精神保健福祉士，介護支援専門員（ケアマネジャー）等，多岐にわたる職種が含まれる．彼ら（認知症ケアスタッフ）と連携を図りながら認知症の本人や家族に対して，あるいは地域に対して支援を行う中で，スタッフ自身に対して支援を求められる場面も少なくない．特に，実際のケア場面において最も認知症の本人と接する機会が多い介護職（介護福祉士，ヘルパーなど）や看護職のスタッフに対して，さまざまな次元（メンタル，スキル，知識，コミュニケーションなど）における心理社会的支援が求められることがある．本項では，とくに介護／看護職のスタッフを想定し，彼らを取り巻く現状の課題を共有したうえで，その支援技法について述べる．具体的には，最も優先すべき課題として「虐待」に焦点を当て，その概要を述べる．そのうえで，具体的な支援技法として「スタッフトレーニング」を取りあげ，その詳細を解説する．

> **MEMO**　地域包括ケアシステムと認知症施策推進総合戦略（新オレンジプラン）
>
> 地域包括ケアシステムとは，団塊の世代が75歳以上となる2025年を目途に，中学校区を生活圏域の単位として想定し，「重度な要介護状態となっても住み慣れた地域で自分らしい暮らしを人生の最後まで続けることができるよう，住まい・医療・介護・予防・生活支援が一体的に提供される」システムの構築を目指すものである．認知症施策推進総合戦略（新オレンジプラン）は，「認知症の人が住み慣れた地域の良い環境で自分らしく暮らし続けるために必要としていることに的確に応えていくこと」を目指し，その推進のために7つの柱（認知症への理解を深めるための普及・啓発の推進，認知症の容態に応じた適時・適切な医療・介護など

の提供，認知症を含む高齢者にやさしい地域づくりの推進，認知症の人やその家族の視点の重視，など）を設定したものである．

2）認知症ケアスタッフによる「虐待」と「スタッフトレーニング」

認知症ケアにおいて，スタッフによる虐待は最も避けなければならない事態の一つであるが，残念ながら虐待を伝える報道は後を絶たない．例えば施設ケア場面で虐待を受けた認知症の人が死亡に至る最悪の事例も未だ発生している．2006年に施行された「高齢者虐待の防止，高齢者の養護者に対する支援等に関する法律」（以下，高齢者虐待防止法）に基づく調査[1]では，要介護施設従事者等（老人福祉法もしくは介護保険法に定める施設等の業務に従事する人）による虐待判断件数は平成26年（2014年）度で300件，平成27年度で408件と報告されており，増加傾向にある．虐待の種別では「身体的虐待」が最も多く，次いで「心理的虐待」，そして「介護・世話の放棄・放任」，「経済的虐待」，「性的虐待」が挙げられている．特に施設ケア場面では，認知症の人で重度の要介護状態にある人ほど身体的虐待を受ける割合が高いことが示されている．

虐待と深く関連する「身体拘束」も認知症ケア場面では大きな問題である．生命や身体を保護するための「緊急でやむを得ない」場合を除き，身体拘束は原則としてすべて虐待に該当するとされている．身体拘束は転倒予防などを理由として行われる場合も多く，ひもなどを用いた明らかな体幹や四肢の拘束以外にも，車いすにテーブルをつなげて立ち上がりにくくさせたり，行動を抑制するための向精神薬の過剰な服用等も含まれる．これらのことから，認知症ケア場面では虐待のリスクが日常的に潜んでいる状況にあることを理解しておく必要がある．

では，なぜスタッフによる虐待は発生するのか．上記の厚生労働省の調査[1]では，虐待の発生要因として「教育・知識・介護技術等に関する問題」，「職員のストレスや感情コントロールの問題」，「虐待を行った職員の性格や資質の問題」の順で多いことが報告されている．特に認知症ケアの現場，とりわけ施設場面では，例えば昼夜を問わず求められるBPSDへの対応のように，認知症ケアに特有のストレスを抱える場合が多い．また，認知症ケアの「あるべき理想の姿」と実際に行っている，あるいは行わざるを得ないケアとのギャップに苦しむスタッフがいることも指摘されている[2]．これらの要因が絡み合いながら，スタッフ個人だけでなく職場全体にもストレスが蔓延することにより，虐待が発生する土壌が生まれると考えられる．

これらのことからも，多職種連携の一翼を担う立場から，心理師が認知症ケアスタッフへの支援として虐待防止に向けた取組に関わることの意義は大きいことがわかる．前段の虐待の発生要因を踏まえれば，「職員の性格や資質」を考慮したうえで，スタッフに対して「教育・知識・介護技術等」に関する適切な研修やトレーニングが実施される，あるいは「ストレスや感情コントロール」に関する支援が提供されれば，虐待の防止につながることが期待できるのである．これらの支援には，心理師が専門性として有するカウンセリングや心理療法等の個別的な介入によるメンタルヘルスへの支援はもとより，認知症ケアに関する心理教育，スタッフトレーニングなどの介入技法を適用することが求められる．特にス

タッフトレーニングは，ケアの質全体を向上させる効果が期待できる点や，研修制度として現場に受け入れられやすい点などから，積極的に取り組みたいアプローチの一つである．次項からはスタッフトレーニングについて，より詳細に技法の手続きや活用の必要な状況などについて述べる．

2 技法の手続き

介護施設におけるスタッフトレーニングについては，これまで多くの研究がなされており，介護スタッフのケアの質を改善する有望なアプローチであることが示唆されてきた．スタッフトレーニングと一口に言っても，その目的により，例えばコミュニケーションの改善に関するものや，BPSDへの対応に関するもの，パーソンセンタードケア，QOL，スタッフの知識や態度の改善に関するもの等さまざまなトレーニングが存在している．そして，これらの中で特に効果が高いとされているのが，BPSDへの対応に関するスタッフトレーニングであり，有害事象が懸念される薬物療法に対する代替となることが期待されている．

このBPSDへの対応に関するスタッフトレーニングにおいては特に，米国ワシントン大学のTeriらによって開発されたStaff Training in Assisted living Residences（STAR）が注目されている．これはSTARがマニュアルを基盤とした数少ないトレーニングプログラムであり，かつ小規模ながらRCTと評価者ブラインドによりその効果が実証されているためである[3]．以下ではこのトレーニングプログラムを中心に解説を行っていく．

STARは，BPSDをはじめとする施設入居者の生活上の困難を軽減することを目的として，認知症ケアを行っているスタッフのために開発された研修プログラムである．この研修プログラムは，半日のワークショップ2回と，30分の個別のスーパーヴァイズ4回からなり，8週間で行われる．主に扱うトピックとして，「認知症の理解」，「BPSDに対するABC分析」，「コミュニケーション・スキル」，「認知症の人が楽しめる活動」が挙げられている．まず「認知症の理解」では，認知症を疾患として理解し，どのように本人や家族に影響するのかを理解する．次に「BPSDに対するABC分析」のトピックでは，BPSDの理解やそのマネジメントについて学ぶ．ABC分析とは，行動が起こる直前の状況（Antecedent），行動（Behavior），行動の直後の結果（Consequence）の3つで行動の機能（意味）を分析し，行動を増やしたり，減らしたり，調整するための適切な対応を導き出す手法である．ここではこのABC分析を用いて，なぜ認知症の人がBPSDを呈しているのか，どのようなことが原因となっており，どのように対応すれば良いかを理解する．そして「コミュニケーション・スキル」では，認知症の人とその家族の視点に立って耳を傾けるといったコミュニケーションについての技法を学ぶ．さらに「認知症の人が楽しめる活動」では，本人が楽しめる活動を見つけ，計画をする方法が示されている．

3 活用が必要な状況

認知症は進行に伴い，さまざまなBPSDを呈することがある．BPSDは合併症や死亡率の増加といった本人の健康状態やQOLの低下に大きな影響を及ぼすだけでなく，中核症状（認知機能障害）以上に介護負担を増大させ，虐待や介護家族の収入

減,介護離職などの介護破綻を招くこともある.そのため在宅での介護が難しくなり,入院や施設入所が早まることにもつながる.

このようなことから介護施設に入居する人にはBPSDがみられることが多く,より専門的なケアが必要となる.一方でわが国においては,必ずしも介護施設においてスタッフが十分な研修を受ける機会はなく,BPSDがスタッフの大きなストレスや,バーンアウトにつながることもあり,スタッフトレーニングへのニーズは高まっている状況にある.

4 活用のねらい

- STARによる研修を受けたスタッフが介護をすることにより,認知症の人の行動障害,抑うつ,不安が軽減される.
- 実際にSTARによる研修を受けた介護スタッフでは,BPSDによる負担感が軽くなり,職務満足感が高まる傾向がある.
- スタッフにより,認知症の人のニーズにあった,楽しめる活動を計画・実施できるようになり,施設での生活が充実する.
- 認知症の人とのコミュニケーションが円滑になるだけでなく,ケアチームのメンバーや,入居者の家族との関係構築にも役立つ.その際,もし必要があればカウンセリングや他の個別的な心理療法の適用も検討する.

5 活用する際のコツ

STARは質の高い実証研究により,その効果が科学的に証明されたスタッフトレーニングのプログラムである.そのため,Teriらによる開発後もSTARをもとにした実践・研究が米国だけでなく,英国やブラジル等においても取り組まれている.しかし一方で,STARをはじめとする多くのスタッフトレーニングの共通の課題として,その長期的な効果の維持について十分な検証がなされていないという点が挙げられていた.

このような課題に対して筆者らは,研修の効果維持を目的としたスタッフサポートシステム support system for staff (SSS) を構築してきた[4].SSSは,スタッフの介入厳密性(作成した計画に沿ってスタッフが支援を実施しているか)や,支援計画の適切性を評価しながら,スタッフによるBPSDに対する適切な支援を継続的に実施できるようにするシステムである.

これは,図1のように,BPSDが軽減しないあるいは悪化した際に,SSSに基づき,(1) スタッフの介入厳密性が低下した際に,それが計画の実行のし忘れであった場合には支援実施のチェックリスト等を用いたセルフモニタリングを実施し【タイプ1】,(2) 一方,それがスタッフのスキル不足で介入が実施できていなかった場合には,個別指導を実施する【タイプ2】.あるいは,(3) 介入厳密性が高い状態であるにもかかわらずBPSDが軽減しない場合,つまりスタッフが計画通りに支援を実施しているにも関わらずBPSDが改善しない場合は,支援計画自体が妥当でないことが考えられるため,計画の変更を行う【タイプ3】.

スタッフトレーニングを「やりっぱなし」にすることなくSSSを用いて適切にフォローアップを行うことにより,スタッフの介入厳密性が改善し,それに伴い入居者のBPSDが改善することが示されている.このようなことから,SSSを用いることで,実施したスタッフトレーニングの効果をより長期にわたって発揮できるようになる.

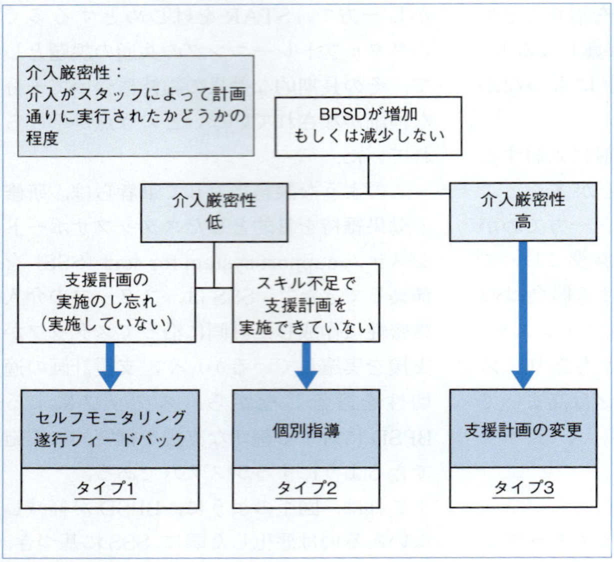

図1 スタッフサポートシステム（SSS）

```
介入厳密性：
介入がスタッフによって計画
通りに実行されたかどうかの
程度

        BPSDが増加
        もしくは減少しない

    介入厳密性           介入厳密性
    低                   高

支援計画の    スキル不足で
実施のし忘れ  支援計画を
（実施していない） 実施できていない

セルフモニタリング   個別指導    支援計画の変更
遂行フィードバック

  タイプ1         タイプ2      タイプ3
```

表1 ABC分析を用いたBPSDへの支援の5段階
1) 問題（行動）の特定・定義
2) 情報収集
3) 分析
4) 支援計画の作成と実施
5) 結果のモニタリングと支援計画の修正

| MEMO | ケアラーセンタード・パーソンフォーカスト・アプローチ

　スタッフトレーニングの効果は，管理者とスタッフや，スタッフ同士の人間関係等といった要因からも大きく影響される．具体的にはこのような要因が，上記のような介入厳密性にも影響を与えるため，そのようなことからもスタッフへの継続的な支援やスーパーヴィジョンが非常に重要であることがわかる．
　この点について，Jamesはイギリス・ニューカッスルにおいて，介護施設のスタッフと，心理師をはじめとする外部専門職が協働して行うケアラーセンタード・パーソンフォーカストと呼ばれるアプローチにより，BPSDへの支援を行っている[5]．これは，介護者が中心となり認知症である本人に焦点を当てて支援計画を立てるというアプローチである．つまりケアラーセンタードの意味するところは，認知症をもつ本人に関する重要な情報を持っており，直接ケアを行うのは，施設であれば介護スタッフであるため，あくまで介護スタッフが中心となって，支援計画を立案する必要があり，外部から支援に訪れる専門職はその介護スタッフをサポートする役割であるということを明確に打ち出している．
　パーソンフォーカストについては，BPSDは人によってその原因がさまざまであるため，回想法や現実見当識訓練reality orientation（RO）といった標準的な非薬物的介入よりも，一人ひとりに合わせたオーダーメイドなアプローチが必要という意味である．そのために，一人ひとりの支援を考えるにあたっては，STARにもあるABC分析などを用いたアプローチが役に立つことになる．

| アドバイス | 支援の段階とコツ

　特にSTARの中核となるABC分析を用いたBPSDへの支援については，表1に示したステップを踏んで実践すると，段階的に施設環境や日頃のケアの質を向上させることができる．
　第一段階として，問題（行動）を特定・定義する．ここでは問題（行動）を数えることができ，他の人も観察できるように，細かく分類

された行動に定義をすることが重要である．つまり，「焦燥」や「興奮」といった状態を表す言葉ではなく，例えば，「机をたたく」や「ものを投げつける」といった，具体的に誰が見ても同じように記録ができる行動に定義し直すということである．次に第二段階としてBPSDに関する情報を収集する．外部専門職がサポートする場合には，この段階でスタッフとの関係づくりをしながら，インタビューと直接観察により情報を収集する．そして第三段階として，インタビューや直接観察によって得られた情報を用いてABC分析などを行い，BPSDの原因を検討する．この段階では，研修やケース・カンファレンスを通してBPSDについての情報をスタッフと共有し，共通認識を持つ機会にすることも重要である．第四段階では，分析の結果から考えられたBPSDの原因に対する支援計画を作成し，実施する．作成する支援計画はSMART（specific 具体的・個別的で，measurable 測定可能で，achievable 達成可能な，relevant 適切で，timely こまめに見直された）な目標にすることが重要である．さらに，実際にケアを行う介護スタッフが中心となり，実行可能な計画を作成することが最も重要である．最後に，支援計画を実施した結果のモニタリングを行い，必要に応じて支援計画の修正・微調整を行う．その後，また1）や2）に戻り，このサイクルを繰り返すことで，施設環境やケアの質の向上につながることになる．

文献

1) 厚生労働省：平成27年度高齢者虐待の防止，高齢者の養護者に対する支援等に関する法律に基づく対応状況等に関する調査結果．http://www.mhlw.go.jp/stf/houdou/0000155598.html（2018年4月閲覧）
2) 西下彰俊：第7章 認知症の人と社会的環境．認知症ケア標準テキスト改訂4版認知症ケアの基礎，一般社団日本認知症ケア学会編，ワールドプランニング，東京，91-115，2016
3) Teri L, et al：STAR：A dementia-specific training program for staff in assisted living residences. Gerontologist 45：686-693, 2005
4) 野口 代ほか：応用行動分析に基づくBPSDマネジメントの研修効果を維持するためのスタッフ・サポート・システム（SSS）の構築．高齢者のケアと行動科学21：13-33，2016
5) James IA：チャレンジング行動から認知症の人の世界を理解するBPSDからのパラダイム転換と認知行動療法に基づく新しいケア，山中克夫監訳，星和書店，東京，2016

1）記憶障害のリハビリテーション　坂爪一幸

Key word　障害の回復・代償・補填／病識・心理反応への介入／環境の調整／家族への教育

要点整理

- 記憶障害のリハビリテーションでは障害された記憶機能の改善を基本にした包括的な介入が重要になる．
- 記憶障害への介入では「記銘→保持→想起」の記憶過程に対応して技法を使い分ける必要がある．
- 記憶障害への介入には記憶する領域の範囲や学習する方法への工夫が求められる．
- 障害された記憶機能の回復や代償以外に，道具による補填，環境の調整，病識や心理反応への介入，そして家族への教育なども大切になる．

1 技法の手続き

記憶障害（健忘症）のリハビリテーション（以下，リハ）には，障害された記憶機能を刺激して回復する直接的な技法だけでなく，記憶障害を他の機能の介在や組合せで代償，外的補助手段（道具）で補填，そして生活しやすく環境を調整，などの間接的な技法もある[1, 2]．記憶障害の症状や実生活での問題に応じて技法を選択したり組み合わせたりする（図1）．

1）記憶障害の回復技法

障害された記憶機能に直接働きかける介入である．損傷された記憶の神経回路を刺激して神経細胞の軸索の再生や発芽を促し，当該の神経回路を再び形成あるいは迂回路を形成して記憶障害を回復する．記憶機能に負荷をかける課題を練習する．

記憶障害の状態に合わせて，記憶材料の内容，記銘から想起までの時間，想起の仕方を工夫する．記憶材料にはクライアントの身近なもの，仕事に関連したもの，社会的なもの，抽象的なものなどから適宜に用意する．記銘から想起までの時間には即時と遅延がある．即時想起では記銘直後に想起する．遅延想起では記銘から一定時間経過後に想起する．想起の仕方には記銘した内容と同じ内容を想起する再生と，先に記銘した内容かどうかを判断する再認がある．記憶障害が重度の場合，身近な材料を記銘して即時に再認する練習から始めると負担感が少ない．

記憶課題の反復練習による記憶障害の回復や記憶機能の増強についての効果検証は十分とは言い難い．しかし，課題や技能などの獲得には練習の反復が必要であり，記憶の基本手段としては欠かせない．

2）記憶障害の代償技法

障害された記憶機能を他の健常な機能の活用で代償する介入である[3]．損傷された記憶機能の神経回路に健常な機能の神経回路を介在させて再組織化して，必要な記憶能力を達成する．記憶材料への言語的な操作や視覚イメージの構成がよく利用される．記憶過程を「記銘→保持→想起」に分けて技法を述べるが，いずれも多かれ少なかれ記憶過程全体に関与する．また代償の

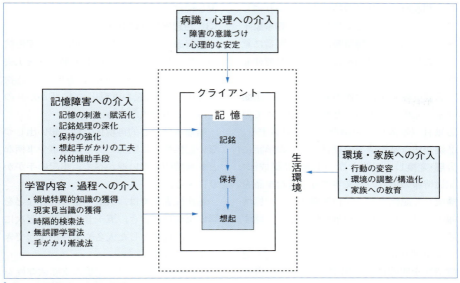

図1 記憶障害への介入技法

仕方を実際に習得できるかが重要な点になる．

(1) 記銘過程への介入

記憶材料の記銘処理に負荷をかけて深化することで想起しやすくする．次の方法がある．① 組織化：記憶材料の情報（以下，記憶情報）を組織的に構成して記銘する，② 関連づけ：記憶情報を既存の記憶と意識的に関連づける，③ 視覚イメージ化：記憶情報を視覚的に符号化する，④ 言語的精緻化：記憶情報を言語的に加工する，⑤ 多重感覚化：複数の感覚を活用して記銘する．各方法の介入を以下に述べる．

記憶情報の組織化には次のものがある．① カテゴリー化：記憶情報の項目をカテゴリーに分けて記銘する，② チャンク化：記憶項目を相互に関係する高次の単位にまとめて記銘する，③ PQRST法：文章を記銘するために，全体の筋道を概観し（Preview），内容を自分に質問立てし（Question），質問に則して文章を精読し（Read），質問に答え（State），内容の理解を自分で検証する（Test）．

関連づけには次のものがある．①類推：新しく記憶する情報と既に記憶にある情報との類似点を考えてもらい処理を深める，②比較と対比：記憶情報を既存の情報と比べて処理を深める．

視覚イメージ化には次のものがある．①視覚イメージ構成法：記憶情報に関係する視覚イメージを具体的に構成する，②場面法：記憶情報の視覚イメージを既知の場面や道順に配置して記銘し，それらを手がかりにして想起する，③視覚―ペグ法：記憶が強固な数詞や五十音などの項目（ペグ語）と記憶情報の項目を結びつける視覚イメージを構成し，想起時にはペグ語と視覚イメージを手がかりにする，④顔―名前連想法：個人名を覚えるために外見の特徴を利用して個人名を具体物のイメージに変換

し，想起時には外見の特徴を手がかりにしてイメージを喚起して想起する．⑤事象イメージ連結法：記憶情報の項目を順番に覚えるために各項目間を視覚イメージで仲介する．

言語的精緻化には次のものがある．①韻文法：記憶情報の項目と既に記憶されている項目（知識）とを韻を踏んで記銘する，②鍵語法：記憶情報の項目を既知の単語に分解・変換して記銘する，③頭字語構成法：記憶情報の項目の頭文字で有意味な単語を構成して記銘する，④物語構成法：記憶情報の項目を利用して物語を作成して記銘する．

多重感覚化には次のものがある．① 記憶情報を明瞭に声に出す，② 文字で書き表す，③ 絵で描くなど，聴覚や視覚や運動覚などを総動員して記銘する．複数の感覚が関与することで記銘時の処理が深まる．

(2) 保持過程への介入

保持過程への介入では記憶痕跡を強化する．記憶痕跡の強化には，① 練習の分散・反復化，② 回顧・追想の定期化，③ 学習の過剰化などの介入がある．

練習の反復・分散化では，既に記銘した記憶情報の記憶痕跡を強固にするために，記銘練習をさらに反復する．練習の反復は頻度が高いほど，また反復の間隔が短いほど記憶痕跡は強められる．

回顧・追想の定期化では，記銘した記憶情報をカードや手帳や携帯器機などに記録して常時携帯し，定期的に参照する．記憶障害に応じて，定期的に参照する時間間隔を調整する．参照のタイミングを告げる機能のある器機の利用も必要になる．

学習の過剰化では，記憶情報を記銘した後も，当該情報を記銘する学習を過剰に練習し続ける．

(3) 想起過程への介入

想起過程への介入では，記銘した記憶情報を想起しやすくする検索手がかりを工夫する．① 関連事象の心的再現化，② 逐次探査化，③ 文脈の再現化，④ 手がかりの提示などの介入がある．

関連事象の心的再現化では，想い出しづらい記憶情報に関係のある出来事や事柄などを意識的に思い浮かべて，想起の手がかりにする．

逐次探査化では，人名や物の名称などを想い出せないとき，五十音の順番で逐次に想起し，目標とした人名や名称が想起できるまで続ける．

文脈の再現化では，記憶の文脈依存性を利用する．記銘時に存在するさまざまな刺激は記憶情報の文脈（背景）になり，想起を促す手がかりになる．記憶情報を想起しやすくするために，想起時に記銘時の文脈を再現する．

手がかりの提示では，想起につながる手がかりを積極的に提示する．クライアントは手がかりを自発的に使おうとしない場合が多い．手がかりの有効性を経験してもらう．手がかりには人名やものの名称の頭文字（語頭音）やそれらの属するカテゴリーがよく利用される．

3）記憶障害の補填技法

外的な補助手段（道具）を利用して記憶障害を補う介入である．クライアントと周囲との記憶関係を道具で保障する．必要な情報を道具に記録し適宜に参照して記憶能力を補う．メモ帳，記録ノート，ICレコーダー，携帯型情報器機などが利用される．道具に記録する内容は必要な情報自体以外に，記憶した内容の想起手がかり，将来の行動予定の想起手がかりなどになる．クラ

イアントに適した道具の選択や工夫と，道具を使いこなす練習が欠かせない．想起を適切なタイミングで告げるには，タイマーやアラーム機能のある携帯型情報器機を利用する．また器機の通話機能を利用して直接告げる仕方もある．

4）記憶領域と学習過程への介入

記憶情報や技能の獲得には何をどのように学習するかが重要になる．次の介入がある[4]．

(1) 領域特異的知識の獲得

記憶全般を改善するのではなく，クライアントの実生活に密着した実用的な意味のある特定の領域の知識を重点的に獲得してもらう．

(2) 現実見当識の獲得

記憶障害では時間や場所の見当識が失われる場合がある．クライアントに時間や場所や最近の出来事などへの自覚を促す．「今は何時か」「ここはどこか」「自分が誰か」「誰と会話しているか」など，実生活で進行中の情報を関係者が適宜に提示する．

(3) 時隔的検索法

保持を確実にするために，記憶情報を頻繁に想起（検索）してもらう．記憶障害の程度によって，最初の想起から次の想起までの時間間隔を調整する．記憶障害が重度の場合には，想起間の時間間隔を短くする．確実に想起できるようになったら，想起の時間間隔を漸次延長する．

(4) 無誤謬学習法

学習中に発生する誤りは獲得を妨げる．特定の課題や技能を学習するとき，誤りが可能な限り発生しないように工夫する．学習段階をきめ細かく分けたり，課題解決に必要な手がかりを十分に提供したりする．

(5) 手がかり漸減法

課題や技能の学習中に，獲得しやすい手がかりを最大限に提供する．十分に学習された後には，提供した手がかりを段階的に減らす．最終的には手がかりなしで課題の解決や技能が達成できるようにする．

> **アドバイス　学習の仕方への工夫がポイント**
>
> 記憶障害で新たな課題や技能の獲得が難しい場合，学習の仕方に工夫が欠かせない．主な学習の仕方に次のものがある．① 分散学習法：練習中に適宜に休止を挿入する．休止期間に疲労の減少，記憶痕跡の安定，飽きの低下，他の学習からの干渉作用の低下が生じやすい．機械的記憶や運動学習で有利とされる．② 集中学習法：休止を入れずに連続して学習する．問題解決学習で有利とされる．③ 全習法：全体を一度に学習する．一般に精神年齢や生活年齢が高い場合に適する．④ 分習法：全体をいくつかに分けて学習して，次に全体を学習する．課題が難しい場合に有利とされる．これらの関係は次のようになる．学習の初期段階では分習法が有利で，後期段階では全習法が有利である．また集中学習には分習法が有利で，分散学習には全習法が有利である．クライアントの記憶障害の状態や記憶課題を考慮した学習法の適用が求められる．

5）クライアントの病識と心理への配慮

(1) 障害の意識づけへの介入

クライアントが記憶障害への病識を欠けば，それに伴う困難さに対処できない．記憶障害への意識づけ（病識の養成）が必要になる．クライアントの記憶障害の症状と実生活に現れやすい困難さについて適宜に資料を用いて具体的にわかりやすく説明する．その際，クライアントを障害に強制的に対峙させて説得するのではなく，自分の状態を納得できるように心がけた説明の仕方が大切になる．

(2) 心理的な安定への介入

記憶障害では実生活に必要な情報を覚えられず，また想い出せない．日時や場所がわからなくなる場合もある．そのために，自分の状態や状況に困惑や不安を抱えやす

い，実生活にもさまざまな困難さが生じて欲求不満や落ち込みを経験しやすい．自分の状態や状況を理解しやすいように，時計やカレンダーや家族の写真など，時間と場所と人に関する情報を身近に配置する．また支持的な態度での接し方を心がけて安心感を与える．これらの負の心理状態が発生する機序と対処の仕方へのクライアントに向けた教育的な説明も必要になる．

6）クライアントの環境への配慮
（1）行動変容への介入

実生活での適応的な行動を増やし，非適応的な行動を減らす介入である．行動は学習機序（馴化・パブロフ・オペラント型学習）に従って周囲との関係で変化する．問題のある行動は実生活で目につきやすい．周囲はそれらに注目しがちである．周囲からの強い注目は行動への強化因子になる．学習機序に従って，注目が報酬として働けば，行動は増加・持続する．反対に罰として働けば，それらの行動は減るが，欲求不満や落ち込みといった負の感情が生起する．その場合，クライアントと周囲との関係は悪くなる．叱責や非難は気分を不安定にし，混乱を招きやすい．学習機序を理解した上で，実生活での適応的な行動にもきめ細かく注目して，クライアントの主体者意識や効力感を養うことに配慮した接し方が大切になる．

（2）生活環境への介入

記憶障害では現前にない情報を記憶に留めておけないが，現前にある情報は正確に処理できる．記憶に負担がかからないように生活環境内の情報を整える．情報を単語や短文，あるいは絵や図などでわかりやすく提供する（情報の構造化）．例えば，活動の順序やどこに何があるかをそれらで表示する．想起を促すために，クライアントの生活環境内の目につきやすい場所や定型（習慣）的な行動に合わせて手がかりを配置する．

（3）家族支援への介入

記憶障害の症状と実生活への影響は家族にはわかりづらい．記憶障害への理解が不足する場合，家族はクライアントの実生活上の困難さを本人の責任とみなして責めてしまいがちである．当然，クライアントと家族との関係は悪化する．関係の悪化は症状を増悪させる．そのような事態を予防・解消するには，家族への教育が欠かせない．家族に記憶障害とそれに伴う実生活上の具体的な影響とそれらへの対応の仕方を助言・指導することが重要になる．就労などでは職場の関係者への教育が必要になる．

2 活用が必要な状況

記憶障害のリハ技法の活用が必要なのは，クライアントが記憶障害のために実生活でさまざまな困難さを抱えて苦悩している状況，あるいはクライアントの記憶障害のために家族がこれまでの生活を制限されて苦悩している状況である．記憶障害への病識を欠く場合，クライアント自身に苦悩する様子はみられないが，家族の抱える苦悩は多大になる．その場合，クライアントと家族との関係が悪化して，実生活上の苦悩は両者共に増大する．記憶障害のリハ技法の包括的な活用が必要な状況である．

3 活用のねらい

記憶は多くの神経回路からなる記憶システムで支えられている．記憶障害に特に関係が深いのは側頭葉（海馬）や間脳（視床・乳頭体・扁桃体）や前脳基底部（前頭葉底面）である．記憶障害の回復や代償には，脳の可塑性を最大限に引き出すことが基本

になる．記憶障害のリハ技法を活用するねらいは以下になる．

- 機能の改善には「使う」ことが原則になる．機能は「使わない」と衰える（例：廃用症候群）．記憶障害の回復には，記憶機能に負荷をかける課題を工夫すること．
- 記憶過程への意識性を明瞭にすること．記憶機能への負荷には記憶過程への明瞭な意識化が欠かせない．記憶する内容を意識的に操作することで記銘処理を深め，保持を強め，後に想起しやすくすること．
- 記憶情報を明確に言語化すること．記憶障害の代償には記憶情報の組織化や関連づけや精緻化が重要だが，これらの基本は言語的な操作にある．言語的に操作する仕方を記憶障害の症状に合わせて工夫すること．
- 記憶情報を明確に視覚イメージ化すること．記憶障害を代償するために，記憶情報に関係する視覚イメージを積極的に構成してもらう．人物の顔や具体的な対象物や場面などの視覚イメージを適宜に利用すること．
- 記憶を助ける道具を活用できるようにすること．記憶障害を道具で補うには，利用する道具が何であれ，必要な記憶情報を道具に記録でき，適切なタイミングで道具から参照できなければならない．利用しやすい道具を工夫すること．またその道具を活用する練習を十分に実施すること．
- 実生活で必要な記憶情報の領域を考慮すること．記憶障害では多くの記憶情報を獲得するのは難しい．クライアントの実生活に欠かせない領域を中心に獲得してもらうこと．
- 学習する方法に考慮すること．記憶障害の状態に応じて，学習が効率よく進むように想起する時間間隔を調整すること．また学習過程で誤りが生じないように課題の内容や手がかりの提供の仕方を工夫すること．
- クライアントの心理状態に配慮すること．記憶障害があると，周囲（対人・対環境）との関係がうまくいかない状況に出会いやすい．それらは気分を不安定にする．具体的には，困惑・不安，欲求不満，落ち込みが生じやすい．そのような心理状態が生起する仕組みや対処の仕方をクライアントにわかりやすく伝えること．
- 記憶障害による実生活への影響を具体化すること．記憶障害と実生活の困難さとの関係がわからなければ，生活環境を調整できない．症状と実生活とのつながりを明らかにすること．
- 家族に記憶障害を理解してもらうこと．クライアントと生活を共にする家族に記憶障害の症状と実生活で現れやすい影響と対応の仕方をわかりやすく説明すること．またクライアントが示しやすい心理・感情的な反応の機序と対応についても触れること．それらへの解説と対処の具体的なマニュアルを家族向けに作成すること．

| MEMO | 記憶障害の症状と脳損傷部位

記憶障害では主にエピソード記憶が低下する．短期記憶（ワーキングメモリ）や長期記憶の意味記憶と手続記憶は保たれる．脳損傷後の記憶障害の症状には次のものがある．脳損傷後に経験した事柄を覚えられない（前向健忘），脳損傷前に経験した事柄を想い出せない（逆向健忘），自分自身を時間・空間・社会的な枠組みに位置づけられない（失見当識），客観的には事実でない事柄を事実のように語る（作話）

時間・空間・社会的な枠組みの秩序を欠いて想起する（記憶錯誤）．これらは脳損傷部位の違いで現れ方が異なる．側頭葉内側面（海馬）の損傷による側頭葉性健忘では前向健忘や逆向健忘が主になる．前脳基底部（前頭葉底面）の損傷による前頭葉性健忘では記憶への監視や制御が障害され，展望記憶の低下，記憶障害への病識の低下，作話，能動性の低下や無関心など情意・人格面の変化を生じやすい．間脳部（視床・乳頭体・扁桃体）の損傷による間脳性健忘では前向健忘，作話，病識の低下以外にも，意欲の低下，感情の平板化，人格の変化を伴いやすい[5]．

4 活用する際のコツ

記憶障害のリハを開始する前に，高次脳機能障害の概略，記憶障害の症状，実生活への影響，そしてリハの狙いと進め方について具体的にクライアントに伝え，納得と同意の上で始める必要がある．クライアントの記憶障害が重度であったり病識が乏しかったりする場合には，それらについて家族の納得と同意を得ることが大切になる．

機能を改善するには，その機能を「使う」必要がある．「使う」仕方はクライアントが自発的に「使う」ように支えるか，あるいは「使う」ことを強制するかに大別できる．機能の効率的な改善には，自発的な使用が重要である．そのためには，記憶障害の状態に合わせてリハ課題の内容と水準を設定することが大切になる．

記憶障害を回復・代償するには，ある特定の技法だけで介入するよりも，いくつかの技法を組み合わせた治療パッケージを構成して介入する方が効率的で効果的である．

文献

1）坂爪一幸：各障害の診断とリハビリテーション―③記憶障害．高次脳機能障害のリハビリテーション―実践的アプローチ―，第3版，本田哲三編，医学書院，東京，95-115，2016
2）坂爪一幸ほか：記憶障害の治療―認知リハビリテーション．臨床精神医学講座S2巻 記憶の臨床，松下正明総編集，中山書店，東京，440-456，1999
3）坂爪一幸：記憶障害とリハビリテーション―代償手段．総合リハビリテーション 30：321-327，2002
4）Glisky EL, et al：Models and method of memory rehabilitation. Handbook of Neuropsychology, vol 3, Boller F, et al eds, Elsevier, Amsterdam, 233-246, 1986
5）O'Connor MG, et al：Amnestic syndromes. Clinical Neuropsychology；A Pocket Handbook for Assessment, 3rd ed, Parsons MW, et al eds, American Psychological Association, Washington DC, 385-410, 2014

2）注意障害のリハビリテーション

中島恵子

Key word 注意機能の回復／神経心理学的検査／機能回復プログラム／認知リハ

要点整理

- 注意機能の回復のためには，注意機能のコンポーネントである「持続，選択，転換，同時処理」のどこに問題があるのかを明確にする必要がある．
- 神経心理学的検査によって，注意機能のどこにどの程度問題があるかを査定し，情報処理過程（神経ネットワーク）にどのような影響を及ぼすかについて言及する．
- 神経心理学的検査の結果に基づき，適切な機能回復プログラムを作成する．プログラムは回復レベルに合わせて変更する必要がある．
- 認知リハビリテーションでは，何のためのリハビリテーションなのかの動機づけを明確にし，クライアントの意欲を持続できるような心理支援が同時に必要である．

1 技法の手続き

1）注意機能の回復

注意はさまざまな認知機能の基盤である．ある特定の認知機能が適切に機能するためには，注意の適切かつ効率的な動員が必要である．また，注意機能は，広く社会的生活を営むためのさまざまな行動に介在し，これを統合する役割も持つ．すなわち，注意による行動の制御機構である[1]．病気や事故などが原因で後天的に脳に損傷を負った人たちの多くは認知行動障害を引き起こす．脳損傷の臨床では，「ぼんやりしている」「仕事や作業がすぐ中断する」「集中力がない」など日常生活上の注意障害の訴えを聞くことが多い[2]．

Petersは「注意とは対象に能動的にも受動的にも関わる機能である」と述べている．能動的に機能するには意識・意図が必要となり，「今日はこれとあれをやって何時までに終わらせる」という遂行機能や記憶機能を働かせることに関わり，受動的に機能するには視覚的・聴覚的に選択性の注意を働かせることに関わる（図1）[3]．それぞれが機能しているかどうかを測るには，前者は行動評価（表1）[4]で確認し，後者は神経心理学的検査による評価で確認する．高次脳機能障害において重要な問題となるのは前頭葉損傷における注意とワーキングメモリー，注意による行動や認知の制御である．ワーキングメモリーは高次な課題に関与する知的コントロール力ととらえ，注意の持続，注意の集中，思考のコントロールの発揮能力である．具体的には，話を聞きながらポイントにまとめる，情報をどの順番で伝えるのか頭に入れながら状況に応じて説明する，状況によって行動を制御する，などができるように知的能力を発揮させる力ともいえる．ワーキングメモリーは受動的にも能動的にも関わる重要な能力である．ワーキングメモリーの入力には選択性の注意が必要であり，情報の一過

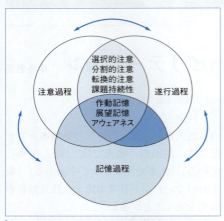

図1 注意，記憶，遂行過程の相互依存を示す図
（文献3）より引用）

性の保持と操作には注意の持続が必要である．注意機能のコンポーネントである「持続，選択，変換，同時処理」の働きを回復するためには，注意機能訓練が必要である．

2）神経心理学的検査

注意機能の検査には，机上課題による検査法と日常生活観察による検査法がある．注意障害の検査は，視覚性・聴覚性に分かれ，机上課題による検査法では標準注意検査法 Clinical Assessment for Attention（CAT）が有効である．日常生活観察による検査では脳損傷後の日常生活観察による注意評価スケール（Ponsford and Kinsella's Attentional Rating Scale）がある．簡便なスクリーニング検査法では，視覚性の注意検査である TMT（Trail-Making Test）や聴覚性の注意検査である PASAT（Paced Auditory Serial Addition Task）がある．さらに，WAIS-Ⅲ を実施することで注意機能の回復が知的機能全般への般化を評価できる．検査を実施するには，何のための検査なのかをクライアントにわかり

表1 脳損傷後の日常観察による注意評価スケール（Ponsford and Kinsella's Attentional Rating Scale）

まったく認められない	0点
時として認められる	1点
ときどき認められる	2点
ほとんどいつも認められる	3点
絶えず認められる	4点

評価項目	点数(担当者)
① 眠そうで，活力（エネルギー）に欠けて見える	
② すぐ疲れる	
③ 動作がのろい注1	
④ 言葉での反応が遅い注2	
⑤ 頭脳的あるいは心理的な作業（例：計算）が遅い	
⑥ 言われないと何も続けられない	
⑦ 長時間（約15秒以上）宙をじっと見つめている	
⑧ 1つのことに注意を集中するのが困難である	
⑨ すぐに注意散漫になる	
⑩ 一度に2つ以上のことに注意を向けることができない	
⑪ 注意をうまく向けられないため，間違いをおかす	
⑫ 何かをする際に細かいことが抜けてしまう（誤る）	
⑬ 1つのことに長く（5分以上）集中して取り組める	

注1：麻痺がある場合には，身体部位の動作の障害は除外．
注2：失語や認知症がある場合にも，それを含めて評価する．

（文献4）より引用）

やすく説明し納得を得る必要がある．クライアントの持つ力を最大限発揮できることが機能回復のための適切なプログラムの作成につながるからである．

3）機能回復プログラム

発症から早い時期，回復初期において，さまざまな知覚モダリティを通じて覚醒レベルを高め，周囲の環境への注意と適応性を促進することが目的であり，そのために高次脳機能障害者の知覚反応を最大限に引

き出すことが治療目標となる．過剰な刺激は有害となるため，刺激の少ない訓練から始め，回復に合わせて徐々にその種類を増やし，疲労感を考慮してのプログラムを作成する．プログラムの作成には，神経心理学的検査の結果の解釈が必要である．注意検査，記憶検査，遂行機能検査，知的機能検査の結果から，今回の病気や事故による脳損傷によってどのような情報処理過程に問題を生じているのかを把握する．視覚性の注意力，聴覚性の注意力，空間性の注意力，処理速度など，どの注意機能の処理過程に問題があるか，その問題はどの程度かを把握する．例えば，視覚性の注意課題の成績が不良であった場合，持続力，選択性注意力，同時処理力，転換力，のどこにどの程度の問題があるのかを明確にする．処理速度が遅い場合，ビジランスの問題，視覚探索が遅い，視覚統合ができない，などによって治療標的が異なる．

4）認知リハビリテーション

　認知リハビリテーション（以下，認知リハ）は，認知機能障害を対象とするリハビリテーションである．ここでは，病気や事故などが原因で後天的に脳に損傷を受けたために，学習能力そのものが損なわれている高次脳機能障害の注意障害について述べる．注意障害の認知リハとして，1986年のSohlbergらの特異的な注意機能訓練，Attention Process Training（APT）が代表的である（図2）[5]．APTは，便宜的，臨床的観点から注意機能を，① 注意の持続，② 注意の選択，③ 注意の変換，④ 注意の同時処理の4つの特性を区別している．各特性は，① 注意の持続，② 一定の刺激や課題に弁別的に注意を向け，無関係の刺激を抑制すること，③ 異なった刺激や課題に対する注意の転換，④ 複数の課題や刺激に同時に注意を向け反応すること，である．APTでは4つの特性に応じて訓練課題が設定され，訓練と評価もそれらの特性を考慮して実施する．APT実施に際しては，正答率が50％前後の課題を開始時の課題とし，訓練は1週間に4〜5セッションで，4〜10週間行う．個々の訓練課題の正答率が85％以上となるか，課題遂行時間が開始当初の35％以下になるまで，同一課題を繰り返し行い，より難度の高い課題へ移行する．訓練への動機づけとして，クライアント自身に結果の採点を行わせ，結果についてどう思うかを表現してもらうことを通して自ら病態認識を持つこともめざす[6]．その際重要なことは教示の仕方への配慮である．クライアントの機能改善が目的なので，わかりやすく具体的な説明，実例の提示，正しい手順を集中的にトレーニングし，その後は分散型に移行，クライアントの自己評価を促進する問いやヒントの活用，改善している点に注目させる，意欲が持続できるようなサポート，

OVERLAY A ART						
4	6	3	8	6	4	
3	3	4	3	8	6	4
4	3	8	6	5	7	6
2	6	3	5	6	3	5
3	4	3	2	1	3	4
3	4	8	6	3	6	4
7	6	5	3	6	6	2
6	5	1	4	3	2	0
4	4	6	3	6	2	6
8	6	3	2	6	1	5
4	3	6	2	8	4	3
3	6	5	3	7	6	4

図2 Number cancellation with distractor overlay (ATPの一部)
(文献5) より引用)

が効果的な認知リハを左右するといっても過言ではない．

2 活用が必要な状況

注意障害のリハビリテーションが必要なのは，クライアントが病気や事故などの後遺症として高次脳機能障害を呈し，それによって注意障害を被っており，周囲の人や物にすぐ反応する，周りに来た人にやたら声をかける，行動を中断する，ボーッとして周りに関心を示さない，動作が性急で不用意になってしまう，などの状況が認められる時である．そして，クライアント自身が，自分の注意力が低下していることの自覚がないことがほとんどで，認知リハの意味などの説明も必要な状況である．

| MEMO | 高次脳機能障害以外の注意障害に対する知見 |

統合失調症においては，意識的，能動的過程としての注意障害だけでなく，前注意段階での感覚入力処理過程の異常が明らかにされてきている．前注意段階における刺激処理能力の障害が，意識的な刺激処理の異常に影響を与えることはいうまでもない．脳機能画像の研究では，皮質一小脳一視床一皮質回路の活性低下が指摘されている．

双極性障害においては，躁病相およびうつ病相のいずれにおいても，持続性および選択性注意の障害が認められる．しかし，双極性障害の併存障害として，注意障害を呈する代表的な発達障害であるADHDの罹患率の高さが指摘されていることから，両疾患の共通点が脳機能画像研究や遺伝研究などにより明らかにされることによって，注意障害そのものの研究が進展する可能性がある．

3 活用のねらい

・高次脳機能障害では，易疲労性（神経疲労）があることを理解し，徐々に耐久性を上げていくこと．
・手順は自分で確認させること．

・課題の成否のチェックはクライアントに見直させ，結果を自ら検証すること．
・実施する前のクライアントの見立てと実施後の結果を比較検討すること．
・課題の実施を通して自分はミスをすることを自覚させること（病態認識）．
・自己モニタリングの力を向上させること．

4 活用する際のコツ

認知リハを開始する前に，課題を実施する目的，課題の進め方を具体的にクライアントに明確に伝え，同意の上で始める必要がある．課題の選択として，クライアント自身が課題をできるという確信をもてることが重要である．類似課題の過去の成功体験，ゴール設定，自ら決めて参加することは，自信や自己効力感に関連するからである．自己効力感とは，クライアント自身が自分の行動を決定し制御できることである[5]．認知リハの課題の遂行には，クライアントの能動的な姿勢が必要である．その姿勢が維持できるように適切なサポートを心理師が行う．心理師は，クライアントが主体であるという感覚を強めていけるように，最終的にはクライアント自身が認知リハプログラムを管理できるようにサポートしていく．その際，クライアントのもつ回復モデルを支持し，認知リハ開始の早い段階で成功体験ができるようにすることは重要である．少しずつ回復している能力があることをクライアントに実感させる工夫をする．障害前の状態と比べることではなく，成功体験を話したり，成功例を示したり，課題に変化を持たせたり，モチベーションを高めることも必要に応じて行う．クライアントの不安を軽減するために，疲労やフラストレーションなどをあらかじめ伝えて

おき，見通しを持たせることも必要である．

5 実践例

　Wさんは20歳代の男性である．交通事故により前頭前皮質（背外側）を損傷し，高次脳機能障害（注意障害・遂行機能障害）と診断された．対人対応は良好で，感情の疎通性も問題ない．交通事故後の記憶は良好で会話は成立する．視力は両眼とも0.01でコンタクト使用．視野障害はない．耳鳴りがある．仕事内容は，時計の修理の見積もり，電話対応，クレーム処理，運搬（体力必要）である．会社からは1年間で治して復職してほしいと言われている．①神経心理学的検査：WAIS-Ⅲ[7]：VIQ 99，PIQ 98，FIQ 98，評価点が10点以下は算数，絵画完成，絵画配列，符号で8〜9を呈している．WMS-R：言語性118，視覚性89，一般的111，注意集中90，遅延再生105．記憶は保たれているが視覚性の注意力・集中力の低下がある[8]．KWCST：セット数4，維持困難2，保続0，遂行機能の低下がある．TMT：Part A 81秒，Part B 95秒，視覚性注意力の低下がある．②神経心理学的評価：前頭葉背外側損傷による注意障害，遂行機能障害が認められる[9]．③注意障害への認知リハ：神経心理学的検査結果から「これまで獲得した知識などは保たれており知的レベルに問題はないが，事故により前頭葉を損傷しているため，視覚的な注意力や問題解決力がやや低下しています．そのことを自覚してリハに取り組むことで良くなってきます．自分の状態を理解していることが仕事に復帰する際の強味です．課題の結果に一喜一憂しないで，どこに気をつけたらよいかを考えながら，課題を一つひとつ確認しながら前に進んでいきましょう．頭の中のことは見えな

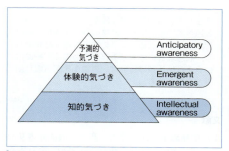

図3　自己認識の階層
（文献12）より引用）

いので課題で確認することが必要なのです」と本人と家族に説明し納得された[10,11]．認知リハは，同時処理，構成課題，絵の合成，順序づけの課題を難易度順に段階的に進めた．課題は最初に必ず「どのくらいできるか」の見積もりをさせ，実施後に感想を聞き，認知リハノートに結果を自ら記載する．何が改善しているか，まだ，どこに問題があるかを話し合い確認する．④認知リハの効果判定：神経心理学的検査①WAIS-Ⅲ：VIQ 116，PIQ 115，FIQ 119．評価点はすべて10以上に改善した．②WMS-R：言語性120，視覚性99，一般的119，注意・集中119，遅延再生100．視覚性の注意力・集中力は改善した．③KWCST：セット数5，維持困難2，保続0．遂行機能は改善したが維持困難は変化しない．④TMT：Part A 65秒，Part B 68秒．視覚性注意力は改善した．Wさんは復職した．

> **アドバイス**　自己認識の階層
>
> 　Crossonら（図3）[12]は，自己認識の階層で最下層の「知的気づき」（障害が何であるかを知っており，それについて述べることができる）から，「体験的気づき」（自分の障害により経験される体験がその知識と結びつき，補償行動をとろうとするなど，対処を試みる）段階，

さらに「予測的気づき」段階へと進んでいく,と述べている.認知リハは,課題を通して自己認識の階層を進めるようにする技術が必要であり,病態理解につなげる作業でもある.特に目に見えない注意障害では,意識化を図る取り組みが必要である.

文献

1) 中島恵子:注意障害.高次脳機能障害リハビリテーション実践マニュアル,全日本病院出版会,東京,93-100,2006
2) 中島恵子:神経科学・高次脳機能障害リハビリテーション.臨床心理学17:534-535,2017
3) 中島恵子分担訳:注意障害の管理.高次脳機能障害のための認知リハビリテーション.統合的神経心理学的アプローチ,尾関誠ほか監訳,協同医書出版社,東京,103-153,2012
4) 先崎章ほか:臨床的注意評価スケールの信頼性と妥当性の検討.総合リハ25:567-573,1997
5) Sohlberg MM, et al:Effective of an attention impairments. Introduction to Cognitive Rehabilitation, Guilford Press, New York, 136-175, 1989
6) 中島恵子:注意・遂行機能障害のリハ・グループ療法の効果.Medical Rehabilitation 153:31-38, 2013
7) 中島恵子:神経心理学的検査の実際.WAIS-Ⅲ.総合リハ44:133-139,2016
8) 中島恵子:神経心理学的検査の実際.WMS-R.総合リハ44:231-239,2016
9) 中島恵子:注意障害・遂行機能障害を改善させるには.前頭葉損傷のリハビリテーション.CLINICAL REHABILITATION.創立25周年通巻300号記念特別号,医歯薬出版,東京,256-263,2017
10) 中島恵子:ヘルペス脳炎後,高次脳機能障害を呈した40歳代男性への復職をめざした認知リハビリテーション.リハ医学53:794-799,2016
11) 河地由恵ほか:脳梗塞後に高次脳機能障害を呈した高齢者への注意機能訓練.心理臨床学研究33:613-624,2016
12) Crosson B, et al:Awareness and compensation in postacute head injury rehabilitation. J Head Trauma Rehabil 4:46-54, 1989

3) 実行機能/遂行機能障害のリハビリテーション

坂爪一幸

Key word 障害の回復・代償・補塡／病識・心理反応への介入／環境の調整／家族への教育

要点整理

- 実行機能/遂行機能障害は行動過程への制御の障害が中核である．
- リハビリテーションでは制御障害の改善を基本にした包括的な介入が重要になる．
- 制御障害には「目標設定→計画立案→手順組立→行動→結果評価→行動修正」の行動過程のどこの制御を改善するかで技法を使い分ける必要がある．
- 制御障害を回復や代償する以外に，道具による補塡，環境の調整，病識や心理反応への介入，そして家族への教育なども大切になる．

1 技法の手続き

実行機能/遂行機能障害のリハビリテーション（以下，遂行機能障害のリハ）には，障害された遂行機能を刺激して直接回復する技法だけでなく，遂行機能障害を他の機能の介在や組合せで代償，外的補助手段（道具）で補塡，そして生活しやすく環境を調整などの間接的な技法もある[1〜3]．遂行機能障害の症状の違いや実生活での問題に応じて技法を選択したり組み合わせたりする（図1）．

1）遂行機能障害の回復・代償技法

遂行機能は「目標の意図と設定→目標の達成計画の立案→実行手順の組み立て→実際の行動→行動結果の評価→行動の修正と効率化」の一連の過程からなる．遂行機能の中核はこれらの過程への制御にある[4]．各過程への制御の障害に応じて技法を使い分ける．

(1) 目標の意図と設定への介入

遂行機能障害では一貫性のない場当たり的な行動や方向性のあいまいな行動が多い．行動を一貫して方向づけるのは目標の存在である．目標の意図や設定があいまいだったり，目標を保持できなかったりする場合，行動には一貫した方向性が失われる．目標の意図と設定の障害を改善する介入では，目標をいくつかの下位目標に分けて，各段階の下位目標の達成の仕方や解決に導くアルゴリズムをクライアントに検討してもらう．心理師は必要に応じてクライアントの検討を補助したり，一緒に検討し合ったりする．検討作業を通じて目標を強く意識することで，目標の意図と設定，そして保持への制御性を高める．このような技法に goal management training や問題解決法がある．

(2) 行動の計画と手順への介入

遂行機能障害では計画的な行動，また段取りや手順のよい行動が苦手になる．行動の計画（planning）や段取りや手順（programming）を改善するには教示法がよく利用される．クライアントが自分自身に教示する場合は自己教示法になる．クライアント自身に期待する行動を予測してもらったり，行動する手順を事前に叙述（言語

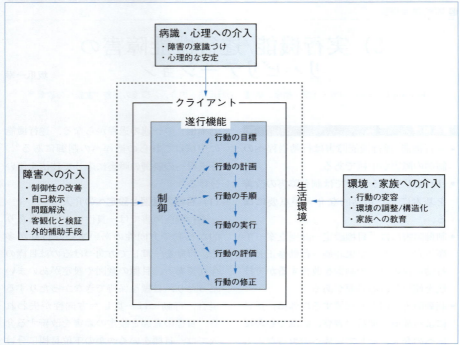

図1　実行機能/遂行機能障害への介入技法

化)してもらったりする．必要に応じて，文章で叙述（例：箇条書き）してもらう．叙述することで行動の計画や段取りや手順が明瞭に意識される．明瞭な意識化によって行動への制御が強められる．失語症などのために言語的な教示の利用が難しい場合には，行動する順序を絵や写真などを用いて視覚的に提示する．

　教示法には，行動する手順を一段階ごとに逐次に言語化する手続きや，教示を外言語から内言語に移行する手続きがある．移行は「明瞭な声で教示を叙述（外言語化）→小さな声で叙述（外言語から内言語への移行）→声を出さないで叙述（内言語化）」のように実施する．制御を内言語化できれば汎用性が高まる．

(3) 行動の結果の評価と修正への介入

　遂行機能障害があると，行動した結果を適切に評価できなかったり，行動の誤りを修正できなかったり，行動を効率よくできなかったりする．行動に伴う結果や誤りへの意識性を高めるために，事前に行動を予測して実際に行動した結果と比較してもらう技法や，行動への自己監視を強めるためにフィードバックを適宜に提供する技法が利用される．このような技法には prediction paradigm，external cueing procedure，formal self-monitoring and reinstatement procedure，program of prompt and reward がある．また行動をビデオなどで記録し，後にクライアントとともに観て問題を検討し合うなど，行動の過程や結

果を客観化して検証することで問題への気づきを促す技法もある．

（4）制御性全般への介入

認知や行動過程の制御に負荷をかけて改善する．認知過程への制御に負荷をかけるために，思考の収束性を練習する抽象化技法と発散性を練習する流暢化技法がある．抽象化技法では情報を圧縮する課題で練習する．複数の項目や物品の共通点や類似点の発見，また長文からの要旨作成や表題づけを課題にして練習する．流暢化技法では情報を展開する課題で練習する．特定の語音で始まる単語，特定の範疇に属する単語，物品の用途，特定の線や形からの図形や絵柄の描画などを決められた時間内にできるだけ数多く列挙する課題で練習する．

行動過程への制御に負荷をかけるために，行動の遂行形式（速度・強度・持続度）を変えて練習する技法がある．通常，行動は自分のやりやすい習慣化した自然な形式で実行されている．課題解決や行動を最大限の形式（例；できるだけ速く実行）あるいは抑制した最小限の形式（例：できるだけ遅く実行）で実行する練習を通じて，行動過程全体への制御を高める．

2）遂行機能障害の補填技法

遂行機能障害では周囲の環境と自分自身との関連づけが低下する．自分の行動を時間や状況に枠づけることが難しいために，行動に見通しや一貫性を欠いたり，場に合わないちぐはぐな行動が現れたりする．外的な補助手段（道具）を用いて行動を枠づけて，実生活に支障がないようにする．

（1）行動の時間的管理の補填

行動を道具で時間的に枠づける．時間の流れと行動の関係を枠づけて，いつ何をすればよいかといった行動する時間的な見通しを明瞭にする．具体的には，スケジュール管理のノートやボードを利用する．クライアントの遂行機能障害の状態と実生活に必要な活動の実態に応じて，1日，1週間，そして1ヵ月の活動スケジュールなどを使い分ける．スケジュールに記載された行動が終了したら，その都度ノートやボードにチェックを入れ，次の行動の予定を確認する．アラームと表示機能を搭載した携帯型情報器機も同様の役割を担えるが，それらを使いこなすための練習が必要になる．

（2）行動の状況的管理の補填

行動を道具で状況に枠づける．実生活で遭遇しやすい状況で想定される問題を解決する手順をわかりやすくマニュアル化した手引き書をあらかじめ準備する．解決の手順は段階的にまた具体的に示し，わかりやすく表示（記載）することが大切である．問題解決の手引き書を常時携行し，問題が生じたときに参照してもらう．表示や連絡機能を搭載した携帯型情報器機の利用も考えられるが，それらを使いこなすための練習が必要になる．

3）クライアントの病識と心理への配慮

（1）障害の意識づけへの介入

遂行機能障害ではクライアント自身が障害を適切に認識できないことが多い．遂行機能障害への病識を欠けば，それに伴う困難さに対処できない．そのような場合，遂行機能障害の存在への意識づけ（病識の養成）が必要になる．一般的な流れとしては，高次脳機能障害の概要，遂行機能障害の症状，遂行機能障害で生じやすい生活上の困難さ，クライアントの実生活に現れやすい困難さなどについて適宜に資料を用いて具体的にわかりやすく説明する．その際，クライアントを障害に強制的に対峙させて説得するのではなく，クライアントが自分の状態を納得できるように心がけた説明の仕

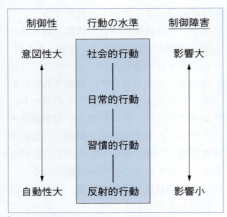

図2 行動の水準と制御性と障害の影響

学習機序に従って，注目が報酬として働けば，不適応・問題行動は増加・持続する．反対に罰として働けば，それらの行動は減るが，欲求不満や落ち込みといった負の感情が生起する．その場合，クライアントと周囲との関係は悪くなる．叱責や非難は気分を不安定にし，混乱を招きやすい．学習機序を理解した上で，実生活での適応的な行動にもきめ細かく注目して，クライアントの主体者意識や効力感を養うことに配慮した接し方が大切になる．

(2) 生活環境への介入

遂行機能障害の状態に合わせて，クライアントが生活しやすいように環境を調整する．実生活での行動の見通しや手順などに混乱が生じないように生活環境を整えて行動を枠づける．実生活で必要な具体的な行動や行動する手順を細分化して順序よく表示する．絵や写真など視覚的に表示した方がわかりやすい（情報の視覚的構造化）．視覚化された情報は具体的で曖昧さがない．また，情報が常に現前しているために，記憶への負荷が少ない．

(3) 家族支援への介入

遂行機能障害の症状は微妙で多彩な場合が多く，他の高次脳機能障害に比べて，家族にはわかりづらい．家族はクライアントの実生活上の困難さを本人の責任とみなして，責めてしまいがちである．当然，クライアントと家族との関係は悪化する．関係の悪化は症状を増悪させる．そのような事態を予防・解消するには，家族への教育が欠かせない．家族に遂行機能障害とそれに伴う実生活上の具体的な影響とそれらへの対応の仕方を助言・指導することが重要になる．また，遂行機能障害の影響は日常的な行動よりも社会的な行動で大きい（図2）．就労などでは職場の関係者への教育

方が大切である．

(2) 心理的な安定への介入

遂行機能障害があると，実生活で行動する見通しが立てられなかったり，うまく行動できなかったり，行動に失敗したりしやすい．その際，クライアントは心理的に不安定になる．状況の理解や見通しが低下すれば不安になる．思ったように行動できなければ欲求不満になる．さらに行動に結果が伴わなければ落ち込む．これらの負の心理状態が発生する機序と対処の仕方へのクライアントに向けた教育的な説明も必要になる．

4) クライアントの環境への配慮

(1) 行動変容への介入

実生活での適応的な行動を増やし，非適応的な行動を減らす介入である．行動は学習機序（馴化・パブロフ・オペラント型学習）に従って周囲との関係で変化する．問題のある行動は実生活で目につきやすい．周囲はそれらに注目しがちである．周囲からの強い注目は行動への強化因子になる．

が必要になる．

> **MEMO 高次脳機能障害のリハに必要な視点**
>
> リハは人間の存在全体に関わる概念である．リハでは，障害それ自体だけではなく，クライアントの存在性への理解と対応が欠かせない．そのためには，人間存在への階層的な視点が欠かせない．脳損傷で脳の解剖学的な構造や血流などの生理機能が障害される（物理的存在）．その結果，感覚や運動といった脳の基礎機能や，言語や認知や記憶や遂行機能などの脳の高次機能が不全になる（生物的存在）．脳の基礎機能や高次機能の不全によって，実生活上の活動が制限され，社会参加が制約される（社会的存在）．それらはクライアントや家族の生き方に影響する（実存的存在）．存在性の各階層には特有の"苦悩"が生じる．それらへの包括的なリハが必要になる．遂行機能障害のリハに際しても，遂行機能障害の回復を基本にしながらも，遂行機能障害に伴う実生活の具体的な能力の不足や行動の問題への対応，またクライアントや家族の抱える心理的な"苦悩"への支持的な対応などが求められる．ともすれば，心理師は自分の専門とする技法にこだわりやすい．特定の技法だけにこだわり続けるリハはクライアントに不利益を与えかねない．どのような技法が適するかを決めるのはクライアントの状態である．クライアントの遂行機能障害の正確な理解を根拠にした技法の適切な選択や組合せ，技法の効果の確認，そして必要に応じた技法の更新を絶えず考えていかなければならない．

2 活用が必要な状況

　遂行機能障害のリハ技法の活用が必要なのは，クライアントが遂行機能障害のために実生活でさまざまな困難さを抱えて苦悩している状況，あるいはクライアントの遂行機能障害のために家族がこれまでの生活を制限されて苦悩している状況である．遂行機能障害への病識を欠く場合，クライアント自身に苦悩する様子はみられないが，家族の抱える苦悩は多大になる．その場合，クライアントと家族との関係が悪化して，実生活上の苦悩は両者共に増大する．遂行機能障害のリハ技法の包括的な活用が必要な状況である．

3 活用のねらい

　遂行機能は前頭連合野（前頭葉背外側面）の機能である．前頭連合野は神経構造的には成熟に時間を要し，神経回路の冗長性が大きい．そのために可塑性が高い領域と考えられている[5]．遂行機能障害の回復や代償には，脳の可塑性を最大限に引き出すことが基本になる．遂行機能障害のリハの技法を活用する際のねらいは以下になる．共通するねらいは行動（以下，思考を含む）過程を明瞭に意識してもらい，それらへの制御を強めることにある．

- 機能の改善には「使う」ことが原則になる．機能は「使わない」と衰える（例：廃用症候群）．遂行機能障害を回復するには，遂行機能の中核である制御に負荷をかけるようにすること．

- 行動する目標を明確化すること．目標を明瞭に意識することで行動を方向づけること．実生活での活動の大半は日々の反復で過剰に学習された習慣的な行動から成り立っている．それらは目標を強く意識する必要のない行動であり，非意識的・自動的に駆動される．行動が状況に強く依存して非意識的・自動的に駆動されると誤りが生じやすい．目標の意識化で行動が状況に依存しにくいようにすること．

- 行動する手順を明確化すること．目標の達成に必要な行動を実行する順序を明瞭に枠づけること．そのために行動する前に，行動する段取りをクライアントに言語的に叙述してもらうこと．叙述はクライアントに応じて口頭あるいは文章で叙述してもらうこと．クライアントの言語能力に制限がある場合には，行動する順

序を絵や写真を利用して視覚的に提示すること．
- 行動した結果を明確化すること．行動はその結果によって修正・効率化される．行動に伴う結果に無頓着であれば，行動は修正・効率化されない．行動の結果を意識的に評価できるように客観化すること．ビデオなどを利用して資料化して検討しやすくすること．
- クライアントの心理状態に配慮すること．遂行機能障害があると，周囲（対人・対環境）との関係がうまくいかない状況に出会いやすい．それらは気分を不安定にする．具体的には，困惑・不安，欲求不満，落ち込みなどが生じやすい．そのような心理状態が生起する仕組みや対処の仕方をクライアントにわかりやすく伝えること．
- 遂行機能障害による実生活への影響を具体化すること．遂行機能障害の症状がどのように実生活の困難さとして現れるかわからなければ，生活環境を調整できない．症状と実生活とのつながりを明らかにすること．
- 家族に遂行機能障害を理解してもらうこと．クライアントと生活を共にする家族に遂行機能障害の症状と実生活で現れやすい影響と対応の仕方をわかりやすく説明すること．またクライアントが示しやすい心理・感情的な反応の機序と対応についても触れること．それらへの解説と対処の具体的なマニュアルを家族向けに作成すること．

> **アドバイス** 制御障害を実生活の影響につなげるリハがポイント
>
> 遂行機能障害の中核は制御の障害にある．制御が障害された場合，言語や認知や記憶など特定の機能自体の低下や喪失ではなく，それらの機能が実行される際の変調として現れる．周囲に合わせて行動するのに必要な機能を適切に協働し統合できないために，実生活の多くの場面で影響が現れる．遂行機能障害のリハでは，① 制御に負荷をかける課題の練習で制御の障害自体を改善，② 他の機能（例：言語）を組み合わせて制御の障害を代償，③ 外的補助手段（道具）を活用して制御の障害を補填，④ 制御の障害に合わせて環境を調整，以上の技法をクライアントの困難さに合わせて適宜に実施しなければならない．また高次脳機能障害，特に遂行機能障害ではリハ効果が概して般化しづらい．般化の乏しさを補うには，病院などでのリハ以外に，クライアントの実際の生活場面でのリハが必要になる．つまり，入院生活は"人工的な生活環境"であり，クライアントの実生活という"自然な生活環境"での生態学的なリハが欠かせなくなる．さらに，制御の障害を改善するために，制御に負荷をかける技法はボトムアップ型のリハであるが，実生活に必要な具体的な行動を獲得する技法は制御以外の他の機能の協働・統合を必要とするトップダウン型のリハになる．クライアントの遂行機能障害の状態や実生活の状況に合わせたリハの展開が求められる．

4 活用する際のコツ

遂行機能障害のリハを開始する前に，高次脳機能障害の概略，遂行機能障害の症状，実生活への影響，そしてリハの狙いと進め方について具体的にクライアントに伝え，納得と同意の上で始める必要がある．クライアントの病識が乏しい場合には，それらについて家族の納得と同意を得ることが大切になる．

遂行機能の中核である制御の障害を改善するには，リハで用いる課題の内容だけでなく，課題の新規性への留意が不可欠である．行動（思考）は繰り返されると自動化する．自動化した行動は遂行機能による制御を必要とせず，意識性が低くなめらかに実行され，主観的には"苦労感"を伴わない．そのような既知化した課題で練習して

も遂行機能障害の改善にはつながらない．制御を伴う課題は高い意識性でたどたどしく実行され，"努力感"を伴う．過剰に制御が必要な課題は"苦労感"を強く伴うために，クライアントは課題に取り組むことを避けようとしやすい．クライアントが課題を実行する仕方や様子に注意して，課題の既知性と新規性をきめ細かく調整する必要がある（図2）．

　機能を改善するには，その機能を「使う」必要がある．「使う」仕方はクライアントが自発的に「使う」ように支えるか，あるいは「使う」ことを強制するかに大別できる．機能の効率的な改善には，機能の自発的な使用が重要である．そのためには，クライアントの遂行機能障害の状態に合わせてリハ課題の内容と水準を設定することが大切になる．

　遂行機能障害を回復または代償するには，ある特定の技法だけで介入するよりも，いくつかの技法を組み合わせた治療パッケージを構成して介入する方が効率的で効果的である．

文献

1) 坂爪一幸：各障害の診断とリハビリテーション―⑥遂行機能障害・アパシー．高次脳機能障害のリハビリテーション―実践的アプローチ―，第3版，本田哲三編，医学書院，東京，144-168，2016
2) Levine B, et al：Rehabilitation of frontal lobe functions. Cognitive Neurorehabilitation；Evidence and Application, 2nd ed, Stuss DT, et al eds, Cambridge University Press, New York, 464-486, 2008
3) Folden D：Frontal lobe function. Clinical Neuropsychology；A Pocket Handbook for Assessment, 3rd ed, Parsons MW, et al eds, American Psychological Association, Washington DC, 498-524, 2014
4) 坂爪一幸ほか：遂行機能障害の認知リハからみた遂行，注意，および記憶の関係．認知リハビリテーション2001．認知リハビリテーション研究会編，新興医学出版社，東京，81-88，2001
5) 坂爪一幸ほか：遂行機能障害の認知リハビリテーション―制御障害への治療介入と改善機序の検討―．高次脳機能障害のリハビリテーション Ver.2，江藤文夫ほか編，医歯薬出版，東京，260-264，2004

4）社会的行動障害のリハビリテーション

山口加代子

Key word 社会参加／自己肯定感／二次症状／環境調整

要点整理

- 社会的行動障害の出現率は高く，社会参加や就労に大きな支障を及ぼす．
- 家族は社会的行動障害に対して，最も強い負担感を感じている．
- 社会的行動障害のリハビリテーションにおいては，生物—心理—社会モデルでのアセスメントが必要である．
- 支援対象は，クライアントや家族，所属する集団にわたり，カウンセリング，心理教育，認知行動療法などの技法の習得が必要である．

1 技法の手続き

1）アセスメント

社会的行動障害を引き起こす主な脳部位は，前頭葉の眼窩面，前頭前野内側部，大脳辺縁系とそれらのネットワーク[1]であり，これらの脳部位の損傷により，感情や欲求の制御が困難になる．また，これらの脳部位は「社会脳」といわれ，これらの脳部位の損傷で，相手を気遣ったり，社会的状況を理解した上で振る舞ったりすることが困難になる．右大脳半球損傷では，非言語的コミュニケーションの読み取りや表出，情報の統合が困難になることもあるため，人間関係に支障を生じることが少なくない（図1）．

脳に損傷を負うと感覚過敏が生じることもある．感覚過敏が生じたクライアントは些細な環境音に苛立ちやすい．また，脳損傷に伴いに生じた麻痺，しびれ，痛み，疲労しやすさといった身体の変化は，感情コントロールの閾値を下げる．

また，多くのクライアントは認知機能の低下に伴う自己不全感だけでなく，仕事や収入，居場所やそこでの人間関係などの喪失に伴う喪失感，将来に対する不安，以前とのギャップを感じることで生じる葛藤を感じている．高次脳機能障害者の6割に見られる自己意識性の障害[2]は，自分で自分の障害が認識できないという障害であり，障害に気づかない本人と，障害に気づく周囲との間に軋轢が生じることが少なくない．家族も多くのストレスを抱え，当事者の心理面に寄り添うことが困難なこともある．

まずは，脳の損傷部位，身体的要因や心理的要因，家族との関係や所属している集団，あるいは物理的環境などの環境要因，などがどう関与しているのかをアセスメントする（表1）．

2）心理教育

社会的行動障害のメカニズムが整理されたら，クライアントと家族に，そのメカニズムをわかりやすく伝える．ほとんどのクライアントに注意障害が生じていることが多いため，できるだけ少ない情報に絞り，図に描いて説明する（図2）．さらに，クライアントの記憶障害にも配慮し，クライアントがその図を持ち帰り再度見ること

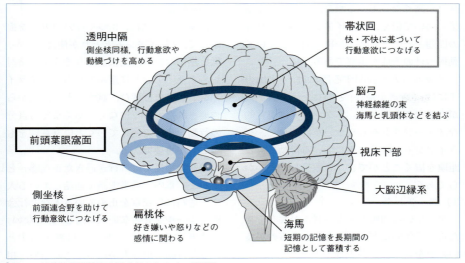

図1 社会的行動障害を引き起こしやすい脳部位

表1 社会的行動障害のメカニズム

クライアント要因		環境要因
損傷部位	：前頭葉眼窩面，前頭前野内側部，大脳辺縁系，右大脳半球	空間：刺激の多さ，人ごみ，狭い部屋，明るすぎる照明
身体面	：麻痺，しびれ，痛み，体調不良，疲れ，睡眠不足，便秘，神経疲労	音　：騒音，空調などの環境音，動物の鳴き声，バイクや車の音
認知面	：失語症，注意障害，記憶障害，遂行機能障害，左半側空間無視，感覚過敏，行き過ぎた正義感，こだわり	人　：子どもの泣き声，女性の甲高い声，一度に多くを伝える人，マイペースな人，社会的規範を守らない人，家族，理解のない職場
心理面	：不全感，喪失感，混乱，不安，抑うつ，防衛，プライドの傷つき	
	など	など

　で，伝えられたことを思い出せるように配慮する．

　クライアントは自分が責められているのではなく，脳損傷のせいで，自分の感じ方や反応の仕方が変化したことを知ることが重要である．人格が障害されたわけではなく，脳の機能のせいだと知ることで気持ちが楽になり，自尊心が復活する．さらに，家族も安心する．

　しかし，その行動の結果として，家族が困っているとか，糖尿病や脳血管障害のリ

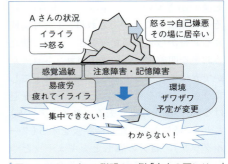

図2 メカニズムの説明の一例「氷山の下には…」「そして，その結果」

4) 社会的行動障害のリハビリテーション

スクが高くなっているなど，生じている結果について伝え，クライアントが自分自身の問題としてとらえ，一緒に対処していく動機づけの形成が重要である．

メカニズムを説明する際には，「氷山の下には」「地雷を踏む」といったメタファーが有効なことがある．メタファーは視覚的なイメージを共有しやすいだけでなく，クライアントが自分に生じている行動に対し距離を置くことができ，客観視しやすいからである．

3）コーチング

生じている問題のメカニズムが共有できたら，具体的にどういう方法を取るのが良いのかをコーチングする．

意欲発動性の障害に対しては，日課を決め，決まった時間に起き，新聞を取りに行く，植木に水をやる，などごく簡単な活動を日課に組み込む．欲求がコントロールできず，コンビニエンスストアを見るたびに店に入ってしまい，必ず何かを買ってしまうとか，ひと月に使える生活費を考えずお金を使ってしまうクライアントには，買った際に必ずレシートをもらい，1日分貯めてノートに貼ることで視覚化する．分厚くなったレシートを見たり，貯めたレシートを1ヵ月分計算して，初めて，自分がお金を使い過ぎていることに気づく人もいる．そこで気づくことができれば，1ヵ月に使えるお金から必要経費を引き，一日に使えるお金を明確化する．感情のコントロールができにくくなっている人には，怒ってしまうきっかけを見つけ，そのきっかけを避ける，その場から立ち去る（タイムアウト）ことや，怒りを感じたら深呼吸をする（クールダウン），自分の胸もとをギューッとつかんでスーッと離す，ゆっくり3数えるなど，クライアントが取れそうで，効果的な行動を提案する．

提案する際には，3つくらいの方法を提示して，クライアントとどれが使えそうか，抵抗感がないか，効果がありそうかを検討し，クライアントに選んでもらう．クライアントが自分で選び，試すことで，人から強要されたものではなく，あくまでも自分の行動を自分で変えていくという意識をもつことが重要である．

前頭葉損傷では「行き過ぎた正義感」と言って，車内で携帯電話で通話している人や，通路に自転車を止めている人など社会的なルールを守らない人に対し「許せない」と注意する，止めてある自転車を倒すといった行動に出る人がいる．その結果，相手に殴られたり，警察沙汰になることもあり，取っている行動が「正しい」と思っているクライアントを説得するのは困難である．むしろ，その行動をとることで生じる不利益について伝える方がクライアントの行動変容につながりやすい[3]．

いずれの場合も，少しでも行動変容が生じれば，それを言語化・明確化し，クライアントが自分の問題に取り組むことを励まし，1回でもうまくいったらともに喜び，クライアントがその行動を続ける事で生じる成功感を味わえるように支援する．記憶障害が重いクライアントの場合は，「○○表」など成功したことを記録に残し（視覚化），成功回数が増えていくことを目で見てわかるようにする．

4）環境調整

高次脳機能障害が重篤であればあるほど，環境調整が必要になる．また，高次脳機能障害が重篤でなかったとしても，その環境下で社会的行動障害が生じるのであれば，早期から環境を調整することで失敗体験を重ねないような配慮（エラーレス・

ラーニング）が必要である．

| MEMO | エラーレス・ラーニング（無誤謬学習）

　記憶障害が生じると，なぜ失敗したかが記憶に残らず，同じ間違えを繰り返しやすい．また，失敗したという陰性感情だけが残ることで，取り組み意欲が弱くなることもある．このため，高次脳機能障害が生じているクライアントに対しては，早期から失敗させず，適切な行動をとれるように支援していくことで，取り組み意欲を損なわずに適切な行動を習得させていく方法をエラーレス・ラーニングという．

　環境調整にあたっては，クライアントの高次脳機能障害を念頭に，問題行動が生じる空間や刺激量，活動内容やその種類，変化や新奇性などを調整していく（構造化）．
　前頭葉損傷，特に右前頭葉損傷では新奇な刺激に対処するのが苦手になる．記憶に障害があれば，新しい情報や変化を覚えることや思い出すことが困難になる．新しい刺激に戸惑ったり，やり方を思い出せないことで生じるイライラや思い出せない自分に対する不全感から感情爆発や抑うつ感を高めるクライアントも少なくない．したがって物理的環境として，居場所や物の置場所を一定にするだけでなく，日課を一定にするという「ルーティンの構築」やかかわる人を一定にすることが環境調整として必要になる．
　例えばある人を見るとイライラするのであれば，その人の姿が見えない場所で仕事をする，コンビニエンスストアを見ると入って買い物をしてしまう場合にはコンビニエンスストアがない道を通所経路として選ぶなど，社会的行動障害を誘発する引き金（トリガー）を避ける，といった環境調整が必要である．
　自分の行動が問題だとわかっていても，衝動的に行動してしまう人には，他者の声かけや手掛かりの提供が必要なこともある．例えば，高次脳機能障害が生じたクライアントの多くに生じている脳を使うことで生じる神経疲労は，クライアント自身が自覚しにくい症状である．したがって，多くのクライアントは神経疲労が生じていることに気づかず，神経疲労の蓄積でイライラしていることにも気づいていない．クライアントに神経疲労が生じていると判断された際に，「休憩しましょう」と休憩室に誘導したり（行動的介入），「お水飲みましょうか？」などと声をかける（声かけ）．心理教育によって，その対応が共有できていれば，「リマインダーを見ましょう」と声をかけ，「イライラしたら深呼吸」と書いてあるリマインダーを見ることを促すことで，暴言や暴力を予防できることもある．
　声かけや手がかり，リマインダーは，心理師が一方的に提供したり，作成したりしたものでは何の意味もない．あくまでも，行動のメカニズムと対処方法についての合意がクライアントとなされていないと功をなさない．合意のもとで，それでうまくいったという経験や，努力しているクライアントに対する肯定的なメッセージ（ポジティブフィードバック）により，その経験が強化され，有効な手段となっていく．そして，それが内在化されていくと，自分で自分に教示する（自己教示法）ようになり，行動的介入や声掛け，手がかり，リマインダーがなくても自己コントロールが可能になることもある．クライアントが環境調整を受け入れられるためには，心理師とのラポールと，自分の問題を理解し対処しようとする動機形成が何よりも重要であり，それを具現する心理教育が早期から必要である．
　人的環境調整としては，クライアントが発症前には何でもなかった人的刺激にうま

表2　アプローチ一覧

外的アプローチ
環境調整（生活基盤・空間・物・時間・人） 　構造化・ルーティンの構築・引き金を避ける 　リマインダー 　人（関わる人や対応の統一・行動的介入・声掛け） 　家族に対する心理教育・コーチング 　コンサルテーション 精神科との連携

内的アプローチ
心理教育 コーチング 自己教示法 認知行動療法 リラクゼーション マインドフルネス瞑想法

く対応できなくなったことを家族や支援者に伝え，社会的行動障害が生じにくい関わり方を提案する．

　家族や支援者はクライエントに対し陰性感情を生じさせていることも少なくない．多くの場合，クライエントは家族に対し社会的行動障害を発現させる，あるいは激化させることが多い．家族はクライエントの社会的行動障害に疲弊するだけでなく，以前のクライエントと比べ，喪失感や発症したことに対する怒りや自責の念を感じたりすることもある．このような感情に対応せずに，対応を助言するだけでは，さらなる負担を家族に強いることになる．まずは家族や支援者に対する心理的サポートが必要であり，家族や支援者の負担感，不全感，陰性感情などを否定せずに共感的に理解するとともに，生じているメカニズムに対する心理教育と，具体的な対応を提案するコーチングが必要である．

　家族や支援者に対しても，「フリーズした時には声をかけない」「火に油を注がない」といったメタファーを含むわかりやすいキャッチフレーズが有効なことが多い．このようなキャッチフレーズは家族や支援者が現象やメカニズムを理解しやすいと同時に，クライエントにかかわる時に想起しやすく，自己教示しやすいからである．

　また，クライエントは経済的不安や復職に対する不安や葛藤などを抱えやすい．社会的行動障害の背景に，これらによる情緒不安定があることもある．したがって，生活基盤に対する支援が必要であり，ソーシャルワーカーなどと連携し，少しでも情緒的安定が図れるような環境調整も必要である（表2）．

5）認知行動療法

　脳損傷者の約半数に「不安，抑うつ，過敏性，他者への不信，絶望感，無気力，怒り，恐怖心，社会的ひきこもり」[4]といった二次症状が生じる．これらの脳損傷を負ったことで生じる心理状態に対しては，認知行動療法が必要になる．しかし，その場合も，クライエントの認知面，すなわち注意力や記憶力の低下に配慮し，極力，情報を絞り，わかりやすい図の提示が有効である．

　認知行動療法の基本モデルでは，環境，認知，気分・感情，身体，行動といった切り口で整理することが多いが，それでは高次脳機能障害が生じたクライエントには情報が多すぎることが多い．情報を絞るとともに「きっかけ」「頭の中」「行動」といった抽象度の低い言葉の方が理解しやすいことが多い（図3）．頭の中に浮かぶ自動思考を書き出し，その思考が生じた際の対処方法を共に考え，記載したものをノートの表表紙の裏に貼る．自室の壁などにも貼り，記載したものがすぐ見られるようにしておく．記載したものを頻回に見ることで自分の自動思考に陥らず，適正な行動をとることができるように支援する．

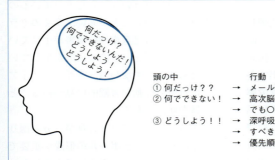

図3 「Bさんの頭の中」

6）コンサルテーション

環境としての学校や職場などの社会参加先に対してはコンサルテーションが必要になる．クライアントの状況を一方的に伝えるだけでなく，社会参加先の状況についてもアセスメントした上で，必要な対応について理解を得ていくことが重要である．

クライアントが社会参加先で安定して過ごせるために，そして社会参加先が安心してクライアントを支援できるために，物理的・人的環境調整を含めたコンサルテーションが必要である．

7）精神科との連携

幻覚や妄想，気分障害，攻撃性が強まった場合などには，精神科の治療が必要になる．その場合は，クライアントに精神科受診を勧めることになるが，勧める際にもクライアントとの信頼関係が重要である．

クライアントと家族に対しては，精神科受診に対する心理的ハードルを下げることが時に必要である．そして受診が決まれば，受診が必要と判断した理由と心理師の方針を簡潔に記載した情報提供書を作成し，クライアントが受診理由をうまく説明できなくても，生じている問題や受診の意図が正確に伝わるような支援も必要である．

表3 社会的行動障害

- 依存性・退行
- 欲求コントロールの低下
- 感情コントロールの低下
- 対人技能拙劣
- 固執性
- 意欲・発動性の低下
- 抑うつ
- 感情失禁

活用が必要な状況

2001年から実施された高次脳機能障害支援モデル事業の調査によると，社会的行動障害に当てはまる症状が一つ以上ある者は81％と高率であった[2]．社会的行動障害とは，依存性・退行，欲求コントロールの低下，感情コントロールの低下，対人技能拙劣，固執性，意欲・発動性の低下，抑うつ，感情失禁（**表3**）[2]などである．ここからわかるように，高次脳機能障害は，注意，記憶，遂行機能といった認知障害だけでなく，パーソナリティの変化や，意欲，欲求，感情の制御が困難になることで，社

会適応が困難になる障害である．

　また，医学的属性が同等の2群を比較したところ，入院中に高次脳機能障害と診断され認知リハビリテーションなどの支援を受けた群と，支援を受けずに社会に出てから支援につながった群では，就学・就労率が，受けた群51%，受けなかった群17%と大きな差が見られた．支援を受けた群では「感情コントロール」と「対人技能拙劣」が有意に低く，受けなかった群で社会的行動障害が社会参加の大きな支障となることが明らかであり，社会参加を支援するためには，社会的行動障害に対するリハビリテーションが必要である．

　また，家族は社会的行動障害に強い負担感を感じている．負担感の1位は気性の激しさ，2位は自己中心性，3位は攻撃性である[5]．「社会的行動障害あり」の人の家族の3割に中度以上の抑うつが見られたという報告もあり，クライアントだけでなく家族や所属する集団に対する心理教育やコーチング，コンサルテーションが必要である．

3 活用のねらい

- 社会的行動障害を軽減することで，社会参加を可能にする．
- 社会的行動障害による自己不全感を軽減し，自己肯定感を高める．
- 社会的行動障害ゆえに生じている家族の陰性感情や困難を解消する．
- 家族関係の改善により家族のクライアントに対する支援力を高める．
- クライアントと家族の well-being を具現する．

4 活用する際のコツ

　社会的行動障害が生じているクライアントは，自分がどういう行動をとっているのか自覚していないことが多い．多くのクライアントには自己意識性の障害が生じている．また，否認という防衛反応が生じていることもある．すなわち，多くのクライアントは自分の行動を客観的に見つめることが困難な状況にある．

　まずは，クライアント自身が自分の困り感が語れるような**ラポールの形成**が重要である．このラポールの形成には**カウンセリング**の技術が極めて有用である．この人に話したいという思いが生じることで，それまで言語化できなかった脳損傷後の変化を語ってくれることが多い．まずは，クライアントの思いを共有し，アセスメントを提案し，心理教育によりクライアントが自分に生じている問題を理解できるよう支援する．その際に認知障害が生じているクライアントには，**視覚化**が有効なことが多い．

　情報を提示・提案する際には，一方的に提示・提案するのではなく，クライアントの認知障害や生じているメカニズムを正確に理解した上で，その人に合わせた提示・提案をするのがコツである．クライアントの能力だけでなく，クライアントの生活史や価値観，プライドなどについての理解があってはじめて，クライアントが納得できる提示・提案ができる．このため，的確な神経心理学的評価と臨床心理学に基づくその人を全人的に理解する力，クライアントの状態に合わせて適切な技法を選択するための技法についての知識と，技法を実行するための技術が必要である．常に，伝えられたクライアントがどう思うか，クライアントがその情報を理解し，受け入れられるかに配慮しながら，クライアントに合わせた情報提供や心理教育，コーチング，環境調整などの提案を行うことがコツである．

5 実践例

　Wさんは50歳代半ばの独身男性である．仕事中に高所から落下し，脳挫傷を負い，高次脳機能障害となった．日中は地域の活動ホームで過ごしていたが，そこで他の利用者に怒鳴ってしまうため，活動ホームが困っていた．地域からの相談を受けてWさんの評価を行ったところ，重篤な記憶障害があるものの，注意障害はさほど重くなく，単純反復作業であれば正確に時間をかけずできること，音に対する感覚過敏があり，特に女性の甲高い声で苛立つ，職人気質の上に行き過ぎた正義感が生じており，きちんと作業をしていない人に対し許せない気持ちをもっていること，がわかった．活動ホームからWさんの活動内容や行動の様子を詳しく聞き取ると，① 日々のスケジュールが一定でなく，日によって突然の変更が多い，② 活動場所が1階や3階，ポスティングなど外での活動もあるが，場所はその日ごとに指示される，③ 作業時間は比較的怒鳴ることが少ないが，朝礼や終礼など，全員が集まる時間には激しく怒鳴ることがわかった．

　Wさんに対しては，行動障害のメカニズムを伝え，イライラした際はその場を離れる，静かな場所に行く（タイムアウト・クールダウン）ことや，そこで，深呼吸を5回して戻ることをコーチングした．

　また，Wさんにコンサルテーションと環境調整の内容について了解を取り，活動ホームにWさんの評価結果を伝えるとともに，環境調整として，以下の3つをコーチングした．① 日々のスケジュールを極力一定にし，視覚化する．② 活動場所も一定にし，気になる人が目に入らず，女性の声が聞こえにくい場所として，部屋の隅にパーテーションで仕切った空間を作り，女性の声に反応しないためにイヤホンで好きな音楽を聴きながら作業する．③ 朝礼や終礼には参加せず，その代わり利用者がいない部屋の掃除をする．さらに，精神科医受診を勧め，イライラについて相談したところ，イライラを和らげる薬が処方され服用するに至った．

　これらの結果，Wさんは怒鳴らなくなり，静かに作業を続け，利用者がいない部屋をきちんと掃除することで，他の利用者から感謝されるようになった．

文献

1) 先崎　章ほか：社会的行動障害への精神心理学的アプローチ・治療．J Clin Rehabil 18：1087-1093, 2009
2) 中島八十一：高次脳機能支援モデル事業について．高次脳機能研究 26：263-273, 2006
3) 阿部順子：チームで支える高次脳機能障害のある人の地域生活：生活版ジョブコーチ手法を活用する自立支援．蒲澤秀洋監修，中央法規出版，東京，68-78, 2017
4) Prigatano GP ほか：脳損傷のリハビリテーション―神経心理学的療法―，医歯薬出版，東京，41, 1988
5) Hall KM, et al：Family stressors in traumatic brain injury：a two-year follow up. Arch Phys Med Rehabil 75：876-884, 1994

5) 言語・コミュニケーション障害の リハビリテーション

飯干紀代子

Key word 失語症／右脳損傷によるコミュニケーション障害／生活／心理的支援

要点整理

- 脳の言語野を中心とした領域の損傷や機能不全で，言語・コミュニケーション障害が起こる．生得的・後天的に様々な障害があるが，本項では，他項と重なりの少ない，失語症と右脳損傷によるコミュニケーションに絞って述べる．
- 言語・コミュニケーションの障害は人が人らしく生きる根幹に起こる不具合であり，日常・社会生活を送る上で大きな支障を生じ，それまでの人生が一変する．自分の考えや気持ちを言葉によって他者と分かち合うことができず，心理的な落ち込みも極めて大きい．
- 言語・コミュニケーション障害を適正に評価・理解し，他職種と協働して，その人の生活や人生を視野に入れた息の長いリハビリテーションや支援が必要である．

1 技法の手続き

1) 言語・コミュニケーション障害とは

コミュニケーションとは，複数の人間が，それぞれの持っている情報や用件，あるいは感情を，互いに伝え合い共有することである．社会を形成して他者と共存して生きる私たちにとって，コミュニケーションはツールとして欠かせないだけではなく，人としての存在の根幹であるともいえる．

コミュニケーションは「言語」だけで行われるものではなく，アイコンタクトやジェスチャーなどの「非言語」や，声の高さ・イントネーションなどの「準言語」も，時には「言語」以上に強いメッセージを放つ．しかし一方で，多くの情報を細部にわたって効率よくやりとりできるのは「言語」であることも確かである．

脳の言語野を中心とした領域の損傷や機能不全で，言語・コミュニケーション障害が起こる．言語・コミュニケーションの障害は生得的・後天的にさまざまな種類があるが，本項では，他項と重なりの少ない，失語症と右脳損傷によるコミュニケーションに絞って述べる．

(1) 失語症

・**定義**：失語症とは，大脳の言語に関わる部位（言語野）が脳血管障害などにより損傷を受けて起こる言葉の障害である．単に「話すこと（発話）」ができなくなるだけでなく，「人のいうことを聞いて理解する（聴覚的理解）」「書かれたものを読んで理解する（視覚的理解）」「字を書く（書字）」といった，言語の4つの機能のすべてに，何らかの低下がみられる．原因疾患で最も多いのが，脳血管障害（脳梗塞や脳出血）であるが，交通事故や災害による頭部外傷，脳腫瘍，脳炎などの感染症によっても起こる．

・**失語症タイプと病巣，特徴的な言語症状**：さまざまな観点からの分類が提唱されているが，我が国で最も用いられているのは，古典分類と呼ばれるタイプ分類[1]であり，

表1 代表的な失語タイプと症状

失語タイプ		
ブローカ失語	病巣	左中心前回とその前方領域
	主な症状	発話開始に努力を要す,たどたどしい非流暢な自発話 言いたいことが喉まで出かかっているのに出てこない(喚語困難) 言いたい言葉とは別の言葉が出てしまう(錯語) 聴覚的理解,視覚的理解は比較的保たれるが,書字は障害される
ウェルニッケ失語	病巣	病巣は,左上側頭回後半部あるいは後1/2から1/3の領域
	主な症状	発話開始に努力やためらいがなく,流暢な発話で,どちらかというと多弁 助詞・助動詞・代名詞などが多く,意味のある語が少ない(空言語) 錯語が頻発して外国語を話しているような発話の場合もある(ジャルゴン) 聴覚的理解も障害され,重度では相手の言葉が全く理解できないこともあり
伝導失語	病巣	左下頭頂葉から側頭葉で,特に縁上回が重要
	主な症状	発話は流暢で,複雑で正しい文法構造の長文を話せる 誤りに自分で気づき,正しい語を話そうと試行錯誤する(接近行為) 聴覚的理解,視覚的理解は日常生活の範囲では問題なし 書字も障害されるが,文章が書けることも多い
全失語	病巣	大脳の広範囲
	主な症状	言語の全ての機能が重度に障害 聴覚的理解では「目を閉じてください」といった単純な指示にも従えない 発話は意味不明で不明瞭な音の羅列となることが多い 読解,書字も困難
失名詞失語	病巣	特定されず
	主な症状	失名詞が主症状.様々なタイプの失語が回復して,このタイプになることが多い 発話は流暢で長文を話せるが,言いたいことが出てこず代名詞で置き換えたり,違う言い方で補ったりするため,回りくどい話になる(迂言) 聴覚的理解,視覚的理解,書字は,軽度低下

失語症を引き起こしている大脳の病巣との対応性が高いと言われている.表1に,代表的な失語症タイプと特徴的な言語症状を示す.なお,同じタイプであっても症状には幅があることを理解しておく必要がある.

(2) 右脳(劣位半球)損傷によるコミュニケーション障害

・定義:大脳の左右半球は構造的にも機能的にも非対称であり,右利き者の場合,左半球が言語の理解・表出のような分析的処理に優れ,右半球はプロソディの処理や語用論的機能を担っている.失語症と同様,脳血管障害(脳梗塞や脳出血),交通事故や災害による頭部外傷,脳腫瘍,脳炎などの感染症によって起こる.

・特徴的な言語症状:コミュニケーション場面において,質問の意図から外れた答えが返ってくる,たとえ話やユーモアが通じない,一方的に喋る,表情や感情表現が紋切り型である,などが特徴的である.第一印象から違和感を覚えることが多い.表2に,代表的な言語症状を示す.なお,右脳(劣位半球)損傷では,これらの言語の問題に加え,視空間認知,注意,運動の維持,感情などの症状が合併していることが多く,言語・コミュニケーション障害をさらに複雑にしている.

2) 評価

(1) インテーク(初回面接)およびスクリーニング

主訴,現病歴,既往歴,社会歴など,通常の問診と同様の内容であるが,社会歴の中でも教育歴と職歴は必ず確認する.訓練

表2 右脳（劣位半球）損傷のコミュニケーション症状

症状	具体例
話題の中心的テーマを把握できない	・話のポイントを見失う，話の一部しか理解しない ・テーマを絞って話せない，話があちこち枝葉に飛ぶ
字義的でない意味を推論できない	・ことわざ，慣用句，比喩的表現，ユーモア，皮肉，風刺，間接的要求などがわからない
会話場面の雰囲気への感受性が低い	・相手の感情への気づきや配慮に欠ける，会話のテンポや間合いが不自然 ・唐突に喋り出す，一方的に話し続ける
プロソディーの意味を理解できない	・アクセントやイントネーションによる感情表現，強調や疑問をくみ取れない ・感情のない平板な話し方をする
会話技術が拙劣である	・話し手と聞き手の間にある前提知識が共有できず，前提を省略しすぎて何の話か分からない，あるいは細かく説明しすぎてくどくなる ・突然，無関係の話を始める ・会話が逸れたり途切れたりした際，修復しようとする努力がない ・相槌やコメントがない ・話し手と聞き手の，適度な役割交代がない

表3 失語症のスクリーニング項目

項目	具体例
自発話	「お名前は何ですか」「ご気分はいかがですか」
聴覚的理解	「手を挙げてください」「奥さん（付添者）はどこにおられますか」
呼称	「これは何ですか」鉛筆・爪切りなどを示す
復唱	「繰り返して言ってください」雨・とうもろこし・空が青いなど
系列語	「数を数えましょう」1から10まで
音読	「これを読んでください」鉛筆・爪切り（漢字・仮名両方で）
視覚的理解	「この字はどれのことですか」音読カードと物品を対応させる
書字	「お名前を書いてください」

内容の難易度や，目指すべきゴールを設定するために欠かせない情報である．脳の言語領域は利き手によって異なり，失語症の症状の出現や回復度合いに影響するため，利き手の確認も大切である．

＜失語症＞：表3に示すようなスクリーニング検査を行う．言語の4側面について，物品や文字カードを使って10分程度で概略を掴む．得られた結果から日常生活でのコミュニケーション能力について推測する．

＜右脳（劣位半球）損傷によるコミュニケーション障害＞：主訴，現病歴，既往歴，社会歴など，通常の問診テーマを用いた半構造化面接を行い，表4[2]に示すような6つの指標について5〜7段階で評定し，コミュニケーション障害の全体像を掴む．

(2) 総合的検査

＜失語症＞：スクリーニングで言語機能に何らかの障害を認めた場合，総合的な検査を行う．我が国で最も多く使われているのが，1975年に日本失語症学会（現高次脳機能障害学会）によって開発された標準失語症検査 Standard Language Test for Aphasia（SLTA）[3] である．言語の4側面と，「計算」について，26の下位検査で総合的に評価する．所要時間は60〜90分である．結果はプロフィールで示され，非失語症者群，重症度別（軽度・中等度・重度）の失語症者群の基準値と比べることができる．

＜右脳（劣位半球）損傷によるコミュニケーション障害＞：我が国で，この障害を評価する標準化された検査はない．既存の検査

表4 右脳（劣位半球）損傷によるコミュニケーション障害の会話分析のための指標

	1	2	3	4	5
内容の適切性	ほとんどが不適切	…	ある程度適切	…	適切
内容の保持	ほとんど保持できず	…	ある程度保持	…	保持
ユーモアの理解	ほとんど理解できず	…	ある程度理解	…	理解
話の構成	バラバラで理解できず	…	ある程度理解	…	わかる
発話量	非常に少ない 非常に多い	…	ある程度適切	…	適切
プロソディー	平板	…	ある程度あり	…	適切

（文献2）より引用一部改変）

の一部を用いる，患者に応じた評価基準を作るなどの工夫が必要である．例えば，SLTAの4コマ漫画や，新聞の短いニュースを使って話のテーマや筋道，ユーモアを理解できるかをみる，ことわざや慣用句の意味を問うて隠喩の理解をみる，などである．併せて，言語機能の障害の有無を確認するために上述のSLTAを行うことも欠かせない．

3）支援

言語・コミュニケーションのリハビリテーションには，① 直接的訓練，② 実生活への応用的訓練，③ 心理的問題への対応，④ 家族への支援，の4つの軸があり，発症からの時期に応じて，どこに主軸をおくべきか考慮しながら支援を進める．このうち，① 直接的訓練については基本的には言語聴覚士が担当することになる．心理師は ② 実生活への応用的訓練，③ 心理的問題について，必要に応じて分担することになろう．

（1）急性期（発症直後から1ヵ月弱）

ほとんどの場合，意識障害があり全身状態が不安定で再発リスクも高いため，医学管理下に置かれる．ベッドサイドで短時間，会話や言語機能のスクリーニングを行い，どのようなコミュニケーション手段が使えるかを見極め，家族やスタッフと共有する．全身状態が安定したら訓練室での訓練となる．短い文で，ゆっくりと，明瞭に話しかける．質問に答えが返ってこない時は「はい・いいえ」で答えられる形で質問する．症状の日内変動が大きいので時間を変えて行うことも有効である．本人は，まだ自分に起きたことが完全に理解できていない状態にあり，受容的な態度で，信頼関係を築くことが重要である．

（2）回復期（発症後1～6ヵ月）

全身状態が安定し，機能回復を目指して回復期リハビリテーション病棟などで集中的な言語訓練を行う時期である．訓練効果が最も期待できる反面，自分の失語症状を自覚して，喪失感や将来への不安を抱くことも多い．以下，失語症と右脳（劣位半球）損傷によるコミュニケーション障害に分けて，代表的な訓練方法を述べる．

＜失語症＞：総合的検査で得られた結果を分析して，一人一人に応じたオーダーメイドの訓練を行う．認知神経心理学的モデルに基づいた語彙の訓練，マッピングセラピーなどの構文訓練，音読・読解・書字などの文字訓練を，言語聴覚士と1対1で，

ほぼ毎日行う．必要に応じてグループ訓練や自習も取り入れる．獲得した言語機能を生活で活かすための実用的コミュニケーション訓練，例えば PACE や会話訓練なども併用する．また，本人が抱く喪失感や不安を受け止め，支え続けていくことも，この時期の重要な責務である．

＜右脳（劣位半球）損傷によるコミュニケーション障害＞：検査で障害のみられた症状に対して，まずは個別で訓練を行う．推論能力の改善に向けては，漫画や情景画を見せて説明を求める訓練，不合理な話を読ませて矛盾点を問う訓練，2つの単語の類似点を問う訓練などがある．まとまりのある発話に向けては，長文を読んで要約する，趣味や旅行などについて端的に話す，順番をバラバラにした4コマ漫画を適切に並べて説明するなどの訓練がある．一方的に話す態度の改善には，ロールプレイングやグループ訓練などがある．

(3) 維持期（発症後6ヵ月以降）

機能回復が緩やかになる時期である．自宅で暮らしながらデイサービスや患者の交流会などに通う，介護老人保健施設で訓練を受けるなど，間欠的な訓練・支援が継続される．

回復期に獲得した能力を長期に維持し，その人らしい生活の質を支えることが主な目的となる．言語・コミュニケーション機能は長期にわたって緩やかに回復するので，適度な訓練を継続しながら，生活の場での実用的なコミュニケーションをさらに拡大し，社会参加につながるような働きかけをする．当事者団体である患者会や，各人に応じた趣味の会などへの橋渡しをするなど，人生の幅を広げる手助けが重要である．

その人らしい生活は，それぞれによって異なる．発症前の生活，家族とのエピソード，本人の性格や価値観を聴取しながら，これからの人生をどう構築するか共に考えることが大切である．また，言語機能は生活が不活発になると確実に低下する．定期的なフォロー体制やいつでも連絡できる関係性を保っておくことも重要である．

> **アドバイス** 失語症の人に 50 音表は NG！
>
> 50 音を一枚のボードに書いてひらがなを一文字ずつ繋いでいく方法は，失語症には適さない．なぜなら，失語症では日本語の 50 音体系そのものに不具合が生じている場合が多いからである．

2 活用が必要な状況

1）失語症や右脳損傷によるコミュニケーション障害の出現頻度

日本における失語症患者の総数については，1997 年の厚生労働省健康政策局の報告に 33 万人という記載がある．その後の調査では障害区分が「聴覚・言語障害」と括られ，2016 年は 343 万人とされているが，そのうちの何名が失語症者かは不明である．ただ，米国（人口は我が国の 2.5 倍）が 100 万人以上，英国（人口は我が国の 1/2）が 25 万人であることを考え合わせると，現在の日本の失語症患者数は 1997 年の 33 万人を大きく上回っていることが推測できる．失語症患者は 30～50 歳の働き盛りの男性が多い（約 8 割）．また，失語症者の就労率は他の障害の 12% と比べると 8% と非常に低く[4]，これは失語症という障害の特殊性が就労に困難をきたしていると考えられる．

右脳損傷によるコミュニケーション障害の患者数については，ほとんど調査報告がない現状であるが，失語症の出現率とほぼ

同じであろうという主張がある．

2）心理面および家族が抱える問題

　急性期・回復期・維持期の全期を通して重要なのが心理的サポートである．本人は発症前まで，ごく当たり前に言語を使い，言語を介して人との繋がりや社会での役割を果たしてきた．それらが唐突に失われる．無念さと苦悩は計り知れず，抑うつや意欲低下など心理的な問題を抱えることも少なくない．自分の意思や感情がうまく表現できないために，気持ちが焦ったり，落ち込んだり，気兼ねしたりといった心理状態になる．本人はそれらを明確な「言語」で表現することができず，それがさらに苦悩を深くする．時には自暴自棄になって生きる意欲を失い，希死念慮や自殺企図がみられる場合もある[5]．

　一方，右脳（劣位半球）損傷によるコミュニケーション障害の場合，自分の症状に対する気づきが薄いため，集団に溶け込めず孤立したり，いさかいを起こして感情をコントロールできなかったりすることが多い[6]．このような本人の状態を，そのまま受け止めてくれる存在，共にその場に居てくれる存在は，本人にとって極めて重要である．心理師には，「言葉」でのやりとりを超えた「こころ」での交流が求められる．

　本人家族も，本人と同様あるいはそれ以上に不安と困惑と葛藤を抱える．急性期は生命が危ぶまれ，意識障害も長く続く．意識が戻った喜びも束の間，本人と意思疎通ができないことへの驚き，悲しさ，もどかしさが押し寄せる．加えて，本人の家庭的・社会的役割の代行，場合によっては経済的基盤の再構築，医療的処置や転帰先にまつわる意思決定など，家族にはストレスフルな状況が続く．絶望的な気持ちになったり，逆に治療効果に過度な期待を持ったり，そのような心理状態が攻撃的な言動となって医療スタッフに向けられることもある．まずは，家族の状況を共感的かつ冷静に受容することが大切である．経過に応じて起こるさまざまな医療的・家庭的・社会的変化に耳と気持ちを傾けつつ，必要な医療職との連携，公的機関などの社会資源の紹介を途切れなく行うことが重要である．

　なお，これらの対応は，脳の構造や機能に関する知識に基づいた症状分析と解釈が必須であり，主治医や言語聴覚士との十分な情報交換が欠かせない．

3 活用のねらい

　言語・コミュニケーション障害のリハビリテーションのねらいは，① 生活でのコミュニケーション能力が向上すること，② 人との関係性が維持あるいは再構築されること，③ 新しい人生ステージを描く道筋を付けること，の3点に集約できると思われる．訓練場面で正答率が高くなる，再評価でプロフィールが上昇する，などはあくまでも指標の一つとして使われるべきであり，そのこと自体を目標にすべきではない．本人の生活や人生にどう寄与できたかが，リハビリテーションの最大の目標である[7]．

　本人は，発症を機に，言語が上手く扱えなくなり，家族を含め人との繋がりがいったん途絶する．言語を介さない新たなやりとりで，新たな人間関係の在り方を再構築しなければならない．人とつながること，分かり合えることはやはり楽しく温かく，かけがえのないことである，と実感してもらうことが重要である．

　また，大黒柱だった男性が退職を余儀なくされ職場と家庭で役割を失う，一家団らんの中心だった女性が子どもにちょっとし

た声かけすらできないなど，これまでの人生を大きく転換しなければならない局面に立たされ，途方に暮れる．新しい人生ステージを開拓する作業は決してたやすいことではない．多くの苦悩を伴った長い道のりに，伴走し，助言し，ともに道筋を模索することが求められる．

4 活用する際のコツ

＜失語症＞

・タイプ別・症状別のポイント：「運動性失語」では，こちらの言うことはある程度理解しているため，「はい/いいえ」で答えられるような質問の仕方を工夫することが有効である．ゆっくり落ち着いた気持ちで自発語を話せるような雰囲気づくりも，発話を促す．

　「感覚性失語」では，本人が一生懸命話し続けても核心を伝える言葉が出てこない．非言語，特に表情をいかに的確に読み取るかが重要である．また，こちらの意図を伝える際，大袈裟なジェスチャーや，本人の手を取って目的行動を促すことも時に必要である．

　症状別では，錯語のある場合，正しい言葉を言うことを促すよりも話の展開の流れに沿って推測して確認することが大切である．例えば，病室のテーブルにみかんが置かれていて，本人がそれを指さして「りんご」と言った場合，「ああ，みかん？　食べます？」と返す．

　言葉がすぐに出ず「ああ，ええと」ともどかしそうにしたり，数秒遅れて話し始めたりすることもある．答えを急かさずゆっくり待って，本人のペースに合わせる．

・コミュニケーションノートの活用：生活場面でよく使う用語，「水・お茶・ジュース」「ごはん・パン・麺類」「暑い・寒い」「頭が痛い・おなかが痛い」などを，漢字やイラストで書いたカードを用意し，必要に応じて指さしてもらう．氏名や年齢，性格や好きな食べ物，好みのスポーツや音楽など，人となりを表す紹介ノートを作っておくことも，本人に関わる他のスタッフとの交流の糸口を作ることにつながる．言葉を使った会話でのやりとりを切望し，絵やノートでのコミュニケーションに強い抵抗を示す場合もあるが，それは無理もないことであり，焦らず強要せず，時機を待つことが大切である．

　いずれにしても，本人の伝えたいことがわからないのに，わかったようなふりをすることは厳禁である．本人を大きく傷つけ，人との関係性を作る意欲を失わせる．理解できない時は率直に伝え，残念で申し訳ない気持ちを申し添え，描画，表情や視線，ジェスチャーやボディタッチなどを駆使して，理解者であることを表明することが大事である．

> **MEMO｜用語の解説**
>
> ・**古典分類**：Wernicke（1848〜1905）とLichtheim（1845〜1928）により提唱・確立された失語症の分類．失語症状を「流暢性・聴覚的理解・復唱」によって7類型に分類する．
>
> ・**言語聴覚士**：脳血管障害や事故などが原因でコミュニケーションに不自由が生じた人に専門的サービスを提供し，自分らしい生活を構築できるよう支援する国家資格である．摂食・嚥下の問題にも対応する．2017年現在の有資格者は約27,000人．
>
> ・**認知神経心理学的モデル**：患者の失語症状を分析するための方法論の一つ．単語が脳内で処理される過程を箱（あるいは円）と矢印で表現する．代表例として，ロゴジェン・モデル，相互活性化モデルなどがある．
>
> ・**マッピングセラピー**：失語症の文レベルの訓練方法の一つ．失語症者に多いマッピングの障害（主語・目的語に，動作主・対象といった役割を与えることが困難）を分析し，レベルに応じた訓練を行う．
>
> ・**PACE**：DavisとWilcoxが1985年に考案

した実用的コミュニケーション能力促進法．カードを訓練者と患者が交互に引いて，相手にその内容を伝える．① 訓練者と患者は対等な立場，② 新しい情報の交換，③ 伝達手段の自由な選択，④ 正確性ではなく伝達性を重視，の4原則に基づく．

・**錯語**：自分が言おうとした言葉と違う言葉が出てくること．意味が類似している場合(意味性錯語：「りんご」→「みかん」)，音が類似している場合(音韻性錯語：「とけい」→「とたい」)などがある．また，錯語が頻発して意味が取れないことを，ジャルゴンと言う．

＜右脳(劣位半球)損傷によるコミュニケーション障害＞

言語の問題に加え，視空間認知，注意，運動の維持，感情などの症状が合併していることから，それらへの配慮が必要である．疲れやすかったり，集中が5分程度しか持たなかったり，複雑な内容や情報量の多い場合は思考停止に陥ったり，イライラしたり，激しく怒りだしたり，ということも生じる．

筆者は，転落事故による右脳(劣位半球)損傷で，コミュニケーション障害，軽度の記憶障害，抑うつ傾向を認めた40歳代男性に対するリハビリテーションを経験した．発症前の仕事と類似の職業への転職を目標として，環境調整，心理的支え，携帯電話を活用した記憶代替手段の獲得，注意訓練，一方的多弁の抑制，まとまりのある発話の練習，を順に積み重ね，就労に向けてパソコンでの事務作業向上，面接試験練習を経て，3年後に復職を果たした．右脳(劣位半球)損傷によるコミュニケーション障害へのリハビリテーションは，まだ体系だっていない．臨床現場での今後の症例の積み重ねが待たれる．

文献

1) Benson DF：Classical syndromes of aphasia, Handbook of Neuropsychology, vol.1, Boller F, et al eds, 267-280, Elsevier, Amsterdam, 1988
2) 竹内愛子：右脳損傷によるコミュニケーション障害．新編言語治療マニュアル，伊藤元信ほか編，医歯薬出版，東京，349, 2012
3) 日本高次脳機能障害学会 Brain Function Test 委員会：標準失語症検査(Standard Language Test of Aphasia：SLTA)，新興医学社，東京，1975
4) 高齢・障害者雇用支援機構：障害者職業総合センター就労支援のあり方に関する基礎的研究．調査研究報告書 104：42-48, 2011
5) 全国失語症友の会連合会：失語症の人の生活のしづらさに関する調査結果報告書．作成ワーキンググループ，7-13, 2014
6) Joanette Y, et al：Right hemisphere and verbal communication；conceptual, methodological, and clinical issues. Clinical Aphasiology 22：1-23, 1994
7) 中川良尚ほか：失語症の長期経過；改善不良群を中心に．高次脳機能研究 26：348-353, 2006

6）視覚─運動機能障害のリハビリテーション

宮森孝史

Key word 視覚─運動機能障害／高次脳機能障害／デフォルトモードネットワーク／ニューロフィードバック

要点整理

- 視覚─運動機能障害は，情報の入力から出力へという認知機能の総体にかかわる障害である（図1）．
- 発達障害圏の子どもでは，目と手の協応不全の原因となり，不器用，ぎこちなさ，さらには，読字障害，書字障害にも反映される．
- 認知症の中核症状の一つとしてとらえられる．
- 特殊な脳損傷による症状（バリント症候群：構成障害：地誌的見当識障害）に反映される障害である．
- リハビリテーションの基本は，機能障害の改善が目標であるが，特に成人例では，症状（できなくなったこと）にとらわれることのない，QOL を目指した全人的アプローチも重要となる．

1 技法の手続き

ここでは，介入の基本的考え方，立場をこれまでの報告のなかから以下のようにまとめることにする[1,2]．

1）直接的治療介入（対症的アプローチ：手がかり（課題練習）法）

障害を受けている能力を必要とする課題を反復して練習することにより，障害された機能を刺激し賦活して直接的に回復させたり改善させたりすることを目的にする治療介入法である．クライアントが解決可能な課題レベルから始めて，徐々にレベルをあげていくことになる．易から難への繰り返しアプローチといえる．

2）代償的治療介入（機能代償的アプローチ）

課題解決に必要な視覚認知能力の低下を，触覚や運動覚を利用して代償する．書字や模写課題では見本を手でなぞらせて，視覚以外に，触運動覚を活用する．あらゆる感覚様式を総動員して空間的分析と統合を達成する治療介入法といえる．

3）補填的治療介入（補償的アプローチ）

課題解決の実行手順を確実にするために，外的な補助手段を導入して解決の手がかりを補填する．構成課題や書字課題では，構成部分や書き順へ数字を記入して，手順を明確にする．また構成要素の一部をあらかじめ示して解決の手がかりを補助する．さらにクライアントの手を取って，遂行手順を継時的に導いていく補助の仕方もある．

4）効果的学習法の利用（ADL 指向的アプローチ）

各治療介入法を用いて，より効果的に効率的に改善を進めるための学習方法として以下のものがあり，これらを適宜組み合わせて実施することになる．

（1）手がかり漸減法

課題達成に必要な手がかりを最大限に提供し，達成後に手がかりを徐々に減らしていく．最終的には，手がかりなしで可能になるように導く．クライアントの課題達成状態に合わせて，手がかりの低減を適宜細

視覚（入力）	分析・解釈	運動（出力）
機能　視覚刺激の受理	→ 形・色・大きさ・奥行き・動き・意味・← 反応に必要な運動プログラムの形成	→ 合目的的行為 運動
障害像　注視不全 探索不全 （眼球運動）	→ 不完全な情報による誤判断	→ 視覚失調 構成障害 着衣障害
経験：感覚過敏・感覚鈍麻 （まぶしい・光が痛い・ぼんやり（霞）・小さな点が見える・チカチカする・色が薄い・文字が躍る・世界がゆれる，など）	情報の選択・絞りが難しい （他の感覚が障壁・全体把握が難しい）・ 混乱（パニック） 疲労感	見当識障害 読字障害 書字障害

図1　視覚―運動機能障害の認知モデル

やかに行うことが大切となる．

(2) 誤りなし学習法

　課題習得中に発生する誤り反応は，正しい反応の獲得を妨げる．また，誤り反応は繰り返されるという特徴もある（後述）．学習者の状態に合わせて，課題の内容を下位段階にきめ細かく区分したり，課題のレベルを細やかに調整したりして練習する．まず，正解を提示して，そこに行き着くまでの行程を順に確認しながら提示していく方法もよい．

(3) 背向（逆向）的連鎖法

　通常の実行手順とは反対に，課題解決手順の最終段階の一つ手前から練習して習得していく．この段階が可能になったら，完成型からさらに一つ離れた段階から始め，完成型に到達するまで課題を練習する．この手続きを順次繰り返して，最終的には最初の段階から完成型を達成できるように導いていく．

| MEMO | 高次脳機能障害のリハビリテーションの考え方 |

　高次脳機能障害とは，医学的病名として用いられていた脳卒中後遺症，頭部外傷後遺症，器質性精神障害などにまたがるわが国固有の行政用語である．2001年度に開始された高次脳機能障害支援モデル事業において，脳損傷後の後遺障害のなかでも，特に記憶障害，注意障害，遂行機能障害，社会的行動障害に注目し，これらの障害を示す一群を，「高次脳機能障害」と呼ぶことが定められた．これら4障害のうち，前3者は「認知」の障害とみなすことができるが，そこに分類できないさまざまな「行動」の障害はすべて「社会的行動障害」に含まれる．すなわち，本書で扱っている「認知」に関わる障害へのリハビリテーションには，共通して「社会的行動障害」にも配慮したアプローチが必要になることを意味する．発達障害の7割以上に，二次障害（不安，強迫，うつ，など）を伴うとされるのはその一例である．

2　活用が必要な状況

　視覚―運動機能障害を有することにより，できないこと，できなくなることとは何かを考えてみよう．

　発達障害圏の場合，キャッチボールが下手（飛んでくるボールを上手にキャッチできない，ドッジボールではボールをうまく避けられない，ボールをうまく打ち返すことが下手など），ダーツゲームで的に当てられない，さらには，スキップができない，縄跳びが下手（続けて飛べない）などに表現される．読字障害の一因にもなる．図形，文字の模写，絵を描くことが苦手，積み木遊び，パズルが苦手（後述の構成障害参照），また，関連上，顔の認知（表情の読み取り，個人識別：相貌失認）とも関連する．

　バリント症候群では，視力や眼球運動，

視野に問題がないにも関わらず、目の前の棚から目的のものを見つけ出す、引き出しから一組の靴下を選び出すことに苦労したり（視覚失調、注視麻痺）一部に注意が固執すると全体の状況把握が困難になる（視覚性注意障害）．

認知症の場合，中核症状（頭頂葉症状）の一つとして，目で見た空間の認識が正しく手に伝わらず，目と手の協応操作ができなくなる．具体的には携帯電話やプッシュフォンの操作が下手になる（誤りが多くなる），自動券売機で切符をうまく買えなくなる，パソコンを操作できなくなる，より広い空間では方向感覚が鈍って自分がどこにいるのかわからなくなり，道に迷う（地誌的見当識障害，道順障害）．

構成障害の場合，図形や絵の模写課題など，検査を行うことによりはじめて明らかになるという特性から，かつては"心理学者の失行"と呼ばれたことがある．しかし，空間における各要素の関係性の破綻は，身体と服の関係に反映されたり（着衣失行，着衣障害），日常生活での時間行動（時間割作成，それに従った順序立った実行）の問題にも反映される．

視覚―運動機能は，認知機能の中心的役割を果たしており，入力した刺激が正しく処理されなければ，それに基づく運動，行為，行動への影響がいかに大きなものであるかが理解される．

3 活用のねらい

発達障害圏の子どもへのアプローチは，不全である機能の発達の促進を基本とした機能的アプローチが重要である．例を挙げるなら，読字障害の子どもたちに言語訓練用に開発されたコンピュータソフト教材を用いた実証研究（fMRIによる血流解析）がそれにあたる[3]．

一方，脳損傷例や認知症の場合には，ADL上では具体的にできるための工夫の学習，それにより得られるQOLの向上も目的となる．特に認知症の場合は，手伝って一緒に完成に導くような"誤りなし学習（errorless learning）"の姿勢が重要となる．

4 活用する際のコツ

まず，障害像（症状），できない状態の前にある認知機能障害に共通する特性を押さえたうえでのアプローチが重要となる．認知機能発達不全，認知機能障害の基礎にある共通の特性は，以下のようにまとめることができる[4]．

1) 負荷に弱い

脳の高次機能が不全，障害を受けることにより，さまざまな状況に柔軟に対応することが難しくなる．いつも，同じペース，同じやり方（パターン）で対応するのが特徴といえる．「もう少し落ち着いてゆっくりしましょう」に対応できない場合，「もっとはやくしましょう」にも応じられない．周囲にいる人の動きに合わせること，対象の動きに合わせることが苦手（例えばエスカレータに上手に乗れない）となる．それぞれが，独自の行動パターンをとるADHD児が苦手なのは，他のADHD児の存在である．

2) 誤りの連合

一度誤った連合が起こると，正しい連合に置き換えることが困難になる．これには，高次脳機能障害に伴う"誤りへの気づき（病識）"の特性が関わってくる．観察者側からは明らかな誤りを，患者は気づかず，指摘を受けても否定することさえある．症状の重症度と反対方向の様相を呈するものである．興味深いのは，検査者が演じた誤反

応や他の患者の示す誤り反応には気づき指摘できることである．反応，行為，行動は，その個人の脳の結論に依存するということなのであろう．先に指摘した，介入を考える際の errorless あるいは no error approach の重要性がみえてくる．

3）越えられない壁

情報量が一定を超えると対応が困難になる．これは，数唱課題や対語記銘課題で観察される．例えば，順唱で6桁まで出来ていても一桁増えた7桁になると同数列を何度繰り返しても正解できない．学習効果の限界を感じさせる現象である．負荷に弱いという特性と合わせ，課題介入の際に配慮が必要になる点といえる．

4）パターン化の呪縛

他の方法，手続きに柔軟に変更することが困難である．臨機応変な対応が困難となる．またこれは，高次脳機能障害に伴う"状況依存性（意図性―自動性の乖離）"という特性とも重なり，反応の浮動性の一因とも考えられる．

5）ソフトサインの出現

日常の行動観察から捉えられてきた特有の反応特性をソフトサインと呼ぶことがある[5]．これらは発達障害児の観察から指摘されてきたが，成人の認知障害（高次脳機能障害，認知症患者，統合失調症）でもみることができる．

状況にあわせて素早く，間違いなく遂行する協調運動が苦手である．心的負荷をかけると不必要な動きが生じる（姿勢静止時の閉眼維持の困難，口もぐ，不必要な手の動きなど），閉眼状態での掌に書いた文字，数字の識別，触ったものの判断，二点識別の精度の低下，などがそれにあたる．

これらは，症状（いわばハードサイン）と呼べるほどではなく，事実，対応する脳障害部位との関連や，特定の障害との関係に関する所見も少ない．しかし，ソフトサインの出現頻度の点から，ASD，LD，ADHD，統合失調症，認知症との関係は指摘されており，また，成熟児群より未熟児群の方によりソフトサインの出現が高率であることから，脳機能の成熟度との関連も指摘されている．これらは神経心理学的徴候として捉えられてきた motor impersistence や extinction の現象と共通するものと考えられる．

以上の特性は，脳の高次機能の不全，機能障害を有していると考えられるクライアントに介入を考える際，どの技法を選択するかの前に，心得ておかなければならない基本姿勢といえる．古典的教育観，学習法ともいえる，易から難への積み上げ式のアプローチでは，有効な効果が期待できない理由となる．

> **アドバイス　障害を社会認知的視点からみるということ**
>
> 対人関係の問題を，その当事者の性格の視点から捉えるのではなく，スキルとして学習可能なものとして開発されたSST（ソーシャルスキルトレーニング）のように，発達障害を含むさまざまな神経精神疾患を脳の機能の視点から捉えることが出来るようになり，より客観的距離を置いて問題に向き合えるようになってきたといえる．介入の視点（思想）を，我々と同じ（平均的）世界に引き入れる（戻す）のではなく，当事者の世界観に根ざしてその可能性を検討する時期に来ているように思う．従来の教育的介入原理，「易から難へ」の積み上げ式の繰り返し法では，例えば，小学5年生の発達障害児は，小学2年生の課題に成功したとしても喜ばないだろうし，認知症患者は，単純な認知課題を強いられることは，プライドの否定以外のなにものでもないはずである．介入する側には，提供する課題の意味を十分理解し，その後のアウトカムを十分説得力のあるかたちで説明することのできる対応が要求される．

5 リハビリテーション（治療介入と学習法）の可能性

ここでは，具体例の提示はせず，先の技法の手続きに付加するかたちで，より総合的視点に立った，高次脳機能障害に対するアプローチの可能性について述べたい．その理由は，発達障害圏の場合には，その後の発達・成長の力が障害の改善に寄与することが期待できること，また，成人脳損傷事例に関する介入効果については，ほとんどが single case study によるものであり，十分なエビデンスの確認が難しいという点にある（高次脳機能障害への介入効果に関する実証研究レビューは文献[6]に詳しい）．

近年の脳科学研究が，取り組んでいるテーマの中で最重要とされるものに社会脳研究がある．その中でも DMN（デフォルトモードネットワーク）は最も注目されている研究の一つである[7]．これは左右の大脳の両側性に関わる部位の連合（ネットワーク）によって機能してることに特徴がある．多くの高次脳機能障害は，左右それぞれの脳に側性化された機能の障害像として反映されていることとは異なる．脳における二つのネットワークをみると，「課題や目標のはっきりした仕事を首尾よくこなす」（高次脳機能）のネットワークと，「自分を振り返り，反省し，将来を考え，自分のあり方を考える」（DMN：気づき，見当識，病識）ネットワークがあり，これらがバランスよく機能して初めて，仕事や私生活，それを支える個人的な思想が成り立つといえる．高次脳機能障害の人は，この二つのネットワークのバランスの崩れを基底に抱えていると感じられる．不全，障害の機能の回復を追い求めるだけでは，良好な改善が期待できない．脳内にみつかっているさまざまなネットワークは，認知症になると，近位での連合に終始し，遠位部位との連合が弱まるといる指摘もある．もう一度，日付や年齢が正しく言えるようにすることよりも，これらネットワークの再構築の可能性の検討が，重要になってくるかもしれない．易から難への移行に根ざす積み上げ課題練習のパラダイムを，脳機能開発メカニズムに根ざしたアプローチに変えて行く必要性があるのかもしれない．その意味で，古くは，リラクゼーションの介入法として開発されたバイオフィードバックの応用と言える，ニューロフィードバックトレーニング（自分で自分の脳の活動をモニターし，制御する）の可能性がみえてくる[8]．

文献

1) 宮森孝史：空間認知の障害，よくわかる失語症と高次脳機能障害，鹿島晴雄・種村純編集，永井書店，大阪，261-271，2003
2) 坂爪一幸：構成障害，よくわかる失語症と高次脳機能障害，鹿島晴雄・種村純編集，永井書店，大阪，306-314，2003
3) Temple E, et al：Neural deficits in children with dyslexia ameliorated by behavioral remediation：Evidence from functional MRI. PNAS 100：2860-2865, 2003
4) 宮森孝史：神経心理学的検査の進め方，高次脳機能障害とリハビリテーション，大橋正洋編，金剛出版，東京，77-88，2001
5) 杉山登志郎ほか：特別支援教育のための精神・神経医学，学習研究社，東京，2003
6) Cicerone KD, et al：Evidence-based cognitive rehabilitation：updated review of the literature from 2003 through 2008. Arch Phys Med Rehabil 92：519-530, 2011
7) 苧阪満里子：デフォルトモードネットワーク（DMN）から脳をみる．生理心理学と精神生理学 31：1-3, 2013
8) Birbaumer N, et al：Neurofeedback and brain-computer interface clinical application. Int Rev Neurobiol 86：107-117, 2009

7）高次脳機能障害患者の家族支援

上田幸彦

Key word 協働／認知リハビリテーション／問題行動／エンパワーメント

要点整理
- 高次脳機能障害によるクライアントの認知，行動，パーソナリティの変化は家族に深刻な影響をもたらす．
- 外来訓練による認知的・行動的回復を家庭に般化させるためには家族との協働が不可欠である．
- 家族との協働による問題解決によって家族はエンパワーメントされる．

1 技法の手続き

　高次脳機能障害によってクライアントには注意障害，記憶障害，遂行機能障害などの認知障害，衝動性や易怒性の亢進，抑うつ，不安などによる問題行動，共感性の欠如といったパーソナリティの変化が生じる．これらの後遺症の中には自然回復もしくは認知リハビリテーションによって改善するものもあるが，多くは障害発生後長い年月あるいは生涯にわたって残存し，クライアントの安定した生活を脅かす要因となる．これらの後遺症はクライアントと生活を共にする家族にとっても深刻な影響をもたらす．このような高次脳機能障害によってクライアントが起こすさまざまな問題に対して，家族がどう対処すればよいのか，また訓練場面での改善を家庭に般化させるために家族がなすべきことは何かを伝え，家族と協働して問題解決にあたることが家族支援となる．

1）面接

　家族と真のパートナーシップを構築し，クライアントの問題に対して家族と協働してうまく取り組んでいけるかどうかは，心理師が正しい答えを持っていてそれを家族にどう伝えるかではなく，適切な質問によって面接を行っているかどうかにかかっている．心理師は開かれた質問，閉ざされた質問，反射，確認，明確化といった面接技術を駆使し，家族から家庭におけるクライアントの状況の詳細を語ってもらう．これらの質問によって家族は問題をよく考えることができるようになり，そして自分たちが実践できそうな方略が明確になっていく．心理師は次のような領域について質問していく．家族構成，脳損傷の性質とその症状，現在の状況，家族機能，どのようなサービスを受けたことがあるか，地域支援の経験，目標（家族自身の目標，クライアントへの期待），についてである．

2）目標の特定と優先順位づけ

　家族との協働の第2段階として，心理師と家族およびクライアントが取り組みたいと思う問題を特定する．この過程では，まずこれまでに家族だけでうまくいっていることとうまくいっていないことを検討する．次に心理師は家族が取り組みたいと思っている問題の中での優先順位を考えるように働きかけ，そして問題解決のために役に立つ方略の選択肢を作成する．この過程において心理師は現時点での家族の専門

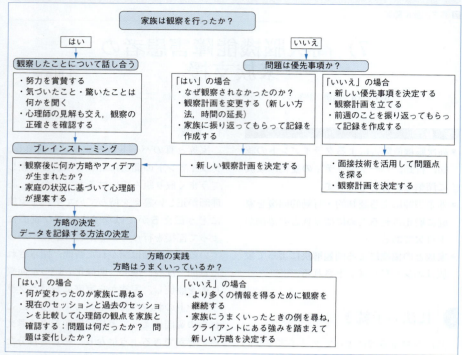

図1 家族による観察の確認
(文献2) より改変

的知識をどのように活用することができるかを考慮しながら，高次脳機能障害とその影響についての家族からの質問に答えたり，家族に対して高次脳機能障害について教える機会を逃さないようにする．

取り組む問題領域を特定していく過程の中で，家族は問題が生じている，あるいは問題は起こらず逆にうまくいっている文脈を観察し測定することができるように援助される．改善を目指す領域を明確にし，取り組む優先順位をつけられるように援助されるが，これは家族のクライアントに対する観察を確認することによって行われる（図1）．この確認はこれまでの観察に基づくかもしれないし，面接が始まって以降，次の面接までの間に行う観察に基づくかもしれない．観察する際には次のような具体的な観察ポイントを示す．

・問題が生じた直前と直後には何が起きていたか．
・問題が起きた後，周りの人はどのように対処したか，その結果，その問題はどうなったか．
・問題発生の頻度，問題が生じた場所，発生時間，
・クライアントの疲労，ストレスのレベル，服薬状況

家族の観察の報告によって取り組む問題が明らかになったら，この問題に取り組む計画を立てる段階に入る．

3）対処方略の実践と継続的なモニタリング，目標の再検討

第3段階では，家族はこれまでに行っていた方略がどれくらいうまくいっているかといった情報を口述か記録に基づき報告する．それによって問題が改善に向かっているのか，あるいは同時に他の問題が現れていないかを確認する．改善に向かっているならばその対処方略がうまくいっていることを賞賛し継続するように励ます．問題が改善していない，あるいはまだ何も対処を行っていない場合は，心理師と家族・クライアントで問題に対処する方略のアイデアをブレインストーミングにより出し合う．その中から家族が実行できそうな方略を決定し，実践し，問題行動が減少するかどうか観察を継続する．観察の結果，家族が満足できるほどの改善がみられるようになったら，次の優先順位の問題の観察，方略決定，実践に取り組む．改善がみられないのであれば，より多くの情報を得るために観察を継続し，別の方略を検討し実践する．

家族は多くの情報を必要としている．しかし効果的な教育は心理師から一方的に提供されるのではなく，家族が求めている時に提供された場合に最も役に立つ．家族が必要とする情報は，高次脳機能障害の知識，経済的・法律的問題に対する補償制度，職業支援制度，方略を実践する時の関わり方，家族自身のストレス対処法などである．心理師はこれらの情報をいつでも提供できるように準備しておき，家族が特定のトピックに関する情報をいつ求めているのかを的確に判断し提供することが必要である．

| MEMO | 応用行動分析

この家族支援のベースにあるのは応用行動分析である．応用行動分析では，まず治療の標的とする問題行動（target Behaviors）を特定し，その後観察によって問題行動を引き起こすきっかけになっている先行事象（Antecedent events），問題行動を強化し維持させている結果事象（Consequent events）を特定し，数量化し，問題行動を管理するための方略を決定していく．頭文字から A-B-C 分析とも呼ばれる．受障からの期間が短く行動の自己コントロールが困難な高次脳機能障害者にとっては，この応用行動分析による外的な行動コントロールが有効である．

2 活用が必要な状況

1）急性期

身内に高次脳機能障害が発生するということは，家族の中にすでにあった人間関係，役割，期待，家族としての目標を崩壊に導く危険性がある．そのために家族の情緒的反応は大きい．一般的に高次脳機能障害はクライアントの生命を脅かすような事故や疾患によって発生する．そのため受傷した直後は，身内の生との闘いを見守る中で最悪の結果を予想し，葛藤，怒り，混乱，無力感，苦悩を経験する．受傷直後の命の危機がすぎると安堵するのが普通であるが，今度は完全回復の期待，楽観，望みの感情が起こる．そのため医師による後遺症によって認知と行動に変容が起こるだろうという予測を無視，あるいは否認する．この否認はその後のリハビリテーションスタッフと家族との関係において葛藤の原因となり，リハビリテーション過程を妨げる．家族は医者から述べられた深刻な情報を整理し，解釈して受け入れる時間を必要とする．不安定な状況にある家族を理解し，「最悪の事態に備えなさい」というような家族の心中への配慮を欠いた言い方ではなく，患者の現在の状態について説明し，現在なすべきこと，そしてその後のリハビリテー

ションがどのように運営されるのかを中心にした話をすることによって家族は助けられる．

2) リハビリテーション期

高次脳機能障害の影響力に現実的に気づくことは，クライアントが病院を退院してから起こり始める．家族はクライアントの対処能力の低下，パーソナリティと行動の変容に向かい合う．家族にとってのストレスの主たる原因は，クライアントの情緒の自制の効かなさ，いらいら，攻撃性，緩慢さ，記憶障害，などである．これらに対応しなければならないストレスによって，家族はうつや不安を経験し（e.g. Mintz, Van Horn, & Levine, 1995），60％以上の家族が精神安定剤や睡眠薬を必要とするようになる（Panting & Merry, 1972）．

家族が解決したいと望む問題の多くは，クライアントが退院後に家庭に戻ってきから起こす問題行動である．このような問題行動に対して心理師と家族が前述したような方法で対処していくことにより，これに関わる家族は問題行動を引き起こす先行事象を特定することを学び，その行動が起こったときに一貫して適切な反応やフィードバックを提供することができるようになり，問題行動を低減もしくは防止することができる環境を自分たちで構成することができるようになる．家族はクライアントが起こす問題行動に対してなすすべがないという無力感を克服し，問題を解決しよう，解決できると思えるようになる．すなわちエンパワーメントされるのである．身内に高次脳機能障害が発生することは家族を崩壊に導く危険性を有しているが，問題に対して積極的に対処していった家族は，以前よりも結束力が高まり，より健康的な家族として再構築される（Doughlas, 1994）．

同様にこの時期は，クライアントが認知リハビリテーションを受け，認知機能の改善，補償手段に使用，行動の制御に取り組んでいる時期でもある．そのため家庭においても認知機能改善のための課題を行ったり，補償手段の使用を促したり，行動制御のための援助を提供することが訓練場面での改善を般化・維持させるために必要となる．

> **MEMO｜エンパワーメント**
>
> エンパワーメントとはもともとソーシャルワークの領域で使われていた用語であり，抑圧されたり差別を受けている集団に対して「公的な権利や法律的な権限を与える」という意味であった．しかし次第に「パワー・権限を与える，能力を与える」ことによって「無力化されていた個人，集団が力を獲得していく過程」と捉えられるようになり，看護学，リハビリテーション，心理学などでも用いられるようになった．これは従来の援助関係が父権的温情主義（パターナリズム）から為されてきたことに対する反省からきており，エンパワーメントは利用者との対等な関係，自己決定，自己選択を尊重する文脈のなかで行われる．

3) 慢性期

リハビリテーション期間中そして終了後，家族同士が互いに話ができ情報を分かち合うことは大きな情緒的支援となる．我が国においても各地域に高次脳機能障害を持つ家族・当事者の会が組織されている．一般社会では高次脳機能障害とその影響については知られておらず，友人や他の家族は高次脳機能障害者がいる家庭に何が起こっているのか理解できない．そのために家族は孤立することになる．そこで地域の家族・当事者の会において家族が自分の経験や反応を他人と分かち合うこと，認知障害，行動障害，職業的問題，法律的問題，社会資源についての教育的情報を得ることは，家族の孤立感を和らげ，受け入れられ

理解されたという感情を与え，前向きに適応していく力を与える．心理師はこのような地域の家族・当事者の会に関与することが必要である．

3 活用のねらい

- 高次脳機能障害によってクライアントは家庭の中でさまざまな問題行動，情緒的反応を起こす．これらに対する家族の関わり方によって，問題行動や情緒的反応を防止したり減少させることができるようになる．
- 認知リハビリテーションの訓練場面で見られる認知的・行動的改善が，家庭においても生じるように改善の般化・維持ができるようになる．
- 問題行動そのものが減ることにより家族のストレスは低下する．また家族が今後も自分たちで対処していけそうだと思えるようになりエンパワーメントされる．

4 活用する際のコツ

　高次脳機能障害患者の家族支援は，家族と協働してクライアントの問題行動の改善に向けて取り組むことである．そのため問題行動への対処方略を家族が実践することが不可欠である．これを成功させるためには，対処方略の選択肢を提案するときに，家族が実行可能なものを選択肢としてあげることである．いくら効果があると思われても，家族にとって実行できないことを提案されては，家族はできないことに罪悪感を持ち余計に自信を失うだけである．またこれまでに家族が行っていて効果があった対処方略を認め賞賛することである．心理師が提案する対処方略だけでなく，自分たちが行っていた対処方略は正しかったのだとわかることは自信を高めることになる．

　最後に問題行動への対処方略をより容易に実行できるようにするために，家族自身のストレスを低下させる介入を行う．ストレス反応として眠れなくなり睡眠薬を使用している家族も多いため，リラクセーション技法などを教えることでストレス反応を低下させ，疲労減少・活力を高めることは，問題行動への取り組みを行いやすくする．そのため家族のストレスについてアセスメントを行うことも必要である．

5 実践例

1）認知リハビリテーションの中での家族に対する介入

　高次脳機能障害を持つ20歳代女性の認知リハビリテーションの中で，毎回母親とカウンセリングを行う時間を設定した．当初，母親は事故でこのような状態になってしまった娘を不憫に思い，娘の要求はすべて受け入れ，怒って暴れる時は手がつけられず，娘が泣くときは一緒に泣いていた．そのような娘から一時も目が離せない状態であった．娘は認知リハビリテーションが進む中で少しずつ行動制御ができるようになっていった．母親はカウンセリングの中で，娘が示す問題行動は高次脳機能障害の後遺症によるものであること，また自分の関わりが娘の問題行動を強化していることを理解するようになった．次第に母親は，娘が生活リズムを整えるように促しができるようになり，娘が抑うつ的な態度を示しても同情せず，衝動的な欲求は我慢するようにと制止できるようになった．その結果，娘は子供のような状態から成長し，常に監視していなくても一人で行動することができるようになった．

2）地域の家族会におけるグループ介入

　地域の高次脳機能障害者の当事者・家族

会において，家族のために問題行動への対処について月1回（90分）全6回のグループによって介入した．家族には困っている行動に優先順位をつけてもらい，一番困っている行動に対して次の回までに観察してくるようにとホームワークが出された．家族から挙げられた問題行動は，怒り出す，自分から何も始めない，家族に対して暴言を吐く，笑ってはいけない場面で笑うなどであった．家族が観察してきた報告に基づき，それぞれの問題行動に対する対処方略が伝えられ，次の回までに対処方略を実践することと観察を継続することがホームワークとして出された．次の回では，それぞれの問題行動が消失あるいは改善したことが報告された．全6回の介入によって家族の不安は有意に減少した．

文献

1) Smith M, et al：Family support programs and rehabilitation. A cognitive-behavioral approach to traumatic brain injury. Plenum Press, NY, 1995
2) Sohlberg M, et al：家族との協働．高次脳機能障害のための認知リハビリテーション，尾関　誠ほか監訳，協同医書出版社，東京，337-359，2012
3) Ponsforsd J：外傷性脳損傷者の家族との作業．外傷性脳損傷後のリハビリテーション，藤井正子訳，西村書店，新潟，247-273，2000

6章　公認心理師の諸領域

1 チーム医療における心理師の役割

吉田沙蘭

Key word 多職種連携／直接的支援／間接的支援／アセスメント

要点整理

- クライアントへの直接的支援としては，心理アセスメントや心理療法が含まれる．
- クライアントへの間接的支援としては，他職種へのコンサルテーションやコーディネーションが含まれ，アセスメントに応じて直接的支援からの切り替えも求められる．
- 医療者への直接的支援としては，危機介入やグリーフケアが含まれる．
- 医療者への間接的支援としては，講演会や研修会などを通して，医療者自身のストレスマネジメントを促すような関わりや，環境整備が含まれる．

チーム医療，と一口に言っても，その形態や規模，目的にはさまざまなものがある．すぐに思い当たるのは，既述のような緩和ケアチーム，精神科リエゾンチームといった「チーム」と名のつくチーム医療であろう．しかし，従前の精神科における活動や，小児科・移植科など特定の診療科における活動などもまた，多職種と協働するという意味において，チーム医療とみなすことができる．本項ではこれら多様なあり方の「チーム医療」を含めて，心理師の役割について考える．

チーム医療における心理師の役割を考える上で，参考になる分類が国内外で報告されている．英国では，がん医療における「心のケア」の指針として，患者の支持・緩和ケアマニュアルが作成されている[1]．このマニュアルの中では，がん患者の心理学的アセスメントおよびサポートを，難易度に応じて4段階に分類し，提示されている（表1）．これはあくまでがん医療に関するものだが，その考え方には他のチーム医療にも当てはまる部分が多い．

また国内においては，チームで働く心理師の役割が，① 心理スペシャリストとして，② 精神科スタッフとして，③ コーディネーターとして，④ スタッフのメンタルヘルスプロバイダーとして，という4つに分類されている[2]．またこの分類について，4つの役割同士が重複する領域も含めて整理した考え方をまとめたものもある[3]．

本項では，これらの視点を参照しながら，チーム医療における心理師の役割について，対象と関わり方という2つの観点から整理してまとめる（図1）．

1 クライアントに対する直接的な支援

チーム医療においても，心理師の役割として中核をなすのはクライアントに対する直接的な支援である．すなわち，クライアント，あるいはその家族に対する心理アセスメントや心理カウンセリングがこれに該当する．ここで対象となるのは主に，NICEの指針における第三段階にあるクラ

表1 がん患者の心理的支援体制

第一段階	対象	すべての医療者
	評価	患者の心理的ニード
	支援	適切な情報提供，患者の理解の確認，共感，敬意をもった態度 必要に応じて精神保健の専門家への紹介
第二段階	対象	精神保健に関する知識を有する医療者 （専門看護師，ソーシャルワーカーなど）
	評価	ストレス時の心理的苦痛のスクリーニング
	支援	ストレス時の危機介入 支持的精神療法，問題解決技法
第三段階	対象	精神保健の専門家（心理師）
	評価	軽度～中等度の不安，うつ，怒りなど
	支援	専門的な心理療法（認知行動療法など）
第四段階	対象	精神保健の専門家（精神科医，心理師）
	評価	重度のうつ，せん妄，不安障害，人格障害，物質依存，自傷行為など
	支援	薬物療法 専門的な心理療法

イアントである．クライアントに対する直接的な支援として求められる役割は，施設によってさまざまである．特定の心理検査や特定の心理療法，心理介入プログラムなどを，医師のオーダーの下に行うという比較的固定化された役割の場合もある．あるいは，どのようなアセスメントを行い，どのような介入を実施するかは，心理師の判断に任されている場合もある．いずれにしても，町田の分類によると「心理スペシャリストとして」という役割が求められる場面である．ここでは心理師固有の，深い専門性が要求されると考えられる．そのために必要な知識やスキルは，心理師の専門分野そのものであり，特にチーム医療の特殊性が問題になることはないだろう．

一方，職場の体制や環境によっては，NICEの指針における第四段階にあるクライアントを対象とする場面もまた，このクライアントに対する直接的な支援に含まれうる．もっとも顕著なのは，チームに，あるいは院内に，精神科医や心療内科医が不

患者に対する 直接的ケア	医療者に対する 直接的ケア
心理的アセスメント 精神医学的アセスメント 心理療法　など	危機介入 グリーフケア 困難事例対応時のケア など
患者に対する 間接的ケア	医療者に対する 間接的ケア
コーディネーション コンサルテーション など	研修会 講習会 広報　など

図1　チーム医療における心理師の役割

在，あるいは限られた頻度で勤務する非常勤のみ，といった場合である．チーム医療において，心理師がこうした環境におかれることは決して珍しくない．このような場合，心理師には，より精神医学的なアセスメントが求められるようになる．これは町田の分類における「精神科スタッフとして」

という部分に該当する役割である．この役割を担うためには，心理学の専門職としての知識やスキルに加え，精神医学的な知識が必要となる．特に頻度の高い疾患や症状に関するアセスメントのスキルは重要性が高いといえるだろう．なお，この際留意したいことがある．それは，心理師として担うことができる役割や責任の範囲に対して自覚的であること，また，それを他職種に適切に説明できること，という2点である．

心理師が働く場所が拡大し，協働する職種が多様化する現在，チーム医療で関わる多職種は，必ずしも精神保健に明るい人ばかりではない．なかには，精神科医と心理師の違いを理解していない医療者もめずらしくはない．このような場合，心理師に対して，精神科的な診断や，投薬の助言を求められる場面もあるだろう．その際には，心理師としてどこまでの対応が可能であるか，心理師自身で対応できない部分については具体的にどのような解決策が取りうるか，といったことを説明することが重要である．多職種から求められる役割にすべて応えようとすることがかえってクライアントの不利益になったり，専門職としての責任に反したりすることもある，ということは，念頭においておくことが必要となるだろう．

2 クライアントに対する間接的な支援

次にあげられるのは，クライアントに対する間接的な支援である．これは主にNICEの指針における第二段階にあるクライアントが主な対象となる．チーム医療の中でも特に「チーム」と名のつく組織の場合，対象となるクライアントの母数は膨大であり，心理師による直接的な介入のみで対応することは非常に困難である．また，チーム医療の対象となるクライアントの中には，心理師や精神科医といった精神保健の専門家でなくとも対応できる者も多く含まれている．したがって，心理的な支援に対するニーズがあるクライアント，あるいは心理的な問題のリスクが高いと考えられるクライアントであっても，その状態をアセスメントし，誰が対応するのが望ましいか，検討することが必要になる．

間接的な支援の対象となるクライアントには，以下のような者が含まれる．まずは心理的な問題や精神症状の程度が軽いクライアントである．特に身体疾患に罹患しているクライアントを対象とするようなチームの場合，一定の割合の者が診断時などに通常の反応として抑うつや不安を呈する．しかし，その多くが，特に専門的な介入を受けずとも自然経過の中で回復していく．その過程において，精神保健を専門としない医療者や家族の支援が支えとなる．こうした場合，心理師が直接面談を行わずとも，クライアントの身近な人に対し，関わり方の助言をすることで十分であろう．

また，心理師が直接的な介入を行っていたものの，状態が改善してきたというクライアントも，間接的な支援の対象となる．状態の改善に伴い直接的な支援を終結する場合には，それまで行ってきた介入の経過と終結にあたってのアセスメントについて情報を共有し，今後の留意点とともに申し送りをすることが望まれる．

さらに，クライアントが心理師の介入を望まない場合もあげられる．チーム医療では，クライアント自身の意思で来談するのではなく，多職種からの紹介によって心理師が介入するという場面が生じる．この場合，主訴を抱えているのは紹介元の医療者

であり，クライアント自身には困り感や介入のニードがないということもある．そうした背景のもと，心理師の介入を拒否するクライアントというのはめずらしくない．拒否が精神科に対するスティグマや誤解によるものである場合，丁寧な説明によって直接的な介入が可能になることもあるが，それでもクライアントの意思が変わらない場合，間接的な支援に切り替える必要がある．

このように間接的な支援を担う場面は多岐にわたる．ここで心理師が担う役割は，町田の分類におけるコーディネーターとしての役割，あるいは冨岡によるコンサルタント役，と重複するだろう．間接的な支援を仲介するのは，主に他の医療者となるが，場合によってはクライアントの家族の協力を得ることが役に立つこともあるということを念頭においておくと良いだろう．心理師はコーディネーターとして適切な多職種をつなぎながら，必要に応じてコンサルタントとして助言も行う．コンサルタントとしての働き方の詳細については4章に記載があるためここでは省略するが，コンサルティに相当する他職種へ具体的な関わり方を提案すること，クライアントの状態や状況の変化により心理師の直接的な介入が必要になる場合の判断基準を示すこと，などが役に立つ．

3 医療者に対する直接的ケア

チーム医療において，心理師が支援する対象はクライアントだけではない．ときとして，協働する医療者もまた，心理師の支援の対象となりうる．医療者を対象としたケアは，町田の分類におけるスタッフのメンタルヘルスプロバイダーとしての役割に相当する．

その中でも直接的なケアが求められるのは，何らかのストレス場面が生じた場合である．まず，クライアントの自死（未遂を含む）後の危機介入があげられる．この場合は，組織として対応が指示されると考えられるため，それに従い，求められた役割を担う．また，身体疾患の患者を対象とするチームに所属している場合，クライアントの死後における医療者のグリーフケアもまたこの対象となる．心理師自身が関わっていたクライアントの死後，デスカンファレンスなどが開かれる場合には，参加することが望ましい．その際，できなかったこと，至らなかったことにばかり目が向く医療者も少なくないため，心理師として，肯定的な側面について客観的な意見を述べることが役立つことがある．また，クライアントの闘病経過を共に振り返ること，その過程で語られる医療者の感情を傾聴することなども，心理師の役割のひとつになる．

さらに，クライアントへの対応による疲弊に対するケアもあげられる．発達障害，パーソナリティ障害など，クライアントの行動や状況そのものを変化させることが困難である場合，怒り等の否定的な感情を向けられるなど医療者が巻き込まれるような行動をとったりする場合など，日常的にクライアントと長時間関わる医療者が疲弊することもある．そうした場合，クライアントに対して直接的な介入を行ったり，コンサルテーションを行ったりするだけでなく，そのような状況におかれている医療者をねぎらったり，クライアントの反応を受け止めている医療者の行動に意味づけしたり，といった関わりが役に立つと考えられる．

なお，医療者への直接的なケアを行う場合，問題が深刻である，あるいは職場内の

対人関係に起因する，といった場合には，自身で対応する以外に，組織外の専門家へのリファーなどを選択肢に入れて検討することが必要になる点にも留意したい．

4 医療者に対する間接的ケア

最後に，医療者に対する間接的ケアがある．これは，ストレス場面が生じた際に行う介入ではなく，予防的な意味合いをもつものである．具体的には，組織内で行う心理面に関する講演会や研修会が含まれる．よく扱われるテーマとしては，ストレスマネジメントや，困難なクライアントへの対応などがあげられる．こうした活動を通して，協働する医療者の心理的負担を軽減することが可能になる．さらに，心理師の活動について広報をし，必要なクライアントの受け皿を提供するということも，間接的な医療者ケアのひとつのあり方になるといえるだろう．

以上見てきたように，チーム医療における心理師の役割は多岐にわたる．冒頭に述べたように，チーム医療と一口に言っても，そのあり方は組織によって大きく異なる．したがって，上記のような複数の側面から，自身が所属するチームにおいて求められている，あるいは役立つと考えられる役割について，自らアセスメントし，必要であると考えられる場合には役割を拡大していくような姿勢が，重要になってくるといえるだろう．

文献

1) National Institute for Clinical Excellence: Cancer Service Guidance Improving Supportive and Palliative Care for Adults with Cancer. (http://www.nice.org.uk)
2) 町田いづみ：リエゾン心理士の理念．リエゾン心理士―臨床心理士の新しい役割，保坂　隆監修，星和書店，東京，1-27，2002
3) 冨岡　直ほか：多職種協働のために精神科リエゾンチームの心理職に求められること：チームの内と外，二側面による検討．総合病院精神医学 25：33-40，2013

2 学校における心理師の役割

小堀彩子

Key word スクールカウンセリング／多職種協働／不登校／危機介入

要点整理

- 学校に勤務している心理師は，保護者や教員，各種専門機関と協働して，児童・生徒の支援を行う．
- スクールカウンセリング活動の内容は多岐に渡る．個別相談，コンサルテーション，心理教育，危機介入，そしてシステム構築の5つが主要な業務である．
- 学校で活動する心理師は，問題解決志向の心理アプローチを用いることで，支援が円滑に進む場合が多い．
- 学校現場で活動するためには，不登校の問題や，神経発達症，非行，精神障害などに関する知識と実践力を持つことが大切である．

1 スクールカウンセラー制度を取り巻く状況

学校に勤務する心理師の多くは，スクールカウンセラー School Counselor（SC）と呼ばれ，活動をしている．日本では1994年に愛知県で起こった中学生のいじめ自殺事件をきっかけとして，翌年から国によるSC派遣事業（「スクールカウンセラーの活用調査研究委託事業」）が開始され，今日まで続いている（2018年現在の事業名は「いじめ対策等総合推進事業」）．ただしSCを取り巻く財政状況は潤沢とは言いがたく，当初は全面的に国が支出していた予算が2001年からは地方自治体と分担となった．そのため現在では自治体間で活動規模やSCの給与が異なる状況となっている．したがって，SCは限られた財源をSC活動に投入する価値があると社会が思えるような効果の高い活動を展開することがいっそう求められている．

2 専門職との連携の重要性

SCは非常勤という雇用形態の下で1つの学校に多くて週1～2回勤務するという勤務状況が一般的である．つまり教師や保護者に比べて圧倒的に児童・生徒と接する時間が少ない．したがってSCは子どもたちを取り巻く多くの資源を把握した上で，どうすれば最も効果的に支援が進むのかを見極め，必要に応じて他の専門職からの協力を得た上で，支援を行う必要がある．

1）子どもたちを支える専門機関と専門職

SCの下に訪れた児童・生徒で，他の専門職の判断を仰ぐ必要があったり，他機関と連携しながら支援にあたる方が効果的であると判断されたりすることは数多い．SCは彼らの専門性を熟知し，必要に応じて子どもたちを確実に彼らにつなぐことが求められる．図1には子どもたちを支えるさまざまな専門機関や専門職をまとめた．

2）保護者は専門職か？

保護者は，教職員にとっては指導の対象，SCにとっては支援の対象者と捉えられがちである[2]．学校が指導的な姿勢で臨むと，学校に対して拒否的な姿勢となったり，子

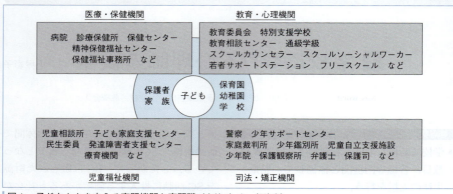

図1 子どもたちを支える専門機関と専門職（文献1）を一部改変）

どもの現状を率直に伝えてくれなくなったりすることがある．実際，保護者は支援の対象となる子どもと最も長い時間接しているその子どもの子育ての専門職であり，彼らが今まで子どもと接してきた経験は，新たな支援を行う際のヒントの宝庫である．したがってSCを含めた学校関係者は保護者と子どもをとりまく専門職同士として協働するやり方の方がうまくいく．

3 スクールカウンセリング活動の内容

SCが学校で求められる活動にはさまざまなものがある．以下，黒沢ら[2]に従って活動の目的別に分類を行う．

1）個別相談

特定の児童・生徒を対象に，何らかの形で個別的，直接的な援助を実施する場合を指す．児童・生徒とSCが1対1で面接する場合もあれば，保護者や教師が同席する場合，複数の児童・生徒で実施する場合もある．

2）コンサルテーション

直接子どもに関わるのではなく，児童・生徒に関する事例に関する専門職同士の，子どもへの支援に関する話し合いのことをさす．教師や保護者，あるいは他の専門職とSCとの面接がこれに該当する．

3）心理教育プログラム

集団による教育的なかかわりを通して，子どもたちの心の発達や健康を支援していく活動のことである．プログラムを体験するのは子どもだけとは限らず，保護者や教職員，地域住民の場合もある．例えば，ストレスマネジメント，ソーシャルスキルトレーニング，アンガーマネジメント，虐待予防プログラム，いじめ予防プログラムといった内容は学校でのニーズが高い．学校は集団授業を基本とすることから，心理教育プログラムは歓迎されやすく実施もしやすい．したがってSCはこれらのプログラムがいつでも実施できるよう事前に準備しておけると良い．2020年度より道徳が教科化され，この点でも，心理教育プログラムのレパートリーを多く持っておくことはSCにとって大きな強みになると思われる．

4）危機介入

学校で何らかの事件や事故，災害が起こった場合，SCは急きょ学校に出向き，子どもたちの心のケアにあたる必要があ

表1 自傷する若者との初回面接で心がけること

自傷する若者と接する際のポイント	その背景
頭ごなしに「自傷をやめなさい」と言わない	自傷する者は援助者の管理的・支配的な発言に過敏な場合が多く，一方的な指示に嫌悪感を抱くことがある
援助希求行動を支持する	自傷する者は援助希求能力が乏しい場合が多い
自傷の肯定的な面を確認し，共感する	生き延びるためにやむを得ず自傷行為を用いるという側面があることを理解する．また自傷をする者は問題行動の否定的な指摘を，人格を全否定されたと受け取る傾向がある
エスカレートに対する懸念を伝える	自傷行為は根本的な問題の解決にならない上に次第にエスカレートしていく傾向がある．相手の問題行動に共感した上で援助者としての懸念を伝える
無意味な約束はしない	自傷する者は約束を破ったことで強く自責の念に駆られ，エスカレートする場合が多い

(文献3) を基に作成)

る．また児童・生徒に自傷他害の恐れがあると思われた場合は，事態の深刻化を予防すべく，子どもたちの安全確保のためにSCが危機介入の要請を受けることがある．自傷行為は学校現場で比較的多くみられる現象である．アセスメントのポイントや本人への接し方，保護者への情報の伝え方などはあらかじめ理解しておく必要がある．表1には，自傷する若者との初回面接で留意すべきポイントを示した．

5) システム構築

学校ではSCという専門職は1人しかいないため，時として教職員がSC業務の範囲を勘違いしていたり，あまり理解していなかったりする場合が少なからずある．そのためSCがしようと思っている活動を学校の中で位置づけ，それが円滑に進むよう体制を整える必要がある．その活動がシステム構築である．例えば，SCが面接の中で知った情報をどの範囲まで，どういった形で教職員や保護者と共有するのかという問題は，円滑な連携のためにも，守秘義務の観点からも，さらには書類の管理という点からも重要である．この問題はSCが学校に着任したらすぐに管理職と相談して決めておく必要がある．また，学校の状況に応じて，上記(1)〜(4)までの活動をどのような配分で展開していくのか，教職員と相談しながら計画を立てることも大切である．このように仕事がよりしやすくなるように整備する行為がシステム構築である．

学校で活動する心理師に必要な支援の技法

学校は1年単位で子どもの発達段階に応じた教育サービスを提供し，進級や卒業という形で次のステップに進むという成長モデルの原理で動いている．したがって成長モデルとなじみのいい支援を提案することで，多くの専門職が同じ目標のもとで協力しあう体制が作りやすくなる[4]．具体的には，問題の原因よりも現在の問題を解決することを重視し，そこから解放されるために援助者と相談者が協力して出口を探すアプローチ[5]が有効である．問題解決志向の心理アプローチとしては，解決志向ブリーフセラピー[2]や認知行動療法が挙げられる．学校の時間の流れは学期や年度など比較的短いサイクルであること，現状ではSCが年単位の雇用で，多くても週1〜2回程度しか勤務できないことなどを考慮するならば，短期間で問題解決を目指すア

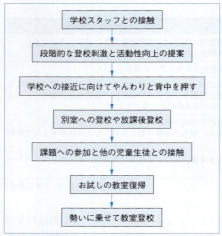

図2 不登校に対する介入の手順
(文献5) を基に作成)

プローチが使いやすい.

5 SCが学校で出会う子どもたちの問題

1) 不登校

不登校はSCが対処する問題の中で最も多いものの1つであり,SCにとって不登校の解決に向けた知識と技術は必須である.当事者が学校に不在の状況から支援が始まるため,保護者と教師,SCの連携が極めて重要である.不登校者は学校や同級生との接触を避けたがる傾向があるため,段階を踏んで回避している事柄や人への接触を図るのが不登校支援の王道である[5].図2には不登校に対する介入の手順を示した.

2) 発達障害

2005年4月に施行された発達障害者支援法の成立以来,発達障害に対するさまざまな支援体制の整備が進んだことで,彼らへの理解が進み,発達の偏りが見つけやすくなった.そのためSCが彼らと接する機会も増えた.発達障害の子どもの学校への適応を検討する上では応用行動分析の視点が役に立つ.発達障害の応用行動分析の詳細は本書のp.665を参照されたい.

3) 非行

非行の背景には発達障害や被虐待経験がある場合がしばしばある.そのため,生活の支援や家族関係の支援,学校に居場所を作るといった支援を行う.児童相談所や警察などとの連携が必要な場合もある.いずれにせよ,非行行動にのみ着目し,罰することに終始しない支援が重要である.

4) 精神障害

SCは思春期に発症率の高い精神的な失調について知識を持ち,適切に医療につなぐことが求められている.例えば,強迫性障害や摂食障害,統合失調症,不安症などが該当する.医療につないで終わり,ではなく,障害と学校生活との折り合いのつけ方についての支援を行い,場合によっては医療との連携を行うことも必要である.

文献

1) 石川悦子:スクールカウンセリング活動の基本と課題.臨床心理学 15:182-185, 2015
2) 黒沢幸子ほか:2 スクールカウンセリング活動の5本柱.明解!スクールカウンセリング:読んですっきり理解編,金子書房,東京, 4-11, 2013
3) 松本俊彦:第7章援助に当たって理解しておくべきこと.自傷行為の理解と援助「故意に自分の健康を害する」若者たち,第7版,日本評論社,東京, 135-167, 2009
4) 小堀彩子ほか:スクールカウンセリングにおける認知行動療法の活用.精神療法 41:210-225, 2015
5) 小坂井秀行ほか:臨床ゼミ 認知行動療法中級レッスン:エキスパートに学ぶ11の秘訣(Lesson 11) 不登校支援の王道を極める7つの秘訣:教育療育相談系(2).臨床心理学 13:281-288, 2013

3 児童福祉における心理師の役割

川畑 隆

Key word 業務の「まるごと」性／心理師の専門性／児童福祉施設での協働／児童福祉臨床の視点

要点整理

- クライアントは各職種が対象にする事柄の寄せ集めではなく「まるごと」生きている．業務も「まるごと」が必要である．
- 心理師の専門性はクライアントの幸せに少しでも資するために発揮されるものであり，表（おもて）立つ必要はない．
- 児童福祉施設での心理師の役割は，「ふつうの子育て」を行うケアワーカーとどう協働していくかにある．
- 児童福祉臨床は，どんな主訴や課題であっても子どもの健全育成のための権利の保障をその背後に想定していたい．

1 人の「まるごと」性

 大学や大学院は学部学科や研究科に分かれている．例えば社会福祉学科と心理学科との間には一般的に交流はほとんどない．そして，各々のところで基礎的な専門科目を修め，社会福祉士や精神保健福祉士あるいは保育士や児童指導員，公認心理師や臨床心理士などになった人たちは，その職種ごとの専門性を活かそうと世の中（現場）に赴く．

 しかし，現場で出会う援助の必要なクライアントは1人の「まるごと」の人であり，それぞれの学部学科や研究科で学んだことの単なる寄せ集めで出来上がっているのではない．自分の所属するところが病院，福祉事務所，児童相談所，社会福祉施設…と異なっていても，また自分の担当する領域や関わる入口が分担されているとしても，そこで働く人たちは人間の「まるごと」性に伴う援助の複雑さや困難さに直面することになる．

 そもそもある専門職が1人でクライアントを「まるごと」請け負うことなどできないが，だからこそ各専門職の連携が必要だと単にそう主張したいのでもない．

 筆者は長年，心理職採用の児童相談所の職員であった．若い頃は大学も出たてであり，心理テストや面接を中心とした狭義の心理職という枠にしがみついていた．同僚である児童福祉司（ソーシャルワーカー）は児童福祉法に精通していなければならなかったが，筆者はそれに興味がなかった．

 しかし，筆者の場合それからずいぶん時間がかかったが，狭義の心理職という自分の出自への所属観から，社会的役割としての児童相談所という職場へのそれに転換していった．

 児童相談所は個々の事例に対して児童福祉を実践するところである．そのために心理業務も行うのであるが，児童相談全体を他の職種の人たちとともに支えていくのである．したがって，職種間の役割分担も整然とした相互不干渉のものとはなりにくい．互いに相手の領域にもおおいに踏み込みながら，また協働（共同）しながら相談所業務をよりよきものにしていこうとするなかで，心理業務自体が膨らみを増し，語

表1	児童相談所業務の目的とそのための方法（手段）
目的：	個別事例に対する児童福祉のためのソーシャルワーク
方法： （手段）	① 相談所内で連携して目的を志向する 　児童福祉司×児童心理司×一時保護担当者×医師・弁護士・保健師・虐待対応協力員・その他の職員×管理職 ② 関係機関職員と連携して目的を志向する

ることが心理業務限定から児童相談，児童福祉に大きく開かれていった．このことは，筆者の成長・発達としての社会化であったのだと思う．

現場はどこでもそうなのだろうが，福祉現場はなお一層「まるごと」感が強い．福祉とは幸せのことである．幸せは「ここだけ」のそれに満足せず「まるごと」を指向する．「まるごと」は述べたようにクライアントに属するものであると同時に，職員の側の認識も「まるごと」である．「心理」だけを語っていては，児童福祉を行うという目的を達成する手段の1つとして心理的側面からも関わるときの，その手段が目的化してしまいかねない（表1）．

2　心理師はどのような専門職か

上記の環境の下で心理職を続けていると，いろいろな考えが相対化されてくる．阪神淡路大震災による被災地への支援に入ったとき，避難している住民から「心のケアなんて要らない．風呂がほしい」と突きつけられたのを思い出すが，そのとおりである．「心のケア」は目的なのだと思うが，いまはその手段の名称となっているような気がする．元に戻って，「心のケア」に役立つのなら何でもやれる心理師がよい．

心理師の資格は名称独占であることにも現れているが，心理師しかできないことはない．心理師しかできないように一般的に思われていることでも，実質的に同じようなことをもっとうまくやれる人は心理師以外にもいる．だからと言って，心理師の専門性は低いのだろうか．いや，そもそも専門性が他の専門職と比べて低いかどうかを考えること自体のなかに，心理師の存在感をわざわざ確認したい動機が見える．

実はあまり好きなことばではないのだが，心理師業務の目的は「心のケア」あるいは「心をとおしてのケア」であり，福祉現場から言えば，クライアントの幸せに少しでも資することのできることである．心理師の姿や手柄は見えなくても，その存在によって何かがうまくいく方向に動いたのならそれでよいのだろうと思う．心理師はそういう種類の専門職なのではないだろうか．もちろん，そのよりよく動ける確率が高まるようにアセスメントやトリートメントなどについての研究がなされ知見が蓄えられていく．しかし，その知見をもっていることだけで専門職面はできない．なぜなら，目に見えない人間の心理についてであるからこそ，その知見は目の前の1人のクライアントに対してもあてはまるかもしれないし，あてはまらないかもしれない．そして何よりもクライアントの役に立つことが求められるのだ．

3　子どもを育てるための協働

児童福祉における心理師の役割について書かなければならないのに，児童養護施設などの保育士や児童指導員（ケアワーカー）のことについて触れることを許してほしい．「児童福祉施設の心理師の専門性については明確になっているのに，ケアワーカーについては不明確である」と取り沙汰された場面に出会ったとき，筆者はケア

ワーカーの専門性について,「ふつうの子育てを職務として行うこと」であると考えた.「ふつうの子育て」とは,世の中の一般の保護者が行っている常識にもとづいた子育てのことである.そこにはよくも悪くもいろいろな生活経験を子どもにさせることが含まれており,その保護者に育てられた子どもたちが概ね健全に育っているとすれば,その子育てのなかに子どもを健全に育てる秘訣がたくさん潜んでいることになる.耳障りのよい言葉ばかりを届ける子育て助言者の手に負えない,貴重な体験も大いに含まれていることだろうと思う.施設に入所してきた子どもたちを健全に育てるために,目の前のその子の実の保護者ではないケアワーカーが,「ふつうの子育て」を職務として行うのである.実の保護者は子育てに悩める人であり,ケアワーカーも正解のない子育てについて職務として悩む.悩みながら子どもたちと一緒に生活を営んでゆく.そしてそのことに対して対価が支払われる.

施設の心理師は,施設のなかで繰り広げられるこの生活の実態をも大きく検討の対象にしていく.生活から閉じた場面での「心の傷」の癒しだけではなく,また子どもの問題行動への対策だけでなく,さらにケアワーカーの子どもへの関わりの善し悪しの指摘でもなく,子どもを日々の生活をとおしてどう健全に育てるかについて,最前線のケアワーカーを下支えしていく役割を負っている.定期的に行うプレイセラピーや心理面接には,子どものそれまでや今の生活すべてが反映されているという感触を,筆者は得たことがある.家庭でどのように育てられてきたのか,どのような入所の契機や経過があったのか,学校での生活,施設での生活,家族の面会や一時帰省,家

表2 子ども家庭支援において重視してほしい児童福祉的視点
・子どもを健全に「育てる」ことの重視 ・子どもや子どもが育つ場への支援 ・行政処分を行う職権と行わない職権 ・事例についての適切な調査とアセスメント ・アセスメントのもつさまざまな側面への十分な配慮 ・社会的弱者への社会的支援 ・機関内,機関間チームアプローチの重視 ・子どもや家族の成長・発達,変化に向けた息の長い取組

庭引き取りについての動きなど,心理師がそれらについてもアンテナを張っていることで,プレイに現れる事象の読みの幅が広がってくる.もちろん,読みのための読みではない.子どもやその家族へのよりよい援助に役立てられるストーリー作りの選択に資するためである.

ここにも子どもの「まるごと」,職員の「まるごと」がある(**表2**).

児童福祉臨床が重視したい視点

児童相談所などの子ども家庭支援機関における活動において,心理師か否かの職種を問わず筆者が重視してほしいと願うポイント(価値をおく要所)を述べておきたい.
① 不登校相談を例にとると,不登校を「治す」のではなく,登校していない子をどう「育てる」のかを保護者と一緒に探りたい.虐待防止も虐待被害の程度だけに限定されない子どもの要保護性に着目し,家族援助の芽を見つけて関わることが重要である.
② 子どもの健全育成のために,子どもや子どもが育つ場(家庭)への援助を行う.「年齢相応に世話をされ護られる」ことも子どもの権利だと考えるが,それらの保障を個々の事例処遇のなかに具体的に織り込む業務的責任がある.相談

の主訴となる子どものさまざまな症状や問題行動の改善と，子どもの権利の保障を重ねて考えることが有効である．
③ 児童相談所はいくつかの行政処分ができる権限をもつと同時に，その職権を行使しない権限ももつことを，その後の展開に向けての想像を凝らしながら考えていたい．
④ これらのことを目の前の事例に即して具体的に検討するときには，事例について十分に調査し，それをとおして事例の背景等に想像力を豊かに働かせたい．このアセスメント力は児童福祉臨床のなかでとりわけ重要である．
⑤ 障害についてなどのアセスメントは，その人の少しでもの生きやすさについて本人や家族に向け支援するための手段である．心理検査の結果としての数値や所見，医師による診断名などについては，正確な理解と慎重な配慮によって支援に資するべきである．
⑥ 障害のある人などと同様に，例えば不適切な子育てをする保護者もいて世の中である．個人の責任ではない部分については特に，支援を社会の責任として位置づけたい．
⑦ 児童福祉臨床では，虐待防止活動においてだけでなく，チームアプローチが必須である．実際の対象者に向けた活動に限らず，所内でのミーティング，会議，所外組織との連携などを重視している児童福祉臨床は，他分野の参考にもなり得る．
⑧ 児童福祉臨床の対象者に含まれる要素は，発達・成長，少しずつの変化である．したがってそれに対する業務には時間を要することを認識し，事例に関するその都度の事実認識と想像力に基づいた進行管理，方針の点検などを息長く行いたい．

5 心理師としての妥当な経験

市町村の児童福祉関係課や児童相談所において，児童虐待防止活動の比率は一昔前に比べれば格段に上がっており，そのなかで心理師も虐待防止チームの一員として活動することも多い．そこに長所と短所がある．長所は，心理師ならではの視点や動きを機関全体としてのソーシャルワークの展開に役立てていく力量を，そのなかで高める可能性である．短所は，虐待以外の事例を経験することが相対的に少なくなってきている機関があるようであり，さまざまな事例を経験することによる心理師としての力量的な「幅」の育ちに影響を与えるかもしれない点である．そこを補う代替案は今のところあまり聞かれない．

心理師の業務経験も「まるごと」がありがたい．

文献

1）川畑 隆：福祉領域における活動モデル．講座 臨床心理学 6 社会臨床心理学，下山晴彦ほか編，東京大学出版会，東京，107-125，2002
2）川畑 隆：児童相談所でのコラボレーションの実際．臨床心理学 8：211-216，2008
3）川畑 隆：職域③ 福祉．よくわかる臨床心理学 改訂新版，下山晴彦編，ミネルヴァ書房，京都，270-273，2009
4）川畑 隆：福祉領域から臨床心理学の発展に向けて．臨床心理学 11：23-27，2011
5）川畑 隆：児童虐待防止の専門技能．臨床心理学 15：602-606，2015

4 高齢者福祉における心理師の役割

加藤伸司

Key word 在宅高齢者支援／家族介護者支援／高齢者ケアスタッフ支援／地域ケア

要点整理

- 高齢者福祉領域で心理師に期待される役割には，在宅支援，高齢者福祉施設における支援，高齢者のケアにあたるスタッフへの支援，地域住民に対する支援などがある．
- 在宅における支援では，高齢者に対する支援と家族に対する支援が必要である．
- 高齢者福祉施設では，相談援助や心理療法的アプローチ，アセスメントなどの役割だけではなく，ケアスタッフに対する支援も期待される．
- 地域住民への啓発活動や，地域高齢者と家族への支援も重要である．

表1 高齢者福祉領域における心理師の役割

1. 在宅高齢者福祉における支援
① 在宅高齢者に対する心理的支援
② 在宅高齢者の家族に対する心理的支援
2. 高齢者福祉施設における支援
① 施設利用者に対する相談援助
② 心理療法的アプローチ
③ 心理アセスメント
④ 施設利用者の家族に対する心理的支援
3. 高齢者のケアにあたるスタッフへの支援
① スタッフへのメンタルヘルスケア
② スタッフへの相談援助
4. 地域住民に対する支援
① 地域住民に対する啓発活動
② 地域高齢者や家族への支援

1 心理師に期待される役割と技能

高齢者福祉領域では，社会福祉士や介護福祉士などの他に，医師や看護師，理学療法士，作業療法士などが多職種協働で支援にあたっている．高齢者やその家族を対象とした心理的支援が重要なのはいうまでもないが，高齢者領域に心理師が専門職として配置されているところがほとんどなかった現状において，心理的支援はこれまで他の職種の人たちが担ってきた．このような意味で，高齢者福祉領域で心理師に期待される役割は大きく，活躍できる場も広いといえるだろう．高齢者福祉領域で心理師が行うべき役割には，「在宅高齢者福祉における支援」「高齢者福祉施設における支援」「高齢者のケアにあたるスタッフへの支援」「地域住民に対する支援」などがある[1]（表1）．

高齢者領域で活動する心理師は，アセスメントや心理療法など心理学の知識や専門技能だけを身につけていればよいわけではなく，高齢期の体の変化や心の変化，高齢期に多く見られる疾患，薬などに対する医学的知識，公的なサービスやインフォーマルなサービスなどの知識，他の専門職たちの仕事の内容や技能など，幅広く理解している必要がある．これらのことを理解している心理師が，多職種協働のもとに高齢者福祉領域で心理的支援にあたることがさまざまな職種の人たちにとって有益なことであり，何より高齢者や家族の福祉に貢献することになる．

2 在宅高齢者に対する支援

1）在宅高齢者に対する心理的支援

在宅の高齢者を支援するサービスには，地域包括支援センターにおける相談やケアプラン作成，また訪問サービスや通所サービス，ショートステイなどがある．中でも地域包括支援センターは，地域の高齢者支援のかなめとなる．地域包括支援センターには，社会福祉士，保健師，介護支援専門員などが配置されており，相談業務も担っている．相談はセンターで行われることもあるが，電話相談や訪問面接もある．地域包括支援センターでは，サービス利用の提案やケアプラン作成だけではなく，利用者自身の悩みや相談に応じることも大きな役割である．この中でも家庭内の人間関係の問題や，自分自身の将来的な不安など心理的な悩みが訴えられることもあり，心理師の活躍が期待される場でもある．

2）在宅高齢者の家族に対する心理的支援

在宅で生活する高齢者の半数以上は夫婦二人暮らしか一人暮らしの世帯であり，以前のような三世代同居は減っている．また高齢になって介護が必要になったとき，夫婦二人暮らしでは介護が必要になった人を高齢配偶者が一人でケアしているケースも増えてきている．在宅の高齢者介護の問題は，身体的ケアだけではなく，認知症ケアの問題が深刻となる．わが国の認知症の人の半数は在宅でケアを受けているという現状があり，介護家族は自分自身も高齢者であるために介護負担は大きく，さらに今後いつまで介護が続くのか，あるいはいつまで自分で介護していけるのかなど将来的な不安をかかえている人も多い．特に認知症介護では，家族の負担軽減だけではなく，家族に対する心理教育や心理的支援が求められる．さらに親の介護のために離職する介護家族は，経済基盤を失い，年金などの親の収入をあてにしながら介護を提供するというような共依存が起こっている場合もある．また近年増加してきている高齢者虐待の問題は年々深刻化しており，介護殺人など重篤な事態に至る場合もある．2006年に制定された「高齢者に対する虐待の防止，高齢者の養護者に対する支援等に関する法律」では，高齢者の虐待防止だけではなく，家族の支援も法の目的として掲げているが，家族の心理的支援に関しては十分とはいえないのが現状である．家庭内における虐待では，独身の息子による虐待が最も多く，次いで多いのは夫による虐待である[2]．虐待を受ける人の特徴は，高齢で認知症の症状がある女性が多いことも分かっている．したがって，虐待の問題は認知症の問題と切り離して考えることはできない．現在在宅で認知症を抱える家族に対する主な相談先には，「認知症の人と家族の会」があり，認知症介護の経験者が相談に応じている場合が多いが，家族自身の不安や悩み等に対しては，心理師によるより専門的な相談援助が望まれる．

3 高齢者福祉施設における高齢者支援

1）施設利用者に対する相談援助

高齢者福祉施設の利用者に対する心理的支援の主なものとしては，相談援助や心理療法的アプローチ，アセスメントの役割などがある．これまで福祉施設などの利用者に対する相談援助は，生活相談員が担ってきている．相談員に特別な資格は求められていないが，多くは社会福祉士など福祉系の資格を持った人たちが担ってきた．しかし，相談援助は心理的なアプローチが必要

な場合も多く，心理師の活躍が期待される部分でもある．このためには，当然カウンセリングの技術が求められるが，クライアントが高齢者であるという意味において，技術だけではなく，基本的な態度も身につけることが大切である．また，一般的なカウンセリングとは違い，定期的に時間を決めて面接室で行うということは現実的ではなく，多くの場合はベッドサイドの面接ということになる．近年特別養護老人ホームでは，個室が一般的になってきているため，他の人がいる中での相談援助という形は減ってきているが，多床室で相談を受ける場合もあるため，その配慮なども必要になることがある．クライアントは，家族との軋轢などで，孤独を感じている人や，他の利用者やスタッフとうまく関われない人なども多く，本人の希望によるカウンセリングというよりも，スタッフからの依頼によることが一般的である．ケアスタッフは，長い時間をその人一人のために割くことが難しいため，心理師が1対1でクライアントに関わる時間を設けることの意義は大きい．またクライアントが認知症の人である場合には，カウンセリングというよりも，個人回想法の形になることも多い．さらに高齢者福祉施設では，終末期の看取りを行うこともあり，人生の最期を迎える人に対するカウンセリングも重要な役割の一つである．

2）心理療法的アプローチ

高齢者福祉施設では，集団で行うレクリエーションなどの他に，心理師が行う心理療法的アプローチが期待されることもある．心理療法的アプローチでは，回想法やリアリティ・オリエンテーション（RO）などを行うのが一般的である．またこれらのアプローチを心理師が心理療法として行うのではなく，ケアスタッフなどがアクティビティプログラムとして行う場合には，ケアスタッフに対する教育や指導が求められることもある．

3）心理アセスメント

高齢者に対するアセスメントとして最も多く求められるのは，認知機能のアセスメントである．しかし，WAISなどの詳細なアセスメントは，高齢のクライアントに大きな負担を与えるために現実的ではなく，より簡便なアセスメントが用いられることが多い．実際には，改訂長谷川式簡易知能評価スケール（HDS-R），Mini-Mental State Examination（MMSE），N式精神機能検査など簡便なものが利用される[3]．病院臨床においては，認知症の鑑別診断の補助や認知機能障害の程度のアセスメントを行うことが多いが，高齢者福祉領域では，よりケアに役立つアセスメントとして用いられるべきである．したがって，アセスメント結果のレポートは，認知機能の低下が日常生活のどのような部分に影響を与えるのかなど，ケアスタッフにわかりやすい表現でまとめる技術が求められる．

4）家族支援

高齢者福祉施設を利用する家族は，利用するに至るまでにさまざまな問題を抱えていることも多く，家族間の関係性がこじれている場合や，施設入居を選択してしまったことによる罪悪感を持っている家族もいるなどさまざまである．特別養護老人ホームなどの入居施設の場合には，ケアスタッフが日頃の生活の様子などを家族に伝えることもあるが，そのための時間を割いて家族と面接をすることは難しい．特に関係性がこじれている家族は，面会頻度が低く，施設を訪れても自分から面接を求めてくることはほとんどないといってもいい．その

ような家族に対してできる支援は限られてくるが，家族の関係性の修復に対する介入も心理師ならではの役割といえるだろう．また施設入居という選択に罪悪感を持っている家族に対しては，その罪悪感の軽減に向けたアプローチが必要になってくる．

4 高齢者のケアにあたるスタッフへの支援

1）スタッフへのメンタルヘルスケア

厚生労働省は，「労働者の心の健康の保持増進のための指針」に基づき，職場におけるメンタルヘルス対策を推進しており，高齢者福祉領域でもスタッフへのメンタルヘルスケアの重要性は増しているといえるだろう．メンタルヘルスケアは，中長期的視点に立って，計画的に継続的に行われることが重要であり，組織的な取り組みとしては，スタッフを対象としたメンタルヘルス研修などがあげられる．研修では，スタッフ自身のストレス解消法やストレスマネージメント，セルフケアの重要性，精神疾患の知識などいくつかのテーマを設定して，定期的に行っていくことが効果的であり，対象を新人職員や中堅職員，職種別などのように分けて行うことも可能である．これらの取り組みにより，スタッフ一人ひとりのメンタルヘルスに関する問題意識を高めることや，精神的な問題が起こることに対する予防効果が期待される．

2）スタッフへの相談援助

スタッフに対するカウンセリングは，心理師にとって重要な仕事のひとつである．カウンセリングは，基本的には個人の希望により行われるのが原則であり，通常のカウンセリングと同様に，面接場所や面接時間，カウンセリングのゴールなどに関する契約によって行われることになる．一方心理師が法人など大きな組織で雇用されている場合，事業所からの依頼によって行われることもある．この場合，課題になるのは職場内トラブルや，スタッフ自身の職務上の悩み，薬物依存，アルコール依存の疑いなどさまざまである．相談の内容は，職場内の人間関係のトラブルや利用者とのトラブルというような職場内の問題だけではなく，家庭内の心理的葛藤や，友人関係，恋愛問題など多岐にわたるため，心理師に求められる技術は幅広いものとなる．さらにケアスタッフの場合，誤薬事故や介護事故が起こることもあり，その場合，スタッフに対する精神面でのケアが必要となる．このような場合には，スタッフのストレス評価や心理学的アセスメントなどが必要になることもあり，それがきっかけで継続的なカウンセリングにつながることもある．さらにスタッフ自身の精神的な問題や精神疾患などによって，休職や退職に至る場合もあるが，特に休職に関しては，面接を行ってスタッフが安心して休めるような支援や，復職時の支援などの仕事も必要になってくる．このような支援は，ケアチームで行うことも可能ではあるが，ケアスタッフとある程度距離のとれる心理師だからこそ効果的な場合が多い．

5 地域住民に対する支援

1）地域住民に対する啓発活動

少子高齢化が進んだわが国では，高齢化は地方に限ったことではなく，都市部のベッドタウンでも深刻になってきている．かつてニュータウンといわれた地域は，現在では高齢者世帯の多い地域となっており，地域住民の多くは高齢者夫婦世帯，あるいは一人暮らしの世帯となってきている．高齢者は，家庭内の人間関係の問題や，

経済的不安，健康不安，認知症に対する不安などを抱えている人たちも多く，このような状況の中で，認知症やメンタルヘルスに関する地域住民向けの啓発活動が重要になってくる．近年では，社会福祉協議会や地域の公民館，地域包括支援センターなどが主催する介護講座や認知症講座，心の健康講座などが開催されることもあり，このような啓発活動も心理師の活躍が期待される部分でもある．

2）地域高齢者や家族への支援

高齢者福祉に関して，地域の人が相談できる場としては，行政機関の相談窓口，保健所，地域包括支援センターなどがある．一方インフォーマルな集いの場として，地域の高齢者たちが集うことができるサロンや，介護している家族同士が話し合う集い，もの忘れが気になる人たちが集まるサロンやカフェなどもある．このような活動に心理師が介入することにより，さまざまな課題をいち早く発見でき，医療や介護サービスにつなげることができるかもしれない．そのことにより，高齢者の自殺の問題や，介護者のうつ状態の問題，高齢者夫婦の無理心中事件など，重篤な結果に至る前に支援できる可能性も広がっていくだろう．

文献

1） 加藤伸司：高齢者福祉の専門技能．臨床心理学 15：620-624，2015
2） 社会福祉法人東北福祉会認知症介護研究・研修仙台センター：高齢者虐待の要因分析及び高齢者虐待防止に資する地方公共団体の体制整備の促進に関する調査研究事業報告書，39-87，2018（仙台）
3） 大塚俊男ほか監修：高齢者のための知的機能検査の手引き，ワールドプランニング，東京，2011

6章 公認心理師の諸領域

5 産業における心理師の役割

種市康太郎

Key word 予防／多職種連携／ストレスチェック／ポジティブメンタルヘルス

要点整理

- 産業における心理師は，組織内の相談室，外部EAP，外部医療機関等の場において，多職種連携や，関係機関との連携を適宜行い，チームで取り組む必要がある．
- 産業における心理師は，個人へのアセスメントと相談対応だけでなく，組織へのアプローチの技能を身につける必要がある．また，近年はポジティブメンタルヘルスへの関心が高い．
- 産業領域で活動するには，労働関連法規，労働に関する社会背景，産業・労働分野に関する理論の知識が必要である．

1 産業における心理師の役割

公認心理師カリキュラム等検討会報告書などにおいて，心理師が活動する5領域の一つとして「産業・労働分野」が取り上げられている．

心理師が関わる「産業（労働領域含む）」の場は幅広い．① 民間企業，公的機関（官公庁，警察，消防，自衛隊，学校など）を含めた組織内の相談室，健康管理センター，② 外部EAP（Employee Assistance Program，従業員支援プログラム）機関，③ 外部医療機関（特に，リワークなどの復職支援），④ ハローワーク，障害者職業センター，障害者の就労移行支援・就労継続支援施設，⑤ 企業・大学のキャリア支援，キャリア教育などである．これらの心理師の活動の場において共通する役割は「『働く』こととこれを通じて『生きること』を支援する[1]」ことである．

どの場でも，多職種連携が重要である．産業では，産業医を中心とする産業保健スタッフによって活動が進められている中に心理師が加わることが多い．そのため，その場で求められていることをよく読み取った上で活動しなければならない．産業医の他，産業看護専門職（保健師・看護師），精神保健福祉士等の産業保健スタッフ，人事・労務担当者，衛生管理者などとの連携が必要となる．また，外部の保健・医療機関や支援施設等，関係機関との連携も適宜必要となる．決して一人でやろうと思わないことが大切である[2]．

活動内容には，まず，メンタルヘルス不調（働く人の心の健康問題の総称）などの対処や予防と，心の健康増進があげられる．予防には，① 一次予防，② 二次予防，③ 三次予防のアプローチがある（図1）．また，このような疾患や心理的問題に対する活動だけでなく，職場の活性化やパフォーマンスの向上に対する活動も考えられる．また，そのアプローチは，個人向けのものと，組織向けのものがある．まとめると図2のようになる．

さらに，医療的対応は必要がないが，仕事上問題となっている場合もある．つまり，疾病性（病気やそれによる症状）はないが，事例性（職場で困っている，仕事上問題に

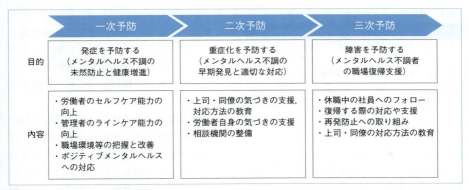

図1 メンタルヘルス不調の予防

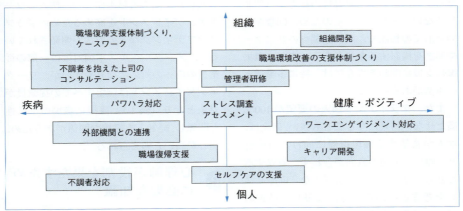

図2 産業領域の活動内容

なっている）が強い場合である．キャリアの問題，ハラスメント対応，両立支援などの問題が相談のテーマになることもある．

産業における心理師に求められる技能

1）個人のアセスメント

心理師は，クライアントの心理状態を理解すると同時に，クライアントが置かれた状況を理解しなければならない．特に，組織の状況を全体的に把握し，組織とクライアントとの関係や，クライアントが職場や労働から受ける影響をアセスメントする必要がある．また，疾病性の強いクライアントもいれば，事例性の強い場合もある．あらゆる可能性を考慮しながらアセスメントを進める必要がある．近年，義務化されたストレスチェック制度などを通じて相談を希望する場合もあるので，ストレスチェックなどの質問紙の利用方法にも習熟しておく必要がある．

表1 職場のメンタルヘルス対策の変遷

状態	対象	対策の方向性
バーンアウトやストレス	一部の従業員	マイナスをゼロに戻す
ワークエンゲイジメント	職場すべての従業員	プラスをさらにプラスにする

（文献2）より引用）

2）個人への相談対応

通常の相談対応の技能だけでなく，その場に応じた対応が求められる．特に，企業内相談室等においては，相談が長期間にわたることはコストや平等性の観点から望ましくないこともある．そのため，回数を決めた形での相談や，関係機関へのリファーや連携を検討する必要がある．また，職場復帰支援に関わる場合には，特に多職種との連携が求められる．

また，クライアント個人の要望が100%満たせない結果になることも多い．例えば，本人が希望する職場復帰に向けた方向性と，職場や上司の意向が合わず，対立することも少なくない．さまざまな意向やリスクを考慮しながら「可能な限りの最善のゴール（落としどころ）[3]」を目指すことが求められる．

3）組織へのアプローチ

予防的なアプローチを中心として，組織へのアプローチの技能に習熟する必要がある．まず，管理監督者や労働者自身が行う職場環境改善への支援，セルフケア教育，管理監督者教育がある．このような研修をデザインし，実施する技能が求められる．また，ストレスチェック制度においては，集団分析結果の活用方法についても習熟する必要がある．

次に，上司などへのコンサルテーションがある．メンタルヘルス不調を抱えた部下について直接面接ができない状況で，上司に対応する必要がある．また，研修受講者や上司は必ずしも熱心ではない場合もあるため，そのような相手にも必要性を納得してもらい，対応を検討してもらう技能が必要である．

このような3つの技能のそれぞれにおいて，近年では，メンタルヘルス不調対応だけではなく，ポジティブメンタルヘルスへのアプローチも開発されるようになっている．例えば，ワークエンゲイジメント（仕事に対して熱意，活力を持ち，没頭している状態）を高める職場作りや，個人のワークエンゲイジメントを高めるためのジョブクラフティングなどの方法が開発されている[4]．メンタルヘルス不調対策は一部の従業員のみへの対応になりやすいが，ワークエンゲイジメントは職場すべての従業員が対象となり（表1），直接に職場の生産性と関係し，経営とも密接な関係があるため，関心が高いと考えられる[2]．

3 心理師が役割を果たすために必要な知識

産業の場で心理師が役割を果たすために必要な知識がある．まず，労働関連法規や産業保健の施策について，歴史や背景を理解しておく必要がある．例えば，「労働安全衛生法」，「労働者の心の健康の保持増進のための指針」などの労働関連法規，「安全配慮義務」などの概念，「職場復帰支援対策」，「過重労働対策」，「ストレスチェック制度」などの施策について深く理解しておく必要がある．近年の施策について**表2**にまとめた．このような施策は毎年のように新しい内容が出されるので，常に知識を最新のものとしておく必要がある．そのような情報は厚生労働省が作っているポータ

ルサイト「こころの耳」[5]にまとめられている．

次に，産業・就業構造の変化や労働を巡る社会背景の理解も必要だろう．特に，産業・就業構造は時代によって変わり，それに伴って特徴的な疾病（作業関連疾患）や心理的問題が生じている．従って，労働を巡る社会的状況についても注視しておく必要がある．本稿執筆時（2018 年）における今日的問題としては「ハラスメント（パワーハラスメント，セクシャルハラスメント等）対応」「両立支援（育児・介護・治療との両立）」「ダイバーシティ（多様な人材の積極的活用）への対応」「職場・学校でのキャリア支援（非正規労働者を含む）」などが挙げられる．特に，政府が進めている「働き方改革実現会議」「働き方改革実行計画」も注目されている．

さらに，基本的な知識として，産業・労働分野の心理支援の背景となる理論の理解も必要である．例えば，職業性ストレスのモデルや理論，キャリアに関する理論，産業・組織心理学に関する理論などである．

心理師は現在のところ，労働安全衛生法などにおいて役割を規定されているわけではない．つまり，いなければならない職種では必ずしもない．しかし，例えば，ストレスチェック制度においても「高ストレス者の中で，医師との面談を希望しない社員に対する相談対応」など，心理師が果たせる役割もある．また，心理師という国家資格ができたことで，各施策の見直しの際に役割が規定される可能性もある．例えば，

表2　労働者の心の健康に関する主な施策の経過

No	年	内容
①	平成 11 年	心理的負荷による精神障害等に係る業務上外の判断指針について
②	平成 12 年	事業場における労働者の心の健康づくりのための指針（4 つのケア）
③	平成 16 年	心の健康問題により休業した労働者の職場復帰支援の手引き
④	平成 17 年	労働安全衛生法改正（長時間労働者への面接指導義務化ほか）
⑤	平成 18 年	労働者の心の健康の保持増進のための指針（②を改訂．新指針）
⑥	平成 19 年	労働契約法制定（安全配慮義務の明記）
⑦	平成 23 年	心理的負荷による精神障害の認定基準について（①が「基準」に）
⑧	平成 27 年	労働安全衛生法改正（ストレスチェックの義務化）

2018 年には必要な研修を受けることで，公認心理師もストレスチェックの実施者となれることとなった．ということは，同時に，責任も負わなければならなくなることを意味する．知識を蓄え，技能を磨き，より一層の期待に応えられるように研鑽しなければならないだろう．

文献

1) 金井篤子編：産業心理臨床実践，ナカニシヤ出版，京都，2016
2) 川上憲人：基礎からはじめる職場のメンタルヘルス，大修館書店，東京，2017
3) 松浦真澄：外部機関としての関わり．心理職の組織への関わり方，新田泰生ほか編，誠信書房，東京，46-54，2017
4) 島津明人編：職場のポジティブメンタルヘルス，誠信書房，東京，2015
5) こころの耳．http://kokoro.mhlw.go.jp/（2018 年 8 月閲覧）

6 司法における心理師の役割

原田杏子

Key word 多機関連携／アセスメント結果の提供／グループ・アプローチ／エビデンス

要点整理

- 司法領域の心理師には，アセスメントや介入のスキルとともに，その経過を他職種にわかりやすく伝える役割が期待されている．
- 臨床活動の特徴として，クライアントの主観的な世界だけに注目するわけにはいかず，常に社会的な事象を参照する必要がある点が挙げられる．
- 自ら援助を望んでいないクライアントとの関係構築や，グループ・アプローチの実践スキルが求められる．
- 未来予測を含むアセスメントを行う際には，エビデンスに基づいて検討することが重要である．

表1 司法とその周辺領域における臨床活動

機関	職名
家庭裁判所	家庭裁判所調査官
少年鑑別所，法務少年支援センター	法務技官（心理），法務教官
少年院	
拘置所・刑務所・婦人補導院	
保護観察所	保護観察官，社会復帰調整官
少年サポートセンター（各都道府県警察本部）	少年相談専門職員，少年補導職員
児童相談所・児童自立支援施設	児童福祉司，心理判定員，相談員

（文献1）より改変）

1 司法とその周辺領域における臨床活動

「司法」とは，法律に従って事件や争いを解決することであり，一般的には裁判所が管轄する範囲を指す．例えば，犯罪行為をした者に対して刑罰や処分を課す場合や，金銭の貸し借りなどの権利関係がこじれ，個人間では解決が困難な場合に，国が公平な立場から判断を示すというのが，司法の代表的な役割である．

また，司法が関与する事件や争いについては，裁判所だけでなく表1[1)]に示したように幾つかの行政機関が関わることがある．これらの機関では，クライアント（対象者）の人生の重大な局面に触れることになり，クライアントの心理的な側面を適切に理解しながらの対応を迫られることが少なくない．これらの機関で働く心理師には，クライアントの状況，課題，性格，能力などをアセスメントし，必要に応じてクライアントを援助する働き掛けを行うとともに，その経過を他職種にわかりやすく伝え，全体として司法・行政機関の業務を円滑化する役割が期待されている．

2 臨床活動の例：非行少年への対応

この領域の心理師の役割を具体的に説明するために，表1に挙げた複数の機関が継時的に関わっている臨床活動の例として，素行不良で非行に及んだ少年への対応について紹介する．

少年，すなわち未成年者が犯罪行為に及

んだ場合と，成人が同じことをした場合とでは，処分に対する考え方が大きく異なっており，未成年者については，心理学を始めとする行動科学の知見を活用して犯罪等の問題行動のメカニズムを調べ，当人に適した教育的働き掛けを講じる必要があると考えられている[2]．なぜならば，未成年者は知識や社会経験が乏しく，善悪の判断基準が十分に身に付いていない上に，身近な人や環境の影響を受けやすく，犯罪行為をした本人だけに責任を問うことは必ずしも適切でないと考えられるからである．加えて，彼らは若年である分，柔軟性があり，教育的働き掛けを受けることによって更生できる可能性も高いと考えられる．また，何らかの犯罪行為に及ぶ以前に，生活の乱れ等が見られた時点で，早期に介入することも重要視されている．

1）早期介入としての通所相談

中学校2年生のA君は，地元の暴走族の先輩と親しくなり，中学校入学当初に力を入れていた部活動から遠ざかり，親が止めるのも聞かずに毎晩のように夜遊びに出掛け，学校も休みがちになってしまった．保護者は，A君にどう接すればよいのかすっかり悩んでしまった．

このような保護者に対しては，法務少年支援センター，少年サポートセンター，児童相談所など，いくつかの窓口で通所相談を受け付けている．また，必要に応じて，保護者だけでなくA君自身が相談機関に出向くこともできる．

2）警察・家庭裁判所への係属

通所相談を通じて状況が多少改善し，中学校2年生の終わりには夜遊びも減りつつあったA君であるが，中学校3年生に進級して間もなく近隣の中学生と殴り合いのけんかをし，傷害事件の加害者になってしまった．A君は警察に逮捕され，家庭裁判所に事件が送られることになった．

このような場合，家庭裁判所では，裁判官の命令に基づいて家庭裁判所調査官が情報収集を行い，非行の背景やメカニズムを分析し，更生に必要な処分について検討する．その際，保護者や学校教師等とも面接を行い，クライアント（A君）の生活環境を把握している（少年事件がどのように扱われるのかについては図1参照）．

3）少年鑑別所への入所

また，A君の場合，家庭裁判所の裁判官の判断により，少年鑑別所でより詳しいアセスメントを受けることになった．A君は，約3〜4週間少年鑑別所に収容され，少年審判（成人でいう裁判にあたる）を受ける準備をする中で，これまでの自分の生活を振り返り，残された中学校生活にしっかり取り組みたいと考えるようになった．

少年鑑別所では，法務技官が面接や心理検査などを通じてクライアントの理解を深めるのと並行して，法務教官が24時間の所内生活に寄り添いながら各在所者の行動面の特徴を観察・理解し，医学的検査・診察も行うなど，生物―心理―社会モデルに沿った包括的なアセスメントを行う．そして，非行の背景にある問題やその深刻さの程度，今後必要な教育的働き掛けについて検討した結果を家庭裁判所に提出する．

4）少年審判から保護処分へ

A君は，少年審判の結果，専門職の指導を受けながら社会で生活するという「保護観察」の処分を受けることになった．裁判官は，中学校生活に対するA君の意欲や，A君のためにできることは何かと真剣に考える保護者の指導力に期待し，社会生活の中で更生できる可能性が高いと判断したのである（少年審判の段階で，このま

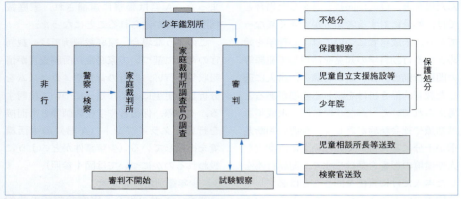

図1　少年事件の発生から審判を経て保護処分に至る流れ
(文献1) より改変

ま社会生活に戻っても更生できる可能性が低いと判断された場合には，少年院や児童自立支援施設などに送致され，一定期間集中的な働き掛けを受けることになる）．

保護観察の期間中は，保護司や保護観察官がクライアントやその保護者と定期的に面接等を行い，指導や支援を続ける．もし保護観察の指導に従わず，逸脱行為に及ぶようなことがあれば，再び家庭裁判所に事件が送られることもあり得るなど，保護観察中の生活には一定の規制が設けられる．

5）非行からの離脱を見守る通所相談

A君は，保護観察の指導をしっかりと受けて生活を立て直し，高校に入学して数か月が経った頃，無事保護観察を解除された．しかし，その後しばらく時間が経った頃に，かつての地元の仲間と偶然再会し，振り込め詐欺のグループに誘われたという．

このように，再び犯罪に巻き込まれそうになって困るようなことがあれば，上記1）で述べた法務少年支援センターや少年サポートセンターなどが通所相談を受け付け，更生に向けた継続的なサポートを行う仕組みになっている．

この領域における心理師の役割の特徴

司法とその周辺領域の臨床活動も，アセスメントと介入を中核としている点で他の領域と重なる部分が大きいと考えられるが，取り扱う事例や所属する組織の特徴に応じて，心理師には以下のような役割が期待されている．

1）多機関連携を前提とした臨床活動

上述したA君への対応例に示されるように，司法とその周辺領域では，一つの事例に対して同時並行的あるいは継時的に複数の機関が関わる場合が少なくない．こうした多機関連携を前提とした臨床活動においては，関係機関全体の動きを見据えた上で，自分の所属する組織としてなすべきことを着実に実行することが求められる．臨床活動の力点は，関係機関との役割分担の中で規定されており，心理師個人の独断は臨床活動の妨げになりかねないといえる．

2）アセスメント結果の提供

特に，家庭裁判所や少年鑑別所で働く心

理師は，アセスメント結果を他機関・他職種に提供するという役割を担っている．心理師の有する知識を前提とせず，読み手に分かりやすく伝えると同時に，司法・行政機関で取り扱われる文書として適切な表現をすることが，この領域の心理師には期待されている．アセスメント結果の提供を担う心理師は，初心者のうちに，臨床活動だけでなく，適切な文書を作成できるように専門的なトレーニングを受ける．

3）ケース理解のための多角的視点

また，この領域の臨床活動の大きな特徴として，クライアントの主観的な世界だけに注目するわけにはいかず，常に社会的な事象（例えば，クライアントを取り巻く事件や家族・学校・職場等の環境など）を参照する必要がある点が挙げられる．

例えば，センセーショナルな事件の加害者であれば，心理師といえどもクライアントの非に目が向きがちになるところであるが，そうした社会的な事象に対して処罰感情に駆られると，臨床活動に支障が出てしまいかねない．こうした事態を避けるためには，システム論やケースワークの考え方を活用し，コミュニティや社会といった視点も含め，ケースを多角的に理解することが求められる．

少年非行を例に，多角的なケース理解の在り方について考えてみよう．非行は被害者の視点から見ると「社会の秩序を乱し他者の権利を害する行為」である一方で，非行発現のメカニズムという観点に立てば，「資質面や環境面において何らかの問題を抱えている少年たちが，うまく社会に適応できないゆえに起こしている不適応行動」[3]と捉えることもできる．また，当事者少年の家族にとってみれば，非行は家族の力動を強力に変化させる切っ掛けでもある．このように，一つの出来事にもさまざまな視点を持って理解することが，複雑に絡み合った問題を改善していく手立てを導くことにつながるといえる．

4）自ら援助を望んでいないクライアントとの関係構築

司法とその周辺の臨床活動のもう一つの特徴としては，通所相談などを除いて，クライアントが自ら援助を望んでいない場合が圧倒的に多いことが挙げられる．例えば先に例示したA君の例では，家庭裁判所，少年鑑別所，保護観察所の心理師が関わっているが，A君の立場から見れば，法と公権力に強制され，面接などを受けざるを得ない立場にあるといえる．

クライアントとの関係構築に取り組む際には，こうした特殊な関係性について理解しておくことが欠かせない．面接や心理検査などの実施に際しては，それらがクライアントにとってどのような意味を持つものであるかを丁寧に説明し，理解を求めることが第一歩である．そして，こうした特殊な関係性からスタートして，いかにしてクライアントの自発性や主体性を引き出せるかということが，この領域の臨床活動における工夫のしどころでもある．

5）集団に対するアプローチ

司法とその周辺の臨床活動には，複数のクライアントと同時に接する場面がしばしば存在する．例えば，家庭裁判所や保護観察所では集団講習が行われるし，少年院や刑務所，児童自立支援施設では集団に対する働き掛けが基本となっている．それというのも，クライアントが他の参加者の考えや行動に触れることによる気付きの効果は大きく，改善更生に向けた動機づけにもつながるからである．

ただし，こうした望ましい効果を上げる

ためには，集団の雰囲気作りが不可欠であり，加えて，多種多様な課題を抱えたクライアント集団に対して介入を行うには高度な専門性が必要とされる．グループ・アプローチを前提とした関係構築やマネジメントの知識・技能[4]を磨き，実践していくことが，この領域の心理師に期待される．

6）未来予測を含むエビデンスの構築と理解

司法とその周辺領域で心理学的アセスメントを求められる際には，クライアントの問題や課題がどの程度深刻であり，集中的な働き掛けを今すぐ行うべきかどうかといった未来予測の要請が多分に含まれる．その最たるものが，少年審判に先立って家庭裁判所調査官や少年鑑別所の法務技官が行うアセスメントである．すなわち，クライアントの改善更生の可能性がその時点でどれだけあるかを予測した上で，クライアントを社会生活に戻すべきか，少年院などの施設に送致するべきかという専門職としての意見を裁判官に提出するのである．

こうした予測を適切に行うためには，エビデンス，すなわち実証的研究に基づく科学的根拠によって判断する作業が欠かせない．非行・犯罪領域では，再非行・再犯の危険性を把握することを「リスク・ニーズアセスメント」と呼び，生活歴等の不変の要因である「リスク」と，処遇による変化が期待できる要因である「ニーズ」を踏まえて再非行・再犯の危険性を判断する．

リスク・ニーズアセスメントの目的に沿った実証的なツールは，国内外で開発が進められており，我が国では近年，法務省矯正局において「法務省式ケースアセスメントツール（略称「MJCA」）」が開発された[5]．このツールは少年鑑別所入所者を対象に標準化されており，再非行の可能性を把握・分析し，実効性のある教育上の指針を検討するための資料として，臨床現場で活用されている．

実証的ツールを臨床活動の中で使いこなすには，エビデンスに対する理解が欠かせない．この領域の心理師には，エビデンスとなるデータを定期的に蓄積し，それを適切に分析し，分析結果を正しく読み解き，それを日々の臨床活動に生かしていくといった複雑で高度な役割が期待されている．

7）組織を支えるマネジメント役割

司法とその周辺領域には，心理職が多様な役割を果たしてきたこれまでの歴史があり，公認心理師法成立以前から常勤の心理職が数多く活動している．

常勤の心理職の場合，必ずしも目の前のクライアントと関わることが仕事の全てとは限らず，司法・行政機関という組織を支える管理職に登用される場合も少なくない．実際，少年鑑別所のようなアセスメントの専門機関については，多くの施設で心理の専門家が施設長を務めている．管理職に昇進し，組織マネジメントなどの役割を求められる機会が多いことも，この領域の一つの特徴である．

文献

1) 臼井　渉ほか：司法・矯正領域の仕事．シリーズ心理学と仕事 8．臨床心理学，太田信夫ほか編，北大路書房，京都，2017
2) 田宮　裕ほか編：注釈少年法，第 3 版，有斐閣，東京，2009
3) 吉村雅世ほか：少年矯正の現場から．司法福祉入門第 2 版―非行・犯罪への対応と被害者支援，伊藤冨士江編，上智大学出版，東京，134-182，2013
4) 藤岡淳子：非行・犯罪心理臨床におけるグループの活用―治療教育の実践，誠信書房，東京，2014
5) 西岡潔子：法務省式ケースアセスメントツール（MJCA）の開発について．刑政 124：58-69，2013

7 行動医学

富家直明

Key word 禁煙指導／減量治療／トランスセオレティカルモデル／認知行動療法

要点整理

- 行動医学とは，社会―心理―行動―生物医学の知見を集積的に統合した健康科学であり，現代医療の補完的役目を担っている．
- 行動療法を活用した禁煙治療のプログラムが作成されている．しかし，その成否は治療者の技量によるところが大きい．
- メタボリックシンドロームの治療のために行動療法・認知行動療法を活用した減量プログラムや認知変容技法が開発されている．
- 治療者に対する行動医学の教育が国際的な課題となっており，世界医学教育連盟が教育プログラムの基準を作成している．

1 行動医学とは何か

行動医学（behavioral medicine）とは，社会文化，心理社会，行動，生物医学に関する知識と技術を集積統合した健康科学の1つであり，健康や疾病の理解だけでなく，疾病の予防，健康の促進，病因の解明，診断，治療，リハビリテーションに役立つことを目的に形成されてきた学際的学術領域の1つである．端的に言えば，心理学と生物学を車の両輪のように対応させつつ疾患の行動学的病理を解明し，健康の維持増進に貢献しようとする科学である．心理学の研究対象には例えば無意識のような実証科学的に扱いにくい領域も含まれているが，行動医学ではそうしたテーマを排除はしないものの，生物学的説明が見通せない限り優先的には扱わない．それゆえ行動医学の心理学パートの大部分は認知行動理論となり，対人行動に関する社会心理学やコミュニティ心理学の一部が加わることになる．これに対して生物学パートでは，ヒトの行動を説明するのに便利な脳科学，神経内分泌学，薬理学，遺伝学が取り上げられている．法律や医療経済，社会制度に関する社会医学的領域もこれに参加して，疾患の予防や再発防止など，従来の薬物中心医療を補完する役目を果たしている．

2 行動医学の臨床応用

行動医学の臨床応用は着実に裾野を広げつつあり，中でも認知行動理論をベースとした行動変容技法の応用は多様な臨床医学領域で実用化に成功している．とりわけ普及している例が次に述べる禁煙指導とメタボリックシンドローム対策として行われている減量治療であると思われるので，その概要を説明したい．

1）禁煙指導

たばこに含まれるニコチン，タール，一酸化炭素の吸収は虚血性心疾患やがん等，健康被害に関する重大なリスク因子であり，受動喫煙の害も含めると広範囲に健康障害を生み出す原因であることはよく知られている．それにもかかわらず，長年，た

ばこは文化や嗜好の問題とみなされ，禁煙は個人の意思の問題として放置されてきた．近年になって，喫煙習慣はニコチンに対する依存症であり，2006年，その治療に健康保険が適用されるようになるとニコチン代替療法剤（ニコチンパッチやニコチンガム），経口禁煙補助薬（バレニクリン）の2種類の禁煙補助薬の処方と，禁煙を継続する行動科学的支援方法が詰め込まれた「禁煙治療のための標準手順書」が作成された．標準禁煙治療プログラムは，1）直ちに禁煙しようと考えていること，2）ニコチン依存症のスクリーニングテスト「Tobacco Dependence Screener」（TDS）が5点以上であること，3）ブリンクマン指数（1日喫煙本数×喫煙年数）が200以上であること，4）禁煙治療を受けることを文書により同意していること，の4つの条件にすべて該当した患者を対象に，初回診察から2週間後，4週間後，8週間後，12週間後の計4回の再診で構成される．治療開始時に治療者と患者の双方が協力して記入する「禁煙宣言書」には「私はニコチン依存症であることを認識し，喫煙の害ならびに禁煙の効果を十分に理解した上で，＊月＊日より，禁煙することを宣言します．」という患者による文章と，「私は，禁煙が成功するよう温かく支援することを約束します．」という治療者による文章があり，自己宣言や行動契約という，どちらも行動療法の技法が含まれている．また，このマニュアルには治療の各回で必要とされる患者とのやりとりが詳細な想定問答集として印刷されており，刺激統制法，反応妨害法，オペラント強化などの行動療法の諸技法が用いられている．例えば，次のような問答が紹介されている．

Q2．家族に喫煙者がいて，吸いたい気持ちを抑えることができません．
A2．家族に喫煙者がいるとタバコを吸いたくなるのも無理はありません．まず，家族に一緒に禁煙をするよう勧めてみましょう．それが難しい場合は自分の前ではタバコを吸わないようにしてもらうとか，タバコを目立つところに置かないようにしてもらいましょう．（家族のたばこを隠して外発反応を抑制する刺激統制法）

Q3．禁煙してからイライラして落ち着かないのですが….
A3．イライラした時は，まずは深呼吸をしてください．それから，ストレッチ体操をして，体を動かしてみることもお勧めです．また，心が和むような情景を思い浮かべたり，音楽を聴いて，瞑想してみるのもいいかもしれません．（イライラを止める具体的な行動を提案する反応妨害法）

Q4．いつまで禁煙が続けられるか不安です．
A4．もう二度とタバコを吸わないと考えるとプレッシャーになります．気楽な気持ちで1日1日禁煙を継続していきましょう．また，今日まで禁煙を続けてきたことに自信を持ち，自分を信じて禁煙を続けましょう．（言語的賞賛によるオペラント強化）

「禁煙治療のための標準手順書 第6版」[1]より抜粋．（ ）内は筆者による注．

このプログラムを5回以上継続して禁煙外来に通所した者のそれ以後の4週間の禁煙持続率は89%と高い成績をおさめている．ただし，5回終了率は34.6%であり，脱落者を減らすことが今後の課題である．このマニュアルは2年おきに改訂されているものの，それを使う治療者の技量によるところが大きく，行動医学の教育・研修機会の充実が一層求められている．また，そもそも禁煙に同意しない喫煙者がたくさんおり，そうした人々へのアプローチをどうしたら良いかは職場の健康問題として重要な課題の1つとなっている．Prochaskaら[2]が提唱したトランスセオレティカル・モデル（transtheoretical model：TTM）は，行動変容の段階を，前熟考期，熟考期，準

備期，実行期，維持期という5つのステージに区分し，情報提供と利益，不利益のバランスに関する意思決定等を経ながら次第に行動変容を進めていく理論であるが，全く改善するつもりがない前熟考期へのアプローチ方法にはいまなお困難が多い．高橋[3]が，① Ask―喫煙習慣について聞き出す，② Advice―生活習慣改善の必要性を助言する，③ Assess―禁煙の意思を確かめる，④ Assist―生活習慣の改善を支援する，⑤ Arrange―良い生活習慣を維持できるようにフォローする，という新しい5Aアプローチを提唱したり，また，原井[4]の動機づけ面接法を導入することもあるが，禁煙に反対する人々の要因，とりわけ認知的要因の整理が十分とは言い難く，アセスメントや介入方法の開発はいまなお途上にある．職場の健康診断等において，喫煙の有害性や禁煙のメリットについての情報提供を受けた人々が抱きやすい否認や禁煙実行に対する不安などの認知的，感情的反応の個人差のアセスメントと，健康教育的アプローチに関する研究は今後の課題であろう．

2）減量治療

肥満や糖尿病など，いわゆるメタボリックシンドロームと呼ばれる疾患群は，高脂肪や高カロリー食の増加，運動不足といった生活習慣の積み上げがその発症と予防に深く関わっている．いつの間にか身についた不健康な生活習慣を修正するためには，禁煙治療と同様，行動療法や認知行動療法が効果的である．日本肥満学会による「肥満症診療ガイドライン2016」では肥満症の3％以上，高度肥満では5～10％以上の減量を目標に設定し，食事療法，運動療法，行動療法を中心とした治療を行うとしている．それでも改善がない場合や合併疾患がある場合に薬物療法や外科療法が使われる．中でも食事療法は肥満症治療において最も重要であり，1日あたりの摂取エネルギー量の算定基準を25kcal×体重（kg）以下に設定して，栄養素のバランスを保ちながら計画的な食事ができるようにする．また，運動は減量だけでなく，代謝の全体的な改善も期待できることから，日常生活における運動量の増加を計画的に実施していくことになる．こうした食事・運動の習慣的な変容のために，推奨グレードAに該当する行動療法が用いられる．

減量治療における行動療法は，① 食行動質問表，② グラフ化体重日記，③ 30回咀嚼法の3本柱を中心に行われる．初めにセルフチェック型のアセスメントである「食行動質問表」[5]を実施する．これは，体質や体重に関する認識，食の動機，代理接触，空腹や満腹の感覚，食べ方，食事内容，食生活の規則性に関してレーダーチャートで視覚的なフィードバックを与えるもので，長い間，肥満症治療の現場で活用されてきた．このアセスメントはフィードバックを前提に行うものであり，「水を飲んでも太る」と思い込むような認知や，自らの食べる時間，速度の異変に関する気づきを高めてくれる．また，しばしば患者自身の日常生活のストレスが過食の原因になっており，しかも患者自身の多忙やストレスは治療の中断要因になる可能性もあるので，事前にストレスに関するアセスメントを行うことも推奨されている[6]．続けて，「グラフ化体重日記」と呼ばれるセルフモニタリング法を開始する．これは1日のうち，起床直後，朝食後，夕食後，就寝直前の4回，体重を測定し，折れ線グラフをつけていくものである．さらに，日々の食事内容や運動量をメモしておけば，どういう

食事をした時に体重が上昇しやすく，また どうすれば減少するかが次第にわかってくる．特に起床直後の体重に注目して1週間分のグラフを作成してみると，体重が上昇傾向にあるか，維持または減少傾向にあるかが理解できる．これが翌日以降の食行動修正に関する動機づけとなり，スモールステップで改善に取り組むことになる．「最初のうちは無理にやせようとしなくていいからモニタリングを継続して欲しい」と要請するだけで減量開始のきっかけになることがある．そして，「30回咀嚼法」を導入し，30回咀嚼ができたかどうかをモニタリング用紙に記録をする．咀嚼自体に中枢性の摂食抑制作用があるので，自然に摂食量が減少していく．

ところで，肥満症にはうつ病の合併率が高い[7]．この理由として山田ら[8]は，海馬におけるレプチン抵抗性が強まり海馬領域のBDNFの減少を介して抑うつ状態が引き起こされる機序を紹介している．一方，Beck[9]は肥満者の認知の歪みやストレス耐性の不足を指摘し，村椿ら[10]は肥満者の認知療法により減量と気分の両方が改善することを明らかにした．肥満傾向にある者は，自己評価が低い，回避行動の傾向を有する，二択的で極端な思考癖を持つ，感情の制御に困難感を有する，主張性が低い，といった特性を持ちやすく，こうした認知行動的傾向が食行動の歪みやうつ状態への親和性を作り出している可能性がある．Beck[9]が開発したBeckダイエットプログラムはこのような観点から，認知療法をベースにした6週間の短期型減量プログラムである．この治療法では認知の改善も同時に行うことから，肥満治療に加えて，メンタルヘルスの対策にも一石二鳥の効果が期待できる．

3 行動医学の教育

行動医学は学際領域の知見を結集して，疾患の行動論的な病態解明を進めるとともに，医療従事者はもとより，患者自身，または患者の家族の手によって実施が可能な，予防，治療，再発防止に係わるさまざまな技法を開発し続けている．こうした情報は医療に携わる者の基盤的な素養として広く普及させることが望ましいことは言うまでもない．近年，世界医学教育連盟が医学教育グローバルスタンダードを発表し，我が国でも医学教育モデル・コア・カリキュラムに行動医学の内容を含めるようになった．堤ら[11]の調査によれば，医学部卒業時までに医学生が学ぶ必要がある行動医学のコンピテンシーは，ストレスとコーピング，動機づけ，行動療法，認知行動療法，利用者ー医療者関係，医療者間関係，QOL，ソーシャルサポート，セルフ・エフィカシー，刺激統制，リラクセーション法，アドヒアランス，服薬行動，傾聴技法および質問技法，情報処理の自動化，ローカスオブコントロール，ティーチング，社会的認知，性行動，エンパワーメントであるとされる．上記の多くの内容を網羅した教科書として日本行動医学会が「行動医学テキスト」を刊行するなど，行動医学の必修化が進んでいる．行動医学の知見が身近になればなるほど，健康増進の可能性が広がると思われる．

文献

1) 日本循環器学会，日本肺癌学会，日本癌学会，日本呼吸器学会：2014 禁煙治療のための標準手順書, 第6版. http://www.j-circ.or.jp/kinen/anti_smoke_std/pdf/anti_smoke_std_rev6.pdf（2018年5月閲覧）
2) Prochaska JO, et al：The transtheoretical

model of health behavior change. Am J Health Promot 12：38-48, 1997
3) 高橋裕子：禁煙の行動科学．糖尿病 52：523-525, 2009
4) 原井宏明：方法としての動機づけ面接―面接によって人と関わるすべての人のために，岩崎学術出版社，東京，2012
5) 日本肥満学会：肥満症診療ガイドライン 2016, ライフサイエンス社，東京，2016
6) 吉松博信：肥満症の行動療法．日内会誌 100：917-927, 2011
7) 野崎剛弘：肥満症と抑うつ．心身医学 51：886-895, 2011
8) 山田伸子ほか：レプチンの抗うつ作用と肥満に合併するうつ病態における意義．肥満研究 16：188-191, 2010
9) Beck JS：The Beck Diet Solution：Train your brain to think like a thin person. Oxmoor House, Inc, Birmingham, 2007
10) 村椿智彦ほか：The Beck Diet Program に基づく集団認知療法の有効性の検討．行動科学 50：33-47, 2011
11) 堤　明純ほか：医学部卒業時に求められる行動科学に関するコンピテンシー―デルファイ法による調査結果―．行動医学研究 20（2）：63-68, 2014

8 サイコオンコロジー

上田淳子

Key word リエゾン・コンサルテーション活動／緩和ケアチーム／多職種連携・協働／包括的アセスメント

要点整理

- サイコオンコロジーとは，がんとこころの相互性を扱う臨床実践・研究・教育を行う学問領域である．
- サイコオンコロジーに従事する心理師は緩和ケアチームをはじめ各医療チームに所属し，多職種と連携を図りながら協働している．
- 多職種連携・協働においては，身体的要因・精神的要因・社会的要因・心理的要因・実存的要因といった包括的なアセスメントが基本となる．
- 心理師は，さまざまな苦痛を抱えた患者や家族に心理療法やカウンセリングを提供するだけでなく，患者・家族に医療やケアを提供する多職種がその役割を十分に発揮できるようにサポートすることも重要な役割である．

1 サイコオンコロジーとは

psycho-oncology（サイコオンコロジー）は，psychology（精神医学・心理学）とoncology（腫瘍学）を組み合わせた造語で精神腫瘍学とも呼ばれる．平易な言葉で表現すると，がんとこころの相互の影響を扱う学問とそれに基づく臨床実践を意味する．がんがこころに与える影響の一例としては告知後の不安や治療中のうつ病やせん妄への対応が挙げられる．がんやがん治療に伴う精神・心理的問題に対しては多職種チームが取り組んでおり，多くの心理師がチームの一員として活動している．

一方，こころががんに与える影響は，例えば喫煙・飲酒などの行動様式（生活習慣）ががんの発生・再発・死亡さらには，がん治療に及ぼす影響に関する研究と臨床実践がある．がん患者の禁煙・禁酒指導への取り組みはサイコオンコロジーが担う役割のひとつである．

2 緩和ケアチームにおける心理師の活動

近年，がん診療連携拠点病院を中心に，緩和ケアチーム・緩和ケア外来の診療機能の向上を目的として，「医療心理に携わる者」や「臨床心理士等」の人員配置が勧告された．これらの背景から，サイコオンコロジーに従事する心理師の多くは緩和ケアチームの一員としてがん患者・家族の支援に携わる機会が増えてきた．

1）緩和ケアチームとは

緩和ケアチームは，がんと診断された患者と家族が抱える身体的・精神心理的・社会的苦痛などの苦痛の緩和を目指す，各領域の専門職が集結した多職種チームである（図1）．緩和ケアチームは，病院内（あるいは地域の医療福祉従事者）が抱える緩和ケアに関わる問題を日常業務のなかで解決できるように，緩和ケアチームが各医療福祉従事者に対して専門的知識・技術に関して支援を提供するコンサルテーション活動

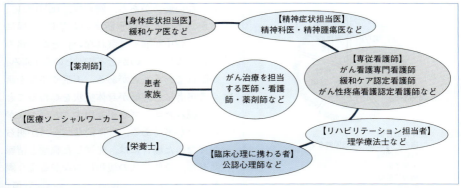

|図1 緩和ケアチームの構成員

を展開している．緩和ケアチームが患者・家族との直接的な対話を通じてアセスメント・治療・ケアを提供し，各職種との相談調整を行う直接介入型と，現行の治療・ケアを評価しながら必要に応じて治療・ケアにあたる各職種に，専門的緩和ケアに関する支援方法を提供する間接介入型とがある．

緩和ケアチームのメンバーは，各々が毎日各病棟をラウンドする．間接介入型では，各メンバーが病棟スタッフに提供した支援方法に関する評価をしたり，別の問題が生じていないかなどを確認したりするために病棟スタッフと情報共有の場をもつ．直接介入型では，病棟スタッフとの情報共有に加えて，患者・家族と顔を合わせ提供した支援の評価を直接的に行う．また，緩和ケアチームは，少なくとも週1回は定期的に病棟回診を行い，多職種カンファレンスを開催している．必要に応じて，緩和ケアチームが関与している各病棟・地域カンファレンスに出席する．

以上のように，緩和ケアチームは，コンサルテーション活動のなかで多様な形態をとりながら専門的緩和ケアを提供している．緩和ケアチームの一員である心理師は，患者・家族と1対1の面談という形態に縛られず，関係する病棟・地域スタッフと日常的に情報共有の場をもち，緩和ケアチームの回診や多職種カンファレンスに参画する姿勢が求められる．

2）包括的アセスメント

緩和ケアチームをはじめがん患者・家族の支援に関わる職種において共通言語となりつつある「包括的アセスメント」を紹介する．包括的アセスメントとは，図2に示すように，① 身体的要因，② 精神的要因，③ 社会的要因，④ 心理的要因，⑤ 実存的要因の5つの領域から患者・家族が抱える苦痛を理解するための指針である[1, 2]．各領域について問題点を列挙し，各領域の相互関係をアセスメントしたり，問題に対して各職種がどのような方針で対応しているかを整理したりする際に活用される．原則として医療者が確実に対応しなければならない問題から順に評価・介入する．包括的アセスメントは，患者・家族が抱える苦痛を理解するのに役立つだけでなく，緩和ケアチームの回診やカンファレンスなどの多職種間の情報共有にも有益である．

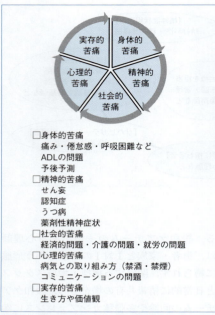

図2　緩和ケアチームにおける包括的アセスメント

- □身体的苦痛
  - 痛み・倦怠感・呼吸困難など
  - ADLの問題
  - 予後予測
- □精神的苦痛
  - せん妄
  - 認知症
  - うつ病
  - 薬剤性精神症状
- □社会的苦痛
  - 経済的問題・介護の問題・就労の問題
- □心理的苦痛
  - 病気との取り組み方（禁酒・禁煙）
  - コミュニケーションの問題
- □実存的苦痛
  - 生き方や価値観

3）包括的アセスメントに基づく心理師の活動の紹介

包括的アセスメントにおける5領域において心理師がどのような活動をしているか紹介をする．

3　身体的要因（身体症状評価）

がん患者は，がん自体によってもがん治療によってもさまざまな身体症状を経験する．痛み・痺れ，倦怠感，眠気，悪心，食欲不振，便秘，呼吸苦・呼吸困難は，あらゆる病期の患者において高頻度に認められる身体症状であり，がん治療を担当する医師・看護師のほか緩和ケアチームに所属する身体症状担当医，専従看護師，薬剤師が治療・管理にかかわる．

しかし，患者がいつも的確に症状を訴えられるとは限らず，身体症状の管理が行き届かない場合がある．例えば，「眠れない」とか「不安」という訴えの背景に，「横になると背中が痛くて眠れない」とか「痛みがいつまで続くのかと不安」という「痛み」が隠れていることがある．不眠や不安を訴える患者に心理師が身体症状を尋ねることは，隠れたニーズを引き出すことにつながることが多くある．身体的なニーズが明らかになった場合には，先述した職種と情報共有し，身体症状の緩和につながるよう調整していく．

身体症状の評価に不慣れな場合には，「日本語版エドモントン症状評価システム改訂版」[3]を活用すると，身体症状に関するコミュニケーションのきっかけをつかむことができる．このアセスメントツールには，気分の落ち込みや不安といった精神・心理的項目が含まれており，身体症状のみならず苦痛のスクリーニングとしての機能を有しており，包括的アセスメントをすすめるにあたっても有益である．

4　精神的要因（精神症状評価）

精神症状を評価する際には，意識障害（せん妄）の有無が最優先される．意識が障害されると，ぼんやりとして注意が続かなくなり，幻覚や妄想，抑うつや不安などのさまざまな精神症状を呈するようになる．せん妄は，身体的負荷によって一過性に生じる意識障害であり，多彩な精神症状を認める．せん妄の管理には，緩和ケアチームの医師や精神科医・精神腫瘍医との連携・協働が必要不可欠である．

せん妄管理においては心理師の役割が少ないように感じられることもあるが，心理師のアセスメント能力を発揮できる場面がある．興奮が強く，幻覚・妄想が急に目立つような過活動型せん妄は，気づかれやす

く，早い段階でせん妄管理につながる．一方，低活動型せん妄の場合には，日中も傾眠で，無表情・無気力のためにうつ病あるいは気持ちの問題として対応され，せん妄が見過ごされてしまうことがある．気分の落ち込みや・不安など一見気持ちの問題に見える場合であっても，心理師は睡眠障害がないかを丁寧に確認し，患者の様子から注意力障害がないかを注意深く観察し，必要に応じて認知機能に関する簡便な質問や検査を実施する．また，家族や普段から関わっている病棟スタッフに，認知機能の経過や生活機能に関する情報を収集するなどしてせん妄の鑑別診断とケアに役立つように多職種と情報共有していく．

次に，認知症の評価も必須である．認知症があると，物忘れだけでなく，実行機能障害，意欲低下や性格変化といった症状のために，病状や治療の理解や選択という意思決定能力に関する問題，症状や副作用の発見が遅れる・適切な対処ができない・内服管理が難しいなどのセルフケアの問題，せん妄や抑うつ・不安といった精神医学的管理の問題など治療のさまざまな局面において支障となる．がん患者には高齢者が多く，「年齢相応」と評価されてしまうことも多い．そのような場合には，認知症を念頭に置きながら家族から認知機能や生活機能に関する情報を得たり，本人・家族の同意を得て認知機能検査を実施する．認知症の診断のみならず，治療や療養をすすめる際に必要な支援についても多職種と情報共有し，支援が行き届くよう調整していく．

せん妄や認知症の管理においては，直接対応する病棟スタッフや家族の負担も忘れてはならない．心理面への配慮や労い・感謝といった言葉かけはもちろんのこと，常に目を離せない患者がいた場合には，病棟スタッフや家族に代わって，ナースステーションや病室で患者を安全に見守ることも心理師が提供できる支援のひとつである．

5 社会的要因（社会的制度の活用）

がん患者・家族が抱える代表的な社会的問題は，治療・療養にかかわる経済的負担と家族の介護負担である．これらの負担を軽減するために患者・家族が活用できる社会的資源（高額医療費制度，介護保険制度など）が整備されている．各制度は，利用者の年齢や身体的・社会的状況に関わる細かな要件や複雑な手続きがあるため，患者・家族の社会的ニーズが明らかになった場合には制度に精通している医療ソーシャルワーカーと連携をすすめる．

しかし，患者・家族は懸命に治療を提供する医療者を前に，「お金に困っている」「介護が大変」とは訴えられないものである．「心配や不安がある」「悩みがある」といった漠然とした訴えの背景に，経済的負担や介護負担が隠れていないかを丁寧に確認し，ニーズを引き出す必要がある．また，ニーズが明らかになったとしても，社会的資源の利用を躊躇する場合がある．医療ソーシャルワーカーの協力を得ながら，社会的資源が具体的にどのようなものであるかイメージできるように情報を提供していくことが必要である．

6 心理的要因

心理的要因としては，コミュニケーションの問題（医療場面における患者・家族 - 医療者の場合もあれば，医療場面以外での患者 - 家族や患者 - 職場の場合もある），病気や症状への取り組み方が挙げられる．

これらの心理的要因は単独で存在することは少なく，身体的要因，精神的要因，社会的要因との関連のなかで心理的要因が問題となる場合が多い．専門的緩和ケアは，さまざまな薬剤による薬物療法と多様なアプローチによる非薬物療法を組み合わせて提供するため，どの手順で介入していくか介入計画を多職種間で共有する必要がある．がん患者の身体・精神症状に対しては認知行動療法的アプローチの有効性が報告されている[4]が，導入にあたっては心理師が単独で判断をせずに，必要性を多職種間で協議するプロセスが必要となる．

近年，病気への取り組み方として禁酒・禁煙の問題が心理師への相談として増えている．飲酒や喫煙は，がんの発生や予後のみならず，治療中の副作用や合併症といったがん治療の全般的な管理に関わる重要な問題であり，禁煙・禁酒ができない場合には治療の開始時期が遅れることがある．がんの診断後も飲酒・喫煙を続けている患者に対しては，がん治療においてなぜ飲酒・喫煙が問題となるか情報提供を行いながら禁酒・禁煙への動機を高めたり禁酒治療や禁煙治療へのリファーも含めて対応を検討することになる．

7 実存的要因（スピリチュアル）

実存的苦痛・スピリチュアルとは，患者の生き方や価値観として捉えられる．一方，さまざまな手を尽くしても患者の苦痛が解決されない状況に対する医療者側の罪滅ぼし・敗北感の裏返しとして表面化することがある．このような場合には，医療者の心理的側面に配慮しながら，対応できることに見落としがないか身体的苦痛やせん妄の有無の確認に立ち戻る判断が必要となる．多職種が包括的アセスメントに取り組むプロセスは，患者が置かれている状況を客観的にとらえる機会となる．新たな介入や支援方法が見つかることもあれば，同じ対応を継続することもある．結果的に同じ対応を継続する場合でも，罪悪感や敗北感からではなく医療者が今取り組むべき対応であることを認識できれば，各々の本来の役割を果たすことができるようになる．心理師にとっては勇気を必要とする行動ではあるが，「みんなで相談しませんか」とか「カンファレンスを開くのはどうでしょうか」という一言が医療者の抱える罪悪感や敗北感の軽減につながることを心に留め，他職種のケア・サポートが必要な時には心理師自らがチームへ働きかけていく姿勢が求められる．

文献

1) 小川朝生：心のケアの考え方．精神腫瘍学ポケットガイドこれだけは知っておきたいがん医療における心のケア，小川朝生ほか編，創造出版，東京，36-52，2010
2) 小川朝生：がん患者の「からだ」と「こころ」．からだの病気のこころのケア，鈴木伸一編，北大路書房，京都，18-29，2016
3) Yokomichi N, et al : Validation of the Japanese version of the Edmonton symptom assessment system-revised. J Pain Symptom Manage 50：718-723, 2015
4) 上田（能野）淳子ほか：がん医療における認知行動療法．最新精神医学 18：147-151，2013

9 アドヒアランス

羽澄 恵

Key word 多職種協働／生物-心理-社会モデル／受療行動／行動医学

要点整理

- アドヒアランスとは，クライアントが自ら治療に積極的に取り組む程度を指す．
- アドヒアランスの程度は，いくつかの主観的指標や客観的指標を用いて継続的に測定する．
- アドヒアランスを左右する要因には，社会・経済的要因，治療者側の要因，症状要因，治療内容等の要因，クライアント要因が挙げられる．
- アドヒアランス向上には，理解しやすい情報提供，クライアントの発言や自己効力感を促すコミュニケーション，アドヒアランスに繋がる行動の獲得，環境調整などが重要である．

1 アドヒアランスとは何か

心理療法に限らず，医療領域では多くの治療法が開発されているが，同じ治療法を同じ条件で実施しても，クライアントによって効果の程度には差異が生じる．このような差異に関わる要因の一つに，アドヒアランス adherence が挙げられる．

1）アドヒアランスとはどのような概念か

アドヒアランスとは，クライアントが治療に対して自ら積極的に取り組む程度のことである．心理師自身が行う心理療法のみならず，精神科医療の治療，身体科医療等の治療全般において，重要な観点である．以前は，似たような意味として，治療者の指示にクライアントが従うことを示すコンプライアンス compliance が用いられることが多かった．しかし，治療の主体は治療者ではなくクライアントであるとの考え方から，アドヒアランスという概念が2001年に世界保健機関 World Health Organization（WHO）によって定義されて以降，クライアント側の自律性を重視した表現であるアドヒアランスを用いるのが主流となっている．慢性疾患のクライアントに対する治療促進の方法を検討するなかで生まれた概念であるが，今日では治療対象や疾患，治療方法に関わらず，継続的な治療を行う際に重要視される．

> **MEMO** "shared decision making" とはどう違うのか
>
> 近年は shared decision making（共同的意思決定）という言葉を頻繁に耳にする．治療の科学的根拠だけでなくクライアントの価値観も重視し，クライアントにとって最良の治療方針を対話によって決定することを指す．いくつか異なる点があり，特にアドヒアランスよりもさらにクライアントの自律性が強調されるが，2つの概念は shared decision making では治療方針の選択，アドヒアランスは選択された治療方針への取り組み程度を主眼においており，良質な shared decision making がなされることで，アドヒアランスを保ちやすくなる．

アドヒアランスの低下は症状悪化や生活の支障拡大を招く一方，良好に保つことで症状や健康全般の向上，安全で快適な生活に繋がっていく．治療者は，クライアント

表1 アドヒアランスの測定方法の種類

アドヒアランスの把握方法	具体例	長所	短所
所感について質問	・治療者がクライアントに質問 「何らかの事情で治療に取り組まなかったことはありましたか?」 「何回治療に取り組むことができましたか?」 「昨日はいつ治療に取り組みましたか?」	・手軽 ・時間がかからない	・情報が曖昧 ・主観によるバイアスがかかる ・想起によるバイアスがかかる
尺度への回答	・100点満点で評定 ・Visual Analogue Scale ・該当治療のアドヒアランスの測定尺度	・比較的手軽 ・標準化された尺度なら	・主観によるバイアスがかかる ・想起によるバイアスがかかる
クライアントによる記録	・治療に取り組んだ時刻と内容を活動日誌に記入 ・治療に取り組んだら表にチェック	・他の主観的報告より正確 ・詳細な情報が得られる ・リアルタイムの情報に近い	・主観によるバイアスがかかる ・クライアントの手間がかかる
医療機関の記録の比較	・来院間隔を確認 ・来院予約日と実際の来院日のずれを確認 ・処方日数と実際の来院間隔の差を計算 式) $\frac{薬が処方された日数}{通院開始から現在までの日数} \times 100 \geq 80\%$	・客観性がある ・時期による変化を追いやすい ・費用が掛からない	・カルテ上の記録と治療者-クライアント間で取り決めた頻度が異なる可能性
薬の残量の確認	・前回処方された薬の持参を求め消費した数を確認	・手続きが簡単 ・費用が掛からない	・残量から推測される使用回数と実際の使用回数が異なる可能性 ・確認に時間がかかる
電子機器による記録	・活動量計による運動量と時間の記録 ・薬の出し入れをセンサリングし記録する電子薬箱	・正確 ・侵襲性が低い ・詳細な情報が得られる ・リアルタイムの情報が得られる	・データ処理などに時間がかかる ・費用がかかる
生理検査	・血液検査 ・尿検査	・正確 ・感度が高い	・費用が高い ・高頻度での実施は困難 ・他の要因により値が左右される可能性
治療者による観察	・治療者が現場などで目で見て確認 ・治療者が電話越しに確認	・最も正確	・治療者側の手間がかかる

アドヒアランスの程度を把握するための方法と具体例,各方法の長所と短所についてまとめている.

のアドヒアランスを定期的に把握し,それに基づいてクライアント一人ひとりに合った治療展開が求められる.

2) どのようにしてアドヒアランスを把握するのか

アドヒアランスは,たとえば前回来院時から今回来院時までの間など,一定の期間における治療への取り組み状況に基づいて判断する.同じクライアントでも時期や状況によって変化するため,定期的に把握するのが望ましい.

表1は,アドヒアランスを把握するための具体的な方法をいくつか紹介している.主観的評価と客観的評価はしばしば乖離するため,クライアントとの対話や行動観察も含め,複数の方法に基づいて統合的に判断するべきである.

また,アドヒアランスは,治療者の期待より治療への取り組みが低い場合だけでなく,過剰な取り組みが問題となる場合もあ

表2 アドヒアランスに影響を与える要因

アドヒアランスに関わる要因		アドヒアランス −	アドヒアランス +
社会・経済	家族からのサポート	家族からのサポートが欠如	経済的サポート,治療に取り組むためのサポート
	家族の要因	血縁関係が複雑,家族間に軋轢	社会適応が良い
	社会的サポート	社会的サポートが欠如	
	社会的偏見	周囲の偏見,病気・治療中である事実の開示を回避	
	治療費	治療費が高額,治療費の補償がない	
治療者側	治療の利便性	治療者不足,通院しづらい,薬の入手が困難	通院しやすい
	薬の管理に関する情報		薬の管理について適切な情報を提供
	治療者−クライアント関係	両者の関係が希薄,コミュニケーションが欠如,治療や治療者への信頼が欠如,治療への満足感が欠如	治療の意思決定にクライアントも参加,治療者の共感的対応,クライアントが治療者からのサポートを実感
	フォローアップ	退院計画が不適切,外来通院の頻度が少ない,治療者のフォローアップの欠如	
症状	症状の存在	症状を自覚しにくい,症状の消失や改善	症状が増悪,身体機能に問題,客観的にみて重症,重症と感じている
	精神医学的問題	精神疾患を併発	
	罹患の長さ	治療期間が長い	
治療内容等	副作用	副作用がある,治療でQOLが低下	
	セルフケアの容易さ	手続きが複雑,服薬回数が多い,薬の数が多い	服薬が1日1回(少ない),服薬量が固定
	薬の効果	客観的効果が少ない,主観的効果が少ない	症状の軽減,客観的効果がある
	治療の長さ	治療期間が長い	
クライアント	年齢	若い	
	結婚歴	独身または離婚している	結婚している
	教育		教育を受けている,知力が高い
	住居	住居が不安定	
	認知機能	認知機能の低下	
	忘れやすさ	治療に取り組むことを忘れている	リマインダーを利用
	疾患や治療の知識	理解力が欠如,説明内容を誤解	知識がある
	疾患や治療への信念	診断の受け入れ拒否,治療効果に否定的,治療への批判的イメージ,治療で病気の烙印を押されたと感じる	診断や治療への信頼,治療に取り組む自信がある,治療の安全性に無関心,治療に取り組むメリットを認識

アドヒアランスに影響を与える5要因に関する具体的内容,およびアドヒアランスを向上させる場合と低下させる場合の特徴についてまとめている. (文献3)を基に改変)

る.よって,クライアントの症状の特徴や治療法を事前に確認し,特徴にあわせて注目すべき点や方向性を決めておく必要がある.

 何がアドヒアランスを左右するのか

アドヒアランスの程度を把握したら,それを左右する背景について,アセスメントを行う必要がある.アドヒアランスに影響する主な要因としては,① 社会・経済的要因,② 治療者側の要因,③ 症状要因,④ 治療内容等の要因,⑤ クライアント要因の5つが挙げられる.表2は,各要因の詳細や例を示している.

これらの要因は多くの場合,複合的に影響を与える.たとえば,抗うつ薬を処方さ

れたものの，クライアント本人が人目を気にしやすく（クライアント要因），職場もうつ病を軽視する風潮が強いため（社会的要因），仕事のある日は薬を飲まなくなる，という場合も考えられる．よって，要因同士の関連も考慮して多元的なアセスメントを行い，必要に応じて他職種の治療者や外部の人物，組織とも連携しながら，クライアント一人一人に合わせた治療計画を立てる．

以下に，各要因の定義や特徴を説明する．

1）社会・経済的要因

地域文化や生活環境の特徴，民族，年収や雇用状況など，クライアントが生活する社会の特徴や経済状況が，アドヒアランスに影響を与える．クライアントのプロフィールや経歴を十分に確認し，より影響を与えうる社会・経済的要因について検討することが重要である．

2）治療者側の要因

治療者側の要因は，治療者個人のレベルに加え，各病院や医療チームなど組織のレベル，組織を超えた自治体や体制のレベルなど，複数のレベルで構成される．そのため，治療者側の問題点をアセスメントする際は，クライアントに直接関わる者だけでなく，治療環境にも目を配る必要がある．心理師自身や他の治療者の特徴だけでなく，治療機関の特徴や医療全般のなかでの位置づけなども把握しておく．

3）症状要因

症状要因には，**表2**に示したような疾患に関わらず見受けられるものだけでなく，その疾患に固有のものもある．例えば，自力での移動に困難が生じやすい身体疾患では，本人の意思にかかわらず定期通院が制限されやすい．精神疾患においては，治療への問題意識や理解力，自己統制能力の低下を引き起こす疾患も存在する．

注意点として，身体疾患と精神疾患は合併しやすく，相互的に症状を重症化させやすい．しかし，身体科領域では精神疾患の影響が，精神科領域では身体疾患の影響が，それぞれ見逃されやすい．よって，疾患や治療状況の情報は包括的に収集し，必要に応じて他職種や他の診療科と共有する．

4）治療内容等の要因

治療効果が感じにくい，長期的，治療に伴う生活変化や手間，治療に伴う負担が大きい，など治療内容などの要因によってアドヒアランスが低下する場合もある．服薬は相対的に手間が少ないため，セルフケア行動や他の治療よりアドヒアランスが高くなることが多い．

5）クライアント要因

クライアント側の要因としては，クライアントの疾患や治療に関する自己効力感の高さと，健康の統制の所在（Health Locus of Control；HLC）に関する認識の2つが挙げられる．自己効力感は，高い方がアドヒアランスも高くなりやすい．また，健康の統制の所在を自身に帰属する内的統制型（internal control）と外的環境に帰属する外的統制型（external control）とでは，内的統制型のほうがアドヒアランスは高くなりやすい．外的統制型であっても，治療者に帰属している場合は，アドヒアランスが高まりやすい．ただし，自己効力感や内的統制型が過剰な場合，治療者の意見や医学的観点を考慮せずクライアント独自で判断し，結果的にアドヒアランスが低下する危険がある．よって，クライアントの自己効力感や健康の統制の所在をアセスメントする際は，あわせて治療や治療者に対する捉え方も検討すると良いだろう．

また，治療や疾患に対する情緒的葛藤

（emotional distress）も影響する．怒りや抑うつなどは，アドヒアランスを低下させることが多い．一方，不安においては，症状悪化への不安からアドヒアランス維持に貢献する場合も，周囲の偏見への不安からアドヒアランス低下に繋がる場合もある．なお，背景にある情緒的葛藤の内容は，治療内容や疾患によって異なるため，考慮しながらアセスメントを行う必要がある．

3 アドヒアランス向上の働きかけ

アドヒアランス向上を目的とした働きかけは，社会的認知理論や動機づけ面接理論，セルフマネジメントモデルなどに基づいて行われることが多い．これら理論では，① 治療やアドヒアランスに関わる知識，② アドヒアランスに伴う結果予期，③ アドヒアランスを促進する行動スキル，④ 治療とアドヒアランスに関わる意思決定，⑤ アドヒアランス維持に関する自己効力感，などが重視される．これらの点を踏まえ，以下に働きかけを行う際の工夫について述べる．

1）情報提供の工夫

アドヒアランスに関わる知識の獲得や，正確な結果予期を導くために，適切な情報へのアクセスや正確な理解を得られるような情報提供が求められる．そのために，クライアントの特徴にあわせ，個別的に情報提供を行う．そして，年齢にあわせた情報量や平易さ，文字の大きさや図示の併用だけでなく，症状重症度によって強調点を変える，クライアントの懸念を埋める情報を追加する，などの工夫を行う．また，口頭説明に加えて持ち帰って読み返せる資料を用意するなど，複数のアプローチによって情報提供すると良い．

2）コミュニケーションの工夫

クライアントが，質問や意見を主張したり，治療に十分取り組めなかったことを臆せず告白できるような関係作りを目指す．また，クライアントが自分で意思決定をしたという実感や自己効力感を味わえるようなコミュニケーションを意識する．これらを促す工夫として，一人ひとりにある程度の時間を割く，ユーモアを挟む，クライアントのコメントや質問を積極的に促す，一方的ではなく相互的なやり取り，批判的態度は控える，共感を示す，できていることを評価する，などを心がけるとよい．例えば，情報提供を行う際も，一方的に情報を提示するよりは，こまめにクライアントの意見や質問を促しながら進める方が望ましい．なお，こうした要点を多くカバーしたコミュニケーション技法体系に，動機づけ面接技法（motivational interviewing）がある（p.363 参照）．

3）介入計画の工夫

アドヒアランス向上を促す場合，治療への信念より治療に関わる行動の変容を目指す方が，効果的な場合が多い．ただし，あくまでクライアントごとのアセスメントに基づき，より適した介入計画を立てるべきである．また，要求レベルの高い介入計画は，出来なかった体験が蓄積され，アドヒアランス低下を招く危険がある．治療に取り組めているという自己効力感を育めるよう，クライアントに実現可能な計画を立てるとよい．

治療に関わる行動の変容を促す工夫としては，すでにある生活習慣と服薬習慣の関連付け，服薬時のアラーム設定など治療に取り組むプロンプトの活用，行動目標を紙に書くなどの行動契約，などが挙げられる．プロンプトに関しては，携帯電話や時計に

よるアラームだけでなく，定期的な電話連絡が用いられる場合も多い．また，必要に応じて，周囲にサポートを依頼するスキルの獲得を目指すこともある．

4）クライアントを取り巻く環境への働きかけ

家族に対しては情報提供を行い，可能なら情報収集とクライアントのサポートも依頼できると良い．治療に対する家族の認識は，クライアントのアドヒアランスに反映されやすい．多様なメディアの普及により，誤った情報や偏見に触れる機会も増えている．特に高齢者は，今日の医学的見解と異なる認識を持っている場合もある．対面での情報提供が難しい場合は，クライアントを介して資料を家族に提供すると良い．家族のサポートが得られる場合は，第三者からみたアドヒアランスの高さに関する情報収集や，家族によるサポートも計画する．例えば，通院補助や薬の管理，服薬を促す声掛け，アドヒアランスに関わる行動促進の環境調整，などが挙げられる．

学校や職場，交友関係など，家族以外への働きかけも視野に入れる．周囲を気にせず治療に取り組める部屋の設置や周囲の理解促進など，物理的・情緒的サポートを確保すると治療に取り組みやすくなり，アドヒアランス向上に繋がる．ただし，疾患や治療中である事実を周囲に開示することになるため，社会的偏見などに曝される危険もある．よって，こうした環境への働きかけは，クライアント本人や家族，医療チームなどさまざまな観点から議論を重ねて決定するなど，慎重に対応すべきである．

文献

1) Sabaté E, et al：Adherence to Long-Term Therapies：Evidence for Action, World Health Organization, 2003
2) Brown MT, et al：Medication Adherence：WHO Cares? Mayo Clinic Proceedings 86：304-314, 2011
3) Kardas P, et al：Determinants of patient adherence：A review of systematic reviews. Frontiers in Pharmacology 91：1-16, 2013

10 精神科デイケア

佐藤さやか

Key word エビデンス／地域ケア／多職種協働／アウトリーチ

要点整理

- 精神科デイケアにおける支援は「集団」と「個別支援」の両輪で構成されているが，近年「個別支援」の重要性が増している．
- 近年，対象疾患や支援技法の多様化が著しく，エビデンスを意識した実効性のある支援が必要とされている．
- アウトリーチとの組み合わせを活用するなど，より地域に根づいた関わりが求められている．
- 多職種協働の中で，集団による支援から得られた情報を心理職独自の視点を交えて個別支援につなげるスキルが必要とされる．

1 定義

精神科デイケアは「精神疾患を有するものの社会生活機能の回復を目的として個々の患者に応じたプログラムに従ってグループごとに治療するもの」と定義されており，利用時間に応じて診療報酬が算定される．このうちナイトケアとデイナイトケアは1980年代後半から2000年代にかけて制度化されたもので，地域生活支援のための資源が限られていた当時，退院後に当事者が気軽に立ち寄れる居場所として活用されていた．しかし障害者総合支援法下の障害福祉サービスも充実しつつある現在では，デイケア（つまり医療機関）に利用者を長く留めておくのではなく，短時間・短期間の利用によって，より本人のニーズにあった自然な社会的環境に送り出す，という考え方から短い利用時間でも算定可能なショートケアが積極的に利用されるようになっている．

厚生労働省「精神保健福祉資料（平成27年度6月30日調査の概要）」によれば全国に1,583施設ある精神科病院のうち，精神科デイケアを算定するのは1,499施設，ショートケアを算定するのは1,194施設となっており（重複あり），精神科医療において非常にポピュラーな活動領域といえる．

2 治療構造

デイケアは利用者が通所することを前提として支援が組み立てられており，基本的には1週間の通所日数や通所期間に上限はない．ただ，こうした治療構造が入院病棟における社会的入院患者と同様に，地域に退院したはいいが病院以外に居場所がみつけられず，漫然と長期間通所する「デイケア離脱困難群」[1]を生じさせているとの批判もあった．このため後述の診療報酬改定を経て，現状では1年をめどとした計画的な通所が推奨されている．通所期間を多くの利用者が共通にもつ課題で大まかに区切り（「導入期」「継続期」「卒業準備期」等），それぞれの段階に対応した支援を行うこと

により，就職や復学といった利用者1人1人のニーズにあった自然な社会的環境に速やかに送りだそうとする試みも行われている．

デイケアにおける支援は「集団」と「個別支援」の両輪で構成されている．

「集団」による支援としては，なんらかのプログラムが利用されることが多い．関東近郊の400ヵ所あまりのデイケアを対象とした調査では，176種類ものプログラムが実施されていたことが報告されている[2]．筆者の所属先でも精神科デイケアおよびショートケア（いずれも大規模50）が2ユニット算定されており，多岐にわたるプログラムが実施されている．プログラムはその内容から「体づくり」（スポーツ，ヨガなど），「生活」（料理など），「心理教育」（服薬教室，Social Skills Training など），「ピアサポート」（メンバー主体のミーティング，WRAP[(注)]など）「レク活動」（合唱，書道など）などに分類され，利用者の希望に沿って，学校の時間割を組むように複数のプログラムを選んで参加するシステムとなっている．

これらのプログラム参加と並行して実施されるのが「個別支援」である．多くのデイケアでは「受け持ちスタッフ」と呼ばれるスタッフ（職種は問わないことが多い）がメンバーにつき，相談に対応している．定期的な面談が望ましいとされているが，スタッフのケースロード（1人のスタッフが受け持つ利用者数）に鑑み，実際には利用者から希望があったときに，そのつど実施されることのほうが多い．

3 効果

デイケアは当事者の地域の居場所と同時に退院間もない患者の医療と地域の橋渡し機能も有してきた．日本と比べて大幅に入院期間が短い海外において，こうした機能をもつデイケアセンターは「デイホスピタル」（日中は入院時と同様にほぼ病院の中で過ごし，夜は自宅やナーシングホームで過ごす）と呼ばれ，その効果についてシステマティックレビューが行われている．この研究によれば，デイホスピタルによる治療は入院治療と比べて急性期にある患者を同等にケアできる点について一定のエビデンスが認められるものの再入院や就労には有意差がなく，他の外来ケアと比べても精神症状や社会的機能に及ぼす影響には有意差はなかった[3,4]．これらの結果は症状が安定した外来患者に長期間のデイケア通所を勧める科学的根拠が明らかでないことを示している．

国内においては，日本精神科診療所協会が2014年に「精神科診療所における地域生活支援の実態に関する全国調査について」と題した全国規模の調査結果を発表している．全国176ヵ所のデイケアを対象に調査を行っており，デイケア利用者の入院が利用前と比べて利用後のほうが減っていることを根拠に新規入院や再入院防止効果があることを示唆している．しかしデータの分析方法がいささか単純であること，回収率が25.8％でサンプルに偏りのある可能性（特に地域ケアを念頭においた望ましい実践を志向する熱意あるデイケアのみが回答した可能性）があることなど結果の解釈は慎重にすべき点があり，わが国の精神科デイケア全体の効果を論ずるには情報が不

[(注)] WRAP：Wellness Recovery Action Plan の頭文字をとったもの．「ラップ」と読む．専門職が勧めるのではなく，当事者1人1人が自分のために作る健康管理のための行動プラン群とこれをもとに実施するグループワークの双方を指す．

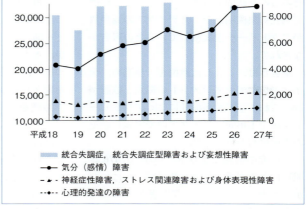

図1 精神科デイケアの疾患別通所者の推移
棒グラフは左軸，外来患者数は右軸を参照．

凡例：
- 統合失調症，統合失調症型障害および妄想性障害
- 気分（感情）障害
- 神経症性障害，ストレス関連障害および身体表現性障害
- 心理的発達の障害

足していると言わざるを得ない．

このように効果に関する検討が道半ばであるためか，近年では現状デイケアで行われている支援が本当に医療行為として認められるのかという厳しい声も上がっている[5]．

平成28年4月の診療報酬改訂ではデイケアを1年以上利用した者について1週間の通所日数や診療報酬を減らすよう要件が変更となっており，社会的要請を踏まえて変化が加速していくものと思われる．

4 今後の展望

前項で述べたように，変化への対応について関係者の一層の尽力が要請される状況ではあるが，地域ケア時代の精神科通院医療においてデイケアが大きな柱として期待されていることは間違いない．

鷲見[5]は今後わが国のデイケアが地域ケア時代に対応ために必要なこととして，従来の統合失調症中心の支援モデルから脱却し，疾患別・状態別に有効なプログラムや支援を提供するような機能分化を目指す

ことを挙げている．この必要性は疾患別のデイケア利用者数の推移をみても明らかである．図1を見ると平成18年以降の10年間で統合失調症をもつ通所者数はほぼ横ばいであるが感情障害をもつ通所者は倍増している．また発達障害が漸増している．絶対数でいえばまだまだ統合失調症をもつ利用者は多く，これらの人々のニーズにあった支援を保ちつつ，例えばリワークや就労支援のような新たなニーズをもつ疾患・障害をもつ人々への対応も求められている．

また治療構造にも変化が必要と思われる．浅野[6]は精神科デイケアの歴史的な発展の経緯を振り返り「デイケアが利用者を待ち受けるばかりで，アウトリーチサービスを展開せず，デイケア内の活動によってのみリハビリテーションを図ろうとする傾向はないであろうか．その結果，デイケアへの囲い込みや画一的な集団プログラムが漫然と繰り返されてはいないであろうか」と指摘し，望ましい支援としてデイケアにおけるアウトリーチ支援，多職種によるケアを挙げている[6]．最近ではデイケア

そのものや訪問看護ステーションとの連携で調査対象機関となったデイケアの過半数がアウトリーチを実施しているとの報告がなされている[7]．

筆者らは，こうした連携を一歩進め，デイケアをケアマネジメントの拠点と位置づけ，これに基づく多職種によるアウトリーチ支援を1年間，デイケア内で実施し，その効果検討を行った[8]．

本研究の過程でアウトリーチ（p.476参照）による支援がリカバリーゴールにつながったケースとして，若年層ケースのBさんが挙げられる．

Bさんは就労を希望して当デイケアに登録し1年以上経過していたが，出席は安定せず，月2～3回午後から出席する程度であり，以前在籍していた別の医療機関のデイケアにも親には嘘をついて全く通所できず，長年にわたって意欲の低下があるようだった．

デイケアの欠席理由を尋ねると「朝なかなか起きられない」「しっかり眠れないと人目が気になって，外出できない」とのことだった．ケースマネージャー（受け持ちスタッフ）との面談日にも，当日母親からキャンセルの連絡があることが度々で「いずれ仕事したいが，デイケアにも行けていないので当分働けなさそうに思う」との本人の言葉に母親も同意．自力では事態を打開できないが，相談にも行けない状態が窺えた．このため，ケースマネージャーであった心理師が自宅へのアウトリーチを行った．

自宅で生活状況の確認を行ったところ，確かに朝はなかなか起きられない様子であったが，昼前には起きて日中はゲームかDVDを見て過ごしていること，その合間に昼寝をしてしまい，夜の寝つきが悪くなり，再び朝起きにくいという悪循環のあることがわかってきた．家族に感じていることを聞くと「甘やかしているわけではないが，本人が病気になった時に症状に早く気づけず，受診させてあげられなかったことを親として申し訳なく思っている．これまで無理をさせて悪化させてはいけないと思って，本人ができないと言えば敢えて強くは言わなかった．しかし朝起きて外出してくれたらと思うし，本当は30歳までに働いてもらえたらと思っている」との本音が語られた．最初は黙って聞いていたBさんだったが，「本当は自分も仕事をしなくてはという気持ちだった．デイケアは仕事ではないので行かないでもまぁいいかと思っていたけれど，いざ仕事に就いた時に本当に行けるか心配．来月から就労準備のためのプログラムに午前から行ってみる」と宣言．そこでその場で朝目覚ましをかける，二度寝しないよう午前にやらなくてはいけないことを作る，ゲームやDVDの時間を決めるなど，生活リズムを整えるための具体策を検討し，家族にはBさんが就労に向け，一時的には負担と感じられそうなことにもチャレンジしていくのを，見守り応援する態勢を依頼した．

翌月から午前の就労プログラムに無遅刻，無欠席で参加し，役割も責任をもってこなすことができた．希望の求人があると採用試験を受け，不採用となる度にショックを受けていたが，本人，ケースマネージャー，就労支援担当者が参加する合同会議で立てた戦略を即実践に移し，外での活動を行えなかった何年か分を，ほんの数ヵ月で一気に挽回するかのような目覚ましい変化を行動で示した．求職活動が本格化するのと同時期に「以前は家でゲームをしていると見張られている感じがしていたけれ

ど，そういうのもなくなった」との報告もみられた．当初の目標より大幅に早く仕事が内定すると家族から盛大な祝福を受けた．就労後も勤勉な態度で勤務が継続できており，職場からも高評価を受けている．

5 さいごに

診療報酬上，臨床心理技術者の配置が想定されていることから，おそらく医療機関で働く心理職にとってデイケアは心理検査と並んで経験されることの多い活動領域ではなかったかと推察される．しかし，これもまた診療報酬上，施設内における集団での支援が想定されていることから，いわゆるカウンセリングのような1対1での構造化された支援を提供する機会は少なかったと思われる．このためデイケアでの活動は心理職の独自性が発揮しづらいとの考えもあるかもしれない．しかしデイケアは「多職種協働」「地域と医療の橋渡し機能」「(病状の安定や再入院防止だけでなく) 当事者の地域生活におけるリカバリーを見すえた支援」など，今後より重視されるであろう地域ケアに不可欠な支援要素を備える部門である．環境が整わなければ専門性が発揮できない，ということでは協働する他職種の信頼を得ることは難しい．集団による支援から得られた情報を心理職独自の視点を交えて個別支援につなげ，チームに貢献できるスキルを身に着けていきたい．

文献

1) 池淵恵美：デイケアの歴史と現在．臨床精神医学 30：105-110, 2001
2) 岩崎 香ほか：精神科デイケアにおけるプログラムの現状と課題．順天堂大学スポーツ健康科学研究 10：9-20, 2006
3) Marshall M, et al：Day hospital versus admission for acute psychiatric disorders. Cochrane Database Syst Rev (12)：CD004026, 2011
4) Shek E, et al：Day hospital versus outpatient care for people with schizophrenia. Cochrane Database Syst Rev (4)：CD003240, 2009
5) 鷲見 学：精神保健医療福祉施策の動向と精神科デイケアについて．精神科臨床サービス 7：322-328, 2007
6) 浅野弘毅：「精神科デイケア」論争．精神保健福祉 39：336-337, 2008
7) 大山早季子ほか：重い精神障害のある人が孤立せず主体的な地域生活を継続するために必要な精神科デイケアの機能と役割．精神障害とリハビリテーション 20：54-62, 2016
8) 佐藤さやかほか：精神科デイケアにおけるアウトリーチ支援が地域移行に与える効果：予備的検討．精神医学 59：1055-1065, 2017

11 ひきこもり支援

境　泉洋

Key word　ひきこもり／家族支援／来談行動／エビデンス

要点整理

- ひきこもりとは，6ヵ月以上にわたり社会参加を回避している状態であり，近年長期，高年齢化が深刻化している．
- ひきこもり支援は，ひきこもり本人と家族の来談可能性を踏まえて，状況に合わせたさまざまな支援手法を活用する必要がある．
- エビデンスに基づくひきこもり支援として CRAFT を応用した家族支援がある．
- 公的機関が中心となっているひきこもり支援に関しては，費用対効果といった観点からの検証が必要となる．

1　ひきこもりの現状

ひきこもりとは「様々な要因の結果として社会的参加（義務教育を含む就学，非常勤職を含む就労，家庭外での交遊など）を回避し，原則的には 6ヵ月以上にわたって概ね家庭にとどまり続けている状態（他者と交わらない形での外出をしていてもよい）」と定義される[1]．心理的支援においては，回避を減らすために安心して社会参加できる方策を講じることが重要となる．

こうしたひきこもり現象において，近年，度々取りざたされているのが長期，高年齢化である．高年齢化の現象は，各自治体が実施しているひきこもりの調査において，ひきこもり本人の大半が 40 歳を超えていることが明らかにされるにつれて大きな注目を集めている[2]．こうした長期，高年齢化したひきこもり事例の背景には，複合的課題が潜んでいることも少なくない．そのため，心理的支援のみではなく福祉制度も活用した支援が必要となる．例えば，ひきこもり支援において活動できる福祉的制度としては，経済的なものとして生活保護，障害基礎年金など，親の高齢化には高齢基礎年金，介護保険制度，成年後見制度などがある．

2　ひきこもり支援の流れ

ひきこもり状態への支援の流れ[3]を図1に示す．フローチャートにおける 1 つ目の問いは，家族は来談可能かということである．家族が来談可能な場合に，次の本人が来談可能かという問いになる．本人の来談が可能であれば継続的治療，社会復帰支援につながっていく．

こうした経緯以外にも，家族が来談できない，家族が来談できても本人が来談できない，といったケースが考えられる．家族が来談できない場合，家族を対象にした訪問や非対面式の手段を取りながら，家族自身の来談を促進する必要がある．また，家族が来談できても本人が来談できない場合，家族への支援を通して本人の来談を目指すことになる．

また，家族が本人に適切に関われないケースも少なくない．例えば，本人から暴力をふるわれたため家族が強い恐怖を感じ

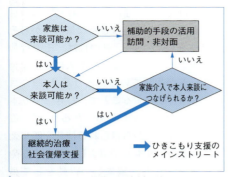

図1　ひきこもり状態への支援の流れ
（文献3）より引用一部改変）

ているケースや，家族の健康状態が悪化しているケースなどである．そうしたケースに対しては，本人を対象とした訪問や非対面式の支援を検討していく必要がある．

3　エビデンスに基づくひきこもり支援

ひきこもり支援においてエビデンスが蓄積されている技法としては，家族支援が挙げられる．家族支援においては，コミュニティ強化と家族訓練（Community Reinforcement and Family Training：以下，CRAFT）[4]プログラムに基づく支援が一定の効果を上げている．CRAFTの効果としては，ひきこもり本人の来談，社会参加が促進されることが報告されている[5]．本項では，CRAFTを応用して図2[6]のような手順で筆者が実践している家族支援の概要を紹介する．

1）家族支援の目的

家族支援においてまず重要なのが，家族自身を支援することである．ひきこもり事例においては，家族自身が強い心理的負担を抱えていることが多いため，家族の心理的負担を和らげることが何よりも重要となる．二つ目は，家族関係の改善である．家

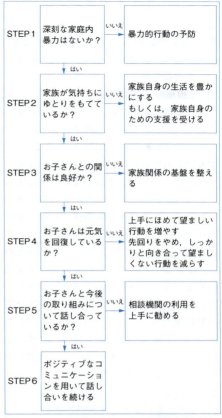

図2　CRAFTに基づくひきこもりの家族支援の流れ
（文献6）より引用一部改変）

族関係の健全さを計る一つのバロメーターが，家族の関わりがひきこもり本人にとって正の強化子（好子）になっているかという点がある．ひきこもり支援において遭遇する家族は，家族の関わりが負の強化子（嫌子）になっている場合が多い．この場合，家族の関わりが負の強化子（嫌子）ではなく，正の強化子（好子）になるようにしていくことから始める必要がある．家族の関わりが負の強化子（嫌子）となっている状態での家族支援は極めて困難である．三つ目は，ひきこもり本人が安心して活動でき

る環境につなげることである．支援を受けることは，ひきこもり本人が動きやすい環境につながる手段の一つに過ぎないため，相談機関につなげることだけに囚われないことが重要である．

2）家族関係の基盤整備

家族支援においては，家族の関わりが本人にとって負の強化子（嫌子）になっていることが多い．家族の関わりがひきこもり本人にとって負の強化子（嫌子）になるプロセスは，レスポンデント条件づけによって行われているため，家族関係の基盤整備として，レスポンデント条件づけの消去を実施していくことになる．具体的には，ひきこもり本人が嫌がることを家族が止めて，ひきこもり本人が安心することを家族が実践することが効果的である．レスポンデント条件づけの消去は，消去手続きを継続的に実行する中で徐々に進んでいくため，消去手続きを根気強く続け，家族の関わりがひきこもり本人にとって負の強化子（嫌子）ではない状態にすることがまずは重要となる．

3）ひきこもり本人の活動性を高める

家族支援において最も重要となるのが，ひきこもり本人の活動性を高めることである．そのためのポイントは主に2つある．一つは，ひきこもり本人が望ましい行動をしやすい状況を作ること．二つ目は，ひきこもり本人が望ましい行動をして良かったと思えるような関わり方を家族がすることである．

ひきこもり本人が望ましい行動をしやすい状況をつくるには，家庭内の雰囲気を穏やかにするとともに，望ましい行動がなぜ起こるのかを考えることが重要となる．なぜ望ましい行動が起こるのかを考える際の問いが4つある．一つ目は，どんなことがきっかけでその行動をしたのか？　二つ目は，ひきこもり本人はどんな気持ちからその行動をしたのか？　三つ目は，その行動をすることで，ひきこもり本人にどんなデメリットが生じているだろうか？　四つ目は，その行動をすることで，ひきこもり本人にどんなメリットがあるだろうか？　これら4つの問いから得られる情報を踏まえて，ひきこもり本人が望ましい行動をしやすい状況を作り，望ましい行動をして良かったと思えるような家族の関わり方について検討し，実践していくことになる．

4）ひきこもり本人の問題行動に対応する

ひきこもり本人が困った行動をする場合も少なくない．代表的な行動としては，暴力，暴言，ゲーム依存などがある．こうした困った行動を減らすポイントは主に2つである．一つは，困った行動が起こりにくい状況作りを心がける．二つ目はそうした行動をしないほうがよいなとひきこもり本人が思うような関わり方をすることである．

困った行動が起こらないようにするためには，望ましい行動の時と同じように，困った行動がなぜ起こるのかを考えることが重要となる．その問いは，望ましい行動がなぜ起こるかを考える際の問いと同じであり，これらの情報をもとに，望ましい行動への対応と同様に，困った行動が起こらない状況作り，困った行動をしない方がいいなとひきこもり本人が思うような関わり方について検討し，実践していくことになる．

5）ひきこもり本人に相談機関などの利用を勧める

相談機関等の利用を勧める際には，勧めるタイミングが重要となる．利用を勧める良いタイミングの例には，次の4パターンがあるとされている[4]．一つ目は，ひきこもりに関する重大な問題を起こして後悔し

ているとき．二つ目は，自身のひきこもりについて，まったく予想していなかった意見・発言を言われて，ひきこもり本人が動揺しているとき．三つ目が，家族が受けている支援について，ひきこもり本人から尋ねられたとき．四つ目が，家族の行動が変化した理由を尋ねられたとき．これらのタイミングが来たら，ひきこもり本人と相談機関の利用について話し合えるように事前に十分な準備をしておくことが重要となる．

4 ひきこもり支援のエビデンスとは？

ひきこもり支援のエビデンスは，費用対効果で示す必要がある．ひきこもり支援の中核を担っているのは，ひきこもり地域支援センターや子ども・若者育成支援推進法に基づいて設置された協議会，さらに近年では生活困窮者自立支援法に基づいて設置された相談窓口である．こうした行政で支援を実施するには，支援の費用対効果を明確にして国民全体への説明責任を果たす必要がある．特に，ひきこもりは，甘えと誤解されやすいため，十分な費用対効果があることを広く国民全体に向けて示す必要がある．

費用対効果に関して，近年，社会的インパクト評価が行われるようになっている．社会的インパクト評価とは，事業や活動の結果生じた社会的な変化を定量的，定性的に測定し，事業や活動の価値判断を行うものである．この考え方を利用し，支援実施にかかるコストを投資とした場合，それによって得られる社会保障費の減少や税収の増加など，社会全体に与える利益をリターンととらえて，投資に対してどれだけのリターンが得られたかを算出する手法も開発されている．ひきこもり支援の社会的インパクト評価に関しては，本邦において社会的投資収益率 social return on investment (SORI) に関する報告が比較的多くなされている[7]．

ひきこもり支援においてはさまざまな技法が必要となるが，家族支援以外の効果検証はほとんど行われていない．今後，ひきこもり支援において必要となる，来談，訪問，非対面式，宿泊型などさまざまな技法について費用対効果の観点からの効果検証が望まれる．こうした検証を加えることで，国民に対する説明責任を果たせる支援が普及していくものと考えられる．

文献

1) 齊藤万比古：「思春期のひきこもりをもたらす精神科疾患の実態把握と精神医学的治療・援助システムの構築に関する研究」平成19年度～21年度総合研究報告書　厚生労働科学研究費補助金（こころの健康科学研究事業），2010
2) 山梨県福祉保健部：ひきこもり等に関する調査結果，2015
3) 境　泉洋：ひきこもり状態にある人の受療行動を促進するための支援．カウンセリングとソーシャルサポート：つながり支えあう心理学，水野治久ほか編，ナカニシヤ出版，京都，89-100，2007
4) スミス EJ，ほか：CRAFT 依存症患者への治療動機づけ―家族と治療者のためのプログラムとマニュアル―，金剛出版，東京，2013．境　泉洋ほか監訳（smith JE, et al：Motivating Substance Abusers to Enter Treatment：Working with Family Members, Guilford Press, New York, 2004）
5) 野中俊介 ほか：Community Reinforcement Approach and Family Training の効果―メタ分析を用いた検討―．行動療法研究 41：179-191，2015
6) 境　泉洋ほか：CRAFT ひきこもりの家族支援ワークブック，金剛出版，東京，2013
7) 三菱 UFJ リサーチ＆コンサルティング株式会社：社会的インパクト評価に関する調査研究―最終報告書―，2016

索 引

和文索引

あ

α機能 313, 315
アイコンタクト 703
愛着理論 313
アウトカム 21
　──基盤型教育 59
アウトリーチ 478, 479, 484, 851, 852
アクセプタンス＆コミットメント・セラピー 305, 416
アサーショントレーニング 326
アジェンダ 502
アセスメント 68, 74, 75, 86, 228, 299, 486, 672, 832, 845, 846
　──技法 70
　──ツール 70
　──の進め方 71, 79, 82
　──面接 79
遊びとコミュニケーションの短い評定 714
遊びの水準 714
アディクション 593
　──行動 594
アドヒアランス 429, 630, 843, 844, 845, 846
アドボカシー 54, 492, 493
誤りなし学習法 795
誤りなし学習理論 734
歩く瞑想 425
アルゴリズム 162
アルツハイマー型認知症（AD） 234
暗示 437
安全 413
　──確保行動 528
　──なイメージと儀式 616
暗黙の社会的情報 716

い

行き過ぎた正義感 780
閾値下うつ 513
生きづらさ 412, 613
医原性役割の変化 518
移行対象 617
維持 699, 700
意思決定 407
一音一文字対応の段階（アルファベット段階） 200
一次予防 488
一定のフレーム（トップダウン）からの観察 93
一般知的能力指標 107
一般知能因子 g 103
意図 526
易疲労性 768
意味記憶 723
イメージ（想像）エクスポージャー 532, 549
イメージ面接 447
イメージ療法 444
医療者に対する間接的ケア 810
医療者に対する直接的ケア 809
因子 215, 217
陰性症状 572
　──の認知行動療法 574
インターンシップ 59
　──制度 60
インフォーマルアセスメント 90, 672
インフォームドコンセント 27, 30, 31, 655, 661

う

ヴィパッサナー瞑想 309, 422
ウェクスラー式知能検査 202, 204, 265
ウェルビーイング 489, 490, 499
打ち切りルール 138
うつ病 317, 502, 513
　──の再発予防 524
運動 220
　──計画 220
　──尺度 137
　──症 209
　──性失語 792
　──の里程標 221
　──発達 134, 136
　──療法 625, 835

え

疫学 491
エクスポージャー 281, 368
エコマップ 751
エピソード記憶 723
エビデンス 7, 8, 9, 11, 22
　──のヒエラルキー 8, 14
　──・ベイスト・アセスメント 69
　──・ベイスト・プラクティス 3, 6, 8, 10, 11, 20

エラーレス・ラーニング　781
エンカウンターグループ　327
円環的因果律　331, 332
エンゲージメント　54
エンパワーメント　802
園連携　669

お

応用行動分析　375, 665, 685, 703, 704, 739
——学　95, 699, 703
大阪医大LDセンター版音韻課題　204
オーグメンティング　305
贈り物　35, 36
オーダーメイドの訓練　789
オペラント強化　834
オペラント条件づけ　285, 665
思いやり　365, 526
親支援　669
親面接式自閉スペクトラム症評定尺度テキスト改訂版　169
音韻情報処理　199, 204
——能力　199
音読流暢性検査　206

か

絵画語彙発達検査（PVT-R）　203
解決策の実行　408
解決策の創出　406
解決志向　322, 323, 324
介護家族　820
——会　747
介護者交流会　747
介護受容のプロセス　746
介護保険制度　749
外傷記憶　557
改訂版失語症構文検査（STA-R）　203

外的妥当性　11, 16
外的補助手段（道具）　758
ガイドライン　28
概念的学習　735
概念的領域　137
回避　508
——行動　389, 620
——・逃避行動　372
回復期リハビリテーション病棟　789
解（乖）離　149, 438
会話訓練　790
カウフマンモデル　116
カウンセリング　76, 270, 345, 784
——技法　82
——の3条件　345
加害恐怖　542
科学者—実践者モデル　6, 11
科学的リテラシー　6, 13
関わり合い　710
書きスキル　200
書き正確性　199
学外実習　59
学習困難　193
学習者中心性　60
学習症　209
学習障害　100, 121, 193, 198
学習の問題　185, 186
学習面のつまずき　193
覚醒の亢進　549
確立操作　288, 594, 627, 740
学力　100
下限年齢級　112
過呼吸発作　369
過食　579
家族介護者　745
家族関係　186
家族訓練　855
家族ケア　652
家族支援　651, 855, 856
家族システム　333, 334
——論　331
家族療法　331, 333
——の技法　336
——のプロセス　334

課題分析　378
語り　357
価値　417, 508
——の的　419
——の明確化　630
学校版（ADHD Rating Scale-IV）　181
活性化シート　509
活動記録表　390, 508
活動スケジュール　388, 509
活動と気分のモニタリング表　398
カットオフ　236
家庭裁判所　829
——調査官　829
家庭版（ADHD Rating Scale-IV）　181
家庭療育　669
カミングアウト　602, 603
カルテ　81
がん医療　806
感覚　210
——回避　218
——過敏　218
——処理　214
——処理異常　214
——処理特性　214
——処理能力　137
——性失語　792
——探求　218
——入力　220
——プロファイル・シリーズ　214
喚起　365
眼球運動における脱感作と再処理法　554
環境設定　710
環境調整　375, 785
環境的な事象　95
関係構築　346
関係者との面接　86, 87, 88
関係スキル　45
関係性構築　74, 75
関係フレームづけ　303
関係フレーム理論　302, 416
間欠強化スケジュール　288

観察学習　383
換算表　132
患者－医療者間のコミュニケーション　661
感情　272, 403, 504
　——焦点化療法　271
　——調整　679, 680, 710, 713
　——調整の不全　680
　——調節スキル　609
　——調節不全　604
　——表出　574
　——理解の学習　679
がん診療連携拠点病院　838
間接的な支援　808
カンファレンス　839
関連づけ　759
緩和ケアチーム　838

き

記憶　110
　——系検査　243
　——錯誤　764
　——障害　758
　——情報の組織化　759
機会利用型指導法　667, 696
危機介入　461, 469, 471, 473, 809, 812
危機状態　469, 470
儀式妨害　542
機軸行動訓練法　696, 703
希死念慮　791
傷ついたチャイルドモード　614
基礎学力　116
基礎的学力の領域　193
拮抗条件づけ　281
基底年齢　112
機能化　699, 701
機能画像　245
機能的アセスメント　95, 292
機能的コミュニケーションスキル訓練　667
機能的文脈主義　302, 416

機能分析　72, 96, 97, 257, 292
　——的アプローチ　667
技法の選択　300
記銘過程への介入　759
記銘力検査　151
虐待　453, 474, 493
　——判断件数　753
　——防止　753, 817
逆模倣　701, 711
逆向健忘　763
キャッチフレーズ　782
キャリア支援　824
教育アセスメント　198
教育界の学習障害　198
強化　698, 700, 702, 708
境界性パーソナリティ障害　604, 612
強化子　665
強化刺激　697, 700
強化スケジュール　288
共感　503
　——性　210
　——的応答　347
教研式学力テスト（NRT）　203
教研式読書力テスト　203
行政的高次脳機能障害　241
協調　221
　——運動　214, 220
協働　43, 44, 364, 815
　——関係　82, 83
　——的経験主義　296, 301
共同活動ルーティン　707
共同注意　701, 703, 710, 712, 714
　——行動　714
共同的意思決定　843
恐怖条件づけ　276
距離化　309
記録媒体　396
記録用紙　396
禁煙指導　833

く

偶発的な観察　138
苦悩耐性スキル　609
組み合わせ遊び　711
クライアント中心療法　271, 363
クラスルームリアリティ・オリエンテーション　733
クリアリング・ア・スペース　354
グリーフケア　809
クールダウン　680, 681, 780
グループ・アプローチ　832
グループ回想法　721
グループスキーマ療法　413
グループスーパーヴィジョン　65
グループ療法　326, 327, 329

け

ケアの質　754
ケアラーセンタード・パーソンフォーカスト・アプローチ　756
計画的無視　379
警告義務　29
警告サイン　522
警察　829
継次処理　123
形態画像　245
系統的脱感作　281
　——法　436
ゲシュタルト療法　271
ケースカンファレンス　56
ケースフォーミュレーション　68, 73, 84, 90, 255, 272, 319, 480
ケースマネジメント　53, 54, 55, 56, 472
　——技能　4
ケースマネージャー　852
結果　95
　——事象　375

——の評価 408
血管性認知症 234
結晶性知能 110
結晶性能力 103
決定分析 517
嫌悪刺激 369
限界設定 616
研究診断 164
限局性学習症 124, 198, 209, 210, 221, 222
言語 786
——系検査 242
——行動 302
——・社会領域 129
——尺度 137
——聴覚士 791
——的精緻化 760
——発達 134, 136, 209
——発達遅滞検査 (S-S 法) 203
——発達歴 210
健康行動 628
現在評価 170, 171
検査の実施順序 132
現実エクスポージャー 531
現実見当識 722
研修プログラム 61
現状把握表 690
幻声 563
幻聴 560, 561, 562
——の認知行動療法 560, 563
健忘症 758
権利擁護 492

こ

語彙力 200
効果量 17, 21, 22
好奇心 526
攻撃性 185
交互交替 701
高次脳機能障害 241
——支援モデル事業 783
構成障害 796
構造化 674, 711

——されたイメージ法 445
——されたワーク活動システム 674
——面接 252
行動 90, 95, 193
——アセスメント 95, 290
——医学 833
——活性化 574
——活性化療法 305, 388, 508
——観察 90, 91, 92, 93, 94, 140
——機能査定 95
——規範 23
——形成 378
——契約法 379
——原理 741
——実験 539
——主義 285
——随伴性 706, 707
——と環境との関係 95, 96
——の意味（＝機能 function） 286
——の形（＝形態 topography） 286
——の連鎖化 700
——パターンの変容 414, 615
——評価 765
——リハーサル 385
——療法 665
——連鎖分析 605
公認心理師 2
——法 2
広汎性発達障害 169
興奮条件づけ 276
高齢者虐待 820
高齢者福祉 819
誤学習 383
呼吸 430, 521
——空間法 523
——法 682, 684
——瞑想 426
国際生活機能分類 69, 72

コクラン共同計画 22, 484
国立精神神経センター版音韻課題 204
心の傷 817
心のケア 816
心の性別 600
心の理論 708, 716
個人情報 58
——の保護 30, 474
個人スーパーヴィジョン 65
個人内差 99, 204
個性記述的アプローチ 71
こだわり 210
コーチ 51
コーチング 780
コーディネーション 39, 40, 55
コーディネーター 475, 809
古典的条件づけ 275
コード化 165
言葉 90
子ども権利擁護センター 494
子ども中心プレイセラピー 449
子どもの権利 817
子どもの行動チェックリスト 683
子どもの模倣 711
子どもの問題行動 817
誤反応 666
コ・プロダクション 498, 499
個別化 674, 678
個別教育プログラム 704
個別相談 812
コミック会話 716, 717
コミットメント 418
コミュニケーション 45, 210, 517, 704, 716, 719, 847
——技能 4
——スキル 74, 75
——スキルトレーニング 661
コミュニティ 471, 489
——アプローチ 478

――強化 855
――心理学 456
――ベース 710
語用論的機能 787
コラム法 399
コ・リーダー 722
コンサルタント 456, 809
コンサルティ 456
コンサルテーション 456, 783, 812, 838
――のプロセス 457
――・リエゾン 460, 461, 463, 632
コンテイナー・コンテインドモデル 313
コンパッション 310
コンピテンシー 5, 7, 24, 42, 60
コンプライアンス 843

さ

再獲得 282
サイコオンコロジー 838
サイコドラマ 327
再組織化 758
再発予防 569
裁判所 828
催眠 435
――現象 441
――誘導（法） 435, 437, 440
サヴァン・スキル 165
作業検査 151
錯語 792
作話 763
サマタ瞑想 422
サマリー仮説 98
サロン 823
産業・労働分野 824, 827
三項随伴性 95, 375, 594
三次予防 488
参与観察 93

し

シェイピング（形成化） 293, 378, 666
ジェノグラム 335, 751
支援ニーズ 169
支援の個別化 678
支援のフレームワーク 678
視覚イメージ化 759
視覚化 299, 784
視覚情報処理 199
――能力 199
視覚処理 103
時隔的検索法 761
視覚的構造化 674, 675
自覚の障害単位尺度 531
視覚的スケジュール 674, 675
視覚的なアプローチ 704
視覚的補助資料 682
自我心理学 313
自我の統合 724
刺激性制御 288
刺激等価性 302
刺激統制 627
――法 834
自己意識性の障害 778
試行 666
思考記録表 397
試行錯誤学習 285
思考のコントロール 765
自己概念の変容 349
自己観察 394
自己効力感 260, 846
自己実現傾向 270
自己実現の力 449
自己注目 537
自己認識の階層 769
自殺企図 791
自殺のリスク 598
支持的心理療法 602
自傷・他害 29, 560
システマティックレビュー 9, 19, 20, 22
システム 333
――オーガニゼーション技能 4
――構築 813
――論 331
姿勢・運動領域 129
視線 91
自然的発達行動介入法 666, 697, 710
思想の矛盾 338
持続エクスポージャー療法 549
下向き矢印法 506
失見当識 763
失行 244
実行期 627
実行機能 185, 186, 221
実践者―科学者モデル 3
実存的存在 775
失認 244
質問（刺激） 666
実用的領域 137
指定イメージ 445
私的事象 416
自動化能力 199, 204
自動思考 295, 399, 504, 537
――記録表 400
児童指導員 816
自動操縦状態 521
児童相談所 479, 815, 818
児童福祉 815
――司 815
――法 815
――臨床 818
児童養護施設 816
自発 701
――化 700
――的回復 282, 739
自閉症診断観察検査第2版 160
自閉症診断面接改訂版 160, 164
自閉スペクトラム症 135, 160, 164, 169, 176, 179, 194, 209, 210, 214, 220
自閉スペクトラム障害 164
司法 828, 831, 832

社会コミュニケーション 221
社会―情動 134, 136
　――質問紙 138
　――尺度 137
社会性の発達 128, 193, 716
社会的インパクト評価 857
社会的学習理論 382
社会的行動連鎖 698
社会的参照行動 140
社会的存在 775
社会的問題解決 405
社会的領域 137
社会との相互作用 359, 360
社会復帰支援 854
尺度法 151
若年期認知症 234
遮断・防衛モード 614
自由イメージ法 445
習慣逆転法 543
自由記述欄 149
従業員支援プログラム 824
終結 506
重症度 128
集団適応力 210
集団認知行動療法 327, 328, 679
習得検査 117
終末期 653
終末修正換算表 133
重要な他者 514
就労支援 852
主観的苦悩尺度 549
熟考期 626
熟眠感の欠如 586
受診行動 620
主訴 79, 83, 103
　――の明確化 72
守秘義務 813
受容 364
受理面接 79, 82
馴化 531
準言語 786
準実験 12
準備期 627
ジョイニング 334

障害者総合支援法 849
小学生の読み書きスクリーニング検査（STRAW・STRAW-R） 203, 205, 206
消去 276, 287
状況依存性（意図性―自動性の乖離） 796
消極的虐待 741
消去バースト 287, 739
象限 215, 217
条件刺激 275
上限年齢級 112
条件反応 275
小集団 687
症状確認 83
象徴遊び 710, 711, 714
情動調整 719
承認 607
　――方略 607
少年鑑別所 829
少年審判 829
情報収集 87, 88, 89, 96
情報の構造化 762
情報の視覚的構造化 774
初回面接 82, 85, 464, 813
職業倫理 23, 24, 26, 33, 464
　――原則 33, 35
　――綱領 33, 35
　――の7原則 27
食事日誌 581
食事療法 625, 835
職場復帰 826
書字障害 92, 93
女装 601
処理速度（Gs） 103
初老期認知症 234
自律訓練法 431, 436
事例研究 11, 12
事例検討会 56, 476
新オレンジプラン 748, 752
神経質性格 338
神経心理学的検査 241
神経発達症 209, 225
神経疲労 768

心臓リハビリテーション 635
身体運動能力 128
身体の性別 600
診断アセスメント 198
診断基準 93
診断分類 162
診断補助情報 169
侵入症状 549
心拍変動バイオフィードバック法 683, 684
新版K式発達検査 128, 714
信頼関係（ラポール） 76, 345, 346
信頼区間 106
信頼性 92
心理アセスメント 68
心理カウンセリング 2
心理教育 260, 328, 574, 679, 682, 713, 746, 778, 820
　――プログラム 812
心理師の役割 806, 807
心理社会的アセスメント 54
心理社会的支援サービス 53
心理的柔軟性 419
心理面接 817
心理療法 2

す

遂行困難 383
随伴性 739
　――マネジメント 376, 628
随伴模倣 701
睡眠 209, 210
　――維持困難 586
　――衛生教育 589
　――教育 589
　――スケジュール法 590
　――ダイアリー 590
　――日誌 397
スキーマ 295, 300, 411, 505, 524, 569, 612
　――モード 412
　――領域 412

――療法　297, 410, 612
スキルトレーニング（訓練）　605, 679
スクリーニング　229, 242
スクールカウンセラー　811
スクールカウンセリング　811
スケジュール誘導性攻撃行動　741
スタッフサポートシステム　755
スタッフトレーニング　752
スタッフへの相談援助　822
スタッフへのメンタルヘルスケア　822
スタンフォード・ビネー法　110
ストラクチャード TEACCH イング　674
ストレス　429
　　――対処法　801
　　――チェック制度　825, 826, 827
　　――マネジメント　382
ストレッチ瞑想　425
ストレングス　721
　　――モデル　484
スーパーヴィジョン　63
　　――契約　63
スペクトラム概念　209
スモールステップ　259
スリップ　596

せ

生活機能モデル　39, 85
生活習慣病　625
生活年齢　109, 128, 133
生活の質（QOL）　39
生活臨床　471
制御障害　776
成功体験　768
政策立案　498
性指向　601
制止条件づけ　276, 282
正常な心理　238

精神科診断面接マニュアル　252
精神科デイケア　849
精神科リエゾンチーム　460, 634
精神交互作用　338
精神疾患簡易構造化面接法　253
精神水準（精神年齢）　109, 112
精神的健康　489
精神分析　312, 314
精神保健医療サービス　488, 497, 498
精神保健医療政策　496
　　――改革　497
成人用 adult self-report　146
生態学的なリハビリテーション　776
成長機会としての危機　470
成長得点　139
性的多重関係　29
静的バランス　224
性同一性障害　599, 600
正の強化　286
　　――随伴性　95
正の弱化　286
生の欲望　339
正反応　666
性表現　601
生物心理社会的アセスメント　573
生物―心理―社会モデル　39, 40, 68, 69, 72, 84
生物的存在　775
性別違和感　599, 601
性役割　601
セカンド・オピニオン　660
セクシュアル・マイノリティ　599, 600
世代間伝承　724
積極的虐待　741
積極的傾聴　566
積極的訪問支援チーム　472
絶対臥褥　339
説明責任　857

セルフケア行動　630
セルフ・コンパッション　310
セルフヘルプ　618
セルフモニタリング　384, 394, 581
前向健忘　763
先行事象　288, 375
　　――→行動→後続事象　697
先行条件　95
前後比較研究　12
潜在性記憶　736
前熟考期　626
前象徴遊び　711
漸進的筋弛緩法　431, 589
選択的セロトニン再取り込み阻害薬　534
前頭側頭型認知症　234
前頭葉機能検査　243
前頭連合野（前頭葉背外側面）　775
全般的協応性　222
全般的知的発達　199
せん妄　840
全領域の発達年齢　132

そ

素因ストレスモデル　296
想起過程への介入　760
早期高密度行動介入法　665
早期不適応的スキーマ　411, 612
相互作用　94, 95, 97
操作的診断基準　251
早朝覚醒　586
遡及ルール　138
即時強化　597
ソクラテス式質問　550
ソクラテス式対話　296
素行症　185
ソーシャルケア評価部門　729
ソーシャルスキル　716

──トレーニング　326,
　　382, 569, 667, 718
ソーシャルストーリー　716,
　　717, 718
ソーシャルナラティブ　720
ソーシャルワーカー　782,
　　815
粗大運動　137, 210
ソフトサイン　797
損益比較表　507

た

体験過程　351
体験的エクササイズ　418
体験の回避　416
代償　758
対象関係論　313
対人感覚ルーティン　707
対人関係　319
　　──スキル　609
　　──療法　317, 514
対人コミュニケーション
　　703, 704, 707
対人相互作用　701, 702
代替行動　595, 628
　　──分化強化　380
大脳半球　240
タイプ分類　786
タイムアウト　380, 780
多機関連携　474, 830
ターゲット行動　290
多重感覚化　760
多重関係　29, 35
多職種協働　45, 53, 638, 819
多職種チーム　40, 41, 460
多職種連携　39, 43, 44, 463,
　　474, 753, 824
　　──コンピテンシーモデル
　　463
ダス-ナグリエリ認知評価シ
　　ステム（DN-CAS）　202,
　　205
脱施設化　496
脱中心化　308, 522

多動性・衝動性　181, 186,
　　210
田中ビネーV　204
食べる瞑想　424
タラソフ判決　29
多理論統合モデル　625, 834
段階的ガイダンス　666
短期記憶　103
短期的な結果　510
単純遊び　711

ち

地域住民に対する啓発活動
　　822
地域精神保健チーム　472
地域包括ケアシステム　499
地域包括支援　478
　　──センター　820
チェイニング（連鎖化）　378,
　　666
チェンジトーク　366, 367
知覚的学習　735
地誌的見当識障害　796
知的能力　128
　　──障害　209
知的発達障害（知的障害）
　　135
知能　99
　　──区分　113
　　──検査　673
　　──指数　110, 141
チーム　40, 43, 44, 49, 50, 51,
　　462, 473
　　──アプローチ　482, 485
　　──育成　57
　　──医療　43, 806, 807
　　──の振り返り　46
　　──ビルディング　475
　　──ミーティング　606
チームワーク　43, 48
　　──スキル　45
　　──力　45, 47
着衣失行　796
着衣障害　796
注意　122, 243, 422

　　──機能　199
　　──機能訓練　767
　　──欠如多動症　181, 184,
　　188, 194, 209, 210, 221,
　　796
　　──の維持　700
　　──の持続　765
　　──の集中　765
　　──の標準　28
　　──評価スケール　766
中核的感情欲求　410, 612,
　　615
抽象化技法　773
中性刺激　275
中途覚醒　586
長期記憶と検索　119
長期的な結果　510
長所活用型指導方略　126
超職種チームアプローチ
　　483
挑戦性/攻撃性　186
懲罰的ペアレントモード
　　614
直接観察　96, 97
直接的な支援　806
治療的再養育法　415, 612

つ

壺イメージ療法　447

て

デイケア　850, 851
定型リアリティ・オリエン
　　テーション　733
抵抗　314
定式化　73
ディスクレパンシー　106,
　　139
ディスレクシア　198
デイホスピタル　850
手がかり漸減法　761
適応行動　134, 141, 143, 670,
　　690
　　──質問紙　136, 139

――尺度　137
　――総合点　144
適応思考　402
適応能力検査　673
適切な行動　699, 700
適切な実施（フィデリティ）　700
デコーディング　199
手先の器用さ　224
手続き記憶　723
徹底的行動主義　285
デフォルトモードネットワーク　798
手振り　91
転移　314, 315
電話コンサルテーション　605

と

投映法　151
動機づけ　78, 82, 347, 679, 701
　――操作　375
　――面接　363, 364, 543, 847
　――面接の進め方　365
統合失調症　560, 566, 797, 851
　――の経過　573
　――の認知行動療法　570
統合的アプローチ　410
動作における身体統制　222
動作模倣　701
同時処理　122
東大式観察評価スケール　724
動的バランス　224
特異的学習障害　124
特異的発達障害の診断ガイドライン　203, 206
特別な教育的ニーズ　124, 195
トークンエコノミー法　378
トークンテスト　203
トップダウン　93

　――型のリハビリテーション　776
　――形式の行動観察　93
トラウマ　453, 549
　――フォーカスト・プレイセラピー　454
トラッキング　305
とらわれの機制　338
トランスジェンダー　599
トランス状態　440, 448
トランスセオレティカル・モデル　625, 834

な

内観　342
　――療法　341
内的照合枠　348
内的妥当性　12, 14
内部感覚エクスポージャー　370
ナラティヴ　8, 357, 361
　――・アプローチ　357, 358
　――・セラピー　358
　――・モード　357

に

ニコチン依存症のスクリーニングテスト　834
二次障害　209, 680
　――の予防　210, 488
二次的な陰性症状　573
日内変動　789
日本語版 KABC-Ⅱ　204
日本版 Vineland-Ⅱ　142
日本版感覚プロファイル・シリーズ　215
日本版ミラー幼児発達スクリーニング検査　224
入眠困難　586
乳幼児期自閉症チェックリスト修正版　176
乳幼児発達検査　134

ニューロフィードバックトレーニング　798
人間関係　318
人間性心理学　271
認知機能　202
認知検査　117
認知行動 ABC アセスメント　567
認知行動 ABC 分析　562
認知行動 ABC モデル　566, 568
認知行動プレイセラピー　450
認知行動モデル　257
認知行動療法　257, 578, 593, 665, 679, 681, 683, 690, 782
認知再構成法　329, 388, 399, 504, 582
認知尺度　137
認知症　234, 797
　――カフェ　747
　――施策推進総合戦略　752
認知神経心理学的モデル　792
認知心理学　294
認知・適応領域　129
認知的概念化　560
認知的働きかけ　728
認知的フュージョン　417
認知能力　204
認知発達　134, 136
認知変容　344
認知モデル　298
認知リハビリテーション　767
認知療法　294, 298
認知理論　294, 298

ね

ネグレクト　741
ネットワーキング　474

の

脳の可塑性　762
脳梁　239
ノーマライジング　561, 568
ノーマライゼーション　549, 656

は

バイアス　12, 13, 14, 17
バイオフィードバック　430, 432
背向（逆向）的連鎖法　795
排出行動　581
廃用症候群　763
破局的解釈　529
曝露反応妨害法　453
パーセンタイル段階　194
パーソナリティ検査　151
パーソナリティ障害　410
パーソン・センタード・ケア　728
発達アセスメント　136
発達過程　130
発達曲線　110
発達経過　132
発達検査　128
発達指数　128, 133, 133, 670
発達障害　89, 94, 453, 794, 814
　　──の認知行動療法　679
発達性協調運動障害　135, 220
発達年齢　128, 133, 139
発達里程標　179
ハードサイン　797
パニック障害重症度尺度日本語版　533
パニック発作　528
　　──・広場恐怖評価尺度　533
ハビットリバーサルトレーニング　543
ハラスメント　65, 827

バランスシート　579, 595
バリント症候群　795
般化　276, 668, 670, 700, 701, 706, 737
　　──促進　699
半球間離断症候群　244
半構造化面接　172
反抗挑発症　185
犯罪　828, 829
反証　402
反すう　512, 521
反応妨害　542
　　──法　834
反復運動　210

ひ

ピアサポート　747
被害妄想　567
ひきこもり　854
　　──支援　855, 857
非機能的認知　450
非言語　786
非行　814, 828
微細運動・書字　222
微細協調運動　210
微細神経学的徴候　224
非指示的プレイセラピー　451
ヒステリー　312
非定型リアリティ・オリエンテーション　733
否定的認知　400
ビデオフィードバック　538
否認　784
肥満症　836
秘密保持　29
　　──規定　30
非薬物的アプローチ　235
氷山の下　779
病識　762
　　──の養成　761
病者の役割　514
標準失語症検査　788
標準値　149
標準注意検査法　766

標準抽象語理解力検査（SCTAW）　203
費用対効果　857
病態認識　767
評定　132, 162
標的行動　72, 377, 668
病的心理　238
広場恐怖　528

ふ

ファシリテーター　688
不安階層表　281
不安と抑うつのスクリーニング　186
フィデリティ　700, 706
フィードバック　73, 77, 213, 681, 682, 683
フェイディング　378
フェルトセンス　352
フォーカシング　271, 351, 352
　　──指向　351, 354
フォーマルアセスメント　672
フォーマルな検査　90
不器用（さ）　221, 223
復位　282
復元効果　282
副交感神経　430
複雑性悲嘆（悲哀）　515
服薬習慣　847
不潔恐怖　542
不注意　181, 182, 186, 210
仏教　309, 422
物理的環境　95
物理的構造化　674
物理的存在　775
不適応的コーピングスタイル　412
不適切な行動　699
不登校　814, 817
負の強化　286
　　──随伴性　95
負の弱化　286
プライアンス　305

プラセボ　503
フラッシュバック　549, 680
プランニング　122
ブリーフセラピー　322, 437
ブリンクマン指数　834
フリン効果　99
プレイセラピー　449, 817
ブレーンストーミング　407, 649, 801
不連続試行（訓練）法　665, 696, 699, 703
フロスティック視知覚検査　203
プロセス分析　107
プロソディの処理　787
プロフィール　130
　——判定　195
プロンプト　378, 666
　——刺激　697
　——・フェイディング　699
分化強化　293, 378, 596
分化条件づけ　276
分離個体化理論　314

へ

ペアレンティング（養育）　685
ペアレント・トレーニング　668, 670, 685, 687, 688, 690, 713
ペアレント・プログラム　690, 693, 713
ペアワーク　692, 694
閉眼安静状態　446
併存障害　598
ベック抑うつ質問紙　694
ヘルシーアダルトモード　615
変化ステージ（前熟考期，熟考期，準備期，実行期，維持期）　625
偏差知能指数　112
弁証法的行動療法　305, 306, 604

弁証法的方略　608
変性意識状態　437, 439, 448
弁別刺激　288, 375, 740
　——操作　742

ほ

保育士　816
包括型地域生活支援　482
包括的アセスメント　181, 646, 672
包括的領域別読み能力検査　203
法則定立的アプローチ　71
法務技官　829
訪問支援　668
方略評価　126
保護観察　829
保護義務　30
保持過程への介入　760
補助代替コミュニケーション　667
ホットスポット　551
ボディイメージ　654
ボディスキャン　424
ボトムアップ　93
　——型のリハビリテーション　776
　——形式の行動観察　93
ポピュレーションアプローチ　489, 491
ホームワーク　396, 510, 520, 685, 687
掘り下げ検査　202
ボールスキル　224

ま

マイルストーン　711
マインドフルネス　306, 372, 395, 422, 520, 605
　——呼吸空間法　522
　——呼吸法　522
　——スキル　609
　——ストレス低減法　306, 423, 431

　——に基づく介入　306, 423
　——認知療法　297, 306, 520
　——瞑想　422
マウラーの二過程説　544
マス目モデル　497, 498
マッピングセラピー　792
まとまり読み　207
　——の段階（視覚正書法の段階）　200
マネージ　50
マネジメント　476
マネージャー　55
慢性不眠障害に対する認知行動療法　587

み

未学習　383
見立て　90, 93
道順障害　796
導きによる発見　297
身振り　91
見本合わせ　379
ミラクル・クエスチョン　324

む

無意識　312
無誤学習　697, 700
無誤謬学習法　761
無条件刺激　275
無条件反応　275
むちゃ食い　579

め

瞑想実践　520
命令幻聴　560
命令倫理　26
メタアナリシス　19, 21
　——のプロトコル　20
メタ認知　568
　——的気づき　308

メタファー 418, 782
メタボリックシンドローム 833
芽生え反応 673
面接フォーム 143
面接プロトコル 164
メンタルヘルス 685, 687, 694
——不調 824, 825

も

盲検化 17
妄想 566, 569, 570
——のアセスメント 568
——の形式的側面 567
——の認知行動療法 567
目標達成の評価 301
目標の設定 300, 406
モデリング 383
モード 612
喪の作業 516
森田療法 337, 338
問診票 79
問題解決志向性 405
問題解決方略 608
問題解決療法 405, 647, 771
問題行為 186
問題行動 96, 680, 685, 699
問題志向 323
問題の定式化 407
問題の明確化 406
問題リスト 299
問題領域 515

や

役割期待のずれによる不和 515
役割変化への行き詰まり 516

ゆ

友人/家族関係 185
誘導感情イメージ 447

よ

要介護施設従事者 753
要求行動 713, 714
要支援度 210
幼児期ピーク評定 170, 171, 172
予期不安 528, 621
抑うつ的処理活性仮説 524
予診面接 79, 80
予防啓発 489, 490
予防・早期支援 489
読み書き 120
——困難 199
——困難児のための音読・音韻処理能力簡易スクリーニング検査 204, 207
読み困難 200, 202, 203
読み速度（流暢性） 199, 200
読みの正確さ（読み正確性） 199, 200
読みの発達段階 200

ら

ラポール 82, 345
——の形成 784
ランダム化 16, 17
——比較試験 9, 14

り

利益誘導 28
リエゾン 460
リカバリー志向 471
リカバリーモデル 484
リスク 37, 38, 474
——アセスメント 479
——ニーズアセスメント 832
——マネジメント 38
理想追求倫理 26
リーダー 48, 50, 722
——シップ 44, 48, 49

リビドー 312
リファー 27, 28, 464
流暢化技法 773
流動性推理能力 103
流動性知能 110
領域特異的訓練 737
領域特異的知識 737
領域得点 132
領域標準得点 144
療育手帳 128
量的知識 120
リラクセーション 371, 429, 679, 680, 681, 682, 682
——スキル 682
——反応 430
履歴効果 100
リワーク 824
臨床行動分析 302
臨床診断 164
臨床心理学 2
——の定義 3
臨床動作法 436
倫理基準 26
倫理綱領 23, 26
倫理審査 18
倫理的アセスメント 34
倫理の見立て 35

る

ルーティン 707, 711
ルール支配行動 302

れ

レイの聴覚言語性記憶課題（RAVLT） 204
レイの複雑図形テスト（ROCFT） 203
レジリエンス 489, 724
レスポンスコスト 380
レスポンデント学習 280
レスポンデント条件 285, 856
レビー小体型認知症 234
連鎖化 378

連続強化スケジュール　288

ろ

老年期認知症　234
ロゴ段階　200
ロールシャッハテスト　265

ロールプレイング　685, 790
論理情動行動療法　400
論理推理　110

わ

ワーキングメモリー　107

ワークエンゲイジメント
　826
ワーク（活動）システム
　675
ワークブック　415
ワンナップルール　707, 708

数字・欧文索引

数字

3つの step　502
24時間リアリティ・オリエンテーション　733
50％通過年齢　129

A

AASP　216, 217
ABC サイクル　702
ABC 支援技法　698
ABC 分析　95, 593, 754
ABC モデル　560, 561
Achenbach System of Empirically Based Assessment（ASEBA）　146
ASEBA 行動チェックリスト　146
ASEBA のプロフィール　148
Achenbach の実証に基づく評価システム　146
ACT（acceptance and commitment therapy）　305, 416
ACT（assertive community treatment）　482
ACTION　512
ADHD　181, 184, 188, 194, 209, 210, 221, 796
ADHD-RS　181
ADHD Rating Scale-Ⅳ　181
ADL　234
Adult Behavior Checklist（ABCL）　146
Adult Developmental Co-ordination Disorders/Dyspraxia Checklist（ADC）　223
Adult Self-Report（ASR）　146
Age Exchange　726
antecedent　375
applied behavior analysis（ABA）　375, 665, 685, 703, 704, 739
AQ　179
AQ-J　180
AQ-J-10　180
AQ-J-21　180
AQ 得点　180
Attention Process Training（APT）　767
augmentative and alternative communication（AAC）　667
Autism Diagnostic Interview-Revised（ADI-R）　160, 164, 713
Autism Diagnostic Observation Schedule-Second Edition（ADOS-2）　160, 164, 713, 714
autism spectrum disorder（ASD）　135, 160, 164, 169, 176, 179, 194, 209, 210, 214, 220, 221

B

Bandura　382
Bayley 発達検査　139
Bayley-Ⅲ乳幼児発達検査　134, 136
Beck Depression Inventory（BDI）　230
BDI-Ⅱ　694
behavioral medicine　833
behaviorism　285
being モード　526
Binet　109
BMI　578
BPD　604, 612
BPSD（behavioral and psychological symptoms of dementia）　721, 733

C

CAADID　188
──日本語版　189
CAARS　188
──日本語版　189
CARD　203
CARS　673
Cattell Anxiety Scale（CAS）　232
Cattell-Horn-Carroll（CHC）モデル　104, 116
CHC 理論　100, 204
CBCL　149, 683
CBPT　450, 451, 452, 454
CCPT　449, 452
Center for Epidemiologic Studies-Depression Scale（CES-D）　232
CL　460
Clinical Assessment for Attention（CAT）　766

索引　**873**

Clinician-Administered
　PTSD Scale（CAPS）
　232
cognitive behavioral therapy
　（CBT）　257, 578, 593,
　665, 679, 681, 683, 690, 782
cognitive behavioral therapy
　for insomnia（CBT-I）
　587
cognitive stimulation　728
comic strip conversations
　717
Comprehensive Assessment
　for Psychiatric and
　Psychological Consulta-
　tion for Cancer Patients
　646
conditioned response（CR）
　275
conditioned stimulus（CS）
　275
Conners　184
Conners 3　184
　——ADHD 指標　185
　——総合指標　185
　——短縮版　185
　——日本語版検査用紙
　　185
　——日本語版マニュアル
　　185
　——日本語版マニュアル補
　　足ガイド　185
　——標準版　185
consequence　375
coordination　220
Cornel Medical Index（CMI）
　233
coronary care unit（CCU）
　634
CRAFT　595, 855
CST　661
CT　247

D

Das　122

Das-Naglieri Cognitive
　Assessment System
　（DN-CAS）　202, 205
DBT　305, 306, 604
Developmental Coordination
　Disorder（DCD）　220,
　221, 222
Developmental Coordination
　Disorder Questionnaire
　（DCDQ）日本語版　222,
　223
Deviation IQ（DIQ）　112
Diagnostic and Statistical
　Manual of Mental Disor-
　der（DSM）　230
discrete trials training
　（teaching）（DTT）　665,
　696, 699, 703
discriminative stimulus　375
DMN　798
doing モード　525
DSM　251
DSM-5　135, 214, 221
DSM-IV-TR　181
DSM-IVの診断基準　181
DTVP　203
DTVP-3　203
Dunn　214
DuPaul　181

E

EAP（Employee Assistance
　Program）　824
early intensive behavioral
　intervention（EIBI）　665
EBM　7
EBP　3, 6, 8, 10, 11, 20
EFT　271
EIBI　666
ELC　204, 207
EMDR（eye movement
　desensitization and
　reprocessing）　554
engagement　710
ERP　542

errorless learning　697
ESDM（Early Start Denver
　Model）　703
ESDM カリキュラムチェッ
　クリスト　704, 705, 706
ESDM のドーセージ　703
external cueing procedure
　772
extinction burst　287
Eysenck　10

F

FACT モデル　472
FITT プログラム　708
fMRI　249
formal reality orientation
　733
formal self-monitoring and
　reinstatement procedure
　772
functional communication
　training（FCT）　667

G

GAI　107
General Health Question-
　naire（GHQ）　233
General long-term storage &
　retrieval（Glr）　119
General quantitative knowl-
　edge（Gq）　120
General reading & writing
　（Grw）　120
goal management training
　771
Gray　716, 718

H

HADS　650
Hamilton Rating Scale for
　Depression（HAM-D）
　230
HDS-R　242, 821

high care unit（HCU） 634
hot cognition 403

I

IADL 234
ICD 251
Impact of Event Scale-Revised（IES-R） 233, 557
incidental teaching（IT） 667, 696
individualized education program（IEP） 667, 704, 705
informal reality orientation 733
intelligence quotient（IQ） 99, 110, 141
intensive care unit（ICU） 634
inter-professional work（IPW） 638
IPT 317, 318, 514
ITSP 216, 217

J

Jacobson 388
Japanese Playful Assessment for Neuropsychological Abilities 224
Japanese version of Miller Assessment for Preschoolers（JMAP） 224
JASPER 710
joint activity routine（JAR） 707, 708
Joint Attention 710
JPAN 感覚処理・行為機能検査 224

K

KABC-Ⅱ 202
Kasari 710

KEIP（Keio Early Intervention Program） 697, 699

L

LD 100, 121, 193, 198
LDI-R（Learning Disabilities Inventory-Revised） 193
Lewinsohn 388
Liebowitz Social Anxiety Scale（LSAS） 232
limited reparenting 415
Little Developmental Coordination Disorder Questionnaire（Little DCDQ） 223
Lord 160
Lovaas 665, 666, 667, 696
Luria 122

M

Manifest Anxiety Scale（MAS） 232
Martell 389
matching to sample（MTS） 379
MBCT 306, 520
MBI 306
MBSR 306
M-CHAT（Modified Checklist for Autism in Toddlers） 176
M-CHAT スクリーニング 178
MDT 474
MEG 250
mental age（MA） 112
MMSE 242, 821
Montgomery-Åsberg Depression Rating Scale（MADRS） 230
motivating operation（MO） 375

motivational interviewing 847
Motor Observation Questionnaire for Teachers（MOQ-T） 223
Movement Assessment Battery for Children（M-ABC2） 223, 224
MRI 247
MSPA（Multi-dimensional Scale for PDD and ADHD） 209

N

N 式精神機能検査 821
Naturalistic Developmental Behavioral Intervention（NDBI） 666, 697, 710
Naturalistic Environmental Therapy（NET） 703
NICE 729
NIRS 249
NRT 203

O

OARS 365
One-up Rule 707

P

PACE 790
Panic and Agoraphobia Scale 533
Panic Disorder Severity Scale（PDSS） 232, 533
Parent-interview Autism Spectrum Disorder Rating Scale-Text Revision（PARS-TR） 169
PARS-TR 得点 171
PASAT（Paced Auditory Serial Addition Task） 766
PASS 理論 122, 205

Pavlov　275
PECS（picture exchange communication system）　667
PEP-3　673
P-ESDM　705
PET　248
PHQ-9　232
Pivotal Response Training（PRT）　696, 703
Ponsford and Kinsella's Attentional Rating Scale　766
Positive and Negative Syndrome Scale（PANSS）　232
PQRST法　759
prediction paradigm　772
problem-solving therapy　647
Profile of Mood States（POMS）　233
program of prompt and reward　772
psycho-oncology　838
PTSDの評価尺度　233, 557
PVT-R　203

R

radical behaviorism　285
RAVLT　204
RCT　14, 15, 16, 19, 483
reacquisition　282
reality orientation（RO）　732
regulation　710
reinstatement　282
renewal　282
Rescorla-Wagnerモデル　277
ROCFT　203
Rutter　160

S

school counselor（SC）　811
Schreibman　696
SCTAW　203
selective serotonin–reuptake inhibitor（SSRI）　534
self-help　618
Self-rating Depression Scale（SDS）　230
Sensory Profiles　214
SHARE　658
shared decision making　843
Simon　109
Skinner　285, 665
SMARPP　593
SMART（specific, measurable, achievable, relevant, timely）　408, 757
Social Care Institute for Excellence（SCIE）　729
Social Narratives　720
social sensory routine（SSR）　707, 708
social skill training（SST）　326, 382, 569, 667, 718
Social Stories　716
Soft Neurological Signs（SNSs）　224
SP　217
SP感覚プロファイル　215
SPACE（Short Play And Communication Evaluation）　714
specific learning disorders（SLD）　124, 198, 209, 210, 221, 222
SPECT　247
spontaneous recovery　282
S-S法　203
Staff Training in Assisted living Residences（STAR）　754
Standard Language Test for Aphasia（SLTA）　788
Stanford-Binet Intelligence Scale　110
STA-R　203
State-Trait Anxiety Inventory（STAI）　232
STRAW・STRAW-R　203, 205, 206
Structured Clinical Interview for DSM（SCID）　252
subjective units of discomfort（SUD）　531
subject unit of disturbances（SUD）　549
support system for staff（SSS）　755
Symbolic Play　710

T

TEACCHアプローチ　704
TEACCH自閉症プログラム　672
Terman　110
The Mini-International Neuropsychiatric Interview（M.I.N.I）　253
Thorndike　285
TMT（Trail-Making Test）　766
Tobacco Dependence Screener（TDS）　834
Tokentest　203
TRAC　391, 510
transtheoretical model（TTM）　625, 834
TRAP　391, 510
TRF　149
TTAP　673

U

unconditioned response（UR）　275

unconditioned stimulus (US)　275

V

v 評価点　144
Vineland-Ⅱ　670
　——適応行動尺度　141

W

Watson　276, 285
Wechsler　99
well-being　489, 490, 499
WISC-Ⅳ　202, 204, 265

Y

Yale-Brown Obsessive-Compulsive Scale（Y-BOCS）　232
Young Mania Rating Scale（YMRS）　232
YSR　149

検印省略

公認心理師技法ガイド
臨床の場で役立つ実践のすべて

定価（本体 6,500円 + 税）

2019年 3 月22日　第1版　第1刷発行
2022年 9 月23日　 同 　第3刷発行

編集主幹	下山 晴彦（しもやま はるひこ）
編　集	伊藤 絵美（いとう えみ）・黒田 美保（くろだ みほ）
	鈴木 伸一（すずき しんいち）・松田 修（まつだ おさむ）
発行者	浅井 麻紀
発行所	株式会社 文光堂
	〒113-0033　東京都文京区本郷7-2-7
	TEL （03）3813-5478（営業）
	（03）3813-5411（編集）

Ⓒ下山晴彦・伊藤絵美・黒田美保・鈴木伸一・松田　修, 2019
印刷・製本：壮光舎印刷

ISBN978-4-8306-3626-4　　　　　　　　　　　　　Printed in Japan

・本書の複製権，翻訳権，翻案権，上映権，譲渡権，公衆送信権（送信可能化権を含む），二次的著作物の利用に関する原著作者の権利は，株式会社文光堂が保有します．
・本書を無断で複製する行為（コピー，スキャン，デジタルデータ化など）は，私的使用のための複製など著作権法上の限られた例外を除き禁じられています．大学，病院，企業などにおいて，業務上使用する目的で上記の行為を行うことは，使用範囲が内部に限られるものであっても私的使用には該当せず，違法です．また私的使用に該当する場合であっても，代行業者等の第三者に依頼して上記の行為を行うことは違法となります．
・JCOPY〈出版者著作権管理機構 委託出版物〉
本書を複製される場合は，そのつど事前に出版者著作権管理機構（電話03-5244-5088, FAX 03-5244-5089, e-mail：info@jcopy.or.jp）の許諾を得てください．